Gestión diaria del hospital

Gestión diaria del hospital

DIRECTOR

Miguel Ángel Asenjo Sebastián

Miembro Numerario de la Real Academia de Medicina de Cataluña;
Profesor Titular de la Facultad de Medicina, Universidad de Barcelona;
Director Técnico del Hospital Clínic Universitari de Barcelona;
Consultor Internacional de Sistemas Sanitarios, Asesor OPS/OMS y BID;
Director del Máster de Gestión Hospitalaria y de Servicios Sanitarios
de la Universidad de Barcelona

CODIRECTORES

Lluís Bohigas Santasusagna

Doctor en Ciencias Económicas y Empresariales (Universidad de Barcelona);
Ex Director de la Fundación Avedis Donabedian, Barcelona;
Asesor del Departament de Salut, Generalitat de Catalunya

Andreu Prat Marín

Consultor del Servicio de Medicina Preventiva
y Coordinador de Calidad del Hospital Clínic Universitari de Barcelona;
Profesor Titular de la Facultad de Medicina, Universidad de Barcelona

SECRETARIO DE REDACCIÓN

Antoni Trilla García

Consultor Senior y Director de la Unidad de Evaluación, Soporte
y Prevención del Hospital Clínic Universitari de Barcelona;
Profesor Titular de la Facultad de Medicina, Universidad de Barcelona

3.ª edición

ELSEVIER
MASSON

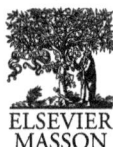

Ámsterdam   Barcelona   Beijing   Boston   Filadelfia   Londres   Madrid
México   Milán   Múnich   Orlando   París   Roma   Sídney   Tokio   Toronto

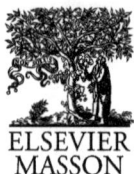

ELSEVIER
MASSON

Primera edición	1998
Segunda edición	2001
Tercera edición	2006

© 2006 Elsevier Doyma, S.L.
  Es una publicación **MASSON**
  Travessera de Gràcia, 17-21 - 08021 Barcelona (España)

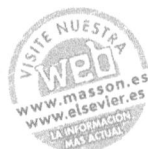

ISBN: 978-84-458-2128-2
Depósito Legal: M. 25.974 - 2007
Composición y compaginación: A. Parras
Impreso en España por Gráficas Muriel, S.A.

Advertencia
  La medicina es un área en constante evolución. Aunque deben seguirse unas precauciones de seguridad estándar, a medida que aumenten nuestros conocimientos gracias a la investigación básica y clínica habrá que introducir cambios en los tratamientos y en los fármacos. En consecuencia, se recomienda a los lectores que analicen los últimos datos aportados por los fabricantes sobre cada fármaco para comprobar la dosis recomendada, la vía y duración de la administración y las contraindicaciones. Es responsabilidad ineludible del médico determinar las dosis y el tratamiento más indicado para cada paciente, en función de su experiencia y del conocimiento de cada caso concreto. Ni los editores ni los directores asumen responsabilidad alguna por los daños que pudieran generarse a personas o propiedades como consecuencia del contenido de esta obra.

El editor

Índice de autores

Miguel Ángel Asenjo Sebastián
Miembro Numerario de la Real Academia de Medicina de Cataluña; Profesor Titular de la Facultad de Medicina, Universidad de Barcelona; Director Técnico del Hospital Clínic Universitari de Barcelona; Consultor Internacional de Sistemas Sanitarios, Asesor OPS/OMS y BID; Director del Máster de Gestión Hospitalaria y de Servicios Sanitarios de la Universidad de Barcelona.

María Asenjo Romero
Licenciada en Administración y Dirección de Empresas, MBA (ESADE); Jefe de Gestión Económico-administrativa, Urgencias, Hospital Clínic Universitari de Barcelona.

José Augusto García
Gerente Operativo del Grupo Sagessa, Reus.

Roberto Badía
Ex funcionario de la OPS/OMS; Ex funcionario del Banco Interamericano de Desarrollo (Washington); Consultor Internacional en Sistemas de Salud.

Antonio Manuel Ballesta Gimeno
Consultor Senior, Hospital Clínic Universitari de Barcelona; Profesor Titular de la Facultad de Medicina, Universidad de Barcelona.

José Luis Bedini Chiesa
Especialista Senior, Servicio de Bioquímica, Hospital Clínic Universitari de Barcelona.

Raimon Belenes Juárez
Director Gerente, Institut Català de la Salut; Especialista en Gestión Sanitaria.

Joan Benet
Licenciado en Economía; Gerente de Recursos, Grupo Sagessa, Reus.

Lluís Bohigas Santasusagna
Doctor en Ciencias Económicas y Empresariales (Universidad de Barcelona); Ex Director de la Fundación Avedis Donabedian, Barcelona; Asesor del Departament de Salut, Generalitat de Cataluña.

Miquel Bruguera Cortada

Consultor Senior, Hospital Clínic Universitari de Barcelona; Profesor Titular, Facultad de Medicina, Universidad de Barcelona; Presidente del Colegio Oficial de Médicos de Barcelona.

Luis F. Campoy

Director General de Salud, DKV Seguros.

María Casado

Profesora Titular de Filosofía del Derecho, Moral y Política, Facultad de Derecho, Universidad de Barcelona; Directora del Observatori de Bioètica i Dret, Parc Científic de Barcelona; Directora y Creadora del Máster en Bioética y Derecho, Palau de les Heures/FBG, Universidad de Barcelona.

Mercè Casas Galofré

Directora General Iasist, Barcelona.

Carles Codina Jané

Consultor Senior y Jefe de Sección de Farmacia, Hospital Clínic Universitari de Barcelona; Licenciado en Farmacia, Universidad de Barcelona.

Lluís Colomés

Gerente de Planificación, Grupo Sagessa, Reus.

Artur Conesa González

Jefe de Documentación Clínica y Archivo, Departamento de Sistemas de Información, Hospital Clínic Universitari de Barcelona; Diplomado en Gestión Hospitalaria (ESADE).

Jesús Curiel Herrero

Jefe de Admisión, Complejo Hospitalario de Palencia; Máster en Dirección de Empresas y Centros Sanitarios.

Jordi Cussó Palacín

Director de Logística y Compras, Hospital de la Vall d'Hebron de Barcelona; Licenciado en Ciencias Económicas y Empresariales, Universidad de Barcelona.

Lluís Donoso

Director Ejecutivo, UDIAT, Centre Diagnòstic, Corporació Sanitària Parc Taulí, Sabadell (Barcelona).

Joaquín Estévez Lucas

Secretario General Técnico de la Fundación Ad Qualitatem; Presidente de la Sociedad Española de Directivos de la Salud (SEDISA); Máster en Dirección de Empresas, Calidad y Dirección de Centros Sanitarios; Inspector Médico.

Jesús María Fernández Díaz
Especialista Senior de Salud, World Bank, Washington, EE.UU.

David Font
Responsable del Área de Organización y Proyectos, Hospital Clínic Universitari de Barcelona.

Xavier Gibert
Adjunto a la Dirección General, Unió Catalana d'Hospitals, Barcelona.

Ramon Gomis
Consultor Senior y Director de Investigación del Hospital Clínic Universitari de Barcelona; Profesor Titular de la Facultad de Medicina, Universidad de Barcelona.

Luisa González
Directora de Enfermería, Hospital Clínic Universitari de Barcelona.

Montserrat González Creus
Responsable de la Unidad de Atención al Cliente, Hospital Clínic Universitari de Barcelona; Diplomada en Trabajo Social; Máster en Gestión Hospitalaria y de Servicios Sanitarios, Universidad de Barcelona.

Dolors Heras
Jefe de Área de Gestión y Contratación, Hospital Clínic Universitari de Barcelona.

Mateu Huguet Recasens
Director de la División de Atención Hospitalaria, Institut Català de la Salut.

Carles Illa
Máster en Gestión Pública; Licenciado en Económicas, Universidad Autónoma de Barcelona; Consultor en Iasist.

Francesc José María i Sánchez
Abogado y Secretario General del Consorci Hospitalari de Catalunya.

Fernando Lamata Cotanda
Consultor Internacional de Sistemas Sanitarios; Especialista en Psiquiatría; Diplomado en Dirección General de Empresas (IESE, Madrid).

Joan Lizarralde
Supervisor General de Enfermería, Hospital Clínic Universitari de Barcelona.

Rafael Lledó Rodríguez
Director General del Hospital General de Granollers (Barcelona).

Antonio Lobo Satué
Catedrático y Jefe del Servicio de Psiquiatría, Facultad de Medicina y Hospital Clínico Universitario, Zaragoza.

Ginés Madrid

Jefe del Servicio de Radiodiagnóstico, Hospital Morales Meseguer, Murcia.

Paulina Manasanch

Gerente del Área de Registro y Facturación del Hospital Clínic Universitari de Barcelona; Cursado Programa de Dirección y Administración de Empresas (PADE/IESE).

Martí Manyalich

Consultor Senior, Coordinació de Transplantaments, Hospital Clínic Universitari de Barcelona; Transplant Services Foundation, Universidad de Barcelona.

Rafael Manzanera López

Director General de Recursos Sanitarios, Departament de Salut, Generalitat de Cataluña.

José Millá Santos

Consultor Senior de Urgencias del Hospital Clínic Universitari de Barcelona; Ex Presidente de la Sociedad Española de Medicina de Urgencias y Emergencias.

Elisabet Morell

Gestora de Pacientes y Coordinadora de Consultas Externas del Instituto Clínico de Medicina Interna y Dermatología, Hospital Clínic Universitari de Barcelona.

Lluís Nualart

Director General del Grupo Sagessa, Reus.

Francesca Pons

Jefa del Servicio de Medicina Nuclear, Hospital Clínic Universitari de Barcelona; Profesora Titular de la Facultad de Medicina, Universidad de Barcelona.

Andreu Prat Marín

Consultor y Coordinador de Calidad del Hospital Clínic Universitari de Barcelona; Profesor Titular de la Facultad de Medicina, Universidad de Barcelona.

Carles Riba

Gerente de Aula Clínic, Hospital Clínic Universitari de Barcelona.

Josep Ribas Sala

Consultor Senior y Jefe del Servicio de Farmacia, Hospital Clínic Universitari de Barcelona; Doctor en Farmacia, Universidad de Barcelona.

Ignacio Riesgo

Director de Sanidad de PricewaterhouseCoopers; Diplomado en Gestión Gerencial Hospitalaria; Ex Director Gerente de los Hospitales Central de Asturias (Oviedo) y Ramón y Cajal (Madrid); Miembro, Vicepresidente y Presidente del Comité Hospitalario de la Unión Europea (1985-1995).

Joan Rodés Teixidor

Consultor Senior y Director General del Hospital Clínic Universitari de Barcelona; Catedrático de Medicina, Facultad de Medicina, Universidad de Barcelona.

Boi Ruiz García

Director General de la Unió Catalana d'Hospitals, Barcelona.

Joan Manuel Salmerón

Consultor y Director de Urgencias, Hospital Clínic Universitari de Barcelona.

Josep Santacreu

Consejero Delegado, DKV Seguros.

Manuel Santiñá Vila

Coordinador General de Maternidad, Hospital Clínic Universitari de Barcelona.

Ginés Sanz

Consultor Senior, Hospital Clínic Universitari de Barcelona; Profesor Titular, Facultad de Medicina, Universidad de Barcelona.

Montserrat Teixidor Freixa

Enfermera; Directora de la Escuela Universitaria de Enfermería de la Fundación «La Caixa»; Directora del Máster en Administración y Gestión en Cuidados de Enfermería de la Escuela Universitaria de Enfermería Santa Madrona de la Fundación «La Caixa» y de la Facultad de Ciencias Económicas y Empresariales de la Universidad de Barcelona.

Josep Terés Quiles

Consultor Senior y Director de Docencia, Hospital Clínic Universitari de Barcelona; Catedrático de Medicina, Universidad de Barcelona.

Antoni Trilla García

Consultor Senior y Director de la Unidad de Evaluación, Soporte y Prevención del Hospital Clínic Universitari de Barcelona; Profesor Titular de la Facultad de Medicina, Universidad de Barcelona.

Jordi Varela Pedragosa

Consejero Delegado, Instituto Municipal de Asistencia Sanitaria, Barcelona.

Prefacio a la tercera edición

Iniciaba el Prefacio de la primera edición manifestando que se había tratado de hacer compatible la evidencia de los hechos y el respeto a las opiniones de los autores ya que las personas actúan movidas por las emociones las cuales están impulsadas por las evidencias, los hechos y los datos que conjuntamente conforman la opinión. Opinión, emoción y acción diferentes y particulares según el receptor, por cuanto que las personas, ante los mismos hechos, no reaccionan de igual manera. En esta tercera edición insólitamente rápida, pues de las dos anteriores se hicieron dos reimpresiones de cada una de ellas y solamente han transcurridos siete años desde la primera —de esta colección solamente Pinault ha llegado a la segunda edición en más de ¡veinte años!—, hemos intentado recalcar, aún más, y diferenciar lo que son los hechos, por ejemplo la temperatura que marca el termómetro, de la sensación o emoción, por ejemplo sentir calor o frío. Incluso se analiza si es conveniente manifestar la emoción en forma de acción.

Otra característica de éste, que podemos considerar, nuevo libro, ha sido la de la renovación de sus contenidos y autores pues como consecuencia del éxito de las dos ediciones anteriores es de suponer que varios lectores habrán repetido la compra, por lo que esta tercera edición debía estar totalmente actualizada para justificar su adquisición y no defraudar las expectativas que se hayan podido crear en sus compradores y consecuentes lectores. En efecto, se ha renovado todo su contenido sin dejar de hacerlo ni un solo capítulo e incluso los autores son nuevos en casi el cincuenta por ciento, habiendo sido seleccionados por su prestigio profesional actualizado, tanto en su campo ejecutivo profesional, como docente y comunicador, de tal manera que todos ellos son profesionales de éxito, que gozan de justificado prestigio dentro de la comunidad científica y muchos de ellos son conocidos incluso por el público general, teniendo en cuenta la gran sensibilidad social que despierta la salud y todo lo relacionado con ella.

El lector encontrará a lo largo de sus veintiocho capítulos y ocho Anexos cumplida respuesta a las responsabilidades profesionales y sus consecuencias, incluidas las jurídicas, así como las nuevas formas de gestión, los fundamentos de la planificación y gestión sanitarias y especialmente las hospitalarias, el fundamental aspecto de la compleja información sanitaria, tratada, como el resto de los capítulos, de forma completa, concisa y fácilmente comprensible, los retos y las prioridades exigibles al hospital como consecuencia de los avances científicos y las exigencias sociales. La estrategia y los planes de empresa son tratados por personas que los están realizando con frecuencia, al igual que ocurre en el resto de los capítulos, como es el caso del marketing hospitalario, de la contratación de servicios, la contabilidad y el cuadro de mando, la logística hospitalaria que es fundamental para el adecuado funcionamiento del hospital, al igual que los recursos humanos que en ninguna otra organización social interactúan más entre ellos y con las personas a las que han de dar servicio. El sistema de incentivos y la organización médica son aspectos vitales para que los enfermos se sientan bien atendidos y para que la calidad asistencial vaya más allá de la pura rutina asistencial; y también han sido desarrollados con rigor al igual que el servicio de urgencias, casi siempre colapsado, al que se ha dedicado un amplísimo capítulo, desarrollado por personas que tienen que resolver los problemas de las urgencias diariamente y cuya profesión consiste en dedicarse a ello en exclusiva; algo similar ocurre con el laboratorio y con la gestión del diagnóstico por la imagen. Los servicios de psiquiatría y farmacia merecen también capítulo aparte pues cada uno de ellos está escrito por personas que los dirigen desde hace mucho tiempo y resuelven, a diario, los problemas que su correcto funcionamiento exige. Además, como el hospital no puede permanecer aislado, hecho que lamentablemente ocurre con frecuencia, uno de los capítulos del libro se ha dedicado a explicar cómo deben integrarse los diversos niveles asistenciales para que se produzca la deseada continuidad asistencial.

Al lado de capítulos clásicos, todos ellos puestos al día, se han añadido algunos de gran actualidad como es el de la gestión privada y el aseguramiento público, desarrollado por un antiguo gestor público de gran éxito, tanto antes en el sector público, como ahora en el privado. La calidad asistencial y atención personalizada al usuario se ha desarrollado convenientemente, al igual que la acreditación hospitalaria, la docencia y la investigación, cada una de las cuales ha merecido capítulo propio y escritos por verdaderos expertos en la materia. No podía faltar uno de los temas más actuales cual es el de los clínicos como gestores, que es analizado con profundidad y visión de futuro, visión de futuro que se ha pretendido fuera el hilo conductor de toda la obra y una característica principal de todos y cada uno de sus capítulos.

Los cinco últimos capítulos se dedican a cuestiones tan actuales, importantes y de futuro como la organización del hospital moderno, la gestión del servicio de coordinación de trasplantes, la gestión y evaluación de resultados del hospital, la gestión de enfermería, evaluación del tamaño de su plantilla y coste. Finaliza el libro con un capítulo dedicado a la bioética de la gestión en el hospital y otro, más extenso, dedicado a los sistemas de salud en América Latina y tratado por uno de los mejores conocedores de la sanidad de aquella región, porque ha vivido y desarrollado su actividad siempre allí, con frecuentes viajes e importantes contactos aquí por razones familiares y profesionales.

El libro concluye con ocho Anexos, eminentemente prácticos, de aplicación inmediata a la planificación y gestión diaria del hospital. El primer Anexo se dedica a exponer una considerable serie de datos que permiten planificar el futuro y evaluar el presente, además de indicar abundantes sitios en la red, que facilitan la búsqueda de muchos más datos. El Anexo II contiene actualizados los Grupos Relacionados de Diagnóstico, en sus dos versiones con el peso de cada uno de ellos según su complejidad y el promedio de estancia adecuado y también son de inmediata aplicación para la evaluación y visión del futuro. El Anexo III permite, al aplicarlo, conocer científicamente si las personas que han ingresado en el hospital tenían indicación de ingreso y si el número de días que han estado ingresados ha sido el adecuado. El Anexo IV facilita gestionar las reclamaciones de los usuarios y conocer su grado de satisfacción aplicando la encuesta que contiene, para que emitan su opinión. El Anexo V se ha dedicado a recoger, en una plantilla, cuál es la información necesaria, en forma de datos, para evaluar y gestionar cualquier servicio clínico por el propio Jefe de Servicio o persona ajena al mismo. En el Anexo VI, dedicado a la evaluación de tareas y al convenio colectivo, se recoge la manera de valorar las tareas de cada puesto de trabajo a través de diez factores, compuestos por cinco grados cada factor que una vez acordados cual le corresponde se puntúa cada uno de ellos y permite que todos y cada uno de los puestos de trabajo queden valorados con una puntuación la cual es fácilmente traducible a unidades monetarias que se aplican al salario base de cada puesto, al que cabe añadir el complemento de productividad individual y los incentivos que se consideren oportunos. Por medio del apartado dedicado al convenio colectivo, del mismo Anexo, el lector queda informado de cómo está regulado tan trascendental asunto. El Anexo VII informa ampliamente de las reformas sanitarias que se están desarrollando en los distintos países del mundo y con ello se refuerza, de manera objetiva, la idea de futuro de cada capítulo que es el hilo conductor de toda la obra. El último Anexo, el VIII, no puede ser más útil pues contiene la normativa que regula en España las estancias formativas de ciudadanos extranjeros, por lo que a los lectores de América Latina les resultará muy oportuno.

De la experiencia de las ediciones anteriores creo poder afirmar que de la lectura de toda, o parte, de esta obra encontrarán provecho los estudiantes de Ciencias de la Salud, Económicas, Derecho y de otras disciplinas relacionadas con la gestión sanitaria, los posgraduados que vayan a gestionar servicios de salud, particularmente los médicos y enfermeros, así como los profesionales de la gestión: propietarios de servicios sanitarios, políticos de servicios de salud, gestores, profesionales y suministradores sanitarios, evaluadores y expertos en calidad y cualquier persona relacionada o interesada por la gestión de los servicios de salud.

Deseo y confío que la aparición de esta tercera edición sea acogida con el mismo interés y éxito de las dos anteriores y como el que han puesto en su redacción todos y cada uno de sus autores, así como la casa editorial. A todos ellos manifiesto mi sincera gratitud.

M. A. ASENJO

Junio de 2006

Prefacio a la segunda edición

La excelente acogida que esta obra ha tenido y los rápidos avances que en la gestión de servicios sanitarios y hospitales se han producido nos han exigido, por sentido de la responsabilidad —aceptación de las consecuencias de nuestras decisiones— solicitar a nuestros colaboradores la actualización de sus respectivos capítulos, a la vez que introducimos algunos nuevos y reducimos otros o los cambiamos totalmente. Al primer grupo corresponden la mayoría de capítulos, especialmente los *parámetros de planificación sanitaria* que han sido renovados en su totalidad. El sistema de incentivación del personal, la compra de servicios, las relaciones con los medios de comunicación o los sistemas de salud en América Latina forman parte del segundo grupo.

Hemos procurado mantener la estructura de la primera edición, tanto por criterios pedagógicos como por pragmatismo, como lo demuestra la extraordinaria difusión del libro tanto en España como en América Latina, razón por la cual hemos introducido un capítulo específico sobre los *sistemas de salud en América Latina*.

Como en la primera edición, hemos respetado la secuencia de los capítulos guiando al lector desde lo general a lo concreto, y así ordenadamente, desde el derecho y la salud, las responsabilidades de los profesionales, los sistemas hospitalarios eficientes y la gestión hospitalaria, se expone el marketing, la gestión clínica, la de recursos humanos, la organización médica y de enfermería, los servicios centrales y generales, la información, la ética, la contabilidad, la calidad, la logística, las urgencias, la asistencia psiquiátrica, la acreditación, la arquitectura y la farmacia, siempre en un hospital orientado al paciente, por lo que se analiza la reingeniería hospitalaria. Se dedica, además, un capítulo al modelo sanitario argentino, dentro de un análisis más amplio de los sistemas de salud en América Latina. El libro se completa con un anexo con ocho capítulos, totalmente actualizados, de aplicación concreta e inmediata a la gestión diaria del hospital, como son los más de cien cuadros y tablas de los parámetros de planificación sanitaria, los grupos relacionados con el diagnóstico con su peso relativo medio y su promedio de estancia estándar, las reclamaciones y la encuesta de opinión, el protocolo de adecuación de ingresos y estancias que nos permite conocer cuándo un enfermo debe ingresar en el hospital y cuántos días debe permanecer ingresado, así como la valoración objetiva y cuantitativa de qué puntuación tiene cada puesto de trabajo en el hospital y con ello cuál es el salario que debe cobrar quien lo desempeña. Los tres últimos anexos recogen, respectivamente, la norma para acceso a estudios de especialización de médicos extran-

jeros, en particular latinoamericanos, la plantilla para recoger y evaluar el trabajo del personal médico, y finalizan con las reformas que sobre autonomía hospitalaria, participación clínica en la gestión y calidad han emprendido 16 países
europeos.

Encontrarán provecho de la lectura de toda, o parte, de esta obra, los estudiantes de Ciencias de la Salud, Económicas, Derecho y de otras disciplinas relacionadas con la gestión sanitaria, los posgraduados que vayan a gestionar servicios de salud, particularmente los médicos y enfermeros, así como los profesionales de la gestión: propietarios de servicios sanitarios, políticos de servicios de
salud, gestores, profesionales y suministradores sanitarios, evaluadores y expertos en calidad y cualquier persona relacionada o interesada por la gestión de los
servicios de salud.

Como tantas otras veces hemos dicho y escrito, manifestamos nuestro interés
por ser útiles a quienes dedican su tiempo —único bien no reponible— a mantener o mejorar la salud de nuestros semejantes pues, como recuerda el proverbio
árabe, *quien tiene salud tiene esperanza y el que tiene esperanza lo tiene todo.*
Con esta esperanza hemos revisado la primera edición, y gracias a sus autores y
a los miembros de la Editorial Masson, el lector tiene en sus manos esta segunda
edición a la que deseamos el mismo éxito que ha tenido la primera.

Octubre de 2001

M. A. Asenjo

Prefacio a la primera edición

El lector tiene en sus manos un libro en que se han tratado de hacer compatibles la evidencia de los hechos y el respeto a las opiniones. En efecto, las personas deciden impulsadas por las emociones, las cuales aparecen y se apoyan en las observaciones, en los hechos y en los números. Supongamos que el termómetro de la habitación en la que estamos ahora marca, por ejemplo, 21 °C y ésa es la observación, el hecho y el número. Entre los presentes es posible que algunos digan ¡qué calor! y otros, ¡qué frío!, lo que son las opiniones, e incluso puede que los primeros se quiten la chaqueta y los segundos se la abrochen; otros se sentirán a gusto y algunos no manifestarán su emoción ni su sensación de calor ni de frío, e incluso es posible que alguno suba o baje el termostato que regula la temperatura. Es decir, un mismo hecho y una misma cifra, 21 °C, suscitan en todos una emoción sobre cuya aparición no podemos actuar, pero sí sobre sus consecuencias, que pueden ser la de manifestarla de inmediato, manifestarla en el momento oportuno o no manifestarla e, incluso, actuar oportuna o inoportunamente. En definitiva, como expresaba el redactor jefe de *Le Monde*, *«los hechos son sagrados, las opiniones son libres»*. En este libro encontrarán muchos hechos y muchas cifras, especialmente en el Anexo correspondiente a *Parámetros de planificación sanitaria*, pero también opiniones de los diversos autores. El lector sacará la suya propia.

Aristóteles —alumno de Platón y éste, a su vez, de Sócrates—, que, según Gaarder, por ser hijo de un reconocido médico, era un científico, manifestó hacia el año 340 a.C. (a los 44 años de edad) que había tres clases de felicidad. La primera es una vida de placeres y diversiones; la segunda, vivir como un ciudadano libre y responsable, y la tercera, una vida en la que uno es filósofo e investigador. En mi larga trayectoria profesional, en la que el sol de mi vida inicia ya el descenso hacia poniente, he podido observar desde hace ya treinta y tres años, tanto en la aplicación de mis conocimientos profesionales a la gestión sanitaria como en la transmisión de esos conocimientos en la docencia y en la revisión de los artículos científicos que llegan a la revista que dirijo, que, a medida que las personas avanzan en edad, desarrollan más el tercer tipo de felicidad a la que se refería Aristóteles, haciendo hincapié en la filosofía y reflexión, mientras que los más jóvenes son partidarios de las cifras, probablemente como consecuencia de su mayor optimismo e inseguridad que les hacen más radicales, y los de más edad tienden a ser conservadores a causa de su mayor seguridad y pesimismo. La edad de inflexión la sitúo alrededor de los 45 años. Por debajo de ella interesan más las cifras y por encima, la reflexión y la filosofía. Para ambos tipos de lectores se ha escrito este libro. De ambas cosas escriben los autores.

Cuando escribí el primer libro dedicado a gestión sanitaria, en 1977, el director y autor fue único: yo mismo. Entonces, los conocimientos eran reducidos. Cuando escribí el segundo, en 1987, al director añadí un codirector: Ll. Bohigas, y varios autores, ya que los conocimientos habían aumentado. En este texto que el lector tiene en sus manos, los conocimientos son tantos que al mismo director y codirector se añaden un nuevo codirector, Andreu Prat, y secretario, Antoni Trilla, y más de treinta autores de diferentes lugares de España y de otros países. Todos ellos disfrutan de un reconocido prestigio profesional en su triple actividad de aplicación práctica diaria de sus conocimientos, la transmisión de éstos por medio de la docencia y la investigación expresada por la publicación de sus trabajos científicos. Muchos de ellos desempeñan relevantes cargos en la Administración Sanitaria Pública o en la actividad privada. Varios tienen más de 45 años, otros, menos, pero todos tienen en común que sus opiniones las sustentan en cifras y en hechos, pero no eluden dar su opinión porque también les gusta la filosofía y la investigación. Son jóvenes y maduros al mismo tiempo.

Los temas desarrollados en el libro son, a mi juicio, los fundamentales para la gestión hospitalaria y responden a lo que pretendíamos cuando lo programamos después de recibir el encargo de la editorial; por ello lo hemos titulado Gestión diaria del hospital, con la esperanza de que el lector encuentre en él el fundamento y la solución de muchos, que no de todos, los problemas que a diario se encuentra en su ejercicio profesional. Por ello le será útil al propietario del hospital, sea accionista o político, si el hospital es público, al gestor, al médico, a la enfermera y al administrativo que ejerce su profesión tanto en la sanidad pública como en la privada e incluso, en algunos casos, al usuario de los servicios.

A los posgraduados también puede servirles para su formación y, además, en él encontrarán una ayuda para resolver los casos prácticos que generalmente los docentes exponemos en nuestros cursos, siguiendo precisamente la metodología del caso, inventada en la segunda mitad del siglo pasado en la Facultad de Derecho de Harvard y que, desde 1972, aplicamos, sin interrupción, en la Facultad de Medicina de la Universidad de Barcelona en nuestros cursos de doctorado y posgrado.

Finalmente, a los estudiantes universitarios, tanto diplomados como licenciados en Ciencias de la Salud o relacionados con ellas, creo que también les será útil y lo deduzco de las preguntas y solicitud de bibliografía que nos hacen a diario al finalizar las clases. Con esa esperanza también ha sido escrito este libro.

Para acabar esta presentación conviene recordar con Laín Entralgo que «el profesional sanitario —él dice el funcionario administrativo— debe actuar no como empresario, sino como servidor», así como desechar la recomendación de Maquiavelo de que «si no eres querido, al menos que seas temido» y quedarnos con la de Joan Obiols, que aconsejaba y practicaba «devolver bien por mal» y que en las escasas ocasiones en que uno la ha practicado nunca ha quedado defraudado y, además, es la esencia de la profesión sanitaria, ya que, como recuerda el proverbio árabe, «quien tiene salud tiene esperanza y quien tiene esperanza lo tiene todo», esperanza con la que también hemos escrito este libro para contribuir a la mejora del bien de fortuna más preciado por la persona, a veces el único: su salud. Lo hemos hecho lo mejor que hemos sabido, pues todo aquello que merece hacerse debe hacerse bien y si no hemos resuelto el problema, al menos hemos acrecentado el conocimiento o apreciación por la gestión, cosa en sí mismo útil.

Los autores del libro conmigo desean que las líneas que siguen no sean «pitanza inerte de la polilla», como tampoco lo quería Laín Entralgo para su Historia de la medicina y así lo expresaba en su prólogo para la edición de 1977. Él lo consiguió; nosotros ya veremos.

Abril de 1998

M. A. Asenjo

Índice de capítulos

1

Marco jurídico de la sanidad y responsabilidades profesionales

F. José María

BIOÉTICA Y DERECHO

Desde antiguo el derecho ha prestado una gran atención al ejercicio de las profesiones sanitarias. Dicho interés deriva del hecho de que los profesionales sanitarios actúan en su práctica profesional sobre el cuerpo humano, que es, a su vez, el soporte material de bienes jurídicos tan fundamentales como la vida, la salud, la integridad física y moral, la intimidad, la dignidad humana y el libre desarrollo de la personalidad, y no deriva *a priori,* como equivocadamente suele pensarse, de un interés en perseguir los errores cometidos por dichos profesionales en el ejercicio de su actividad. Errores que no interesan al derecho si el profesional ha sido diligente y responsable en su actuación.

En la medida que en el transcurso de los tiempos ha ido evolucionando la sociedad occidental en un sentido cada vez más democrático, en particular a partir de las revoluciones burguesas del siglo XVIII, el individuo humano tomado como tal ha venido siendo considerado, tanto en el terreno moral como en el político, un agente autónomo, se ha aceptado socialmente cada vez más el pluralismo, tanto en el ámbito político como en el religioso y moral, y se ha desarrollado una ética específica del ejercicio de las profesiones sanitarias, particularmente del ejercicio de la biología y la medicina: la bioética.

La bioética médica pretende resolver, a partir de la aplicación de unos principios universalmente aceptados (autonomía, beneficencia, no maleficencia y justicia), los conflictos de intereses que pueden surgir en la relación médico-paciente, que, por lo general, ya no es una relación individualizada, puesto que se ha convertido en una relación sanitaria en la que intervienen múltiples agentes: el paciente, que es el centro de la relación; los profesionales sanitarios encargados de la atención del paciente, entre ellos y no sólo el (los) médico(s) que lo atienden, y la sociedad representada por la familia, las organizaciones sanitarias, los aseguradores públicos o privados, las administraciones públicas con competencia en materia de salud y, llegado el caso, los tribunales de justicia.

Por su parte, el derecho se ocupa de la regulación jurídica de la relación sanitaria, estableciendo los derechos y deberes de los pacientes, de los profesionales y demás agentes que intervienen, regulando las prestaciones sanitarias y sus estándares de calidad y seguridad, los tiempos de espera, los precios públicos que, en su caso, deban satisfacerse, el ejercicio de las profesiones sanitarias, etc.

Así pues, ética y derecho inciden en la regulación, desde un punto de vista moral la primera y jurídico el segundo, de la relación sanitaria y por ello están en permanente contacto y contribuyen mutuamente a su respectivo desarrollo. Muchos de los principios básicos reguladores de las modernas legislaciones sanitarias y de los derechos hoy reconocidos a los pacientes no son más que la recepción y desarrollo en los ordenamientos jurídicos de determinados principios formulados desde el campo de la bioética. Un exponente claro de ello son las regulaciones legales, para el respeto a la autonomía del paciente, del consentimiento informado y de las voluntades anticipadas, institutos jurídicos ambos cuya pretensión es regular jurídicamente la expresión más esencial del principio bioético de autonomía, que es el reconocimiento de la capacidad del paciente para autodeterminarse.

Cabe destacar por su especial relevancia el *Convenio del Consejo de Europa para la protección de los derechos humanos y la dignidad del ser humano respecto de las aplicaciones de la Biología y la Medicina (Convenio relativo a los derechos humanos y la biomedicina)* creado en Oviedo el 4 de abril de 1997. A diferencia de otras declaraciones internacionales precedentes, este convenio es el primer instrumento internacional con naturaleza jurídica vinculante para los países que lo suscriban. El convenio, que pretende una armonización de las legislaciones de los países, trata sobre el reconocimiento de los derechos de los pacientes, entre los que destacan el derecho a la información, el consentimiento informado y la intimidad de la información relativa a la salud de las personas.

Es evidente la especial complejidad de lo que hemos denominado relación sanitaria o clínico-asistencial, que engloba la relación tradicionalmente denominada «médico-paciente», dado que se desenvuelve en torno a un individuo humano considerado sujeto de derechos (el paciente) al que se le reconoce plenamente la capacidad de decidir por sí mismo y sin cuyo consentimiento carece de legitimidad la actuación médica/sanitaria.

Hoy en día debería quedar enterrada la concepción «paternalista» del ejercicio de la medicina y demás profesiones sanitarias, según la cual se considera al enfermo un ser incapaz de decidir, concepción que suele venir acompañada de un «despotismo ilustrado» en el ejercicio de la profesión: todo para el paciente pero sin el paciente.

La aplicación ponderada de los principios éticos mencionados, partiendo de su respeto escrupuloso, así como del respeto, también escrupuloso, de los derechos de los pacientes, deben ser guías de actuación también en el ámbito de la gestión de los hospitales y de los centros de salud. En la realización de su misión y funciones los gestores deben incorporar obligatoriamente el componente bioético en la toma de las decisiones que deben guiar el ejercicio de la actividad sanitaria que realizan sus organizaciones; es lo que algunos autores han venido en llamar la *ética de las instituciones*.

ORDENAMIENTO JURÍDICO ESPAÑOL EN EL ÁMBITO SANITARIO

La ley de leyes, que es la *Constitución española de 1978,* establece en su artículo 41 que los poderes públicos deben mantener un sistema de Seguridad Social para todos los ciudadanos, que debe garantizar una asistencia y prestaciones sociales suficientes ante situaciones de necesidad, y además, en su artículo 43, el reconocimiento del derecho fundamental de los españoles a la protección de la salud.

Ahora bien, el alcance y desarrollo de este derecho fundamental, considerado un principio rector de la política social del Estado español, viene determinado por su posterior desarrollo legislativo en un conjunto de leyes, estatales y autonómicas, que han conformado a lo largo de los años el sistema de salud en este país.

La piedra angular del desarrollo del actual sistema sanitario español ha sido la *Ley General de Sanidad* (Ley 14/1986, de 25 de abril) que, partiendo del nuevo modelo político y territorial que deriva de la Constitución de 1978, configuró la estructura y funcionamiento de un Sistema Nacional de Salud público, universal y gratuito, al estilo de los sistemas del Reino Unido, Suecia e Italia.

Dicho sistema, descentralizado y de corte federal, en el que el Estado central se ha reservado la regulación de bases, la coordinación general de la sanidad y la alta inspección, está compuesto por los servicios de salud de las comunidades autónomas a las que les han sido traspasadas las competencias en materia de sanidad y los servicios centrales del Ministerio de Sanidad y Consumo. Su coordinación se realiza a través de un Consejo Interterritorial, y desde 1999 el sistema se financia a través de la Ley de Presupuestos Generales del Estado, es decir, vía impuestos.

El legislador español optó, pues, por la creación de un Sistema Nacional de Salud (atención al ciudadano) que superaba los sistemas de Seguridad Social (atención al trabajador cotizante y sus beneficiarios) y de beneficencia (atención a los pobres).

La Ley General de Sanidad reguló por primera vez en una norma de dicho rango los derechos y deberes de los pacientes, que han sido con posterioridad profundizados y desarrollados en leyes autonómicas y en la trascendental *Ley 41/2002, de 14 de noviembre, básica reguladora de la autonomía del paciente y de los derechos y obligaciones en materia de información y documentación clínica.* Esta ley regula exhaustivamente los derechos a la información sanitaria (asistencial y epidemiológica) y a la intimidad, el respeto a la autonomía del paciente a través del derecho al consentimiento informado y de la regulación de las denominadas instrucciones previas (voluntades anticipadas). Asimismo, regula la historia clínica a través de su definición, contenido, usos, conservación, derechos de acceso y derechos relacionados con su custodia.

Otras leyes estatales que han venido a completar el desarrollo del sistema de salud español han sido:

Ley 16/2003, de 28 de mayo, de Cohesión y Calidad del Sistema Nacional de Salud.   Su objetivo es establecer el marco legal para las acciones de coordinación y cooperación de las administraciones públicas sanitarias, en el ejercicio de sus respectivas competencias, una vez finalizado el proceso de traspaso de competencias sanitarias a todas las comunidades autónomas en diciembre de 2002, con el objetivo de garantizar la equidad, la calidad y la seguridad de las prestaciones que ofrece el sistema y la participación social en el mismo.

Dicha ley ha complementado y desarrollado a la Ley General de Sanidad, derogando parte de su articulado pero manteniendo sus principios. Cabe destacar de la misma la definición del Catálogo de prestaciones, entendido como el conjunto de servicios preventivos, diagnósticos, terapéuticos, rehabilitadores y de promoción de la salud dirigidos a los ciudadanos y extranjeros en los términos previstos en la legislación de extranjería, que comprende las prestaciones de salud pública (por primera vez se incluyen las mismas), atención primaria, especializada y sociosanitaria, urgencias, farmacia, ortoprótesis, productos dietéticos y transporte sanitario, así como las garantías de dichas prestaciones: de accesibilidad, de movilidad, de tiempo, de información, de seguridad y de calidad.

Ley 44/2003, de 21 de noviembre, de ordenación de las profesiones sanitarias. Esta ley vino a cubrir un vacío normativo existente en la materia dando un tratamiento específico y diferenciado a las profesiones sanitarias tituladas y reguladas, que se definen como aquellas cuya formación pregraduada o especializada se dirige específica y fundamentalmente a dotar a los interesados de los conocimientos, habilidades y actitudes propias de la atención de salud, y que se organizan en colegios profesionales.

Esta ley tiene por objeto regular los aspectos básicos de las profesiones sanitarias, tanto en lo que se refiere a la formación de los profesionales, particularmente la especializada y la continuada, el desarrollo profesional de éstos, su participación en la planificación y ordenación de sus respectivas profesiones y al ejercicio, por cuenta propia o ajena.

Según la referida ley, son, y sólo son, profesiones sanitarias las siguientes:

— De nivel licenciado: médicos, farmacéuticos, dentistas, veterinarios, otros especialistas en ciencias de la salud.
— De nivel diplomado: enfermeros, fisioterapeutas, terapeutas ocupacionales, podólogos, ópticos-optometristas, logopedas, dietistas-nutricionistas.
— De formación profesional superior: protésico dental e higienista dental.

Ley 55/2003, de 16 de noviembre, del Estatuto Marco del personal estatutario de los servicios de salud. Tiene como objetivo regular la relación funcionarial especial del personal estatutario del Sistema Nacional de Salud. Este personal regulaba su relación de servicios mediante estatutos con rango de decreto y de orden ministerial preconstitucionales, que han sido derogados por el Estatuto Marco, norma anunciada en 1986 por la Ley General de Sanidad que ha tardado 17 años en ver la luz. Destaca en la ley la transposición, por primera vez en el Estado español, en el ámbito sanitario, de las directivas europeas en materia de ordenación del tiempo de trabajo y que dicha transposición afecta no solamente al personal estatutario, sino también, en lo referente a jornada y descansos, al personal laboral que presta sus servicios en centros públicos o privados vinculados o concertados con el Sistema Nacional de Salud, cuando tales centros estén formalmente incorporados a una red sanitaria de utilización pública.

Otras normas legales y reglamentarias destacables, que no agotan el amplísimo y rico ordenamiento jurídico-sanitario español, son las siguientes:

— Ley Orgánica 3/1986, de 14 de abril, de medidas especiales en materia de salud pública.
— Ley 30/1979, de 27 de octubre, sobre extracción y trasplante de órganos.
— Ley 35/1989, de 22 de noviembre, sobre reproducción humana asistida.
— Ley 42/1988, de 28 de diciembre, sobre donación y utilización de embriones y fetos humanos, tejidos u órganos.
— Ley 25/1990, de 20 de diciembre, del Medicamento.
— Ley 29/1980, de 21 de junio, de autopsias clínicas.
— Real Decreto 127/1984, de 11 de enero, que regula la obtención de títulos de especialidades.
— Real Decreto 223/2004, de 6 de febrero, por el que se regulan los ensayos clínicos con medicamentos.
— Real Decreto 1088/2005, de 16 de septiembre, por el que se establecen los requisitos técnicos y condiciones mínimas de la hemodonación y de los centros y servicios de transfusión.

DERECHOS DE LOS PACIENTES

En anteriores apartados se ha hecho alguna mención expresa a los derechos de los pacientes y normas legales que los regulan, que son completadas muchas veces por cartas de derechos y deberes aprobadas por los gobiernos de las comunidades autónomas, que suponen una catalogación de derechos más extensa y sistematizada que la contenida de forma dispersa en diferentes leyes.

El ordenamiento jurídico español en esta materia se basa en el máximo respeto a la dignidad de la persona y a la libertad individual, así como a la intimidad personal y familiar, garantizando la confidencialidad de la información de los datos de salud y la no discriminación. En este sentido, el derecho español refuerza y da un trato especial al principio de autonomía (arts. 8 a 11 de la Ley 41/2002).

Los ciudadanos en el conjunto del Sistema Nacional de Salud español tienen derecho a una segunda opinión facultativa sobre su proceso, a recibir asistencia sanitaria en su comunidad autónoma de residencia en un tiempo máximo, y a recibir, por parte de la comunidad autónoma en la que se encuentre desplazado, la asistencia sanitaria del catálogo de prestaciones del sistema que pudiera requerir. Además, tienen derecho a conocer toda la información disponible sobre su salud, a conocer los problemas sanitarios de la colectividad cuando impliquen un riesgo para la salud pública o para su salud individual —el llamado derecho a la información epidemiológica— y a recibir información sobre los servicios y unidades asistenciales disponibles, su calidad y los requisitos de acceso a ellos.

El derecho a la elección de médico y de centro tanto en la atención primaria como en la especializada también está reconocido legalmente, pero depende de su desarrollo reglamentario por las comunidades autónomas. Para hacer posible dicha elección, los pacientes tienen derecho a conocer el nombre, titulación, especialidad, categoría y función de los profesionales médicos que les atienden.

Los ciudadanos españoles también tienen reconocido el derecho a que se respete el carácter confidencial de los datos referentes a su salud, al acceso a la documentación obrante en su historia clínica y a que los centros sanitarios establezcan mecanismos eficaces de custodia activa y diligente de dichas historias.

Por último, relacionados con el respeto a su autonomía, los ciudadanos tienen derecho al consentimiento informado emitido libre y voluntariamente, a ser advertidos sobre la posibilidad de utilizar los procedimientos que se les apliquen en un proyecto docente o de investigación, a manifestar anticipadamente su voluntad, para cuando sus circunstancias no les permitan expresarla, sobre los cuidados y el tratamiento de su salud, mediante el documento denominado de instrucciones previas o voluntades anticipadas, y a decidir el destino de su cuerpo u órganos después de su fallecimiento.

RESPONSABILIDAD DERIVADA DEL EJERCICIO DE LAS PROFESIONES SANITARIAS

Plantear la cuestión de las responsabilidades derivadas de las actuaciones de los profesionales, las organizaciones y las administraciones sanitarias es algo sumamente complejo.

Muchos son los ámbitos desde los que pueden ser exigibles responsabilidades cuando el paciente es víctima de una actuación profesional cuyo resultado no tiene la obligación jurídica de soportar.

Así pues, en el campo del derecho sanitario se puede hablar de distintas clases de responsabilidad:

Responsabilidad civil. En términos generales, responsabilidad equivale, en el derecho, a obligación de resarcimiento de un daño causado. Dicha responsabilidad en el ámbito civil puede derivarse tanto del incumplimiento de un contrato, generalmente en el ámbito del ejercicio de la medicina privada, como de la existencia de una relación extracontractual que es la que mantienen los profesionales del Sistema Nacional de Salud con los beneficiarios del mismo, pues entre ellos no existe contrato alguno, pero sí una relación clínico-asistencial en la que se produce el daño. La acción de responsabilidad civil que puede emprender un paciente contra el profesional causante de un daño va dirigida a conseguir una indemnización económica y puede dirigirla contra el profesional y, solidariamente, contra la institución que lo emplea, pues ésta, en cuanto empresa, responde de las actuaciones de sus empleados.

Esta responsabilidad que hemos denominado civil puede ser cubierta mediante un contrato de seguro. En este caso, la compañía aseguradora responde directamente, frente a quien puede reclamar un resarcimiento, hasta el límite de cobertura por siniestro establecido en la póliza contratada.

Responsabilidad penal. Las actuaciones de los profesionales sanitarios pueden tener repercusiones en la esfera penal cuando su *praxis* errónea o negligente ha infringido determinados deberes de cuidado o diligencia.

Como es sabido, interviene el derecho penal cuando la lesión del bien jurídico que se pretende proteger (vida, salud, integridad, intimidad, etc.) ha sido consecuencia de que el autor ha actuado falto de la diligencia exigible en el supuesto concreto, lo que ha provocado un resultado dañoso, sin importar que el mismo sea involuntario e incluso imprevisto. Es lo que se denomina comisión de un delito (de homicidio, de lesiones, etc.) por imprudencia.

Cuando se comete una imprudencia punible desde el punto de vista penal, el profesional responde personalmente ante la sociedad mediante la pena que le imponen los tribunales de justicia, que suele ser de privación de libertad, multa e inhabilitación para el ejercicio de la profesión. Además debe resarcir económicamente a la víctima o a sus familiares por el daño causado; es lo que se llama responsabilidad civil derivada del delito, que se concreta en una suma de dinero que debe ser abonada a la víctima.

En el ámbito penal, la responsabilidad civil del empleador no es solidaria, sino subsidiaria, es decir, la empresa o institución para la que trabaja el profesional condenado criminalmente sólo responde económicamente cuando éste se ha quedado en situación de insolvencia, sin bienes con los que responder. No obstante, si el profesional afectado o la empresa o institución para la que trabaja ha contratado una póliza de seguro para cubrir la responsabilidad civil profesional, la compañía aseguradora, como en el caso anterior, es responsable directa del pago de la indemnización hasta los límites contratados.

En ambos casos de responsabilidad, civil y penal, debe concurrir el requisito de culpa del autor del daño; es decir, el reclamante debe demostrar que a consecuencia de una acción u omisión en el marco de una relación clínico-asistencial se ha producido un resultado lesivo, y que ello ha sido por culpa del profesional. Los términos «culpa», «negligencia» e «imprudencia» se utilizan como sinónimos en derecho.

Responsabilidad patrimonial de las administraciones públicas. La responsabilidad patrimonial es la que establece el deber que tienen las administraciones públicas de indemnizar cuando, con ocasión del funcionamiento normal o anormal de sus servicios públicos, se produce un daño al administrado que éste no tiene la obligación jurídica de soportar.

Este tipo de responsabilidad se denomina objetiva, sin culpa; la víctima sólo tiene que demostrar que se ha producido un daño y que existe un nexo causal con el funcionamiento del servicio, no importando si éste ha funcionado bien o mal.

El reclamante sólo tiene que accionar frente a la administración pública sanitaria responsable del servicio en el que le causaron el daño, y no tiene que dirigirse contra los profesionales que se lo produjeron.

Esta misma vía de reclamación es la que se debe utilizar cuando la atención ha sido prestada en un centro privado concertado con el Sistema Nacional de Salud al que el paciente se ha dirigido en calidad de beneficiario del mismo.

También en este supuesto, la lesión, además de ser un daño efectivo e individualizable, tiene que ser evaluable económicamente para ser objeto de indemnización, y por ello también es factible que las administraciones públicas aseguren ese riesgo mediante la correspondiente póliza de responsabilidad.

Responsabilidad disciplinaria. Con independencia de las responsabilidades que hemos definido en los apartados anteriores, las actuaciones negligentes de los profesionales pueden suponer también la infracción de deberes laborales cuando éstos actúan por cuenta de una institución pública o una empresa privada, y tener, por lo tanto, consecuencias disciplinarias para el infractor.

En tal caso, dichas infracciones y sus correspondientes sanciones vienen tipificadas en los distintos ordenamientos que regulan la relación de servicios entre el profesional y su empleador: régimen disciplinario de la función pública para quien tenga la condición de funcionario, Estatuto Marco para el personal estatutario de los servicios de salud, Estatuto de los Trabajadores y convenios colectivos de trabajo de aplicación para el personal laboral.

Responsabilidad deontológica. La responsabilidad deontológica compete determinarla a las corporaciones colegiales a las que deben estar obligatoriamente incorporados los profesionales sanitarios a través de las comisiones creadas *ad hoc.* Las normas deontológicas tienen un carácter ético y no jurídico, y suponen una expresión de la autorregulación de las profesiones. Los estatutos de los colegios profesionales suelen establecer un régimen disciplinario para los infractores de sus normas de conducta, pues es su obligación velar para que el ejercicio profesional de sus colegiados se acomode a ellas.

Los diversos tipos de responsabilidad pueden ser concurrentes; es decir, una determinada actuación profesional contraria a la *praxis* normal puede tener como consecuencia la imposición de una pena (responsabilidad penal), la condena a resarcir económicamente a la víctima o a sus familiares (responsabilidad civil), una sanción en el ámbito de la relación laboral o funcionarial (responsabilidad disciplinaria) y una sanción colegial (responsabilidad deontológica).

PRODUCCIÓN DE SERVICIOS DE SALUD Y GESTIÓN DE CENTROS DESDE LA COLABORACIÓN DE LAS ENTIDADES PROVEEDORAS

El nuevo paradigma de gestión en los sistemas de salud: la colaboración entre las entidades proveedoras y las alianzas estratégicas

No se puede planificar, pero tampoco gestionar, sin tener una visión global de los problemas y buscar soluciones innovadoras que permitan superar las limitaciones en las organizaciones sanitarias, que, desde una posición estrictamente local e individual, muchas veces no podrán ser superadas, sea por falta de capacidad económica, por insuficiencia de población atendida o por falta de profesionales, entre otros motivos.

En esta primera década del siglo XXI, los modelos de gestión de centros sanitarios, en la constante búsqueda de una mayor eficiencia en la utilización de los recursos y eficacia de los resultados en salud, han abandonado paulatinamente las estrategias de promoción de la competencia entre proveedores en un mercado regulado, que ha sido parte esencial de la concepción teórica que ha sustentado el desarrollo de los modelos de gestión en la década final del siglo pasado, para enfatizar la colaboración entre las distintas organizaciones sanitarias.

La viabilidad de sistemas públicos de atención sanitaria con garantías de equidad, calidad y seguridad para los ciudadanos sólo será posible desde la cooperación y apoyo mutuos entre las diversas entidades proveedoras de servicios de salud, dado que existen problemas, como los derivados de afrontar las inversiones, que exige la constante puesta al día en avances tecnológicos y sistemas de información, o el de la escasez de determinados profesionales, que no tiene solución a corto y medio plazo aunque se mejore sustancialmente la financiación de dichos sistemas.

Es por ello necesario que en el campo de la provisión se pase de la idea de competencia a la de colaboración, y de la concepción cuasi autárquica de la gestión de los centros a las alianzas estratégicas.

Determinados sistemas de compra de servicios como los establecidos en base poblacional, es decir, pago por persona a cambio de cubrir una determinada cartera de servicios, pueden contribuir de manera muy significativa al cambio de paradigma puesto que introducen en los sistemas de salud una cultura y una necesidad de colaboración y corresponsabilización entre los distintos proveedores que actúan en un determinado territorio o sobre una determinada población de referencia.

La implantación de sistemas de financiación que tengan una base poblacional (per cápita) incentiva la integración asistencial y favorece sin duda la coordinación entre proveedores y el establecimiento de alianzas para asumir, por ejemplo, la gestión conjunta del riesgo sobre determinados gastos, o acercar la asistencia sanitaria a las personas, mejorando la calidad de los servicios a través de una gestión más eficiente de los recursos, siempre limitados, tratando al paciente en el lugar más coste-efectivo.

Las alianzas entre proveedores se pueden materializar básicamente por dos medios: los acuerdos asociativos y los contratos de prestación de servicios o de gestión de servicios.

El derecho anglosajón y europeo denomina a este tipo de asociaciones empresariales *joint-venture* (empresa conjunta) que en la Unión Europea se define como «empresa sujeta al control de dos o más empresas económicamente independientes una de la otra».

Las ideas generales de las *joint-venture* son su origen y carácter contractual, su naturaleza asociativa y la gestión conjunta, no siendo imprescindible la constitución de una sociedad o de cualquier otra forma de personificación jurídica, aunque a veces se constituyan.

Las razones que pueden inducir a este tipo de alianzas asociativas para la realización de empresas conjuntas son múltiples y variadas: internas, como la reducción de incertidumbres y debilidades (p. ej., la falta de determinados especialistas); estratégicas, como la creación y explotación de nuevos servicios, y competitivas, como la mejora de las prestaciones frente a la competencia. En definitiva, se trata de unir esfuerzos y compartir responsabilidades.

Los elementos sustantivos de una alianza estratégica son, por un lado, las aportaciones (económicas, de recursos materiales y humanos, tecnológicas, etc.)

que pueden tener carácter principal o accesorio y, por otro, la participación en los resultados, tanto económicos como en salud.

Redes de organizaciones prestadoras de servicios: las organizaciones sanitarias integradas

La transformación del énfasis en los discursos sobre las políticas de salud a que se ha hecho referencia en el apartado anterior —de la competencia hacia la coordinación/integración de los proveedores de servicios de salud— ha hecho que surjan nuevas experiencias en los distintos modelos de gestión para la prestación de dichos servicios, entre ellas las denominadas organizaciones sanitarias integradas.

Entendemos por organización sanitaria integrada aquella red de organizaciones prestadoras de servicios de salud que garantiza un continuo asistencial a una población determinada y que responde de los costes de la asistencia y, lo que es más importante, de los resultados en salud de su población de referencia.

Los objetivos finales de tales redes son la mejora de la eficiencia en la provisión de los servicios y la mejora de la continuidad asistencial, y el medio del que se dotan es la coordinación de los servicios o la integración clínica.

En el modelo teórico de una organización sanitaria integrada caben todas las formas imaginables de coordinación e integración: desde la de mayor intensidad, que sería una organización de servicios de salud que, bajo una única titularidad jurídica, ofrece prestaciones de todos los niveles asistenciales (atención hospitalaria, atención primaria, atención sociosanitaria, atención psiquiátrica e incluso prestaciones en el campo de la salud pública), hasta la de menor intensidad, que se materializaría a través acuerdos entre organizaciones prestadoras de servicios de salud de distinta titularidad, para el establecimiento de alianzas o programas de gestión compartidos en uno o varios ámbitos de atención.

En cualquier caso, sea cual sea la fórmula adoptada para la constitución de una organización sanitaria integrada y la amplitud o profundidad de la misma, su creación y desarrollo deben ser considerados como un proceso en el que sin duda influirán elementos del entorno de carácter económico, social y político, y de manera muy principal, la forma de distribución y asignación de recursos que utiliza el sistema de salud en el que opere dicha organización.

El fenómeno emergente de la «colaboración público-privada» para la financiación de infraestructuras y servicios en el ámbito de la sanidad pública

La colaboración público-privada (CPP), también denominada participación público-privada (PPP), es una forma de designar la cooperación entre el sector público y la iniciativa privada, que tiene como finalidad la financiación, construcción, renovación, explotación, gestión o mantenimiento de una infraestructura o el suministro de un servicio públicos.

Esta modalidad de cooperación está siendo un fenómeno en expansión, en Europa (Gran Bretaña, Portugal, Italia, España, etc.) y también en países latinoamericanos como México, y está presente en diferentes ámbitos: transporte, educación, distribución de aguas o de energía y también en el de la sanidad pública.

El desarrollo de esta modalidad de colaboración ha provocado que, ante los vacíos legales existentes en materia de contratación, la Comisión de las Comunidades Europeas, en abril de 2004, publicara un *Libro verde sobre la colaboración público-privada y el derecho comunitario en materia de contratación pública y concesiones,* que está siendo objeto de debate, a partir del cual, a la luz de las normas y principios del Tratado constitutivo de la Comunidad Europea, se pretende establecer un marco jurídico específico para regular este tipo de relación.

La razón fundamental de la fuerte expansión de la CPP no es otra que las dificultades presupuestarias que sufren las administraciones públicas, que recurren cada vez más a ella para realizar inversiones públicas que de otro modo no podrían realizarse debido a las restricciones económicas. Ahora bien, también pueden concurrir otras motivaciones, como el aprovechamiento de los conocimientos y métodos de actuación de la iniciativa privada o el ahorro que puede suponer la integración de todas las fases de un mismo proyecto.

Este tipo de colaboración se caracteriza por:

— Una duración larga de la relación. La duración de la CPP es el período en que el socio privado debe ocuparse de la explotación de la obra o del servicio, y debe ser suficiente para la amortización de las inversiones efectuadas, incluida una remuneración razonable de dicho capital.
— Una financiación del proyecto garantizada por el sector privado, aunque a veces esta financiación privada se complemente con una financiación pública.
— Los roles diferenciados entre el operador privado y el socio público. El primero suele participar en diferentes fases del proyecto, desde su diseño, a partir de las directrices de la autoridad pública, hasta su financiación y ejecución. El segundo define los objetivos que deben alcanzarse, los estándares de calidad, las tarifas, si procede establecer un precio del servicio, y a la vez actúa como garante del cumplimiento de los objetivos de interés público que se han fijado con carácter previo.
— La transferencia, total o parcial, de riesgos del sector público al privado.
— El establecimiento de mecanismos de evaluación periódicos de la actuación del socio privado.

La CPP ofrece ventajas microeconómicas, puesto que permite obtener la financiación para la realización de un determinado proyecto y su ejecución con la mejor relación calidad/precio, preservando el interés público, sin embargo no está exenta de problemas. El reto al que se enfrentan las administraciones públicas cuando deben recurrir a esta fórmula de financiación de sus infraestructuras o servicios es el de garantizar los principios de transparencia e igualdad de trato, así como la competencia real entre los operadores privados interesados en la colaboración.

Suelen distinguirse dos tipos de operaciones de CPP:

— *De tipo contractual.* En este tipo de colaboración los vínculos entre ambos sectores (público y privado) son exclusivamente contractuales. El modelo «típico» más conocido es el de la concesión administrativa, por la cual el capital privado invertido se retribuye y restituye a partir de los cánones que abonan

los usuarios del servicio. Pero también admite otras fórmulas, como las iniciativas de financiación privada de los británicos, en las que el socio privado es remunerado a partir de los pagos periódicos efectuados por el socio público.
— *De tipo institucionalizado.* En este caso, la cooperación de ambos sectores se materializa mediante la creación de una entidad jurídica específica participada conjuntamente por el socio privado y el público, o mediante la adquisición del control de una empresa pública preexistente por parte del socio privado (fenómeno generalmente conocido como «privatización»).

La construcción de hospitales es el terreno en el que la CPP se ha desarrollado más en el ámbito de la sanidad pública. El objeto de la CPP en este campo incluye la redacción del proyecto de ejecución de la obra pública, la ejecución y dirección de las obras, la dotación del equipamiento necesario para la prestación de los servicios de atención sanitaria fijados por la autoridad pública, la elaboración del plan funcional del centro y el mantenimiento de la obra y los equipos, todo ello financiado por el socio privado.

La iniciativa privada recupera la inversión efectuada para la construcción del centro hospitalario a través de la explotación de zonas complementarias y espacios comerciales autorizados (aparcamientos, cafetería, comedor, máquinas expendedoras, cabinas telefónicas, aparatos de televisión, peluquería, quiosco de prensa, floristería, etc.) y la prestación de servicios residenciales y complementarios de carácter no sanitario (mantenimiento del edificio, seguridad, lavandería, limpieza, restauración para los pacientes, gestión de archivos de documentación clínica, conservación de jardines, etc.).

Cabe también la posibilidad de que la prestación de los servicios sanitarios quede incluida en el objeto de la CPP, aunque en la mayoría de experiencias realizadas hasta la fecha lo usual ha sido que la autoridad pública reserve dicha actividad asistencial para que la lleve a cabo su propio personal.

La diferencia básica entre un modelo de hospital construido y gestionado al modo tradicional y el modelo CPP es quién ostenta la titularidad del inmueble que alberga el centro hospitalario, ya que, por lo general, en ambos modelos se mantiene la prestación asistencial en manos públicas, y los servicios auxiliares de diagnóstico y los no sanitarios en el modelo tradicional de gestión suelen estar externalizados, y en la CPP son «externos» por definición.

En la fórmula tradicional, construcción realizada a través de un contrato de concesión de obra pública y gestión directa o indirecta del servicio, el dueño del inmueble es desde el principio la administración pública. En el modelo CPP, el derecho de propiedad inicialmente recae en el socio privado, que lo mantiene durante todo el tiempo que dura la relación, a cuyo vencimiento la titularidad dominical revierte en la administración.

Colaboración interadministrativa para la gestión de servicios en la sanidad pública. El caso español de los consorcios: una experiencia de mestizaje administrativo

En el ámbito de la sanidad pública española, a partir de la creación del Sistema Nacional de Salud (1986) y la transferencia de competencias a las diferentes comunidades autónomas (1981-2002), ha proliferado y adquirido carta de naturaleza una forma muy particular de gestión de los servicios sanitarios: el consorcio.

El consorcio es esencialmente una fórmula orgánica de colaboración entre diversas administraciones públicas, aunque también pueden formar parte entidades privadas sin ánimo de lucro, sin que esta participación privada, cuando se dé, desvirtúe su naturaleza pública.

Esta técnica instrumental de base asociativa responde a dos ideas fundamentalmente:

— Compartir varias administraciones públicas y, si conviene, entidades privadas sin ánimo de lucro con intereses concurrentes, la prestación de un servicio público o de interés general.
— Favorecer la participación democrática en la gestión del servicio público mediante la colaboración de los entes consorciados.

La conveniencia de compartir la prestación y gestión de un servicio público no debe ser entendida necesariamente como una insuficiencia de las administraciones públicas participantes, sino que se fundamenta en un interés asociativo cuya finalidad es prestar el servicio con la máxima eficiencia y eficacia en su gestión.

Según el derecho español, los consorcios a los que nos estamos refiriendo son entidades públicas institucionales, de carácter asociativo, voluntario e indefinido, con personalidad jurídica propia e independiente de la de sus miembros y plena capacidad de obrar, constituidos para finalidades de interés común.

Una de las características esenciales de estas organizaciones asociativas es la heterogeneidad de las administraciones y entidades que las integran, ya que se trata de un modelo híbrido de organización administrativa en el que suelen mezclarse administraciones territoriales de diferente ámbito (autonómico y local fundamentalmente), administraciones institucionales (organismos autónomos), corporaciones de derecho público (universidades) y entidades privadas sin ánimo de lucro (fundaciones, Cruz Roja, cajas de ahorro, mutuas de previsión social, etc.). Es en este sentido que definimos la experiencia de los consorcios como «mestizaje» administrativo.

Otra característica propia del derecho español es la libertad y autonomía con la que cuentan los participantes en la constitución de dichos entes, que solamente están condicionadas por los requisitos que exige la legislación para la formación de la voluntad contractual de cada uno de ellos. Las administraciones públicas y entidades privadas se asocian voluntariamente en la constitución de los consorcios y pueden regular en los estatutos, con total libertad, su grado de participación, sus aportaciones patrimoniales, las reservas a estas aportaciones, las competencias respectivas y cualquier otra particularidad que tengan a bien establecer.

La norma básica de un consorcio son sus estatutos, en los que se debe regular su régimen orgánico, funcional, financiero y patrimonial.

Los consorcios españoles, como entidades de derecho público que son, pueden dotarse, a su vez, de cualquier forma de gestión, directa o indirecta, para dar cumplimiento a sus finalidades, pudiendo llegar a crear sus propios entes instrumentales de gestión (organismos autónomos, sociedades mercantiles, agrupaciones de interés económico, etc.).

Conviene destacar que las ideas de pacto y voluntariedad son consustanciales en la idea de consorcio. El pacto constitutivo entre todas las administraciones y entidades que participan en su creación es el que determina su objeto, composición, organización de intereses, aportaciones patrimoniales, recursos, derechos de los asociados, competencias, representación en los órganos de gobierno, etc.

Esta fórmula organizativa para la gestión de servicios utilizada ampliamente en la sanidad pública española, particularmente en la Comunidad Autónoma de Cataluña, ha demostrado su gran potencialidad como lugar de encuentro institucional entre diversas administraciones públicas en el que se personifican sus alianzas y también como fórmula *ad hoc* de CPP.

Seguramente esta figura consorcial, como fórmula de gestión, no es transportable a otras realidades y ordenamientos jurídicos, pero el concepto que encierra es universalmente aplicable: la institucionalización de la CPP y, en su caso, de la CPP para la gestión de los servicios de salud.

BIBLIOGRAFÍA

De Ángel R. Tratado de responsabilidad civil. Madrid: Civitas, 1993.

Gracia D. La ética y las profesiones sanitarias. En: Gracia D, ed. Como arqueros al blanco. Estudios de bioética. Madrid: Triacastela, 2004; p. 265-99.

José María F. La experiencia de los consorcios en Cataluña en el ámbito de la sanidad pública. CHC Revista del Consorci Hospitalari de Catalunya 1998;26:13.

Romeo-Casabona CM. El médico ante el Derecho. La responsabilidad penal y civil del médico. Madrid: Ministerio de Sanidad y Consumo, 1986.

Vargas I, Vázquez ML, Farré J. Guía para el estudio de organizaciones sanitarias integradas. Barcelona: Consorci Hospitalari de Catalunya, 2004. Disponible en: www.chc.es. Servei d'Estudis i Prospectives en Polítiques de Salut.

2

Fundamentos de la planificación y gestión hospitalarias

M. A. Asenjo

INTRODUCCIÓN

No hace mucho la medicina se practicaba de *oídas* (fig. 2-1). Ahora es posible *clonar* individuos y crear nuevos tejidos para reponer los deteriorados, e incluso se difunde en los medios de comunicación social al alcance de todos (fig. 2-2). No hace mucho el enfermo creía, sin rechistar, lo que le decía el médico, cuyo mérito principal, según las crónicas, era que *sabían latín y apenas se les entendía la letra,* que no son dos credenciales de efectividad. Los enfermos realizaban actos de fe y el aparente éxito dependía del prestigio del médico basado en el llamado

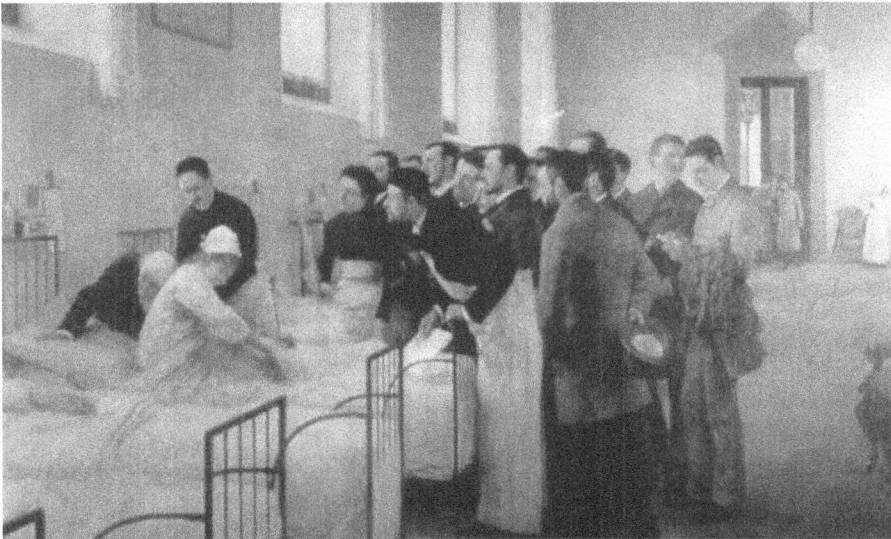

Figura 2-1. *La visita al hospital* (1897), de Luis Jiménez de Aranda.

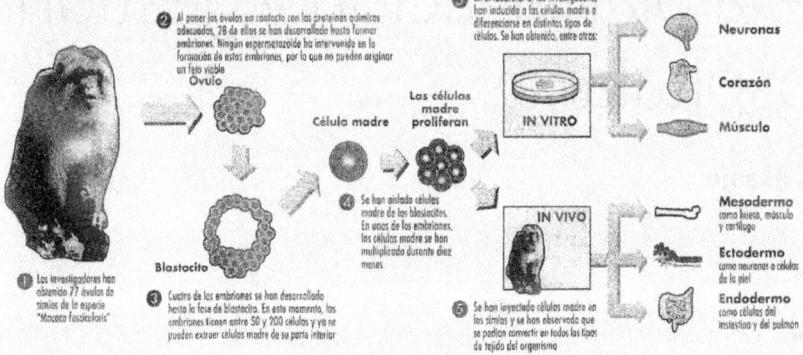

VIERNES, 1 FEBRERO 2002   SOCIEDAD

Científicos de EE.UU. obtienen células madre de un embrión creado sin espermatozoides

Figura 2-2. Gráfico de *La Vanguardia,* 1 de febrero de 2002.

«ojo clínico». Hoy son muchos los enfermos que acuden a la consulta con información obtenida previamente por Internet, conocen el pronóstico de su enfermedad y los porcentajes de curación, mejoría, complicaciones, secuelas o, en su caso, muerte. Actualmente, para tener credibilidad es preciso objetivar la actuación y utilizar métodos científicos que, sin menoscabo de los aspectos psicológicos, concreten en cada patología la *definición,* la *unidad de medida,* el *método de medida,* la *cantidad* y el *estándar* —si existiera—, que permitirá comparar y tomar decisiones que ajusten la cantidad encontrada al estándar y, en su defecto, observar la tendencia y orientar las acciones hacia lo que convenga al enfermo. Las actuaciones sanitarias tienen que considerar tres aspectos: *a)* los resultados clínicos, la satisfacción del enfermo y el coste; *b)* deben ser planificadas y gestionadas, y *c)* además con visión de futuro.

La *planificación* se define como la previsión anticipada de cualquier acontecimiento, que en este caso hace referencia a la salud. Deben planificarse la necesidad, la eficacia, la eficiencia, la equidad y la calidad de la prestación sanitaria. Hay que calcular qué bienes y servicios se necesitan para promocionar la salud, prevenir la enfermedad, evitar las secuelas, así como para enseñar e investigar aspectos relacionados con la salud; qué se puede hacer con aquello de lo que ya se dispone, lo cual tendría que ver con la eficacia; a qué precio debe conseguirse, que define la eficiencia; para quiénes se va a utilizar, con lo cual se determina la equidad, que es un concepto de justicia, y, finalmente, con qué grado de calidad se va a ofrecer la prestación, tanto técnica como aparente o percibida por el paciente. Todo ello debe ser cuantificado y expresado en cifras. La *gestión* consiste en conseguir lo planificado, mientras que la *visión de futuro* hace referencia a la programación, que consiste en asignar los recursos en el tiempo.

DISCIPLINAS CLÁSICAS DE LA BUENA GESTIÓN (NECESARIAS PERO NO SUFICIENTES)

Se considera que la buena gestión hospitalaria exige aplicar sistemáticamente *dos premisas* y *seis disciplinas*.

Las dos premisas son:

1. *Primera.* Existencia de un sistema contable y control de gestión que cuantifica las acciones para que sean comprensibles y objetivas (¡números y razones!, no opiniones).
2. *Segunda.* Exposición del patrimonio y poder de decisión, lo cual significa que las decisiones que se tomen tengan repercusiones positivas o negativas en quien las toma, que aunque no lleguen a comprometer su patrimonio, al menos afecten al salario, al prestigio, o a ambos.

Las seis disciplinas son:

1. *Primera.* Conocimiento de los hechos: ser un experto en el tema.
2. *Segunda.* Elegir los fines, definir los objetivos y cuantificarlos.
3. *Tercera.* Reunir los medios materiales, personales y organizativos.
4. *Cuarta.* Organizar las estructuras funcionales: los organigramas.
5. *Quinta.* Animar a las personas. Incentivar.
6. *Sexta.* Evaluar el sistema y los resultados.

Dichas premisas y disciplinas se aplicarán sistemática y ordenadamente a la *planificación y gestión hospitalarias.*

PLANIFICACIÓN

Antecedentes

La práctica diaria enseña que las anteriores premisas y disciplinas deben ajustarse al hospital vislumbrando el futuro, que no es el reflejado en las Memorias del Hospital General de Madrid de 1870-1880, en las cuales se llamaba la atención sobre el gran aumento de los suicidios y enfermedades nerviosas atribuidas por los médicos a la febril actividad de la vida moderna que había llegado a un límite que no se podía sobrepasar sin que, a la vuelta de pocos años, todos los habitantes de España enloquecieran o se suicidaran.

El futuro estará condicionado por la tecnología y el aspecto social. De los 30 descubrimientos más importantes de todas las ciencias del siglo XX se citaban 10 que eran médicos, de los cuales alguno ha modificado la asistencia sanitaria, como es el descubrimiento de la penicilina. Lo más destacado desde el punto de vista social es el proceso de individualización creciente que experimenta la sociedad occidental: movilidad laboral, sectorial y espacial; retraso matrimonial, reducción de la familia nuclear, aumento del divorcio, caída de la natalidad y, sobre todo, avance acelerado de la familia «monoparental». Las políticas de jubilación producen una frustración creciente en el jubilado. En consecuencia, el modelo del sistema sanitario y del *hospital* dependerá del *concepto* de salud, de la influencia de sus *determinantes*, de los *causantes* de enfermedad y de las *presiones sociales* existentes, en cada momento y lugar.

Concepto de salud

La existencia cronológica de las personas está limitada por el nacimiento y la muerte. En ambos acontecimientos el individuo utiliza el sistema sanitario y tiende a distanciar lo más posible ambos extremos intentando vivirlos con el máximo de felicidad. Desde el 7 de abril de 1948, la Organización Mundial de la Salud (OMS), en su carta fundacional, definió la salud como *el completo bienestar físico, psíquico y social, y no simplemente la ausencia de enfermedad*. Este concepto ha sido adoptado por los 191 países pertenecientes a la OMS de los 237 países existentes en el mundo. Subjetivamente, está sano quien se siente bien, sin *síntomas* patológicos. Objetivamente, el sistema sanitario intentará descubrir los *signos* que cuantifiquen, con *números,* su grado de patología.

Determinantes de la salud

Los determinantes de la salud, para las personas de los países más ricos del mundo que forman la Organización para la Cooperación y Desarrollo Económico (OCDE), entre los que España se encuentra, son los cuatro siguientes, que aportan a la salud el porcentaje que se indica con el consumo del presupuesto que se expresa: *a)* la *herencia,* que aporta un 27% a la salud colectiva y consume el 6,9% del presupuesto sanitario; *b)* el *entorno* o medio ambiente, que contribuye con el 19% y gasta el 1,6%; *c)* el *estilo de vida,* que proporciona el 43% y al que se dedica el 1,5% del consumo, y *d)* el *sistema sanitario,* que aporta el 11% restante y al que se dedica el 90% del gasto sanitario, del que más del 60% se dedica a la asistencia hospitalaria, que en España representa más de 20.000 millones de euros anuales. Cabe resaltar que el 70% de la salud depende de la herencia genética y el estilo de vida (27 y 43%, respectivamente) y apenas consumen el 8% del presupuesto sanitario (6,9 y 1,5, respectivamente), mientras que el *sistema sanitario,* que aporta solamente el 11%, ocasiona el 90% del gasto, si bien casi todas las personas utilizan el sistema sanitario al menos dos veces en su vida: nacimiento y muerte. Es más, llegados a los 70 años de edad sin minusvalía —otra ventaja de la prevención—, el consumo sanitario prácticamente no se modifica sea cual sea la edad a la que se fallezca.

Causantes de enfermedad

La enfermedad es consecuencia de la interacción entre el huésped humano, el medio ambiente y los agentes etiológicos que condicionan los tres tipos de asistencia: preventiva, laboral y asistencial o clínica propiamente dicha (figura 2-3).

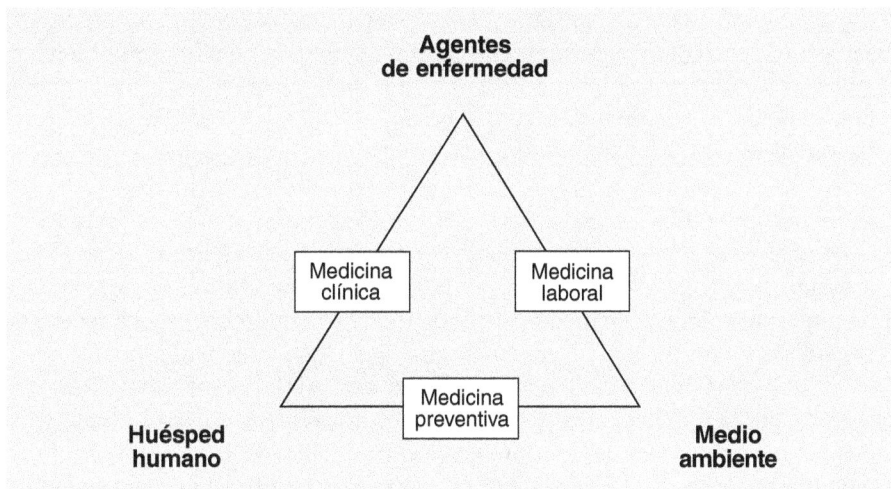

Figura 2-3. Triángulo morbigenético.

Presiones sociales y modelo sanitario

Es importante conocer los intereses fundamentales de los cuatro colectivos implicados en el hospital ya que son los que condicionan su gestión, y se han llegado a identificar en el mundo hasta 57 modelos sanitarios diferentes. La planificación hospitalaria debe intentar conciliar los intereses de los cuatro colectivos siguientes: *enfermos, profesionales, gestores* y *propietarios* de las instituciones.

Primer colectivo. Los ciudadanos y *enfermos,* que además son votantes y contribuyentes, y para los que el interés más apreciado es la *calidad percibida* o aparente ya que sobre todo desean no esperar para ser asistidos, desean *tener confianza en la institución y sus profesionales, no esperar, ser informados, participar en la decisión terapéutica y no arruinarse cuando utilicen el hospital.* Exigen cada vez más una medicina de resultados y quieren profesionales (médicos y enfermeras) competentes y responsables, que son los que *asumen las consecuencias de sus decisiones,* y no se escudan en falsas excusas. A los enfermos no les gusta ser espectadores de su enfermedad, ni permanecer pasivos frente a ella. En los modelos en los que predomina la beneficencia (pobres), la asistencia suele ser paternalista y el profesional dice o piensa: «Túmbese, cállese, desnúdese, haga lo que le decimos y le curaremos», y el enfermo actúa como *paciente* pasivo. Si el modelo es de tipo Seguridad Social —financiado con cuotas patronales y obreras— o, sobre todo, Sistema Nacional de Salud —financiado con impuestos—, el enfermo se comporta como *usuario* y conocedor de sus derechos, reclama si considera que no es atendido convenientemente, pero como no puede elegir, deduce que su queja sirve para poco. Si el modelo es de tipo *privado* y particular o perteneciente a una mutua privada, actúa como *cliente,* en cuyo caso exige por el simple hecho de poder elegir, y si no está satisfecho con el resultado, cambia de médico; en este caso, teniendo en cuenta que tanto el profesional como el asegurador procuran no ser abandonados, se esfuerzan en la *calidad* aparente o percibida, también conocida como satisfacción del cliente, expresada en el buen trato, que es lo que percibe el enfermo y mediante la cual acostumbra a juzgar la calidad de la asistencia recibida.

Segundo colectivo.   Está formado por médicos y enfermeras —es decir, los *profesionales sanitarios*—, especialmente los médicos, quienes están interesados, sobre todo en los modelos públicos, en la *calidad científica o técnica,* y aspiran a disponer de todo tipo de medios tecnológicos, docentes e investigadores sin que, generalmente hasta ahora, les importe su coste, efectividad o rendimiento.

El factor más importante para la calidad técnica es la capacidad profesional, seguida por la motivación; el resultado no es una suma sino un producto ya que cuando uno de los factores es cero, bien sea la capacidad o la motivación, el resultado también es cero. La docencia y la investigación influyen directa y decisivamente en la calidad asistencial al aumentar el *conocimiento,* el *rigor metodológico* y la *motivación*. El descubrimiento de la penicilina, fruto de la investigación, no sólo aumentó la esperanza de vida hasta cotas antes insospechadas, sino que incluso modificó la arquitectura hospitalaria, haciendo innecesarios los hospitales en pabellones construidos hasta entonces.

El interés fundamental de los médicos es el *reconocimiento* (que se acepte su protagonismo) y el de las enfermeras es la *participación,* ya que no son recaderas de aquéllos.

Tercer colectivo.   Lo constituyen los *gestores,* administradores y directivos, que intentan conseguir *eficiencia,* es decir, alcanzar objetivos operativos, también llamados metas, para lo que deben concretar: el *número,* la *fecha* y el *responsable* de conseguirlos, y además lograrlo con el *menor consumo* de recursos posible y con *calidad suficiente*. Se expresa matemáticamente por medio de un cociente en el que en el numerador se sitúa la actividad y en el denominador el gasto. El interés de los gestores es que se utilicen adecuadamente los locales, instalaciones e instrumentos, y sobre todo que las personas dediquen a los enfermos el tiempo para el que han sido contratadas. El mayor gasto de un hospital es retribuir la nómina del personal que es el producto de multiplicar el número de personas, que es tanto mayor cuanto menor es el cumplimiento y aprovechamiento del tiempo contratado, por su salario; en los hospitales españoles llega al 70% del gasto total. Un hospital general de 700 camas consume alrededor de 200 millones de euros anuales, de los que 140 se dedican a gastos de personal.

Cuarto colectivo.   Se trata de los *propietarios*. En el caso de los servicios públicos son los *políticos,* cuyo máximo interés está en mantener la paz sociolaboral del hospital. En el caso de los servicios privados, los propietarios son *accionistas* y su objetivo fundamental es conseguir rentabilidad para su inversión económica.

A fin de conciliar los intereses de los enfermos (confianza, no esperar, ser informados y no arruinarse) con los de los profesionales (reconocimiento y parti-

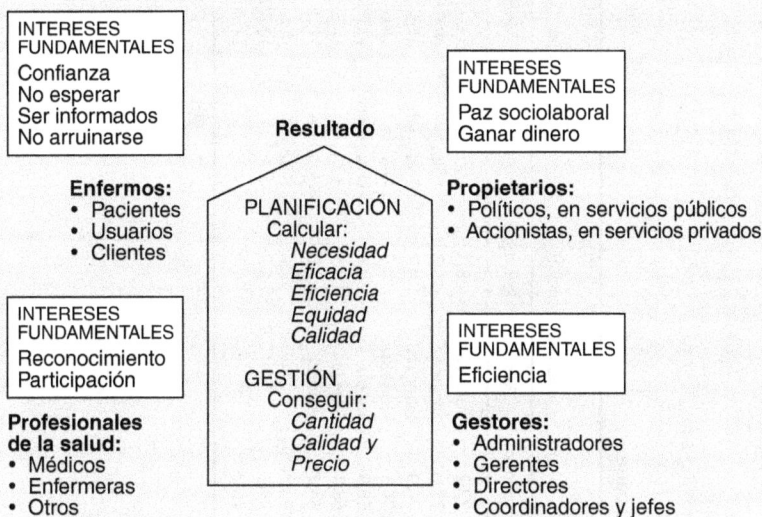

Figura 2-4. Condicionantes del modelo hospitalario.

cipación), con el de los gestores (eficiencia) y con los de los propietarios (paz sociolaboral y rentabilidad económica), es preciso *planificar* y expresar *en números* lo que se necesita (necesidad), lo que se puede hacer con lo que se tiene (eficacia), a qué precio (eficiencia), para quiénes (equidad), con qué nivel (calidad) y conseguir lo planificado (gestionar). Todo ello se esquematiza en la figura 2-4.

Necesidad

Para calcular el número de hospitales puede utilizarse como unidad de medida la cama hospitalaria, que es directamente proporcional al número de enfermos ingresados (e) y al promedio de estancia o estancia media (em), y es inversamente proporcional a la ocupación (io) y al tiempo considerado (t), tal como expresa la relación matemática correspondiente (fig. 2-5). Para aplicar esa fórmula matemática es necesario conocer la frecuentación hospitalaria (fh), que es el número de ingresos por 1.000 habitantes en un año, y que es muy variable según los lugares (tabla 2-1); en ella influyen 13 factores, de los cuales los cuatro fundamentales son la edad, la disponibilidad de servicios, el sistema de pago y la cultura de la población.

$$c = \frac{e \times em}{t \times io}$$

Figura 2-5. Fórmula para calcular la necesidad: e, enfermos ingresados; c, camas; em, estancia media o promedio de estancia; t, período considerado; io, índice de ocupación.

Tabla 2-1. Máximos y mínimos de siete países de la OCDE (30 países)

Camas por 1.000 habitantes		Frecuentación hospitalaria		Estancia media hospitalaria		Gasto PIB		Esperanza de vida (hombres)		Mortalidad infantil		Cesáreas por 100 nacidos	
País	Camas	País	Frecuentación	País	Estancia	País	Gasto	País	Esperanza	País	Mortalidad	País	Cesáreas
Suiza	18,1	Austria	278,0	Japón	40,8	EE.UU.	12,9	Japón	77,2	Turquía	38,5	México	33,3
Japón	16,5	Finlandia	266,0	Holanda	33,7	Suiza	10,4	Islandia	77,0	México	15,8	Italia	29,8
Noruega	14,5	Hungría	236,0	Suiza	13,7	Alemania	10,3	Suecia	76,9	Hungría	9,7	Portugal	27,5
Suecia	3,8	Francia	231,0	Dinamarca	6,9	Canadá	9,3	Suiza	76,5	Noruega	4,0	Austria	14,6
EE.UU.	3,7	Japón	98,0	Suecia	6,6	México	5,3	Polonia	68,9	Japón	3,6	Dinamarca	13,7
Turquía	2,5	Turquía	71,6	Turquía	6,0	Corea	5,1	Eslovaquia	66,1	Suecia	3,5	R. Checa	12,3
México	1,1	México	55,5	México	4,3	Turquía	4,8	Hungría	66,1	Islandia	2,6	Holanda	11,0
España	3,9[a]		113,8[a]		10[a]		7,0		74,8		5,7		18,60[b]
Cataluña	4,7		134,53		10,75				75,2[c]		4,17		22,70

[a] 1996.
[b] 1995.
[c] Plan de Salud 1998-2001.
Fuente: OCDE Health data 2001.

Los 13 factores que condicionan la frecuentación hospitalaria son los siguientes:

1. *Disponibilidad de servicios.* En los servicios sanitarios la oferta condiciona la demanda, y si la primera es gratuita, la segunda es ilimitada.
2. *Sistema de pago.* El sistema de pago condiciona la demanda.
3. *Edad y cultura de la población.* El índice de Friz (IF), que es el resultado de dividir la población de menos de 20 años por la situada entre los 30 y los 50; permite deducir si la población es progresiva (cociente $\geq$ 1,6), estacionaria (cociente 1,6-0,6) o regresiva (cociente $\leq$ 0,6). El nivel cultural se deduce del porcentaje de graduados escolares, bachilleres, diplomados, licenciados y doctores.
4. *Organización de la asistencia primaria.* Si el ciudadano puede acudir directamente al hospital o debe acudir previamente a un servicio extrahospitalario modifica la frecuentación.
5. *Proximidad del hospital.* Cuando la población tiene acceso gratuito y próximo aumenta su utilización.
6. *Morbilidad.* La patología infecciosa, aguda y la necesidad de mayor atención maternoinfantil es propia de poblaciones progresivas (IF $\geq$ 1,6). La patología degenerativa (vascular, neurológica) es de estancia prolongada, precisa más camas hospitalarias y es propia de poblaciones cultas, ricas y viejas o regresivas (IF $\leq$ 0,6).
7. *Hospitales privados.* Los hospitales privados tienen, por lo general, estancias más breves y necesitan menor número de camas para atender al mismo número de enfermos.
8. *Hospitales universitarios con programas docentes.* Estos hospitales tienden a alargar la estancia media y por ello necesitan más camas para igual número de enfermos.
9. *Funcionamiento de los servicios centrales.* El número de pruebas y exploraciones solicitadas y la rapidez en la entrega de resultados repercute en el diagnóstico y tratamiento de los enfermos y, por ello, en la duración de la estancia, con sus consecuencias.
10. *Provisión de médicos.* El número de médicos en ejercicio (alto, medio o bajo) condiciona la utilización hospitalaria. A mayor número, mayor utilización total, pero menor relativa hospitalaria.
11. *Hábitos médicos y normas sociales.* Los hábitos de los médicos y las tradiciones de la población son lentas de modificar e influyen en la frecuentación.
12. *Vivienda y compañía familiar.* Cuando la vivienda es adecuada y el enfermo puede ser atendido por familiares, se puede dar el alta antes, se acorta la estancia y, por consiguiente, es menor el número de camas para similar número de ingresos.
13. *Organización interna.* Si la estructura funcional es correcta y la actitud de los responsables es favorable, mejora el rendimiento de camas y reduce su número para similares ingresos.

Los 13 factores descritos, junto con los que influyen en la estancia media y el porcentaje de ocupación, son los que explican la diferencia de frecuentación hospitalaria de los diferentes países y regiones. Así, por ejemplo, una población de 200.000 habitantes con frecuentación de 70, ocupación de 90% y con promedio de estancia de 6 días, necesitaría el siguiente número de camas:

$$c = \frac{e \times em}{t \times io} = \frac{14.000 \times 6}{365 \times 0,90} = 255,7 \text{ camas}$$

Es decir, 256 camas, si dicha población tiene más o menos camas que las resultantes de aplicar la fórmula, es el número exacto de las que sobran o faltan, respectivamente.

Eficacia

El segundo criterio que debe planificarse es el de la eficacia, que mide la capacidad del hospital para dar servicios en condiciones ordinarias y es directamente proporcional, para hospitalización, al número de camas (c), a la ocupación (io) y al tiempo considerado (t), e inversamente proporcional a la estancia media (em) (fig. 2-6). En la estancia media o promedio de estancia influyen 23 factores, de los que 10 la alargan, ocho la acortan y cinco son variables.

Son factores que alargan la estancia media los 10 siguientes:

1. Un mayor número de camas.
2. Un número más elevado de facultativos.
3. Un índice de mortalidad más alto.
4. Mayor número de enfermos por facultativo.
5. Entrada de nuevos residentes.
6. Mayor antigüedad en la especialidad.
7. Existencia de programa docente.
8. Mayor dotación en investigación.
9. Mayor porcentaje de ingresos de urgencia.
10. Peor estado socioeconómico de la población.

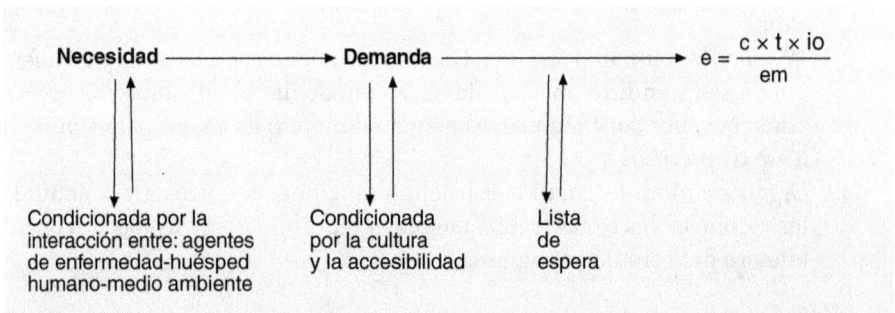

Figura 2-6. Fórmula para calcular la eficacia.

Son factores que acortan la estancia media los ocho siguientes:

1. Baja dotación de camas.
2. Mayor demanda.
3. Mejor acceso a hospitales de crónicos.
4. Elevado número de personal no médico.
5. La protocolización en enfermería.
6. Mayor actividad en consultas externas.
7. Control más estricto sobre las estancias.
8. Mejor dotación tecnológica.

Son factores variables los cinco siguientes:

1. Preferencias culturales de los usuarios.
2. Tipo de diagnóstico.
3. Juicio clínico y hábitos médicos.
4. Día de la semana del ingreso.
5. Estilo administrativo de los centros.

Los promedios de estancia estándar para las diferentes patologías se encuentran en el anexo II, que contiene los grupos relacionados por el diagnóstico (GRD), y en el que también se expone la complejidad (peso) de cada uno de ellos.

Cuanto mayor sea el número de camas y el índice de ocupación y menor sea la estancia media para el mismo período de tiempo, mayor será el número de enfermos hospitalizados, el cual, a su vez, condiciona la actividad en urgencias, en consultas externas y en los servicios centrales.

Planificada la ocupación, la estancia media y el número de camas disponibles, se deduce, aplicando la fórmula, el número de enfermos que ingresarán, de los cuales, en España, el 60% aproximadamente procederán de urgencias, que representan a su vez el 10% de los atendidos en dicho servicio. El 40% restante de los ingresados procederán de consultas externas, de los cuales, generalmente, por cada tres primeras visitas uno ingresa, y por cada primera visita suelen realizarse cuatro sucesivas en un año. En consecuencia, se puede y se debe planificar la actividad en hospitalización, urgencias y consultas externas (fig. 2-7) con la finalidad de eliminar las listas de espera sin necesidad de sobredimensionar los servicios. A modo de ejemplo, un hospital con 200 camas, estancia media de 5 días y ocupación del 90%, en un año puede ingresar el siguiente número de enfermos:

$$e = \frac{c \times t \times io}{em} = \frac{200 \times 365 \times 0{,}9}{5} = 13.140$$

Se compara con los que ingresan y se conoce su efectividad (lo realizado).

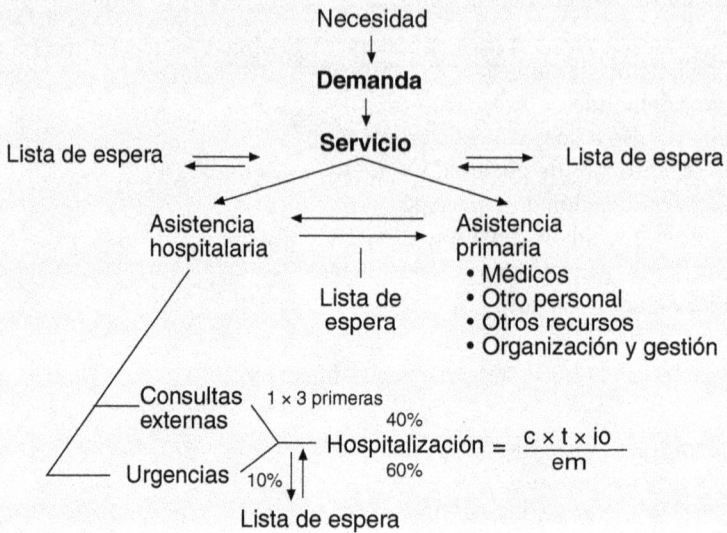

Figura 2-7. Diagrama de la eficacia.

Eficiencia

La eficiencia consiste en obtener metas, que son objetivos cuantificados, fechados y asignado el responsable de conseguirlos, al menor coste posible y con adecuada calidad. La eficiencia se expresa matemáticamente por medio de un cociente en el cual en el numerador se coloca la actividad y en el denominador el gasto. El resultado expresa el coste por actividad. Los gastos totales son la suma de los fijos más los variables y deben ser inferiores a los ingresos económicos (fig. 2-8).

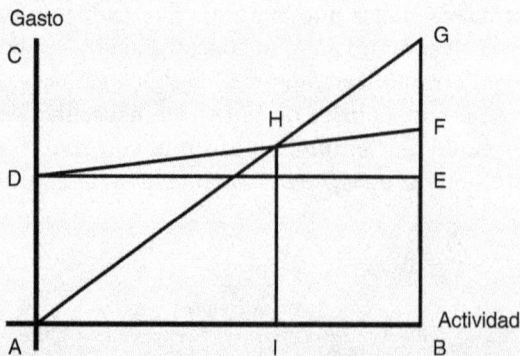

Figura 2-8. Representación gráfica de la eficiencia. AB, actividad; AC, gasto; DE, gasto fijo; DF, gasto variable; BEF, gasto total; AG, ingresos económicos; H, punto crítico o umbral de rentabilidad; BEFG, ingresos totales; I, actividad a partir de la cual se producen ganancias.

La actividad será la planificada al calcular la eficacia y el gasto estará formado por las compras y los gastos de personal.

Las compras se refieren a los medicamentos, alimentación, suministros, comunicaciones, conservación y mantenimiento, que constituyen el gasto variable. Los gastos de personal son consecuencia de multiplicar el número de personas por el sueldo de cada persona, más los gastos sociales. El cálculo del número de personas (PN) se consigue dividiendo el tiempo total necesario (TTN) por el tiempo individual trabajado (TIT). El esquema para el cálculo del tiempo total necesario (TTN) es el que se expone en la tabla 2-2. El tiempo trabajado individual por persona será aquel por el que la persona ha sido contratada (TIT) y, en consecuencia, el personal necesario (PN) sería el resultado del siguiente cociente:

$$PN = \frac{TTN}{TIT}$$

La eficiencia se expresaría del siguiente modo:

$$E = \frac{A}{GC + GP}$$

donde:

E: eficiencia.
A: actividad.
GC: gastos de compras.
GP: gastos de personal.

Tabla 2-2. Información para cálculo de plantilla

Tipo de actividad	Tiempo necesario para cada actividad (1)	Número de actividades (2)	Tiempo necesario (1 × 2)
Consulta externas			
Urgencias			
Hospitalización			
Actividad quirúrgica			
Servicios centrales			
Especialidad concreta y así todas las actividades que desarrolle el hospital			
Cuanto más se descomponga, mejor planificado estará el hospital			
Otras actividades			
Totales			

Para el cálculo de los gastos de personal conviene tener en cuenta el Protocolo de valoración de tareas y convenio colectivo (anexo VI).

Equidad

La equidad se cumple cuando a la misma necesidad se ofrece similar recurso. La condición fundamental para ello es la accesibilidad, que se ve facilitada por el adecuado aprovechamiento de los recursos existentes, que en hospitalización necesita máximo índice de ocupación (io) y mínimo promedio de estancia (em). Relacionando ocupación y estancia media se obtiene la rotación, que es muy variable, tanto en los hospitales españoles como en los europeos, y que condiciona la lista de espera —signo de falta de equidad— y su eficiencia (tablas 2-3 y 2-4).

Se mejora la equidad al aplicar el Protocolo de adecuación (v. anexo III), que ajusta los ingresos y estancias, reduce las listas de espera y mejora el rendimiento de las personas.

La equidad de una región (tabla 2-5) se facilita por medio de la sectorización de su territorio y la jerarquización de sus hospitales, los cuales se clasifican por su *función* en monográficos y generales; por su *ámbito asistencial,* en comarcales, de distrito y regionales, y por su *dependencia patrimonial,* en públicos y privados.

Calidad

La calidad y el precio son los dos factores que más reiteradamente se repiten como fundamentales para definir un buen producto o servicio. La calidad asistencial hospitalaria se ha definido como la satisfacción de las necesidades y aspiraciones de los enfermos, tanto reales como percibidas, con el menor consumo de recursos. Tiene dos componentes: uno es científico, que consiste en diagnosticar correctamente y aplicar la terapéutica conveniente; el otro es aparente, y se concreta en la sensación que tiene el enfermo y sus familiares de ser tratados con interés, deferencia y educación. A este último aspecto se le ha denominado empatía y refleja el proceso de transferencia psicológica que se produce entre el enfermo y el profesional de la salud. Consiste en ponerse imaginariamente en el lugar del otro. La buena calidad asistencial sería aquella en la que el acto asistencial y la atención permanente al enfermo se desarrolla conforme a los más precisos y actualizados conocimientos científicos, su correcta aplicación práctica y exquisito trato personal. En consecuencia, la calidad máxima se logra si las personas que realizan la asistencia tienen conocimientos adecuados permanentemente actualizados (aspecto científico de la asistencia, que es lo fundamental), si los aplican correctamente para lo que necesitan disponer de tecnología suficiente y adecuada, y lo realizan poniendo al enfermo como centro de toda actuación (acto asistencial, que es el que el enfermo percibe). La persona que se siente enferma y acude al hospital generalmente está angustiada y necesita ser tratada de forma paciente, no como paciente, sino como verdadero cliente, que se caracteriza por poder elegir médico y hospital.

La calidad asistencial es el resultado de aunar dos componentes; el primero es intrínseco, compuesto de conocimientos y tecnología, y el otro es extrínseco,

Tabla 2-3. Actividad hospitalaria española comparada

Parámetro	Juan Canalejo Año 2003 Coruña	M. Valdecilla Año 2000 Santander	Cruces Año 2003 Bilbao	Ramón y Cajal Año 2003 Madrid	Jiménez Díaz Año 2001 Madrid	Clínico San Carlos Año 2003 Madrid	Virgen Arrixaca Año 2003 Murcia	Virgen Rocío Año 2004 Sevilla	La Fe Año 2003 Valencia	Vall d'Hebron Año 2003 Barcelona	Bellvitge Año 2003 Barcelona	Germans Trias Año 2004 Barcelona	Clinic Año 2004 Barcelona
Camas	1.420	870	897	1.165	563	965	845	1.397	1.550	1.290	905	622	805
Ingresos	44.814	32.121	45.453	32.068	22.462	35.226	36.507	54.123	51.598	61.174	27.363	23.748	44.344
Maternales (%)	–	11,10	14,94	–	9,68	7,92	22,20	25,10	–	8,69	–	16,67	9,25
Trasplantes	276	–	389	141	–	–	170	–	440	331	302	120	340
Estancia media (días)	9,45	8,60	6,23	10,33	8,23	9,00	7,45	7,73	8,03	8,88	9,60	8,38	5,89
Índice ocupación	79,8	86,99	86,56	84,74	89,95	90,00	88,18	81,88	84	88,08	88,50	88,31	88,66
Rotación	31,56	36,92	50,64	27,52	39,89	36,50	43,20	38,74	33,00	47,42	34,50	38,18	55,04
Urgencias	179.087	162.796	211.645	145.001	73.932	164.033	160.552	284.597	227.578	252.619	117.894	112.569	159.451
Ingresos (%)	16,85	13,30	11,60	10,98	15,00	13,30	–	10,79	15,00	–	10,00	12,45	14,12
Presión hospitalaria (%)	67,40	71,50	54,22	49,56	51,02	–	–	56,72	68,00	–	46,00	64,27	50,89
Consultas externas	672.049	455.577	354.727	795.985	129.572	246.262	669.313	1.031.557	535.534	692.038	297.248	380.956	403.935
Relac. suc./prim.	3,05	2,70	3,49	2,51	0,85	2,50	3,33	3,62	2,29	2,24	3,00	2,62	3,32
PRM	–	1,74*	–	–	–	1,77*	1,54*	–	–	–	1,44**	1,31**	a1,4291**

*Todos los pacientes.
** Medicare.
a Sede Villarroel.
Fuente: Memorias.

Tabla 2-4. Actividad hospitalaria europea comparada

Hospital / Parámetro	H.U. Hamburgo Alemania 2003	H.U. Amsterdam Holanda 2003	H.U. Groningen Holanda 2003	C.H.U. Lausana Suiza 2003	St. Luc. Univ. Bruselas Bélgica 2000	C.H.U. Lieja Bélgica 2003	P. Salpetière París Francia 2003	C.H.U. Toulouse Francia 2003	C.H.U. Nancy Francia 2003	St. Greska U. Estocolmo Suecia 2003	Karolinska (Solna) Estocolmo Suecia 2003	Karolinska (Huddinge) Estocolmo Suecia 2003	Guy's & St. Thomas Londres Reino Unido 2003	S. Orsola Bolonia Italia 2003	Maggiore Parma Italia 2003	Policlínico Módena Italia 2003	Clinic Barcelona España 2003
Camas	1.495	733	1.339	824	884	955	1.535	2.818[c]	1.456	2.300	930	780	1.250	1.743	1.382	963	785
Ingresos	52.000	19.510[a]	28.779	31.456	32.217	36.308	51.534	164.126[c]	46.375	106.000	61.000	46.787	70.000	77.942	55.800	49.102	43.827
Maternales (%)	–	11,87	–	–	4,99	–	8,25	–	–	8,00	–	10,74	7,82	14,09	9,17	12,97	8,55
Trasplantes	–	–	246	639[b]	270	161	–	262	–	–	–	139	–	476	143	193	390
Estancia media (días)	8,48	7,8[a]	10,9	8,54	7,88	7,57	7,20	4,75[c]	7,85	7,52	4,20	4,69	5,41	7,8	8,2	7,08	5,98
Índice ocupación	80,81	56,87[a]	64,18	89,38	78,68	78,79	66,26	84,96	68,51	95	75,47	95,00	83,5	81,74	81,47	86,58	91,49
Rotación	34,78	26,62[a]	21,49	38,17	36,44	30,02	33,57	58,24[c]	31,85	46,07	65,59	59,98	56	36,85	35,11	42,70	55,83
Urgencias	50.000	35.333	–	31.121	51.104	–	–	120.946	62.781	154.000	–	86.224	160.000	137.054	74.137	98.174	156.156
Ingresos (%)	–	–	–	–	–	–	–	53,80	19,34	31	–	23,48	30	23	34	21	10,47
Presión hospitalaria (%)	–	–	–	–	–	–	–	39,66	26,18	45,04	–	–	43,63	–	–	–	32,43
Consultas externas	200.000	281.516	477.647	–	329.419	469.091	385.814	603.603	353.422	1.108.000	–	600.331	495.000	551.761	383.517	311.121	418.127
Relación suc./prim.	–	2,55	5,18	–	5,82	–	–	–	–	–	–	–	259	–	–	–	3,09
PRM	1,40	–	–	–	–	–	–	–	–	1,19	–	–	–	–	–	–	2,09

1,43**

*Todos los pacientes.
** Medicare.
Sede Villarroel.
^aSin admisiones de un día (17.380).
^bPeriodo 1993-2000.
^cIncluye corta estancia.

Fuente: Memorias.

Tabla 2-5. Parámetros de equidad

Orden	Tipo de hospital	Camas (%)	Servicios ofertados	Camas (%)	Índice de ocupación	Estancia media	Personal		
							Índice personal cama	Porcentaje gasto	Rendimiento persona/año en UBA[a]
A	Hospital local o comarcal	65 (40)[b]	Medicina, cirugía, trauma, obstetricia y pediatría	100 aprox.	≥ 85	≤ 5 días	≤ 1,5 (2,5)[c]	60%	≥ 350 (450)
B	Hospital de distrito	25 (35)[b]	Variable, aproximándose más a A o a C según su ubicación	300 aprox.	≥ 85	≤ 7 días	≤ 1,75 (3,5)	62%	≥ 250 (350)
C	Hospital regional universitario	10 (25)[b]	Todas, según reglamentación del país	> 600	≥ 85	≤ 9 días	≤ 2,5 (4,5)[c]	66%	≥ 200 (275)

[a]El valor de la UBA (unidad básica de asistencia) sería el siguiente: una estancia = 1; una primera visita en consulta externa = 0,4; una visita sucesiva = 0,2; una urgencia = 0,5; una intervención ambulatoria = 0,75.
[b]Distribución en diversas regiones.
[c]Índices de muchos hospitales españoles.

que es el aspecto humanitario de la asistencia, en el que influyen desde el trato al enfermo y sus familiares hasta la información y los aspectos relacionados con el ambiente y la hostelería. El enfermo-paciente-usuario-cliente y sus familiares acostumbran a dar más importancia a este segundo componente de la asistencia, ya que es el que perciben, por eso se denomina calidad aparente o percibida.

Para garantizar la calidad es necesario disponer de personal suficiente (cálculo científico de la plantilla) con conocimientos adecuados (cuidar la selección), actualizados permanentemente (fomentar la formación continuada, incluida la investigación), que los pueda aplicar correctamente (seleccionar la adquisición y cuidar el mantenimiento del material) sobre una persona (cuidar los aspectos informativo-organizativo-hotelero y de trato humano), y todo ello en el orden expuesto con la prioridad citada. Realizar encuestas de opinión, atender las sugerencias y reclamaciones y difundirlas entre quienes se ven afectados es tarea fundamental de la dirección. La información por parte del médico sobre el proceso de la enfermedad y el cumplimiento de fechas y horarios son aspectos sumamente apreciados por los enfermos y familiares.

Para hacer operativa la calidad, hay que establecer el nivel para pasar después al control, que consiste en medir la diferencia existente entre el nivel que se pretendía y el conseguido, evaluar sus consecuencias y, en su caso, proceder a su corrección (tabla 2-6). La calidad, en síntesis, consiste en *hacer lo correcto correctamente.*

Además de expresar en números la necesidad, la eficacia, la eficiencia, la equidad y la calidad que ayudan a conciliar los intereses de los grupos que condicionan el modelo, es fundamental recordar que las personas actúan impulsadas por las emociones derivadas de su personalidad, que, en sus extremos, pueden ser optimistas o pesimistas y seguras o inseguras, y de la intersección de las líneas que unen estos extremos resultan cuatro cuadrantes, que en el delimitado por optimistas-segu-

Tabla 2-6. Calidad. Esquema resumen

Nivel de calidad		Nivel de calidad		
Externa	Interna	Estr. proc./res	Estr. proc./res	Estr. proc./res
Estructura	Estructura normas	Sesiones	Comisiones	Reclamaciones
Personal	Protocolos y guías	Clínica	Infecciones	Sugerencias
Física	Indicadores	Bibliográfica	Historias clínicas	Encuestas
Funcional		Cierre historias	Protocolos y guías	Resultados
Equipamiento		Médico-admtva.	Mortalidad	Cantidad
Organización		Protocolos y guías	Tejidos	Calidad y
Normas		Resultados	Farmacia	Precio/coste
			Resultados e índices	
Acreditación	Gestión	Servicio	Dirección	Gerencia

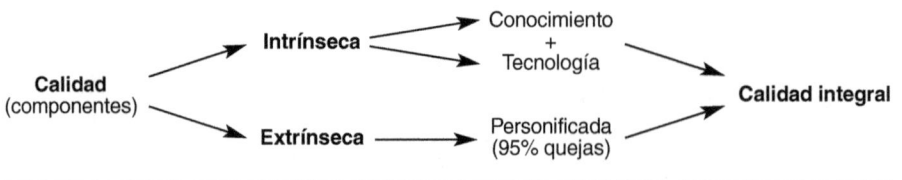

Calidad (componentes) → Intrínseca → Conocimiento + Tecnología → Calidad integral
Calidad (componentes) → Extrínseca → Personificada (95% quejas) → Calidad integral

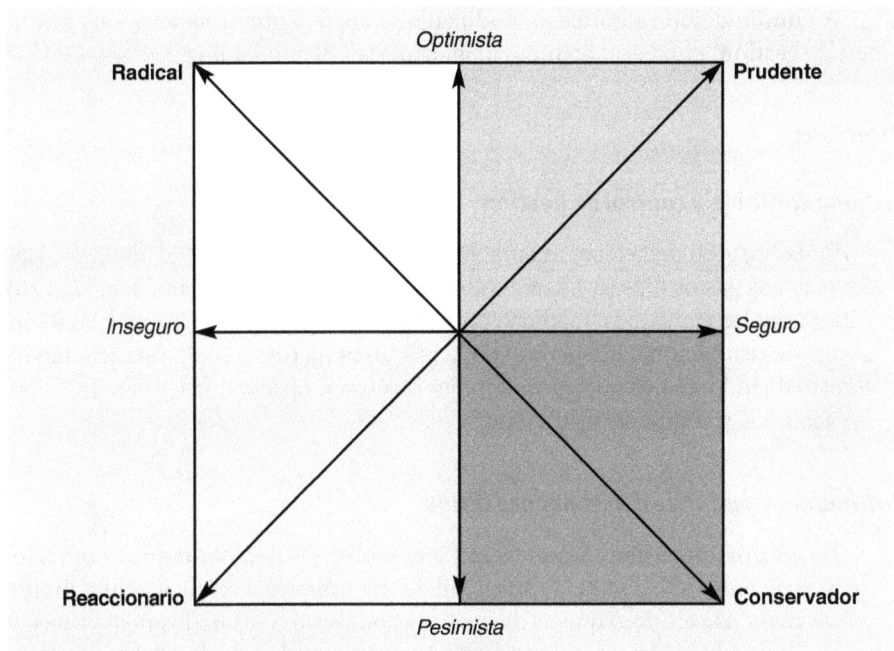

Figura 2-9. Personalidad general.

ros se sitúan las personas *prudentes,* abiertas al diálogo, que escuchan, que aceptan los acontecimientos y asumen las responsabilidades, utilizan los consejos y deciden en consecuencia, su edad cronológica —con múltiples excepciones— se sitúa entre los 30 y los 55 años; en el cuadrante delimitado por seguros-pesimistas están los *conservadores,* que viven más de recuerdos que de ilusiones y generalmente son los de mayor edad; en el área delimitada por optimistas-inseguros se colocan los *radicales,* para quienes todo es blanco o negro, sí o no, sin que existan matices, y generalmente no han cumplido los 30 años; finalmente, a cualquier edad aparece el *reaccionario,* para el que todo y todos es deficiente; es el resultado del pesimista-inseguro (fig. 2-9). Modelar las emociones por medio de la razón es el motivo por el que se debe planificar y expresar en números lo que se necesita (necesidad), lo que se puede hacer con lo que se tiene (eficacia), a qué precio (eficiencia), para quiénes (equidad) y con qué nivel de satisfacción (calidad).

GESTIÓN

Para gestionar hay que decidir y, en consecuencia, arriesgar, siendo el riesgo menor cuando se ha planificado. Gestionar consiste en obtener resultados, previamente planificados, para lo que ha habido que calcular números concretos, fecha de su consecución y persona responsable de conseguirlos. En general, los objetivos se consiguen a través de otros, por lo tanto es necesario asumir las consecuencias (responsabilidad) de lo que otros han hecho.

A continuación se indica el modo en que las dos premisas y las seis disciplinas de gestión, citadas al comienzo del capítulo, se aplicarán en el hospital.

Premisas

Sistema contable y control de gestión

Cada hospital debe tener cuenta de explotación y contabilidad analítica. Ha de conocer sus gastos fijos (fundamentalmente gastos de personal que llegan al 70%) y los variables (fungibles, medicación y otros), así como sus ingresos y también el índice de ocupación, la lista de espera, el índice de rotación, la estancia media y el resto de indicadores que permitan fijar objetivos, observar la tendencia, establecer acciones y comparar resultados.

Patrimonio y poder de decisión para dirigir

La brújula no es nada sin el timón y el motor. Es necesario que la *autoridad* (legal y reconocida), que es la capacidad de dar órdenes y ser obedecido, dividida por la *responsabilidad,* que es asumir las consecuencias de las decisiones, sea igual a la unidad. Si predomina la autoridad (capacidad de dar órdenes) sobre la responsabilidad (asumir las consecuencias de las decisiones), se tiende a ser déspota, y si es a la inversa, se actúa como esclavo. Muchas veces es necesario tomar decisiones impopulares, y es más fácil criticar y destruir que innovar y construir, que se facilita cuando existe el equilibrio autoridad/responsabilidad.

Disciplinas

Conocimiento de los hechos

Es necesario *prever* la evolución externa de la asistencia y *diagnosticar* los problemas internos del sistema sanitario y del hospital. El papel del dirigente es actuar mejor de lo corriente y actuar muchas veces con información incompleta, pues no existe la total e incluso el exceso de información frena la acción. No es lo mismo *información* que *conocimiento,* y éste tampoco es lo mismo que *sabiduría*. Por la información, fácilmente disponible en Internet, se llega al conocimiento, y la aplicación de éste en el momento y al motivo o persona adecuados es la sabiduría.

Elegir los fines

Consiste en determinar los objetivos. Lo esencial es situar al personal del hospital ante sus objetivos o fines, que se expresan en objetivos operativos —es decir, metas— y que se concretan en establecer la *cantidad,* la *fecha* en que deben ser conseguidas y la *persona* (con nombre y dos apellidos) responsable. Para todo ello es preciso actuar sistemáticamente de acuerdo con el diagrama del enfermo hospitalizado (fig. 2-10), recordando que existen 10 factores que aumentan la estancia media, ocho que la disminuyen y cinco que la hacen variable.

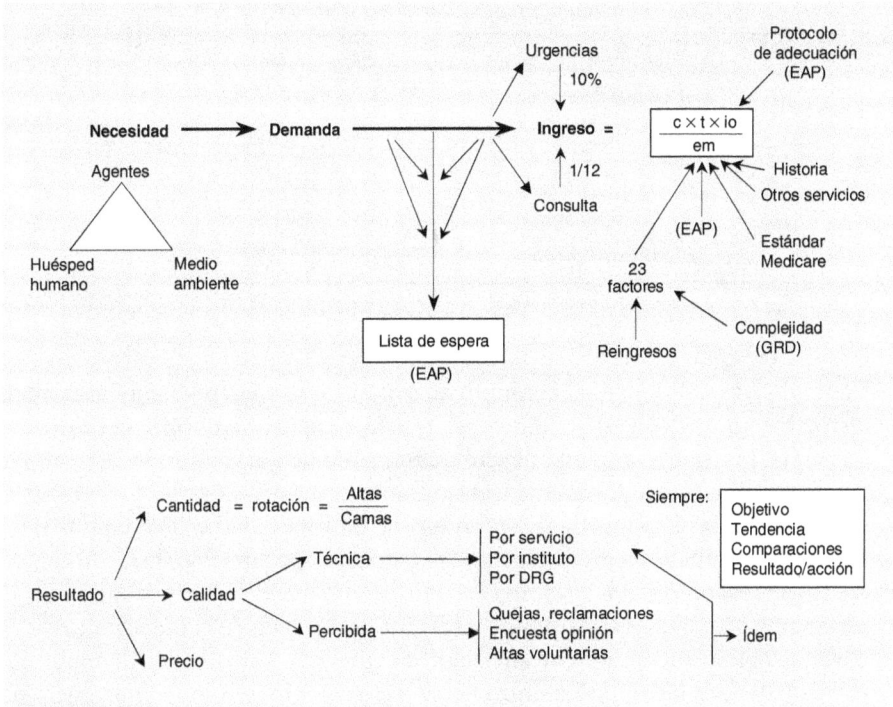

Figura 2-10. Diagrama del enfermo hospitalizado.

Reunir y organizar los medios

Un objetivo no es serio si no existen los medios adecuados. Se necesita personal, equipos, materiales, locales y técnicas que consumen dinero y que se deben programar. Programar consiste en asignar recursos en el tiempo. Las operaciones repetitivas deben optimizarse por medio de protocolos, guías o vías clínicas.

El recurso más importante de todos es el de personal y además es el recurso de rendimiento más variable. Su coste depende de dos factores: número de personas y salario de cada una de ellas.

Para calcular científicamente el número de personas es necesario:

1. Describir todas las actividades que se van a desarrollar.
2. Agrupar las que sean similares.
3. Asignar el tiempo necesario para la correcta realización de cada una de ellas.
4. Multiplicar las actividades por los tiempos y sumar todos los tiempos parciales.
5. Dividir el tiempo total necesario por el tiempo que trabaja cada profesional.

El número de horas que trabaja cada empleado o profesional del hospital se recoge en la tabla 2-7. Como generalmente se trabajan 37,5 h semanales y 5 días a la semana, resulta que la jornada diaria es de 37,5 dividido por 5, que da 7,5 h, y multiplicado por los 219 días anuales de trabajo, resultan 1.642,5 h por empleado

Tabla 2-7. Cálculo de horas trabajadas

Número de días del año	365
Días que deben restarse	
Domingos	52
Sábados	52
Vacaciones	22[a]
Festivos	14
Otros (variables)	6
Total días de trabajo	219

[a]Ocho están incluidos en domingos y sábados.

y año, de las cuales, para el conjunto de un servicio médico hospitalario, suelen utilizarse un 68% de ellas para la asistencia directa al enfermo y el resto para docencia, investigación, organización, redacción de guías clínicas, protocolos y cuestiones similares propias del trabajo profesional.

Para calcular la plantilla de enfermería para las unidades de hospitalización para un determinado período, se multiplican camas, ocupación, período considerado (expresado en días) y horas de dedicación a cada enfermo cada día, y el producto se divide por el número de horas contratadas por enfermera; de este modo se obtiene el número de enfermeras necesarias. Con el resto de plantilla se procede de forma similar. Siempre es preciso calcular el tiempo necesario para desarrollar la tarea y dividirlo por el tiempo que trabaja cada persona. Únicamente es excepción a esta regla el servicio de urgencias en el que previamente hay que decidir qué especialidad estará de guardia permanente, en cuyo caso se necesitan al menos 5 personas para cubrir un solo puesto, con independencia de la actividad, ya que un año consta de 8.760 h y un especialista trabaja alrededor de 1.650 h, y al dividir ambas cantidades, la cifra resultante es 5,3.

Para calcular la necesidad de personal siempre se parte de la actividad, se multiplica por el tiempo necesario para desarrollar correctamente cada actividad y el producto se divide por el tiempo total individual contratado y el tiempo concreto dedicado a esa actividad.

Otro recurso fundamental es el que se refiere a los lugares en los que se prestará el servicio, y entre ellos destaca —por ser el que más consume— el número de camas hospitalarias necesarias; viene definido por la fórmula expuesta al planificar la necesidad, que es la misma que se emplea para calcular el personal, los quirófanos, los laboratorios o cualquier otro recurso. Sólo hay que emplear los datos apropiados.

Reunir los recursos necesarios definidos previamente no siempre es sencillo, y debe calcularse el punto crítico o umbral de rentabilidad de la unidad representado por el momento en que los ingresos económicos se igualan con los gastos (fijos más variables) y a partir del cual empieza a ganarse dinero o, si la institución es pública, a perder menos. Por ello el análisis detenido de la figura 2-8 para su comprensión es muy recomendable.

Organizar las estructuras funcionales

Nada puede ir bien sin que las personas perciban claramente su misión y se sientan plenamente identificadas y responsabilizadas con ella. Es necesario: *a) di-*

señar *el organigrama,* definiendo las funciones, delegación de decisiones, límite de competencia, estándares de eficacia y criterios de evaluación, y *b) construir* esta estructura no sólo como una pirámide jerárquica que transmite exactamente las órdenes de la cúspide, sino más bien como una federación de centros de *iniciativa* y *responsabilidad* que habitualmente son de tres tipos: centros de beneficio, de coste fijo y de coste variable. Así se logra la célebre *dirección participativa por objetivos.* Hay que informar, dialogar y pactar.

La *gestión diaria* del hospital debe realizarse dentro del área sanitaria de acuerdo con la cultura, las costumbres y las leyes de la población en que esté situado, y tiene como finalidad satisfacer los derechos de los enfermos, que en España están explícitos en el artículo 10 de la Ley General de Sanidad 14/1986, de 25 de abril, y que en lo esencial son los siguientes:

— Respeto a la *dignidad,* intimidad y personalidad del enfermo.
— Derecho a la *información* sobre servicios sanitarios a los que puede acceder.
— *Confidencialidad* de toda la información de su proceso.
— Ser advertido si *se investiga* con él. Ha de dar su autorización previa por escrito.
— *Información continuada* verbal y escrita sobre el diagnóstico, pronóstico y alternativas de su enfermedad.
— Libre *elección entre las opciones terapéuticas* que se ofrezcan y que consentirá por escrito excepto cuando:
  a) Suponga riesgo para la salud pública.
  b) Cuando esté incapacitado, lo harán los familiares.
  c) La urgencia no permita demora.
— Que se le asigne *un médico* cuyo *nombre se le dará a conocer.*
— Recibir c*ertificado acreditativo* de su estado de salud, cuando se establezca reglamentariamente.
— *Negarse al tratamiento,* excepto en *a), b)* y *c),* en cuyo caso se produciría el alta voluntaria.
— *Participar,* a través de instituciones comunitarias, en actividades sanitarias.
— Que quede constancia escrita de todo su proceso y *recibir el informe de alta.*
— Utilizar vías de *reclamación y sugerencias.*
— *Elección de médico* según regule la ley.
— *Obtener medicamentos* como reglamentariamente proceda.

Son obligaciones:

— Cumplir las prescripciones médicas.
— Cuidar las instalaciones.
— Uso adecuado de instituciones, bajas, incapacidad y prestaciones.
— Firmar el documento de alta voluntaria. Si se niega a ello, lo debe realizar la dirección.

La acción directiva del hospital se ejecuta por *persuasión* a través de la *dirección participativa por objetivos,* o teoría Y de MacGregor, que esencialmente consistente en lo siguiente:

Asistencia:

1. Estarán marcados claramente los objetivos: asistenciales, docentes e investigadores.
2. Que circulen en sentido descendente.
3. Cuantificados en valor económico por medio de la contabilidad analítica.
4. Traducido a euros, que sensibiliza mucho más.
5. Descender a nivel de especialistas planificando la necesidad, eficacia, eficiencia, equidad y calidad.
6. Negociar persona a persona, dentro del servicio si es el elemento básico organizativo.
7. Establecer el presupuesto de actividad respondiendo a la pregunta: ¿qué se necesita para la gestión más efectiva?
8. Medios necesarios tanto de personal médico (número, categoría y salario) como de enfermería (número, categoría y salario), locales e instrumental.
9. Presupuesto. Traducir a euros todo lo anterior.
10. Presupuesto de inversiones. No plan de necesidad, sino plan de amortización.

Docencia (v. cap. 20). Puede ser de pregrado, posgrado y formación continuada. Las actividades docentes requieren: *a)* aprobación a través de la Comisión de Docencia; *b)* evaluación porcentual de asistencia, docencia e investigación, y *c)* evaluaciones periódicas de la metodología, profesorado y organización. Se exigirán responsabilidades y se reconocerán los buenos resultados.

Investigación (v. cap. 21). En todo hospital se investigará, lo cual es bueno porque aumenta la autoestima del personal y mejora la calidad de la asistencia. Por lo tanto, el jefe debe dedicarse a buscar dinero para ello. Las fundaciones de investigación son adecuadas a tales fines.

Establecidos los *objetivos* y el *plan de actuación* tal como se ha explicado, a continuación se procede a realizar el *organigrama,* que es el resultado final (no el principio). Comporta las siguientes etapas:

1. Definir todo lo que hay que hacer para conseguir los objetivos.
2. Agrupar todas las actividades homogéneas y crear puestos que realicen dichas actividades. Lo correcto es tener muchas actividades y pocos puestos.
3. Describir el puesto de trabajo. Enumerar las funciones y confeccionar el *manual de funciones* que comprenderá: denominación del puesto, función principal, tareas y posición en el organigrama.
4. Evaluación del puesto por medio de la valoración de tareas, aplicando el correspondiente protocolo (v. anexo VI).
5. Realización del organigrama para lo que es necesario:
   a) Respetar la unidad de mando. Si es matricial, habrá dos mandos.
   b) Establecer las supervisiones.
   c) Establecer el sistema de información: boletín, hoja de información. *Nunca ceder el sistema de información.*
   d) Establecer la línea y el *staff* o consejo asesor.

e) Procurar integrar la estructura informal. En toda organización compleja, como es el hospital, existen líderes de opinión que deben ser integrados en la estructura formal.

f) Cada puesto dispondrá de su manual de funciones.

g) Actualizar constantemente el organigrama y propiciar el cambio.

La expresión gráfica de la organización, líneas de autoridad y responsabilidad constituye el organigrama, que es como el plano al edificio, no es el edificio, pero difícilmente se puede edificar sin un plano previo, y además sirve para conocer cómo están relacionadas las partes.

Los síntomas de una mala estructura funcional (organigrama) son de tipo económico, de funcionamiento y psicosociológicos:

1. *Económicos:*
   a) Escasa rentabilidad global o de un órgano.
   b) Escasa expansión con respecto al sector.
   c) Mala utilización de los medios existentes.
   d) Desocupación de medios humanos.
   e) Mandos sobrecalificados en relación con su función.
   f) Fuerte proporción de gastos fijos.

2. *De funcionamiento:*
   a) *Surmenage* de los jefes.
   b) Órganos sin objetivos precisos.
   c) Procesos largos para problemas de poca importancia.
   d) Decisiones tardías. No reaccionar ante las desviaciones.
   e) Alargamiento del circuito de comunicaciones.
   f) Excesiva necesidad de coordinación. Cada cual por su lado.
   g) Muchas normas provisionales.

3. *Psicosociológicos:*
   a) Falta de eficacia en la línea de mando. Todo el mundo sabe lo que hay que hacer, pero nadie lo hace. Hay que «vender» bien las órdenes.
   b) Dilución de las responsabilidades. «Zonas de nadie». Autodefensa.
   c) Inseguridad en la propia actuación. ¿Qué opinan los superiores?
   d) Fuerte rotación de altos mandos.
   e) Dos castas dentro de la empresa: los que lo saben todo y los que no se enteran de nada.
   f) Desconfianza general en los mandos. Lucha por el poder.
   g) Desproporción en la estructura de edades. No se entienden.

Animar a las personas

Dirigir es fundamentalmente animar a las personas, lo cual supone tener talante de jefe, pero también métodos y procedimientos que la gestión clásica ha desarrollado ampliamente a través de: seleccionar a los mejores, informar de la marcha del hospital, formar en docencia e investigación, además de remunerar e incentivar por medio de la carrera profesional, años sabáticos, premios de fin de residencia y otros. La persona motivada rinde en el trabajo y motiva a los demás ya que la persona se siente útil y es valorada y nota que su trabajo es autónomo, variado, tiene retos a alcanzar, permite tomar decisiones, resolver problemas, aprender, progresar, es un trabajo en equipo y posee respeto y ayuda mutua. Lo contrario desmotiva, como recoge la tabla 2-8.

La política de personal es la clave del éxito o el fracaso del directivo, e incluso del hospital, y condiciona su eficiencia, por tanto es fundamental conocer el clima laboral, es decir, saber cómo cada profesional vive su puesto de trabajo, para lo cual puede ser útil el cuestionario de la tabla 2-9, si bien el estilo de dirección condiciona el funcionamiento del servicio u hospital (tabla 2-10).

Hacer lo bueno es adecuado, pero aún lo es más hacer lo mejor, como recoge la tabla 2-11.

El plan de actuación con respecto a la política de personal se concretará en:

1. Desarrollar sistemas de recompensas, reconocimiento del trabajo y oportunidades de desarrollo profesional.

Tabla 2-8. Características del trabajo

Motivador	Desmotivador
Autónomo	Demasiada supervisión
Variado	Tareas repetitivas
Tiene retos que alcanzar	Rutinario sin sentido
Permite tomar decisiones	No permite tomar decisiones
Resolver problemas	Sin resolver problemas
Aprender y progresar	Sin oportunidades de aprendizaje
Es un trabajo en equipo	No es trabajo en equipo
Posee respeto y ayuda mutuos	Carece de respeto y ayuda mutua

Tabla 2-9. Cuestionario de características de empleo

Instrucciones

1. Dibujad una barra oblicua (/) sobre la cifra que se adapte mejor al grado en que cada característica debería estar presente en vuestro empleo o funciones
2. Dibujad un círculo alrededor de la cifra que refleje mejor el grado en que cada característica está presente en vuestro empleo actual o en vuestras funciones

Mi empleo o mis funciones me merecen las siguientes características:

1. Un trabajo significativo	0 1 2 3 4 5 6 7 8 9 10	
2. Toma de decisiones	0 1 2 3 4 5 6 7 8 9 10	
3. Resolución de problemas	0 1 2 3 4 5 6 7 8 9 10	
4. Diversidad	0 1 2 3 4 5 6 7 8 9 10	
5. Objetivos a alcanzar	0 1 2 3 4 5 6 7 8 9 10	
6. Ocasiones de aprendizaje y desarrollo	0 1 2 3 4 5 6 7 8 9 10	
7. Posibilidades de ascenso	0 1 2 3 4 5 6 7 8 9 10	
8. Trabajo en equipo	0 1 2 3 4 5 6 7 8 9 10	
9. Comunicación	0 1 2 3 4 5 6 7 8 9 10	
10. Respeto y apoyo mutuos	0 1 2 3 4 5 6 7 8 9 10	
11. Reconocimiento	0 1 2 3 4 5 6 7 8 9 10	

El principal objetivo de este cuestionario es determinar la diferencial entre lo que *está* presente y lo que *debería estar* presente según la opinión del empleado

Tabla 2-10. Estilos de dirección de MacGregor

Tipo X	Actividades	Tipo Y
Todas él	*Decisiones*	Él y otros
Sumideros	*Información*	Fuente
Sumisa/Autoritaria	*Comunicación*	De igual
Premio/Castigo	*Motivación*	Busca nuevas formas
Imagen y semejanza	*Selección*	Técnica y perfiles
Apatía	*Formación*	Continuo desarrollo
«A dedo», escalafón	*Promoción*	Según desempeño
No delega	*Delegación*	Delega sin abdicar
Vertical	*Estructura*	Plana
Agresividad latente	*Clima laboral*	Confianza
Busca culpables	*Errores*	Busca soluciones
Aplica las normas	*Sanciones*	Estudia situación
Anarquía inmediata	*Ausencia*	Anarquía retardada

Tabla 2-11. Lo bueno y mejor en la gestión

Lo bueno	Lo mejor
Hacer bien las cosas	Hacer lo que corresponde
Cuidar los recursos	Optimizar la utilización
Cumplir con su deber	Lograr resultados
Reducir gastos	Aumentar beneficios

2. Establecer una estructura organizativa que facilite la coordinación horizontal.
3. Garantizar la oferta y formación en gestión.
4. Encuadrar la actividad descentralizada obligada en una más amplia dentro de la general común del hospital.

En consecuencia, el jefe de éxito del futuro deberá ser creativo, entusiasta, imparcial, inteligente, enérgico, comunicador, persuasivo, experto estratega, buen gestor de recursos humanos y que tenga una gran capacidad negociadora y de resolución de conflictos. Utilizar menos el reglamento y la norma, a cambio de permitir al empleado honesto que haga uso de su capacidad creadora. El siglo XXI será un período de grandes cambios y una «era de conflictos continuos». En todo caso, a los vicios que suelen aparecer en toda organización se deben oponer las virtudes que recoge la tabla 2-12.

Recientemente se ha establecido que las actuaciones de las personas de éxito se basan en los cuatro principios siguientes:

1. Hacer lo necesario por voluntad aunque no llegue por motivación.
2. Diferir la recompensa por la correcta actuación. No suele ser inmediata.
3. Decidir previa reflexión. No precipitarse en la decisión.
4. Acostumbrarse a trabajar en un ambiente de tensión.

En todo caso, conviene seguir estrictamente el siguiente catálogo de la motivación:

Tabla 2-12. Vicios y virtudes de la gestión

Número	Vicios	Virtudes
1	Improvisación	Programación
2	Centralización	Autonomía
3	Burocracia	Agilidad
4	«Manguitos»	Ordenadores
5	Estancamiento	Innovación
6	Desánimo	Incentivos
7	Ineficacia	Profesionalización

1. Respetar la dignidad de los colaboradores.
2. Evaluar objetivamente. No utilizar la crítica.
3. Convertir el trabajo en algo interesante: celebrar los éxitos.
4. Comunicarse con los colaboradores y colegas (escuchar).
5. Comprometer a los colaboradores en los objetivos (persuadir).
6. Pilotar el cambio: estimular la experimentación y el aprendizaje.
7. Respetar la prudencia de la gente más que la astucia.
8. Promocionar en relación con la contribución a los resultados.
9. Ser realista y poner al enfermo en el centro del trabajo.
10. Invertir en formación. Aprender a no dejar de aprender.

Controlar o evaluar

La evaluación individual de las personas, dentro de la evaluación global del hospital, resulta indispensable ya que ningún plan se desarrolla sin problemas, y los resultados son muy diferentes, incluso entre hospitales, tal como recogen las tablas 2-3 y 2-4, en las que se observa cómo la estancia media y el índice de ocupación son muy distintos y, con ello, la rotación, que hace que el rendimiento por cama oscile entre un mínimo de 21,49 (Holanda) y un máximo de 65,59 (Suecia), casi tres veces más.

La evaluación comporta dos fases: *a)* medida de las realizaciones para poner en evidencia las desviaciones respecto al plan asistencial y económico, y *b)* acciones correctoras, parciales si hay pequeñas desviaciones, o de todo el plan si las desviaciones así lo aconsejaran. Un plan malo escrito es mejor que ningún plan, ya que sobre el primero se puede rectificar, lo cual no es posible en el segundo caso.

ADECUACIÓN

Es necesario adecuar la planificación y la gestión hospitalarias a las siguientes características específicas del hospital:

1. El hospital es una empresa de servicios cuyo principal recurso es el personal, la mayoría del cual es titulado o diplomado universitario, lo cual implica que la dirección debe ejercerse por persuasión razonando las decisiones. Atender a la razón, no a la opinión. Máximo respeto al que opina, pero ninguno a la opinión, sí a la razón.

2. Se financia por presupuesto, lo que exige una rigurosa planificación. La planificación hospitalaria es una actividad muy técnica que requiere preparación y metodología científica, ya que cuando la contrapartida por los servicios prestados es de tipo *presupuestario,* se tiende a disminuir la actividad; si lo es por *acto,* se estimula a hacer más actos; si se abona por *estancia,* ésta se alarga, y si es por *proceso,* se seleccionan los más rentables. De este modo no se concilian los intereses de los cuatro grupos que condicionan el modelo.

3. Está muy regulado legalmente tanto en los derechos y obligaciones de los usuarios como en el de los profesionales.

4. A la vez que lugar de máxima interacción humana con fines asistenciales, el hospital es una escuela, un centro de investigación y un hotel, cuyos clientes inválidos por sí permanecen habitualmente en la habitación, excepto si en ellos se realizan exploraciones especializadas o intervenciones quirúrgicas, en cuyo caso se les debe acompañar. Es la institución de mayor interacción social.

5. En general, con la universalización del derecho a la asistencia, es una empresa pública o al menos de interés público que, además de la eficacia y calidad, debe cuidar específicamente la eficiencia y la equidad.

6. Las decisiones más importantes para los usuarios y para el prestigio del hospital son las que toman los médicos y enfermeras en el acto asistencial. Estas decisiones, sin intervención jerárquica inmediata, suponen en el hospital público una compra en un mercado prácticamente ilimitado con crecimiento exponencial, en el que *consume* el enfermo, *compra* el médico y *paga* un tercero. Esta relación de tan curioso mercado condiciona la planificación y la gestión. En consecuencia, los médicos y también las enfermeras son los auténticos gestores de los servicios prestados por el hospital, tanto en su efectividad (mejora de la salud) como en su eficiencia (al menor coste). Asimismo, la calidad, que como en la enseñanza no se almacena para luego distribuirla, sino que es simultánea al acto asistencial, es patrimonio en lo fundamental de los médicos y de las enfermeras. Persuadir de que su acción sea favorable al enfermo y al hospital es una de las tareas fundamentales del gestor hospitalario; ayudando a ello, se ayuda a la buena gestión del conocimiento (actitud y aptitud) y del tiempo (importancia y urgencia) como recogen las figuras 2-11 y 2-12.

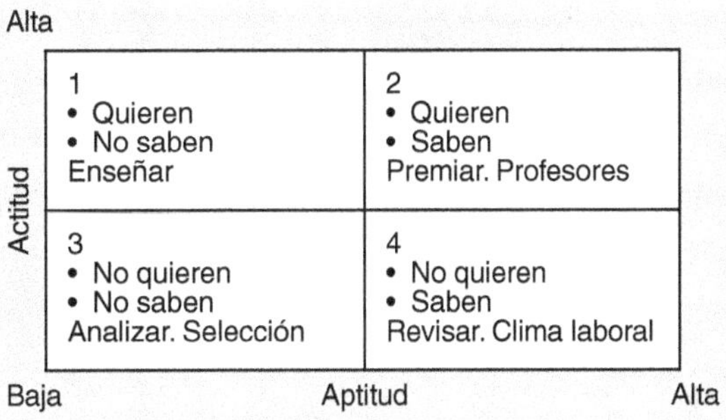

Figura 2-11. Gestión del conocimiento.

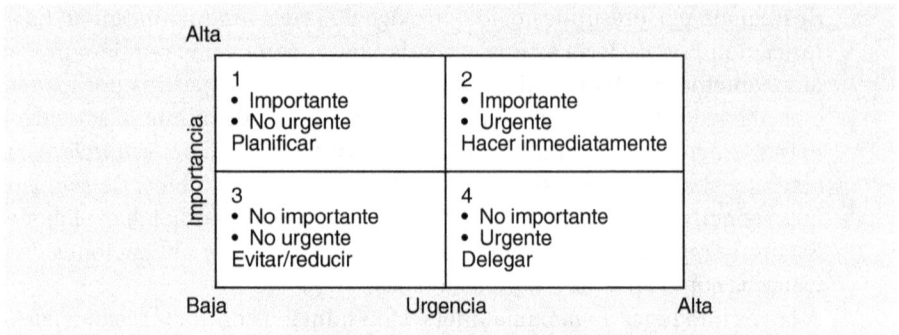

Figura 2-12. Gestión del tiempo.

El progreso social que el hospital produce estará condicionado finalmente por las posibilidades, necesidades y recursos. Las *posibilidades* están delimitadas por los conocimientos y la tecnología; las *necesidades,* tanto las reales como las expectativas, y los *recursos* se refieren al dinero y a la organización, tal como recoge la figura 2-13. Este progreso social llevará a mayores cotas de libertad individual, incluida la de elección de médico y de hospital, y, en consecuencia, mayor autonomía institucional, que hace prever las siguientes repercusiones sociales tanto para el individuo, como para el médico y el sistema sanitario:

Para el individuo. Las personas serán individualmente más protagonistas de su propia salud ya que su estilo de vida es el más influyente en ella. La promoción de la salud y la prevención de la enfermedad determinarán su comportamiento. El principio ético de autonomía se desarrollará ampliamente ya que no se puede hacer el bien a otro si éste no quiere. Cada persona tiene su propio proyecto de felicidad que exigirá sea respetado. Anteriormente, la necesidad sanitaria la marcaba el médico, éste decía que el posible enfermo no tenía enfermedad y él se lo creía, era un acto de fe en el médico; luego lo transfirió a la ciencia, a las pruebas, a los análisis, al especialista; ahora la necesidad la marca el ciuda-

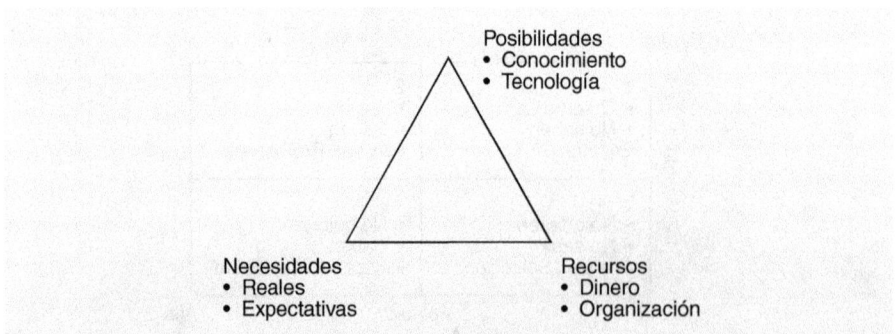

Figura 2-13. Avance social.

dano, exige la medicina del bienestar y solicita que le receten Prozac, Viagra, Propecia, píldoras antiobesidad y otros productos similares.

Para el médico:

1. Reforzará su autocontrol moral y aumentará el heterocontrol jurídico. Por el primero aspirará a la excelencia y por el segundo se sancionará la negligencia. De ahí la importancia de la ética profesional.
2. La gestión de dicho ideal de excelencia durante siglos ha sido el de beneficencia, en el futuro será el de *autonomía* del paciente, con objetivación de resultados.
3. Además de los principios de beneficencia y autonomía, aparece un tercer factor, que es el de la gestión justa o equitativa de los recursos. El médico se verá a sí mismo no sólo como un sanador, sino también como un gestor.
4. Gestión sanitaria y práctica profesional no son, pues, prácticas necesariamente contrapuestas, sino que deben verse como complementarias, ya que con el aseguramiento universal se da una relación en la que el médico compra, el enfermo consume y un tercero paga.

Para el sistema sanitario. En vez de considerar al hospital como centro de todo el sistema y el enfermo deambulando entre las consultas externas, las urgencias, los gabinetes y la hospitalización, será el enfermo el centro de toda atención y la promoción de la salud, la prevención de la enfermedad, la evitación de las secuelas, la docencia y la investigación se le proporcionarán en el lugar más adecuado del sistema sanitario, cuya organización girará en torno a sus derechos y libertad de elección.

En la actualidad no parece posible definir la excelencia médica al margen de la excelencia empresarial, y viceversa. *Todo clínico responsable tiene que verse a sí mismo como un gestor sanitario, y todo gestor sanitario, como clínico responsable.* Sólo así será posible integrar de forma adecuada las dos dimensiones hasta ahora en pugna, la medicina y la gestión, y hacer menos distantes la opinión de los médicos y del público para la corrección de los errores médicos, como ha hecho patente una reciente encuesta de Blendon, en la cual, a la pregunta de si el posible remedio a los errores médicos sería *retirar la licencia,* los resultados fueron los siguientes: *a)* un 3% de los médicos y un 50% del público respondieron que afirmativamente; *b)* informar obligatoriamente del error a una agencia central (23 y 71%); *c)* informar voluntariamente (21 y 62%), y *d)* informe confidencial a la agencia central (26 y 38%). Sin embargo, cuando se preguntó si la solución pasaba por la *prevención y más enfermeras,* el 98% de los médicos estaban conformes, pero sólo lo estaba el 2% del público, y cuando la solución era *sancionar a los infractores,* el 2% de los médicos opinaban que era lo correcto, mientras que para el 98% del público eso era lo adecuado.

Conciliar los intereses de los cuatro grupos (enfermos, profesionales, gestores y propietarios) por medio de su objetivación a través de la planificación y de su consecución por medio de la gestión de lo planificado, tal como se ha expuesto, permitirá el desarrollo armónico del progreso social que el carísimo recurso hospitalario representa.

BIBLIOGRAFÍA

Asenjo MA. Las claves de la gestión hospitalaria. 2.ª ed. Barcelona: Gestión 2000.com., 2002.

Blendon RJ, DesRoches CM, Brodie M, Benson JM, Rosen AB, Schenider E, et al. Views of practicing physicians and the public on medical errors. N Engl J Med 2002;347: 1933-40.

Druker PF. Adventures of a boystander. New York: Times Books, 1992.

Genelinier O. Nouvelle direction de l'entreprise. Suresnes: Edicions Hommes et Techniques, 1979.

Haimann T. Professional management: Theory and practice. Missouri: Houghton & Miffeiss Company, 1965.

Lubitz J, Cai L, Kramarow E, Lentzner H. Health, life expectancy, and health care spending among the elderly. N Engl J Med 2003;349:1048-55.

3

Gestión y sistemas de información

I. Riesgo

IMPORTANCIA DE LOS SISTEMAS DE INFORMACIÓN EN LA PRÁCTICA MÉDICA: EL CONCEPTO DE MEDICINA DIGITAL

Práctica médica

La esencia de la práctica médica es la interacción de un médico con un paciente. Éste acude al médico en busca de información de salud y decisiones sobre la misma.

¿Cómo se ejercía la práctica médica tradicional? El médico utilizaba para ello dos herramientas básicas: la historia clínica en papel y su cabeza, que contenía una serie de información médica.

La historia clínica en papel consistía en un reflejo histórico de lo que se había hecho a ese paciente con anterioridad y sus interacciones con ese médico o institución: los resultados del interrogatorio médico, la exploración, las pruebas analíticas o radiográficas, el tipo de tratamientos médicos o quirúrgicos a los que se había sometido. Lógicamente, por su soporte en papel, la historia clínica no era móvil, sino que se situaba en un consultorio médico o, como máximo, en un hospital, y se desplazaba a donde era necesaria su utilización por medio de un transporte manual. Por otra parte, en el momento en que el paciente tuviera alguna enfermedad crónica o un tratamiento complejo, la historia clínica adquiría un considerable volumen. Lógicamente, si el paciente necesitaba ser visitado fuera del entorno de movilidad habitual de la historia clínica en papel (a lo máximo, una institución), es decir, en otro hospital, u otra ciudad, la historia ya no podía ser desplazada, por lo que el paciente tenía que ser atendido bien con ausencia o insuficiente información, bien con el riesgo de que se repitiesen las pruebas. Por lo tanto, la tradicional historia clínica en papel no responde a las necesidades de información que requiere el acto médico, el cual precisa de información inmediata en cualquier entorno asistencial: domicilio del paciente, coche, lugar de trabajo, sitio de vacaciones, etc. Es decir, la historia clínica en papel no da respuesta a las necesidades de un paciente móvil, que puede tener un problema de salud en cualquier entorno, asistencial o no asistencial.

La segunda herramienta que utilizaba el médico en su interacción con el paciente, su cabeza, se alimentaba básicamente, y en el mejor de los casos, con los recuerdos de sus estudios en la facultad y en el período de residencia, los contactos ocasionales con algunos colegas, la asistencia a algunas sesiones clínicas y congresos, la lectura ocasional de algunas revistas y las charlas con representantes farmacéuticos. Esa forma tradicional de gestionar el conocimiento no es correcta ya que el conocimiento médico está creciendo a un ritmo trepidante, más de 30.000 citas mensuales en el Medline dan cuenta de esta incorporación incesante de nuevo conocimiento. Tratar de gestionar todo este flujo incesante de nueva información utilizando las herramientas tradicionales descritas de gestión de la información equivale a no ser capaz de incorporar la innovación y, por consiguiente, no ofrecer la calidad adecuada.

Con el soporte tradicional en papel para la historia clínica, y con la forma de gestionar la información como hasta ahora, basándose fundamentalmente en el papel y en las interacciones personales, no se puede ofrecer una medicina de calidad y a la altura de las posibilidades actuales.

Sacar a la asistencia sanitaria de su entorno «de papel» con el fin de posibilitar una práctica médica de calidad corresponde a la *medicina digital*.

Además, las organizaciones sanitarias, y en particular los hospitales, son grandes organizaciones que, como todas las grandes empresas, requieren una informatización de sus procesos de soporte: gestión económica, recursos humanos, logística, etc. Pero la transformación digital de las organizaciones sanitarias no deja de ser un proceso crítico debido a la necesidad de dar un soporte fundamental a la actividad clave de cualquier organización sanitaria: la interacción de los médicos con los pacientes.

Importancia de Internet en la asistencia sanitaria

Hay que contemplar la tecnología Internet en la perspectiva de las tecnologías de información que han llegado al mundo sanitario, todas ellas presentadas como panaceas que iban a transformar el sector —generalmente, por lo que respecta a una mayor intercomunicabilidad y de soporte a la continuidad asistencial—. Estas tecnologías han sido la tarjeta sanitaria inteligente, los sistemas comunitarios de redes, la telemedicina, la historia clínica electrónica, los sistemas cliente/servidor, los repositorios clínicos, la conectividad mediante el intercambio electrónico de documentos (EDI) y los sistemas dedicados, entre otras. Estas tecnologías tienen una cosa en común: todas ellas precedieron a Internet, algunas en más de 20 años.

Siempre hubo un cierto desencuentro entre las tecnologías de la información y el sector sanitario, lo cual es una paradoja pues el sector de la salud es el prototipo de «industria basada en el conocimiento», en el que la práctica clínica gira en torno a datos, información y conocimiento. Por el contrario, los bancos, en los últimos 25 años, han resuelto el problema de identificar quién es cada cliente en un sistema común de ámbito mundial; las líneas aéreas en este momento se están moviendo también hacia un sistema de reservas internacionales.

Internet ofrece una alternativa de bajo coste para disponer de una plataforma común de alcance global por su carácter ubicuo sobre la que se pueden realizar una gran variedad de funciones y facilitar la comunicación entre agentes múltiples del sistema sanitario (médicos, enfermeros, pacientes, administrativos, laboratorios, farmacias). Internet representa el sustrato tecnológico de la continuidad asistencial. Además, tras Internet están todos los consumidores con demandas médicas insaciables, aunque el hecho de que Internet ofrezca esta gran plataforma de integración de todo el sistema no significa que esta integración se produzca. Muchos de los problemas que han evitado una mayor integración del sistema no tienen relación con las tecnologías de la información, sino con problemas económicos, legales, regulatorios, organizativos y culturales.

La utilización de las nuevas tecnologías —particularmente de Internet— en el mundo sanitario ha dado origen a lo que se ha denominado *e-Health* (*e-Salud* o *salud electrónica*), cuyas posibilidades en el mundo de la salud se representan en la figura 3-1, en la que aparecen cinco áreas de desarrollo:

Conectividad. Conexión entre los distintos actores del sistema sanitario: hospitales, centros de salud, suministradores sanitarios, médicos, pacientes o ciudadanos.

Aportación de *contenidos,* tanto a profesionales sanitarios como a pacientes o ciudadanos en general.

Comercio electrónico, tanto entre empresas sanitarias como entre éstas y los ciudadanos consumidores de servicios o productos sanitarios.

Aplicaciones para sanidad, que figuran en Internet y que son utilizadas por medio de un buscador.

Soporte a la propia *asistencia sanitaria,* la mayor área de expansión y potencial desarrollo.

La tecnología Internet tendrá un gran impacto en sanidad, tanto sobre las actividades clave de ésta, como en la interacción entre médicos y pacientes o en las actividades de soporte.

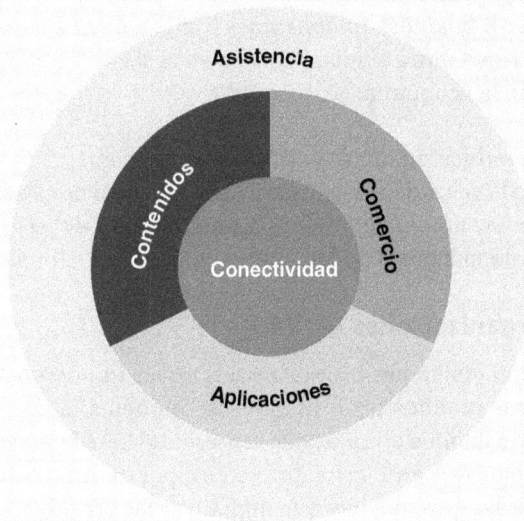

Figura 3-1. El espacio de la *e-Salud*.

Internet tiene capacidad de influir en la relación de los médicos con los pacientes de maneras muy distintas:

Facilitando información de calidad tanto a médicos como a pacientes. La relación entre unos y otros será diferente a como la conocemos debido a la gran cantidad de información que Internet posibilita tanto a profesionales como a pacientes.

Creando «comunidades virtuales» de pacientes, en las cuales los pacientes con la misma patología hablan de sus problemas, de los distintos provisores, de sus experiencias con el tratamiento, etc.

Siendo la base de la continuidad asistencial. Internet da el soporte tecnológico para lo que era hasta ahora un desiderátum: la continuidad asistencial, al margen del tiempo y el espacio.

Impulsando el *disease management.* El *disease management,* o gestión de los pacientes con enfermedades crónicas, se ve extraordinariamente favorecido con la aparición de Internet.

Permitiendo la monitorización a distancia, e incluso en movimiento, por medio de los dispositivos móviles.

Siendo la base para la elección informada. En Internet se han desarrollado aplicaciones que dan soporte a la elección informada y a la toma de decisiones por el paciente.

Introduciendo nuevas formas asistenciales: e-visitas. La relación de los médicos con sus pacientes por medio del correo electrónico.

Estimulando la prescripción electrónica. La conexión electrónica del prescriptor con el distribuidor de productos farmacéuticos, evitando la cantidad de errores, de consecuencias graves, que tiene la actual prescripción manual.

Internet influirá no sólo en la actividad clave del sistema sanitario, sino que también afectará a las empresas sanitarias en su vertiente de actividades de soporte (todo lo que no sea la interacción entre médicos y pacientes), por medio de transmisión sin papel, mediante transacciones electrónicas; actividades *business-to-business* (B2B), *business-to-consumer* (B2C) y *business-to-employees* (B2E), entre otras. Internet tendrá el mismo efecto en el sector sanitario que ha tenido en otros sectores de la economía:

1. Importante reducción de los costes de transacción.
2. Aumento de la velocidad de transacciones y del flujo de caja relacionada con ella.
3. Transparencia aumentada de la cadena de valor y del servicio al cliente.
4. Reducción de márgenes de los intermediarios tradicionales.

Digitalizar las organizaciones sanitarias

Si se tiene en cuenta que a los pacientes no les importa nada lo del «hospital sin papeles», que muchos profesionales se oponen a la transformación digital (por el cambio de hábitos clínicos que representa), que la mayoría de los gestores se muestran temerosos ante estos proyectos, por el alto coste y el elevado porcentaje de fracasos, ¿por qué hay que digitalizar las organizaciones sanitarias?, si además es largo, costoso, sumamente complejo y, todavía hoy, sometido a incertidumbres en cuanto a sus resultados.

La realidad es que la práctica de la medicina requiere tal cantidad de información procedente de múltiples fuentes (el propio organismo del paciente, laboratorios, archivos radiológicos, dispositivos electromédicos, historias clínicas de otros centros, bases de datos de conocimiento clínico, etc.) que sólo la superación de los registros y la documentación en papel y la transformación digital del sistema sanitario permitirán una asistencia de calidad. Dicha calidad requiere:

1. Información clínica precisa y completa.
2. El momento adecuado.
3. El sitio donde se preste la asistencia, es decir, en cualquier lugar: hospital, consultorio, domicilio, coche, calle, trabajo, etc.
4. Las debidas garantías de confidencialidad.

Organización sanitaria digital

La organización digital comprende un conjunto completo e integrado de capacidades de servicios de información que cubren los requisitos clínicos, financieros y administrativos. La organización digital incluye integración entre las tecnologías de la información y las tecnologías médicas. Aunque no hay una definición precisa y consensuada de hospital u organización sanitaria digital, se entiende que las tecnologías básicas en la asistencia (sistemas de radiología y de archivo de imagen, historia clínica electrónica, información procedente de los laboratorios, de los dispositivos médicos, etc.) tienen que estar integradas en el sistema de información general. El conjunto de sistemas que deben estar integrados en un hospital digital se representa en la figura 3-2.

El hospital o la organización sanitaria digital es un punto en el *continuum* de organizaciones sanitarias integradas que informatizan su proceso fundamental. En un extremo se sitúa la organización sanitaria que depende de procesos manua-

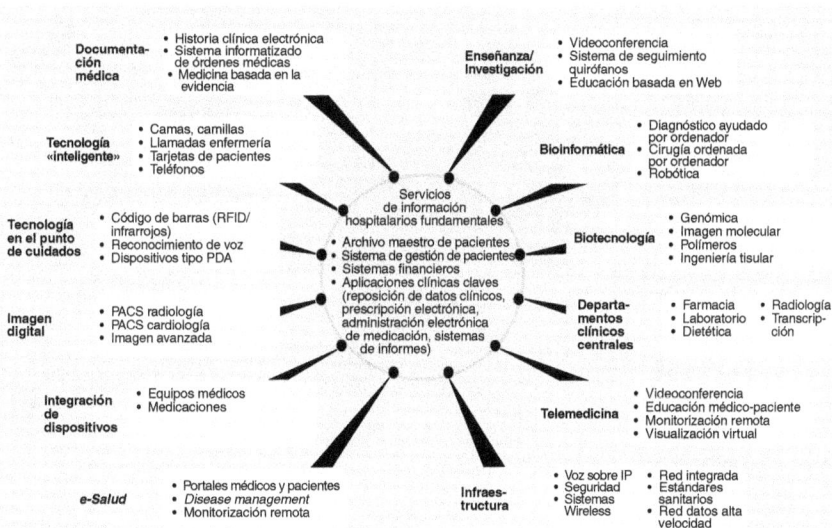

Figura 3-2. Conjunto de sistemas de un hospital digital.

les y basados en papel y, por lo tanto, trabajando de manera aislada. En el otro extremo se sitúa la organización que funciona efectivamente sin papel, en la que prácticamente todos los aspectos de la atención utilizan las modernas tecnologías de la información de forma intensiva, para hacer que la información clínica relevante esté disponible en cualquier momento y en todos los sitios, incluyendo otras organizaciones que participan en la Comunidad de Salud Digital. Esta transición es la que trata de representarse en la figura 3-3.

El hospital u organización digital no es el objetivo último, sino la Comunidad de Salud Digital. Ésta describe la automatización incremental e interconectividad del conjunto amplio de organizaciones que intervienen en la salud en un entorno determinado. Ni el hospital ni ninguna organización sanitaria existen de forma aislada. La arquitectura de la Comunidad de Salud Digital se representa en la figura 3-4.

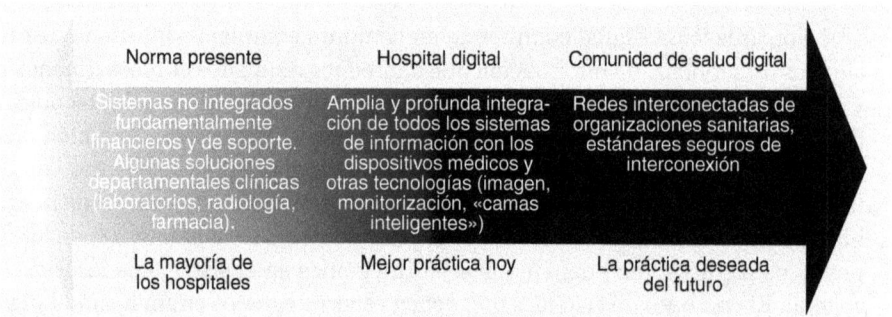

Figura 3-3. Del hospital basado en papeles a la Comunidad de Salud Digital.

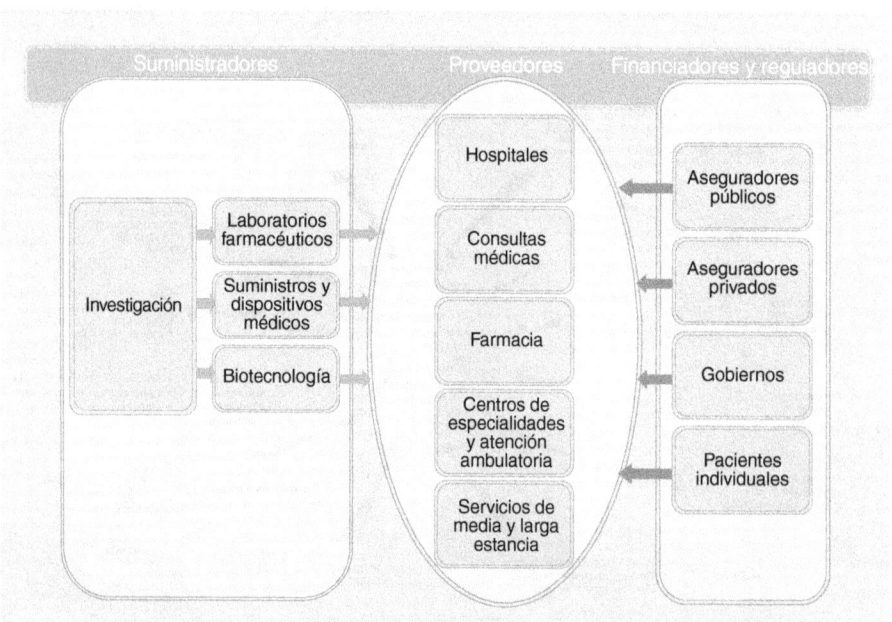

Figura 3-4. Arquitectura de la Comunidad de Salud Digital.

Aunque los hospitales y los centros de salud desempeñan un papel muy importante, el potencial de mejora por la interconexión de todos los participantes en la atención sanitaria es formidable: laboratorios de referencia, centros de rehabilitación, residencias de la tercera edad, financiadores, etc. Ésta es una de las justificaciones del concepto «organización regional para la información de salud», que es uno de los elementos clave para impulsar la Red Nacional de Información Sanitaria en Estados Unidos.

Plan de sistemas de información

Lo primero que debe entender un directivo sanitario es que está ante un gran proyecto, que compromete cuantiosos recursos, que implica al conjunto de la organización y que no está exento de riesgos. No hay proyecto que comprometa más el futuro y las posibilidades de una organización sanitaria a largo plazo que los proyectos informáticos, por lo que es necesario tener un plan que establezca los subproyectos, las necesidades de inversiones y los esfuerzos para avanzar hacia una organización sanitaria digital, y que recibe el nombre de *Plan de Sistemas,* cuya metodología se representa en la figura 3-5.

Al margen del Plan de Sistemas, ¿qué funciones suele ser necesario informatizar en una organización sanitaria? Al menos, las siguientes.

Gestión económica

La informatización de las instituciones sanitarias empezó por el área económica y es muy relevante disponer de un sistema que incorpore la contabilidad general, presupuestaria y, en su caso, analítica, pero ya no es suficiente la cobertura de esta área, sino que lo crítico es el soporte a la propia práctica médica.

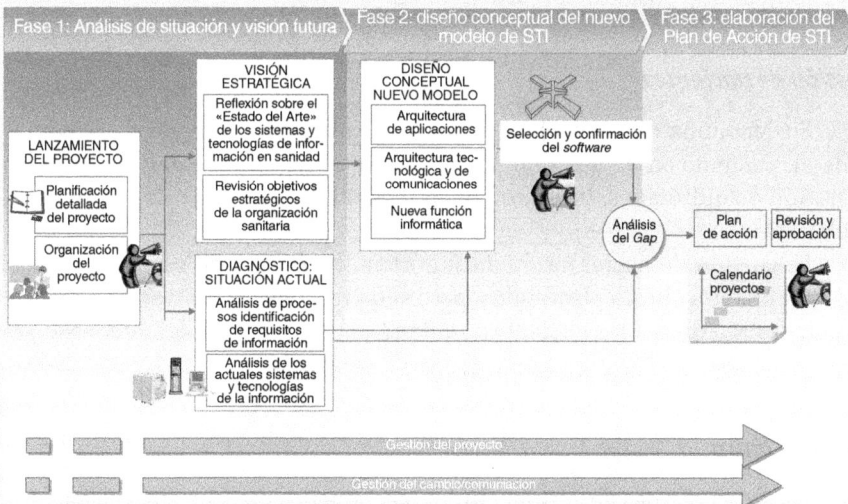

Figura 3-5. Metodología general de un Plan de Sistemas en una organización sanitaria.

Las aplicaciones de gestión económica no sólo han de responder a las necesidades más tradicionales del área económica, sino que también deben estar integradas junto con las aplicaciones asistenciales y con la historia clínica de cada paciente. Tienen que captar el hecho económico allí donde se genera: en la consulta del médico y en la cabecera del enfermo.

Gestión de la logística

El hospital realiza funciones de compra, almacenamiento, distribución y utilización de gran cantidad de materiales y productos, por lo que es necesaria la informatización de la función logística: soporte a los procesos, control de inventarios, establecimiento y actualización de un catálogo de productos, estandarización de productos, consolidación de proveedores, informaciones sobre el consumo, e incluso nuevos horizontes del comercio electrónico.

También es importante que estas funcionalidades estén integradas con las clínicas, de tal forma que se pueda vincular a todos los efectos el consumo y la utilización de productos con determinadas enfermedades, pacientes y prácticas médicas.

Recursos humanos

Las organizaciones sanitarias se basan en el conocimiento, por lo que la gestión de los recursos humanos es crítica, y para ello es muy relevante disponer de unos aplicativos de recursos humanos que respondan no solamente a las funciones tradicionales (nóminas, turnos, asignación de puestos de trabajo, etc.) sino que además incorporen los elementos de formación, de incentivos y de competencias profesionales.

Gestionar las capacidades de los profesionales es en lo que, en gran medida, consiste el núcleo de la gestión hospitalaria, y por lo tanto debe contarse con herramientas que posibiliten esta actividad.

Gestión de pacientes

Se denomina «gestión de pacientes» a los procesos que rigen el «movimiento» de un paciente en un hospital: los procesos de admisión y gestión de camas, la gestión de quirófanos, la gestión de las consultas externas y de las urgencias, el alta, etc.

La gestión de pacientes no da soporte a la práctica clínica, no se relaciona con la historia clínica electrónica, pero sí da respuesta a las preguntas más tradicionales relativas a los pacientes: ¿quién?, ¿cuándo?, ¿dónde?, etc. Es la gestión de pacientes.

Gestión clínica

Las herramientas de gestión clínica son aquellas que dan soporte a la práctica clínica. La práctica clínica es una relación que se alimenta de dos fuentes: la historia clínica (hasta ahora en papel, y que era un mero registro) y el conocimiento médico (hasta ahora simplemente en su cabeza). Pues bien, las herramientas de gestión clínica dan soporte a esta relación, con ventajas sobre las formas tradicionales. La historia clínica electrónica es más que un mero repositorio donde se almacena la información de los encuentros del paciente con el equipo asistencial (anamnesis, exploraciones, pruebas radiológicas y de laboratorio, registros de enfermería, informes sobre intervenciones, etc.), ya que también facilita al médico o profesional sanitario información sobre la mejor práctica clínica (guías clínicas, novedades terapéuticas, últimos avances de la investigación, etc.), así como soporte a las peticiones, órdenes médicas o de enfermería y a la prescripción de forma electrónica. La estación clínica de trabajo médico y de enfermería es la forma de presentación de este conjunto de herramientas para dar apoyo al trabajo diario del médico o de la enfermera.

Existen distintos instrumentos y actividades que se incluyen bajo el concepto de «gestión clínica»:

1. Historia clínica electrónica.
2. Estación de trabajo médico y de enfermería.
3. Peticiones electrónicas.
4. Prescripción electrónica.

Soluciones departamentales

Se denominan «soluciones departamentales» a aquellas que dan apoyo a servicios específicos, que requieren soluciones propias. Las más comunes de estas soluciones departamentales son las siguientes:

— Soporte al servicio de imagen (RIS, una especie de aplicación de gestión de pacientes radiológicos; PACS, soporte a la gestión y al archivo de imágenes radiológicas, sin necesidad de placa).
— Laboratorios.
— Anatomía Patológica.
— Medicina Nuclear.
— Farmacia.
— Banco de Sangre.

Obviamente, estas soluciones departamentales deben estar integradas con la historia clínica electrónica general y con el conjunto de herramientas de gestión clínica y de gestión de pacientes.

Cuadro de mando o *business intelligence*

El concepto de *business intelligence* parte de un concepto básico. Las soluciones que dan soporte a las operaciones (gestión económica, gestión de la logística, recursos humanos, gestión clínica, etc.) están pensadas para dar apoyo a la operativa diaria, pero no para la toma de decisiones estratégicas por parte de la cúpula de la organización o para presentar una imagen sintética de la situación de la misma en relación con sus grandes objetivos.

Es posible tener perfectamente resueltas las soluciones operativas del día a día, y carecer de una visión general de la organización.

Para tener una visión general de una organización hacen falta dos elementos adicionales:

1. Un diseño de qué información es relevante para el directivo y la estrategia (que no se deduce automáticamente de las soluciones operativas, sino que requiere una reflexión específica).
2. Una tecnología que extraiga y presente esta información a partir de los sistemas operativos.

Este concepto es a lo que se llama *business intelligence.* La valoración de su situación general no puede obtenerse de forma intuitiva a partir de las soluciones operativas, sino que requiere herramientas de *business intelligence.*

Ahora bien, de la misma manera que las soluciones operativas no dan respuesta a las necesidades de información de un equipo directivo, también hay que decir que sólo un correcto funcionamiento de aquéllas permite la implantación de herramientas de *business intelligence*, tal como se indica en la figura 3-6.

Plataforma de integración

El hospital requiere el funcionamiento de un conjunto complejo de aplicaciones, y necesita, por consiguiente, una plataforma de integración. Esta plataforma es un *software* que permite la interoperabilidad y la integración de aplicaciones distintas.

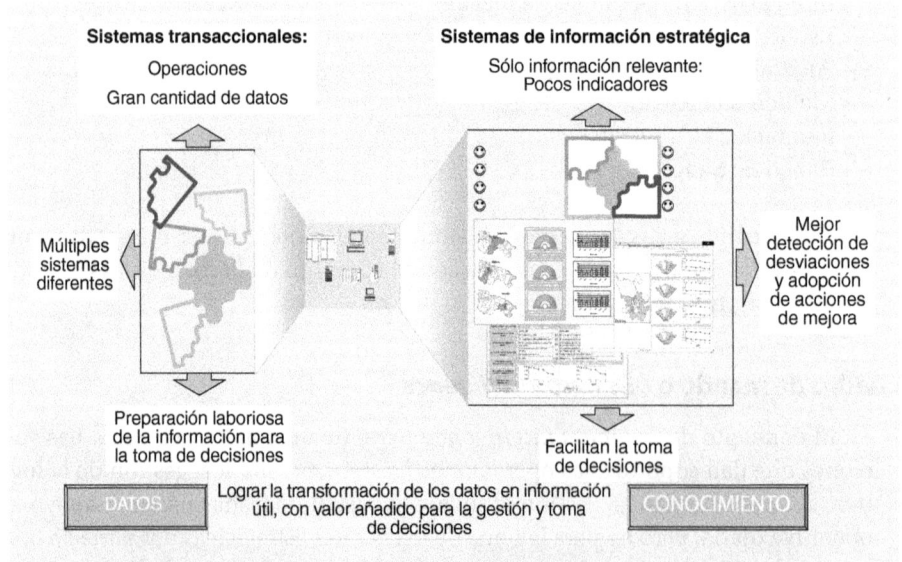

Figura 3-6. Concepto de *business intelligence.*

Generalmente se identifican cuatro niveles de integración:

Acceso. Capacidad de una persona de acceder, desde cualquier parte de un sistema sanitario, a sus propias aplicaciones o servicios. Estas aplicaciones o servicios pueden no estar integrados entre sí.

Conjunto de datos. Capacidad de disponer de un conjunto de datos a lo largo del sistema sanitario. Estos datos pueden utilizarse para información o para el intercambio entre dos aplicaciones no integradas.

Procesos. Capacidad de establecer procesos comunes en el sistema sanitario. Un proceso común puede ser una referencia, la identificación de un paciente o el envío de un correo electrónico.

Aplicaciones. Capacidad de las aplicaciones de comportarse de la misma manera en el sistema sanitario.

A medida que se avanza del nivel 1 al nivel 4 de integración, el grado de integración en general se incrementa. En la figura 3-7 se resume el conjunto de aplicaciones de las que, como mínimo, deberá dotarse cualquier hospital.

PROYECTO DE IMPLANTACIÓN

El proyecto de implantación de un sistema informático consiste en identificar y poner en marcha todos los proyectos necesarios para lograr realizar la visión de la organización; para ello se necesita una buena planificación, que consiste en valorar los distintos subproyectos en términos de prioridad, coste y necesidades de recursos, y después, agrupar, presupuestar y programar los proyectos en el horizonte de los siguientes años.

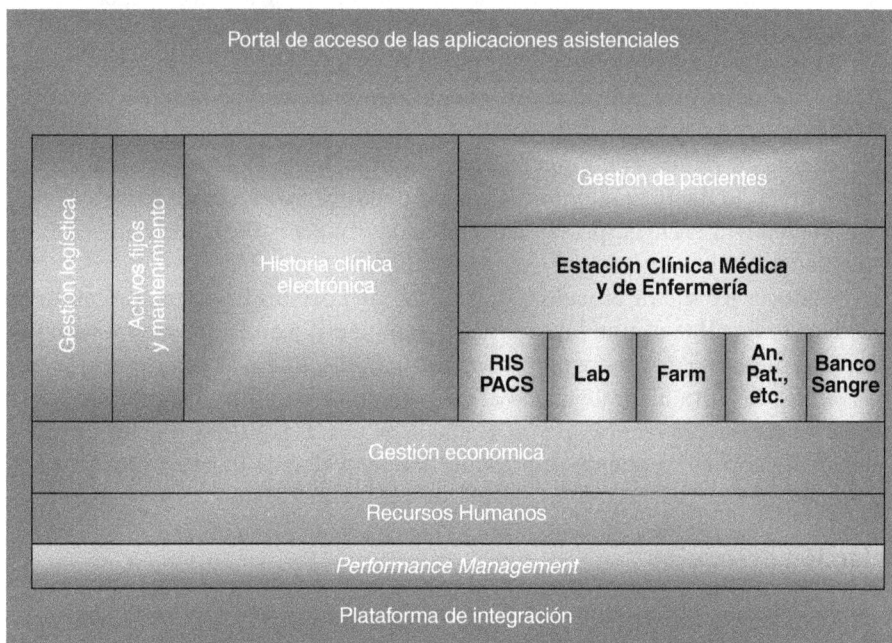

Figura 3-7. Conjunto mínimo de aplicaciones de un hospital.

Distintos roles

Son los siguientes:

Equipo directivo del hospital u organización sanitaria. Su rol es el de tener una visión de futuro de lo que significaría el proyecto para el hospital, tomar decisiones, difundir los beneficios del proyecto a los distintos grupos de interés y articular la participación de los profesionales del hospital.

Profesionales-usuarios. Son los que utilizarán el sistema, tanto clínicos, como no clínicos. La intervención de los profesionales-usuarios es fundamental; no obstante, como puede darse generalmente un cierto conservadurismo de los usuarios en relación con prácticas establecidas, una formación de los mismos y una transmisión de la visión de lo que se pretende con el proyecto es muy importante. Es preciso buscar un equilibrio que garantice la participación de los usuarios, sin que esto represente un freno para el proyecto. Éste es uno de los puntos más delicados para el éxito del proyecto.

Oficina de Gestión del Proyecto. En algunos proyectos complejos tiene sentido organizar una oficina de estas características, cuyo rol es: *a)* asegurar que todos los agentes cumplen exactamente su papel, y *b)* garantizar el ritmo de avance del proyecto, realizando un seguimiento de la planificación, evaluando la calidad del proyecto y garantizando el adecuado proceso de comunicación.

Empresa implantadora. Su responsabilidad es la planificación del proyecto, realizar la reingeniería de procesos, la formación, la migración de datos y la puesta en marcha. Dado que se trata de capacidades que no están presentes en una organización sanitaria, suele recurrirse para ello a una empresa de consultoría externa.

Empresa (o empresas) fabricante de software. Su papel es liberar las licencias, efectuar los cambios siempre necesarios de adaptación del *software* y, en su caso, procurar la incorporación de las innovaciones que se vayan generando en el mismo.

Empresas de equipamiento. Su papel es dotar e instalar la red de comunicaciones, el *hardware* informático y el equipamiento médico implicado en el proyecto.

Empresas de mantenimiento. Normalmente, tanto el *hardware* como el *software* precisan de un mantenimiento y los usuarios necesitan un soporte. Este papel suelen realizarlo empresas especializadas, que a veces coinciden con las implantadoras y otras veces no.

Conocer los distintos roles e identificar las posibles empresas o agentes para cada uno de ellos es una labor crítica, nada fácil, y en la que es preciso que el equipo directivo de un hospital u organización sanitaria se implique al máximo nivel. Es de particular relevancia la evaluación de las empresas externas, con las que, en general, se tendrá un vínculo de años y en las que hay que buscar una relación de socios, condición imprescindible para el éxito de estos proyectos.

Selección del equipo

La selección de la solución informática que dará apoyo a los procesos hospitalarios es una importante decisión, en la que tiene que implicarse el equipo directivo.

Elementos a tener en cuenta en esta selección son los siguientes:

Implicación clínica. Es muy relevante implicar a todos los profesionales-usuarios, y en particular a los clínicos, en esta decisión.

Software *comercial frente a desarrollo propio.* Hace unos años, las organizaciones sanitarias solían optar por desarrollar soluciones propias, sobre todo en el área asistencial, ante la ausencia de una oferta comercial adecuada. Esta situación ya se ha modificado y hoy en día suele ser mejor optar por una solución comercial. Sin embargo, los fabricantes de *software,* no sólo en España, pueden tender en ocasiones a presentar como una solución funcionante lo que sólo es una «demo» en Powerpoint. El hecho de solicitar una visita a un sitio donde la herramienta funcione es un requisito obligado en la selección de un producto comercial.

Decisiones corporativas. Cada vez es más frecuente que los hospitales pertenezcan a una red pública o privada y las decisiones de selección de herramientas informáticas se tomen corporativamente. En este caso, la responsabilidad del equipo directivo de un hospital consistiría en influir para que las decisiones corporativas se tomasen de forma adecuada y, en todo caso, garantizar una correcta implantación.

Fase de rediseño de procesos

Los proyectos de implantación informática son excelentes oportunidades para proceder a un rediseño de procesos en los hospitales y organizaciones sanitarias. Con frecuencia, éstas tienen unos procesos adaptados a procedimientos manuales y basados en papel. No se trata de reproducir con soporte informático lo que antes se hacía en papel, sino que se trata de rediseñar los procesos, de tal manera que el soporte informático represente un cambio beneficioso en términos de rapidez, utilización de recursos, facilidad para el paciente y el profesional, etc. Esto depende de la habilidad y el buen hacer del equipo directivo de un hospital, que debe asegurar la implicación de los profesionales, evitando, al mismo tiempo, las tentaciones conservadoras sobre los procesos que suelen caracterizar a los clínicos. Hay que partir del principio de que los médicos, aunque se quejan permanentemente de falta de poder, suelen tener un poder omnímodo sobre los procesos asistenciales. Si los médicos deciden que un proceso no se cambia, simplemente no se cambia. El secreto es que el equipo directivo identifique entre los médicos líderes del cambio, que se impliquen directamente y convenzan a sus colegas de la bondad del cambio de un determinado proceso. Ahí reside el secreto y la complejidad de la gestión hospitalaria.

Fase de parametrización

Para determinadas necesidades dentro del entorno empresarial existen soluciones *software* estándar de diversos fabricantes que han experimentado un proceso de evolución interesante, como para garantizar que sus posibilidades cubran las necesidades de cualquier organización.

No obstante, este *software* debe adaptarse e integrarse en el entorno del hospital en el que se va a implantar. A esto se llama parametrización.

Fase de migración de datos

Salvo que la solución que se implante sustituya a un proceso totalmente manual —en cuyo caso, no suele haber migración de datos—, en general una nueva solución sustituye a otra con funcionalidades limitadas o parciales. En estos casos, la información histórica de la solución que ha de sustituirse es preciso que pueda ser utilizada por la nueva aplicación, de tal manera que los usuarios no detecten pérdida de funcionalidades o información en el nuevo entorno.

Fase de arranque y puesta en marcha

Como su nombre indica, esta fase consiste en la entrada en funcionamiento de los nuevos sistemas, en sustitución de los anteriores o de los procedimientos manuales.

Aquí caben igualmente diversas estrategias, desde el reemplazamiento estructurado y gradual hasta una sustitución más agresiva.

Fase de mantenimiento

Una vez puestos en marcha los nuevos sistemas, hay que mantenerlos, lo cual es necesario que se haya previsto desde el principio. De nada vale una implantación correcta si no se tiene en cuenta la fase de mantenimiento, que es la que asegura a largo plazo el buen funcionamiento del sistema.

Esta fase suele conllevar distintos componentes:

— Mantenimiento del *hardware* y de la red de comunicaciones.
— Mantenimiento del *software* (y, en su caso, actualización del mismo).
— Soporte a los usuarios informáticos.

Así pues, entender bien en qué consisten los proyectos de implantación e integración informáticos es una obligación para cualquier directivo hospitalario.

▬
OPCIONES ADECUADAS

Deben plantearse cinco cuestiones clave en relación con los sistemas de información: *a)* si las decisiones que deberán tomarse son puramente técnicas o afectan a la cúpula de las organizaciones; *b)* si se van a realizar aplicaciones corporativas o a multiplicidad de aplicaciones; *c)* si se opta por un desarrollo propio o por soluciones comerciales; *d)* si se ponen en marcha los nuevos sistemas con la filosofía de «instalación» o «implantación», y *e)* si se va a realizar una gestión propia del sistema informático o se prefiere el *outsourcing*.

Implicación de la cúpula de las organizaciones

Las decisiones que se toman en relación con los sistemas de información comprometen a largo plazo a los sistemas sanitarios o a los hospitales: esfuerzos económicos muy notables, gestión de proyectos complejos, orientación hacia los ciudadanos o los profesionales de los sistemas, etc. Pocas decisiones en los sistemas sanitarios comprometen tanto y tan a largo plazo como las que se toman en relación con los sistemas de información. A pesar de ello, muchas de estas decisiones se toman en el ámbito de servicios de informática, sin mucha implicación de los responsables de los Servicios de Salud o de los hospitales, que se limitaban a ratificar y justificar decisiones previas tomadas exclusivamente por los técnicos. Esto no es lo correcto. Es necesaria la implicación decisoria de la cúpula de las organizaciones —sean Consejerías, Servicios Autonómicos de Salud u hospitales— en estas decisiones que resultan estratégicas y de largo alcance.

Aplicaciones corporativas

Se entiende por aplicaciones corporativas que sobre una plataforma tecnológica existan una serie de aplicaciones —asistenciales y de soporte— comunes en el ámbito de una comunidad autónoma o un hospital. Significaría aplicaciones comunes de gestión hospitalaria clínica y asistencial, de gestión de atención primaria, de historia de salud, departamentales, de gestión económica y de recursos humanos, de gestión de la cadena de suministros, etc. En consecuencia, son necesarias decisiones que vayan en la línea de implantación de aplicaciones corporativas.

Como criterio general, hoy en día la opción más razonable es la de seleccionar buenas aplicaciones de mercado. Lo contrario suele conducir a proyectos muy largos (a veces interminables), a cuantiosos esfuerzos económicos y de gestión y a resultados no óptimos.

Implantación

Una vez que se han tomado las decisiones, que se ha optado por aplicaciones corporativas y que se ha seleccionado un conjunto de buenas aplicaciones comerciales, hay que diseñar los procesos corporativos, hacer la correspondiente adecuación organizativa y reingeniería de procesos, la facilitación del cambio y la correcta gestión de un proyecto complejo. Esto deben hacerlo empresas consultoras/integradoras que conozcan la problemática de la actividad sanitaria y sus procesos, es decir, que aporten conocimiento de negocio. Es preciso un auténtico proyecto de implantación, y no una simple instalación.

La mejor aplicación puede resultar un fracaso con una mala implantación, de la misma manera que una buena implantación puede ofrecer un resultado más que aceptable incluso con una aplicación con ciertas deficiencias. De ahí que la selección de la empresa implantadora sea tan relevante como la propia identificación de las aplicaciones que deben implantarse.

Outsourcing

Con respecto a si la gestión ha de ser por la opción de dotarse de todos los requerimientos de *hardware, software,* recursos humanos, etc., a que obliga la compleja gestión de los sistemas de información de una red sanitaria, o bien la opción de contratar este servicio, la respuesta no puede ser taxativa. No obstante, es constatable que la tendencia general tanto en otros sectores (banca) como en la sanidad internacional es a subcontratar servicios más que a dotarse de grandes centros de gestión propios de infraestructuras informáticas, lo que permitiría a los sistemas sanitarios concentrarse más en su actividad fundamental. Pasar de gestión propia a contratación de servicios obliga a reformular la función de los servicios informáticos propios, que pasarían a realizar más labores de dirección y control que de gestión directa.

BENEFICIOS DE LA TRANSFORMACIÓN DIGITAL DE LAS ORGANIZACIONES SANITARIAS

El problema de los proyectos de implantación informática en sanidad es que son proyectos de elevado coste, gran esfuerzo y no están exentos de riesgo; asimismo, los beneficios no son obvios. Por las características del proyecto, hay muchos grupos de interés ante los que hay que hacer explícitos sus beneficios. Esto requiere un esfuerzo especial en el análisis, identificación y comunicación de los beneficios.

En un estudio de PricewaterhouseCoopers se analizan los beneficios percibidos del hospital digital, tras entrevistar a varios ejecutivos hospitalarios. El resultado de este estudio se presenta en la figura 3-8. La General Accounting Office (GAO) de Estados Unidos publicó ya en 2003 un estudio de los beneficios de la digitalización en organizaciones sanitarias analizando instituciones concretas. Un resumen muy sucinto se presenta en la tabla 3-1. Algunos beneficios son inmediatos y fáciles de identificar, sin embargo son los más raros. La informatización de la asistencia —sea a través de soluciones departamentales o complejos proyectos de digitalización integral— requieren atención cuidadosa del equipo de gestión para comprobar que los beneficios se materializan.

Los beneficios de los componentes individuales de informatización del proceso de atención ya están actualmente establecidos de forma razonable. En el año 2002, un estudio de la Reserva Federal de Estados Unidos explora las relaciones

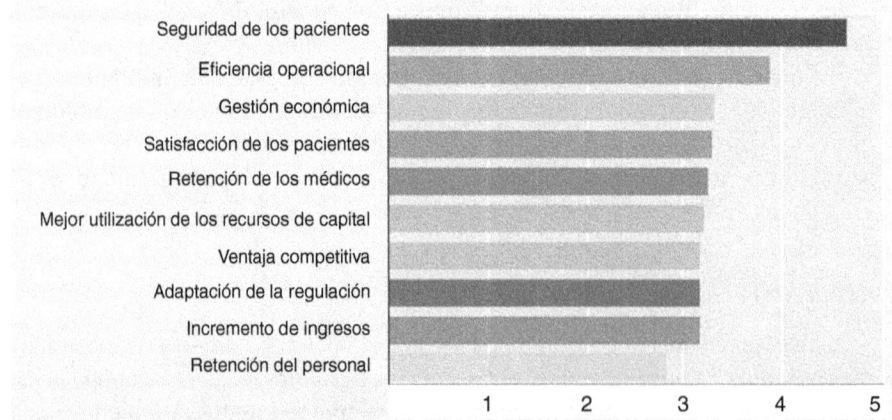

Figura 3-8. Beneficios de la transformación digital de los hospitales.

Tabla 3-1. Beneficios de la digitalización en instituciones sanitarias

Funcionalidad	Beneficios
Prescripción electrónica	• Cuantifica los errores de medicación o dosis prevenidos
Sistema de historia clínica electrónica	• Cuantifica la evitación de cientos de miles de informes de laboratorio y radiología impresos y archivados
	• Cuantifica los ahorros en costes de transcripción en algunos departamentos
	• Cuantifica las llamadas evitadas a laboratorio y radiología, para pedir informes
	• Cuantifica la disminución en peticiones de laboratorio y radiología, como consecuencia de un más fácil acceso a los resultados
	• Cuantifica el porcentaje significativo de consultas ambulatorias evitadas
Facturación automatizada, altas, farmacia, laboratorio, radiología y otras funciones	• Cuantifica los costes ahorrados en transcripción por año
	• Cuantifica la disminución de personal dedicado a labores administrativas, como consecuencia de la introducción de estos sistemas
Sistemas PACS	• Cuantifica la evitación de placas radiográficas, y el coste asociado

entre inversiones en tecnologías y costes operativos en 3.000 hospitales a lo largo de un período de 7 años. El estudio encontró que la mayoría de los hospitales extremadamente informatizados experimentan una disminución significativa en los costes operativos en un período de 3 a 5 años tras la implantación de la tecnología. Las organizaciones sanitarias pueden acrecentar los beneficios de la informatización a medida que ésta se extiende al *continuum*.

Existen dos beneficios que están totalmente contrastados:

Seguridad de los pacientes. Existe la suficiente evidencia de que la prescripción electrónica reduce los errores de transcripción y facilita la legibilidad de las órdenes médicas. La integración de la prescripción electrónica con tecnologías de soporte a la decisión clínica contribuye todavía más a la seguridad del paciente, a través de alertas y recordatorios que pueden interceptar errores potenciales, tales como errores de dosificación, interferencias farmacológicas y alergias.

Eficiencia operacional. La informatización permite a las organizaciones mejorar su eficiencia operacional, bien sea a través de simplificar interacciones hasta ahora basadas en papel, bien reduciendo el tiempo que el personal dedica a la búsqueda de información clínica.

Los beneficios potenciales de las tecnologías de la información en salud pueden sistematizarse de la siguiente manera:

1. Beneficios en seguridad:
   a) Reducción de las reacciones adversas a fármacos en el entorno de hospitalización.
   b) Reducción de las reacciones adversas a fármacos en el entorno ambulatorio.
2. Beneficios en salud:
   a) Medidas preventivas.
   b) Gestión de enfermedades crónicas.
3. Beneficios en ahorros de coste y mejoras de la eficiencia.

Cualquier proyecto de informatización de instituciones sanitarias debe incluir un subproyecto de análisis, identificación y comunicación de los beneficios a los distintos grupos de interés en el proyecto; en primer lugar, sobre todo, a los propios médicos de la institución y, a continuación, a los financiadores del proyecto.

NECESIDAD DE QUE LOS DIRECTIVOS SE FAMILIARICEN CON EL LENGUAJE DE LOS SISTEMAS Y TECNOLOGÍAS DE LA INFORMACIÓN

Los asuntos sobre tecnologías de la información están en el núcleo de decisiones estratégicas de las organizaciones sanitarias. Es algo que el directivo no puede delegar. Los tiempos en que estas decisiones eran tomadas por los departamentos de informática han pasado. El directivo sanitario —sin llegar a ser un técnico informático— tiene que familiarizarse con una serie de cuestiones nuevas y no siempre fáciles:

1. Las funcionalidades que permiten las nuevas tecnologías.
2. Los límites y posibilidades de la tecnología.
3. A dialogar con su propio servicio de informática.
4. A entender los proyectos de implantación informática, los distintos actores implicados y sus grandes fases.
5. A mantener un diálogo fructífero y claro con proveedores variados (empresas implantadoras/integradoras, empresas de *software,* empresas de *hardware,* etc.).
6. A ser capaz de justificar ante los distintos grupos de interés la necesidad de avanzar en la transformación digital.
7. A vincular la transformación digital con la calidad del servicio sanitario ofrecido.

CRITERIOS DE ÉXITO PARA LA TRANSFORMACIÓN DIGITAL DE LAS ORGANIZACIONES SANITARIAS

No todas las organizaciones sanitarias están en condiciones de avanzar hacia la digitalización. Tienen que darse una serie de circunstancias: *a)* liderazgo; *b)* rediseño de procesos; *c)* tecnología; *d)* implicación clínica; *e)* correcta idea de los roles de los agentes implicados en la gestión del proyecto, y *f)* adecuada financiación.

Liderazgo

Cualquier proyecto de digitalización de una organización sanitaria conlleva cuantiosos riesgos organizativos. Dichos riesgos tienen que ver con los elevados costes, la dificultad de cumplimiento de los plazos, la incapacidad de alcanzar los resultados esperados, e incluso con el rechazo por parte de los usuarios.

Una visión clara de los propósitos y objetivos del proyecto es esencial para asegurar que todos los grupos de interés tengan una visión común de la dirección de la organización, lo que significa que el equipo directivo al máximo nivel de la organización necesita implicarse en la decisión y dar apoyo explícito al proyecto a todo lo largo de su desarrollo. Esto quiere decir que el propio proceso formativo del equipo directivo, en materias muchas veces alejadas de su formación, es crítico para el éxito del proyecto. Estos proyectos requieren grandes y difíciles esfuerzos de integración y profundos cambios organizativos. No se debe dejar las decisiones a los «técnicos informáticos» —cuya colaboración es, por otra parte, necesaria—, sino que se requiere implicación y liderazgo al máximo nivel directivo.

Rediseño de procesos

El rediseño de procesos y la adquisición e implantación de tecnologías deben estar interconectados. La puesta en marcha de una organización sanitaria digital requiere el despliegue e integración de un conjunto complejo de tecnologías para crear un sistema que funcione sin sobresaltos, que explote todas las capacidades de la tecnología y que facilite a los profesionales el cumplimiento de sus responsabilidades. Esto significa que los procesos de trabajo deben cambiar, lo cual requiere un cuidadoso encaje entre el rediseño de los procesos y las opciones tecnológicas.

Con tecnología suficientemente integrada, la transformación organizativa puede rediseñar de forma radical los procesos clínicos y no clínicos, eliminando componentes para obtener beneficios. La implantación de tecnología sin el suficiente énfasis en el rediseño de procesos no genera el mismo nivel de beneficios. De hecho, puede tener efectos contraproducentes, elevando el coste y la frustración. Los beneficios adicionales de acompañar la implantación de tecnologías con el rediseño de procesos se representan en la figura 3-9.

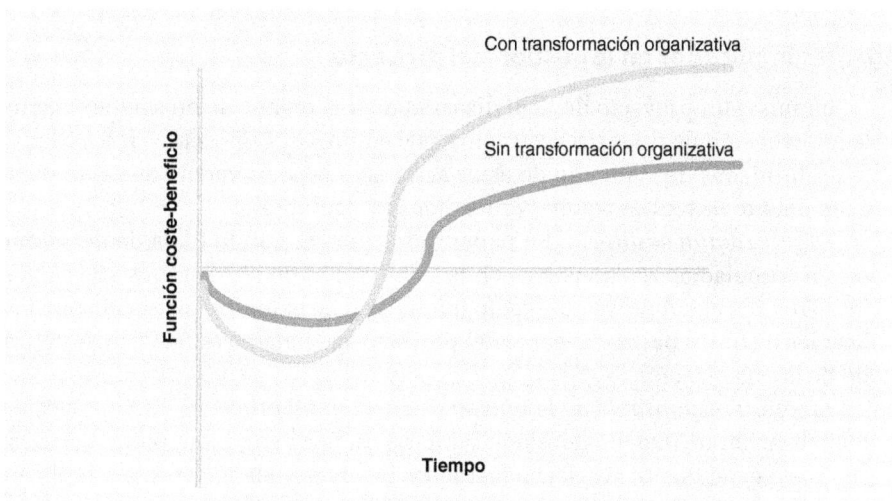

Figura 3-9. Relación coste-beneficio de los proyectos de transformación digital con o sin cambio de procesos.

Tecnología

La selección de un fabricante —o conjunto de fabricantes— es una decisión que tendrá profundas implicaciones a lo largo de muchos años. Es crucial invertir suficiente tiempo y atención de los altos niveles directivos en este proceso de selección. La organización debe asegurarse de que todas las personas clave se impliquen de forma adecuada en esta decisión. Médicos, enfermeras y otro personal clínico deben estar implicados desde las fases iniciales y de forma respetuosa con sus compromisos clínicos.

Empiezan a introducirse en los contratos penalizaciones si el producto no responde adecuadamente a las funcionalidades exigidas y en los plazos acordados.

Implicación clínica

Los médicos han sido contemplados como barreras para la implantación de sistemas de información clínicos. En la actualidad, los médicos facilitan la transformación digital —incluso son sus impulsores— con los debidos incentivos. Los enfermeros, farmacéuticos y otro personal clínico son también grupos clave que deben participar en el proceso de selección, planificación e implantación del nuevo sistema clínico. Sin esta implicación, las posibilidades de fracaso son elevadas.

Las organizaciones sanitarias deben estar preparadas, sin embargo, para la resistencia de parte del personal. No se debe pretender trabajar con el impulso y el apoyo del cien por cien del personal. Eso sería un mundo ideal que no existe. Pero esto es una razón adicional para asegurar al máximo esta implicación del personal clínico.

Las organizaciones que impulsan estos proyectos deben estimular la formación de todos los profesionales —lo que requiere dedicación, esfuerzo y medios financieros— si se quiere asegurar el éxito de la implantación.

Agentes implicados en la gestión del proyecto

Impulsar un proyecto de digitalización de una organización sanitaria incluye la intervención de diversos protagonistas y empresas. Conocer los roles y las responsabilidades de cada uno de estos actores es especialmente decisivo para el éxito del proyecto. Los actores y roles son los siguientes:

Organización sanitaria. Su papel tiene que ver con la toma de decisiones, con la articulación de la visión, con la implicación de los distintos *stakeholders* (titulares clave) del proyecto —tanto internos como externos—, y sobre todo justificar los distintos pasos y avances del proyecto en el marco estratégico de desarrollo de la organización.

Empresa responsable de la oficina de gestión del proyecto. Todo proyecto de digitalización de una organización sanitaria es, por definición, un proyecto muy complejo en el que se emplean cuantiosos recursos y en el que están implicados muchos agentes. En estos casos es conveniente que una empresa se responsabilice de la oficina de gestión de proyectos, manteniendo una independencia ante los otros agentes y siendo responsable ante la organización sanitaria de la marcha del proyecto. Su papel es el de contribución a la aportación de la visión, seguimiento de los plazos, garantizar la coherencia de los cambios en los procesos con los avances en la implantación, interlocución con el conjunto de agentes (sobre todo la empresa implantadora/integradora y la o las empresas de *software*), gestión documental, realizar la correcta gestión de los riesgos del proyecto, seguimiento de los aspectos legales y garantizar la correcta comunicación del proyecto.

Organización implantadora/integradora. Su papel es el de la reingeniería de procesos, integración, formación y puesta en marcha de las soluciones.

Empresa(s) de software. Aportan las licencias y realizan las adaptaciones del *software* necesarias para la organización sanitaria concreta.

Empresa(s) de equipamiento. Responsables de la red de comunicaciones, del *hardware* informático y del equipamiento electrónico-médico.

Es necesario insistir sobre el papel diferenciado de estos agentes. ¿Cuántas veces no se ha visto que una organización sanitaria contrata el conjunto del proyecto con una empresa de *software* en la que se delega todo, como si los otros roles fueran irrelevantes? ¿O incluso que organizaciones sanitarias se convierten en fabricantes de *software,* algo que pudo tener una justificación hace unos años? ¿O que se abordan proyectos extremadamente ambiciosos de digitalización de las organizaciones sin una oficina de gestión del proyecto? Lo anterior suele evidenciar una insuficiente consideración de los distintos roles de un proyecto tan complejo y, en general, es una buena manera de programar el fracaso.

Un esquema de los distintos roles y agentes en un proyecto de digitalización de una organización sanitaria se presenta en la figura 3-10. Lo que se pretende representar con ese esquema es que en todo proyecto de digitalización de una organización sanitaria hay agentes muy diversos, todos ellos con diferentes roles y responsabilidades. Plantearse un proyecto de estas características no es comprar

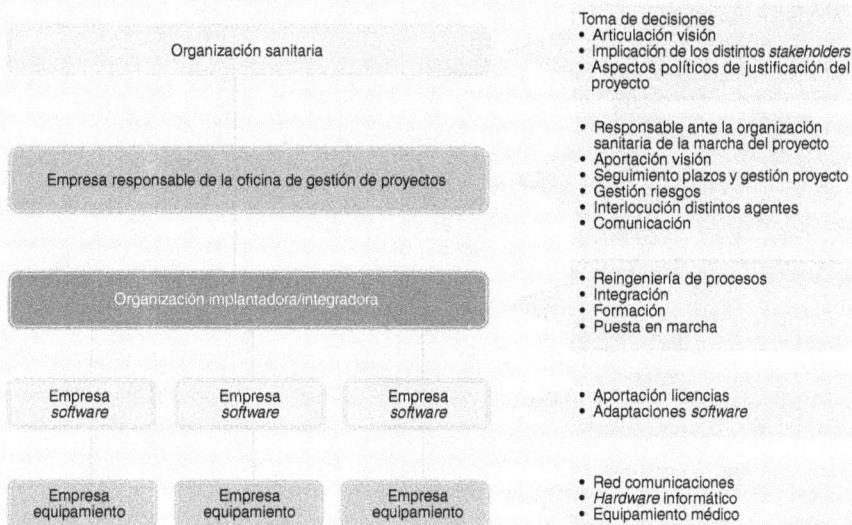

| Organización sanitaria | Toma de decisiones
• Articulación visión
• Implicación de los distintos *stakeholders*
• Aspectos políticos de justificación del proyecto |

| Empresa responsable de la oficina de gestión de proyectos | • Responsable ante la organización sanitaria de la marcha del proyecto
• Aportación visión
• Seguimiento plazos y gestión proyecto
• Gestión riesgos
• Interlocución distintos agentes
• Comunicación |

| Organización implantadora/integradora | • Reingeniería de procesos
• Integración
• Formación
• Puesta en marcha |

| Empresa software | Empresa software | Empresa software | • Aportación licencias
• Adaptaciones *software* |

| Empresa equipamiento | Empresa equipamiento | Empresa equipamiento | • Red comunicaciones
• *Hardware* informático
• Equipamiento médico |

Figura 3-10. Esquema de los diferentes roles implicados en un proyecto de implantación informática.

un paquete informático, sino poner un marcha un proyecto muy complejo y con una implicación externa e interna de agentes muy variados.

Adecuada financiación

Por las razones ya comentadas, una adecuada financiación no es un requisito suficiente, pero parece obvio que es imprescindible.

Como las necesidades de digitalización del sistema sanitario se dan en un momento de gran tensión presupuestaria en la sanidad, si este proceso se somete al ritmo de los presupuestos ordinarios, en muchas ocasiones será tanto como posponerlo *at calendas graecas*. En España se ha recomendado el «establecimiento de un planteamiento concertado que integre e incorpore a los diferentes sectores y fuerzas interesadas en lo que se podría denominar *Pacto del Sector* para el desarrollo de la *e-Salud* en España», y de la misma manera que los sistemas de colaboración públicos/privados se han utilizado para la renovación de las infraestructuras hospitalarias, se podría recurrir a fórmulas similares para la digitalización del sistema sanitario.

BIBLIOGRAFÍA

Goldsmith J. Medicina Digital: implicaciones para la gestión sanitaria. Barcelona: Ars XXI-PricewaterhouseCoopers, 2006; p. 156.

HealthCast 2000. Creating a sustainable future. PricewaterhouseCoopers, Health Research Institute, 2006.

HHS Official to Explain Regional Network Concept. Haelat Data Management, january 2005.

Information Technology. Benefits realized for selected health care functions. U.S. General Accounting Office, october 2003.

Kleinke JD. Vaporware.com: Tthe failed promise of the health care Internet. Health Aff 2000;19:57-71.

Measuring the cost impact of hospital information systems: 1987-1994. Federal Reserve System, 2002.

Monteagudo JL, coord. El marco de desarrollo de la e-Salud en España. Madrid: Instituto de Salud Carlos III, 2001.

4

Retos y prioridades en la gestión hospitalaria

R. Manzanera, J. Varela y J. M. Fernández

INTRODUCCIÓN

Las estructuras sanitarias con internamiento (hospitales) son casi tan antiguas como la propia medicina. Su transformación ha sido permanente y el hospital de hoy debe mirar al futuro. Por ello se analizan en primer lugar los retos actuales que los hospitales de los países ricos deben afrontar, algunos conocidos y otros emergentes. Se consideran también las prioridades esenciales que deben afrontarse, la gestión poblacional y la respuesta a los errores.

RETOS ACTUALES EN EL HOSPITAL

En los sistemas de salud del futuro, el papel de los hospitales sufrirá cambios profundos. En parte será por factores de cambio conocidos: envejecimiento demográfico, crecimiento de las enfermedades crónicas, movimientos migratorios mundiales, expansión de la tecnología y crecimiento del factor de utilización de los servicios, presión sobre los costes, etc. Pero junto a estos elementos profusamente analizados, hay que añadir otros procesos, algunos emergentes, de gran importancia, que se comentan a continuación por orden de importancia:

Papel del Estado. La revisión del papel del Estado en un mundo globalizado con profundos cambios en los patrones económicos y en los valores sociales es uno de los retos. Todos los países europeos, de este a oeste, están reformulando, más o menos drásticamente, el papel que el Estado debe ejercer respecto a la protección social y a la distribución de oportunidades entre sus ciudadanos. Lo que difusamente se llama en algunos países «tercera vía» significa en esencia un nuevo enfoque de la actuación de los gobiernos hacia las políticas de equidad, regulación y estabilidad financiera en la cobertura de los servicios públicos (Estado del Bienestar), mientras que la gestión directa de muchos servicios públicos se traslada progresivamente, de una u otra manera, hacia la sociedad civil y la iniciativa privada.

Se trata de comprometer a los ciudadanos en su propio bienestar y protección, adoptando el Estado un papel facilitador y redistribuidor. La búsqueda de mercados mixtos para la satisfacción de estas necesidades públicas, así como el desarrollo de fórmulas híbridas para la gestión de los servicios públicos y el impulso de iniciativas de capital público-privado para abordar el desarrollo de los servicios, seguirán estando en la agenda de nuestros sistemas de salud.

Armonización económica, política y social. La progresiva armonización económica, política y social que se está dando entre los países de la Unión Europea exige una revisión a fondo —probablemente no traumática— de las condiciones de acceso a la sanidad de los ciudadanos europeos. En un sistema con libre circulación de trabajadores y ciudadanos, y que camina hacia la armonización fiscal, difícilmente se mantendrá el acceso diferenciado a la salud. La homologación progresiva de la oferta asistencial entre los países socios, de la contribución de los ciudadanos tanto fiscal y contributiva como en el momento del consumo y de los precios de los productos y servicios, tenderán a converger.

La eliminación de fronteras y el ingreso de nuevos socios significa un reto importante para nuestros hospitales, tanto en relación con los clientes como respecto al mercado de profesionales. La posibilidad de trasladarse entre países (o regiones) para sortear listas de espera, para recibir más o mejores servicios o pagar menos, o simplemente para buscar empleo, es ya una realidad.

Tecnología de la información y la comunicación. La era de la tecnología de la información y de la comunicación está revolucionando ya nuestras vidas, y está afectando —y lo hará más en el futuro— a la sanidad. La globalización y popularización de las redes de comunicación, el manejo masivo de información y el abaratamiento de los costes de uso plantean distintos retos. Por primera vez no es el médico la única fuente de información para el paciente; en la actualidad, los médicos atienden a pacientes más informados y se enfrentan a un reto de actualización profesional mucho mayor que en el pasado. Los nuevos sistemas de información permiten controlar y optimizar mejor los procesos para simplificar circuitos diagnósticos; por ejemplo, transferir, automatizar y acelerar funciones, con lo que ello implica de adaptación y cambio de los perfiles profesionales necesarios.

De igual forma, el desarrollo de la información permite evaluar mejor las prácticas clínicas individuales de cada profesional y evaluar más certeramente los resultados clínicos y económicos de cada centro asistencial y redes de servicios. La principal barrera a esta revolución informativa recae en la necesidad de reorganizar muchos de los circuitos organizativos existentes, en la adaptación de los perfiles y capacidades profesionales y, sobre todo, en un cambio radical de la cultura sobre el derecho y uso de información cada vez más abierta y asequible.

Ciudadano más autónomo. Un ciudadano más autónomo, mejor educado, de más edad, con mayor capacidad de asociación, también más sano en general, es el nuevo cliente de los servicios de salud. La sociedad de consumo y el mayor énfasis en los derechos individuales plantean exigencias crecientes a los hospitales.

La tolerancia a las esperas, al trato inadecuado, a la falta de información, a la variabilidad en las prácticas médicas, a la negligencia y a los resultados adversos será mucho menor en el futuro. La reducción de la red de soporte familiar implicará seguramente demandas adicionales de cuidados, y no tanto de curación, sobre los servicios de salud, los cuales deberán diseñar ofertas asistenciales más adaptadas a estas nuevas necesidades, hoy no resueltas por ninguno de los niveles asistenciales tradicionales.

Deberá desarrollarse toda una nueva oferta de servicios no tanto orientado a la recuperación y tratamiento de salud, como a la mejora de la salud percibida de las distintas tipologías de pacientes. Los servicios adoptarán formatos diferentes a los actuales caracterizados por: uso masivo de la información y educación, entornos amigables orientados a la salud y no a la enfermedad, activos para el paciente, nuevos perfiles profesionales (medicina de la conducta, nutricionistas, educadores físicos, etc.) y con un aprovechamiento muy significativo de las nuevas tecnologías de telecontrol y telemedicina.

Práctica clínica.   La práctica clínica se verá sometida a un mayor escrutinio para fundamentar el soporte teórico de sus decisiones clínicas, y así poder demostrar la eficacia y seguridad de los procedimientos e incorporar las decisiones informadas de los pacientes. Hasta ahora este fenómeno no ha sido impulsado ni por un mayor control o regulación externa de la práctica clínica, ni mediante la autorregulación espontánea de los propios profesionales.

Necesariamente, los hospitales deberán ser capaces de crear entornos más transparentes de las decisiones profesionales, promocionando la gestión del conocimiento con sistemas de información, más orientados a la decisión clínica, más fáciles de usar y más expertos. Sistemas capaces de ofrecer en el tiempo oportuno información sobre los resultados obtenidos por la práctica de cada profesional o unidad, y compararlos con estándares aceptados, con lo cual se fomentan incentivos basados en los resultados y no en la producción. También sistemas de promoción laboral basados en certificación y desarrollo profesional, políticas de investigación y desarrollo más dirigidas hacia los objetivos del sistema de salud y no tanto por los intereses comerciales o individuales. Todas ellas son áreas sustancialmente mejorables en los sistemas de salud, de España y Europa.

Desarrollo tecnológico.   El desarrollo tecnológico se acelerará en el futuro y traerá consigo no sólo nuevas presiones sobre los costes operativos y sobre todo de capital, sino también elementos cualitativamente diferentes. La medicina y la cirugía guiadas por la imagen permiten afrontar y descubrir nuevas patologías y tratar a pacientes que antes no eran susceptibles de tratamiento. La miniaturización, la robotización y la telemedicina permitirán realizar diagnósticos y tratamientos a distancia con el soporte de especialistas, transferir cuidados y funciones a puntos de la cadena asistencial cada vez más cercanos al paciente, e incluso a éste mismo en su propio domicilio con el adecuado soporte y seguimiento.

La irrupción de la biotecnología y la genética clínicas traerá consigo revoluciones en la prevención y en el tratamiento de ciertas enfermedades, aparición de nuevas vacunas y nuevas posibilidades terapéuticas para las patologías hoy incurables. Además, se presentará un nuevo perfil de enfermo, aquel que conoce su mapa de riesgo genético de enfermedades por anticipado.

El resultado neto en términos de demanda y de costes es difícil de predecir. Por un lado, las nuevas terapias harán innecesarios tratamientos de carácter institucional y más costosos (como ha ocurrido con la úlcera péptica o con el sida); por otro, se sofisticará el diagnóstico y el tratamiento de las enfermedades y se ampliará el espectro de actuación a nuevos pacientes y nuevas patologías.

Calidad de vida. Relacionado con el punto anterior, la aparición de un concepto distinto de salud vinculado no sólo a la curación de la enfermedad, sino también a la mejora de la calidad de vida *(life enhancement),* traerá consigo una frontera mucho más difusa entre salud y bienestar, además de un nuevo desarrollo tecnológico. La biología genética permitirá (permite ya) mejorar las características de las personas, elegir sus rasgos y aumentar su resistencia a determinadas enfermedades o hábitos. Una buena parte de la cirugía ortopédica y traumatológica, plástica y reparadora, maxilofacial, medicina física y rehabilitación, andrología y ginecología vinculadas a fertilidad/esterilidad, y tantas otras, responde cada vez más a objetivos de mejora de la capacidad funcional de las personas que a limitaciones graves sobrevenidas como consecuencia de enfermedades clásicas.

Por otra parte, la farmacología del bienestar ya está en nuestras farmacias con nuevos medicamentos o nuevas indicaciones de medicamentos ya conocidos frente a la obesidad, la insuficiencia sexual, la tristeza y los cambios de humor. La reciente sentencia del Tribunal Supremo del Reino Unido, en la que rechazaba la limitación impuesta por el gobierno inglés respecto de la prescripción de Viagra®, abre al debate un importante conflicto ético y financiero que hay que resolver para poder deslindar hasta dónde el sistema de salud ha de mejorar la calidad de vida de las personas y qué debe quedar en la esfera y responsabilidad individual. Realizar un ejercicio de determinación de prioridades conjunto entre la sociedad, los profesionales y el gobierno será ineludible.

Sustitución de cuidados. Se prevé un crecimiento rapidísimo de las políticas de sustitución de cuidados. Sustitución entre tecnologías (medicamentos y vacunas que sustituirán a tratamientos médicos o quirúrgicos, técnicas diagnósticas y terapéuticas que eviten el internamiento, etc.), pero también transferencia de cuidados desde los hospitales hacia otros ámbitos como la atención primaria o el domicilio. Seguramente aparecerá en España, como ya existe en otros países, una nueva modalidad de centros asistenciales ambulatorios y muy especializados en determinadas técnicas y servicios rápidamente resolutivos (hospitales ligeros, centros de alta resolución). Desaparecerán las actuales fronteras entre profesiones, especialidades y niveles asistenciales. Los nuevos servicios de salud requerirán la colaboración conjunta de distintos y nuevos profesionales actuando de forma más coordinada.

Colaboración y riesgo compartido. Los nuevos servicios de salud requieren con urgencia una nueva organización del sistema basada en la colaboración y el riesgo compartido, más que en la competencia y en la separación de funciones, como ha sido el paradigma hasta hace poco tiempo (y lo sigue siendo en algunas orientaciones autonómicas). Los sistemas integrados de salud han transformado radicalmente el paisaje hospitalario en los países más avanzados. Ya no existe lugar para el hospital aislado, «que va por libre», por mayor prestigio que pueda haber alcanzado.

Después de un proceso de consolidación (integración horizontal) muy importante ocurrido durante la última década, los hospitales norteamericanos han entrado en un rápido proceso de integración vertical con otras estructuras asistenciales (equipos de especialistas y de médicos generales, centros ambulatorios diagnósticos y quirúrgicos, servicios asistenciales a domicilio y otros servicios intermedios, gestión de la prestación farmacéutica, etc.). Algunos de estos sistemas ofrecen también sus propios planes de aseguramiento directamente a la población. Las razones para este movimiento son múltiples; la necesidad tradicional de ganar economías de escala, de compra y de especialización se asocian a las estrategias de ofrecer planes de cuidados que garanticen la continuidad de la atención al paciente y, paralelamente, una sustitución radical de cuidados hospitalarios.

El hospital ya no constituye el centro de beneficios, sino el centro de costes de estos sistemas, lo que cambia sustancialmente las estrategias de estas corporaciones. Es obvio que en la integración vertical también existe una estrategia por ganar cuota de mercado a través de los servicios más próximos al paciente. Un sistema de salud como el español —mejor preparado *a priori* para la integración asistencial— está, sin embargo, muy lejos de operativizar y rentabilizar este tipo de estrategias organizativas.

Atención gestionada.   La adopción de los sistemas integrados en los sistemas nacionales de salud como el español requerirá nuevos instrumentos organizativos y financieros que faciliten una atención coordinada y centrada en el paciente —y no en la institución o el profesional— y que obtenga mayor valor de los recursos utilizados. Nada de eso ocurrirá, no obstante, mientras la financiación sanitaria siga dirigida a las instituciones o a niveles asistenciales diferencialmente, como es el caso español. Del pago por procesos (o peor aún, histórico) a los hospitales y capitativo (o también histórico) en atención primaria, se tenderá a financiar globalmente redes de servicios con base poblacional, sin utilizar como instrumento de pago una capitación ciega (mejor o peor ajustada por riesgo), sino a través del pago de un conjunto de planes integrados de atención diseñados de forma específica para grupos de pacientes con necesidades homogéneas.

Estos planes serán evaluados y los pagos ajustados a partir de la información y los indicadores cada vez más comprehensivos y selectivos sobre los resultados clínicos y económicos del plan asistencial. La evolución y las orientaciones del nuevo National Health Service (NHS) británico se basa en estas políticas para sustituir al «viejo» mercado interno.

Los hospitales afrontarán un nuevo papel en este esquema. Se dará una mayor demanda de atención de hospitales terciarios con suficiente escala y dimensión para asegurar la calidad y los costes óptimos en los procesos de alta complejidad. El mayor desafío vendrá para los hospitales intermedios obligados a pensar en procesos ambulatorios y no en camas, y en sistemas de soporte a la red integrada de servicios, y no viceversa. Así, los planes de atención gestionada más avanzados en Estados Unidos han logrado reducir a una quinta parte la utilización de camas hospitalarias.

Control social. El control social sobre los servicios públicos se transformará probablemente en el futuro. Por un lado, es evidente el impulso hacia una mayor descentralización política. La transferencia de la gestión sanitaria a todas las comunidades autónomas españolas es ya una realidad en el año 2002. Ya se inician procesos de descentralización hacia los municipios, sin duda con un importante papel que ejercer para engarzar los sistemas de salud con la población a la que están dirigidos.

Como instituciones públicas que son, los servicios de salud españoles tienen que profundizar en la democratización de sus estructuras y procesos de decisión (todavía sigue pendiente una revisión profunda de los órganos de gobierno y participación de las instituciones sanitarias) y dar transparencia a sus decisiones. Un control social más directo de los propios ciudadanos sobre su sistema de salud requiere canalizar la participación directa de la comunidad en el gobierno de los centros, a través de los órganos de gobierno o una actuación más activa y formalizada de las organizaciones de enfermos, usuarios, familiares y cuidadores.

El sistema de salud debe ofrecer una información más transparente e inteligible sobre las características y resultados en acceso y calidad de los servicios que interesan a los ciudadanos. Una mayor capacidad de elección y una más eficaz respuesta ante los problemas de malapraxis, negligencia o efectos adversos de los servicios son también aspectos decisivos en la democratización de las organizaciones sanitarias públicas.

Para concluir los retos, la tabla 4-1 presenta en forma resumida el escenario hacia el que se prevé que caminen los hospitales en el inmediato futuro, en la perspectiva de los escenarios pasados y actuales.

Tabla 4-1. Escenarios en el desarrollo de los servicios hospitalarios

	Escenario pasado	Escenario actual	Escenario futuro
Elementos	Contención de costes	Mejoras de gestión	Mejoras de salud
Objetivo	Tratar la enfermedad	Tratar la enfermedad y satisfacer al paciente	Cuidar la salud en colaboración con el paciente
Punto focal	Paciente hospitalario	Paciente ambulatorio	Continuo asistencial y pacientes controlados en el domicilio
Financiación	Presupuestos por institución y línea de gasto	Costes de producción	Planes integrados asistenciales. Vinculación a resultados. Transferencia de riesgo
Metas de coste	Días de hospitalización y factores de producción	Gestión de procesos	Gestión de enfermedades
Control del proceso clínico	Ninguno	Autocontrol profesional Gestión clínica de procesos	Costes globales de pacientes Gestión de conocimiento Negociación profesionales y pacientes/familias Revisión de resultados Gobierno clínico

PRIORIDADES DEL SISTEMA SANITARIO

Hacia una gestión poblacional

Por lo que respecta a las prioridades el sistema sanitario español, y más concretamente, respecto de sus hospitales, existe un claro objetivo vinculado a mejorar las ganancias en salud que aportan, y es el relacionado con la necesidad de avanzar hacia una gestión hospitalaria de base poblacional. Esta gestión tiene cinco fundamentos que se constituyen, a nuestro juicio, en prioridades para el inmediato futuro del sistema hospitalario español:

1. Una atención de salud orientada a las personas, que deberá articularse en torno a las necesidades específicas de los pacientes, convenientemente caracterizados y agrupados, y no a partir de la oferta de servicios de cada institución o nivel asistencial, como se hacía clásicamente. Esto exige diseñar planes de cuidados específicos con objetos clínicos y económicos definidos para cada uno que integren la atención a lo largo de todo el continuo asistencial, muy orientados al cuidado y mantenimiento de la salud y no sólo a su recuperación, utilizando un amplio espectro de modalidades asistenciales sustitutivas de la atención hospitalaria y con un papel muy activo de los propios pacientes.
2. La financiación de planes de cuidados y de riesgo compartido. La financiación sanitaria deberá cambiar radicalmente su orientación para pasar a sufragar planes asistenciales completos que incluyan la atención primaria, ambulatoria, domiciliaria y también farmacéutica. El reto ya no estará en seguir reduciendo marginalmente la estancia de los pacientes en los hospitales, sino en evitar por completo la hospitalización a través de una anticipación en la gestión de pacientes y de enfermedades que evite episodios de enfermedad y complicaciones. Como ejemplo, la hipertensión arterial en España es causante, según un estudio reciente, de un millón de estancias hospitalarias anuales, la mayor parte de las cuales se evitarían con un mejor control de la enfermedad y de sus factores de riesgo.
3. Los hospitales necesitan articularse, por lo que respecta a su organización y funcionamiento, dentro de sistemas integrados de salud que sirvan a una población determinada y conocida. Para él caben tanto modelos de integración organizativa y de gestión completas (la gestión de áreas de salud) como la creación de alianzas estratégicas entre niveles y prestadores, públicos, privados o de ambas naturalezas, capaces de ofertar planes asistenciales completos e integrados, a la vez que compartir riesgos y beneficios.
4. Los resultados de los hospitales medidos como desempeño poblacional exigen el desarrollo de baterías de indicadores bien conceptualizados, capaces de medir las distintas dimensiones de la calidad, eficiencia, eficacia y contribución a la mejora de salud que interesan a la sociedad y orientados a la identificación de los centros de excelencia y la mejora de las prácticas de los restantes. Estos resultados deberán venir acompañados de políticas de comunicación y difusión de resultados para favorecer el control social de los distintos sistemas de salud, la orientación de las políticas de salud y la asignación financiera.

5. La acreditación hospitalaria y gobierno clínico es un instrumento esencial para garantizar la calidad que los ciudadanos demandan. Un sistema y una atención sanitaria cada vez más sometida a escrutinio público, y con ciudadanos más autónomos y más capacitados para ejercer sus derechos, exige de los hospitales y de las autoridades sanitarias que los procesos y prácticas clínicas estén sometidos a unas rigurosas regulación y revisión que tiendan a minimizar, hasta donde sea posible, los riesgos inherentes a toda intervención sanitaria.

Impulso trascendental para la gestión clínica

Otra prioridad esencial para nuestros hospitales debe ser la potenciación de la gestión clínica, para lo cual el gestor clínico, que puede ser cualquier profesional de la salud con actividad clínica, sea cual sea su rango en el organigrama de la institución, debe tener diversas atribuciones que se analizan a continuación.

Gestión de recursos

El gestor clínico debe ser el responsable de un equipo multidisciplinario y ejercer el liderazgo con objetivos asistenciales comunes que afectan a uno o a varios procesos asistenciales bien definidos. Para poder responder a los retos de homologación, eficiencia y efectividad, el gestor clínico debe tener las atribuciones que le permitan ir un poco más allá de las funciones clínicas tradicionales. Un gestor clínico, aparte de ser un buen médico, debe tener habilidades en el manejo de profesionales y grupos humanos, contando con que las personas de su equipo tienen como objetivo conseguir la eficacia y la efectividad en los procesos clínicos que se les han encargado. Es en este sentido que hay que insistir en este concepto, en el modelo organizativo de la gestión clínica: los profesionales ya no se agrupan en función de su especialidad o de su rango universitario, sino que lo hacen de acuerdo con la tarea encargada. Un gestor clínico debe conseguir que su equipo trabaje en medio de un clima provechoso, como medio necesario, pero no suficiente, para lograr la mejora continuada de resultados, ya que el grupo debe conseguir un nivel elevado de eficacia al menor coste posible.

El gestor clínico tiene que contar con competencias en la gestión de los recursos, para lo cual debe disponer de un presupuesto adaptado a las necesidades y a los objetivos marcados. Y para todo ello es preciso adquirir instrumentos de medición y metodologías de evaluación, tanto de proceso como de resultado.

Instrumentos de apoyo al proceso clínico

Los principales instrumentos de que dispone hoy en día el gestor clínico pueden agruparse en apoyo al proceso clínico, catálogos de análisis de la producción clínica y elementos de planificación estratégica.

En los últimos decenios se han desarrollado, o mejor dicho, se han importado de otros sectores varios instrumentos que han ayudado en mayor o menor medida a la homologación del proceso clínico. En la década de 1970 se empezó a hablar, por primera vez entre médicos, de los protocolos, instrumentos directamente importados de los manuales de procesos del sector industrial. Posteriormente, en la década de 1980, impactaron con fuerza en la cultura sanitaria los métodos de consenso, los cuales ya se habían revelado útiles en el sector de los servicios; más adelante, a mediados de la década de 1990, se desarrolló la medicina basada en la evidencia, mientras que en la actualidad está en pleno auge la cultura de la transversalidad de la acción sanitaria y empiezan a existir instrumentos de información con suficientes prestaciones como para apoyar la incipiente gestión de casos (rompiendo niveles asistenciales).

Todo lo anterior se ha ido concretando en guías de práctica clínica, las cuales, aun siendo muy importantes, no son más que un apoyo al trabajo clínico.

Las guías de práctica clínica deben estar basadas en la evidencia científica, y al revés de los protocolos, donde lo importante es definir bien el proceso según los criterios de cada servicio, o bien de los consensos donde prevalece la opinión (reflexionada, pero opinión al fin y al cabo), en las guías la base está en que para cada decisión clínica importante el médico tenga a su alcance qué consistencia tiene la evidencia que sustenta cada opción que debe tomarse.

En muchos centros sanitarios se ha procedido a la conversión de los antiguos protocolos en modernas guías de práctica clínica, pero para ello los equipos que abordan este trabajo deben afrontar algunas dificultades:

1. Revisar cuáles son las decisiones clínicas relevantes, trabajo que se supone que ya está hecho si el proceso clínico disponía de un protocolo, pero sobre el que se debe volver a incidir.
2. Búsqueda de evidencia relevante, al menos en el plano de la eficacia. Además de las bases de datos habituales, no deben olvidarse las aportaciones que la Colaboración Cochrane hace en materia de evidencia.
3. Adoptar una escala de evidencia, lo cual no es fácil, dado que existen varias.
4. Otro reto para las guías de práctica clínica es cómo abordar la cuestión de la efectividad desde la perspectiva de la evidencia, puesto que a menudo los estudios están realizados bajo parámetros muy distintos a los de la propia realidad asistencial. Los problemas sociales, los problemas asociados al envejecimiento de la población y las dificultades en el seguimiento del tratamiento son sólo algunos de los problemas que también deben abordar las guías de práctica clínica.
5. Un último reto consiste en cómo congeniar las guías con las trayectorias de enfermería, siempre que, evidentemente, se trate del mismo proceso. Las trayectorias están teniendo un grado de desarrollo muy destacado en el campo de la enfermería y se trata, pues, de la homologación de la práctica enfermera. Está claro que si el gestor clínico debe manejar un equipo multidisciplinario con el objetivo de mejorar los procesos y sus resultados, está obligado a correlacionar el proceso clínico basado en la evidencia con el proceso de enfermería basada en las pautas establecidas por las trayectorias.

Instrumentos de análisis de la producción clínica

Un segundo bloque de instrumentos de apoyo al gestor clínico apareció en escena a partir de la década de 1980 de la mano de gobiernos y de aseguradoras públicas y privadas, los cuales han invertido mucho dinero en desarrollar catálogos de la producción clínica. Todos estos instrumentos pretenden identificar la complejidad, la gravedad o los costes de los procesos clínicos, y para ello han tenido que utilizar la metodología básica de las áreas de producción industrial o de la producción de servicios: el catálogo, instrumento sencillo y básico que identifica los productos de manera inequívoca, después de lo cual determina su valor (normalmente en precios, aunque en el caso de la sanidad se admite que una buena estimación serían las unidades relativas de valor).

Instrumentos de planificación estratégica

La planificación estratégica es el último bloque de instrumentos que necesita el gestor clínico para que sus resultados mejoren día a día. Pero la estrategia bien entendida es más una actitud que un instrumento. El gestor clínico debe plantearse, por lo tanto, qué resultados está consiguiendo y cómo se podrían mejorar.

La organización de equipos profesionales multidisciplinarios implicados en el mismo proceso asistencial, compartiendo objetivos y utilizando métodos de evaluación y de mejora continuada, son las esencias de la gestión clínica, pero la estrategia y la planificación son las metodologías que deben favorecer la pervivencia y la superación de los resultados de los procesos asistenciales. Es preciso que los gestores clínicos se ejerciten en los análisis de los puntos débiles y fuertes de sus equipos y, de acuerdo con los entornos, prever las amenazas y oportunidades, para reconducir orientaciones o adaptarse a los cambios, tanto de la demanda asistencial como de los requerimientos del sistema sanitario.

Programas de gestión clínica

Basándose en la estrategia y la planificación se observa que cada institución sanitaria tiene un desarrollo muy distinto de los programas de gestión clínica (fig. 4-1):

1. Una primera etapa de desarrollo, muy común en la oncología, es la evolución de comités de tumores que superan la fase de establecer protocolos y guías para introducirse en la fase propia de la discusión de planes terapéuticos individualizados para cada paciente. Este hecho sólo cambia la dinámica de cada comité que la adopta; de esta forma, pasa de ser una dinámica retórica (científica) a ser un instrumento práctico con el que se debate cada caso y se acuerda el plan a seguir. Esto conlleva dos beneficios para la estrategia de desarrollo de la gestión clínica: aparece un sentimiento de pertinencia de grupo (al margen del de la especialidad de cada uno de sus miembros) y quizás es por ello que este tipo de comités funcionan con una eficacia a prueba de bomba entre todos los especialistas que participan.

2. Una etapa de mayor evolución es la conversión de los comités en unidades funcionales. Éste es un paso muy interesante, pero que requiere de una atenta reflexión estratégica. El comité y la dirección de la institución deben valorar bien las ventajas e inconvenientes de la decisión, puesto que la unidad funcional debe ir más allá del simple establecimiento de planes terapéuticos individualizados, y tiene que abrir un proceso organizativo con:

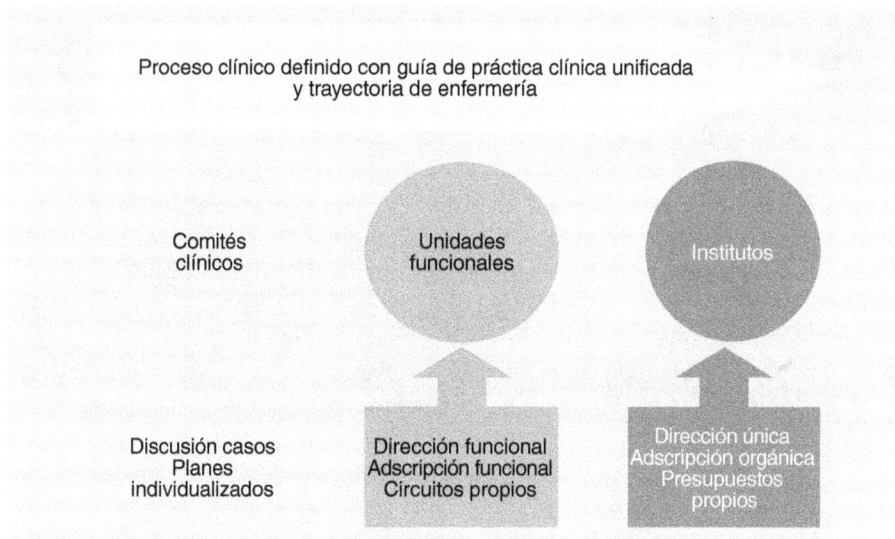

Proceso clínico definido con guía de práctica clínica unificada
y trayectoria de enfermería

Comités
clínicos

Unidades
funcionales

Institutos

Discusión casos
Planes
individualizados

Dirección funcional
Adscripción funcional
Circuitos propios

Dirección única
Adscripción orgánica
Presupuestos
propios

Figura 4-1. Estrategias para el desarrollo de institutos clínicos. En los tres casos (comités, unidades funcionales e institutos) debe existir un proceso clínico definido con guía y trayectoria. El modelo organizativo evoluciona en intensidad.

a) Adscripción funcional de profesionales a la unidad bajo la dirección unificada de un solo director clínico. Esta adscripción no requiere la desadscripción del servicio de origen, sólo implica una clarificación en el sentido de que el tiempo que el profesional debe destinar al proceso asistencial estará bajo la disciplina de la unidad funcional (esto también debe valer para la enfermería implicada en el proceso).

b) Establecimiento de circuitos propios de la unidad: esto representa que los recursos físicos (p. ej., consultorios o quirófanos) también deben ser adscritos a la unidad por el bien de la cohesión del proceso asistencial.

c) Puesta en marcha de sistemas de información, de evaluación y de mejora continuada propios.

3. El siguiente paso evolutivo es la creación de institutos, lo cual supone un salto estratégico que requiere una decisión muy relevante del conjunto de la entidad. En las instituciones sanitarias que se han creado institutos esto ha implicado la adscripción plena de recursos (personas, material y presupuesto) e inversiones (no estratégicas).

4. En algunos centros se crean además institutos por razones que no están exactamente vinculadas a la gestión clínica, como es el caso de los institutos de diagnóstico por imagen o los de radioterapia, por poner dos ejemplos de estrategias más destinadas a dotar los correspondientes servicios de posibilidades adicionales de inversiones, entendiendo que para algunos servicios, más que para otros, la tecnología es clave para su correcto funcionamiento. En este tipo de institutos los presupuestos deben reflejar un *cash-flow* (fondo generado) suficiente para generar recursos destinados a las inversiones.

Gestor de proyectos

Mintzberg identifica 10 funciones que cualquier gestor de proyectos (para los cuales cuenta con un equipo profesional) debe desarrollar. Dichas funciones se resumen a continuación:

1. Ser el «mascarón de proa». La cabeza visible y quizá pensante del equipo.
2. Desarrollar las funciones del liderazgo: tomar decisiones después de saber las opiniones del equipo, no esconderse ante las dificultades y, en resumen, ser aceptado como líder por el equipo.
3. Garantizar que las relaciones exteriores del equipo funcionan adecuadamente y que se tiene presencia donde se debe tener.
4. Monitorizar la buena marcha de los procesos (en este caso, de los asistenciales).
5. Difundir los resultados obtenidos en los foros adecuados para garantizar el prestigio del equipo.
6. Ser un buen orador (y convincente).
7. Ser emprendedor: creativo y tenaz (quizá tozudo) defendiendo las nuevas ideas.
8. Ser un gestor de crisis: implicarse. No dejar que las situaciones críticas del equipo «se pudran».
9. Saber asignar los recursos (los pocos o muchos de que disponga) de manera ecuánime, sabiendo dónde se requieren para el mejor desarrollo del proceso.
10. Ser un buen negociador, especialmente para la obtención de recursos para el proyecto.

Directores clínicos en el National Health Service

Buchanan hace referencia a un estudio realizado por el propio NHS para averiguar cuáles deberían ser las áreas formativas a desarrollar para los directores clínicos, de los cuales destacan las siguientes:

1. Conocimiento del entorno.
2. Pensamiento estratégico.
3. Conocimientos y habilidades funcionales y operativas de gestión.
4. Habilidades en la gestión de recursos humanos.

El mismo autor cree que la cuestión de las capacidades para gestionar un equipo clínico no es un tema esencialmente formativo, debido a que él mismo observa que muchos jefes de servicio que muestran una actitud funcionarial (pasiva), después son hábiles manejando el programa de médicos residentes, o bien en su práctica privada. El autor cree que los programas formativos para mejorar la gestión son correctos, pero que la cuestión principal estriba en si los médicos se miran la gestión clínica a distancia, o si se implican de verdad. Concluye que el modelo de desarrollo de la gestión clínica en el sistema sanitario se trata más de un modelo social y político que técnico.

Fruto de esta reforma, el Reino Unido puso en marcha el programa de gobierno clínico *(Clinical Governance)* destinado a mejorar y garantizar la calidad de los procesos clínicos. Este programa ha sido definido como un programa del NHS para garantizar la mejora continuada de la calidad de los servicios clínicos, y de esta forma salvaguardar altos estándares de atención sanitaria, creando un ambiente en el cual la excelencia de la gestión clínica pudiera verse favorecida.

A pesar de todos los avances, el desarrollo de la gestión clínica en el Reino Unido sufrió un contratiempo en el año 2002, cuando los médicos rechazaron el nuevo convenio que debía regular sus relaciones con el NHS. En él, la Administración ponía más dinero a cambio de una mayor implicación de los médicos en la gestión. Todo ello dio lugar a una polémica que tenía como telón de fondo la implicación de los médicos en la gestión: autonomía en el ejercicio profesional frente a rendir cuentas sobre los resultados obtenidos y los recursos utilizados.

El futuro: lo esencial de la gestión clínica

El desarrollo de la gestión clínica es un hecho imparable por varios motivos. En primer lugar, la propia práctica clínica es cada vez más eficaz y resolutiva, pero, por el contrario, el conocimiento está (y debe estar) compartido, lo que va en detrimento de la práctica individualista de la medicina y a favor del trabajo en equipo. En segundo lugar, el envejecimiento de la población ha cambiado la epidemiología de las enfermedades y, por lo tanto, la casuística que debe atenderse, de tal manera que los niveles asistenciales —primaria, hospital y sociosanitario—, y también los servicios sociales, deben entrelazar procesos si quieren que su trabajo siga siendo eficaz, pero sobre todo efectivo. Sin embargo, para que el nuevo modelo organizativo arraigue, se necesita:

1. Más implicación de los médicos en la gestión.
2. Mejorar el diálogo entre directivos gerentes y directivos clínicos.
3. Mejorar la formación de los gestores clínicos en materia de gestión.
4. Mejorar los instrumentos tanto de proceso como de evaluación de resultados (pero sobre todo utilizar los que ya existen: guías de práctica clínica, gestión de casos, valoración de complejidad por el *case-mix,* etc.).
5. Crear el entorno de confianza para que afloren experiencias.

Nuevo paradigma en la respuesta a los errores clínicos (y de gestión)

Como en cualquier otra actividad humana, los errores clínicos, administrativos y de gestión están presentes en la realidad hospitalaria. De nada sirve su ocultación o la judicialización, como respuestas simples. Los profesionales de la clínica, y de la gestión, deberán aprender a soportarlos, analizarlos y corregirlos de una manera sistemática y profesional.

Bases ideológicas de la seguridad

El Comité Europeo de la Sanidad reunido en Estrasburgo a finales del año 2004 planteó los siguientes ejes esenciales:

1. El acceso a una atención segura es un derecho básico de los ciudadanos.
2. La seguridad debe ser una preocupación central de los servicios sanitarios.
3. La mayor complejidad de la atención y la gravedad de muchos pacientes atendidos otorga todavía mayor relevancia al elemento «seguridad».
4. Cualquier actividad humana conlleva errores; la única respuesta adecuada es prevenirlos, detectarlos y aprender de ellos.

La Convención sobre Derechos Humanos y Biomedicina, y teniendo en cuenta la resolución 55.18 (2002) de la Asamblea de la Organización Mundial de la Salud (OMS), define la promoción de la seguridad de los pacientes como un principio fundamental, sin el cual es imposible elaborar políticas de mejora de la calidad. El Comité de Ministros de los Estados miembros de la Unión Europea recomienda una política específica de seguridad de pacientes, con un marco adecuado, sistemas de notificación *ad hoc,* con programas formativos y de investigación entre sus componentes.

Dimensiones del problema

El informe «To Err is Human» del Institute of Medicine (IOM) norteamericano señalaba como datos relevantes que los problemas de seguridad producían un millón de lesiones al año, que constituían la octava causa de mortalidad (entre 44 y 98.000 muertes al año) y representaban un coste entre 17.000 y 29.000 millones de dólares al año. Y esto siendo considerados como la punta de un iceberg mucho más amplio, dado que se consideraba tan sólo a los pacientes cuyas lesiones produjeron un daño muy específico y grave, con una alta exigencia para considerar una muerte como prevenible, y todo ello documentado en la historia clínica.

Otros países anglosajones han desarrollado estrategias orientadas a construir un sistema más seguro («Building a Safer Health Care System»), como reza el informe norteamericano. El Reino Unido (2001), Australia (2002) y Canadá (2004) han elaborado políticas para hacer más seguro su sistema de salud. Los datos de incidentes de seguridad en estos países, siendo incluso muy diferentes, expresan un misma realidad cuantitativamente importante: Australia, 13% (1994), Nueva Zelanda, 13% (2001) o Alemania, 9% (2001).

Bárbara Starfield indica que en EE.UU. se producen 1.200 muertes al año por cirugía innecesaria, 7.000 por errores de medicación, 20.000 por otros errores, 80.000 por infección nosocomial y 106.000 por efectos adversos de medicación.

Así pues, la mortalidad atribuible a errores supera ampliamente a la debida a accidentes de tráfico, cáncer de mama y sida. Sin duda, en sanidad y en otros sectores se han producido importantes mejoras en seguridad. Un viaje en avión en la década de 1970 era cuatro veces más peligroso que actualmente. Una anestesia hace 15 años era 20 veces más peligrosa que la que se realiza hoy en día.

Errores de gestión en la sanidad

Un nuevo concepto, el de «errores de gestión», define una vieja realidad. El IOM define el «error» como cualquier fallo al llevar a cabo una acción tal y como estaba planeada, o también el uso de un medio equivocado (inapropiado) para llegar a un fin determinado.

Los ejecutivos, tanto o más que los clínicos, se han mostrado reticentes a hablar sobre los errores. Y eso a pesar de que existen numerosas evidencias de que tolerar a un directivo incompetente y ocultar resultados financieros negativos, fusionar o desarrollar acciones mal planeadas (aconsejadas o gestionadas), contratar ilegalmente, ocultar malapraxis o incumplimientos del profesional sanitario, son, todos ellos, hechos que se producen con cierta frecuencia en nuestra realidad sanitaria.

Se tratan, unos y otros, de errores que en mayor o menor medida ponen en riesgo a los pacientes, a los empleados, a la organización o a la comunidad, y puede ser caro o costoso el corregirlos.

Por «negligencias» se entienden aquellas decisiones arriesgadas y poco protegidas, si bien la noción de riesgo está íntimamente ligada a la acción directiva. Los errores de gestión se definen en un contexto multifactorial, con realidades jurídicas, organizativas, financieras, políticas, profesionales, éticas, sociales, culturales y psicológicas diferentes entre países, incluso entre regiones.

Es esencial que el cuerpo directivo confíe en que detectando, clasificando y reconociendo el error, le irá mejor para su corrección y para su prestigio y estabilidad profesional. Es imprescindible acabar con la sensación de culpa o vergüenza cuando se comete un error. Organizaciones complejas como el hospital requieren de un abordaje peculiar. Con elevado impacto de las relaciones personales, con enemistades, alianzas, enfrentamientos, normas y pactos no escritos. Tan sólo se puede conocer la realidad desde el propio pasillo, que el gestor debe recorrer. Abordar una corrección real de los errores requiere de un excelente nivel de liderazgo, de confianza en la objetividad y recto proceder de las partes, y en ámbitos adecuados de participación y comunicación.

La prevención de los errores de gestión se basa, además, en el proceso de aprendizaje, analizando la realidad, en la gestión basada en datos y en la combinación del sentido del negocio y la responsabilidad social del centro. Esto es la estrategia denominada de «dirección ética y responsable».

Se puede concluir afirmando que afrontar los retos y prioridades del hospital requiere de una actitud rupturista en pro de una transformación radical del papel de los hospitales, más que de un cambio de orientación en la gestión o de la mera introducción de las nuevas herramientas. Transformación que, como todos los cambios sociales, precisa de un fuerte liderazgo, un amplio respaldo y un acuerdo entre todos los agentes. Sólo que, esta vez sí, el ciudadano ha de ser protagonista.

BIBLIOGRAFÍA

Bengoa R, Camprubí J, Echevarría K, et al. Sanidad, la reforma posible. Barcelona: Esade, 1997.

Kerr R. Analysis and action in health services. En: The Future of Public Services-2007. Londres: Office for Public Management, 1995.

Mintzberg H. The manager's job: folklore and Fac. Harvard Business Review 1975; 53: 49-61.

Owen J, Philips K. Ignorance is not bliss. Doctors, managers and development. J Manag Med 2000;14:119-29.

Saltman R, Figueras J. Reformas sanitarias en Europa. Análisis de las estrategias actuales. Madrid: World Health Organization-Ministerio de anidad y Consumo, 1997.

Who Euro. Measuring hospital performance: Is defining the sub dimensions and a framework for selecting evidence- based indicated. Barcelona: WHO, 2003.

5

Estrategia y plan de empresa

B. Ruiz

INTRODUCCIÓN

La empresa viene clásicamente definida por aquel conjunto de recursos económicos, recursos humanos y recursos tecnológicos que, dotados de una organización determinada, producen un bien o un servicio con los requerimientos de calidad exigidos por el mercado.

Si de esta actividad se obtiene un rendimiento económico, éste puede ser reinvertido en la propia empresa o bien repartido entre sus propietarios. Es la diferencia básica entre una empresa sin ánimo de lucro y una empresa mercantil.

Desde el punto de vista de la concepción clásica, un hospital o cualquier otro centro sanitario es una empresa de servicios.

PLAN DE EMPRESA

Toda empresa requiere, para ser creada, el llamado plan de empresa, en el cual se refleja el proyecto empresarial concreto.

Por extensión, toda empresa sometida a cambios del entorno, tanto de la demanda como de la realidad económica en la que opera, debe elaborar periódicamente el plan de empresa que le permita adecuar su proyecto en cada momento, es decir, cómo utilizar los recursos económicos, los recursos humanos y los recursos materiales en el marco de la organización necesaria para lograr sus fines.

Un tipo de empresa sometido a múltiples factores cambiantes del entorno es el hospital.

ACEPCIONES AL USO DE PLAN DE EMPRESA

El plan de empresa, en su estricta acepción, es el que determina el proyecto de una nueva empresa, o bien su mantenimiento si requiere de grandes inversiones, como sería el caso de la construcción de un nuevo hospital.

Cuando el plan de empresa hace referencia a una empresa en funcionamiento que planifica períodos de tiempo determinados, habitualmente de 3 o 4 años, se refiere a plan estratégico. Es lo habitual para los centros sanitarios. Se denomina plan de gestión a la anualidad de un plan estratégico.

Cuando los cambios de entorno o unas necesidades de inversión muy poderosas pueden poner en peligro a una empresa, el plan de empresa se denomina plan de viabilidad.

Desde el punto de vista metodológico, plan de empresa, plan estratégico y plan de viabilidad tienen el mismo proceso de elaboración.

De forma resumida, se dice que un plan de empresa en cualquiera de sus acepciones debe responder a las siguientes preguntas: ¿De dónde se parte? ¿Dónde se quiere o se debe llegar? ¿De qué manera se realizará? ¿Cómo se debe evaluar?

GRUPO DE INTERÉS ALREDEDOR DEL PLAN DE EMPRESA

Son los seis siguientes:

1. *Propiedad, ya sea pública o privada.* El plan de empresa debe enmarcarse en la misión, visión y valores de la entidad hospitalaria, que será encargado por el órgano de gobierno al máximo responsable ejecutivo de la organización.
2. *Equipo de dirección*, que establece los objetivos de gestión en el período de vigencia y los márgenes para alcanzarlos.
3. *Administración sanitaria*, especialmente si se trata de una entidad pública o privada prestadora de servicios públicos.
4. *Entidades financieras*, en caso de precisar de sus recursos, pues debe establecerse una relación de confianza basada en el conocimiento del proyecto y sus riesgos.
5. *Proveedores de bienes y servicios*, pues en algunos casos serán necesarios acuerdos con ellos, más fáciles de obtener si tienen conocimiento del contexto empresarial en el que se deban concretar.
6. *Trabajadores y, especialmente, personal médico y técnico sanitario*, que habrá de contribuir en buena medida a su elaboración, al tiempo que será necesario su máximo compromiso, tanto en la realización como en la consecución de los objetivos previstos.

CONTENIDO GENERAL
DE UN PLAN DE EMPRESA HOSPITALARIO

El plan de empresa debe recoger y detallar:

1. Las razones de *entorno* (oportunidades o amenazas) que lo justifican.
2. Qué modificaciones cabe o no cabe introducir en la *organización* y qué recursos son necesarios para aprovechar la oportunidad o resolver la amenaza.
3. Cómo marcar los tiempos de las *actuaciones* y cuáles serán los mecanismos de seguimiento.

4. Cuál es la *financiación* ordinaria y la complementaria con sus fuentes en caso de ser necesaria.

CONTENIDO DEL PLAN DE EMPRESA

Cada plan de empresa refleja un único proyecto. Esto hace que, desde el punto de vista metodológico, su contenido varíe en la medida en que sean tratados cada uno de los aspectos de su contenido.

Las partes fundamentales del documento en el que se plasma un plan de empresa son:

1. La misión, visión y valores que enmarcan el proyecto y que son atribución y responsabilidad del órgano de gobierno.
2. El motivo y encargo concreto.
3. El análisis del entorno.
4. El análisis interno.
5. La valoración de los puntos fuertes y débiles de la organización para responder al entorno.
6. La formulación de los objetivos estratégicos.
7. La formulación de los objetivos operativos.
8. La cuenta, explotación y balance consecuentes.
9. La financiación de los costes de inversión necesarios.

Todo plan de empresa debe contener un capítulo final de conclusiones y recomendaciones.

MISIÓN, VISIÓN Y VALORES

Constituyen la finalidad última de la entidad hospitalaria, sus expectativas permanentes o futuras y los valores en que su actuación se fundamenta.

A título de ejemplo se puede citar:

1. *Misión.* Ofrecer servicios sanitarios con calidad y eficiencia en el marco de una organización orientada a satisfacer las necesidades de las persones, y a potenciar la excelencia técnica y la humana de sus profesionales.
2. *Visión.* Ser un centro sanitario líder y reconocido tanto por la calidad de sus profesionales como por un compromiso social.
3. *Valores.* El compromiso con el bienestar de las personas, con la calidad y la eficiencia de los servicios y con el desarrollo personal de quienes trabajan en la institución.

ANÁLISIS DEL ENTORNO

Debe contener los elementos de valoración macroeconómica del territorio y de la localidad en que se asienta el hospital. Asimismo, tiene que valorar los crecimientos económicos posibles de los presupuestos sanitarios públicos o bien los niveles socioeconómicos que pueden justificar una demanda de asistencia privada. También será preciso analizar la oferta del mercado de trabajo.

Área de influencia

El establecimiento y el análisis del área de influencia desde el punto de vista demográfico y epidemiológico ha de permitir valorar las variables de la demanda:

1. Tasa bruta de natalidad.
2. Tasa bruta de mortalidad.
3. Tasa de crecimiento natural.
4. Tasa de crecimiento migratorio.
5. Tasa de crecimiento total.
6. Razones de dependencia.

Demanda de servicios

Por otro lado, a partir de los datos de poblaciones disponibles, hay que establecer la demanda real de la población del área basándose en los coeficientes de frecuentación de los servicios.

Es necesario establecer el grado de penetración del hospital —proporción de enfermos que atiende— con relación a la demanda real, analizando los pacientes residentes en el área pero atendidos fuera de ella, dedicando especial atención a la valoración de la oferta de servicios existente y su proximidad.

También cabe valorar el grado de atracción estudiando el mínimo de pacientes atendidos no residentes en el área.

En el caso de una entidad proveedora de servicios públicos, el análisis deber ser compartido con el servicio de salud correspondiente.

ANÁLISIS INTERNO

Atendiendo a los elementos que constituyen toda empresa, ha de valorarse:

1. La situación económica de la entidad, tanto desde el punto de vista de la gestión económica como financiera y patrimonial.
2. Los recursos humanos, sus capacidades, su formación y su organización.
3. Los recursos físicos y su distribución arquitectónica.
4. Los servicios del hospital y su capacidad, tanto desde el punto de vista organizativo y tecnológico como de procesos realizados y patologías asistidas. Cabe señalar también las actividades de docencia e investigación.
5. Los sistemas de información y los contenidos del cuaderno de mando, información de actividad, información clínica e información económica.
6. El plan de política de calidad seguido.

7. El plan de comunicación tanto interno como externo, valorando la proyección del hospital.

MATRIZ DE IMPACTO O DAFO

La matriz de impacto o DAFO (Debilidades, Amenazas, Fortalezas y Oportunidades) constituye la primera fase de conclusiones previa al establecimiento de los objetivos.

Se llama *oportunidades* a las conclusiones del análisis del entorno que resulten positivas, y *amenazas,* a las que resulten desfavorables.

Se llama *puntos fuertes* a las conclusiones positivas del análisis interno, y *puntos débiles,* a las conclusiones negativas.

El cruce de datos del análisis del entorno y del análisis interno, que constituye la *matriz de impacto,* va a priorizar los objetivos estratégicos que lógicamente deben dar respuesta a:

1. Corregir los puntos débiles.
2. Apartar las amenazas.
3. Mantener los puntos fuertes.
4. Aprovechar las oportunidades.

El hospital se encontrará en una *posición de desgaste* si existen amenazas en el entorno pero existen puntos fuertes. Por el contrario, estará en *posición vulnerable* si a estas amenazas se responde con debilidades.

En caso de que en el entorno se den oportunidades y existan puntos fuertes, la organización se encontrará en una *posición de éxito.* Si hemos se aprovechan oportunidades con puntos débiles, se encontrará la llamada *posición de ilusión* (fig. 5-1).

FORMULACIÓN DE OBJETIVOS ESTRATÉGICOS

Una vez conocida la matriz de impacto, se estará en condiciones de establecer el plan de empresa o plan estratégico a corto y medio plazo.

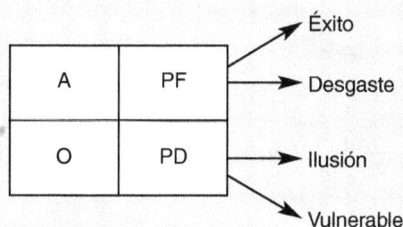

Figura 5-1. Matriz de impacto o DAFO. A, amenazas; O, oportunidades; PF, puntos fuertes; PD, puntos débiles.

Tabla 5-1. El hospital de la ciudad como modelo de gestión asistencial

	2005		2006				2007				2008				2009			
	3T	4T	1T	2T	3T	4T	1T	2T	3T	4T	1T	2T	3T	4T	1T	2T	3T	4T
1. Desarrollar la gestión clínica adaptada a la cartera de servicios	T			O	O	O	O	O	O	O	O	O	O	O	O	O	O	O
— Determinar los procesos clínicos principales																		
• Diseñar el mapa de procesos de la organización (equipo directivo)			A															
• Listar los procesos clínicos principales (actuales y de la futura cartera de servicios)				A														
• Incorporar la información clínica a la gestión de los responsables del servicio					A	A												
— Diseñar la dirección por objetivos (*a desarrollar conjuntamente con la Dirección de Recursos Humanos*)																		
• Diseño de planes de motivación				A	A	A												
• Implementar políticas de retribución variable por objetivos							A	A	A	A	A	A	A	A	A	A	A	A
• Pactar objetivos y resultados						A				A		A						A
— Establecer objetivos de gestión clínica con cada responsable																		
• Facilitar la participación de los profesionales en el desarrollo del modelo de gestión por procesos							A	A	A	A								
• Establecer los objetivos a partir de los actuales del CatSalut para la institución						A	A	A	A	A								
• Configurar el cambio organizativo de un modelo de servicio/trabajo individual hacia uno de área-proceso/interdisciplinario											A	A	A	A	A	A	A	A
2. Implementar un modelo organizativo asistencial y rediseño de los procesos clave			T	O	O	O	O	O	O	O	O	O	O	O				
— Implantar el nuevo modelo de acreditación del CatSalut																		
• Conocer y poner en práctica el modelo que se pacte con la Administración				A	A	A	A											
• Invertir en formación de las personas para trabajar el modelo dentro de la institución				A	A	A	A	A	A									
— Conocer la opinión de nuestros clientes																		
• Recopilar lo que sabemos de nuestros clientes				A	A													
• Establecer un Plan de encuestas de satisfacción y evaluar sus resultados						A	A											
— Rediseñar los procesos clave en función de lo que añada valor para el cliente																		
• Formar los equipos de rediseño de procesos									A	A								
• Establecer los indicadores de proceso basándose en la evidencia												A	A					

3. **Adecuar los sistemas de información a la gestión clínica** — P
   — Garantizar una correcta implementación del cambio de sistema de información
     • Atender la opinión de los usuarios, y resolver los problemas operativos
     • Formar sobre la utilización de las herramientas a toda la organización
   — Definir las necesidades de información para la gestión de *continuum*
     • Listar las necesidades de información para monitorizar, evaluar y aprender de los procesos clínicos
     • Compartir información clínica de los pacientes entre niveles
     • Agilizar todos los trámites administrativos del paciente
   — Establecer interconectividad con otros proveedores de la comarca
     • Consensuar protocolos y criterios de actuación
     • Facilitar la movilidad y el aprendizaje entre niveles

4. **Diseñar las vías clínicas como instrumento básico para la toma de decisiones** — T
   — Selección y diseño de vías clínicas
     • Seleccionar las 10 vías clínicas para los procedimientos principales
     • Formar equipos interdisciplinarios y facilitar la metodología y el tiempo necesario para su diseño
     • Diseñar el sistema de información de la vía clínica
   — Implantación y aprendizaje
     • Implantar la vía clínica en la institución
     • Monitorizar los resultados y obtener sus indicadores

5. **Promover una gestión del conocimiento basada en la evidencia científica** — T
   — Evaluar la mejora de la calidad de las vías clínicas
   — Hacer accesibles las vías clínicas y guías de práctica en toda la organización

A, actividad; O, objetivo; T, tiempo directivo; P, presupuesto.

Los objetivos que deben establecerse tienen que ser alcanzables, concretos y evaluables, dando respuesta a lo que se quiera conseguir. Es preciso que en su formulación contenga la manera de alcanzarlos. Asimismo, debe quedar establecida la responsabilidad de su logro.

A título de ejemplo, en la tabla 5-1 puede verse la formulación de un objetivo estratégico concreto («El hospital de la ciudad» como modelo de gestión asistencial), los objetivos concretos derivados, la necesidad de recursos económicos complementarios y las responsabilidades directivas.

FORMULACIÓN DE OBJETIVOS OPERATIVOS

Con el fin de alcanzar los objetivos estratégicos, es preciso establecer los estadios intermedios que nos lleven a su consecución. Para ello, se debe establecer la periodificación de los *objetivos operativos* o actuaciones necesarias concretando:

1. Procesos.
2. Infraestructuras, equipos y recursos humanos.
3. Determinación de los costes y eficacia.
4. Gestión de la calidad.
5. Gestión de los riesgos laborales.
6. Gestión del impacto medioambiental.

Plan de organización y recursos humanos

El conjunto de actuaciones necesarias para conseguir los objetivos estratégicos requerirán de una *estructura organizativa* que recoja las relaciones de mando y dependencia, que se plasmarán en un organigrama reflejo de las funciones a desarrollar y de los responsables de su ejecución. El organigrama debe ser lo suficientemente flexible a las necesidades organizativas del momento.

Para la implementación de las actuaciones, será necesario determinar los recursos humanos necesarios y su cualificación en relación con los existentes en la plantilla inicial, como también las posibilidades de contar con recursos ajenos contratados.

Plan de inversiones

Hará referencia a los recursos que habrá que invertir para la ejecución de las actuaciones que nos permitan alcanzar los objetivos operativos. Detallará las inversiones, su coste y su periodificación.

Plan económico financiero

En este apartado se recogerán los aspectos económico-financieros del plan de empresa, consecuencia de los planes necesarios para la consecución de los objetivos estratégicos. Incluirá:

1. El plan de inversiones.
2. Las previsiones de tesorería: recoge la previsión de cobros y pagos y la financiación de éstos en caso de desfases.
3. La cuenta de resultados prevista: recoge la diferencia en un período establecido entre ingresos y gastos.
4. El cálculo del punto de equilibrio: si se trata de reconducir una entidad con déficit.
5. El balance de situación: refleja la situación patrimonial en un momento determinado.
6. El plan de financiación si se requiere de recursos adicionales a los ingresos previstos para llevar a cabo el proyecto.

Planes de contingencia

Los riesgos y problemas con que todo plan de empresa se puede encontrar son:

1. Cambios en la demanda prevista.
2. Costes de producción superiores a los previstos (especialmente laborables).
3. Insuficiencia financiera del comprador (limitación de presupuestos públicos a política de precios aseguradoras privadas).
4. Falta de tesorería.

La elaboración de medidas para afrontar estos problemas desemboca en los llamados planes de contingencia fruto de la nueva situación.

CARACTERÍSTICAS BÁSICAS DE UN PLAN DE EMPRESA

1. *Brevedad.* Debe contener lo más importante expresado con concisión. Los anexos deben dar respuesta y sostener las conclusiones y recomendaciones.
2. *Realista y creíble.* Es un documento de trabajo para el órgano de gobierno, el equipo directivo y terceras personas. Nunca debe servir para justificar de forma inadecuada una aportación de una subvención o un crédito.
3. *Útil.* Ningún plan de empresa puede asegurar el éxito, pero en todos los casos ha mostrado una gran utilidad disponer de él.
4. *Fiable.* Los datos e informaciones deben ser específicas y su fuente debe ser indicada.
5. *Claro.* Siendo las cifras imprescindibles en el plan de empresa, deben figurar los objetivos estratégicos y las medidas a tomar para el logro de los objetivos operativos.

BIBLIOGRAFÍA

Kurb M. La consultoría de empresas. Ginebra: Oficina Internacional del Trabajo, 1997.
Peters JP. El Proceso de planificación estratégica para hospitales. Barcelona: Masson, 1989.
Ruiz B, Fontcuberta C. Gestión empresarial de centros sanitarios: una visión integral. Centro de Estudios Colegiados. Barcelona: Colegio Oficial de Médicos, 2002.

6

Marketing hospitalario

F. Lamata

INTRODUCCIÓN

En este capítulo se discute el concepto de marketing y su aplicación al hospital. Se analizan las diferentes herramientas que utiliza el marketing para desarrollar sus funciones y se señala la importancia de aplicar dichas funciones de forma coherente mediante estructuras y estrategias apropiadas. Los hospitales se han transformado profundamente a lo largo del siglo XX y van a vivir cambios muy rápidos en el siglo XXI. El hospital tiene que aprender a flexibilizar sus estructuras, a trabajar teniendo en cuenta más las funciones que el número de camas y a ser capaz de reaccionar con rapidez a picos de demanda y a mayores exigencias de sus clientes. El hospital deberá ser cada vez más ágil, confortable y abierto. En este proceso de cambio, la fortaleza de su estrategia de marketing será importante.

CONCEPTO DE MARKETING

Marketing es el arte y la ciencia de hacer buenos tratos, buenos intercambios, es decir, cómo ofrecer al cliente el producto apropiado, en el momento oportuno y en un lugar accesible, recibiendo a cambio una compensación (un pago) razonable.

La clave del concepto de marketing está en el proceso de *intercambio* para obtener un mutuo beneficio. Un buen trato será aquel que satisfaga las expectativas de las dos partes de la relación: del que ofrece un producto y del que lo recibe. Un buen trato no es vender todo lo que se pueda, aunque el cliente no lo necesite, o a un precio exagerado. Tampoco es un buen trato pagar menos de lo que algo vale, abusando de situaciones de control de mercados. En ambos casos, una parte de la relación quedará insatisfecha y frustrada, y esa relación no será creativa, no podrá ser mantenida a largo plazo y no funcionará. Por lo tanto, el marketing no se reduce a hacer publicidad, ni siquiera a incrementar las ventas. A lo mejor se pretende producir (y vender menos) y se desea mantener o reducir la demanda actual. Son los casos de un restaurante que no quiera aumentar su volumen de clientes o un hospital que tenga determinada dimensión y no pueda expandirse para atender a más pacientes. En estos casos, el marketing debería definir e identificar prioridades de atención, y utilizar medios de comunicación para educar la demanda.

El *marketing hospitalario* consiste en identificar las necesidades y las preferencias de los pacientes y la población a la que el hospital quiere servir, y diseñar la atención sanitaria, médica y hotelera, que satisfaga dichas necesidades en tiempo y forma adecuados, y con unos costes aceptables y sostenibles a largo plazo.

Sabemos que en todas las empresas privadas existen departamentos de marketing, también en compañías de seguros y en hospitales privados. Sin embargo, no están desarrollados departamentos de marketing en la mayoría de las instituciones públicas ni en la mayoría de hospitales públicos. ¿Es que el marketing no es útil en este campo? Creemos que sí lo es. Para hacer un buen trato es imprescindible conocer bien a los clientes (actuales o potenciales) y, en el caso del hospital, a los pacientes y a la población del área o del territorio al que se desea servir. Deben estudiarse sus necesidades y valorar si el hospital es capaz de ofrecer los servicios que pueden satisfacer esas necesidades. A partir de ahí se deberán diseñar o rediseñar los servicios para que se adapten y respondan adecuadamente a los requerimientos y expectativas de los clientes. Si se consigue, deberá intentarse que dichos clientes accedan en tiempo y lugar oportunos a los servicios que se ofrecen. Para ello, se deberán adoptar decisiones respecto a la manera de organizar las diferentes actividades. Por último, se deberán dar a conocer al público diana los servicios y sus características para facilitar el uso apropiado de éstos. Así quedan enunciadas las cuatro funciones del marketing: análisis de necesidades, política de productos, distribución y comunicación.

Aunque en un hospital no exista un departamento de marketing como tal, muchas de las funciones de marketing, que describimos más adelante, son desarrolladas por el gerente, el equipo directivo o unidades específicas de admisión, de comunicación, de estudios, de planificación, de calidad, etc., según la tradición y las posibilidades de cada centro, pero al no existir un departamento de marketing que coordine todas estas funciones, ofreciendo una visión de conjunto, resulta difícil obtener todo el potencial de estas herramientas y es difícil que sean coherentes con la estrategia del centro, se adapten con rapidez a los cambios o innovaciones y, sobre todo, se mantengan a largo plazo.

HERRAMIENTAS DEL MARKETING

Análisis de necesidades

Concepto de cliente

Para prestar un servicio adecuado es preciso conocer bien a nuestros clientes. ¿Qué es un cliente? Es la persona, grupo de personas, institución, etc., a las que pueden satisfacer una necesidad, un problema, los servicios que les ofrece el hospital. En un restaurante, los clientes son los parroquianos o comensales que acuden a satisfacer su necesidad de comer y beber; en un avión son los pasajeros; en una universidad son los alumnos, etc. En un hospital son, en primer lugar, los pacientes, pero no podemos olvidar que la institución también tiene otros clientes, los internos, el propio personal del hospital que tiene unas necesidades que es preciso satisfacer, y en la medida en que la institución las satisfaga, éstos responderán mejor a las expectativas del cliente final que es el paciente.

En el caso de la sanidad, el paciente es el *cliente final.* Es el que tiene una necesidad de atención médica y solicita ayuda. A cambio de esa ayuda, el hospital recibirá una compensación. Es posible que el cliente pague directamente (servicio privado individual) o que otro pague por él, una tercera persona intermediaria entre el paciente y el médico. Aparece así una cadena de relaciones entre clientes y proveedores.

Cadena clientes/proveedores

Lo que ocurre en el servicio público es que el paciente, en general, no paga en el momento de recibir el servicio. Las funciones de *consumidor y comprador,* que en la compra de un producto privado (piso, corbata o desayuno en el bar) van unidas, aquí se desdoblan. Los ciudadanos deben aportar obligatoriamente a un fondo común (haciendas públicas) mediante impuestos y cotizaciones para que entre todos, a través de un mecanismo de representación política, se decida qué tipo de servicios se pueden financiar (compra) y cómo se va a organizar su prestación (provisión). Los parlamentos eligen gobiernos y éstos, a su vez, ministros o consejeros de sanidad. Y estos representantes de los ciudadanos van a organizar la prestación de los servicios. A veces lo harán de forma *integrada,* a través de agencias públicas los servicios de salud de las comunidades autónomas, que desarrollan redes de hospitales y centros de salud. Otras veces lo harán de forma concertada mediante contratos con hospitales (públicos o privados), a través de compañías de seguros (esquema de Muface), que a su vez desarrollan centros propios o conciertan con otros centros y profesionales, o a través de entidades colaboradoras (mutuas patronales o empresas colaboradoras) o entidades diferentes.

También en la sanidad pagada privadamente puede haber una relación directa con el profesional sanitario o una relación indirecta, contratando una póliza de seguros o acudiendo a un centro determinado, que a su vez contratarán profesionales sanitarios.

Se establece así una *cadena de clientes y proveedores*. Cada hospital deberá conocer y analizar bien esta cadena (o redes de cadenas) de clientes, para estudiar las características y necesidades particulares de cada uno de ellos: sus expectativas, sus requerimientos y su disponibilidad de pago o financiación. Si se trata de un hospital público, deberá conocer bien a sus clientes finales actuales o potenciales (el área de población adscrita como punto de partida), pero, además, las posibilidades financieras (capacidad de pago o presupuesto de ingresos y gastos) de la entidad matriz, y negociar un *contrato programa* donde se especifiquen los servicios que hay que ofrecer en cantidad y calidad, y su precio. La oferta que hay que realizar deberá estar adaptada a las posibilidades económicas del ámbito y del momento concreto. En cada caso los hospitales deberán negociar con la agencia delegada por el gobierno regional para asignar los recursos para sanidad, en los presupuestos anuales, y, al final, los gobiernos deberán presentar sus propuestas a los respectivos parlamentos, con una previsión de presión fiscal y contributiva determinada.

En algunas reformas organizativas (Reino Unido y algunas experiencias en España), las agencias públicas delegan la capacidad de asignar presupuesto (comprando servicios hospitalarios) a las áreas sanitarias o a los centros de atención primaria. En otros países (Francia), los pacientes tienen la posibilidad de acudir libremente a cualquier hospital y solicitar el reembolso. En cada caso, el hospital deberá analizar sus diferentes clientes finales e intermediarios para diseñar su estrategia.

Además de conocer a estos clientes directos (finales o intermediarios), se deberán efectuar también análisis de otras personas o instituciones que pueden influir en la contratación de servicios (clientes indirectos): los familiares y amigos de los pacientes; otros hospitales que solicitan servicios; los médicos de atención primaria que aconsejan a los pacientes utilizar uno u otro centro y opinan sobre ellos, y las personas e instituciones que pueden influir en las decisiones sobre asignación presupuestaria (opinión pública, líderes locales o regionales, etc.

Concepto de mercado

Cuando se utiliza la palabra «mercado», se pueden identificar varios conceptos:

1. Conjunto de clientes actuales/potenciales, es decir, pacientes finales y clientes intermediarios (personas e instituciones que necesitan los servicios del hospital y están dispuestos a pagar sus costes).
2. Lugar donde se realiza el intercambio (ámbito geográfico donde va a concurrir el hospital para ofrecer sus servicios).
3. Mecanismo de asignación de recursos, es decir, ¿quiénes toman la decisión de asignación de recursos a un hospital? Normalmente se afirma que el mercado asigna los recursos cuando deciden los particulares (gasto privado), mientras que en las instituciones públicas (gasto público) decide el Estado.
4. Volumen de actividad/ventas (¿qué cantidad de servicios presta el hospital? o ¿qué cuota de mercado tiene en relación con el volumen total en su ámbito de referencia?).

La empresa debe conocer bien el mercado en que se va a mover y al que pretende servir.

La primera herramienta del marketing es, precisamente, el análisis del mercado: el estudio de las personas a las que el hospital quiere ofrecer sus servicios, sus necesidades, sus expectativas y sus deseos, con el objetivo de enfocar correctamente la estrategia de la institución; el análisis de los mecanismos de asignación de recursos y el conocimiento de las diferentes instituciones y de los volúmenes de actividad. Para ello, el hospital debe dotarse de un adecuado *sistema de información*. Este sistema debe incluir todos aquellos datos (y sólo aquellos) que sean útiles y necesarios para la toma de decisiones. Y comparables con los de sus competidores. Para realizar un adecuado análisis de las necesidades, se incluirán en el sistema de información datos acerca de los siguientes elementos:

Análisis de la demanda. *Población.* Clientes finales y usuarios del centro (características demográficas y tendencias). ¿Cuánta población se va a atender? En función de este dato se podrá dimensionar el hospital y los servicios necesarios (comarcal, provincial, regional, etc.). ¿Cuál es su distribución por edades?, ¿es joven, con tasas de natalidad altas?, ¿es población anciana? ¿Interesa atraer a pacientes de otros ámbitos, de otras regiones y de otros países? Si se trata de un centro especializado, se deberá segmentar el mercado y analizar el segmento de población a la que se quiere dirigir los servicios o programas. Estos datos condicionarán el diseño de los servicios del hospital.

Clientes intermediarios (características, expectativas, preferencias). En un sistema público son quienes van a decidir la asignación de recursos (vía presupuesto inercial, contrato programa, discusión de precios, discusión de inversiones, discusión de plantillas, etc.) y también la carga de trabajo (población asignada, vías de acceso, etc.). Ellos deben conseguir para la población el mejor servicio, de calidad adecuada, al menor coste, por lo que el hospital tiene que conocer sus prioridades y previsiones, y ayudarles a resolver sus problemas.

Familiares de los pacientes. Serán muy importantes en población infantil. En general, perciben una serie de aspectos de la atención (informatización general, hostelería, etc.), y con su opinión van a generar confianza o desconfianza en el centro.

Economía (situación local, regional, nacional e internacional; previsiones). La situación económica condicionará el desarrollo del sistema sanitario y del hospital. ¿En qué coordenadas debemos actuar?

Geografía (elementos que pueden influir en el diseño de la oferta). Aislamiento, buenas comunicaciones y atascos son características que pueden influir.

Morbimortalidad (características y tendencias). Es fundamental que se conozcan y se estudien estos datos, ya que son los específicos para los servicios sanitarios.

Opinión pública (opinión de los clientes y de los clientes intermediarios). ¿Qué piensan las personas que utilizan los servicios, sus familiares, los líderes de opinión y la población en general? Se debe hacer una planificación de instrumentos de recogida y análisis de estos datos para intentar dirigir los servicios en relación con las preferencias de los pacientes, en la medida en que sea posible. Una manera sencilla y necesaria de conocer la opinión es conversar con pacientes en las salas de espera de consultas o cuando están ingresados. En nuestra experiencia, un directivo obtendrá una información valiosa dedicando un tiempo cada día a esta práctica.

Situación política (centros de toma de decisiones y previsiones). La situación de estabilidad, de crisis, de coaliciones, etc., condicionará el desarrollo de políticas sanitarias y éstas afectarán directa o indirectamente al hospital.

Desarrollo cultural y social. Los valores, las creencias, las modas, las tendencias en pautas de relación y vida familiar, las condiciones de trabajo, el tamaño de la vivienda, etc., van a influir en las pautas de consumo de servicios sanitarios y van a exigir del hospital que diseñe sus productos para responder a esas realidades: programas especiales para ancianos, horarios de consulta más abiertos y flexibles, hospitalización a domicilio, cirugía ambulatoria, consejo telefónico, etc.

El análisis de la demanda debe ser constante y estar atento a todos los factores que hemos analizado anteriormente ya que estamos viviendo unos años de intenso cambio en los patrones tanto demográficos como epidemiológicos y sociales, el incremento de la inmigración que al mismo tiempo ha llevado al incremento de la natalidad, a patologías no habituales en nuestra población, a costumbres y hábitos de vida distintos a los nuestros, el llamado turismo sanitario y la mayor facilidad de accesibilidad con la tarjeta sanitaria europea, la constante evolución en nuevas tecnologías, la modificación de las expectativas de los clientes y la necesidad de comunicación con pacientes y familiares de otras lenguas, así como con profesionales de distintos países, hace que la oferta deba evolucionar para acomodarse a esta demanda en continuo cambio, con mayor nivel de exigencia.

Además, no podemos olvidar que para los ciudadanos la sanidad es el área de máximo interés por delante de la educación, la seguridad ciudadana, la vivienda o las pensiones (tabla 6-1).

Análisis de la oferta. *Sistema sanitario,* dónde está enmarcado el hospital. Sus características de financiación y de organización. Los niveles de toma de decisiones. Los flujos de pacientes.

Hospital y, si es parte de otra entidad, la entidad matriz (estructura, organización o estrategia): Servicios Regionales de Salud, Cruz Roja, *Asisa, Alianza,* etc. Su historia, su misión institucional y su estrategia. Lo mismo respecto al hospital. Su dimensión, sus características y sus puntos fuertes y débiles.

Productos (unidades, servicios y costes/precios). ¿Qué es lo que sabemos hacer bien? ¿En qué productos nos podemos diferenciar?

Competidores (tipología, estrategias y productos). ¿Qué es lo que ellos hacen mejor que nosotros? ¿Cuáles son sus líneas de desarrollo? Hay que estar atentos para copiar todo aquello que sea interesante. Un directivo debe fijarse en cualquier institución sanitaria (o en otras empresas de servicios) que visite y en todos los aspectos de funcionamiento que pueda incorporar a su institución. Lo mismo puede indicarse respecto a otros sectores de servicios (hostelería, transportes, etc.) que puedan enseñar cosas útiles. Las técnicas de *benchmarking* (pa-

Tabla 6-1. Intereses de los ciudadanos

	1995	1996	1997	1998	1999	2000	2001	2002	2003	2004
Defensa	1,6		1,0	1,3	1,3	1,2		1,2	0,8	1,1
Educación	22,2		21,8	22,8	23,2	24,2		21,8	19,7	20,7
Sanidad	36,1		31,8	32,7	32,3	33,7		31,0	30,2	31,4
Vivienda	9,4		10,3	11,3	12,1	12,1		13,4	17,8	18,0
Pensiones	12,3		16,1	14,6	14,4	14,9		12,0	11,1	10,5
Transporte	0,5		0,6	0,5	0,6	0,8		0,4	0,8	0,6
Seguridad ciudadana	14,8		13,3	11,9	11,7	13,1		15,5	14,1	12,4
Otras áreas	2,8		4,3	4,0	3,5			3,7	4,3	2,0
NS	0,5		1,0	0,9	0,9			1,0	1,3	2,9
NC	1,6		1,0	1,3	1,3	1,3		1,2	0,8	0,5

Fuente: Instituto de Información Sanitaria. Ministerio de Sanidad y Consumo (sobre el total de respuestas. Datos de 1996 y 2001 no disponibles).

trones de referencia de mejor práctica) ayudarán en el proceso de mejora continua que todo hospital debe perseguir.

La información debe ser lo más fiable, más escueta y más actualizada posible. Es preciso presentar en forma sencilla, apoyada en gráficos que muestren tendencias y comparaciones significativas. Una información excesiva es indigerible. Cada nivel de toma de decisiones deberá contar con la información elaborada de los datos relevantes para su respectivo nivel, en tiempo adecuado (una información muy buena que, si llega tarde, es perfectamente inútil).

Para llevar a cabo un plan de marketing y buscar las áreas de mejora, hay que conocer la opinión de nuestros clientes respecto al servicio que se les presta.

En cuanto al Sistema Sanitario Público, en España, en 1993, el 19,8% pensaba que en general funcionaba bastante bien, el 32,8% pensaba que funcionaba bien pero necesitaba cambios y el 29,5% pensaba que necesitaba cambios fundamentales; estos porcentajes han pasado a ser en el año 2004 del 19,8, el 47,1 y el 27,1%, respectivamente.

La valoración global de los Servicios Sanitarios Públicos en los años 2002-2004 se ha incrementado, pasando de un 5,94 a un 6,12 (tabla 6-2).

Política de productos

Algunas de las preguntas más habituales en la gestión clínica son las siguientes: ¿hay producto o no hay producto?, ¿podemos producir servicios en calidad y cantidad suficiente para satisfacer de forma adecuada la demanda de nuestros clientes?, ¿disponemos de los estándares y la gama de servicios requerida? y ¿ofrecemos costes/precios aceptables?

Producto sanitario

Para definir el concepto de «producto sanitario» es preciso determinar los conceptos de «valor económico», «necesidad», «producto», «bienes» y «servicios».

Tabla 6-2. Valoración del sistema sanitario público en España

	1995	1996	1997	1998	1999	2000	2001	2002	2003	2004
En general funciona bastante bien	20,7		21,3	19,9	21,8	21,6		18,4	18,6	19,8
Funciona bien, pero necesita algunos cambios	40,6		41,1	43,1	44,7	46,1		47,7	47,6	47,1
Necesita cambios fundamentales, aunque algunas cosas funcionan	28,2		28,4	28,4	25,4	25,9		27,3	27,0	27,1
Necesitaríamos rehacerlo completamente	9,6		7,7	7,3	6,7	6,5		5,5	5,6	5,0
NS	0,8		1,5	1,1	1,3			0,8	1,1	0,8
NC	0,1		0,1	0,2	0,2			0,3	0,2	0,1

Fuente: Instituto de Información Sanitaria. Ministerio de Sanidad y Consumo (sobre el total de respuestas. Datos de 1996 y 2001 no disponibles).

Valor (económico) es la capacidad que tiene una cosa (objeto o proceso) de satisfacer una necesidad o de resolver un problema. Las cosas con valor pueden ser naturales, como el agua, el aire, el sol, etc., o ser producidas por el hombre, como una presa, una silla, un viaje en tren, etc.

Necesidad es la carencia de una cosa que resulta precisa para la vida, el bienestar o la felicidad: agua (sed), alimento (hambre), abrigo (frío), salud (enfermedad, dolor o incapacidad), etc.

Productos son objetos o procesos que aportan valor (capacidad de satisfacer necesidades) y son producidos por el hombre. Los productos que podemos tocar (objetos) los llamamos *bienes,* y los que no podemos tocar (procesos), *servicios.*

Los productos sanitarios son servicios. Son actividades o procesos, realizados por el hombre, que sirven para satisfacer necesidades. La necesidad deriva de una carencia, pérdida de equilibrio o pérdida de salud, que se traduce en dolor, incapacidad o dificultad para llevar a cabo las funciones normales (andar, comer, respirar, comunicarse, trabajar, etc.). Frente a esta carencia, esa dificultad o ese problema, el hombre (enfermo) busca ayuda. En las sociedades modernas esa ayuda la ofrecen profesionales (médico, enfermera, técnico, etc.) e instituciones especializadas (hospitales, centros de salud, etc.).

Los *productos sanitarios* son procedimientos diagnósticos, terapéuticos, preventivos y rehabilitadores que componen la atención sanitaria. Estos procedimientos se llevan a cabo en un determinado centro por unos profesionales, mediante una serie de contactos que podemos denominar aspectos complementarios de la atención.

Características de los productos sanitarios

En la *atención sanitaria,* en el centro del producto sanitario está la relación entre un profesional sanitario (médico, enfermera, etc.) y un paciente. El paciente necesita conocer qué le ocurre, aliviar su dolor, curarse recuperando la función perdida y encontrar comprensión y apoyo. El profesional tiene también expectativas de realización personal, de reconocimiento, de remuneración, etc. La labor directiva en una institución sanitaria deberá intentar crear las condiciones para que esta relación sea satisfactoria. Para ello, el directivo de un hospital debe conocer bien la relación *médico-paciente.* Es una relación especial de una persona que sufre, que está en situación de minusvalía y dependencia, que no sabe lo que le puede ocurrir y que se pone en las manos de otro profesional, confiando en él su vida. El médico, por su parte, tiene unos saberes y una técnica, pero debe tratar con personas que sufren y le comunican su angustia. Es una relación mucho más delicada y difícil que la que se produce en otro tipo de servicios (hostelería, transporte y comercio), que cambia en función de los cambios culturales y tecnológicos, y que la institución hospitalaria tiene que cuidar porque es el corazón, la esencia, de los servicios sanitarios.

Al hablar de clientes, señalamos la separación de los roles de paciente y comprador del servicio. El paciente (cliente final) solicita ayuda al médico del hospital, pero en general no va a cerrar el trato con él directamente. El médico va a recibir la compensación por su trabajo de las personas que le han contratado en el hospital. Y, en muchos casos, el salario y las condiciones profesionales (promoción) van a depender de otras instituciones superiores (la entidad gestora o el *holding).* Su relación con el paciente se desdobla; por una parte, le presta el servicio, pero, por otra, no le cobra al paciente, sino que cobra de una institución, que a su vez negocia y cobra de otras instancias, y al final éstas, a su vez, del contribuyente. Esta separación afecta a la relación médico-paciente. Por eso la dirección del hospital tendrá que diseñar mecanismos para que se generen estímulos que favorezcan una relación positiva. De la relación entre profesionales y la institución nos referiremos más adelante.

La atención médica comprende una serie de componentes:

1. Aspectos profesionales, que incluyen preparación profesional, trato humano, disponibilidad, tiempo de atención e información clínica.
2. Instalaciones médicas, que incluyen aparatos, instrumentación y locales.
3. Procedimientos, que se refieren a los protocolos de atención.
4. Gestión de pacientes, que se refiere al proceso de atención conectando los diferentes procedimientos, en diferentes fases (secuencia de servicios, agilidad y simplicidad).

Todos estos componentes deben ser cuidados y perfeccionados continuamente.

La atención sanitaria es, sin duda, la parte principal del producto sanitario, pero además (no en vez de) es preciso tener en cuenta una serie de componentes que le añaden valor y sin los cuales no es un buen producto ni un buen servicio:

1. Accesibilidad (que comentaremos más adelante en «Distribución»).
2. Entorno, que incluye las características de edificio y locales, amplitud, comodidad, ambiente, mobiliario, decoración, comida, lencería, etc.
3. Información institucional, respecto a los servicios disponibles, tiempos de atención previstos, alternativas, circuitos, garantías, etc.
4. Organización general, logística, emplazamiento, almacenes y suministros, mantenimiento, etc.

A la hora de diseñar y organizar un servicio sanitario deberemos tener en cuenta tanto los aspectos de atención sanitaria (el núcleo del servicio) como los aspectos complementarios, buscando una calidad adecuada en ambos aspectos (calidad total). La sanidad pública falla más en estos aspectos complementarios, por lo que en este caso deberá hacerse un esfuerzo de superación. Los responsables del hospital deben observar cada día el proceso de atención que recibe un paciente concreto desde que requiere sus servicios y deben preguntarse: ¿cómo les gustaría que les atendieran a ellos o a una persona querida, desde todos los puntos de vista? Y aquí lo más importante será cubrir las necesidades médicas, pero teniendo en cuenta también las preferencias del paciente (capacidad de elección, horarios, intimidad, información, etc.). El marketing debe ayudar a encontrar el mejor equilibrio posible, para lo cual es importante conocer la opinión de los usuarios de los servicios hospitalarios (tabla 6-3).

De esta información se puede concluir cuáles son las áreas que hay que mantener y potenciar por su elevada puntuación y, por lo tanto, con las que podremos competir con otros proveedores, y aquellas otras que hay que mejorar para hacer de nuestro hospital un centro de calidad excelente.

Tabla 6-3. Asistencia prestada en los hospitales[a]

	1995	1996	1997	1998	1999	2000	2001	2002	2003	2004
Aspectos de hostelería	7,1		6,8	6,6	6,7	6,7		6,1	6,1	6,4
Trámites administrativos para el ingreso	6,2		6,1	6,0	6,3	6,3		5,7	5,8	6,0
Tiempo de demora para el ingreso no urgente	4,6		4,1	4,1	4,2	4,3		4,1	4,0	4,3
Los cuidados y atención por parte del personal médico	7,6		7,4	7,4	7,4	7,5		6,8	7,0	7,1
Los cuidados y atención del personal de enfermería	7,7		7,5	7,5	7,5	7,6		6,9	7,0	7,2
El número de personas que comparten habitación	5,9		5,3	5,5	5,5	5,6		5,2	5,3	5,4
El trato recibido del personal no sanitario	7,6		7,4	7,4	7,4	7,4		6,7	6,9	6,9
El equipamiento y medios tecnológicos existentes en los hospitales	8,2		8,3	8,2	8,3	8,2		7,5	7,5	7,7
La información recibida sobre la evolución de su problema de salud	7,4		7,3	7,3	7,3	7,3		6,7	6,9	7,1

[a]Escala de 1 a 10 (1 para lo que se valora totalmente insatisfactorio y 10 para lo totalmente satisfactorio).
Fuente: Instituto de Información Sanitaria. Ministerio de Sanidad y Consumo (sobre el total de respuestas. Datos de 1996 y 2001 no disponibles).

Tipos de productos sanitarios

Podemos diferenciar productos elementales (intermedios), como una radiografía, un análisis, una exploración o una prescripción, y productos completos (proceso de atención, que incluye diagnóstico, pronóstico y tratamiento).

A su vez, podemos catalogar los productos sanitarios por niveles de atención (atención primaria, atención especializada, urgencias y salud pública), por especialidades, por tipos de servicio, etc.

En los hospitales, cada proceso de atención a cada uno de los pacientes es distinto, puesto que cada persona es diferente a otra. Aunque un paciente sufra la misma enfermedad que otro (p. ej., apendicitis), la edad del paciente, su estado inmunitario y otros factores van a influir en la forma de presentarse dicha enfermedad y en la evolución a un tratamiento. Por este motivo requerirá cuidados personalizados, aunque se puedan realizar protocolos de atención que tratan de estandarizar los procedimientos corrientes. Cada paciente requiere, por lo tanto, tiempo de atención de médico y de enfermera, y otros profesionales, una medicación y unos procedimientos particulares, «a medida».

Sin embargo, para establecer sistemas de contratación de servicios y sistemas de pago a los hospitales, se han establecido sistemas de clasificación de productos, agrupando tipos de atención. Una clasificación de productos básica, muy utilizada en las décadas de 1970 y 1980 para contabilizar la actividad de un hospital, y en su caso, pagar a hospitales concertados, es la de *consulta* médica (primera consulta, sucesivas consultas, consultas urgentes) y estancia (un día de hospitalización de un paciente, con una comida principal). Otra forma de contabilizar la actividad de un hospital es crear una unidad que sintetizara el valor de las consultas y de las estancias, de forma ponderada: unidad sanitaria, unidad básica asistencial, unidad ponderada de asistencia, etc. Otra manera es contabilizar los procesos de atención completos en consulta (enfermo atendido) o en hospitalizaciones (enfermo ingresado). También se puede contabilizar (y pagar por) procedimientos diagnósticos (exploración) o terapéuticos (prostatectomía). Finalmente, se puede agrupar a enfermos atendidos por grupos de patologías, relacionadas por complejidad (grupos diagnósticos relacionados o similares). A su vez, es posible ordenar estas clasificaciones por especialidades: ginecología, medicina interna, cirugía cardíaca, radiodiagnóstico, etc., y por subespecialidades, unidades o procedimientos. La *cartera de servicios* del hospital incluirá los diferentes tipos de atención (y los estándares) que ofrece la institución.

En el caso de los hospitales del Sistema Sanitario Público, esta cartera de servicios podrá ser complementaria a la básica y común del Sistema Nacional de Salud, acordada con las comunidades autónomas en el seno del Consejo Interterritorial de diciembre de 2005, y que se regulará a través de un Real Decreto del Ministerio de Sanidad y Consumo.

Actualmente las prestaciones básicas están reguladas por el RD 63/1995 de Ordenación de Prestaciones y la Ley de Cohesión y Calidad.

Cada tipo de servicio y los diferentes estándares de servicios consumen unos recursos de personal, de medios materiales, etc., que tienen unos costes. Estos costes pueden calcularse para cada atención individual, para cada procedimiento o para el conjunto de la institución. Pueden establecerse así las necesidades de financiación del hospital que cubrirán los costes de producción (más un margen para la reinversión, y si es una institución privada, para generar beneficios). A partir de aquí pueden establecerse los precios unitarios por producto, por procedimiento, por consulta, etc., o por presupuesto global (el conjunto de actividades del hospital puesto al servicio de la institución financiadora, con un compromiso de rendimiento determinado).

La política de productos debe valorar la conveniencia de invertir en la creación de una marca, una denominación para un producto (hospital, servicio, unidad o programa) cuando se trate de un producto novedoso o cuando se pretenda comunicar a la población que un producto incorpora nuevos valores, como por ejemplo institutos clínicos; servicios o unidades asistenciales de referencia para determinadas patologías. La marca es útil si el producto es de calidad. Entonces interesa que la población y los clientes conozcan e identifiquen ese producto. En el caso del hospital, esa identificación reforzará el aprecio por el centro y dará más fuerza a su estrategia. El orgullo de marca refuerza también el de pertenencia a la institución.

Distribución

La función de distribución consiste en hacer accesibles los servicios que prestamos a los clientes, en tiempo y lugar adecuados. En marketing hospitalario deberemos estudiar la accesibilidad y el personal de ventas.

Accesibilidad

Supongamos que se ha diseñado un buen hospital, con servicios modernos, buenos profesionales, buenas áreas de diagnóstico, etc., pero la población no puede acceder por alguna razón. El servicio será inútil y no podrá utilizarse.

La accesibilidad puede categorizarse en económica (si los clientes han de pagar para poder acceder, como en un hotel, la accesibilidad dependerá de los precios y de la capacidad de pago; esto se plantea en los servicios privados); *geográfica* (tiempo de llegada al centro sanitario, no sólo distancia kilométrica, sino medios de transporte, etc.); *burocrática* (circuitos asistenciales, requisitos de admisión, zonas, papeleo, horarios); *lista de espera* (tiempo que se tarda desde que se reconoce la necesidad de una atención —como una intervención quirúrgica— hasta que se cita al paciente para esa intervención), y *tiempo de espera* (tiempo que se tarda desde que se llega al centro hasta que se recibe la atención requerida).

En los hospitales públicos españoles, como consecuencia del aumento de la demanda de servicios producido principalmente por la universalización de la atención sanitaria pública, también por el envejecimiento de la población y por un aumento de la capacidad diagnóstica y terapéutica de la medicina, se ha creado un desequilibrio con la capacidad de la oferta asistencial, por lo que se generan listas de espera excesivas. Este aspecto es el peor valorado en las encuestas de opinión pública desde 1990 hasta la actualidad. Los últimos datos del Barómetro Sanitario correspondiente al año 2004 siguen poniendo de manifiesto que es el principal problema del Sistema Nacional de Salud, a pesar del esfuerzo que los servicios de salud están realizando y la regulación normativa que la mayoría de las comunidades autónomas han llevado a cabo a través de Leyes de Garantías de Tiempo de espera.

Según los datos publicados de la lista de espera quirúrgica de 16 comunidades autónomas, junto con Ceuta y Melilla, correspondientes al primer semestre de 2005, de acuerdo con los criterios establecidos en el RD 605/2003 del Ministerio de Sanidad y Consumo de medidas para el tratamiento homogéneo de la información sobre las listas de espera en el Sistema Nacional de Salud, para el conjunto del sistema, el total de pacientes en lista de espera para una intervención era de 406.661, con un tiempo medio de espera de 79 días, si bien el porcentaje de personas que esperan por encima de 6 meses ha disminuido.

Por todo ello, los tiempos de espera deben ser preocupación especial de los directivos hospitalarios a la hora de plantear su oferta (tabla 6-4).

Tabla 6-4. Tiempos de espera

	Número de pacientes	Tiempo medio de espera (días)	Porcentaje > 6 meses
Diciembre, 2003	384.558	81	9,16
Junio, 2004	384.115	75	8,73
Diciembre, 2004	391.445	78	9,16
Junio, 2005	406.661	79	8,51

Fuente: Ministerio de Sanidad y Consumo.

En la tabla 6-5 se indica la opinión de los ciudadanos sobre la evolución del problema de las listas de espera en los últimos 3 años.

Finalmente, en la tabla 6-6 se indica lo que opinan sobre las actuaciones que las Administraciones públicas están realizando.

También hay que considerar los horarios más convenientes, la simplificación burocrática, el cumplimiento de las citaciones, etc. Todos estos factores son muy importantes y deben mejorarse continuamente, aunque no conviene olvidar que la principal barrera histórica para acceder a unos servicios de calidad, la económica, ha sido superada finalmente en 1989, con la ya citada universalización.

Pero también pueden ser necesarias acciones para moderar la demanda o canalizarla a otros servicios más adecuados (sanitarios o no sanitarios). Habrá que conjugar el deseo del paciente de recibir una atención segura, completa, rápida y, a ser posible, en un solo día con las disponibilidades de financiación (oferta) de servicios y la necesidad de priorizar por gravedad o urgencia, así como acercar los servicios sanitarios a la población, ampliar los servicios de atención domiciliaria reduciendo los días de ingreso hospitalario a los imprescindibles o desarrollar unidades de corta estancia, lo que redundará en beneficio para el hospital, para el paciente y sus familiares.

Personal de ventas

En el mundo de la producción de bienes, los productos se fabrican en una planta y se reparten a través de unos canales de distribución, comercios, especializados en vender. Hay un personal de ventas entrenado para vender discos, ropa, coches o medicamentos, que anima al cliente a tomar su decisión de compra. Una vez comprado, después, el cliente utiliza o consume ese bien. La secuencia es producción-compra-consumo.

Tabla 6-5. Opinión del ciudadano sobre la evolución de las listas de espera

	2002	2003	2004
Ha mejorado	27,1	27,5	24,2
Ha empeorado	9,1	8,8	9,0
Sigue igual	46,6	47,7	49,6
NS	16,9	16,0	17,0
NC	0,2	0,2	0,2

Tabla 6-6. Opinión del ciudadano sobre la actuación de la Administración

	2002	2003	2004
Se están llevando a cabo acciones para mejorarlas	41,6	43,0	46,4
No se están llevando a cabo	22,3	29,6	30,1
NS	35,7	27,1	23,2
NC	0,4	0,3	0,3

Fuente: Instituto de Información Sanitaria. Ministerio de Sanidad y Consumo (sobre el total de respuestas. Preguntas no existentes en encuestas anteriores).

En el mundo de los servicios, lo primero es la elección de un centro (decisión de compra) y, luego, a la vez que se realiza el servicio (la clase en la universidad, la intervención quirúrgica o el juicio), se va utilizando o consumiendo por los clientes de aquél. La secuencia es compra-producción-consumo. Por eso el personal que está haciendo el servicio, el productor, al mismo tiempo lo está vendiendo. No hay una función diferenciada de personal de ventas. Puede haber, claro está, un grupo de ventas especializado en una gran institución, pero el principal vehículo para comunicar la conveniencia de utilizar un servicio sanitario o no serán los propios profesionales. El principal agente para enseñar a utilizar los centros sanitarios será el profesional sanitario. El principal informador, el principal consejero para decidir tomar un medicamento o aceptar una intervención quirúrgica, será el médico. Por este motivo es importante contar con estos profesionales a la hora de diseñar políticas de información y comunicación, para una utilización ajustada de los servicios adecuados. Volveremos sobre este punto cuando hablemos de *personal en contacto.*

Comunicación

Es la herramienta más conocida del marketing, ya que precisamente su función es comunicar. Existen muchas vías y técnicas de comunicación. Deberemos estudiar bien a quién dirigimos nuestro mensaje, cuál es el objetivo del mensaje, su diseño adecuado, el medio utilizado, etc. Dependiendo de la dimensión del hospital, convendrá disponer de un personal especializado y, además, se deberá contratar algún trabajo específico a grupos o empresas del sector de la comunicación. Conviene que la estrategia de comunicación se enmarque en la de marketing, al igual que ésta debe formar parte de la estrategia de empresa. Se pueden llevar a cabo acciones de comunicación de gran calidad que, aisladas, fuera de contexto, pierden la utilidad e incluso pueden ser contraproducentes.

La comunicación y, por lo tanto, la información que se transmite en el sector sanitario deben ser muy cuidadosas tanto en su contenido como en el modo de realizarlas, ya que nuestros clientes no se encuentran en muchos casos con los niveles de atención necesarios para captar o comprender la terminología ni las implicaciones que conlleva la información médica, por lo que hay que conjugar lo establecido en la Ley Básica 41/2002, reguladora de la autonomía del paciente y de derechos y obligaciones en materia de información y documentación clínica y las distintas normativas de las comunidades autónomas, que recogen la necesidad de consentimiento informado por parte del paciente, el documento de voluntades anticipadas o instrucciones previas o la carta de derechos y deberes, con las características de los pacientes, con los protocolos de actuación médica y la política empresarial (tabla 6-7).

La información es un área de mejora evidente para el conjunto de servicios sanitarios públicos:

1. *Publicidad.* Se pueden diseñar y contratar anuncios en diferentes medios. Dependerá del presupuesto disponible, del paquete de medidas que preveamos, etc. Puede ser en televisión (medio muy caro y prohibitivo para un hospital aislado) o en prensa escrita o radio (más accesibles). No es muy

Tabla 6-7. Información que facilitan los servicios sanitarios públicos

	1995	1996	1997	1998	1999	2000	2001	2002	2003	2004
La información que da la Administración sanitaria sobre los servicios que presta	5,5		5,4	5,2	5,3	5,1		4,6	4,8	4,8
La información acerca de los derechos y vías de reclamación de que disponen los usuarios	4,3		4,3	4,4	4,5	4,3		3,9	4,1	4,1
La información sobre medidas y leyes adoptadas por las autoridades sanitarias	4,4		4,4	4,4	4,5	4,3		3,9	4,1	4,2
La información emitida a través de las campañas dirigidas a la población sobre los principales problemas de salud	5,8		5,7	5,6	5,7	5,5		5,0	5,3	5,4
La información disponible sobre qué trámites realizar para acceder al especialista o ingresar en un hospital	5,4		5,4	5,4	5,5	5,4		4,8	5,0	5,1

Fuente: Instituto de Información Sanitaria. Ministerio de Sanidad y Consumo (sobre el total de respuestas. Datos de 1996 y 2001 no disponibles).

aceptado gastar dinero público en publicidad. Solamente se acepta esto para campañas de educación sanitaria. En cambio, se aceptará para dar a conocer un hospital privado.

2. *Promoción.* Acciones destinadas a dar a conocer un producto o servicio, ofreciendo ventajas en precio o en cantidad (ofertas, rebajas y regalos). Se puede regalar un bolso de aseo a los pacientes o un ramo de flores a las madres. Se puede hacer una fiesta de reyes para los niños, hacer talleres artísticos para los pacientes ingresados, felicitar a los pacientes ingresados el día de su cumpleaños con un pequeño detalle, etc. También se puede diseñar una oferta de atención más rápida en los momentos del día, de la semana o del año menos solicitados (noches, fines de semana y verano). El personal de marketing deberá imaginar posibilidades de utilización de esta herramienta en función de las características de la institución.

3. *Información.* Se puede transmitir información a través de diferentes soportes y vehículos: medios de comunicación (ruedas de prensa para presentar algunos éxitos terapéuticos, declaraciones, reuniones científicas que tienen trascendencia al público, etc.), publicaciones y otros soportes (revistas del hospital, folletos informativos; soportes de comunicación de muchos tipos, camisetas, bolígrafos, papelería e Internet; correo, dirigiendo cartas a los clientes del centro al alta, al felicitar las fiestas y comunicando novedades del hospital, a los profesionales del área, etc., y participación en congresos instalando un espacio, aportando comunicaciones, etc.).

4. *Soporte físico.* Todo comunica en el mundo de los servicios, o como publicita en su lema la cadena de hoteles NH, «Hay que cuidar el detalle». Cualquier detalle, por nimio que parezca, está comunicando. Hay que procurar una buena calidad del servicio hospitalario, cuidando todos los aspectos que percibe el cliente: limpieza, decoración, mobiliario, carteles e indicaciones, colores, música, etc. Debe procurarse mejorar continuamente el ambiente del hospital. Cada vez éste tiene más importancia para las personas, conforme se van consiguiendo mejores estándares en la vida cotidiana (en casa, en el tren de cercanías, en la tienda, etc.). La exigencia aumenta, el primer impacto sobre la calidad procederá del soporte físico y esa primera impresión condicionará el juicio de los clientes. Puesto que los servicios, por definición, son intangibles, el cliente los conoce a través de estos elementos de comunicación, que son cercanos y familiares, y que le permiten interpretar. Será importante, por ejemplo, que las indicaciones y carteles sean claros (que una persona mínimamente alfabetizada pueda orientarse y moverse por el hospital sin tener que preguntar muchas veces) y hay que tener muy en cuenta a las personas discapacitadas que son aún más vulnerables en un medio tan especial, por las circunstancias que concurren, como es un centro sanitario; será importante que, si hay un papel en el suelo, cuando lo vea algún empleado (no sólo los de la limpieza), lo recoja, y que se cuiden las paredes, los jardines y los muebles. Todos estos elementos reflejarán la cultura del centro.

5. *Personal en contacto.* Es todo el personal que está en contacto con los clientes de forma directa: celadores de la puerta, personal administrativo de admisión e información, médicos, enfermeras, técnicos, auxiliares de enfermería, etcétera. Todo este personal deberá cuidar su aspecto físico, el uniforme y la cortesía. Son maneras de comunicar al paciente nuestro respeto e interés por él. Por supuesto, no sustituyen la calidad técnica en una intervención quirúrgica, pero forman parte de una cultura de la institución.

Ya imaginamos que, para que el personal quiera realizar una buena comunicación, deberá sentirse unido al hospital y que forma parte de un proyecto. Deberá importarle que el hospital sea apreciado por los pacientes, pero para ello el personal debe sentirse valorado y bien tratado por su institución. De ahí que la política de marketing sea tributaria de la de personal. En el mundo de los servicios, si el personal no está bien formado ni existe una política de participación, promoción y reconocimiento, no se podrá establecer una buena comunicación con los clientes. No se podrá instaurar un buen marketing y, por lo tanto, un plan de calidad total.

Aunque habitualmente el plan de marketing de una empresa se dirige al cliente externo, no podemos olvidar, según el concepto de marketing expuesto al inicio de este capítulo, que la clave está en el proceso de intercambio para obtener un mutuo beneficio y que una empresa, fundamentalmente las de servicios, no obtendrá o perderá posibles beneficios si el potencial más importante que tiene, que es su capital humano, no está satisfecho o no ve expectativas de futuro. Por consiguiente, al planificar la estrategia empresarial y el plan de marketing no podemos olvidar a este otro cliente interno que va a influir de forma decisiva en la satisfacción del cliente final, que es el paciente.

Todos los elementos y herramientas del marketing pueden y deben ser aplicados en la política de recursos humanos para conseguir la alianza necesaria entre la empresa y su personal. El plan estratégico del hospital, en el cual está inmerso el de marketing, debe dar a conocer a su personal lo que se espera de él para alcanzar sus metas, debe establecer la metodología para el análisis del entorno y de las necesidades de mejora de nuestra organización, tener un plan de formación adecuado a cada nivel, con un sistema de carrera profesional y de incentivación que permita la promoción y adecuación a las nuevas tecnologías, y a las nuevas exigencias del «mercado sanitario», que establezca unos cauces de participación para la mejora de la calidad y un plan de comunicación activo que haga que el profesional se sienta partícipe de la organización.

ORGANIZACIÓN DEL MARKETING EN EL HOSPITAL

Departamento de marketing

¿Cómo organizar las funciones de marketing en un hospital? No hay una única fórmula. Parece claro que el gerente debe estar muy implicado en la política de marketing. Parte de las acciones de marketing serán su responsabilidad o la de otros directivos de la institución, pero para que esas acciones tengan sentido y sean eficaces y eficientes, conviene que haya alguien dedicado al marketing que planifique, diseñe y coordine esas acciones. Un departamento de marketing debería incluir las personas o unidades que sepan llevar a cabo análisis de necesidades (diseñar, realizar o saber contratar, y saber analizar estudios de demanda, estudios de economía, estudios de opinión, comparación con otros centros, etc., preparando informes y recomendaciones claros y sencillos).

El departamento de marketing debe preocuparse por diseñar nuevos productos y por innovar. Normalmente, los nuevos servicios, técnicas, procedimientos, etcétera, procederán del campo de la dirección médica o de la enfermería: nuevos procedimientos diagnósticos, cirugía mayor ambulatoria, visitas a domicilio, etc., pero el departamento de marketing tiene que señalar las tendencias de la demanda y las preferencias de los clientes, detectar los aspectos que fallan en la gestión de pacientes, en la coordinación de servicios y en todos los factores que limitan la accesibilidad, y preocuparse por añadir valor a los productos, cuidando todos los aspectos complementarios. El departamento de marketing debe ser responsable de la comunicación, en todas sus facetas, dando una unidad a los mensajes y haciéndolos comprensibles, sencillos y coherentes. Una de las cosas que le ha faltado al marketing realizado a través de acciones de diferentes unidades es la coherencia de conjunto.

¿Qué perfiles profesionales pueden integrarse en la unidad de marketing? Depende de la dimensión del centro. Un gran hospital de más de 1.000 camas, con más de 2.500 empleados, debería contar en su departamento de marketing con: médico, enfermera, sociólogo, estadístico, periodista, decorador, economista y responsable de relaciones públicas. El departamento de marketing dependería directamente del gerente. De este departamento dependerían las unidades (si existen) de gabinete de prensa, estudios y planificación, publicaciones, información, relaciones públicas y servicios de atención al paciente. Si no existen, se podrían crear, añadiendo además la unidad de arquitectura interior y decoración. En un hospital más pequeño, estas funciones son asumidas por menos personas, por lo que se debe recurrir a un apoyo externo complementario (contrato de servicios, consorcio o entidad matriz).

Estrategia de marketing

La estrategia de marketing forma parte de la de empresa y del plan de calidad de la misma. Por consiguiente, la alta dirección del hospital es la responsable de definirla y asumirla. La estrategia de marketing ayuda a centrar la estrategia de la empresa en la satisfacción de las necesidades de los clientes. Éste es el objetivo. El adecuado uso de las herramientas de marketing requiere voluntad por parte de la dirección, selección adecuada del personal, formación continuada, investigación permanente y ánimo de superación. Una vez definida la estrategia, se deberán diseñar y llevar a cabo planes anuales que combinen los diferentes elementos, teniendo en cuenta el presupuesto disponible. El plan de marketing compondrá el conjunto de medios *(marketing mix)* más adecuado para el desarrollo de la estrategia.

BIBLIOGRAFÍA

Barranco FJ. Marketing interno y gestión de recursos humanos. Madrid: Pirámide, 2000.
Bohigas L. Control de gestión en el hospital. Barcelona: Fundación Avedis Donabedian, Barcelona, 1991; p. 25-8.
Chías J. Marketing público. Madrid: McGraw-Hill Interamericana, 1995; p. 4-9.
Cooper P. Health Care Marketing. Aspen, Gaithersburg (Maryland), 1994.
Lamata F, Conde J, Martínez B, Horno M. Marketing sanitario. Madrid: Díaz de Santos, 1994; p. 52-7.

7

Contratación de servicios. Contabilidad y cuadro de mando

D. Heras, P. Manasanch y Ll. Bohigas

CONTRATACIÓN DE SERVICIOS ASISTENCIALES

La contratación de servicios asistenciales no debería, en principio, ser muy distinta a la contratación de productos o servicios en otros sectores de actividad. El proceso de contratación se suele basar en un contrato en el que se define qué se compra, a qué precio, cómo se pagará, cómo se evaluará y qué requerimientos se exigirán a las empresas que provean el servicio. Para poder vender sus productos o servicios, las empresas deben valorar los costes de producción y, añadiendo el margen de beneficio, establecer un precio que les permita competir en el mercado. En ocasiones esta competición obliga a disminuir precios recortando el margen de beneficio; otras veces obliga a revisar el proceso de fabricación, con un análisis de todos los componentes, es decir, de cada uno de los productos intermedios que componen el producto final con el objetivo de ajustar sus costes, o realizar ambas acciones de forma simultánea.

Características propias de la contratación de servicios hospitalarios

Sin embargo, el hospital, como empresa de servicios, tiene una serie de singularidades que condicionan el proceso de contratación:

1. *Dificultad en identificar y valorar el producto* (output) *de las empresas sanitarias.* Los servicios asistenciales son «intangibles» y difíciles de cuantificar, por lo que no es fácil objetivar su impacto en la mejora de la salud.
2. *El hospital es una empresa multiproducto,* con tantos productos como pacientes. En este tipo de empresas, la multivariedad de los productos hace que su medición o agregación pueda ser una tarea muy compleja, dado que a cada paciente deberán aplicarse distintos productos para su diagnóstico o tratamiento, dependiendo de su enfermedad.

Los productos o servicios sanitarios son, además, de diversa tipología, distinguiendo entre *productos intermedios* y *productos finales.* Los productos intermedios son productos sanitarios «simples», como radiografías, análisis clínicos o menús, que forman parte de un proceso clínico, considerado un producto final, como un ingreso hospitalario, una visita de consulta externa o una urgencia.

Para poder avanzar en la contratación de los servicios asistenciales, hacía falta desarrollar sistemas de medición agregada del producto hospitalario, que permitan identificar y facturar unidades productivas, así como medir y comparar la productividad entre hospitales. Una de las primeras medidas agregadas de actividad fue la unidad básica de asistencia (UBA), desarrollada en Cataluña para reembolsar a los hospitales. Sin embargo, no es hasta la década de 1970 cuando en Estados Unidos consigue avanzar en parámetros de actividad que incorporen la variable riesgo y/o complejidad del producto, es decir, sobre el *case mix.* A comienzos de la década de 1980, y como consecuencia de diversos factores, existe ya un amplio consenso acerca del modelo conceptual de medición de la producción. A partir de 1983, la Administración norteamericana generaliza el empleo de los grupos relacionados de diagnóstico (GRD), como base de un nuevo sistema de pago prospectivo por caso y pasan a ser la norma en cuanto a sistemas de medición del *case mix* (v. anexo II).

Especialmente en el contexto sanitario público, la contratación de servicios sanitarios es un instrumento importante desarrollado en los últimos años para facilitar una asistencia sanitaria de calidad, garantizando la equidad y la eficiencia en la prestación de los servicios sanitarios, cuya demanda crece a un ritmo superior al de los recursos disponibles. La contratación de servicios sanitarios en el contexto público constituye una base fundamental de la relación entre los compradores públicos y la red de proveedores de servicios, persiguiendo con la introducción de los contratos los siguientes objetivos:

1. *Mejorar los servicios asistenciales* teniendo en cuenta en el proceso de asignación de recursos mediante los contratos las prioridades definidas en la política sanitaria.
2. *Mejorar la eficiencia de los proveedores* mediante incentivos articulados mediante los contratos.
3. *Favorecer la separación de funciones,* diferenciando la compra y la provisión de servicios asistenciales.
4. *Favorecer la introducción de mecanismos de mercado o competencia* entre proveedores.

Los modelos de contratación de servicios asistenciales deben permitir:

1. *Tratar de manera homogénea los mismos productos o servicios,* a pesar de las dificultades descritas en su cuantificación y agregación.
2. *Incentivar o desincentivar líneas de producto según las prioridades* acordadas en la política sanitaria.
3. *Tratar de forma objetiva y equitativa a distintos hospitales* o entidades proveedoras de servicios.

Los modelos de contratación se pueden articular bajo dos modalidades:

1. *Sistema de contratación retrospectivo,* en el que se paga el producto o servicio según el coste incurrido.
2. *Sistema de contratación prospectivo,* en el que se paga a un precio fijo acordado una vez determinada una unidad de pago.

En general, parece que la introducción de la contratación en sistemas sanitarios públicos ha comportado un aumento de la productividad, de la innovación y de la calidad, por sus efectos sobre la gestión de los proveedores, la disponibilidad de información y evaluación, así como la relación entre prioridades y asignación de recursos.

Un ejemplo: la contratación de servicios hospitalarios públicos en Cataluña

Con el objetivo de ilustrar la forma en que han evolucionado los sistemas de contratación de servicios desde su introducción en los últimos 30 años, se describe de forma simplificada la experiencia de Cataluña, que es adelantada en España.

Primer sistema de contratación de servicios: 1985-1997

En Cataluña se creó en 1985 la XHUP *(Red [Xarxa] Hospitalaria de Utilización Pública de Proveedores)* que integra en una misma red asistencial todos los centros hospitalarios, con independencia de su titularidad jurídica, y que asegura la cobertura de las necesidades asistenciales de la población. La heterogeneidad de titularidad de los centros integrantes de la XHUP, la diversidad estructural y el carácter diferencial de los servicios asistenciales que ofrecen, hizo necesario el establecimiento de un sistema de contratación que identificara los servicios objeto de compra y estableciera un sistema homogéneo y estructurado de contraprestación económica. Con esta finalidad, en 1986 se definió un primer sistema de compra prospectivo con las siguientes características (fig. 7-1):

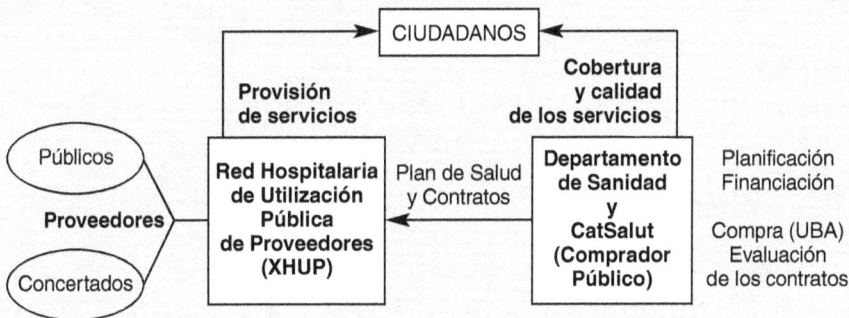

Figura 7-1. Agentes que participan en el sistema de contratación de servicios sanitarios públicos.

1. *Establece una unidad básica de actividad,* la *UBA,* equivalente a una estancia hospitalaria, como elemento de medida de toda la actividad hospitalaria. Se acuerdan las equivalencias para poder traducir de manera simplificada los diferentes servicios.
2. *Define tres niveles de complejidad de los hospitales:* hospitales generales básicos (comarcales), hospitales de referencia (de distrito) y hospitales de alta tecnología (regionales), a los que se aplica un nivel diferenciado de tarifa de UBA: niveles A, B y C, respectivamente.
3. *Determina, como factores moduladores de la actividad contratada,* una estancia media (EM) por alta, un porcentaje de actividad ambulatoria sobre la actividad total y la distribución del pago basándose en un sistema mixto con dos componentes: una parte fija para permitir consolidar la estructura hospitalaria, y por lo tanto una determinada estructura de oferta, y una parte variable en función de la actividad realizada traducida en UBA.

Las innovaciones en la atención hospitalaria, con la mayor importancia que va adquiriendo la actividad ambulatoria, el desarrollo de alternativas a la hospitalización convencional y la aparición de tecnologías de alta complejidad motivaron una readaptación del sistema UBA, para conocer mejor la actividad y las estructuras diferenciales, así como en los sistemas de gestión de los hospitales, hizo necesario plantear un nuevo modelo de contratación.

La recogida sistemática y obligatoria del conjunto mínimo básico de datos al alta hospitalaria (CMBDAH) significa la implantación de un sistema de información cualitativo de la actividad realizada, hecho que será decisivo para la introducción y puesta en práctica de un nuevo sistema de contratación más acorde con la evolución asistencial y las nuevas prácticas de gestión hospitalaria. Con el CMBDAH, que es obligatorio cumplimentar por ley en Cataluña desde 1989, se dispone de una unidad de información para cada paciente dado de alta que permite clasificarlos en grupos homogéneos con significación clínica y según su consumo de recursos. Por lo tanto, existen unidades de información más precisas sobre la actividad en hospitalización.

Nuevo sistema de contratación: 1997-2005

En el año 1997 se estableció en Cataluña un nuevo modelo de contratación. Este cambio vino motivado por factores dependientes del propio sistema de compra, obsoleto en muchos aspectos, así como por modificaciones en la práctica hospitalaria, en el ámbito asistencial y de gestión.

Entre los factores relacionados con el sistema de compra destacan los siguientes:

1. La unidad de medida del producto hospitalario, la UBA, basada en un producto intermedio, la estancia hospitalaria, no tiene en cuenta la casuística de los pacientes (el *case mix*), y las equivalencias con otras líneas de producto, como es la actividad ambulatoria cada vez con un mayor peso progresivo, no reflejan la realidad ni en el ámbito clínico ni en el de costes. El sistema UBA basado en el concepto clásico de hospitalización no permite integrar nuevos

avances en la práctica asistencial, como la cirugía mayor ambulatoria u otras técnicas.

2. El reconocimiento de niveles estructurales entre hospitales, con una clasificación de hospitales en escala de tipo discreto, no se ajusta a la realidad de las entidades proveedoras y necesita una revisión global basándose en un nuevo modelo articulado a partir de datos objetivos.

3. Las tarifas definidas por UBA y nivel hospitalario no reflejan la realidad de los costos reales por acto, lo que obliga a crear de forma *ad hoc* programas específicos, cada vez con mayor peso, y que era necesario estructurar en un nuevo sistema de compra.

Paralelamente, los modelos de gestión hospitalarios se profesionalizan e incorporan innovaciones para mejorar la eficiencia en la prestación de servicios, que chocan con la rigidez del sistema de contratación por UBA. La aparición de nuevas técnicas y líneas de servicio, que es necesario reconocer en el sistema de contratación, como son las actividades de docencia o investigación. Por último, la mejora de los sistemas de información, especialmente con el CMBDAH, permite introducir un nuevo modelo de pago que incorpore medidas del *case mix*.

El nuevo sistema preserva algunas de las características del sistema de compra UBA. Es importante mantener la compra prospectiva de servicios, ya que posibilita la adecuación de la actividad contratada a las necesidades de la población, de acuerdo con los objetivos del Plan de Salud, instrumento fundamental de planificación sanitaria. El contrato de compra de servicios es el instrumento que garantiza los servicios sanitarios a la población, que permite priorizar las líneas de actividad y, a la vez, controlar el gasto destinado a la atención hospitalaria. En segundo lugar, la compra de actividad, expresada en términos habituales de la práctica asistencial, facilita el diálogo entre gestores y clínicos. Y, por último, se hace necesario mantener y avanzar en la comparabilidad entre los diferentes centros que permita la mejora continua de la eficiencia en la prestación de servicios.

El nuevo sistema de compra se definió con las siguientes premisas. Debe ser un instrumento que permita la prestación de servicios con la garantía de calidad, equidad y eficiencia, que trate homogéneamente aquello que lo sea, reconociendo las diferencias intrínsecas de los centros, que permita introducir elementos incentivadores o desincentivadores a determinadas líneas de productos de manera global o selectiva, en función de la política sanitaria del momento, y que dé un trato objetivo y equitativo a los centros contratados. Al mismo tiempo, debe ser un instrumento flexible y adaptable a los cambios del entorno, que prevea las incidencias de futuro, sobre todo las incorporaciones de sistemas de información que ayuden a determinar el conocimiento exhaustivo de la actividad que se realiza en las consultas ambulatorias y en las urgencias, y que permita al comprador hacer una predicción presupuestaria y gestionar el sistema con el mínimo coste administrativo posible.

El nuevo sistema de compra se estructura en dos grandes bloques, diferenciados entre sí: el de actividad y el de programas (fig. 7-2). El presupuesto destinado a la asistencia hospitalaria se trata como un todo, de manera que el incremento de determinadas actividades repercute directamente en la financiación de las demás. El presupuesto global se distribuye entre los diferentes bloques y líneas de producto según los criterios de planificación y de política sanitaria (fig. 7-3).

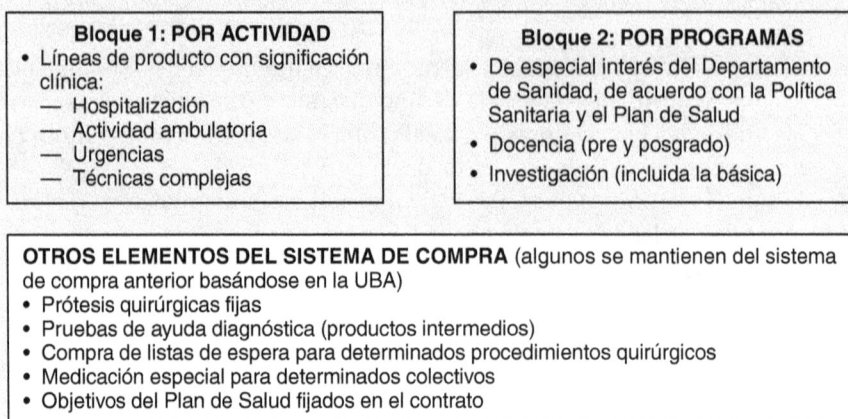

Figura 7-2. Principales bloques del nuevo sistema de compra de servicios hospitalarios.

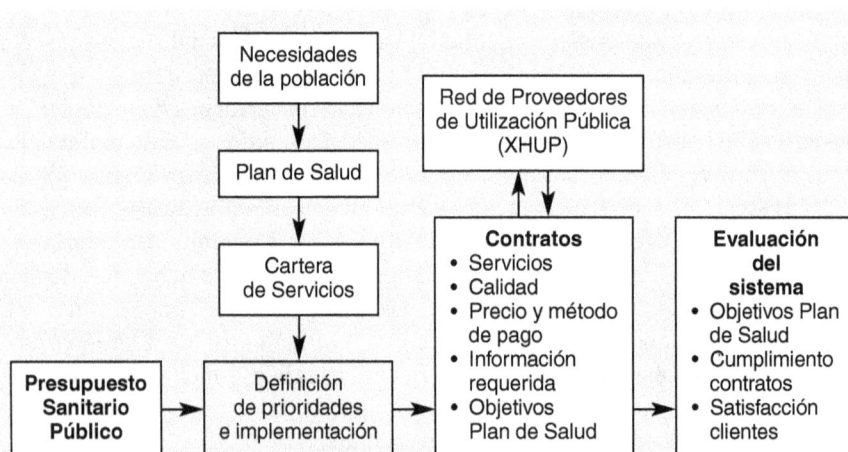

Figura 7-3. Proceso de contratación de servicios públicos en Cataluña.

Parámetros de contratación y sistema de pago por línea de producto. *Hospitalización.* El parámetro de compra es el *alta hospitalaria* e incluye tanto el alta convencional —la cirugía mayor ambulatoria— como la hospitalización a domicilio. El sistema de pago reconoce tanto la casuística del centro, medida en términos del consumo relativo de recursos, como la capacidad estructural de éste (fig. 7-4).

Para el reconocimiento de la casuística atendida, utiliza el sistema de clasificación de pacientes GRD (v. anexo II). Cada alta es asignada a un GRD y cada uno posee un peso relativo, entendiendo éste como el requerimiento de recursos necesarios para abordar una patología concreta. Como resultado de la composición de altas atendidas se obtiene el peso relativo medio del hospital ($PRM_{Hosp.}$ 1). De manera análoga, se obtiene el peso relativo medio del conjunto de proveedores de la XHUP (PRM_{XHUP}). El peso relativo de cada hospital se pone en relación

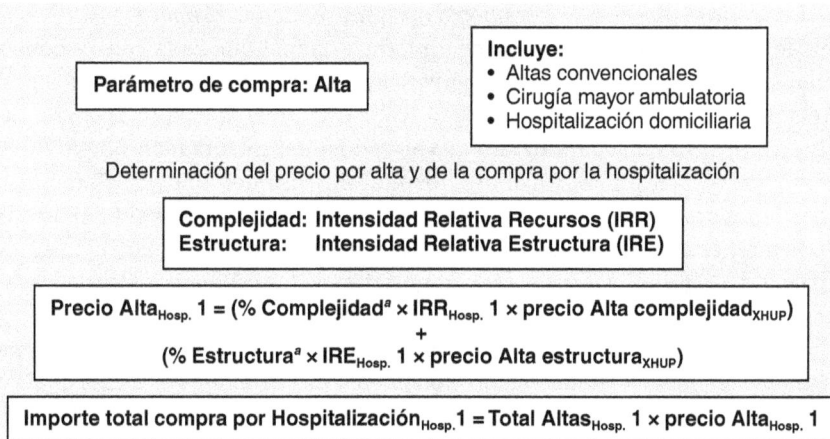

Figura 7-4. Parámetros de compra de la hospitalización.
[a]La complejidad pesaba en una primera etapa el 30% y la estructura el 70%, y posteriormente se incrementó el peso de la complejidad al 35% y se redujo el de la estructura al 65%.

con el peso relativo global del conjunto de la XHUP y se obtiene un peso relativo centrado que actúa de intensidad relativa de recursos (IRR) de aquel hospital. Dicho factor IRR representa la posición que cada hospital ocupa respecto al global de la XHUP en relación con la patología que atiende.

Para el reconocimiento de la estructura de los centros, se utiliza un sistema denominado grados de pertenencia (GP), basado en el método estadístico *grade of membership* (GP) de Manton, que identifica cuatro tipos puros de hospitales a partir de un análisis estadístico de diferentes parámetros estructurales (número de camas, quirófanos, boxes de consulta externa, etc.) y organizativos. Se determina para cada hospital la probabilidad que tiene de pertenecer a cada uno de los tipos puros, lo que da como resultado configuraciones estructurales específicas para cada centro. El comprador público (CatSalut) reconoce la estructura de los centros, de acuerdo con criterios de utilización eficiente de los recursos, teniendo en cuenta la actividad contratada y el concepto de capacidad necesaria en función de criterios de planificación, es decir, no todos los incrementos estructurales de los centros deben ser reconocidos por GP. Con la finalidad de unificar los parámetros de compra se define un índice relativo de estructura (IRE) único para cada hospital (IRE), y que establece la relación entre el precio de alta por estructura de dicho hospital y el precio medio por alta de la XHUP.

El IRR se calcula anualmente a partir de los datos del CMBDAH que facilita cada hospital, y recoge la casuística atendida durante el segundo semestre de hace 2 años y el primer semestre del año anterior. EL IRE se vuelve a calcular cada 4 años a partir de los datos recogidos en una encuesta sobre la estructura del hospital.

A partir del presupuesto global destinado a la compra para hospitalización y al número de altas a contratar, se determina el precio medio por alta por complejidad y estructura de la XHUP. Una vez definido el peso que se asigna al factor «complejidad» y al factor «estructura», y conociendo el IRR y el IRE de cada hospital, se determina anualmente el precio por alta de cada hospital (fig. 7-4).

Consultas externas. El parámetro de compra son las *primeras visitas.* El sistema de ponderación reconoce, por un lado, el papel que cada centro debe tener en el sistema reconociendo cuatro niveles de hospitales en una clasificación discreta: nivel 1, hospital aislado geográficamente; nivel 2, hospital general básico; nivel 3, hospital de referencia, y nivel 4, hospital de alta tecnología. El precio por visita varía según el nivel del hospital. El volumen total de visitas que hay que contratar se determina según las necesidades de la población del área de influencia, y se calcula aplicando la tasa de reiteración definida para el hospital (ratio sucesivas/primeras), según la composición de las primeras visitas por especialidad y las ratios estándares de reiteración (fig. 7-5).

Urgencias. Existen dos tipos de contratación de esta línea de producto. Una parte del presupuesto se destina al reconocimiento de estructuras mínimas de servicios de urgencias, para aquellos casos en los que se ha planificado la necesidad de existencia del servicio, pero difícilmente podría ser viable este dispositivo si tuviera que autofinanciarse con la actividad que realiza. Son los casos de dispositivos de urgencias aislados geográficamente, con escasa dimensión o ambas circunstancias.

La otra parte del presupuesto se destina a la compra de la actividad urgente que, de forma ponderada, cada centro debe realizar dentro del sistema de hospital general básico, de referencia o alta tecnología, reconociendo al igual que para la consulta externa cuatro niveles de hospitales con un precio específico por urgencia atendida para cada nivel de hospital.

Técnicas, tratamientos y procedimientos específicos. Esta línea incluye los procedimientos, técnicas y tratamientos individualizados que se llevan a cabo dentro del ámbito hospitalario, no incluidos en otras líneas de producto y cuya realización está vinculada a la existencia de dispositivos asistenciales específicos independientemente de la complejidad de la técnica y de la necesidad de ingreso del paciente. Se incluyen la cirugía menor ambulatoria, la actividad en régimen de hospital de día, la radiología intervencionista, la radioterapia, la rehabilitación ambulatoria, la hemodinámica cardíaca y hepática, el diagnóstico prenatal y las pruebas diagnósticas de alta complejidad.

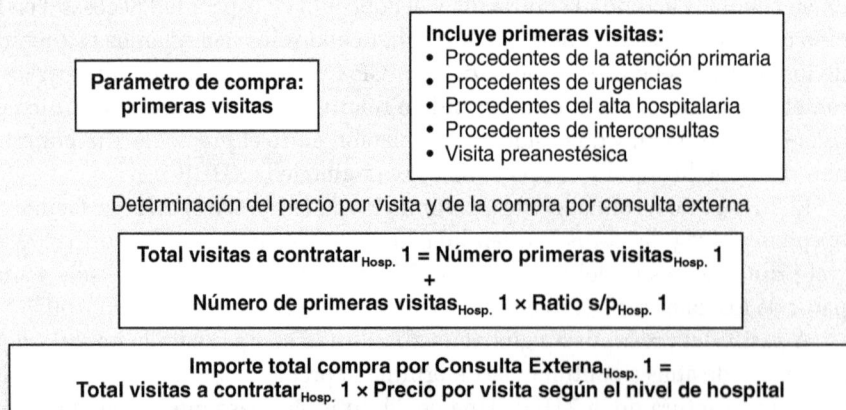

Parámetro de compra: primeras visitas

Incluye primeras visitas:
- Procedentes de la atención primaria
- Procedentes de urgencias
- Procedentes del alta hospitalaria
- Procedentes de interconsultas
- Visita preanestésica

Determinación del precio por visita y de la compra por consulta externa

Total visitas a contratar$_{Hosp.}$ 1 = Número primeras visitas$_{Hosp.}$ 1
+
Número de primeras visitas$_{Hosp.}$ 1 × Ratio s/p$_{Hosp.}$ 1

Importe total compra por Consulta Externa$_{Hosp.}$ 1 =
Total visitas a contratar$_{Hosp.}$ 1 × Precio por visita según el nivel de hospital

Figura 7-5. Parámetros de compra de la consulta externa.

El parámetro de compra es por caso atendido, determinando el número de casos de cada categoría a contratar y el precio según se aprueba en el catálogo anual.

Contratación específica de otros servicios. El sistema de pago se reserva la posibilidad de financiar de forma específica determinados servicios o dispositivos que reúnan unas características establecidas: *a)* proyectos que permitan la viabilidad de dispositivos especiales de reconocida necesidad (p. ej., una unidad de quemados); *b)* actividades selectivas que es necesario incentivar o regular, de acuerdo con criterios de política sanitaria; *c)* ayuda en los primeros tiempos de funcionamiento de nuevos dispositivos o centros, hasta alcanzar la dimensión adecuada, y *d)* reconocimiento de la función docente y universitaria de los centros. Estos proyectos o situaciones especiales se reconocen en el sistema de contratación de servicios mediante la articulación de programas específicos.

Marginalidad. La actividad que se realiza con exceso a la contratada tiene un tratamiento de marginalidad. Éste es un tratamiento especial modulador y, en general, el pago es sólo un porcentaje del precio contratado. Así, en la hospitalización, un exceso de actividad de hasta un 15% de la misma se abona sólo a un 35% del precio del alta hospitalaria, y si se excede este 15%, entonces la tarifa pasa a ser de sólo el 10% del precio inicial. En la actividad de consultas externas y urgencias, cualquier exceso de actividad que supere la contratada, se paga a un 9 y a un 8%, respectivamente, de la tarifa. Este mecanismo responde conceptualmente a la diferenciación entre costes totales y marginales, y es básico para el comprador ya que le permite limitar las desviaciones sobre el presupuesto de compra acordado.

Nuevas tendencias en la contratación de servicios

Los sistemas de contratación de servicios asistenciales basándose en la actividad o los programas, similares al que se aplica en Cataluña, han aportado elementos positivos como la mejora de la eficiencia de los proveedores debido a la compra prospectiva de servicios, la incorporación de elementos más cualitativos de evolución de los resultados de los contratos a causa de los objetivos vinculados a la política sanitaria y a los planes de salud, la incentivación o desincentivación de determinadas líneas de servicio, la separación de las funciones de compra y provisión de servicios y la mejora de los sistemas de información sobre el producto hospitalario. Sin embargo, dichos sistemas de contratación presentan claras limitaciones que es necesario superar:

1. Se basan en *medidas de productos intermedios* del conjunto del proceso asistencial, como por ejemplo las visitas, las urgencias o las altas, sin estar orientados al conjunto del proceso asistencial y a los resultados que todos sus actos asistenciales tienen sobre la salud.

2. Son sistemas *definidos principalmente a partir de la oferta existente* y no de la demanda y necesidades de la población.

3. *Son compartimentados* y no favorecen la colaboración entre proveedores.

4. Son *sistemas fragmentados por línea de producto,* lo que origina duplicidades sin incentivar actuaciones dentro de un mismo proveedor o entre pro-

veedores que busquen sinergias o nuevas fórmulas más eficientes de atención por medio de la sustitución entre líneas de atención.

5. Son sistemas que *sólo incorporan medidas* ad hoc *de calidad de los servicios* de cada línea de producto y sin una evaluación global del impacto de todas las actuaciones del proveedor sobre la salud de la población de referencia.

6. Son sistemas que *incentivan el incremento de actividad* con el riesgo de generar demanda inducida, a pesar de existir marginalidad.

Para superar dichas limitaciones tanto en Cataluña como en otros sistemas sanitarios públicos, se están implantando nuevos sistemas de contratación que favorezcan la creación de sistemas integrados de salud, con el ciudadano como eje central, y que favorezcan la cooperación entre proveedores y niveles asistenciales, así como mejoras de eficiencia mediante una gestión más coordinada entre todos los agentes del sistema, ciudadanos, proveedores, compradores de servicios y la autoridad sanitaria. El nuevo sistema de compra en base poblacional, definiendo un pago per cápita (fig. 7-6), puesto en marcha en Cataluña como prueba piloto en determinados territorios, es un ejemplo de la siguiente fase de evolución en la contratación de servicios sanitarios.

En los nuevos sistemas de compra en base poblacional, articulados a partir de un pago por cápita, es básico avanzar en los sistemas de información que permitan tanto al comprador como a los proveedores evaluar la actividad realizada y la calidad de los servicios prestados, teniendo en cuenta variables como el acceso y la cobertura de servicios por parte de los proveedores, la frecuentación, la satisfacción del usuario, así como otros parámetros de calidad asistencial como son los indicadores de mortalidad y morbilidad.

CONTABILIDAD EN EL HOSPITAL

La contabilidad es una herramienta básica para la gestión correcta de cualquier empresa, ya que aporta información sobre la situación financiera y los resultados económicos. Teniendo en cuenta lo comentado en el punto anterior, dispo-

---

Parámetros que definen la asignación per cápita:

- **Cápita media de Cataluña**
- **Factor corrector por cada territorio a partir de variables objetivas y reproducibles** (características demográficas de la población del territorio y su dispersión)
- **Población de cada territorio**

Cápita media de Cataluña
×
Factor corrector
×
Población del territorio

Figura 7-6. Nuevo sistema de compra en base poblacional.

ner de un buen sistema de contabilidad de costes es un elemento clave para poder negociar con los compradores de servicios tanto el volumen de actividad como los precios de las diferentes líneas de producto.

La información económico-financiera que aporta la contabilidad puede elaborarse y analizarse a distintos niveles de agregación y con distintas finalidades; en este apartado se abordan las principales características de dos tipos de contabilidad, la financiera y la analítica.

Contabilidad financiera

La contabilidad financiera se desarrolló cuando apareció la necesidad de reflejar en números la realidad de la empresa. Dos documentos básicos enmarcan la contabilidad financiera: la *cuenta de resultados* y el *balance.* La cuenta de resultados indica cuáles han sido los ingresos, los gastos y, en consecuencia, el resultado de la empresa en un período determinado. El balance indica en un momento determinado cuál es su situación patrimonial, tanto lo que posee (el activo) como lo que debe (el pasivo), y la diferencia son los fondos propios de la empresa.

El *análisis de la cuenta de resultados,* también denominado *análisis económico,* permite evaluar la evolución de las cifras de ventas, del margen, de los gastos de las operaciones y financieros, y cuál debe ser el volumen de ventas necesario para cubrir los gastos y, por lo tanto, garantizar la viabilidad económica de la empresa (fig. 7-7).

El *análisis del balance de situación,* o *análisis patrimonial,* permite evaluar la situación de liquidez o capacidad de pago de la empresa, el endeudamiento, la independencia financiera frente a entidades bancarias u otros acreedores, el nivel

Partidas básicas de la cuenta de resultados

Ingresos de Explotación
- Ingresos por servicios asistenciales
- Otros ingresos

Gastos de Explotación
- Personal
- Farmacia
- Material sanitario
- Servicios exteriores
- Amortizaciones
- Otros gastos

Resultados de Explotación

Resultados de Financieros

Resultados Extraordinarios

Resultado Bruto antes de Impuestos

Impuestos

Resultado Neto

Ejemplos de ratios de análisis económico

- **Margen bruto sobre ventas =** Resultado de explotación / Ingresos de explotación

- **Margen neto de beneficio =** Resultado neto / Total ingresos

- **Cobertura de los gastos de explotación** = Gastos de explotación / Ingresos de explotación

Figura 7-7. Análisis de la cuenta de resultados: análisis económico.

de capitalización, la eficiencia en la gestión de los activos y el equilibrio financiero global. La estructura del balance varía en función del sector de actividad; los hospitales se caracterizan por una inversión elevada en activos fijos y un nivel alto de endeudamiento, debido a las dificultades de tesorería y a las pérdidas acumuladas (fig. 7-8).

En una empresa pequeña que produzca y venda pocos productos, la contabilidad financiera es suficiente para su gestión; de hecho, durante muchos años las empresas dispusieron de ella como único instrumento de gestión. Las grandes empresas, así como las que tienen muchos productos y venden en diferentes zonas geográficas, experimentan las limitaciones de la contabilidad financiera para tomar decisiones de gestión. La empresa es para la contabilidad financiera un todo con sus activos y pasivos, y su funcionamiento consiste en movimientos entre estas masas patrimoniales. Esta información no es suficiente para gestionar cuándo las decisiones deben tomarse sobre un producto o sobre un mercado en concreto, que afectan a partes de la empresa y no a su totalidad. Para ofrecer información más detallada sobre el funcionamiento de la empresa, con el objetivo de facilitar la toma de decisiones, surgió la contabilidad analítica.

Contabilidad analítica

La contabilidad analítica distribuye los ingresos y los gastos del conjunto del hospital entre las diferentes unidades organizativas para analizar la rentabilidad de cada uno de ellos.

Los principales objetivos de la contabilidad analítica son los siguientes:

1. Completar la información de la contabilidad financiera en el cálculo de los beneficios mediante, entre otros elementos, la valoración de existencias.
2. Proporcionar información económica útil para la toma de decisiones, tanto a corto plazo (subir o bajar precios, comprar o fabricar determinadas piezas, etc.) como a largo plazo (planificación de la cartera de productos).

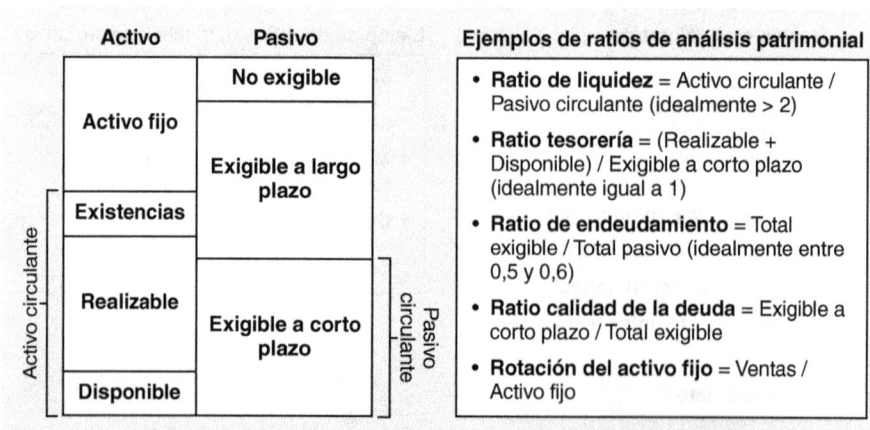

Figura 7-8. Análisis del balance: análisis patrimonial.

3. Proporcionar datos para evaluar la actuación de la organización o de partes de ésta y, en concreto, para el control de costes de todo tipo.

El primero de los objetivos es propio de una empresa industrial que tiene piezas en proceso de fabricación y debe valorar unos *stocks* de productos en proceso. Para el hospital y para la mayoría de las empresas de servicios, el objetivo primero no es prioritario al decidir iniciar una contabilidad analítica.

El segundo y tercer objetivos son los que deben influir en la decisión de iniciar una contabilidad analítica en el hospital. La contabilidad analítica es una herramienta fundamental de soporte para la toma de decisiones. Sin embargo, la capacidad de gestión está condicionada por el tipo de hospital y la forma de gestión. Por ejemplo, en los hospitales públicos españoles, en una etapa inicial, la función de fijar precios no se utilizaba mucho ya que se regían por los principios de la contabilidad presupuestaria, que desligaba los ingresos que recibía el hospital de la actividad que realizaba y del precio de dicha actividad. Asimismo, y haciendo referencia al punto anterior sobre la contratación de servicios asistenciales, el hecho de no disponer de sistemas de contabilidad analítica desarrollados no permitía valorar el coste de los servicios y establecer una política adecuada de precios.

No obstante, la capacidad de gestión de los hospitales ha ido aumentando de forma progresiva en los últimos años. La limitación de los recursos disponibles en el entorno público, así como la presión creciente de la demanda, hace que sea del todo necesario evolucionar hacia mejoras en la gestión que redunden en la utilización eficiente de los escasos recursos disponibles. El Informe Abril (Madrid, 1991) ya proponía una mayor autonomía de gestión para los hospitales públicos para conocer sus ingresos y costes, y la introducción de nuevos sistemas de compra y de facturación de los servicios. Estas recomendaciones hacen inevitable la instalación en los hospitales de sistemas de información más afinados que los actualmente existentes, y se hace imprescindible la contabilidad analítica.

Otro ámbito en el que la contabilidad analítica es una herramienta básica es ante la decisión de comprar o fabricar. Este tipo de decisiones, típicas del sector industrial, se están dando con frecuencia en los hospitales cuando se valora la subcontratación de un servicio. Los servicios hoteleros han sido los primeros en subcontratarse y también algunos servicios de diagnóstico han seguido el mismo proceso. En estos casos es imprescindible un correcto conocimiento de los costes de la producción del servicio interno para compararlos con el coste ofertado por la empresa exterior, aunque los costes no sean el único factor que deba considerarse.

Entre las decisiones que toma la empresa a largo plazo se encuentra la planificación de la cartera de productos. La decisión equivalente en el hospital sería la incorporación o eliminación de servicios y de prestaciones asistenciales. Estas decisiones se han tomado en el pasado sin tener en cuenta los costes. Los elementos que se han valorado tradicionalmente han sido la planificación sanitaria, el prestigio de los profesionales, etc. En un contexto de recursos limitados, es del todo necesaria la concentración de determinados servicios en un número reducido de hospitales a partir de criterios de economía de escala y de masa crítica y experiencia acumulada. La información que aporta la contabilidad analítica permite objetivar este tipo de decisiones.

Un tipo de toma de decisiones frecuente en el hospital es el referente a la inversión. Un hospital realiza muy a menudo obras y también son habituales las compras de nuevos equipos médicos o de mobiliario para prestar mejor servicio al paciente. Este tipo de decisiones se han tomado en el pasado con poca consideración de los costes asociados. En muchas ocasiones, la única valoración económica que se hacía era si el hospital disponía de recursos para financiar la inversión, sin tener en cuenta el incremento que ésta originaba en los gastos corrientes del hospital. La comparación entre los equipos médicos de varias casas suministradoras se hacía de acuerdo con el coste de inversión, sin tener en cuenta el coste de mantenimiento o el coste de personal y otros recursos necesarios para hacer funcionar el equipo, ámbito en el que la contabilidad analítica también aporta información de utilidad.

El tercer objetivo de la contabilidad analítica se refiere a la evaluación de la gestión de las diferentes unidades organizativas del hospital y, concretamente, de los directivos que las lideran. Esta evaluación debe ser una parte fundamental de la gestión del centro y es imprescindible si se aplica algún sistema de dirección por objetivos. Los hospitales que han iniciado la aplicación de sistemas de medición de los objetivos han empezado por la medida de la actividad y de la eficiencia y productividad de los recursos: estancia media, índice de ocupación, ratio de visitas sucesivas, actividad y tiempos de personal, etc. Estos indicadores son necesarios, pero deben ir acompañados de indicadores de coste para tener una visión global de la gestión de todos los recursos.

Centros de coste: criterios para su definición y tipología

El primer paso en la introducción de la contabilidad analítica es *dividir el hospital* en centros de coste. Cada centro de coste actuará como una pequeña «empresa» en la que se acumularán los costes que produzca. La definición de centros de coste es: «unidad contable con respecto a la cual se recogen y acumulan datos de coste».

La correcta definición de los centros de coste es clave para poder disponer de la información analítica que se requiere para la toma de decisiones, dando respuesta a las necesidades de información de los distintos responsables. Los centros de costes se pueden definir a distintos niveles de la organización, por lo que es necesario un equilibrio entre el grado de desagregación necesaria y la complejidad del sistema de costes, teniendo en cuenta la cantidad de información que se ha de generar, el coste de hacerlo y la dificultad en interpretarla. El directivo atareado que no tiene tiempo de leer una información demasiado detallada acaba prescindiendo de ella, con lo cual el resultado es que la contabilidad analítica se acaba haciendo inútil. Es mejor tener un pequeño número de centros de coste, significativos y fáciles de analizar, y útiles para el directivo.

Otro criterio para establecer el número de centros de coste se encuentra en el *propósito del hospital al introducir la contabilidad analítica*. Si el objetivo del centro es la toma de decisiones, los centros de coste habrán de adaptarse a los lugares donde se prevea que será necesario tomar decisiones. Si la finalidad de la contabilidad analítica es la evaluación de los resultados de las distintas unidades organizativas y de sus directivos, conviene adaptar los centros de coste a las unidades de gestión siguiendo el organigrama del hospital. En este caso, los centros de coste definidos para controlar la gestión de la organización se suelen denominar *centros de responsabilidad.*

Los centros de responsabilidad pueden ser de tres tipos: *coste, resultados* e *inversión;* los centros de coste tienen imputados solamente gastos; los centros de resultados tienen ingresos y gastos, y su responsable rinde cuenta por el resultado alcanzado, y los centros de inversiones tienen capacidad para invertir, constituyendo el grado máximo de autonomía.

Los centros de coste en la contabilidad analítica se clasifican en *centros productivos* y *centros de apoyo.* Centros productivos son aquellos centros de coste que elaboran los productos o los servicios que la empresa vende al exterior. *Centros de apoyo* son aquellos centros de coste que dan servicio a los centros productivos o a otros centros de apoyo.

En el hospital, los centros productivos son los servicios médicos, las unidades de hospitalización, las urgencias, mientras que los servicios de apoyo son el laboratorio, el radiodiagnóstico, la cocina, etc. Algunos centros de apoyo pueden convertirse en productivos si venden su servicio al exterior del hospital, lo cual ocurre con algunos laboratorios y otros centros diagnósticos que realizan análisis o pruebas diagnósticas para otros hospitales. Este dato también debe tenerse en cuenta al diseñar el sistema de contabilidad analítica.

Un ejemplo de contabilidad analítica: el Proyecto SIGNO

El Proyecto SIGNO, patrocinado por el Ministerio de Sanidad y Consumo (1991), propone una clasificación de centros de coste en cuatro niveles de acuerdo con el organigrama del hospital:

1. El primer nivel es el básico del sistema y está compuesto por los grupos funcionales homogéneos (GFH), que son las unidades básicas de gestión. Los elementos que caracterizan un GFH son los recursos humanos, los recursos materiales, los recursos económicos, los objetivos propios asignados, las responsabilidades definidas y la localización física. A cada GFH se le asigna un código identificativo.
2. El segundo nivel está formado por los servicios funcionales, que agrupan uno o varios GFH, que comparten la prestación de un servicio homogéneo y tienen un responsable jerárquico común.
3. El tercer nivel son las áreas funcionales, que agrupan uno o varios servicios funcionales.
4. El cuarto nivel está formado por las divisiones (enfermería, médica, etc.).

El Proyecto SIGNO propone que los GFH sean definidos para cada hospital, adaptados a su organización, mientras que los niveles de servicio, área y división sean comunes a todos los hospitales. Este proyecto divide los centros de coste en *productivos* o *finales y de apoyo,* diferenciando dos tipos de centros de apoyo: *intermedios* y *estructurales:*

1. Los centros de coste finales, responsables de la actividad productiva, son: cirugía, medicina, obstetricia, pediatría, salud mental y urgencias.

2. Los centros intermedios son los que dan soporte a los finales, pero también pueden facturar sus servicios, como, por ejemplo, el laboratorio. Los centros intermedios son: bloque quirúrgico, consultas externas, docencia e investigación, farmacia, hospitalización, laboratorios, logística y radiología.
3. Los centros estructurales son los que dan apoyo a otros centros de coste, pero son independientes de la actividad principal y no facturan sus servicios. Los centros estructurales son: administración, admisión, gerencia-dirección y medicina preventiva.

CONTROL DE GESTIÓN EN LA EMPRESA

Robert Anthony, profesor de la Harvard Business School, y autor de numerosas obras sobre el tema, define el control de gestión dentro de un esquema de gestión global de la empresa como: «... el proceso mediante el cual los directivos influyen en otros miembros de la organización para que pongan en marcha las estrategias de ésta».

Esta definición de control de gestión es muy amplia y se basa en una visión de este control como base de la función directiva. Esta definición representa una evolución respecto al origen del control de gestión. El control de gestión nació como un sistema de información que permitía llevar a cabo un seguimiento de los objetivos económicos de la empresa que se establecían en los presupuestos anuales. En este sentido, el control de gestión era una herramienta contable de seguimiento presupuestario. El control de gestión original ponía mucho énfasis en la contabilidad analítica, el presupuesto y el cuadro de mando. Las variables utilizadas eran económicas y los procesos de información eran normativos y formales.

El control de gestión moderno evoluciona con la aparición de sistemas de planificación, como la planificación estratégica, que son mucho más dinámicos en su diseño y que tienen en cuenta mayor número de factores del entorno de la empresa: política, evolución tecnológica, empleados, entre otros. La planificación estratégica determina la misión y los objetivos de la empresa, y el control de gestión se ha convertido en un sistema que permite a toda la organización elaborar y controlar su cumplimiento.

Experiencia en control de gestión en los hospitales

La experiencia en control de gestión en el sector sanitario es aún limitada, a pesar de los importantes avances realizados en la gestión de hospitales en los últimos 30 años. Las escuelas de gestión hospitalaria han contribuido en este proceso, formando a muchos gestores en los conceptos y las técnicas de control de gestión, a pesar de que su grado de aplicación es aún bajo.

Un claro ejemplo de ello es el escaso desarrollo de herramientas de contabilidad analítica básicas, tal y como se ha descrito en el punto anterior, para dar soporte al proceso de toma de decisiones. Este escaso desarrollo, además, no se corresponde con la opinión de los gestores hospitalarios, que la consideran un instrumento clave a implantar tanto para conocer los costes a nivel analítico como para establecer un sistema de gestión por objetivos. Las causas residen más en la propia complejidad de la empresa hospitalaria, con múltiples productos difíciles de medir, con un proceso de toma de decisiones muy descentralizado y con la insuficiente inversión en sistemas de información por la escasez de recursos.

Cuadro de mando: visión tradicional

El cuadro de mando es el documento que ofrece al gestor la información sintética sobre el desarrollo de su empresa. Los objetivos del cuadro de mando son:

1. Recoger de forma sintética sólo la información precisa para la toma de decisiones. Esta información se elabora a distintos niveles de desagregación, muy sintética para los directivos de primer nivel y, en mayor detalle, para los directivos de línea o cuadros intermedios.
2. Destacar la información más relevante y las principales desviaciones respecto a los planes o presupuestos acordados.
3. Normalizar la presentación de la información para facilitar su análisis.

El primer objetivo es una aspiración de todo sistema de información dentro de una empresa. Cada directivo debe tener acceso a la información que requiere para su gestión. Los altos directivos tendrán información más sintética y global sobre la gestión del centro, y los directivos operacionales tendrán información detallada sobre su área particular de actuación. El segundo objetivo se refiere al control por excepción, es decir, la información habitual se debe contemplar, pero lo importante es destacar la información excepcional. El tercer objetivo pretende que, mediante una información periódica y estructurada, se dé soporte a la función directiva y su responsabilidad de tomar decisiones.

El cuadro de mando suele contemplar información de tres tipos:

1. *Información sobre la actividad,* a nivel agregado y para cada línea de producto, contemplando la actividad de las tres misiones del hospital: asistencia, docencia e investigación. La fuente de datos es la estadística del hospital. Las definiciones de las variables contenidas en la estadística deben ser concretas y los conceptos no deben variar a lo largo del tiempo para facilitar su comparabilidad.
2. *Información económico-financiera,* elaborada a partir de la contabilidad financiera y analítica. Un elemento clave de información económica es el control presupuestario que identifica las principales partidas desviadas respecto al presupuesto acordado para el período.
3. *Información sobre los recursos físicos* (camas, quirófanos, etc.) y *humanos* (personas físicas, personas equivalentes, horas, etc.). Esta información se recoge a partir de diferentes registros del hospital, como el libro de admisiones, el libro de quirófanos o el inventario.

Además de información básica sobre la actividad, la situación económica y los recursos, el cuadro de mando incorpora una serie de indicadores que relacionan datos de diferente tipo y aportan una mayor información sobre un hecho o ámbito concreto. Los indicadores pueden ser de varios tipos: *porcentajes* o *cocientes.*

Un porcentaje expresa en términos porcentuales la relación entre dos variables (p. ej., el porcentaje de absentismo indica la relación porcentual entre el personal de baja respecto al personal total). Un cociente entre dos cifras puede ser una ratio de coste cuando el numerador es una cantidad económica y el denominador es una cantidad física (p. ej., el coste-hora-enfermera), o una medida de productividad, cuando numerador y denominador son unidades físicas (p. ej., las visitas por médico o la estancia media), o de eficiencia (p. ej., la estancia media o la rotación enfermo/cama) (fig. 7-9).

La información del cuadro de mando suele elaborarse para distintos períodos de tiempo (mensuales, trimestrales o anuales), con distinto nivel de detalle según el período abarcado y los destinatarios de la información, más global y sintética para el primer nivel directivo, y con información específica y de mayor detalle para los directivos de unidades concretas.

El control de gestión se realiza mediante comparaciones, con el objetivo de diagnosticar si el valor de las variables o indicadores analizados están dentro de la normalidad o presentan desviaciones. Las comparaciones que se realizan son de diversos tipos (tabla 7-1):

1. *Comparaciones con el presupuesto,* analizando si se cumplen los objetivos fijados para el período. Es una de las comparaciones básicas para una adecuada gestión de los recursos.
2. *Comparaciones temporales,* evaluando la tendencia histórica y los cambios respecto al pasado.

Indicadores de coste

> **Ratios de costes por unidad producida:**
> - Se calculan dividiendo un gasto por la actividad medida en unidades de producto o servicio que han consumido dicho gasto: **Coste por unidad producida = Gasto / Actividad**
> - Ejemplos: Coste por alta; Coste por kg de ropa lavada
>
> **Ratios de coste medio de los recursos:**
> - Se calculan dividiendo el gasto de los recursos que se quieren evaluar por el número de recursos consumidos. **Coste medio por recurso = Gasto / Recursos**
> - Ejemplos: Coste medio por persona; Coste medio por hora de enfermería

Indicadores de productividad

> - Se calculan dividiendo una actividad medida en unidades de producto o servicio por los recursos físicos o humanos que se requieren para obtenerla. **Productividad = Actividad / Recursos**
> - Ejemplos: Número de intervenciones / quirófano; Número de visitas / médico

Indicadores de eficiencia

> - Se calculan dividiendo variables de diversos tipos que indican el uso que se hace de los recursos. Se pueden expresar como cociente o en porcentaje
> - Ejemplos: Estancia media; Porcentaje de ocupación de camas

Figura 7-9. Tipos de indicadores del cuadro de mando.

3. *Comparaciones con estándares técnicos,* identificando qué ámbitos presentan las principales desviaciones y que se deben analizar con detalle.
4. *Comparaciones con datos del sector o de otros hospitales* (benchmarking), que aportan información sobre cuáles son los ámbitos de mejora del hospital.

A título de ejemplo, un ámbito en el que se ha producido un claro avance es en la comparación de la estancia media entre hospitales y con el *benchmarking.* En el pasado, las comparaciones se realizaban con estancias medias brutas para todo el hospital o para un servicio concreto. Actualmente, la clasificación de pacientes por patología en grupos homogéneos (GRD) permite la comparación de la estancia media entre hospitales una vez que se ha homogeneizado por tipología de paciente, e incluso del nivel de complejidad, con lo que la comparación es totalmente posible y significativa.

Nuevas tendencias en control de gestión: el cuadro de mando integral

El concepto del cuadro de mando como instrumento de información y control de gestión existe en las empresas desde hace décadas. Sin embargo, en su visión tradicional los cuadros de mando no presentan una visión integrada, relacionando los diversos indicadores entre sí y clarificando las relaciones entre ellos. El cuadro de mando integral, formulado a principio de la década de 1990 por Kaplan y Norton (1992) *(Balanced Scorecard),* comporta una revolución ya que liga el control de gestión con el proceso de planificación estratégica de la empresa. La estrategia puede definirse como el proceso por el cual una empresa busca obtener una posición competitiva ventajosa a largo plazo y permite definir los objetivos de la organización y los planes de acción para alcanzarlos.

Las principales características del cuadro de mando integral son las siguientes:

1. Aporta *una visión global,* equilibrando objetivos a largo y corto plazo, indicadores económicos y no económicos y datos del presupuesto con datos históricos.
2. Formulación *con la participación de los directivos,* a partir de la definición de la estrategia y objetivos del hospital.
3. *Estructuración a partir de cuatro dimensiones clave* para cualquier organización (fig. 7-10): perspectiva de resultados económicos-financieros, perspectiva del usuario-cliente, perspectiva de los procesos internos y perspectiva de los empleados.
4. Identificación de los *factores clave de éxito en cada dimensión,* de los objetivos que hay que alcanzar y de los indicadores en que se traducen, así como de las relaciones causa-efecto entre ellos que permitan diseñar los planes de acción para conseguir mejoras en los resultados.

El cuadro de mando integral es una herramienta especialmente útil para la gestión de una empresa, ya que: *a)* permite traducir la estrategia de la organización en un conjunto de indicadores mensurables y objetivos; *b)* su diseño y seguimiento permite la comunicación de la misión a toda la organización; *c)* facilita que exista coherencia entre los objetivos de los empleados y los del hospital;

Tabla 7-1. Ejemplo de un cuadro de mando: actividad asistencial

	Comparación con el plan									Comparación con el periodo anterior								
	Datos acumulados: marzo				Datos del mes:					Datos acumulados: marzo				Datos del mes:			
			Δ Real-Plan 05				Δ Real-Plan 05					Δ Real-Plan 04				Δ Real-Plan 04	
	Real 05	Plan 05	Núm.	%	Real 05	Plan 05	Núm.	%	Real 04	Plan 04	Núm.	%	Real 04	Plan 04	Núm.	%
Hospitalización Altas + CMA*																
Altas																
CMA																
PRM (mes anterior)																
Estancias																
Estancia media (sin CMA)*																
Estancia media (incluida CMA)*																
Camas disponibles																
Índice de ocupación (%)																
Presión de urgencias (%)																
Pacientes derivados sociosanitario																
Tiempo medio de espera																
Actividad quirúrgica Intervenciones quirúrgicas																
Intervenciones programadas (%)																

Ocupación de mesas (%)																					
Partos																					
Extracción de órganos																					
Trasplantes																					
Corazón																					
Córnea																					
Hígado																					
Médula ósea																					
Páncreas																					
Riñón																					
Actividad ambulatoria Visitas																					
Primeras																					
Sucesivas																					
Ratio sucesivas/ primeras																					
Urgencias																					
Hospitalarias																					
Extrahospitalarias																					
Urgencias ingresadas (%)																					
Hospital de día																					
Intervención menor ambulatoria																					

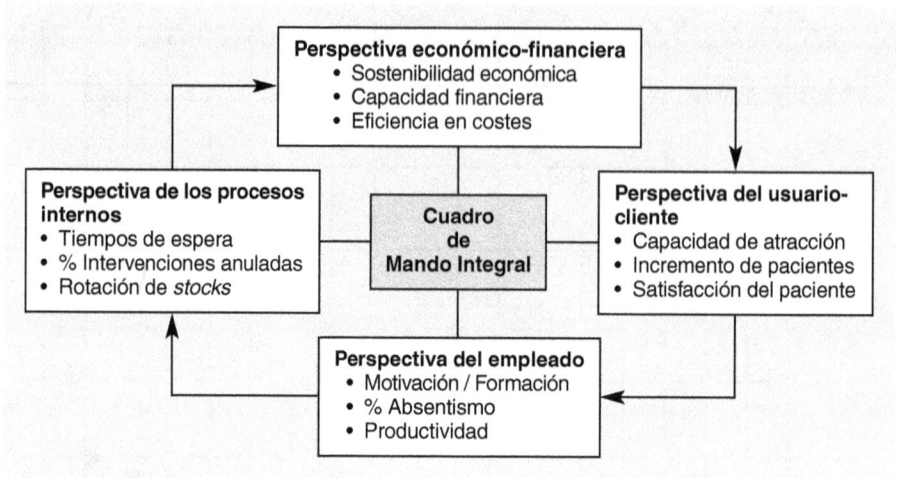

Figura 7-10. Cuadro de mando integral.

d) además de ser un sistema de información y control, es de hecho un sistema de comunicación, motivación y formación, y *e)* identifica los factores clave de éxito de la organización, favoreciendo los procesos de reingeniería organizativa y de mejora continua.

BIBLIOGRAFÍA

Generalitat de Catalunya. La contratación de servicios sanitarios. Barcelona: Departament de Sanitat i Seguretat Social, 1998.

Kaplan R, Norton D. Cuadro de mando integral *(The Balanced Socrecard).* Barcelona: Gestión 2000, 2002.

Ministerio de Sanidad y Consumo. Gestión analítica, Proyecto SIGNO. Madrid, 1991.

Rosanas JM. Contabilidad de costes para la toma de decisiones. Bilbao: Desclée de Brower, 1986.

Vázquez Dodero JC, Velilla M. Diseño de un sistema contable. Nota técnica. Barcelona: IESE, 1991.

8

Logística hospitalaria

J. Cussó

INTRODUCCIÓN

Todas las empresas deben escoger entre elaborar ellas mismas los servicios que necesitan o comprarlos a proveedores externos. Optar por la compra a proveedores externos suele requerir mayor coordinación que la exigida en la elaboración interna. Un sistema logístico es una configuración de recursos combinados para la función de fabricación, transporte, suministro o servicio. Por lo tanto, la gestión logística se relaciona con el diseño y la operativa de sistemas para esas funciones.

El principal objetivo de los sistemas logísticos es convertir recursos en productos que tienen como función satisfacer las necesidades del cliente. La logística en el sistema sanitario, y más concretamente en el hospitalario, es un campo relativamente nuevo dentro de su actividad si lo comparamos con otros sectores que por necesidad han desarrollado antes estos procesos. Los sectores del automóvil, grandes superficies o el propio sector farmacéutico han llegado a un grado de «madurez logística» del que está muy lejos aún el sector hospitalario actual.

Por suerte, todas estas funciones que históricamente se han realizado de manera más o menos sincronizada se hacen en estos momentos de forma conjunta, consideradas como un todo (servicio integrado).

El resultado de estas funciones se ha de medir como cualquier servicio: grado de satisfacción del cliente y coste. Aunque, ¿cómo puede medirse la actividad/eficacia de las compras si por regla general aparece totalmente opaca para la alta dirección? Nos falta una tradición de mediciones para evaluar el rendimiento del servicio de compras, lo que contrasta con el nutrido sistema de índices e indicadores destinados a investigar la actuación de los agentes vendedores. Más aún, la actuación del departamento de compras aparece sepultada bajo la variedad de artículos que adquiere (un centro hospitalario compra ropa, material sanitario, víveres, equipos, subcontratación de bienes y servicios, etc.), mientras que el cliente lo hace según su especialización y sólo en determinados productos. Además, los costes específicos del centro de compras, personal, equipos y costes operativos apenas representan el 0,5 % del valor de los productos o servicios, a precio de oferta, e incluso no suelen significar más del 1 % del coste externo de las compras.

Este capítulo se compone de siete apartados que intentan responder a las necesidades de la logística hospitalaria.

El *plan estratégico* y el *plan director* son los dos primeros pasos necesarios para definir qué se es, a dónde se dirige y cómo se hace. A continuación, el *diseño funcional* acerca a la asignación de funciones del departamento, el *programa informático* orienta sobre las posibles necesidades de una unidad logística y la *distribución física* y la *función de almacenamiento* no son sino posibles soluciones a cualquier actividad como la logística.

PLAN ESTRATÉGICO

Es el punto de partida del plan director.

El establecimiento de objetivos estratégicos inicia una dinámica participativa de funcionamiento, abre un canal de comunicación interno con el personal del hospital y externo con la red que lo envuelve. Es un aprendizaje organizativo y crea un intercambio donde se ponen a prueba los juicios de valor más diversos. Como ejercicio de simulación, la planificación estratégica permite detectar los factores clave y revela las posibilidades potenciales de la organización.

El proceso planificador proporciona también una visión de conjunto clarificador, con la aplicación de sistemas que permitan conducir el cambio para proporcionar el nivel deseado de eficacia y eficiencia. La excelencia del plan estratégico se basa en la concienciación sobre los puntos fuertes y débiles propios de la organización, en el conocimiento del mercado y el lugar que se ocupa en él. El proceso de la definición del «dominio» es elemento clave y punto de partida de las restantes fases del proceso. De ahí la importancia de la vinculación absoluta de los miembros de la comisión de planificación con el contenido de la definición del «dominio».

Los límites presentes y futuros están marcados por la definición del dominio (punto de partida):

1.   Recursos propios.
2.   Servicios que deben realizarse.
3.   Clientes para atender.
4.   Ámbito geográfico.

PLAN DIRECTOR

El proceso de planificación define objetivos, diseña organizaciones y desarrolla un plan funcional con la finalidad de adaptar el conjunto a un ámbito de gestión. No es sólo un plan de espacios (funcional), sino también un elemento clave en el desarrollo del producto sanitario y en el de gestión global del sistema. Es un proceso que se inicia en la planificación y se desarrolla en proyectos y programas específicos, siendo uno de ellos —el más importante para la logística— la ordenación y la remodelación de espacios y edificios. El proceso incorpora elementos de evaluación del entorno y de su previsible evolución futura, y comporta el análisis de la propia organización y sus posibilidades de cambio.

Es de la máxima importancia conocer la estructura profesional y física del hospital, lo que en definitiva marcará el perfil real y cultural, y acercará a los puntos críticos donde hay que centrar la actuación. Por ello, uno de los proyectos que se deben desarrollar es el de los espacios y edificios, pero sin separarlo del contexto de las funciones y de la organización que se pretende.

Aparece entonces la necesidad de realizar algunos cambios en el terreno puramente logístico, y llegar hasta una reingeniería del cambio, donde sus ámbitos principales serán los siguientes:

1. *Estrategia.* Fija la actividad de la empresa, sus objetivos y los medios adoptados. Orienta todos los esfuerzos.
2. *Estructura.* Define cómo están organizados los recursos de la empresa.
3. *Sistemas.* Define cómo circulan los flujos en la estructura: flujos de información, de primeras materias, de dinero, de recursos humanos, etc.
4. *Modo de dirección.* Sistema de *management* de los directivos y manera de gestionar la empresa. El modo de dirección está ligado a la personalidad de los responsables de la empresa.

Este cambio comportará nuevos planteamientos y tendrá:

1. Efectos socioeconómicos: control del gasto anual, gestión presupuestaria, conflictos, aplicación de la Ley de Contratos de las Administraciones Públicas (para entidades oficiales) y criterios clínicos.
2. Replanteamiento de las actividades: selección (procesos de producción); servicio-calidad (instalaciones, procesos de calificación, CE, ISO y UNE); compra, adquisición y almacenamiento; preparación y distribución (seguridad, eficacia, entrega, rapidez, fiabilidad y flexibilidad), e información.
3. Reordenación de los objetivos: racionalizar la distribución, garantizar la calidad del producto, disminuir errores en la manipulación, disminuir costes y liberar de cargas a los servicios peticionarios (cliente).

DISEÑO FUNCIONAL

Cualquier empresa posee un arco temporal competitivo que estudia todo el *tempo* completo, desde el momento en que se detecta la necesidad hasta el servicio al cliente (fig. 8-1).

Se ha de fijar también este arco temporal en el proceso logístico: captación de necesidades hasta entrega del producto y servicio posventa (seguimiento del producto, posibles devoluciones, roturas de trazabilidades, de cadena de frío, etc.) (figura 8-2).

La naturaleza del trabajo de una unidad logística será distinta según las circunstancias y el sector donde se desarrolle la actividad de ésta. Las estrategias variarán en función de las limitaciones que encuentre cada director logístico.

Cada empresa asignará las funciones de manera diferente, existiendo en los centros sanitarios una composición parecida a la desarrollada en la figura 8-3 y la tabla 8-1.

Actualmente, la distribución de los productos sanitarios presenta deficiencias significativas tanto del proveedor al departamento de compras del hospital como de éste al centro peticionario.

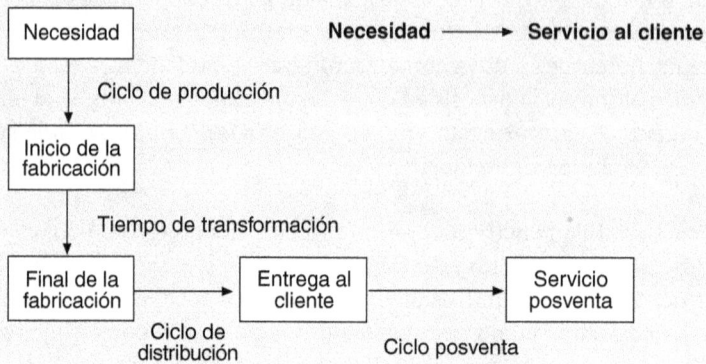

Figura 8-1. Diseño funcional.

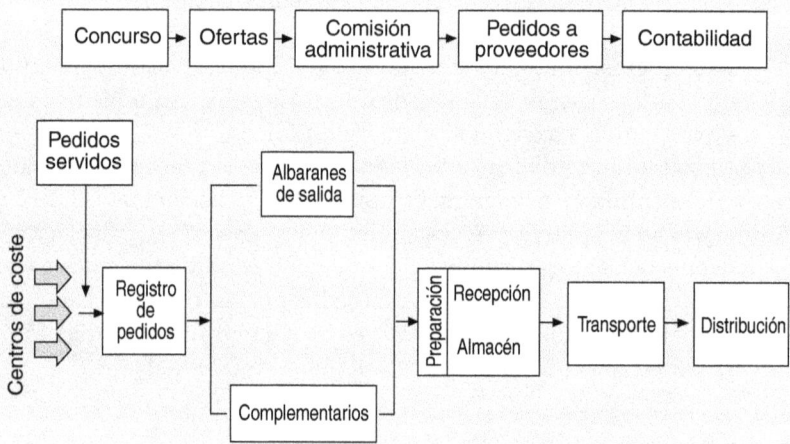

Figura 8-2. Proceso logístico interno.

En el primer caso, la existencia de un mercado único obligará a la distribución a atender a una uniformidad de clientes de acuerdo con este mercado. El futuro de la distribución está obligado a resolver este problema mediante las nuevas tecnologías. Una prueba de ello lo constituyen las estructuras de coordinación intensiva que no se limitan a establecer conexiones entre los integrantes de una empresa, sino que tienden lazos entre diferentes compañías a lo largo de toda la cadena de producción, desde los proveedores hasta los comercios que venden el artículo al consumidor, pasando por las máquinas y los talleres que fabrican el producto. Cuando estas redes se hallen a pleno rendimiento, facilitarán la rápida respuesta empresarial a la demanda.

Cuando se lea un código de barras de un artículo vendido, automáticamente se cursará un pedido que activará los envíos y los canales de producción, remontándose hasta el almacén de materia prima. Esta nueva estructura multiorganizativa

Asignación de funciones

Preparación de concursos de pedidos
Publicación de concursos
Petición de ofertas
Mantenimiento del fichero de ofertas
Mantenimiento de la comunicación con los proveedores

Mantenimiento del fichero de los proveedores
Contabilización de los hechos económicos (concursos, adjudicaciones, pedidos, facturas, etc.)
Imputación contable a las subunidades presupuestarias
Conformidad y aprobación de la factura

Compras — Contabilidad

Unidades de suministros

Mantenimiento del catálogo en las unidades consumidoras
Aprobación de los pedidos *especiales* de las unidades
Detectar las necesidades de compra
Control de consumos
Control de *stocks*

Unidades consumidoras de grupos funcionales homogéneos (GFH)

Almacenes

Preparar pedidos *especiales*

Recepción de la mercancía
Mantenimiento de *stocks* de las unidades consumidoras
Suministro periódico a las unidades consumidoras
Distribución/trámite de pedidos
Almacenamiento
Control de caducidades
Pedidos de dosis-día/unidosis

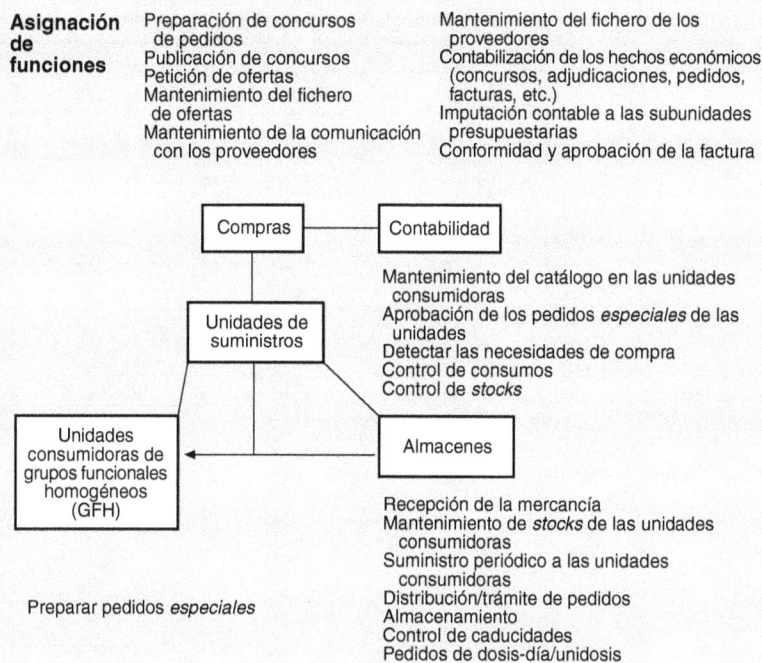

Figura 8-3. Asignación de funciones en centros sanitarios según departamentos.

ayudará a reducir los costes de inventario de toda la cadena de producción, los errores y la propia programación de la producción. La tecnología de la información está provocando ya la aparición de nuevas estructuras con coordinación intensiva. La tecnología de la información cambia el poder y, a su vez, el tiempo. Los compradores no perderán tiempo en comparar productos y proveedores; el mercado electrónico se encargará de recoger y distribuir esa información sin grandes gastos.

En situación muy parecida se encuentran los hospitales, que tendrán que realizar agrupaciones semejantes para obtener una respuesta a la unificación de mercados; su futuro va ligado también al acercamiento a esta estructura multiorganizativa y, más inmediatamente, a la tecnología de la información. No podrán escapar a la identificación de los productos, los almacenes e incluso los pacientes mediante sistemas como el código de barras y sistemas de comunicación con sus proveedores e intermediarios logísticos como el EDI (intercambio de datos con sistemas electrónicos).

El futuro de la distribución está ligado íntimamente a estas nuevas tecnologías.

PROGRAMA INFORMÁTICO

La herramienta de soporte para realizar el engranaje de la actividad propia de la unidad de logística es una buena ayuda informática, con un programa que nos proporcione la información necesaria para su desarrollo.

Tabla 8-1. Asignación de funciones según los módulos generales de actividad con diseño de asignación de responsabilidades y herramienta de soporte

Función	Descripción	Responsabilidad	Ejecución	Herramienta de soporte/ayuda
Mantenimiento del fichero de proveedores	Altas, bajas y modificaciones del fichero maestro de proveedores para tener actualizados los datos y condiciones de cada proveedor	Contabilidad	Contabilidad	Contabilidad
Detección de necesidades	Controlar los flujos de entradas/consumos de artículos para identificar las insuficiencias de *stock*/necesidades de compra	Unidad de suministro	Automático	Automático
Preparación de solicitud para acumulación	Comunicación a Compras de las insuficiencias/excesos de stock y de la programación de entregas deseada	Unidad de suministro	Automático	Automático
Preparación de concurso	Preparación de la documentación del concurso y mantenimiento del fichero maestro de concursos	Compras	Compras	Compras
Publicación de concurso	Envío a los proveedores de la documentación	Compras	Compras	Compras
Contabilización de concurso	Generación de los apuntes contables necesarios para reflejar en contabilidad la publicación de un concurso	Contabilidad	Automático	Automático

Esta aplicación puede tener una composición parecida a la que se presenta en la figura 8-4.

Aprovisionamiento

Mediante todo tipo de previsiones basadas en el comportamiento en el pasado, indicativo de las expectativas futuras, protocolos de actividad o peticiones concretas de artículos, nos acercamos a prever el aprovisionamiento necesario para la actividad hospitalaria.

Análisis del tipo ABC, medias móviles, análisis de regresión, alisado exponencial, cálculos de incertidumbre, simulación de situaciones, técnicas de programación, etc., sirven para conseguir nuestro propósito. No deben olvidarse las nuevas tecnologías que no se han desarrollado todavía, como son las redes neuronales o los algoritmos genéticos tanto para previsiones de compra como para desarrollo de rutas de distribución.

Este módulo de aprovisionamiento/suministro comprende todo el proceso, que se inicia detectando la necesidad y termina con la compra, y cubre exclusivamente aspectos previos a esta última: consulta y listado de faltas/carencias, prioridad de faltas/carencias, consulta y listado de lista de espera, situación de las compras, agenda de suministros, propuesta de cantidades y programación de suministros.

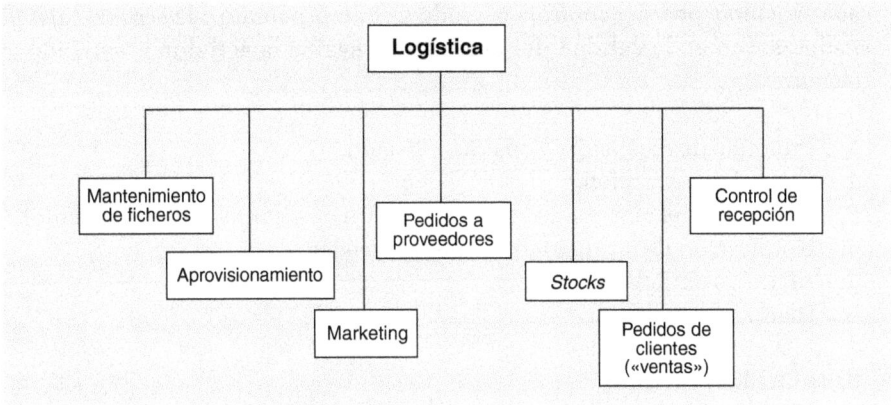

Figura 8-4. Programa informático.

Marketing

Es el proceso para asignar productos a un proveedor y estudios de mercado:

1. Asignación de productos a proveedores.
2. Consulta y listado de consumos por proveedor.
3. Consulta y listado de compras ABC.
4. Consulta y listado de compras proveedor/artículo.
5. Productos sustitutivos/alternativos.
6. Estudios de mercado.

Pedidos a proveedores

Comprende el proceso que va desde la decisión de la cantidad total programada hasta la emisión del pedido. Incorpora acciones del módulo anterior y las derivadas de reposiciones en el marco de la programación y las incidencias. Incorpora un protocolo de trabajo diario para orientar las acciones de cada persona implicada en el proceso con la información precisa para la toma de decisiones. Se trata de un módulo que no decide, sino que sólo informa ampliamente acerca de:

1. Faltas e insuficiencias.
2. Consulta y listado.
3. Confirmación de faltas e insuficiencias.
4. Proceso de concursos según la Ley de Contratos de las Administraciones Públicas.
5. Impresión, autorización y edición del pedido.
6. Enlace con el sistema automático EDI.

Recepción

Este módulo entra en acción en el momento del control de recepción; obliga a ejecutar el control, porque proporciona información de la verificación por cada artículo y pedido; controla el grado de cumplimiento y la seriedad del proveedor, así como la calidad del producto, y evalúa la actividad realizada diariamente:

1. Proforma de recepción. Consulta y listado.
2. Control de recepción.
3. Impresión del albarán de entradas (boletín de seguimiento del artículo).
4. Notificación de las incidencias del proveedor.
5. Diario de entradas.
6. Diario de devoluciones.
7. Listado de actividades.
8. Entradas previstas.
9. ABC de proveedores.
10. Incumplimiento/penalizaciones de proveedores.
11. Evaluación de proveedores/pedidos.

Stocks

Este módulo tiene por objeto el control de existencias y su recorrido mediante controles rotatorios, caducidades, inactivos, análisis de faltas, código de barras, etcétera. Incorpora programas de alarma (hiperactividad, insuficiencias, etc.):

1. Inventario permanente.
2. Control rotatorio.
3. Caducidades, lotes y series de producto.
4. Inactividad.
5. Hiperactividad.
6. Excesos.
7. Insuficiencias.
8. Análisis de calidad del *stock*.
9. Enlaces con sistemas automáticos del almacén: escáneres e indicadores de control.
10. Algoritmos de ubicación.
11. Control de cuarentenas.

El análisis de calidad del *stock* recoge información sobre la calidad de éste y de su preparación: líneas de pedido demandadas/servidas, faltas de clase (A, B, C ... Z), líneas de faltas totales (%), líneas A/B/C ... Z (%), líneas de errores/devoluciones, líneas de errores sobre líneas servidas (%) y diario de actividad.

Pedidos de cliente (centros de coste)

Es un proceso documental de suministro a unidades, así como todos los procesos de salida del material del almacén. Está constituido por los diferentes sistemas de distribución (sobre pedido, búsqueda de necesidades) y cálculo de cantidades que deben pedirse según el método decidido, la propuesta o la reposición; proporciona información sobre los *stocks* periféricos, edita las peticiones según las estructuras del almacén y envía información al módulo de *picking* (clasificación de pedidos). Es un módulo dinámico:

1. Propuesta de petición: unidosis/dosis-día.
2. Petición manual.
3. Petición informatizada.
4. Proforma de reposición según sistemas de distribución.
5. Propuesta de sustitución.
6. Hoja de ruta/expedición/*picking,* etc.
7. Complementarios de albarán (sólo en rotura de *stocks*).
8. Albarán de tránsito.
9. Devoluciones.
10. Destrucciones.
11. Depósitos.
12. Diario de salidas.

Habrá también un módulo de listados generales si éstos no están en cada uno de los reseñados y finalmente un módulo de contabilidad.

DISTRIBUCIÓN FÍSICA

En el sistema sanitario actual, y más concretamente en el hospitalario, la distribución física se ha colocado en los niveles técnicos necesarios que corresponde al volumen de artículos que manipula. En este ámbito, la distribución física interpreta dos papeles bien diferenciados en sus unidades. Por un lado, actúa como cliente de sus proveedores (compras) y, por otro, lo hace como proveedor de sus clientes (servicios consumidores). Por esto la distribución física en un hospital es un poco más compleja y abarca todos los ámbitos de la logística. Además, es capaz de producir una pequeña parte de sus necesidades (impresos, preparaciones nutricionales y derivados de la sangre). Nos encontramos con un conjunto de operaciones que hacen llegar el producto desde nuestro proveedor (final de la cadena de producción) o distribuidor hasta las manos de nuestro cliente. Ésta es una actividad de prestar servicio, una función puramente técnica (servir de enlace entre el usuario y el proveedor).

Funciones de la distribución física

1. Diseño de la red: número y estructura de los almacenes generales, localización y cubicaje de los almacenes generales, rutas de distribución y transporte, calendario de distribución (cálculo de actividad) y número de localización y estructura de los almacenes periféricos (de los centros peticionarios).
2. *Stock:* función del *stock* (pulmón y seguro de la empresa), política de *stock* y planificación del *stock.*
3. Gestión de almacenes: función de almacenamiento y actividad (carga y descarga, recepción y control, almacenamiento, preparación, utilización de medios de transporte y utilización de medios técnicos de soporte).

4. Servicio al cliente: preparación, medios de transporte para la distribución al cliente, distribución y colocación.
5. Sistema informático: proceso informático de soporte y proceso de información.
6. Control administrativo: proceso interno administrativo de control, proceso de facturación y proceso contable.

La distribución física tiene un gran peso específico dentro de las actividades propias de la logística, aunque sus funciones no se han de considerar individualmente, sino como parte de un producto total más complejo que forma el conjunto. Todo ello conduce a complementar la cadena logística (suministro, almacenamiento y distribución), con expectativas de eficacia y eficiencia, reducción de costes y de inversiones en *stocks* (inventario) e instalaciones.

La reestructuración de los almacenes impulsó en su momento la adopción de unos criterios actuales en el control de recursos de materiales y la gestión de las existencias. Si bien cada hospital es capaz de identificar internamente, a partir de un catálogo propio, sus productos, que utiliza como nexo de unión con sus usuarios, el circuito racional de reconocer plenamente los productos con sus proveedores no se produce con esta identificación. La imposición del catálogo interno de cada hospital a los proveedores es poco apropiada si tenemos en cuenta que se trata de suministradores que lo son también de otros centros y sectores. Hace falta, pues, crear un sistema que permita la identificación de productos de manera rápida, eficaz y económica por ambas partes.

Código de barras

En la cadena de suministro se producen funciones de captura de datos en operaciones relacionadas con el proveedor, el transporte y el cliente. Aunque las funciones en cada una de las etapas sean diferentes, todas ellas comparten los requisitos de lectura y etiquetado.

La utilización del código de barras en la cadena de suministro del sector hospitalario ofrece oportunidades para incrementar la eficiencia y disminuir los costes:

1. Los envíos se manipulan con cuidado, eliminando prácticamente las pérdidas y los fallos.
2. La información que se comparte en el movimiento de los productos permite definir el tiempo de cada una de las etapas a lo largo de la cadena de suministro, desde la fabricación hasta su consumo.
3. La manipulación de los productos es más eficiente, sobre todo en las áreas siguientes: recepción y envío de pedidos, envío de informes, reposición, control de pedidos, clasificación de pedidos *(picking)*, etapas de envío, control de inventarios, circuito administrativo, inventarios físicos y manipulación de productos retornados.
4. Con la eliminación de los documentos escritos a mano y las entradas por tecleo se consiguen unos resultados con una exactitud del 100% en la entrada de datos.

El sistema de codificación aceptado para el sector sanitario es el *EAN (European Article Numbering),* con ámbitos de aplicación en identificación, pedidos, distribución, almacenamiento, *picking,* facturación, marketing, etc.

Dentro del sistema aplicado al sector sanitario, las unidades de consumo se etiquetan con la identificación del producto mediante el símbolo EAN-13 o EAN-128, con el identificador de aplicación según el estándar.

Los identificadores de aplicación son avisos de la información que va a reconocer el lápiz óptico (lector) en el momento en que realiza la lectura. Del estándar EAN se han recogido los identificadores necesarios para el uso de la etiqueta codificada en este sector:

(01): identificador de aplicación para el número de artículo EAN.
(02): identificador de aplicación para el número de artículo EAN de productos contenidos en otra unidad.
(17): identificador de aplicación para la fecha de caducidad.
(37): identificador de aplicación para la cantidad.
(10): identificador de aplicación para el número de lote.
(21): identificador de aplicación para el número de serie.
(00): identificador de aplicación para el número de SSCC o el número de orden de envío.
(310) (320): identificador de aplicación para el peso.
(311) (312) (313): identificador de aplicación para el volumen.

La implementación permite el seguimiento de las unidades desde la línea de envasado hasta la entrega y facturación del producto al usuario final, pasando por toda la cadena logística. La decisión de qué tipo de código de identificación debe utilizarse estará basada en las necesidades de cada empresa: cómo se controlarán las unidades de venta y qué tipo de datos se codificarán (atributos) (figura 8-5).

Intercambio electrónico de documentos

Antes nos hemos referido a los avances tecnológicos y a la necesidad de añadirlos a nuestra actividad diaria. Los hospitales necesitan un continuo mecanismo de intercambio de información con sus proveedores y transportistas.

El EDI es el paso siguiente después del código de barras en ese camino hacia la mejora tecnológica del sistema. El EDI es un conjunto de mensajes que intercambian los actores del proceso logístico. Mediante un estándar (EDIFACT) en el cual se reflejan exactamente los procesos que deben realizarse, podemos enviar/recibir todo tipo de información. El sistema se articula en un centro que actúa de buzón de los mensajes (centro de compensación), donde se envían y recogen por parte de los usuarios los documentos (sin papel) que se generan.

En el sector sanitario se han desarrollado actualmente tres mensajes EDI:

1. Pedido.
2. Aviso de expedición.
3. Factura.

HOJAS DE PAPEL DIN A-4
Nº EAN: 0 84 12345 67890 5

(01) 08412345678905

84:	País de origen	67890:	Código de producto
12345:	Código de procedencia	5:	Dígito de Control

PRODUCTOS SANITARIOS, S.A.
DESC. PROD.: SONDAS TIPO C
Nº EAN: 084 12345 67890 5
CAD.: 01/01/96 Nº LOTE: ABCDEFGHIJ
S.S.C.C.: 3 84 12345 123456789 9

(01)08412345678905(10)ABCDEFGHIJ

(00)384123451234567899(17)960101

(01): Identificación de Unidades	(17): Fecha de Caducidad
(10): Número de Lote	(00): Código Seriado de la Unidad de Envío

PRODUCTOS SANITARIOS, S.A.
DESC. PROD.: SONDAS TIPO C
Nº EAN: 0 84 12345 67890 5
CAD.: 25/10/94 Nº LOTE: ABCDEFGHIJ

(01)08412345678905(17)941025(10)ABCDEFGHIJ

(01): Identificación de Unidades con Función de Salida
(17): Fecha de Caducidad
(10): Número de Lote

Figura 8-5. Ejemplos de códigos de barras.　　*(continúa)*

El pedido actúa como cualquier demanda en soporte de papel que realiza un cliente a un proveedor, con la diferencia de que la identificación del artículo ha de ser con estructura EAN y sin el referido soporte. El mensaje corre del ordena-

PRODUCTOS SANITARIOS, S.A.
DESC. PROD.: SONDAS TIPO B
Nº EAN: 084 12345 09876 5 CANT.: 16
CAD.: 10/02/96 Nº LOTE: ABCDEFGHIJ

(02)08412345098765(37)16

(17)960210(10)ABCDEFGHIJ

(02): Identificación de Unidades	(17): Fecha de Caducidad
(37): Cantidad de Unidades	(10): Número de Lote

DISTRIBUCIÓN PRODUCTOS CLINICOS, S.A.
PUNTO OPERACIONAL DONDE SE REALIZA LA COMPRA

84 54321 12345 0

(412) 8454321123450

FUNCIÓN: RECEPCIÓN
Identifica al Distribuidor

Figura 8-5. Ejemplos de códigos de barras *(Continuación.)*

dor del peticionario al buzón (centro de compensación) y de éste al ordenador del proveedor.

El aviso de expedición es un mensaje que transmite el proveedor al cliente, notificándole el envío de su pedido (o parte de él); si este mensaje es correcto, se convertirá en el propio albarán. La característica de los envíos de expedición consiste en la posibilidad de trabajar con el número seriado (00) en las etiquetas del código de barras. Este número seriado leído por el cliente con su lector en el control de recepción permite captar los datos de este aviso (albarán) sin la necesidad de realizar la típica introducción manual.

La factura sigue el estándar EDIFACT y contiene toda la información necesaria de un intercambio comercial (fig. 8-6).

FUNCIÓN DE ALMACENAMIENTO

Incluye las operaciones que tienen por objeto ocuparse de los materiales que la empresa mueve, conserva, custodia y manipula como recepción, control y ve-

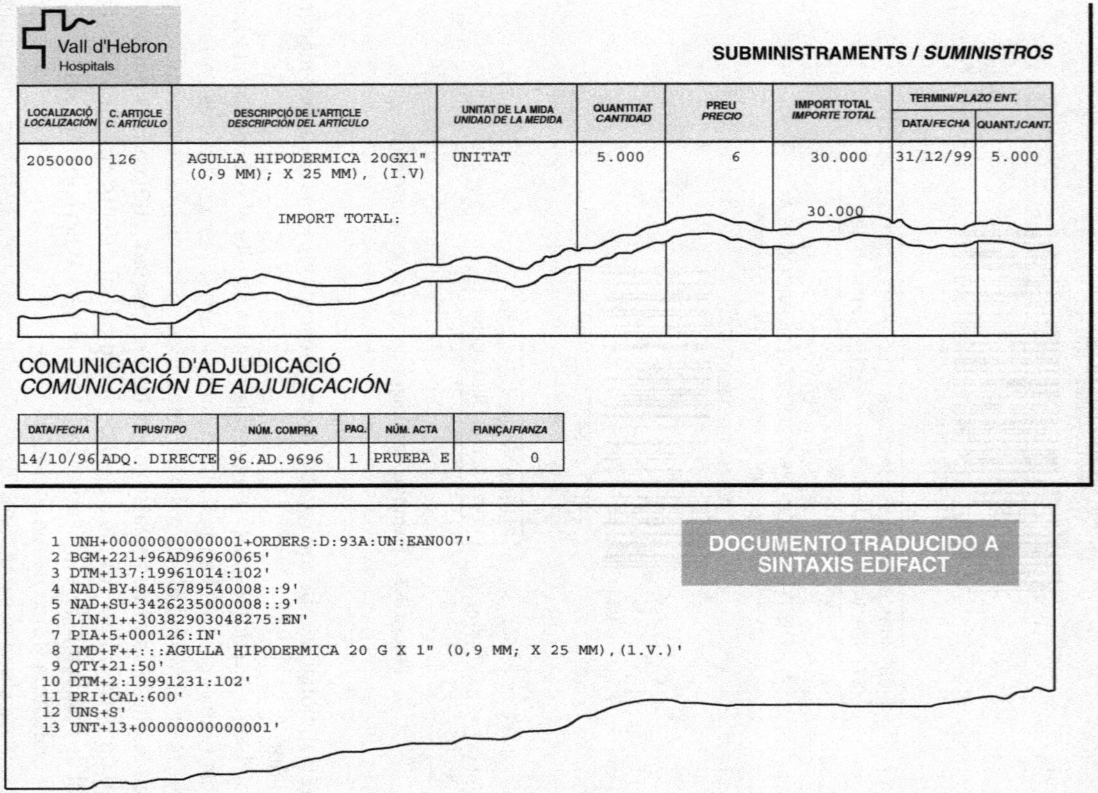

Vall d'Hebron Hospitals

SUBMINISTRAMENTS / SUMINISTROS

LOCALITZACIÓ LOCALIZACIÓN	C. ARTICLE C. ARTÍCULO	DESCRIPCIÓ DE L'ARTICLE DESCRIPCIÓN DEL ARTÍCULO	UNITAT DE LA MIDA UNIDAD DE LA MEDIDA	QUANTITAT CANTIDAD	PREU PRECIO	IMPORT TOTAL IMPORTE TOTAL	DATA/FECHA	QUANT/CANT.
							TERMINI/PLAZO ENT.	
2050000	126	AGULLA HIPODERMICA 20GX1" (0,9 MM; X 25 MM), (I.V)	UNITAT	5.000	6	30.000	31/12/99	5.000

IMPORT TOTAL: 30.000

COMUNICACIÓ D'ADJUDICACIÓ
COMUNICACIÓN DE ADJUDICACIÓN

DATA/FECHA	TIPUS/TIPO	NÚM. COMPRA	PAQ.	NÚM. ACTA	FIANÇA/FIANZA
14/10/96	ADQ. DIRECTE	96.AD.9696	1	PRUEBA E	0

DOCUMENTO TRADUCIDO A SINTAXIS EDIFACT

```
 1  UNH+00000000000001+ORDERS:D:93A:UN:EAN007'
 2  BGM+221+96AD9696O065'
 3  DTM+137:199610114:102'
 4  NAD+BY+8456789540008::9'
 5  NAD+SU+342623500008::9'
 6  LIN+1+3038290304275:EN'
 7  PIA+5+000126:IN'
 8  IMD+F++:::AGULLA HIPODERMICA 20 G X 1" (0.9 MM; X 25 MM),(I.V.)'
 9  QTY+21:50'
10  DTM+2:19991231:102'
11  PRI+CAL:600'
12  UNS+S'
13  UNT+13+00000000000001'
```

Figura 8-6. Pedido convencional en soporte papel enviado por el cliente. Pedido traducido en sintaxis EDIFACT recibido por el proveedor.

rificación, clasificación, almacenamiento, conservación, manipulación, preparación, expedición y distribución.

Esta función se fundamenta en su almacén, que es la caja fuerte de la empresa, su seguro, seguro que garantiza su continuidad. El almacén cumple los requisitos de un seguro, capital asegurado, prima y franquicia. Cuanto más grande sea el riesgo que deba cubrirse, más grande será el coste del almacén (coste de no disponer de un artículo en existencia o coste de mantenerlo en existencia).

Algunos hospitales gestionan también los almacenes periféricos de algunos servicios concretos, ejerciendo, asimismo, sobre ellos la función de almacenamiento. Con una tarea previa de recuento de las existencias diariamente se crea el pedido de sus necesidades y después se prepara y coloca en las estanterías de todos estos almacenes periféricos. Esta tarea que parece tan abrumadora es posible mediante la utilización del código de barras y un buen soporte técnico.

Los almacenes periféricos han de estar orientados al cliente. El automatismo y la desconexión física no deben hacer olvidar este hecho. Han de ser facilitadores de la calidad de las existencias y no requieren más atención del personal asistencial que la necesaria. Han de ser puntos alentadores y calibradores en una política de racionalización en la utilización de recursos humanos y económicos. Desarrollan una función que no sólo es un espacio, sino también un servicio más del hospital, y por ello cumplen la misión de contribuir a la consecución de los objetivos de la institución en la medida de sus posibilidades con unos objetivos bien marcados:

1. Calidad de servicio.
2. Facilidad de relación.
3. Prevención del coste/gasto.
4. Orientación a mejorar la calidad de la información.
5. Orientación a agilizar su utilización por el usuario.
6. Orientación a su utilización sistemática como instrumento de gestión y control.

La distribución de productos en el almacén debe orientarse a la actividad, ha de ser dinámica, no debe ser permanente y se revisará de forma periódica para adecuarla a sus funciones. El diseño de las estanterías facilitará el movimiento de materiales con criterios FIFO y, si es posible, en plano inclinado. Se han de poder aprovechar en profundidad y han de facilitar el control de inventarios, caducidades e inmovilizados.

Instalaciones y recursos para la función logística en almacenes

Continuamente aparecen soluciones para mejorar los procesos de gestión de materiales en todas las operaciones de recepción, ubicación, custodia, preparación, transporte y distribución. Las mejoras en los almacenes de los servicios hospitalarios están relacionadas con la decisión de si el almacén general está dentro o fuera del recinto hospitalario.

Uno de los recursos utilizados para la distribución interna, tanto del hospital como del propio almacén, son los transportes que se desplazan por pasillos reducidos o sin salida, marcha atrás y adelante; estiban y remolcan carros cargando por la base, transportan y presentan las cargas pivotando sobre sí mismos.

Otra solución la ofrecen las plataformas guiadas por láser. Un escáner va montado en el punto más alto del transporte que realiza un barrido del área circundante en busca de puntos de referencia *(targets)*, una serie de cilindros de plástico que llevan una película reflectante, situados en lugares estratégicos a lo largo del recorrido y dotados con un *software* para procesar los datos.

Estas mismas plataformas existen también con otro tipo de instalaciones y la misma filosofía, guiadas por sensores de posición, velocidad y ángulo de giro, guiadas por cable, imanes, vías, cintas o tiras de algún material que conforma la trayectoria que hay que seguir, así como transportes guiados por radiofrecuencia.

Todas estas plataformas pueden programarse por rutas y horarios de distribución, y todas poseen diferentes niveles de seguridad y parada ante obstáculos y personas.

Para un buena gestión de materiales en los almacenes de planta hospitalaria, ambulatorios o cualquier espacio destinado a almacenar artículos con una cierta rotación (laboratorio, hotelería, mantenimiento, etc.), existen diversas soluciones siempre basadas en la captación de datos mediante codificación de barras para la captura de datos mediante lectores escáner:

1. Sistema de estanterías convencionales *(picking)* con estantes móviles ubicados para las necesidades de un período determinado, generalmente diarias o semanales, identificadas con etiquetas para permitir la lectura. Generalmente estas lecturas (son inventarios) las realizan los operarios del almacén y tienen como objetivo detectar las necesidades de ese artículo para ese almacén (lectura y recuento) (fig. 8-7).

   La responsabilidad de la detección de la necesidad es del servicio de logística.

2. Sistema de armarios, abiertos o cerrados, cuyo diseño modular permite una gran variedad de posibles equipamientos en función de la aplicación, cestas, estantes, *rack* de catéteres, cajones, etc. Permiten clasificar el material opti-

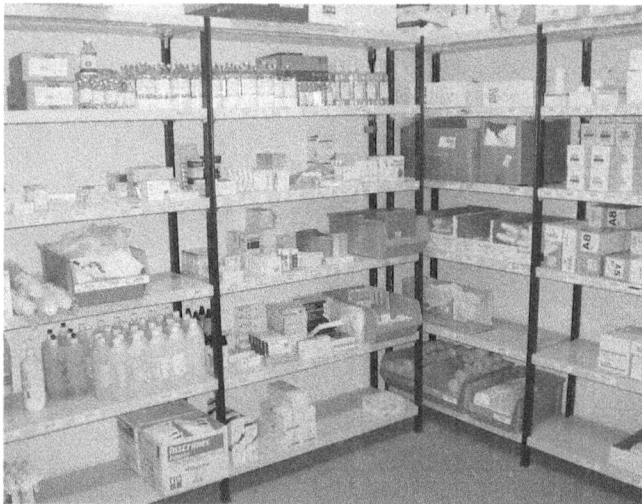

Figura 8-7. Estanterías convencionales.

mizando al máximo el espacio disponible, facilitando las labores de localización, tanto para extraer como para ubicar.

La identificación de los artículos se hace también con etiquetas con código de barras, pero éstas son móviles, a diferencia del sistema de estanterías anterior, donde las etiquetas son fijas.

Este modelo permite la aplicación de un sistema Kanban, de doble cajón, con doble etiqueta, donde el usuario del servicio es el que mueve las etiquetas de los cajones vacíos para que los operarios del servicio de logística las identifiquen y lean con el escáner (fig. 8-8).

La responsabilidad de la detección de la necesidad es del usuario del almacén.

3. Sistema de armarios abiertos o cerrados de dispensación unitaria que permite gestionar datos de suministro en una sola base de datos central, con un único sistema informático.

Tiene máxima modularidad y flexibilidad de configuración, con una alta densidad de almacenaje. Posee un sistema de luces guía para conducir al usuario hacia la ubicación correcta, eliminando tiempos de recorrido para la ubicación y la extracción. La ruta de búsqueda empieza en la pantalla del ordenador y tiene ayudas en la cabecera de la columna del armario, en la fila y en el cajón o cajetín donde se encuentra ubicado el producto seleccionado, utilizando el sistema «ver y tocar» *(see and touch).*

Este sistema permite la identificación y el control de consumo-paciente, dando información puntual de trazabilidad rápida y fácil. Puede grabar información relativa a actividades en el servicio, de pacientes, facultativos, procedimientos, programaciones, etc. (fig. 8-9).

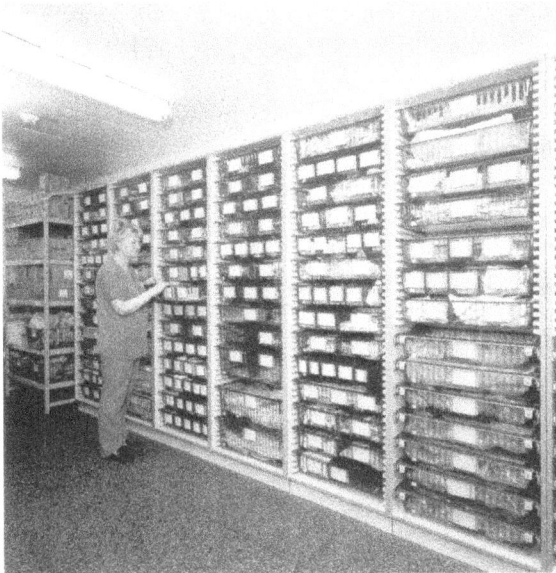

Figura 8-8. Armarios modulares.

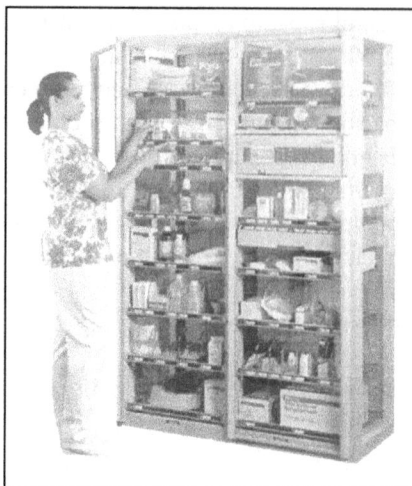

Figura 8-9. Armarios de dispensación unitaria.

La responsabilidad de la detección de la necesidad está compartida entre el usuario del servicio y logística.

Lectores

En la recogida de datos mediante escáner se utilizan dos tipos de sistemas: *a)* lectores que necesitan algún tipo de soporte (consola) para enviar los datos de lectura, y que por lo tanto obligan a un desplazamiento dentro del hospital del personal que realiza esta función hasta el punto de transmisión, o *b)* lectores que no necesitan este soporte (consola), tipo PDA.

Con el lector PDA se pueden enviar las lecturas con secuencias más bajas, evitan tiempos de desplazamiento y poseen las mismas garantías de fiabilidad de los registros, los enviados y los leídos, con copias de seguridad en el mismo lector para su réplica si fuese necesario.

Dentro del almacén general, las operaciones de ubicación, preparación de pedidos e inventarios han cambiado el soporte papel por sistemas de radiofrecuencia, donde el operario se comunica con el sistema informático mediante portátiles muy manejables o con transmisiones por voz. Éstos proporcionan una relación directa *(on-line)* con el sistema, con un diálogo rápido y seguro que facilita las operaciones del usuario.

La diferencia entre los portátiles y la voz está en que el operario trabaja con las dos manos libres, y que recupera la manera más natural de comunicación humana, que es la voz.

BIBLIOGRAFÍA

Arbones A. Logística empresarial. Barcelona: Productica, 1990.
Arredondo A. Logística e informática de aprovisionamiento. Madrid: Índex, 1989.
Ballon RH. Logística empresarial. Madrid: Díaz de Santos, 1991.
Companys R, Fonollosa JB. Nuevas técnicas de gestión de stocks. Barcelona: Productica, 1989.

9

Gestión de recursos humanos

X. Gibert

INTRODUCCIÓN

La gestión de los recursos humanos se ha definido como «la ciencia y la práctica que se ocupan de la naturaleza de las relaciones de empleo y del conjunto de decisiones, acciones y cuestiones vinculadas a dichas relaciones». Esta área de estudio se formó sobre la base de la fusión de diversas teorías de la gestión científica, del trabajo social y de la psicología industrial en la época de la Primera Guerra Mundial, y ha experimentado cambios constantes desde entonces.

La evolución de los modelos de gestión de recursos humanos en las últimas décadas se ha caracterizado fundamentalmente por el cambio de concepción del término «personal», que deja de entenderse como un coste, un activo que genera gasto pero imprescindible para realizar las tareas de la organización, y empieza a entenderse como un elemento estratégico para que la organización pueda cumplir sus objetivos.

El personal que presta servicios en una organización, hasta entonces considerado un elemento productivo, al que se retribuye por su trabajo, y del que se espera un rendimiento determinado, pasa a ser un conjunto de personas que, contempladas de forma individual, se entienden como un activo que aporta valor, y vistos de forma conjunta, como una suma de conocimientos, habilidades, actitudes y, por lo tanto, capacidades que la organización entiende debe aprovechar como fuente de ventajas competitivas.

Esta visión dentro del mundo empresarial aporta comportamientos significativamente diferentes de los que marcaban el pulso de las organizaciones hace un tiempo. Así, hoy en día las organizaciones quieren e intentan que sus activos humanos:

1. *Se incorporen,* a la organización.
2. *Se formen,* dentro de la organización.
3. *Se desarrollen,* dentro de la organización.
4. *Se flexibilicen,* dentro de la organización.

Por consiguiente, los modelos de gestión de recursos humanos empiezan a dibujarse como iniciativas que deben cubrir toda la vida laboral del trabajador, y se habla de formación, de promoción, de incentivos ligados a objetivos o rendimiento, de motivación, de carrera profesional y de planes de sucesión, desde una concepción que contempla un período de tiempo que va desde la incorporación del individuo a la organización con los planes de acogida hasta la salida del mismo al final de su período laboral.

Este proceso adquiere especial relevancia en el entorno sanitario, en general, y hospitalario, en particular, dado que por la singularidad del sector, caracterizado por constituir en muchos casos la prestación de un servicio público, configura un mercado laboral imperfecto, donde las organizaciones deben tender un marco de cooperación, a partir de alianzas y proyectos compartidos, que y no un marco de competencia por una cuota de mercado.

No obstante, las organizaciones hospitalarias no se encuentran suspendidas en el vacío. Se incardinan en la realidad social y del mundo empresarial, a la vez que deben adaptarse a necesidades y demandas cambiantes, sin olvidar sus propios objetivos de productividad, eficiencia y resultados.

INCORPORACIÓN DE PROFESIONALES

En previsión de un entorno laboral que se intuye complejo, las organizaciones se defienden con una confección muy elaborada de los perfiles profesionales, que ya no incluyen sólo los conocimientos y las habilidades necesarias para desarrollar un puesto de trabajo, sino también, de forma clara, qué características personales demanda un puesto de trabajo para ser ejecutado de manera óptima, ya que este aspecto forma parte de los elementos que definen un puesto de trabajo (fig. 9-1); dicho en otras palabras, qué competencias demanda el puesto de trabajo.

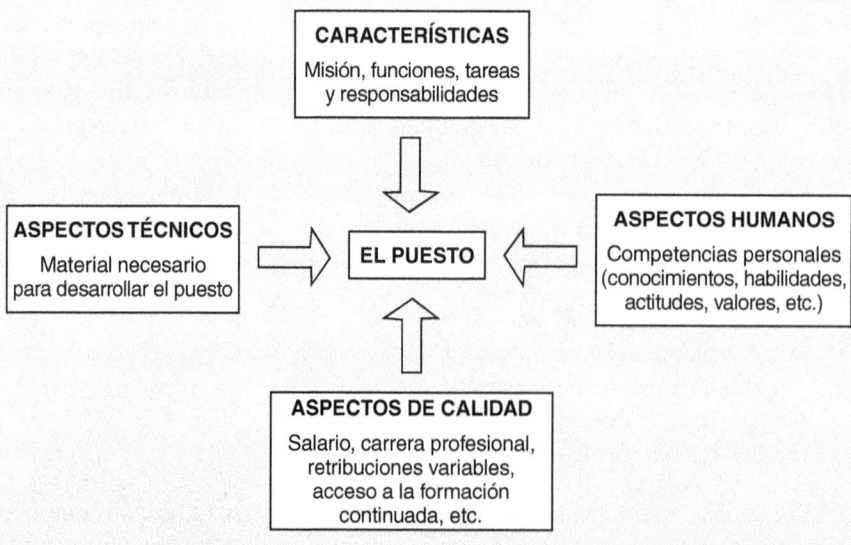

Figura 9-1. Elementos que definen un puesto de trabajo.

Las competencias profesionales son conocimientos, habilidades y actitudes observables y medibles, necesarias para el desarrollo de una profesión, para resolver problemas con autonomía y colaborar con su entorno laboral.

El concepto engloba estos componentes:

1. *Conocimientos, habilidades y actitudes.* Son aspectos que integran el *todo* de un profesional. Necesariamente han de ser observables y medibles.
2. *Autonomía.* Concepto clave de la definición de una profesión.
3. *Colaboración/Equipo.* Concepto de entorno integrado por profesiones diferentes, con un mismo objetivo trabajando conjuntamente para obtenerlo.

¿Cómo trabajar para poder definir las competencias profesionales de un puesto de trabajo?

El punto de partida es el puesto de trabajo, y para definir las competencias, antes debe hacerse su descripción. Es necesario delimitar la misión del puesto, las funciones principales, así como describir todas las tareas de forma exhaustiva, ya que a partir de éstas se elaboran los aspectos competenciales, se definen los indicadores de evaluación de cada competencia y, finalmente, se evalúan (figura 9-2).

Las competencias son repertorios de comportamientos que hacen a un individuo adecuado para los requerimientos de un puesto y eficaz en una situación determinada. Estos comportamientos son observables en la realidad cotidiana del trabajo, ponen en práctica, de forma integrada, conocimientos adquiridos, habilidades, aptitudes, valores y actitudes unidos a los rasgos de personalidad. Las competencias representan, pues, un trazo de unión entre las características individuales y las cualidades requeridas para llevar a cabo las tareas de los puestos de trabajo de manera satisfactoria.

La descripción de las competencias sirve para:

1. Diseñar un buen proceso de reclutamiento y selección.
2. Detectar la formación necesaria «a medida».
3. Facilitar la aparición de modelos de retribución variable.
4. Diseñar planes de sucesión.
5. Propiciar la movilidad entre puestos de trabajo.
6. Diseñar planes de promoción y de carrera.
7. Valorar el rendimiento.

ETAPAS DE UNA GESTIÓN POR COMPETENCIAS

1. Convertir la misión en funciones.
2. Desglosar las funciones en tareas.
3. Identificar competencias para cada tarea.
4. Definir indicadores de evaluación.
5. Evaluar a partir de los indicadores de comportamiento y conocimiento.

Figura 9-2. Ventajas del enfoque por competencias.

Una vez hecho el ejercicio teórico de la definición del puesto y de las competencias que debe tener el ocupante del mismo, es necesario pasar a la práctica y proceder a la integración dentro de las organizaciones de los profesionales competentes a través de su reclutamiento y selección.

RECLUTAMIENTO Y SELECCIÓN

Reclutamiento

El *reclutamiento* es un conjunto de procedimientos orientados a atraer candidatos potencialmente calificados y capaces de ocupar puestos de trabajo dentro de la organización. En esencia, se trata de un sistema de información mediante el cual la organización divulga y ofrece al mercado laboral de profesionales las oportunidades de empleo que le son necesarias. Para ser eficaz, el reclutamiento debe atraer una cantidad de candidatos suficiente para abastecer de modo adecuado el proceso de selección. Preferentemente se emplean dos fuentes de reclutamiento: interna y externa.

En la *fuente interna,* la organización cubre la vacante con personal propio desplazado de otro puesto de trabajo, ya sea por movilidad horizontal o promoción. Presenta las siguientes *ventajas:*

1. Más económica.
2. Más rápida.
3. Mayor índice de validez al conocer a los candidatos.
4. Fuente de motivación entre los profesionales y los trabajadores.
5. Aprovecha la inversión realizada en formación, adecuación y adiestramiento.

Como *desventajas,* cabe destacar las siguientes:

1. Exige un alto potencial de desarrollo de los empleados para poder ascender.
2. Puede frustrar al resto de los candidatos internos generando desmotivación.

En la *fuente externa,* la organización oferta el puesto de trabajo en un mercado laboral abierto, ya sea mediante anuncio o utilizando empresas de selección. Presenta las siguientes *ventajas:*

1. Enriquece la organización con conocimientos y experiencias nuevas.
2. Renueva los recursos humanos de la organización.
3. Aprovecha las inversiones en preparación y desarrollo de personal ejecutadas por otras empresas o por los propios candidatos.

Y con respecto a las *desventajas:*

1. El proceso es mucho más lento.
2. Es más costoso.

3. Los candidatos son desconocidos y tienen trayectorias profesionales difíciles de verificar por la organización.
4. Puede desmotivar a los aspirantes internos al puesto, al no tener oportunidad de acceso a la promoción.
5. Requiere inversión en formación y acogida.

Una vez se defina en qué ámbito se llevará a cabo el reclutamiento, debe empezar a prepararse el proceso de selección; para ello, se seguirán una serie de pasos:

1. Elaboración del anuncio del puesto vacante.
   a) *Debe contener:* nombre del puesto, dependencia, perfil general y competencias requeridas.
   b) *Debe requerir:* currículum profesional del candidato que contenga al menos los dos puestos ocupados con anterioridad al que se ocupa en ese momento y referencias.
   c) *Debe especificar:* un plazo de entrega de documentación y las técnicas de selección que van a usarse.
2. Difusión y publicidad.
3. Recogida y valoración de currículum.
4. Preparación de la entrevista.

Selección

La *selección* consiste en escoger, entre los candidatos reclutados, al más adecuado para ocupar el puesto que debe cubrirse. Son muy variadas las técnicas e instrumentos que pueden usarse para llevar a cabo la búsqueda del candidato ideal; la más importante de entre todas ellas es la entrevista, ya que permitirá recoger información de forma directa y, a la vez, analizar factores básicos como son la extroversión/introversión, la capacidad comunicativa y la empatía.

Para llevar a cabo lo comentado anteriormente, se utilizan una serie de *técnicas de selección:*

1. *Pruebas de idoneidad:* test psicológicos, exámenes, simulaciones, casos prácticos, etc. Estas pruebas permiten la evaluación de conocimientos, de habilidades y actitudes; es decir, de competencias.
2. Entrevista.
3. Valoración del currículum contrastando las referencias.
4. Examen médico.

En muchas organizaciones el examen médico es un instrumento más que aporta información a la selección, especialmente en la cobertura de los puestos de trabajo que requieran de un determinado perfil físico.

En consecuencia:

1. La definición de las competencias profesionales a partir del puesto de trabajo permite una mejor adecuación de la persona al puesto de trabajo.

2. El inventario de competencias considerado como un instrumento de gestión facilita la puesta en marcha de las diferentes políticas de gestión de los recursos humanos, dentro de un marco flexible, pero a la vez ordenado y metódico.

3. Las organizaciones deben prestar una especial atención a los sistemas de reclutamiento y selección, para facilitar la entrada en el sistema de los mejores profesionales para ocupar un puesto determinado.

FORMACIÓN DE LOS PROFESIONALES

El profesional ubicado en su puesto de trabajo desarrolla todas las tareas asignadas en función de sus conocimientos, habilidades y actitudes; la experiencia de la práctica diaria va modelando su actuación profesional, pero es evidente que en el transcurso del tiempo aparecen nuevos conocimientos y nuevas técnicas que ayudan a mejorar la calidad de los servicios prestados, es decir, se van modificando las competencias necesarias para desarrollar los puestos de trabajo, y es necesario recurrir a instrumentos de mejora y evaluación que permitan el mantenimiento de dichas competencias.

Según la Organización Mundial de la Salud (OMS), la formación continuada se define como: «proceso que tiene como finalidad ayudar a los profesionales a adaptarse y tomar parte activa en los cambios que deban producirse en los sistemas, en la medida en que éstos influyen sobre su evolución personal y económica y sobre su práctica continuada».

Así pues, los profesionales tienen un papel activo en la definición de sus necesidades formativas, no sólo para desarrollar correctamente su actividad profesional diaria, sino también para anticiparse y poder hacer frente a las demandas futuras, generadas por la evolución del sistema sanitario. Al mismo tiempo, las organizaciones hospitalarias definen también las necesidades de conocimientos o habilidades que deben adquirir los profesionales, para hacer frente a las demandas del entorno sanitario, entendiendo que la formación continuada es una herramienta fundamental que puede permitir al profesional sanitario actuar en términos de eficacia, efectividad y eficiencia.

Las necesidades de formación, el acceso a la misma y la delimitación de contenidos están en equilibrio constante entre lo que siente el profesional como carencia y lo que precisa la organización como prestadora de servicios.

En un contexto ideal, se debería contar con un instrumento de detección de necesidades de formación, que recogiera información de todos los colectivos profesionales de la institución, y se mantuviera permanentemente actualizado; no obstante, en la mayoría de ocasiones la recogida de datos es costosa y se modifica con demasiada rapidez. Es en este contexto cuando adquiere una especial relevancia la actividad de planificación de la formación, desde una perspectiva de mantenimiento de los objetivos institucionales y las estrategias organizativas (fig. 9-3).

Cualquier sistema de planificación tiene un criterio de *coherencia interna* cuando existe una relación satisfactoria entre objetivos y recursos, y tiene un criterio de *efectividad pragmática* cuando su éxito gravita sobre la resolución de problemas relevantes.

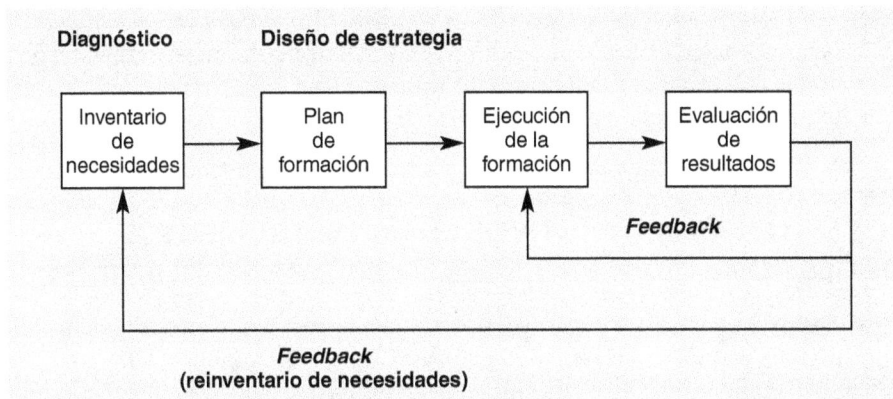

Figura 9-3. Proceso sistemático de la formación.

Planificar la formación significa seguir un planteamiento sistemático que responda a las siguientes preguntas:

1. *¿Para qué formar?* Diseño de los objetivos concretos de la actividad formativa, ligados a los objetivos de la institución sanitaria y a las necesidades que se pretenden cubrir.
2. *¿En qué formar?* Determinar el contenido del programa de formación, conocimientos, habilidades y actitudes.
3. *¿Cómo formar?* Establecimiento de la metodología que hay que emplear (sesiones magistrales, casos clínicos, simulaciones, etc.).
4. *¿A quién formar?* Definición de los destinatarios de la actividad formativa.
5. *¿Quién formará?* Elección del equipo docente a partir de los perfiles idóneos.
6. *¿Con qué formar?* Determinación de los recursos materiales necesarios para la formación, características de las aulas, material audiovisual, cantidad y calidad de los apuntes, etc.
7. *¿Dónde formar?* Determinación de los espacios en los que se impartirá la formación.
8. *¿Cuándo formar?* Establecimiento del calendario y de los horarios de formación.
9. *¿Cómo evaluar?* Diseño del modelo de evaluación de resultados, ligado a los objetivos planteados para la actividad formativa.

Planificar la formación comporta trabajar con un gran número de variables interrelacionadas y hacerlo de manera estructurada con una sistematización que permita prever y cubrir necesidades y eventualidades, buscando un modelo permeable al *feedback* que haga posible una evaluación continuada y modificaciones sobre la marcha.

En consecuencia:

1. La formación continuada es una herramienta fundamental que puede permitir al profesional sanitario actuar en términos de eficacia, efectividad y eficiencia.

2. La planificación de la formación a partir del inventario de necesidades formativas es un instrumento valioso, que garantiza la correcta asignación de los recursos destinados a formar a los profesionales.
3. Sin ninguna duda, formar es invertir en el futuro.

LOS SISTEMAS RETRIBUTIVOS COMO INSTRUMENTOS DE GESTIÓN

Se opina que la motivación de los profesionales basada meramente en elementos de carácter económico no es suficiente para una correcta implicación y una intensidad de compromiso con la organización en la que prestan sus servicios. Se supone que los aspectos económicos son fácilmente interiorizados y, por consiguiente, su efecto tiende a diluirse con rapidez en el tiempo. Aceptada esta consideración, se entiende que no es menos cierto que, sin menoscabo de los elementos que se mencionan en diversos apartados de este capítulo (formación, reconocimiento y promoción, confortabilidad y flexibilidad en el desarrollo del trabajo, etc.), el factor económico sigue siendo la parte esencial de la contraprestación que ofrece la empresa —organización a sus profesionales y empleados en el espacio bilateral de derechos y obligaciones en la que se convierte la relación de empleo una vez formalizada.

Por lo tanto, resulta evidente la importancia capital que para cualquier organización tiene un diseño adecuado del sistema retributivo.

Cada vez son más abundantes en el marco de las «relaciones laborales» —este término debe leerse como relaciones de dependencia entre empleador y empleado al margen de la naturaleza laboral o administrativa del vínculo que les une— los modelos de retribución en el ámbito sanitario y hospitalario, en los que tienden a perfilarse grupos de elementos retributivos que responden a conceptos y funcionalidades distintos, y que deben servir a los responsables de gestión para orientar los esfuerzos de cada profesional o colectivo de profesionales en la línea más conveniente de acuerdo con las exigencias de cada momento, así como atender y primar aquellos elementos que en cada momento respondan mejor a la orientación de los resultados previstos por la institución.

Características de un sistema retributivo

Es evidente que no existe una relación única e indiscutida de características de un sistema retributivo, ya que éstas dependerán de factores del sector de producción y sus características de funcionamiento, de la situación estructural o coyuntural del mercado de trabajo en términos de oferta y demanda, de determinados perfiles profesionales y lo que constituye el entorno general. Sin embargo, en líneas generales se pueden determinar algunas características evidentes, salvo excepciones. Éstas podrían ser:

1. Que el sistema de retribuciones tienda a la equidad interna, entendida como la existencia de una proporcionalidad explicable entre los diferentes colectivos profesionales que configuran la organización, y que reconozca colectivamente su rol en el conjunto.

2. Que tenga en cuenta el conjunto de puestos de trabajo y sus características diferenciales.

3. Que contenga mecanismos que permitan afrontar las circunstancias especiales en el desarrollo del trabajo, y den respuesta a aquellos elementos que dificultan el equilibrio entre oferta y demanda del mercado laboral.

4. Que reconozca y permita afrontar medidas de flexibilidad interna y de adaptación dentro de la organización y, si fuese necesario, elementos de flexibilidad en proyectos compartidos con otras organizaciones.

5. Que establezca mecanismos de reconocimiento a la aportación de los profesionales a los objetivos colectivos, teniendo en cuenta tanto los resultados individuales como los de equipo.

6. Que permita vincular parte de las retribuciones a las actividades que añadan más valor y que permitan actuar como palanca de cambio y adaptación permanente a las exigencias del entorno.

7. Que reconozca la progresión individualizada de un individuo dentro de su profesión, pero sobre todo en la organización donde presta servicios, y le atribuya valor.

Elementos de un sistema retributivo en una organización hospitalaria

En un intento de traducir en elementos concretos de un sistema de retribuciones la respuesta a las características descritas en el apartado anterior, se puede dar un primer enfoque a partir de las características de cada elemento de retribución y hacer la siguiente agrupación:

Retribuciones de carácter fijo y garantizado. Se entiende por retribuciones de carácter fijo y garantizado aquellas que van directamente ligadas a unas determinadas características de titulación académica, perfil profesional y competencias de aptitud y de actitud que se han acreditado en el proceso de reclutamiento y selección, y que para su determinación se tienen en cuenta las exigencias ordinarias del puesto de trabajo que se ocupa. En términos prácticos, bajo esta agrupación se encontrarían administrativamente conceptos como «salario base» y otros complementos o cantidades que se determinan por grupos profesionales y puestos de trabajo.

Retribuciones de carácter funcional. Debe entenderse por este tipo de retribuciones aquellas que contemplan, por un lado, las «circunstancias especiales» de prestación de los servicios y, por otro, el «encargo de responsabilidades especiales». Las circunstancias especiales en la prestación del servicio (distintas de las ordinarias, mencionadas en el apartado anterior) pueden variar en cada sector productivo, pero en el entorno de una organización hospitalaria existe una coincidencia generalizada en señalar como especiales aquellas que derivan del carácter permanente de la actividad (24 h al día, 7 días a la semana) y dificultan la conciliación del desarrollo del trabajo con la todavía actual concepción del tiempo de ocio y descanso; si bien en estos casos la evolución general de las ofertas del sector de servicios, en el modelo económico que se dibuja, tenderá a hacer menos singular esta particularidad. Responsabilidades especiales hacen referencia al mando o

coordinación de unidades asistenciales o programas también de carácter asistencial o paraasistencial que se reconocen mientras dura dicha atribución.

En este grupo se sitúan aquellos elementos retributivos que reconocen la especial prestación de servicios en días socialmente considerados como ocio, es decir,
sábados, domingos, festivos; horario nocturno y la cobertura de períodos de
atención continuada (el trabajo no organizado en turnos).

Retribuciones variables.   La retribución variable se vincula al cumplimiento de
objetivos y es un elemento de gestión, incentivación y motivación que pretende
la mejora continua. Este tipo de retribuciones, que en el pasado se intentaron
con éxito desigual en el entorno hospitalario, están tomando cada vez más relevancia, en el aspecto conceptual, en todos los sectores productivos de la economía. Los más recientes acuerdos de carácter interconfederal, entre los representantes de las organizaciones empresariales y sindicales con mayor implantación
en el conjunto de la economía, han reconocido la importancia de estos elementos
y la necesidad de su utilización como un factor de mejora de los objetivos de las
organizaciones e incluso, en algún caso, como elemento de modernización de sistemas y elementos retributivos evidentemente obsoletos en sistemas en constante evolución.

No obstante, es pertinente insistir que no resulta un elemento fácil de implantar y gestionar; las primeras experiencias en este sentido no fueron ni pacífi-
cas ni exitosas. De ello se deducen las siguientes condiciones imprescindibles
para el éxito de su implantación:

1. Deben asentarse en la dirección estratégica de la organización, lo cual conlle-
    va el esfuerzo directivo de definir la estrategia y comunicarla a toda la orga-
    nización.
2. Es preciso que se distinga claramente la retribución variable y las causas que
    la produce; de este modo, los objetivos serán claros, mensurables y evalua-
    dos, y el destinatario podrá incidir de forma directa en su consecución.
3. Debe existir una relación en la recompensa y el esfuerzo realizado.
4. Es conveniente conciliar objetivos individuales y grupales.
5. Deben establecerse sistemas distintos de retribución variable teniendo en
    cuenta las características de cada colectivo profesional.

Retribuciones personales.   Se refiere a aquellas que van directamente ligadas
a la trayectoria de una persona dentro de la organización en la que presta servicios. Es el caso de los sistemas personalizados de incentivación, desarrollo y
promoción profesional que se denomina «carrera».

El concepto de carrera profesional aplicada al sector sanitario, y especialmente al colectivo de personal médico, apareció hace unas décadas como respuesta a la pérdida paulatina del carácter liberal de la profesión, y a la convicción
de que es en el entorno de la organización en el que presta sus servicios donde
debe desarrollarse su proyecto profesional y económico. Este sistema debe ser
un auténtico sistema de incentivación profesional a largo plazo que, precisamente por ser a largo plazo, evite el peligro evidente de convertirse en un proceso basado en la burocracia y en la inercia. Los sistemas iniciados hasta el momen-

to en los sistemas sanitarios ya están dando muestras precisamente de estos peligros, por lo que es preciso tener en cuenta que el más antiguo no cuenta, en este momento, con más de 10 años de implantación, incluyendo en este tiempo tanto el período de integración como el de aplicación inicial.

Como requisitos esenciales de este tipo de retribuciones cabe destacar los siguientes:

1. Diseñar un sistema que abarque un número de niveles y unos períodos que el profesional vea como realista para que combine la motivación para acreditar la exigencia de acceso al siguiente nivel con una perspectiva temporal razonable.
2. Dotarlo de un contenido económico respecto al conjunto del sistema retributivo que se corresponda con el nivel de exigencia que se pretende tanto para el mantenimiento del grado conseguido como para el acceso al grado superior.
3. Dar prestigio al sistema a partir de un sistema de evaluación exigente, transparente e indiscutible.
4. Dotar al sistema de elementos de flexibilidad y adaptación precisamente por tratarse de un proceso de largo alcance temporal, y, simultáneamente, que no permita la acomodación transformando la evaluación en una inercia casi administrativa.

En consecuencia:

1. Los sistemas de retribución en sí mismos deben constituir instrumentos que permitan abordar aquellos aspectos de la organización y de su evolución y adaptación de acuerdo con las directrices estratégicas.
2. La distribución funcional planteada en este capítulo es una visión muy sencilla que permite identificar los aspectos que deben ser objeto de especial atención, y cómo se pueden potenciar aplicando los recursos disponibles sobre aquellas necesidades estructurales o coyunturales que es preciso resolver sin necesidad de abordar una modificación retributiva general de todos los elementos que componen el sistema.
3. Cada vez adquiere más importancia un buen diseño de las condiciones que permitan la aplicación de retribuciones variables como fórmula de mejora tanto de la organización como de los sistemas de retribución, y que implique la superación, en algunos casos, de la complejidad de las organizaciones.
4. La incorporación de retribuciones variables como valor importante, en el conjunto de las retribuciones de los profesionales, exige a los directivos un esfuerzo real de planificación, dirección, gestión y comunicación para que el modelo no acabe resultando, con el tiempo, un factor de pura inercia.

GESTIÓN DEL CONOCIMIENTO

El conocimiento puede definirse como un flujo mixto de experiencia, valores, información contextualizada y visión experta, que conforma un marco de referencia para evaluar e incorporar nuevas experiencias e información. Se origina y aplica en la mente de los conocedores. En las organizaciones aparece, a menudo, no sólo en documentos y almacenamiento de datos, sino también en las rutinas, las prácticas y las normas. El conocimiento surge de la información.

El conocimiento puede subdividirse en cuatro tipos de saber:

1. *Saber qué.* Hace referencia a hechos y realidades conocidas. Es el punto donde el conocimiento está más cerca de la información.
2. *Saber por qué.* Es el conocimiento científico, respecto a los principios y leyes naturales. Es la base del desarrollo tecnológico y se produce principalmente en laboratorios de investigación y en las universidades.
3. *Saber cómo.* Constituye las habilidades o capacidad para hacer alguna cosa. Este tipo de conocimiento está disperso en las organizaciones.
4. *Saber quién.* Supone conocer «quién sabe qué y quién sabe cómo hacer qué». Es un tipo de conocimiento crucial para la correcta gestión de los directivos de las organizaciones.

La gestión del conocimiento es el conjunto de procesos que permiten utilizar el conocimiento como factor clave para aumentar el «valor». Se trata de la tarea de reconocer un activo humano sepultado en la cabeza de las personas y convertirlo en un activo empresarial, al cual se pueda acceder y ser utilizado por un gran número de personas, las decisiones de los cuales son vitales para las organizaciones.

Para llevar a cabo esa gestión, existen una serie de procesos implicados:

1. Generar o captar conocimiento, ya sea mediante operaciones internas o externas.
2. Estructurar y aportar valor al conocimiento captado. Convertirlo en conocimiento útil mediante mecanismos de almacenamiento correctos que permitan su reutilización.
3. Transferir conocimientos.
4. Establecer mecanismos para la utilización del conocimiento por parte de las personas y equipos de la organización. Delimitar los accesos.

Es decir, *captar, transformar* y *transferir.* Recoger el conocimiento, convertirlo en información útil y transferirlo, de acuerdo con las necesidades, a los usuarios de esa transferencia. El soporte de cualquier sistema de gestión del conocimiento lo constituye la información documental que se genera diariamente en todas las organizaciones, y son los sistemas de información los que tienen la responsabilidad mayor en cualquier iniciativa en este sentido. Debe ser la dirección quien impulse las iniciativas ligadas a la gestión del conocimiento y, además, quien delegue hacia todos los mandos directivos la responsabilidad, como gestores de personas, de preguntarse qué conocimiento tiene valor, cómo debe ser captado, qué transformación y en qué soporte es necesario para poder ser transferido de forma correcta.

En consecuencia:

1. Gestionar el conocimiento es una de las asignaturas pendientes de las organizaciones en el siglo XXI. Se trata de poner en marcha un sistema integrador que permita a los gestores aprovechar conocimientos, habilidades y experiencias para crear «valor».
2. La gestión del conocimiento va mucho más lejos que la mera recogida e interpretación de datos, puesto que los verdaderos poseedores de conocimento en las organizaciones son los profesionales que las integran.
3. Por lo tanto, la gestión del conocimiento debe integrarse en las organizaciones no como un elemento material de tratamiento y transmisión de la información, sino como un auténtico proceso de relación y gestión de las personas que configuran las organizaciones sanitarias. En realidad, se trata de una auténtica política de recursos humanos que tenga como eje orientador la potenciación de la capacidad de todos los profesionales.

BIBLIOGRAFÍA

Druker P. El ejecutivo eficaz. Barcelona: Edhasa, 1992.

Guilera A. Competencias profesionales, las organizaciones que aprenden. Conferencia. Vigo, mayo de 2005.

Kaplan R, Norton D. Cuadro de mando integral. Barcelona: Gestión 2000, 2002.

Normann R. La gestión en las empresas de servicios. Madrid: Deusto, 1990.

Rodríguez Porras JM. El factor humano en la empresa. Madrid: Deusto, 1994.

10

Organización médica y sistemas de incentivación

G. Sanz, M. Bruguera y J. M. Salmerón

INTRODUCCIÓN

La organización de los hospitales, tal y como la concebimos hoy, se atribuye a Richard Bright, quien a mediados del siglo xix organizó el Guy's Hospital de Londres de acuerdo con las distintas especialidades médicas de la época. La organización ha permanecido sin grandes cambios en la mayoría de los hospitales, aunque con algunas modificaciones a medida que se creaban nuevas especialidades o técnicas diagnósticas.

Los profesionales médicos tradicionalmente se han organizado en las instituciones sanitarias bajo dos conceptos. En primer lugar, el asistencial, el cual constituye los diferentes servicios y secciones, que generalmente coinciden con las especialidades médicas; en segundo lugar, a partir de criterios de representación o sindicales, con el objetivo de defender las condiciones en las que ejercen su profesión.

Los médicos y las enfermeras constituyen el elemento nuclear del personal contratado por los hospitales, ya que hacen realidad la función esencial de estas instituciones, que es la de prestar servicios asistenciales a la población. En su trabajo están asistidos por otras categorías laborales, como auxiliares, celadores, camilleros, personal de cocina, de mantenimiento y de seguridad, administrativo, informático y equipo de dirección. Este último tiene la responsabilidad final de la gestión de la institución, pero sus actuaciones deben ir estrechamente vinculadas a la actuación de los profesionales.

En los hospitales españoles, médicos y enfermeras han mantenido organizaciones paralelas con escasa interacción, sin considerar que el objetivo del hospital —diagnosticar, curar y cuidar a los pacientes— es compartido, y las funciones de los dos colectivos son complementarias.

Como se trata con detalle en otros capítulos de este libro, el concepto y la organización de los hospitales está cambiando, y ello determinará sin duda cambios en la organización de los profesionales, tanto médicos como enfermeras. La necesidad de optimizar los recursos hospitalarios, siempre escasos, y de subvenir las necesidades y nuevas expectativas de los pacientes, exige que los profesionales se integren en la marcha del hospital, fundamentalmente asumiendo la gestión clínica y colaborando en la dirección estratégica de los centros. A los conocimientos y habilidades que los médicos adquieren tradicionalmente en las facultades de medicina, deben añadirse ahora nuevas capacidades, como la de trabajar en equipo, capacidad de decisión para seleccionar la opción más adecuada en cada acto profesional, utilización racional de los recursos de elevado coste económico y afrontar responsabilidades legales.

ORGANIZACIÓN DE LA ACTIVIDAD ASISTENCIAL

Sobre el médico recae la responsabilidad de:

1. Determinar la necesidad de ingreso del paciente en el hospital.
2. Efectuar el diagnóstico y aplicar el tratamiento adecuado.
3. Analizar el resultado de su intervención.
4. Racionalizar los procesos de diagnóstico y terapéutica sobre la base de la evidencia científica y de su experiencia.

Para llevar a cabo estas funciones, el hospital tradicional se organiza en servicios que coinciden generalmente con una especialidad o subespecialidad médica. Las funciones del servicio no son sólo asistenciales, sino que, en mayor o menor grado, y de acuerdo con el nivel del hospital, el hospital debe asumir funciones de docencia e investigación (tabla 10-1).

El número y las competencias de los servicios médicos varían de un hospital a otro dependiendo del nivel y complejidad que lo caractericen. Así, en los centros terciarios (hospitales regionales) pueden existir hasta 50 servicios clínicos, que suelen agruparse en divisiones: División de Medicina, División de Cirugía, de Servicios Centrales y Materno-Infantil.

Por el contrario, los hospitales de menor complejidad se dividen en un área médica y una quirúrgica, y disponen de la colaboración de servicios comunes,

Tabla 10-1. Actividad de un servicio hospitalario

Atención a pacientes hospitalizados
  «Pase de visita»
Consulta externa
Exploraciones/intervenciones
Interconsultas
Consultas en urgencias
Guardias
Sesiones:
  «Pase de guardia» (diario)
  Médico-quirúrgica (semanal)
  Bibliográfica
  De mortalidad
  General del servicio
  Por áreas o secciones
  Formación de residentes
Investigación

como laboratorios y radiología. Los equipos de ambas áreas pueden incluir varios especialistas de alguna de las especialidades con mayor prevalencia; en ocasiones, éstos pueden constituirse en secciones (Cardiología, Nefrología).

Se distinguen tres tipos de servicios:

1. *Verticales,* ligados a una patología (Cardiología, Gastroenterología).
2. *Transversales,* que apoyan a otros en la atención de una patología común (Oncología, Rehabilitación).
3. *De diagnóstico* (Radiología, Laboratorio).

Los servicios médicos cuentan con espacios propios, incluyendo salas de hospitalización, consultas externas, áreas de diagnóstico y áreas administrativas. Asimismo, suelen compartir otros espacios comunes, como quirófanos o urgencias, cuya descentralización no está justificada por razones de eficiencia.

Al frente de cada servicio se sitúa un jefe de servicio, que es, a la vez, responsable ante la dirección del hospital de la actividad asistencial, y debe asumir la tarea de ordenar el trabajo de los otros miembros del servicio. En concreto, sus funciones son:

1. Proponer y vigilar el cumplimiento de políticas y objetivos de la institución.
2. Organizar el trabajo de los diferentes profesionales.
3. Garantizar la eficiencia del servicio.
4. Velar por la calidad asistencial, docente y de investigación.
5. Responsabilidad en la docencia de posgrado y formación continuada.
6. Velar por que el servicio cuente con la infraestructura y el personal necesarios.
7. Elaboración y cumplimiento del presupuesto.

En los hospitales de mayor nivel de complejidad, los servicios suelen tener una o varias secciones que agrupan áreas diagnósticas o cuidados especiales, y que facilitan la gestión. Las funciones del jefe de sección son similares a las del jefe de servicio, pero restringidas al área de su competencia.

En la mayoría de hospitales, los médicos sin responsabilidades de mando sólo ejercen funciones de carácter asistencial, pero no de planificación ni de administración de los recursos que la institución pone a su disposición, por lo que a menudo se sienten poco implicados en la gestión de recursos y desconocen los objetivos y las líneas de actuación de la institución.

ORGANIZACIÓN DE LA ACTIVIDAD ASISTENCIAL EN EL HOSPITAL DEL FUTURO

Los servicios así constituidos suelen ser estructuras cerradas y muy jerarquizadas, generalmente poco eficientes para atender a un tipo de pacientes cada vez más crónicos y pluripatológicos. En esta organización, las relaciones entre los servicios y la atención primaria o los servicios sociosanitarios es, en general, inexistente, lo cual dificulta el continuo asistencial.

Como se ha mencionado con anterioridad, el concepto y la organización de los hospitales está cambiando como consecuencia de diversos factores (tabla 10-2). La consideración del hospital como una empresa que debe ser sostenible, así como la transformación del paciente de mero sujeto pasivo a cliente con capacidad de decisión, están entre los más importantes. Todo ello hace ineludible un cambio en la organización de los profesionales, en su papel en la institución, al igual que en las habilidades y actitudes necesarias para trabajar en un hospital moderno.

Con el objeto de facilitar la atención a los pacientes, como se ha señalado previamente, cada vez más ancianos, pluripatológicos y dependientes, se están desarrollando unidades multidisciplinarias que agrupan a profesionales de las distintas especialidades que atienden una determinada patología. Aunque las fórmulas son variadas dependiendo del hospital que las instaura, los *institutos* o *áreas* y las *unidades funcionales* parecen gozar de mayor éxito. En las primeras se agrupan los servicios que atienden la patología de un órgano o sistema: Instituto o Área del Corazón, Instituto de Neurociencias. Las unidades funcionales, por el contrario, tienen como objetivo una enfermedad o un grupo de enfermedades más concreto, y concentran especialistas de diversos servicios, sin que los servicios desaparezcan o se integren: Unidad de Mama (oncólogos, ginecólogos, cirujanos generales, psicólogos, anatomopatólogos), Unidad de Melanoma (dermatólogos, oncólogos, cirujanos generales).

El cambio conceptual más importante en ambos casos es el trabajo por procesos. De esta forma, el especialista con mayor experiencia en esa patología se convierte en el responsable del proceso (propietario del proceso) y debe asegurar tanto la eficiencia del mismo como la calidad de la atención, que debe adaptarse a la evidencia científica. En este sistema, los jefes de servicio y sección tienen como

Tabla 10-2. Algunos factores que influirán en los cambios en la organización del hospital

Cambios sociales
Preocupación por la salud de la población y no sólo por el cuidado individual
Mayor conciencia del gasto sanitario
Racionalización del uso de recursos limitados
Énfasis en los resultados y la calidad
Judicialización de la práctica médica

Mayor importancia de la opinión del enfermo
Libre elección de centro
Necesidad de trato más personalizado
Importancia de la hostelería
Tiempos máximos de espera

Gestión empresarial
Gestión por procesos
Mayor responsabilidad de los profesionales (gestión clínica)
Flexibilidad y movilidad de la plantilla
Incentivos y objetivos

Control de calidad
Medicina basada en la evidencia

principal misión facilitar el trabajo, asegurar que la infraestructura necesaria está disponible y coordinar los diferentes procesos (fig. 10-1). El protagonismo que adquieren los profesionales del servicio facilita su integración e incentiva su incorporación a la gestión clínica, al permitírseles la asunción de responsabilidades en la planificación de la actividad y en la gestión de recursos, tanto materiales como económicos.

Con esta visión, el hospital se convierte en una empresa con varias unidades asistenciales (hospital *mall* o negocio de negocios), cada una de las cuales debería tener su cuenta de resultados. En resumen, las unidades asistenciales, ya sean servicios, institutos, divisiones o departamentos, constituidas por un jefe o director, un equipo médico, enfermeras y personal auxiliar, constituyen la célula básica de la organización funcional de un hospital. Deben disponer de autonomía para:

1. La organización interna del servicio.
2. La gestión del presupuesto asignado para cumplir con los objetivos acordados con la dirección.
3. Asegurar el máximo rendimiento del personal, establecer los horarios asistenciales y ordenar las vacaciones.
4. Proponer la adquisición de material fungible y equipamiento.
5. Plantear las necesidades de nuevo personal.

Los jefes de unidad deben tener la capacidad de liderazgo para comprometer a la totalidad del personal facultativo y auxiliar en el cumplimiento de los objetivos y obligaciones. De esta forma, los aspectos de un profesional que deben va-

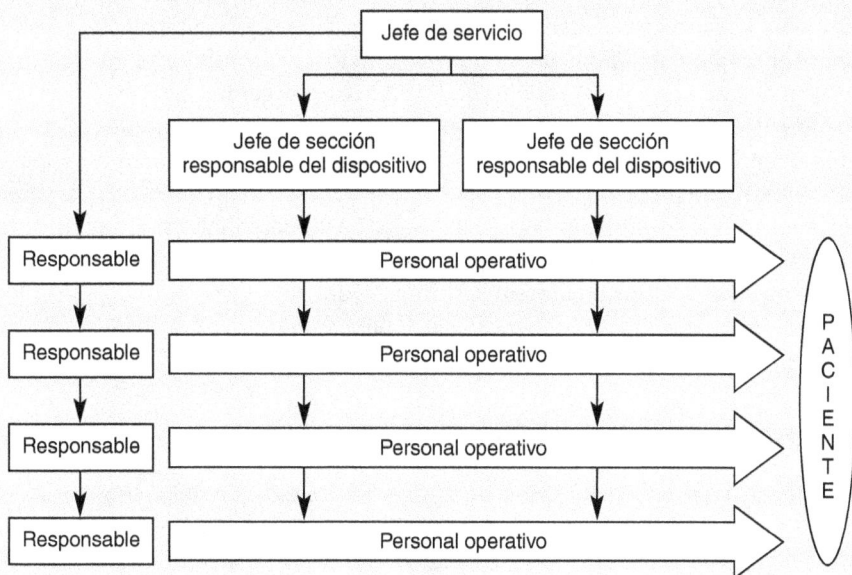

Figura 10-1. Esquema de trabajo por procesos.

lorarse para su nombramiento como jefe no son sólo el conocimiento de la especialidad o su currículum científico, sino también la experiencia en gestión, la orientación institucional o la habilidad para comunicar y crear equipo. El establecimiento de sistemas de incentivación comunes para todo el equipo puede constituir un elemento de cohesión del equipo.

Otra consecuencia importante de esta nueva concepción del hospital como un conjunto de empresa es la relación entre médicos y enfermeras. El papel de los profesionales de enfermería en una organización por procesos se acrecienta. Ante unos pacientes cada vez más complejos y dependientes, la enfermera no es sólo colaboradora del médico, pues también se responsabiliza, lidera y planifica los cuidados enfermeros del paciente ingresado, adquiriendo en este campo una total autonomía; del mismo modo, en otros procesos liderados por médicos, se responsabiliza de determinados aspectos y momentos del proceso, desarrollando habilidades hasta ahora reservadas a aquéllos.

Finalmente, estas nuevas tendencias en la organización de los hospitales condicionan un cambio de papel de la dirección médica. En el nuevo organigrama, el director médico desaparece de la línea jerárquica y queda en *staff* del director general. Sus funciones son ahora la gestión de servicios o áreas comunes a los institutos (urgencias, quirófanos), asesorar a la dirección general en los aspectos que considere necesario, especialmente en la planificación estratégica, y promover el desarrollo de los profesionales médicos. Asimismo, directamente o en hospitales más complejos coordinando las direcciones correspondientes, se responsabiliza de la calidad asistencial, de la docencia y la investigación.

El director médico es además el representante de los médicos ante la dirección general o gerencia. Estas funciones implican un papel de liderazgo y, por lo tanto, justifica que sea un cargo de elección, para el que sólo deberían ser candidatos aquellas personas que gocen de un amplio consenso y trayectoria dentro de la institución. Los directores médicos escogidos por la gerencia carecen de la credibilidad suficiente para el desempeño de su función, y difícilmente pueden asumir este papel de puente entre el cuerpo facultativo y la gerencia.

El cargo de director médico no debería tener un carácter funcionarial, por lo que debería ser ocupado durante períodos de tiempo relativamente breves, de 3 a 4 años, que permitieran la reincorporación del médico que lo ha desempeñado a su actividad profesional, sin excesivo coste personal. En el reglamento de cada centro hospitalario deberían estar definidas las funciones, el método de elección, quiénes son los electores, la duración del cargo, sus responsabilidades y las condiciones y mecanismos para cesar del cargo.

ÓRGANOS DE PARTICIPACIÓN DE LOS MÉDICOS

La participación de los profesionales se ha limitado tradicionalmente a los comités técnicos; no obstante, su presencia en los órganos de decisión y dirección del hospital permite no sólo planificar con un mayor conocimiento las necesidades futuras, sino que al mismo tiempo incentiva también a los médicos y les compromete con la gestión del centro.

Consejo de dirección

Es el máximo órgano para la definición de la oferta asistencial y la gestión de recursos del centro, y entre sus funciones se incluyen las siguientes:

1. Fijar los objetivos institucionales.
2. Establecer prioridades de actuación.
3. Decidir las inversiones anuales.
4. Asignar los presupuestos a las unidades asistenciales.
5. Examinar la productividad de éstas.
6. Aplicar una política de incentivación vinculada a los resultados.
7. Analizar las demandas de los usuarios y examinar la adecuación de los medios disponibles para dar una respuesta satisfactoria.
8. Comprobar el cumplimiento de los objetivos marcados.
9. Establecer modificaciones en la organización asistencial del hospital (creación y supervisión de servicios médicos o administrativos).
10. Determinar la política de personal (salarios, regulación de plantilla, etc.).

En muchos hospitales, el Consejo de Dirección está integrado por el gerente, el director médico, el director de enfermería, el director de gestión y el director de recursos humanos. En el hospital organizado en institutos, el Comité de Dirección puede transformarse en un Comité Ejecutivo en el que estén, además de la Dirección General/Gerencia y la Dirección médica, los directores de todos los institutos, lo cual asegura que las decisiones estratégicas y económicas son compartidas por los responsables de ejecutarlas.

Comisiones clínicas

La interrelación entre gerencia, dirección médica y facultativos debe establecerse mediante comisiones clínicas en las que estén representadas todas las partes. El número total de miembros, el de representantes médicos, la denominación, las competencias, la composición y el procedimiento de toma de decisiones de cada una de estas comisiones deberían estar fijados en el reglamento de régimen interno de cada centro. La proporción de médicos en representación del cuadro facultativo no puede ser testimonial, sino que debe ser mayoritaria.

Ejemplos de comisiones clínicas como órganos de gestión y de participación de los médicos en los hospitales son:

1. Comisión de credenciales.
2. Comisión de promoción profesional.
3. Comisión de asistencia.
4. Comisión de docencia y formación continuada.
5. Comisión de investigación.
6. Comisión de ética médica.
7. Comisión de disciplina.

En la mayoría de hospitales, estas comisiones son órganos de participación formal de los médicos con escasas o nulas funciones de gestión, por lo que su papel está devaluado y gozan de poco crédito entre los profesionales de la institución. Las comisiones clínicas deben tener capacidad ejecutiva. La participación de la Gerencia y la Dirección Médica en estas comisiones garantiza que no se producirán desviaciones respecto a la política y economía de la institución, y la participación de los médicos garantiza la viabilidad técnica de las decisiones.

Comisión de credenciales. Tiene como objetivo la toma de decisiones respecto a nombramientos y contratación del personal médico, mediante el examen de los candidatos que cumplen los criterios de la convocatoria, y decidir sobre la concesión de la continuidad en el empleo de los médicos en plantilla.

Es responsabilidad de la comisión la selección de la persona más idónea para el o los puestos o cargos que se deban cubrir de acuerdo con los méritos aportados por los candidatos y con la valoración de sus características personales. La comisión de credenciales de cada hospital puede establecer sus propios criterios de valoración de los méritos con objeto de facilitar la comparación de los currículum de los diversos candidatos y juzgar su aptitud de modo uniforme, así como efectuar entrevistas personales con los candidatos.

Comisión de promoción profesional. Es la responsable de determinar si se cumplen los criterios establecidos en cada institución hospitalaria para autorizar el paso de los facultativos a una categoría profesional superior.

En algunas instituciones, el nombramiento de los jefes de servicio o sección es responsabilidad de un comité con amplia representación de los médicos, junto a la Dirección General/Gerencia y la Dirección Médica.

Existe cierta resistencia por parte de los gerentes y directores de hospital a dejar en manos de los profesionales la contratación y promoción de los mismos. No obstante, la experiencia de algunos centros en este sentido muestra que se alcanzan cotas importantes de seriedad y transparencia del proceso, al mismo tiempo que se genera confianza entre los profesionales.

Comisión de asistencia. Es responsable de evaluar si los pacientes hospitalizados reciben los cuidados precisos, de acuerdo con el nivel y los recursos de la institución.

Debe revisar de forma periódica los informes presentados preceptivamente por los diversos comités técnicos encargados de aspectos particulares de la actividad asistencial (v. más adelante) y efectuar las recomendaciones pertinentes al equipo de dirección y a los servicios implicados, así como evaluar sus efectos y detectar si se producen desviaciones de la buena práctica asistencial derivadas de su inadecuada aplicación o de insuficiencias en las recomendaciones efectuadas.

También es función de esta comisión el análisis de las propuestas de los distintos servicios para incorporar nuevas prestaciones, con objeto de determinar las implicaciones económicas y necesidades de personal y espacio que precisa su introducción, así como la rentabilidad que se espera que tengan para la institución.

Comisión de docencia y formación médica continuada. En los hospitales acreditados para la formación de médicos especialistas debe existir una comisión responsable del cumplimiento de los programas de docencia en cada especialidad y de la evaluación periódica de los médicos en formación. La misma comisión puede asumir la responsabilidad de impulsar y planificar las actividades relacionadas con el mantenimiento y mejora de la competencia de los profesionales de la institución. Algunas de estas actividades deben efectuarse en el propio hospital cuando estén relacionadas con la asistencia prestada en el propio centro. Para los nuevos proyectos que se desee incorporar, la comisión tiene que seleccionar a los miembros de la plantilla que deban adquirir nuevos conocimientos y habilidades, y facilitarles los recursos para obtenerlos en otra institución.

Comisión de investigación. Tiene como misión autorizar los proyectos de investigación que presenten los médicos del hospital, una vez obtenidas garantías del interés científico del proyecto, de que es factible con respecto a los recursos de que dispone el investigador principal, de las fuentes de financiación y del cumplimiento de las normas éticas.

Comisión de ética médica. Su objetivo es procurar que tanto las actuaciones asistenciales como los proyectos de investigación se adecuen a los principios de la buena práctica clínica. Tendrá particular celo en asegurar el consentimiento informado de los pacientes antes de la aplicación de procedimientos diagnósticos y terapéuticos, así como el cumplimiento de la buena relación médico-paciente en la actividad regular del hospital. Hoy en día, sus funciones pueden considerarse repartidas entre el Comité Ético de Investigación Clínica (CEIC) y el Comité de Ética Asistencial (CEA). El CEIC, a su vez, asume gran parte de las funciones de la comisión de investigación.

Comisión de disciplina. La aplicación eventual de medidas disciplinarias por parte de la dirección de la institución sólo debería hacerse después del examen de la situación que se considere motivo de sanción por parte de esta comisión, la cual tendrá en cuenta las circunstancias que pueden haber influido en la actuación que se deba reprobar. Este procedimiento ofrece mayores garantías de que no se cometerán arbitrariedades, ni de que otros factores puedan influir en la naturaleza de la sanción.

Esta comisión puede asumir, como una extensión de sus competencias, el examen de los problemas que se deriven de médicos con problemas mentales que pueden ser causa de mala práctica o del incumplimiento de sus obligaciones laborales, con objeto de buscar ayuda terapéutica y de dar soporte personal sin que ello comporte perjuicios hacia la institución y los pacientes.

Comités técnicos

Además de su participación en las comisiones clínicas, la implicación de los médicos de hospital en la gestión clínica de la institución puede efectuarse mediante su participación en comités técnicos encargados de la supervisión de determinadas actuaciones profesionales, en las que participan miembros de diversos servicios hospitalarios, con objeto de:

1. Eliminar comportamientos o decisiones inadecuadas.
2. Mejorar el rendimiento y la competencia de los facultativos.
3. Racionalizar procedimientos.
4. Promover el ahorro.
5. Mejorar las prestaciones asistenciales a los pacientes.

Es preciso que las funciones y los objetivos de estos comités estén claramente definidos y sean conocidos por todos los miembros del cuerpo facultativo; sin embargo, el número de sus miembros y su composición deben ser flexibles con objeto de permitir la incorporación de nuevos miembros cuando las circunstancias lo hagan aconsejable, así como establecer la periodicidad de sus reuniones.

El número de comités y su campo de incidencia tienen que ser determinados en cada hospital, pero algunos de ellos deberían existir en todos los hospitales:

1. Comité de farmacia.
2. Comité de transfusiones.
3. Comité de historias clínicas y documentación.
4. Comité de infecciones y riesgos profesionales.
5. Comité de mortalidad (y autopsias).
6. Comité de guías clínicas y protocolos.
7. Comité de urgencias.

La propia denominación de los comités y los objetivos generales que se detallan al inicio de esta sección permiten deducir cuáles son las funciones de cada uno de ellos. Algunos de ellos vienen regulados por disposiciones legales en cuanto a su composición y funciones.

Los informes y recomendaciones de estos comités deberán ser examinados por la comisión asistencial para su difusión entre el personal y su aplicación. La comisión de asistencia deberá valorar las implicaciones en términos de recursos económicos y de personal que comportan recomendaciones de estos comités.

ELECCIÓN DE REPRESENTANTES MÉDICOS

Los médicos que participan en las comisiones hospitalarias deberían reunir dos características: por una parte, confianza de sus compañeros del cuadro facultativo en su buen criterio, independencia y voluntad de servicio a la institución, y por otra, un grado suficiente de conocimientos en el ámbito de responsabilidad de la comisión. Aunque ninguna de ellas se corresponde con una temática profesional específica, conviene que los médicos elegidos hayan demostrado interés por áreas de conocimiento que poseen su propio cuerpo de doctrina, como, entre otras, la gestión de recursos humanos, la bioética, el control de calidad o la pedagogía.

El principio clave para la selección de los médicos en las distintas comisiones es su representatividad, lo cual exige que sean cargos electos. Los procedimientos para esta selección, incluyendo la elegibilidad de los candidatos, la duración de la función de representante, quiénes tienen derecho a votar y los motivos de cese en el desempeño del cargo, deben establecerse en cada institución y quedar claramente consignados en el reglamento de régimen interior.

Pueden hacerse votaciones individuales para cada cargo, en las que participen todos los médicos del hospital, o seguirse un procedimiento más complejo, como es la elección democrática de un comité de delegados médicos, constituido por los representantes de todo el cuerpo facultativo, del cual se elegirían los que deberían participar en las distintas comisiones y, eventualmente, en otros órganos de dirección del hospital. Este comité de delegados médicos tendría la responsabilidad de facilitar a todos sus compañeros la información de las actuaciones y acuerdos de todas las comisiones y de los órganos de gestión.

Este comité estaría compuesto por representantes de todas las áreas en que estuviera organizado el hospital, de manera proporcional al número de miembros de cada área, con representación de todas las categorías profesionales.

La pertenencia a los comités técnicos no debería estar supeditada a criterios de representatividad democrática, sino que por su propia naturaleza técnica debería basarse en la competencia profesional para cada ámbito y en la voluntad de participar en el comité a propuesta de la dirección médica.

En la medida en que la participación de los médicos en comisiones clínicas y comités técnicos constituye una actividad gestora, debe contemplarse una remuneración económica complementaria de sus miembros, con objeto de que no sea una actividad voluntaria, sino una responsabilidad añadida a la actividad asistencial principal. La existencia de retribuciones específicas y la gratificación moral que se deriva de la intervención en tareas de dirección debe facilitar la integración de los profesionales más capaces en el liderazgo de cada institución.

SISTEMAS DE INCENTIVACIÓN. CARRERA PROFESIONAL DEL MÉDICO DE HOSPITAL

Los sistemas de incentivación son una herramienta fundamental en la gestión de recursos humanos, y deben lograr el mantenimiento o el aumento del nivel de motivación o esfuerzo del trabajador en el desempeño de las tareas de interés para la organización y, de esta manera, mejorar su rendimiento laboral. La incentivación empleada puede ser de muy distinta índole, pero predominan los incentivos económicos (especialmente los variables; p. ej., retribución por objetivos), aquellos que suponen el reconocimiento de una situación profesional superior (ascenso de categoría o asunción de cargo), los dirigidos a mejorar las condiciones y/o contenidos del puesto de trabajo (p. ej., investigación y docencia), los que favorecen el desarrollo profesional (p. ej., dotación de recursos materiales y humanos a la unidad de trabajo, formación continuada, proyección dentro y fuera de la organización) y los que aumentan el nivel de integración del profesional en la institución (p. ej., creación de sistemas participativos en el seno del centro).

Los sistemas de promoción profesional puestos en marcha en algunos hospitales españoles durante los últimos años podrían constituir un excelente sistema de incentivación para los facultativos, pues pueden diseñarse de manera que contemplen todos los aspectos anteriormente mencionados. Se trataría de sistemas de incentivación que se prolongan durante toda la vida profesional del facultativo, aúnan la recompensa económica (aumento de salario) y el reconocimiento (aumento de categoría) y todo ello en función de valoraciones objetivas de los méritos profesionales. En la medida en que estos sistemas de valoración contemplen todos los puntos de interés en el desempeño profesional del médico hospitalario (calidad asistencial, investigación, docencia, formación continuada, actividad participativa y cualquier otro) se estará reconociendo la importancia de contenidos propios de la profesión que quizás habían quedado demasiado relegados en los últimos tiempos.

Necesidad de la carrera profesional

La organización jerarquizada de los centros hospitalarios ha determinado que la promoción de sus facultativos se haya orientado tradicional y necesariamente hacia la asunción de puestos de mando, dado que, siendo éstos limitados, las posibilidades reales de promoción de los médicos de hospital han resultado muy restringidas. Por otra parte, este modelo de promoción jerárquica ha llevado de forma invariable a la incorporación de contenidos organizativos, de mando y gestión a los puestos de trabajo de facultativos que no siempre presentan ni desean asumir el perfil profesional idóneo para llevar a cabo estas funciones. Finalmente, la necesidad de dar salida a las aspiraciones de reconocimiento de sus profesionales más valiosos ha llevado a que no sea extraño encontrar puestos de mando difíciles de justificar en el organigrama de cada institución. La aplicación de sistemas de carrera profesional en los hospitales procuraría la posibilidad de promoción de todos los profesionales con méritos objetivos suficientes, al tiempo que permitiría ajustar los puestos de mando a las necesidades reales de cada institución.

La puesta en marcha de un sistema de carrera profesional conlleva, por lo tanto, la definición de dos vías de promoción: la que conduce a la asunción de categorías en función del perfil de méritos (promoción profesional) y la que conduce a la asunción de cargos en función del perfil específico para el desempeño de contenidos organizativos, de mando y gestión en el puesto de trabajo (promoción jerárquica). Es un error contemplar ambas vías como independientes, puesto que todos los facultativos se encuentran en la línea de promoción profesional (cada uno ostenta su categoría), mientras que aquellos requeridos por la institución se encuentran en la línea de promoción jerárquica (además ostentan un cargo). Esta convergencia resulta auténticamente relevante si se tiene en cuenta que es deseable que los puestos de mando sean desempeñados por facultativos de reconocido prestigio (categoría) entre sus compañeros, y que, debiendo ser el ejercicio del puesto de mando revisable en función de las necesidades de la institución y de los resultados obtenidos, el profesional pueda cesar en el cargo para retornar al ejercicio profesional dentro del mismo centro.

Requisitos esenciales de la carrera profesional

La carrera profesional sólo tiene sentido si sus beneficiarios directos, los facultativos, sienten que da cumplida respuesta a sus necesidades de reconocimiento.

Éste sólo podrá vivirse como efectivo cuando sus dos vertientes —asunción de categoría profesional y nueva retribución salarial— sean satisfactorias. La asunción de categoría profesional no ligada a un cargo o mando es una nueva figura que deberá reforzarse para que los profesionales sientan que se trata de algo más que de una promoción testimonial. La promoción que sólo prima la antigüedad no es eficaz para incentivar. Tanto la mejoría en las condiciones de trabajo como el impacto retributivo de la asunción de nuevas categorías dentro del sistema de carrera profesional deben ser significativos. En un sistema de sanidad pública como el de España, en el que los profesionales se encuentran sometidos a regímenes salariales más que modestos, la compensación económica es un componente fundamental que hay que tener en cuenta en cualquier sistema de reconocimiento de méritos. La magnitud de este incremento puede venir matizada por factores como los niveles salariales de partida, el número de categorías contempladas en el sistema, el paralelismo con las retribuciones establecidas para los puestos de mando, y otros. Sea como fuere, parece claro que en el peor de los casos estos incrementos deberían alcanzar un mínimo del 10% neto sobre el salario anterior para que el perceptor los pudiera reconocer como reales.

Condiciones básicas de aplicación

Con mayor o menor peso específico, el sistema de promoción profesional debe:

1. Permitir el reconocimiento efectivo de los méritos profesionales de los facultativos. Por consiguiente, una vez establecidos los requisitos de acceso, no deben existir más condicionantes a la promoción que los méritos objetivos de los profesionales que optan a ésta. Las limitaciones presupuestarias dentro de cualquier sistema de carrera profesional son inaceptables y pueden desacreditarlo convirtiéndolo en un sistema de desincentivación profesional.
2. Asegurar la equidad y transparencia del sistema de evaluación. Los méritos correspondientes a cada categoría profesional deben ser predefinidos y dados a conocer a los facultativos antes de que éstos sean sometidos a la evaluación. La definición de los perfiles de méritos para cada categoría profesional por los propios facultativos en cada institución asegurará que éstos respondan a la realidad particular de cada centro. Los sistemas de valoración de méritos deberían contemplar todos los aspectos del desarrollo del desempeño profesional de los facultativos; asimismo, deberían valorarse teniendo en cuenta un orden de prelación preestablecido de acuerdo con su importancia relativa. Del mismo modo, la formación de comités o comisiones evaluadoras, compuestos exclusiva o mayoritariamente por facultativos con ejercicio profesional en el centro, asegurará que no se pervierta el espíritu del sistema de promoción. Estos organismos deberán desarrollar las herramientas y mecánicas evaluadoras que aseguren la reproducibilidad y transparencia del proceso.
3. Estructurar la carrera profesional como un sistema de incentivación útil durante toda la vida profesional de los facultativos. La progresión a las diferentes categorías contempladas en los sistemas de carrera profesional debe ser continuada y la velocidad de progresión, tanto máxima como mínima, debe

regularse con objeto de evitar agotar el sistema demasiado pronto para aquellos profesionales con un mejor perfil de méritos, o hacerlo prácticamente inaccesible para aquellos con un perfil menos favorable, respectivamente. Este hecho explica que se pueda reconocer un número variable de categorías (entre cuatro y seis), siempre con un nivel de exigencia de méritos progresivo, y el requisito de un tiempo mínimo de permanencia en cada categoría antes de optar a la siguiente.

4. Preservar la voluntariedad de participación en los procesos de evaluación. Únicamente los facultativos que deseen optar a promoción deben ser evaluados. La categoría profesional conseguida queda consolidada de forma definitiva. El sistema de carrera profesional no está concebido ni debe utilizarse como un sistema para penalizar.

Futuro de los sistemas de carrera profesional

En este momento, cuando en España las primeras experiencias empiezan a consolidarse, se hace difícil predecir cuál será el desarrollo final de la carrera profesional del médico de hospital. No obstante, sí puede aventurarse que su subsistencia dependerá de que se contemplen como sistemas en continua remodelación, puesto que sólo de este modo podrán mantenerse coherentes con las realidades siempre cambiantes de los centros hospitalarios y de la propia profesión médica. Por último, es preciso apuntar que la generalización de los sistemas de carrera profesional deberá realizarse siempre a partir de los modelos desarrollados en cada centro, aunque deba existir una base común que permita un cierto grado de equiparación entre los profesionales de los distintos hospitales.

CONCLUSIONES

La participación de los médicos en la gestión del hospital es esencial para lograr el desarrollo de un sentimiento de empresa, que ha demostrado ser necesario en las empresas industriales y de servicios con el fin de obtener la máxima rentabilidad y eficacia. Además, es indispensable para obtener una gratificación moral que permita a los médicos superar las exigencias de un trabajo difícil y de responsabilidad, así como compensar las limitaciones de unos salarios situados, por lo general, por debajo de sus expectativas y de los que perciben otros profesionales de un nivel académico similar.

Participación significa conocer e intervenir. Por consiguiente, exige, en primer lugar, una transparencia informativa de los objetivos y de la política de la institución, así como de los cambios que se deben ir introduciendo para adecuar los recursos técnicos y humanos a estos objetivos. Comporta, por otra parte, la introducción de procedimientos que faciliten el diálogo entre los niveles asistenciales y el de dirección, y que acorten la distancia que ha determinado la organización piramidal de los hospitales con una dirección-gerencia situada en la cúspide y desvinculada de —cuando no en litigio con— los profesionales.

La participación de los médicos debe comprender dos facetas, la gestora y la político-sanitaria. La primera es la que les permite actuar en su actividad asistencial como gestores de recursos, lúcidos y responsables, y la segunda les ofrece la oportunidad de intervenir en el funcionamiento del hospital a través de comisiones clínicas y de comités técnicos, donde se establece el diálogo permanente con la dirección. Ésta se convierte en un puente de mando desde el que se dirige la institución con la corresponsabilidad de todos los profesionales.

Las comisiones clínicas, al mismo tiempo que tienen que cumplir una función de gestión, deben actuar como elementos de transformación de la cultura del médico de hospital, estimulando la autoexigencia, el espíritu de equipo y el afán de superación.

Un elemento clave para una buena organización médica en los hospitales es la canalización positiva de los líderes naturales médicos, que sin haber accedido a las jerarquías profesionales, poseen credibilidad y despiertan la confianza de sus compañeros para actuar en su nombre. La dirección debe arbitrar los instrumentos de representación para que los profesionales con más sentido colectivo y mayor influencia no ejerzan como elementos críticos, sino como agentes de progreso y cohesión de la institución.

Los hospitales deben ser dotados de sistemas de incentivación del personal, tanto económicos como aquellos que permitan un reconocimiento de la calidad de su actividad y la mejora de las condiciones o contenidos de su trabajo. Uno de estos sistemas de incentivación es la carrera profesional del médico asistencial, docente e investigador. Los modelos de carrera profesional deben distinguir el reconocimiento profesional de la escala de mando y deben adecuarse a las características de cada institución y ser gestionados por los propios médicos.

BIBLIOGRAFÍA

Asenjo MA. Aspectos fundamentales de la planificación hospitalaria. Discurso de ingreso en la Reial Acadèmia de Medicina de Catalunya. Barcelona: Puntex, 1995.

Bruguera M. El model hospitalari del Col·legi Oficial de Metges de Barcelona. Revista de la Reial Acadèmia de Medicina de Catalunya 1996;11:35-8.

Carrera profesional de la OMC, debate para el presente-futuro. OMC Organización Médica Colegial 1994;39:18-23.

El Fòrum d'Hospitals: origen i desenvolupament. Informe Anual del Col·legi de Metges de Barcelona 1994:29-30.

Fòrum d'Hospitals, conclusions preliminars dels debats dels metges d'hospital al COMB. Servei d'Informació Col·legial 2000;92:14-5.

JCAHO. Manual de Acreditación para Hospitales 1996. Barcelona: S.G., 1995.

Ley Foral 11/1999, de 6 de abril, por la que se regula el sistema de carrera profesional del personal facultativo del Servicio Navarro de Salud-Osasunbidea. Boletín Oficial de Navarra, número 43 de 1999.

Pérez Corral F. La carrera profesional: una propuesta colegial. Revista de Administración Sanitaria 1999;3:157-73 (341-57).

Salmerón JM y Comité de Promoción del Hospital Clínic de Barcelona. Sistema de Promoción Profesional del estamento médico. Experiencia tras 5 años de aplicación en el Hospital Clínic de Barcelona. Med Clin (Barc). 2000;115:463-7

11

Gestión del servicio de urgencias

J. M. Salmerón, J. Lizarralde, M. Asenjo y J. Millá

INTRODUCCIÓN

El servicio de urgencias hospitalario constituye una realidad única y difícil-mente equiparable a ninguno del resto de servicios asistenciales del hospital. Esta afirmación se sustenta en las características que le son propias. En primer lugar, el servicio asistencial debe prestarse 24 horas al día los 365 días del año, y debe hacerse con idénticas garantías de calidad en cualquier momento. Los servicios de urgencias hospitalarios suplen de esta manera cualquiera de las necesidades no satisfechas por el sistema sanitario a sus usuarios. En segundo lugar, no exis-te programación posible de la actividad, por cuanto es mayoritariamente el usua-rio del servicio quien decide libremente cuándo y cómo solicita la atención, y será esta demanda, sea cual fuere, a la que deberá dar respuesta el servicio en cada momento. Como ha quedado ampliamente demostrado, los servicios de ur-gencias hospitalarios constituyen uno de los recursos preferidos por los ciuda-danos para resolver sus problemas de salud. En tercer lugar, como es lógico, cuan-do se aplican criterios de eficiencia en la dotación y uso de recursos, la autosufi-ciencia resolutiva del servicio de urgencias, aunque importante, no es absoluta. El servicio se limita dentro de un centro que dispone ya de una dotación de recursos humanos y materiales para satisfacer las necesidades del resto de servicios y pa-cientes atendidos. El servicio de urgencias no siempre puede usar estos recursos compartidos en el momento justo, por cuanto ya están siendo dedicados en el mismo momento a resolver otras necesidades en el hospital. En cuarto lugar, los servicios de urgencias constituyen generalmente la puerta de entrada más im-portante de pacientes a los servicios de hospitalización, puesto que la presión de urgencias suele ser superior al 50%. Paradójicamente, los servicios hospitalarios intentan rentabilizar al máximo su capacidad instalada (camas, quirófanos y otras facilidades asistenciales) y lo consiguen jugando a mantener índices de ocupa-ción muy elevados a expensas de la actividad programable. La escasa disponibi-lidad de camas resultante hace que, de forma más o menos constante, el paciente urgente prolongue su estancia en el servicio, obligando a este último a introducir modalidades de atención y cuidados que en pura esencia no le son propios. En quinto lugar, no basta con atender los problemas de salud del usuario que acude al servicio de urgencias, puesto que con frecuencia creciente existen problemáticas de índole personal, familiar, social e incluso legal que deben tenerse en cuenta si se pretende que la intervención sobre el paciente sea realmente efectiva. Este hecho es muy relevante, dado que entre el 85 y el 90% de los pacientes atendidos en el servicio de urgencias son dados de alta, y estos condicionantes constituyen una causa importante de incumplimiento de las instrucciones dadas. En sexto lugar, no existe una especialización reglada que establezca cuál debe ser el nivel de capacitación del personal sanitario que presta sus servicios en urgencias. Este hecho es, junto a la historia evolutiva de cada centro, el que explica la falta de homogeneidad entre servicios de urgencias hospitalarios e incluso entre las diferentes áreas y circuitos que se han ido desarrollando en cada uno de ellos.

Este listado no exhaustivo de algunos de los condicionantes que se mueven alrededor de los servicios de urgencias hospitalarios da una idea de la complejidad que conlleva no sólo la gestión de su actividad, sino también su engranaje dentro del centro sanitario. De este modo, atendiendo a lo expuesto hasta este momento, no debe sorprender que el servicio de urgencias pueda visualizarse como un campo de batalla donde se dirimen diferentes conflictos:

1. El choque entre las expectativas del usuario y el servicio que efectivamente se le presta de acuerdo con la visión de necesidades de los profesionales y a las definiciones de cada centro. La consecuencia inmediata es la falta de satisfacción del usuario que de forma cada vez más frecuente desemboca en situaciones de reclamación y/o violencia.

2. La falta de coordinación entre los dispositivos sanitarios extrahospitalarios y el servicio de urgencias. Como consecuencia existe un alto grado de incomprensión entre los profesionales de ambos ámbitos, que se muestran mutuamente disconformes en sus actuaciones. El profesional de urgencias no acaba de entender cómo le llega un número de pacientes tan elevado que debería ser resuelto en la asistencia primaria y, a su vez, estos profesionales critican la visión puramente episódica que se aplica en la atención a los pacientes en el servicio de urgencias.

3. La falta de coordinación entre el servicio de urgencias y los servicios intrahospitalarios, lo que hace que a menudo los profesionales de los primeros se sientan mal reconocidos y maltratados por los segundos, puesto que parece que la respuesta al servicio de urgencias sea una de las últimas prioridades en el centro.

4. El conflicto entre los profesionales del servicio de urgencias y los gestores del centro hospitalario, y por extensión, las autoridades sanitarias, puesto que los primeros no entienden cómo, siendo evidente la problemática que lastra al servicio de urgencias, los segundos no toman medidas para corregir los malos hábitos del centro o del sistema sanitario, y dotan adecuadamente al servicio de urgencias para que pueda trabajar en las condiciones deseables.

Tras lo apuntado hasta aquí, no debe sorprender que la foto fija más común de los servicios de urgencia hospitalarios ofrezca el espectáculo de espacios insuficientes, abarrotados de pacientes, entre los que se mueven unos profesionales que los atienden como buenamente pueden en lo que podría parecer la representación de la desorganización en su grado máximo. Esta imagen se hace especialmente ofensiva, tanto para usuarios como para profesionales, si se tiene en cuenta que esta isla del caos se encuentra en un océano en calma, que es el hospital, el cual funciona en virtud de una actividad programada y de forma proporcionada a sus recursos. De modo que no debe extrañar que sea en el entorno de los servicios de urgencias donde se produzca el mayor número de reclamaciones y agresiones por parte de sus usuarios y, probablemente, de defectos en la atención que ellos mismos reciben.

Después de reconocer toda la problemática expuesta hasta el momento, sería fácil llegar a la conclusión de que no se puede pretender gestionar de forma rigurosa el servicio de urgencias hospitalario. Nada más lejos de la realidad. Es precisamente en estas circunstancias cuando procede realizar los análisis más profundos a partir de los datos disponibles respecto de la actividad de este servicio. A partir de esta representación de su realidad se podrán distinguir cuáles son los determinantes internos y externos al propio servicio que condicionan su realidad. De esta manera el gestor podrá establecer un orden de prioridades de actuación sabiendo a qué nivel o niveles se deberá actuar a fin de mejorar un resultado concreto de la actividad. Esto es tan cierto cuando se diseña un nuevo servicio de urgencias, como cuando dentro de los procesos de mejora continua de la calidad se somete al servicio ya existente a los procesos de rediseño y adaptación a la realidad cambiante a la que debe dar respuesta. Finalmente, este ejercicio riguroso dará un resultado particular para cada centro en función de sus necesidades específicas y, más en concreto, según su ubicación, nivel de complejidad, población y patología asistida, recursos propios e interrelación con otros recursos asistenciales internos y externos.

ESTRUCTURA FÍSICA

Es evidente que existe un amplio abanico de posibilidades arquitectónicas, en especial por lo que respecta a la dimensión y a la posible compartimentación de los espacios del servicio de urgencias en función del nivel de la institución, la magnitud de la demanda, la estructura general del hospital y otras variables más circunstanciales, como su antigüedad y la del propio servicio. Como norma general, el servicio de urgencias debe quedar bien diferenciado del resto del hospital y con circuitos de circulación propios. Desde un punto de vista funcional, la estructura ideal es la de disposición horizontal, en una única planta, deseablemente al mismo nivel que el punto de llegada de pacientes, capaz de contener todas las facilidades asistenciales y servicios de soporte con el fin de asegurar la máxima autosuficiencia respecto a sus necesidades operativas.

La *vía de acceso* al servicio debe ser fácil y estar expedita al máximo. Es importante disponer de una adecuada señalización, tanto en los alrededores del centro, para asegurar la rápida llegada de pacientes a la puerta de urgencias, como en su interior, para asegurar que la circulación de personas, pacientes y acompañantes distorsione lo menos posible. Como norma, se buscará una puerta de entrada única al servicio de urgencias, aunque la de salida pueda ser más de una en función de los circuitos existentes y su realidad física.

El punto de llegada de pacientes, *área de recepción,* contará con todas las facilidades para que de forma rápida y efectiva se proceda al registro del paciente, se realice la función de clasificación, empiece la asistencia en caso de requerirse reanimación, se dirija a acompañantes a la sala de espera y se traslade al paciente al área de primera asistencia sin más dilación. Por lo tanto, adyacente al área de recepción debe encontrarse el personal administrativo para registrar la entrada, el personal sanitario —para, primero, clasificar al paciente y, después, trasladarlo—, el depósito de camillas y sillas de ruedas y la sala de espera donde permanecerán los acompañantes en los períodos de tiempo en que no sea aconsejable que permanezcan junto al paciente.

El elemento básico del *área asistencial* es el cubículo de asistencia, el cual, desde el punto de vista estructural, tiene que disponer de una superficie mínima de 10-12 m². Es preciso que dé cabida a todos los elementos necesarios para una asistencia adecuada, incluyendo todas las facilidades necesarias para aplicar los procedimientos diagnósticos y terapéuticos que procedan en cada caso, minimizando así las necesidades de movimientos de los pacientes dentro de las mismas áreas asistenciales. Otros espacios asistenciales que deben contemplarse en función del nivel de la institución, su organización interna y la magnitud de la demanda son una *sala de yesos y/o cubículos de curas* diferenciados; *quirófano(s)* con su correspondiente área de *postanestesia; salas de parto; área de críticos o de reanimación,* y un *área de observación,* todo ello de dimensiones adecuadas a las necesidades asistenciales específicas contrastadas en cada centro. Cuando la organización general del servicio así lo contemple, deberá existir un espacio diferenciado para *laboratorio* y *sala de exploración radiológica.* Asimismo, convendrá disponer de un espacio para realizar la *clasificación* o *tría* en condiciones adecuadas. Este espacio será único y situado en el punto de llegada de pacientes a urgencias, en cuyo caso los pacientes son dirigidos al circuito asistencial correspondiente y, además, se les da un orden de prioridad en función de su gravedad, o múltiple y situado a la entrada de cada circuito asistencial que lo requiera, en cuyo caso se limita a establecer el orden de prioridad de atención del paciente. Como se detalla más adelante, existen criterios objetivos sobre los que realizar los cálculos para determinar el número de cubículos y de otros recursos asistenciales necesarios para atender la demanda urgente.

En el interior del área asistencial es necesario prever espacios específicos para *almacén de material sanitario y limpieza y botiquín de farmacia.* Estas áreas deben ser tratadas con la máxima generosidad en cuanto al espacio, puesto que el número de elementos (material en general, material desechable y medicación) que se utilizan en un servicio de urgencias es muy elevado y la generación de material sucio es constante.

Junto al área asistencial conviene disponer de *áreas auxiliares* destinadas a la ubicación de despachos para información a los acompañantes, redacción de informes, jefatura del servicio, secretaría, soporte administrativo y supervisión, así como al descanso del personal cuando éste sea posible. Deberá disponerse, asimismo, de espacio para vestuario e higiene del personal sanitario.

Las *vías de comunicaciones internas* entre las diferentes áreas del propio servicio y las que enlazan el servicio con el resto del hospital (radiodiagnóstico, quirófanos, UCI, unidad de estancia corta, banco de sangre, esterilización, unidades de hospitalización) deben ser fáciles y amplias para permitir holgadamente el tránsito de camillas y camas y, por supuesto, han de estar señalizadas de forma adecuada.

ORGANIZACIÓN

Los elementos cardinales de la estructura organizativa de cualquier servicio de urgencias hospitalario se concretan en su organigrama, áreas asistenciales y su estructura funcional (circuitos).

Organigrama

Como premisa principal, cabe decir que cada servicio de urgencias debe tener un facultativo responsable, con una definición clara de sus deberes y atribuciones, que contemple, asimismo, su dependencia jerárquica y su relación con los diferentes estamentos hospitalarios: órganos directivos, división médica, división de enfermería y división económico-administrativa. Del mismo modo, se hace imprescindible la figura del (la) supervisor(a), quien tendrá a su cargo el liderazgo, organización y desarrollo del estamento de enfermería en este ámbito. Finalmente, conviene que también exista un responsable último del estamento administrativo.

Igualmente resulta útil la constitución de una comisión de urgencias para cada centro. Esta comisión, integrada por los responsables del servicio y por representantes de otras divisiones del hospital, permite abordar de forma coordinada los problemas que el día a día plantea. Esta comisión puede dar cabida a algún miembro en representación de los profesionales sanitarios del servicio, y favorece la implicación de todo el personal en el seguimiento de las decisiones. Asimismo, y al igual que para el resto del hospital, es necesario que se establezcan con nitidez los contenidos de los puestos de trabajo de todas y cada una de las personas que prestan sus servicios en urgencias con el fin de asegurar la máxima efectividad y eficiencia del servicio.

Áreas asistenciales

Los servicios de urgencias, en particular los que corresponden a hospitales generales de agudos, con fuerte demanda, deben establecer una definición clara de la actividad que se ha de desarrollar en cada una de las áreas. Lógicamente, en instituciones menores y de poca demanda esto puede obviarse y es posible establecer áreas más polivalentes. En esquema, las áreas en consideración son las siguientes:

1. *Tría o clasificación,* en la que se realiza una primera valoración del paciente, estableciendo su prioridad asistencial en función de criterios de gravedad y dirigiéndole al área en que se debe practicar la asistencia propiamente dicha. La actual sobresaturación de los servicios de urgencias hospitalarios, con la consecuente demora en la primera atención, ha hecho de esta función

un elemento fundamental e inexcusable a fin de identificar los casos con mayor riesgo y facilitar que sean atendidos sin más demora. De hecho, se dispone de distintos sistemas de clasificación, siendo el sistema español de triaje (SET) el recomendado en España. La función de clasificación debe realizarla personal sanitario debidamente entrenado y aplicando una sistemática y criterios objetivos preestablecidos. En la actualidad se tiende a que esta responsabilidad recaiga en el personal de enfermería, aunque en algunos centros todavía la realizan médicos que fueron los primeros profesionales en asumir esta función.

El *área de clasificación* o *tría* debe situarse adyacente a la puerta única de entrada de pacientes al servicio de urgencias. Estará dotada de un mostrador, donde se situará el profesional que realiza la clasificación, y de las facilidades administrativas propias para que el personal correspondiente pueda efectuar el registro de entrada de los pacientes una vez realizada la misma. Además, deberá disponer de un despacho cerrado próximo donde poder llevar a cabo el interrogatorio respetando la intimidad del usuario. A efectos de consulta y aviso en situaciones de extrema gravedad, será necesario disponer de conexión telefónica con el resto de áreas asistenciales y pulsador de emergencia para activar los equipos de reanimación cuando sea preciso. El número de personas necesarias para realizar esta función de forma simultánea se deriva del ritmo de afluencia (pacientes/hora) y del tiempo medio de clasificación para cada paciente (minutos/paciente). En función del sistema elegido, esta labor de clasificación puede ocupar entre 2 y 5 min, lo que permitiría absorber entre 30 y 12 enfermos/h, respectivamente. En general, suele ser suficiente un único profesional excepto en aquellos centros y durante las horas del día con mayor frecuentación, habitualmente entre las 11.00 y las 20.00 horas.

2. *Primera asistencia.* Generalmente se organiza en cubículos preparados de forma adecuada para la asistencia integral del paciente. En los hospitales más especializados y con mayor afluencia de pacientes se distinguen distintas áreas de primera asistencia en función de las especificidades de las patologías. Las áreas médicas, quirúrgicas, traumatológicas, obstétricas y pediátricas son las más habituales. Resulta obvio que deberán tenerse en cuenta requerimientos específicos en función de patologías especiales: oftalmología, ORL, psiquiatría, obstetricia y pediatría. Cada área de primera asistencia deberá disponer de un control central de enfermería.

    De nuevo, el ejercicio de dimensionamiento físico del área de primera asistencia debe realizarse con rigor y deberá elegirse la mayor dimensión posible de acuerdo con la casuística del centro y las proyecciones de futuro. Es necesario tener en cuenta que la falta de espacios en un momento dado se hace difícilmente subsanable, mientras que el cierre modular de espacios sobrantes en momentos de menor presión no supone ningún problema. Tomando la franja horaria del día en que el ritmo de llegada de pacientes es más alto, y atribuyéndoles el tiempo asistencial que les corresponde según las proporciones observadas en nuestro centro para cada especialidad, obtendremos el número mínimo de cubículos de primeros auxilios necesarios para evitar que se genere demora en la atención. Las patologías médicas, quirúrgicas y traumatológicas son las que pueden exigir un mayor tiempo en primera asistencia (hasta 90 min), mientras que otras especialidades tienen una demanda asistencial menor y un tiempo asistencial mucho más breve (ORL, oftalmología), lo cual permite que con un único cubículo o despacho de primera asistencia sea suficiente.

Dentro de las mismas áreas de primera asistencia, y especialmente en aquellos centros donde con frecuencia se producen demoras con facilidad, conviene reservar cubículos para proceder a la atención inmediata de aquellos casos de mayor gravedad según la clasificación inicial. En este capítulo entrarían planteamientos como los de las Unidades de Dolor Torácico, que persiguen descartar su origen coronario de forma rápida (menos de 10 min en conseguir el ECG) e instituir tratamiento fibrinolítico (antes de 30 min) o practicar angioplastia percutánea (antes de 60 min) en los casos indicados. Otras situaciones caracterizadas por los riesgos para el paciente asociados a la demora asistencial (coma, crisis comicial, agitación, hemorragia intensa) o a períodos ventana de tratamiento relativamente cortos (ACV isquémico) son también merecedoras de disfrutar de acceso inmediato a estos cubículos «reservados» en lo que podríamos denominar *áreas de asistencia inmediata*. Puesto que nos referimos a la atención de pacientes con mayor exigencia de respuesta y requerimiento de cuidados, de nuevo debe realizarse un ejercicio de dimensionamiento generoso, ajustando de forma flexible la dotación de personal a su nivel de ocupación en cada momento. En ocasiones se prefiere que estas áreas simultaneen las funciones de primera asistencia y de observación, en cuyo caso se introduce un nuevo elemento en el cálculo de dimensionamiento, a saber, el tiempo medio en observación/paciente hasta su traslado a cama de hospitalización o alta.

3. *Área de reanimación o de críticos.* Es necesario disponer de un área destinada exclusivamente a la atención inmediata e intensiva de los pacientes que llegan al hospital en situación de parada o preparada cardiorrespiratoria, con todos los recursos necesarios para poder practicar reanimación cardiopulmonar y cualquier otro procedimiento necesario para la reanimación y estabilización del paciente. Por este motivo, debe tratarse un área dotada con el equipamiento tecnológico necesario (monitores, ventiladores mecánicos, bombas de infusión, catéteres, sondas) y con suficiente espacio para permitir que un gran número de profesionales puedan desenvolverse simultáneamente. Se recomienda un espacio de unos 20 m² por camilla/cubículo. La capacidad mínima de este recurso deberá cubrir la máxima demanda previsible en función de la casuística del centro. Tener que improvisar áreas de reanimación por falta de previsión puede resultar fatal. A efectos ilustrativos, cabe considerar que esta área es tributaria de contar con unos recursos materiales parejos a los de una UCI.

4. *Observación.* Se trata de un área destinada a alojar a los pacientes que previsiblemente habrán de permanecer varias horas en el servicio de urgencias, ya sea en espera de realización de pruebas complementarias para llegar al diagnóstico, ya sea con el fin de controlar la evolución de las primeras horas en determinados casos (para aclarar el diagnóstico, valorar la respuesta al tratamiento o descartar la aparición de ciertas complicaciones), o simple-

mente cuando se requiera cierto tiempo antes de tomar una determinada decisión. Todas las evaluaciones realizadas en estos últimos tiempos avalan la bondad y la eficacia de esta área, siempre y cuando se evite que pueda convertirse en una hospitalización «encubierta», pues es la primera área del servicio de urgencias que queda inadecuadamente ocupada cuando existen demoras en el paso de pacientes a las unidades de hospitalización por cualquier motivo.

Aun cuando puedan diferenciarse zonas concretas, en general el área de observación será única y acogerá a todos los pacientes que requieran este seguimiento, con independencia del área de primera asistencia de la que procedan. La dimensión mínima exigible es la que pueda contener el número máximo de pacientes que la puedan necesitar en un momento dado. Este dato vendrá dado por las necesidades de observación de los pacientes de las distintas áreas de primera asistencia; es decir, un 50% de los pacientes médico-quirúrgicos, un 10% de los traumatológicos, menos del 1% de los ORL, oftalmológicos y ginecológicos, y el tiempo medio de estancia en observación (en general, unas 6-8 h). Sin querer contradecir lo anteriormente dicho, debe mencionarse que existen razones para respetar localizaciones segregadas del área general de observación para realizar la misma función en el seno o adyacente a ciertas áreas de primera asistencia (Unidad de Dolor Torácico, área de primera atención inmediata, Psiquiatría, Obstetricia).

5. *Quirófanos.* Cuando el servicio de urgencias disponga de un área quirúrgica propia, conllevará la necesidad de un área anexa de *reanimación postanestésica.* En todo caso, parece más funcional que las facilidades quirúrgicas formen parte del área quirúrgica central del hospital. De esta manera se soslaya la posible insuficiencia de quirófanos en un momento dado y, al mismo tiempo, se cuenta con el máximo equipamiento y el soporte posquirúrgico común para la cirugía urgente.

6. *Sala de yesos y otras de curas.* En la primera se procede a la reducción e inmovilización de las fracturas y debe contar con un dispositivo propio de exploración radiológica. La segunda está destinada a cirugía menor y curas específicas.

7. *Sala de partos.* Para la atención de las urgencias obstétricas. Deben ser amplias e incluir todas las facilidades destinadas a la monitorización fetal. La participación del anestesiólogo en estos procesos aconseja su localización adyacente al área quirúrgica. De nuevo, el dimensionamiento obedecerá a la casuística de partos en cada centro.

8. En los últimos tiempos, como consecuencia de la fuerte demanda que se ejerce sobre los servicios de urgencias y las habituales dificultades para hospitalizar a los pacientes con criterios de ingreso, como consecuencia del alto índice de ocupación del hospital, se han ido desarrollando nuevos conceptos con la finalidad de aliviar la ocupación del servicio por pacientes que esperan la disponibilidad de una cama, a saber: a) *área de preingreso,* donde se alojaría a los pacientes con necesidad de cama, pero que no está disponible por razones diversas hasta unas horas más tarde, y b) *unidades de estancia corta* (UEC), donde se alojaría a los pacientes con procesos que previsiblemente podrán ser dados de alta en pocos días. En algunos hospitales, estas

unidades no dependen del servicio de urgencias, sino de algún otro servicio hospitalario.

Este enfoque se ha hecho fundamental en nuestro medio, pues se ha demostrado que la demora en el drenaje hacia camas de hospitalización de los pacientes con criterio de ingreso es el factor determinante más importante en las disfunciones que se viven en los servicios de urgencias cuando existe sobreocupación de sus espacios. Aun así, tampoco se trata de la solución definitiva, pues con frecuencia el hospital se habitúa a trabajar con estas camas de hospitalización adicionales, y no es extraño que al cabo del tiempo la unidad de preingreso deje de realizar esta función y se reproduzcan los mismos problemas iniciales en el servicio de urgencias.

9. Conviene recordar que es adecuado disponer de una zona especialmente acondicionada para la atención de *pacientes agitados,* en la que es preciso habilitar paredes acolchadas y eliminar enseres que pueden constituir un peligro para los enfermos. Esta zona se insertará dentro del área de primera atención de Psiquiatría en aquellos centros en los que se disponga de esta especialización y será atendida por profesionales especialmente entrenados en el manejo de esta incidencia.

Estructura funcional. Circuitos

Este apartado hace referencia básicamente a la dinámica interna del servicio, en particular el proceso (circuito) que ha de seguir el paciente que acude en demanda de asistencia con carácter de urgencia.

De forma esquemática, el paciente que acude a urgencias se someterá a clasificación o tría, se registrará y entrará en el área de primera asistencia correspondiente (Medicina, Cirugía, Traumatología, Psiquiatría, Pediatría, Obstetricia, etc.). En función de la patología que presente y de su condición de gravedad, acabará siendo dado de alta o ingresado en el hospital de forma inmediata o después de pasar por otras áreas asistenciales específicas (salas de curas, quirófano, reanimación, observación) y de ser sometido a los procedimientos diagnósticos y terapéuticos indicados en cada caso.

La prioridad de atención dentro de cada circuito se determina de acuerdo con sistemas de clasificación preestablecidos. En realidad se han ido generalizando los sistemas de clasificación, que contemplan cinco niveles de gravedad que se correlacionan también con la inmediatez en la necesidad de atención, y reflejan mejor el amplio espectro de los pacientes que acuden al servicio de urgencias:

1. Paciente en situación de *parada cardiorrespiratoria* o en riesgo inminente de padecerla. Exige tratamiento intensivo inmediato y es tributario de ingreso directo en el área de reanimación de urgencias. Suponen menos del 1% de las urgencias atendidas en un hospital general de agudos.

2. *Urgencia vital o emergencia.* La demora en la atención no debe superar los 10 min, y se recibe en el área de primera atención, cubículos reservados para la atención inmediata si existen. Es el caso del dolor torácico, hemorragia masiva, coma, sepsis grave, insuficiencia cardiorrespiratoria grave, y otros. Suponen entre el 5 y el 10% de las urgencias.

3. *Urgencia tipo.* La demora en la atención no debe superar los 60 min y se reciben también en el área de primera atención, cubículos generales. Es el caso de pacientes con infección, insuficiencia cardiorrespiratoria menos grave, descompensaciones de patologías de base crónicas, y otros. Llegan a ser el 50-60% de las urgencias según el centro.

4. *Urgencia menor.* Se debería resolver en dispositivos extrahospitalarios. Algunos centros han habilitado circuitos específicos (despachos) para atender tanto a estos pacientes como a los de nivel 5.

5. *Ausencia de urgencia.* Consultas por problemas crónicos. Los dos últimos grupos pueden llegar a representar hasta el 30-40% de las urgencias atendidas.

RECURSOS HUMANOS

Médicos

Es éste probablemente el apartado en el que existen más variantes, no sólo en lo que se refiere al número y la distribución de los facultativos que actúan en urgencias, sino también en lo relativo a su calificación, nivel de formación específica para la actividad que realizan y organización de su trabajo. Asimismo, es evidente que la variedad de especialización de los médicos del servicio de urgencias debe ser diferente en función del nivel de la institución de que se trate, tanto por el perfil de las patologías a tratar como por el volumen de la actividad.

En cualquier caso, existe un consenso general en el sentido de que los servicios de urgencias han de contar con un médico responsable, ya sea como jefe de servicio o no, con la misión básica de garantizar la organización, el funcionamiento, la logística general y el desarrollo del servicio. Habitualmente existe un máximo responsable de urgencias que presta sus servicios en horario laboral convencional y le releva en sus funciones un jefe de guardia, que suele quedar como máximo responsable de todo el hospital fuera de este horario.

Por lo que se refiere al número y la calificación de los facultativos necesarios para realizar la asistencia, es prácticamente imposible encontrar dos instituciones similares. No obstante, hay algunos puntos en los que se podría decir que existe al menos cierto consenso. En términos generales, el médico que presta sus servicios en el servicio de urgencias debe tener una formación y experiencia que le permitan dar respuesta a la gran variedad de patologías a las que debe enfrentarse con una efectividad que descansará en su polivalencia. El hecho de que en nuestro país no se haya reconocido la especialidad de médico de urgencias/emergencias constituye, a día de hoy, un lastre importante para poder contar con un grupo de profesionales que desarrollen esta función a partir de unas competencias adquiridas y desarrolladas de forma homogénea.

En la práctica, los hospitales de primer nivel (hospitales básicos o comunitarios) deben contar con médicos más polivalentes y con experiencia en la medicina de urgencias. Es deseable que sean profesionales que hayan seguido una amplia formación hospitalaria en el contexto del programa de formación de especialistas de alguna de las especialidades con mayor demanda en la medicina de urgencias (medicina interna, cirugía general y traumatología). Como habilidades específicas, han de ser capaces de realizar correctamente las maniobras de reanimación cardiopulmonar básica y avanzada, estabilizar a pacientes inestables, utilizar de forma adecuada determinados antídotos y otros fármacos, y estar capacitados para identificar aquellos pacientes tributarios de traslado a otras instituciones. Tienen que contar también con la posibilidad de ayuda de otros especialistas, ya sea de presencia en el interior del centro o «a la llamada» (anestesiólogo, obstetra, pediatra).

Los hospitales de segundo nivel deben contar con el mismo tipo de facultativo, aunque la diferencia estriba en que se incorporarán de forma necesaria más especialidades en forma de presencia física, y se tendrá acceso a la posible participación de otros especialistas, con lo cual se aumenta su resolución diagnóstica y terapéutica (endoscopia digestiva, neurocirugía, cardiología, radiología, etc.). Con diversas variantes, los hospitales de tercer nivel disponen de todos los recursos humanos y materiales *in situ,* en tanto que son centros «receptores» y constituyen el destino final de los pacientes que no han podido ser completamente atendidos en instituciones de nivel inferior por falta de determinados recursos. La adscripción de los diferentes especialistas en presencia física es muy variable, pues está condicionada por la magnitud de la demanda y por determinadas condiciones derivadas de la estructura organizativa global del hospital, y en muchas ocasiones por peculiaridades de los diferentes servicios e incluso por condicionantes históricos. En todo caso, es necesario establecer qué especialidades estarán permanentemente presentes, y en función de la demanda se establecerá el número de especialistas con presencia en el servicio.

El dimensionamiento de las necesidades de facultativos en el servicio de urgencias debe hacerse con el número mínimo de facultativos, de manera que se cubra adecuadamente la demanda asistencial media del dispositivo. Si se realiza el ejercicio para cada uno de los circuitos asistenciales, se consigue afinar bastante el resultado. Sin embargo, no deberá olvidarse el hecho de que un mismo facultativo puede compartir tareas en distintos circuitos (p. ej., primera asistencia y observación; primera asistencia/observación y quirófano) o incluso en distintos ámbitos (p. ej., atención a pacientes ingresados en unidades de hospitalización) a fin de introducir los factores correctores que proceda.

El perfil profesional del médico del servicio de urgencias y la organización de su trabajo en España desde que se produjo la jerarquización en los hospitales hasta principios de la década de 1980, cuando se empezó a notar la entrada en vigor de la Ley de Especialidades, los servicios de urgencias hospitalarios estaban atendidos por miembros de los servicios de especialidad del propio hospital organizados en forma de guardias de presencia física, y el servicio de urgencias como tal no solía disponer de facultativos propios, sino que utilizaba a los facultativos de determinados servicios del hospital (Medicina Interna, Cirugía General, Traumatología, otras especialidades médicas y quirúrgicas) que por turnos establecidos satisfacían en períodos más o menos prolongados (12, 16 o 24 h/día) las necesidades de los pacientes atendidos en el servicio de urgencias hospitalario. En función del centro, estos facultativos contaban con el soporte de otro personal (estudiantes o médicos en prácticas, ayudantes remunerados, otro personal en formación) con los que se acababan de configurar los cuadros de guardia. En este período hace su irrupción en el servicio de urgencias el médico interno residente (MIR) en aquellos hospitales acreditados para su formación. Esta novedad, que en principio obedeció a necesidades formativas de este personal, pronto derivó en la formación de equipos de guardia con mínima dotación de especialistas y un número creciente de MIR, sobre los que descansó una parte importante de la actividad asistencial. Ya a principios de la década de 1990, coincidiendo con la retirada de los especialistas de los servicios hospitalarios hacia la cobertura de guardias internas en el mismo centro, empezó la tendencia a la contratación de médicos especialistas exclusivamente para cubrir guardias, generalmente de 24 h/día, de manera que pasaron a ser —junto a los médicos residentes— el personal habitual de los servicios de urgencias. Tanto unos como otros hacían su aparición fugaz e intermitente (4-6 guardias/mes) en el servicio de urgencias, lo que sin lugar a dudas no facilitaba ninguna clase de coordinación ni de desarrollo planificado ni homogéneo de los servicios de urgencias. En los últimos años estamos asistiendo a los primeros cambios relevantes respecto al concepto del servicio que se ofrece en las urgencias hospitalarias, y de cómo debe ser el perfil del profesional que lo desempeña. A finales de la década de 1990 se reconoció en los hospitales de la red pública española dependientes de la Seguridad Social la categoría, que no especialidad, de médico de urgencias. Esto es, un facultativo es contratado para trabajar en el servicio de urgencias a igualdad retributiva y consideración profesional que el resto de facultativos de los otros servicios del hospital. Aun así, se conservan los formatos de guardia para el resto de la jornada y por ello, de forma más o menos generalizada, fue aumentando la contratación de facultativos para cubrir turnos de guardia. Es decir, se dispuso de una plantilla que cubría el servicio en horario similar al del resto de servicios hospitalarios (8 h/día) y se complementaba con turnos de guardia (16 h/día los laborables y 24 h/día los no laborables) que cubrían los mismos facultativos y aquellos contratados específicamente para la realización de guardias. Los cuadros de guardia siguen completándose con médicos residentes sobre los que todavía descansa una parte importante del trabajo asistencial. Paralelamente, empiezan a surgir proyectos legislativos que contemplan urgencias como una posible área de capacitación específica para facultativos ya en posesión de otro título de especialidad, pero con experiencia y formación específica en el ámbito de las urgencias. Ya en este momento los facultativos están reivindicando la creación de la especialidad de medicina de urgencias y emergencias, tanto como reconocimiento a su situación profesional como solución a las necesidades específicas de formación de los facultativos para trabajar en este ámbito. Los últimos cambios han venido promovidos por dos fenómenos: la aplicación obligatoria de la normativa europea de seguridad y salud en el trabajo, y la carestía de profesionales dispuestos a trabajar en el ámbito de urgencias. Efectivamente, la normativa europea y las leyes nacionales, que son su desarrollo, limitan la jornada obligatoria de los facultativos, sean especialistas o residentes, a 48 h semanales, estableciendo además períodos mínimos de descanso de 12 h entre jornada laboral y jornada laboral, y de un período de 24 h ininterrumpidas adicional a la semana. Es evidente que la aplicación de esta normativa obliga a la contratación de un número significativamente superior de profesionales para cubrir las necesidades del servicio de urgencias. Por otra parte, los facultativos han ido abandonando la opción de trabajar en urgencias al tratarse de condiciones duras de trabajo, mal retribuidas, sin perspectiva de desarrollo profesional y difícil de conciliar con la vida personal y familiar. Aunando las dos circunstancias no debe extrañar que en este momento se esté generalizando la transformación del trabajo de los médicos de urgencias en modalidades de trabajo por turnos, en el seno de un servicio que se empieza a desarrollar como tal y que se vaya normalizando la retribución de estos facultativos, aunque de momento coexiste cualquiera de las situaciones hasta aquí descritas.

Enfermería

Cada servicio de urgencias debe contar al menos con un responsable específico, supervisor(a) u otro cargo, para liderar a todos los componentes del equipo de enfermería (diplomados, auxiliares de enfermería y auxiliares sanitarios) y liderar los cuidados de enfermería en concordancia con los objetivos de la profesión y del centro. En función de la dimensión del servicio de urgencias, de su propia organización y del volumen de actividad, podría ser necesario contar con figuras con contenidos similares en mayor número o en turnos de trabajo diferentes.

Con frecuencia, al no formar parte específica de su currículum formativo, en general, los servicios de urgencias están dotados de enfermeras que han adquirido su experiencia en el transcurso de la práctica diaria, acoplando sus conocimientos y habilidades a los diversos cambios organizativos y funcionales que estos servicios han experimentado durante los últimos años. Es manifiesto que estas profesionales sufren actualmente un cierto desconcierto respecto a su función en los mismos, pues a menudo, y en consonancia con el incremento de cuidados que el usuario demanda, han asumido roles y tareas que lejos de consolidar un perfil profesional de enfermera de urgencias, han conducido a la polivalencia en su sentido más amplio, asumiendo tareas propias de otros profesionales y, más notoriamente, de auxiliares de enfermería. Esto explica que desde hace algunas décadas se haya asistido, especialmente en los grandes hospitales, a la tendencia poco operativa y eficiente de mantener plantillas que están constituidas mayoritariamente por enfermeras. Sin embargo, es preciso tener en cuenta que ha cambiado el tipo de cuidados que los usuarios plantean, como se da en los casos de las nuevas áreas de observación o de las estancias prolongadas de los pacientes en urgencias, esperando cama después de que se les haya indicado su ingreso en el hospital, y que, además, esta concepción del trabajo enfermero favorece que las enfermeras expertas en detectar, atender y solucionar problemas de salud urgentes hayan de dedicar su atención hacia aspectos asistenciales que sin ninguna duda son imprescindibles para una atención de calidad, pero que pueden ser delegados y supervisados. Es por este motivo ya histórico que en algunos casos nos encontramos con que las plantillas de enfermería no están adecuadas ni a las necesidades de la organización ni permiten desarrollar el perfil profesional de la enfermera de urgencias, necesario, por otra parte, para poder ofrecer unos cuidados de calidad acordes con las necesidades actuales de los pacientes que acuden a nuestros servicios.

Para calcular qué tipo de dotación y de perfiles profesionales se necesitan en un servicio de urgencias, hay que determinar qué tipo de atención se quiere prestar a los usuarios, revisando cuál es el método de asignación de tareas más idóneo con respecto al volumen de actividad, el nivel asistencial de cada centro (*case mix*) y su organización en circuitos y dispositivos asistenciales específicos.

El *método funcional,* o de asignar la asistencia por funciones, consiste en diferenciar las tareas atribuidas a cada uno de los miembros de enfermería en referencia a la prestación de funciones asistenciales concretas (p. ej., clasificación, curas específicas, primera asistencia). Este método tiene la ventaja de que cada miembro de la plantilla tiene la oportunidad de convertirse en un experto en la realización de las tareas asignadas, consiguiendo que, paralelamente al aumento de la experiencia, aumente la efectividad y la eficiencia, lo cual a su vez aumenta la capacidad de atender a un mayor número de usuarios en un período de tiempo relativamente breve. Este método sería el de elección para circuitos con alta demanda, pues reduce todos los tiempos asistenciales y otorga al profesional el máximo poder de resolución. Las desventajas de la asignación por funciones son las siguientes:

1. La asignación de tareas puede favorecer la desmotivación por la repetición de las mismas y la difuminación de responsabilidades en caso de errores u omisiones, haciendo imprescindible un registro exhaustivo de todas aquellas técnicas y cuidados realizados.
2. Se pierde la continuidad en la atención asistencial enfermera.
3. Además, el resultado depende de forma notable del grado de coordinación entre las diferentes enfermeras que actúan secuencialmente sobre el mismo enfermo en cada uno de los pasos del circuito, y del grado de equilibrio en los diferentes componentes del circuito, siendo la velocidad real del circuito la de su eslabón más lento.

El *método en equipo* pretende integrar profesionales de diferentes categorías, enfermeras y auxiliares de enfermería y sanitarios, para que se apoyen mutuamente en sus actuaciones. Los equipos de enfermería en urgencias son los más idóneos para atender las áreas destinadas a observación, inicio de tratamiento y preingreso, donde los mismos profesionales actúan de *forma repetida y coordinada (casi simultánea)* sobre el paciente. Este método tiene la ventaja de que la enfermera puede centrar su actividad en los aspectos más perentorios de la asistencia al paciente y más propios de su profesión, delegando y supervisando otras tareas en el personal sanitario auxiliar. Por el contrario, el método no es eficiente si no se han estructurado los equipos con un número suficiente de los distintos profesionales que permita una división equilibrada y lógica de tareas entre sus miembros. Además, es imprescindible que las enfermeras tengan y ejerzan el liderazgo con respecto a las otras categorías profesionales que conforman el equipo.

En el *método integral de asignación de pacientes,* la enfermera asume la responsabilidad de la asistencia del paciente desde su llegada al servicio de urgencias hasta el alta o ingreso hospitalario. Es el más idóneo en áreas de pacientes que presentan urgencias vitales en las que se requiere una atención inmediata, continuada e intensiva. El resto de personal sanitario es compartido por distintas enfermeras. Este sistema ofrece mayor continuidad asistencial, pero no debe aplicarse a todo tipo de urgencias debido a que la ratio de enfermera por pacientes es en general elevada (1:2 en áreas de reanimación; 1:4 en áreas de atención inmediata/emergencias), y encarecería innecesariamente la asistencia de una proporción elevada de pacientes atendidos en el servicio de urgencias que no requieren este nivel de cuidados.

Como se puede constatar, entre los tres métodos para asignación de tareas a los que se ha hecho referencia no hay ninguno que se acople de manera uniforme a los requerimientos de las múltiples y diferentes necesidades asistenciales de los servicios de urgencias. No obstante, precisamente ha sido esta misma complejidad la que ha puesto de manifiesto la necesidad actual de crear circuitos diferenciados para dar respuestas a los distintos niveles de atención requeridos. Por lo tanto, deberá elegirse para cada uno de ellos el método que sea más efectivo y eficiente para dar respuesta a las necesidades del usuario y del resto del equipo interdisciplinario. Esto supone una exigencia absoluta para los servicios de urgencias de los hospitales generales de agudos más voluminosos y especializados, mientras que se hace muy simplificable para aquellos servicios que reciben menor número de pacientes y con requerimientos de atención más homogéneos.

Si por las características del centro se opta por un modelo mixto, entre unos y otros circuitos asistenciales, en cuanto a la asignación de tareas, deberá evitarse que pueda conducir a que algunas enfermeras se sientan instrumentalizadas en función de su cuota de participación asistencial. Por este motivo, las gestoras de enfermería tienen que proponer y liderar las rotaciones entre las diferentes áreas asistenciales a fin de evitar que esto se produzca.

Es difícil estimar el número de profesionales de enfermería que se requiere en un servicio de urgencias si el análisis se hace desde una visión global del volumen de actividad diario y por turnos. Es preciso, pues, bajar el análisis a cada uno de los circuitos y de las áreas asistenciales definidas en el servicio. En cada nivel asistencial hay que tener en cuenta qué tipo de asignación de tareas es el más idóneo, lo cual lleva implícito la decisión de los perfiles profesionales, ya sean enfermeras, auxiliares de enfermería y auxiliares sanitarios que son necesarios, y desde esta perspectiva y convencimiento, calcular las necesidades numéricas de las distintas categorías, pudiendo aplicar, según se crea oportuno, las diferentes fórmulas aceptadas como válidas para este fin (v. cap. 9) (PRN, Montesinos, etc.). Finalmente, hay que evitar caer en la tentación de dimensionar la plantilla de acuerdo con los datos de afluencia de pacientes y con sus tiempos asistenciales teóricos. Bien al contrario, sabiendo que existen múltiples factores que prolongan de forma innecesaria la estancia de los pacientes en el servicio de urgencias (espera de realización de exploraciones, espera de especialista, espera de cama para ingreso, espera de ambulancia para traslado, etc.), y que durante la misma deberán seguir ofreciéndose los cuidados necesarios, únicamente cabe utilizar los niveles de ocupación por circuitos y áreas asistenciales a lo largo de los distintos períodos del día junto al nivel de cuidados requeridos, que se relaciona con el *case mix,* para dimensionar cuantitativa y cualitativamente la plantilla de enfermería. Se parte de la dotación mínima necesaria por turno, con la previsión de incrementar la dotación en los distintos turnos en función de la realidad en cada momento. Puesto que los períodos diarios de mayor afluencia (p. ej., de 11.00 a 20.00 horas) y de mayor ocupación del servicio (p. ej., de 12.00 a 24.00 horas) no suelen coincidir con los horarios de entrada y salida de los turnos de enfermería, cabe plantearse horarios específicos para una parte del personal a fin de cubrir de forma satisfactoria estos picos de actividad. Asimismo, deberán tenerse en cuenta realidades que con frecuencia, o de forma esporádica, distorsionan a veces el buen funcionamiento de los servicios de urgencias, como son, por ejemplo, los aumentos de afluencia previsibles en épocas concretas del año (invierno) o días determinados de la semana (los lunes), o imprevisibles, como las catástrofes. Es necesario hacer previsión de estas eventualidades en lo que respecta no sólo a la apertura de dispositivos asistenciales adicionales, sino también en cuanto a la contratación temporal de profesionales que aseguren la respuesta adecuada a estas necesidades. En todo caso, la dotación de personal de enfermería (diplomados, auxiliares de enfermería y auxiliares sanitarios) debe ser exclusiva para el servicio de urgencias y nunca compartida con el resto de servicios del hospital.

Personal administrativo

El servicio de urgencias también debe contar con un responsable económico-administrativo, con la misión específica de organizar y liderar el desarrollo de los procesos de control de gestión, registro y del personal administrativo integrado en el mismo, que incluye a los administrativos ubicados en la *recepción*, que son los encargados de recoger toda la información relativa al paciente, transferirla a las áreas de asistencia, confeccionar el registro general de los pacientes atendidos, con precisión de su ubicación puntual y, finalmente, el trámite del proceso de alta o de ingreso de los usuarios. Adicionalmente, el personal administrativo, el mismo u otro específico integrado en los circuitos asistenciales en función de su dimensión, ofrece información sobre el momento del proceso asistencial y ubicación del paciente, al mismo tiempo que ofrece soporte al personal sanitario. Algunos detalles específicos sobre los contenidos de trabajo del personal administrativo se desarrollan más adelante en este mismo capítulo.

El cálculo de necesidades del personal administrativo debe realizarse teniendo en cuenta el ritmo de afluencia de pacientes en cada franja horaria y el tiempo medio consumido por registro de entrada (encargados del registro de entrada). Si el mismo personal debe cumplimentar la salida de pacientes, deberá sumarse el tiempo de este trámite y el ritmo de salida de pacientes también en cada franja horaria. Puesto que el personal administrativo desarrolla otras muchas funciones (información, búsqueda de acompañantes, búsqueda de datos de filiación, introducción de los movimientos del paciente por el circuito asistencial, trámite de ingreso, soporte administrativo al personal asistencial, cobro de la actividad, y otros menos aparentes), será preciso dotar al servicio de urgencias de una plantilla administrativa suficiente.

Otro personal

En este apartado se hace referencia a los trabajadores sociales, cuya intervención se requiere con relativa frecuencia y por múltiples motivos, traductores, personal de limpieza, servicios religiosos, voluntariado, personal de mantenimiento y personal de seguridad. Estos últimos son de gran utilidad cuando se dan situaciones de agresividad y violencia, los cuales, por desgracia, son cada día más frecuentes y con especial incidencia en los servicios de urgencias.

Por consiguiente, no debe extrañar que se plantee la seguridad en el servicio de urgencias como un objetivo de primer orden, dedicando al mismo los recursos estructurales y personales que se requieran. Aun así, deberá tenerse en cuenta que la falta o insuficiencia de información constituye el factor corregible más habitual como causa de descontento y de incidentes por parte de los pacientes y acompañantes en los servicios de urgencias. Por todo ello, es responsabilidad de la dirección del servicio habilitar un sistema de información rápido y frecuente, que debería concretarse en un protocolo específico y común a todos los profesionales que prestan sus servicios en urgencias, y de esta manera minimizar los riesgos y las necesidades de intervención de los servicios de seguridad.

EQUIPAMIENTO

Hay que insistir en la heterogeneidad con que los hospitales han planteado la adscripción de recursos materiales a los servicios de urgencias. Algunos son prácticamente autosuficientes, mientras que otros dependen en gran medida del apoyo de determinados servicios centrales (UCI, radiodiagnóstico, quirófanos y laboratorio). Con independencia de todo ello, existen una serie de elementos comunes y necesarios en cualquier servicio de urgencias:

Cubículo asistencial. Constituye la unidad básica para la actividad asistencial en urgencias. Debe disponer de una superficie mínima de 10-12 m^2, que permita albergar adecuadamente los distintos elementos necesarios para su función (camilla, portasueros, iluminación, esfigmomanómetro, tomas de gases y vacío, tomas eléctricas, estanterías y cualquier otro elemento que facilite la asistencia).

Como se ha indicado con anterioridad, el cálculo del número de cubículos necesarios debe realizarse en función del ritmo de afluencia de pacientes y duración de la fase de primera asistencia, todo de acuerdo con el *case mix* de cada centro, repartiéndolos en una o más áreas en función del grado de especialización del servicio y los volúmenes de actividad por especialidad. Aun así, este cálculo resultará acertado siempre y cuando quede garantizada una desocupación rápida, una vez visitado el paciente, bien con destino a su domicilio o al hospital. La principal causa de saturación de los servicios de urgencias es la ocupación física del área de primera asistencia por los pacientes con criterios de ingreso y que no pueden ser transferidos al hospital por falta de camas. Por eso los diseñadores de nuevos servicios deben tener en cuenta esta circunstancia y dimensionar más ampliamente el número de unidades. De todas formas, y dentro de una deseable cierta uniformidad, es lógico considerar alguna diferencia en la dotación y distribución de los recursos en función de si se trata de un cubículo destinado a primeros auxilios médicos o quirúrgicos. Hay que prever también un material específico para la asistencia de determinadas especialidades como ORL, oftalmología y ginecología.

Por último, en los servicios que no dispongan específicamente de un área de reanimación, debe equiparse correctamente uno de los cubículos o más con todos los elementos necesarios para practicar adecuadamente las maniobras de reanimación cardiopulmonar (laringoscopio, ambú, monitor cardiológico con desfibrilador, tubo de Mayo, tubo orotraqueal, sondas, catéteres, y otros), siendo conveniente tener preparada la medicación habitual para estas situaciones. Una excelente alternativa es disponer de un carro de reanimación, que contendrá todo el material necesario y se desplazará con facilidad hasta el cubículo donde se esté asistiendo al paciente.

Sala de yesos. Se trata de un área que habría de estar bien diferenciada de los restantes cubículos de primeros auxilios, debido a su especial dedicación y a las necesidades materiales específicas para el correcto tratamiento de la patología traumática. Debería disponer, en lo posible, de un soporte radiológico propio para la realización de maniobras de reducción de determinadas lesiones.

Sistemas de comunicación. Con especial disponibilidad y accesibilidad tanto para las comunicaciones internas como externas.

Señalización. Simplificará la llegada al servicio de urgencias y la circulación dentro del mismo. Otros elementos que hay que considerar son los sistemas de transporte de muestras o documentación (tubo neumático, montacargas), sistema de megafonía, grupo electrógeno, sistemas de alarma y otros.

Radiodiagnóstico. En efecto, una unidad radiológica, situada en su propia área, evita el continuo traslado de pacientes al servicio central para llevar a cabo radiografías simples. Dada la frecuencia con la que se realizan estas exploraciones en los pacientes traumatológicos (> 70%) y médico-quirúrgicos (> 50%), y siendo éstos aproximadamente el 75% de los pacientes visitados en el servicio de urgencias hospitalarias del hospital general de agudos, no debe extrañar que este planteamiento se haya impuesto. El acortamiento en los tiempos asistenciales conseguido de esta forma es significativo. Cuando se trata de otras exploraciones (ultrasonografía, TC, RM), la posibilidad de ubicar el aparataje en el propio servicio de urgencias no es crítica, siempre y cuando el servicio de radiodiagnóstico dé respuesta inmediata al servicio de urgencias en la práctica de estas exploraciones.

Quirófano. Como se ha indicado anteriormente, la conveniencia o no de que el servicio de urgencias disponga de un área quirúrgica propia más o menos dimensionada es un aspecto susceptible de opinión. Si existe este recurso, hay que contemplar también un área de recuperación postanestésica. En todo caso, parece más funcional que las facilidades quirúrgicas formen parte del área quirúrgica central del hospital. De esta manera se soslaya la posible insuficiencia de quirófanos en un momento dado y, al mismo tiempo, se cuenta con el máximo equipamiento y el soporte posquirúrgico común.

Laboratorio. Tradicionalmente se había considerado que era aconsejable disponer de esta facilidad en el propio servicio de urgencias, pues comporta una gran rapidez y simplicidad en el manejo y transporte de las muestras y la obtención de resultados. Sin embargo, en la actualidad se dispone de medios mecanizados de transporte de muestras seguros y eficaces, lo cual, junto a las facilidades informáticas que permiten conocer los resultados tan pronto finaliza el proceso de laboratorio, está haciendo cambiar este concepto. La utilización del laboratorio central evita duplicidades de analizadores, mejora su productividad y, en función del nivel de automatización, disminuye la necesidad de recursos humanos. Adicionalmente, mejora la oferta de determinaciones para aquellas menos habituales pero no excepcionales en los servicios de urgencias de los grandes hospitales de agudos.

GESTIÓN ECONÓMICO-ADMINISTRATIVA

El servicio de urgencias ofrece como servicio un producto, que es la atención urgente, bien diferenciado del resto de la actividad del hospital, para lo cual cuenta con unos recursos estructurales, humanos, de equipamiento y organizativos propios. Por todo ello, deberá dotársele de los elementos necesarios para asegurar que pueda desarrollar una correcta gestión económico-administrativa. Si a ello se añade que los compradores de servicios —entidades públicas, aseguradoras y particulares— deben concertar precios específicos para esta prestación de servicios, refuerza lo esencial del planteamiento.

Admisión del paciente urgente y registro

Es importante que el circuito de recogida de datos administrativos y registro del paciente siga el trazado asistencial del mismo. Un criterio de calidad de recogida e informatización de datos de los pacientes es el no obligarles a realizar desplazamientos para proveer sus datos personales y de filiación. Estos datos se corresponden con los necesarios para el registro de la actividad realizada en el servicio de urgencias, vinculación de los resultados de la misma y posterior facturación.

La identificación del paciente la realizará el personal administrativo accediendo, en un principio, a la base de datos histórica del hospital para saber si ya se dispone de sus datos básicos. En caso de que esto no sea así, será necesario abrir un primer registro. Excepto en los casos de imposibilidad de filiación (trastornos de la conciencia, situación tributaria de reanimación inmediata) que acuden sin familiares, en los cuales la recogida de datos lógicamente será posterior a la primera asistencia, es necesario que el registro se produzca antes de la misma. De esta manera se minimiza el riesgo de errores, al tiempo que se facilita la seguridad de la información que se genera con la actividad asistencial.

El registro básico de la admisión urgente constará de:

1. Datos personales del paciente: nombre, dirección, fecha de nacimiento, teléfonos de contacto, procedencia, documento nacional de identidad, tarjeta de filiación a la Seguridad Social o entidad aseguradora.
2. Datos relativos al circuito de urgencias donde se atiende al paciente y a la ubicación del mismo, así como la fecha y hora de llegada, facultativo que le atiende, destino, etc.
3. Datos necesarios para la facturación del servicio a un tercero: estos datos vienen definidos por la entidad pagadora y son los más susceptibles de ir variando en función de los requerimientos de ésta.

Una vez realizado el registro de admisión, el sistema de información podrá tomar los datos del paciente a fin de generar la documentación —deseablemente electrónica— asistencial (informe de asistencia, solicitudes de exploraciones), a la que podrán irse añadiendo los resultados de las pruebas y los tratamientos administrados. Un correcto registro de los datos asistenciales es imprescindible para el control de la asistencia realizada, para el seguimiento de los diferentes indicadores de calidad del servicio de urgencias (índice de reincidencias, demoras según la franja horaria, ocupación media de los cubículos en períodos determinados) y para la consulta por parte del personal sanitario responsable de la asistencia.

Mención especial merece la necesidad de verificar todos y cada uno de los datos personales facilitados por el paciente con el documento nacional de identidad o equivalente. Es necesario, igualmente, la verificación de la tarjeta de afiliación o pago. Esta práctica no siempre se lleva a cabo de manera sistemática, por lo que *a posteriori* se generan incongruencias de difícil solución. Un lector óptico de tarjetas sanitarias facilita enormemente el trabajo, si bien no excluye la verificación comentada.

La identificación de cada asistencia debe realizarse con un número de episodio único y secuencial por paciente para evitar la duplicidad de registros. Este episodio único de la asistencia urgente debe estar ligado con posteriores episodios del mismo paciente, ya sean también urgentes, de hospitalización, consulta externa, pruebas o técnicas, de manera que se permita el recorrido informático o navegación por los diferentes circuitos asistenciales por los que ha pasado el paciente, así como un fácil acceso a la documentación médica generada en cada uno de ellos. En todo caso, el número de historia clínica será único y a él se asociará toda la documentación relativa a los distintos episodios.

Una práctica poco extendida, pero muy recomendable, es la de codificación diagnóstica de la atención urgente. Esta práctica es la base para la realización de estudios y de análisis de procesos asistenciales y de calidad. En este sentido, es importante definir, de manera consensuada con el personal facultativo, un sistema simplificado de codificación ágil que permita determinar la patología visitada sin necesidad de revisar el texto libre de diagnóstico, opción esta última que resulta tremendamente laboriosa y costosa en tiempo. Sobre este aspecto, cabe decir que se han puesto en práctica con éxito sistemas de codificación de las urgencias, con códigos genéricos de tres dígitos, según criterios de la Organización Mundial de la Salud (OMS).

Gestión económica

El control de los gastos generados por cualquier actividad, y su comparación con la previsión o presupuesto, supone un elemento fundamental en la correcta gestión de cualquier servicio sanitario. Para proceder al análisis de gastos, es necesario, desde los módulos informáticos financiero, de recursos humanos y de logística, establecer una serie de centros de coste y de cuentas de mayor que establezcan las principales partidas presupuestarias y los criterios de imputación de las mismas. Los centros de coste agrupan todos los gastos generados por los diferentes medios, ya sean éstos humanos o físicos, necesarios para la consecución de su actividad. Esta amplia definición permite consensuar, por ubicación o servicio, o por ambos, diferentes apartados (centros de coste) en los que imputar gastos directos, es decir, los gastos directamente relacionados con la actividad que se desarrolla en una ubicación o servicio de urgencias determinado.

A grandes rasgos, existen tres grandes grupos de costes directos: los gastos de personal, los gastos de farmacia y los gastos de almacén. Dentro de estos tres grandes grupos deben definirse las partidas que a su vez agruparán los diferentes costes. Para el personal, los costes de personal médico, de enfermería y administrativo, y dentro de éstos, los correspondientes a salario, antigüedad y remuneraciones variables. Del mismo modo, para los costes de farmacia se definirá, de acuerdo con el servicio de farmacia, las diferentes partidas de medicamentos que nos permitirán identificar en qué grupo de medicamentos se produce la desviación respecto al presupuesto. Por último, el mismo procedimiento se aplicará a los gastos de consumibles (almacén). Debe determinarse el equilibrio óptimo entre control de gasto y detalle solicitado, puesto que un exceso de centros de coste o partidas presupuestarias puede generar demasiada burocracia y trabajo administrativo; por el contrario, una excesiva generalización del gasto puede comportar la imposibilidad de detectar dónde se está generando el exceso de coste y dificultará enormemente el establecimiento de políticas de control de los mismos. Para realizar el análisis económico del servicio de urgencias se utilizarán el control presupuestario y la cuenta de explotación.

El *control presupuestario* determinará mensualmente las desviaciones positivas o negativas de gasto para el presupuesto establecido anualmente. Este seguimiento mensual permitirá controlar en qué partidas y centros de coste se están produciendo las desviaciones más significativas, procediendo entonces a un análisis más riguroso de las mismas. Existen diferentes y variados informes para el apoyo de análisis de las desviaciones, como son los informes ABC de consumos, en los que se establece el ranking de productos que generan el mayor porcentaje de gastos, los informes comparativos de gasto respecto a períodos anteriores o los informes de proyección o previsión del gasto en diferentes escenarios de actividad o económicos.

Debido a que los servicios de urgencias funcionan ininterrumpidamente en todo momento, son muy intensivos en recursos humanos, pues exigen una dotación constante de personal médico, de enfermería, administrativo y auxiliar para cada uno de los turnos. Asimismo, al ser servicios con demanda fluctuante, deben dotarse con personal suficiente para asegurar la atención en caso de afluencia importante de pacientes, si bien no máxima, pues resultaría deficitario en exceso. Por otra parte, en caso de absentismo, se hace necesaria ineludiblemente la cobertura del puesto de trabajo, lo cual incrementa de manera notable el coste en personal. Por todo lo expuesto, no debe extrañar que el coste de personal de un servicio de urgencias pueda representar hasta el 90% del gasto directo total, quedando el 10% restante repartido entre los gastos de farmacia y almacén. En consecuencia, las políticas de control de gasto de personal y de seguimiento del absentismo resultan fundamentales para la racionalización de costes. Para que esto sea posible, es del todo imprescindible que los gestores de dicho servicio tengan acceso a los informes de personal que permiten la obtención y análisis de los datos necesarios.

La *cuenta de explotación* informará sobre el total de gastos y de ingresos generados en cada centro de coste, con el objetivo de determinar si el servicio tiene más gastos que ingresos —en cuyo caso arrojará un resultado de déficit—, o si, por el contrario, tiene más ingresos que gastos —con el resultado deseable de superávit—. Es decir, informará sobre el resultado económico de la actividad del servicio de urgencias.

Respecto al apartado de ingresos, es fundamental la relación con la entidad compradora de la atención urgente y el establecimiento del coste mínimo por urgencia. En los hospitales públicos generales de agudos españoles, cerca del 95% de la actividad urgente está cubierta por la Seguridad Social, el 4% corresponde a otras entidades aseguradoras, y a lo sumo el 1% corresponde a la estricta actividad privada. De acuerdo con esta realidad, no debe extrañar que sean los precios oficialmente establecidos por la entidad pública contratadora de servicios el factor determinante del nivel de ingresos que genera la asistencia urgente. Sin embargo, lo deseable sería establecer tarifas en función de los resultados de la utilización de métodos de contabilidad analítica que permiten determinar el escandallo, o suma de costes unitarios que conforman el gasto total por línea de producto o servicio. Este aspecto es quizás el que se encuentra en estado más precario debido a la exhaustividad y rigurosidad de datos que requiere, lo cual contrasta con el escaso margen de negociación de precios que normalmente existe en servicios asistenciales de carácter público. No obstante, es un objetivo deseable en un futuro no lejano, pues permite determinar el coste exacto de una asistencia urgente en función de los recursos necesarios para las patologías atendidas que, por otro lado, pueden venir marcadas por criterios externos de repartición poblacional y políticas sanitarias. De esta manera, puede asegurarse que los recursos serán los adecuados al tipo de paciente acordado para ese centro, y se podrán obtener cuentas de resultados no deficitarias.

En cualquier caso, la clave para el control del gasto en un servicio de urgencias es la implicación de todo el personal, y especialmente del facultativo. Deben ser éstos los que definan y promuevan las políticas de ahorro del proceso asistencial. Sin esta colaboración se hace difícil, si no imposible, la rentabilización de la asistencia al paciente urgente.

DOCUMENTACIÓN

Históricamente, los servicios de urgencias no se han distinguido por disponer de una *documentación clínica y administrativa* adecuada. Este defecto se está subsanando, al menos en parte, gracias a la introducción paulatina de sistemas de información en los que quedan registradas todas las actuaciones que se realizan a cada paciente y el resultado de las mismas. Estos sistemas facilitan además el archivo y la posterior accesibilidad a la información almacenada, y permiten generar la documentación necesaria: registro de pacientes, historia clínica/informe de asistencia, hoja de cuidados de enfermería, hoja de tratamiento. La legislación española establece que esta documentación asistencial debe mantenerse activa en los archivos durante 5 años como mínimo.

Por otra parte, los médicos que trabajan en servicios de urgencias se encuentran con gran frecuencia en situaciones susceptibles de plantear repercusiones legales. Accidentes de tráfico, laborales, agresiones, traumatismos, intoxicaciones y muchas otras condiciones pueden provocar una posterior actuación de la justicia. Por esta razón, el médico que realiza la asistencia debe emitir un comunicado al juzgado de guardia, *parte judicial,* en todos los casos en los que observe indicios de violencia, así como en las situaciones en las que aprecie posible provocación activa del proceso patológico.

Los facultativos deben obtener el *consentimiento informado* firmado por el propio paciente cuando sea posible o por sus familiares, de acuerdo con los supuestos que contempla la ley. Este documento se archivará junto a la historia clínica del paciente. Fuera de estos supuestos legales, basta con introducir una anotación en la historia clínica que refleje que el paciente ha sido informado del motivo y los riesgos de los procedimientos a que va a ser sometido, y que ha aceptado la realización de las exploraciones y/o tratamientos propuestos.

Debe existir un *libro de reclamaciones* a disposición de los pacientes y acompañantes en el que puedan exponer sus quejas sobre el servicio prestado. En este caso, debe procederse a una identificación y posterior respuesta al reclamante. También es aconsejable disponer de un *buzón de sugerencias* en el que los usuarios y familiares puedan transmitir sus opiniones, y realizar *encuestas de satisfacción* a los usuarios de forma periódica, todo ello dirigido a mejorar el servicio que se presta.

Al igual que para el resto de actividades asistenciales del centro, conviene que existan *protocolos* y *guías clínicas* propias del servicio de urgencias. No se trata de elaborar grandes obras perfectamente inútiles para su manejo *in situ,* sino, por el contrario, describir con un lenguaje esquemático, directo y sencillo qué hacer y qué no hacer en las situaciones más habituales de la asistencia en urgencias. Por añadidura, la existencia de protocolos y guías clínicas y su seguimiento constituyen importantes elementos de apoyo cuando se producen reclamaciones o demandas judiciales.

ACREDITACIÓN Y VERIFICACIÓN

Los servicios de urgencias deberían seguir periódicamente un proceso de *verificación* de los diferentes parámetros que se han comentado antes con el fin de corroborar el mantenimiento de los estándares necesarios para su acreditación asistencial y docente. Los métodos de procedimiento son los mismos que para cualquier otra unidad asistencial del centro.

BIBLIOGRAFÍA

Emergency Department design. Dallas: American College of Emergency Physicians, 1993.

Gilies DA. Gestión de Enfermería: Una aproximación a los sistemas. Barcelona: Masson-Salvat, 1994.

Informes SEIS. De la historia clínica a la historia de salud electrónica. Sociedad Española de Informática de la Salud, 2003.

Ley 41/2002, de 14 de noviembre. Ley básica reguladora de la autonomía del paciente y de derechos y obligaciones en materia de información y documentación clínica. BOE 15 de noviembre de 2002, n.º 274; p. 40126.

Miró O, Antonio MT, Jiménez S, de Dios A, Sánchez M, Borrás A, et al. Decreased health care quality associated with emergency department overcrowding. Eur J Emerg Med 1999;6:105-7.

Miró O, Coll-Vinent B, Sánchez M, Millá J. Indicadores de calidad en urgencias: comportamiento en relación con la presión asistencial. Med Clin (Barc) 2001;116:92-7.

Real Decreto 1277/2003, de 10 de octubre, por el que se establecen las bases generales sobre autorización de centros, servicios y establecimientos sanitarios. BOE 23 de octubre de 2003, n.º 254; p. 37893.

SEMES. Sistema Español de Triaje (SET). Guías de la Sociedad Española de Medicina de Urgencias y Emergencias. Madrid, 2004.

Urgencias y Bloques Quirúrgicos. Monográfico. Todo Hospital 2003;198:418-95.

12

Gestión del laboratorio

A. M. Ballesta y J. L. Bedini

INTRODUCCIÓN

Incluso en centros sanitarios de máximo nivel es frecuente observar un elevado grado de desconocimiento de los médicos clínicos respecto al área del laboratorio. Con frecuencia éstos suelen incluir en un todo lo que en realidad es un conjunto de especialidades, con actividades tan dispares que nos permiten afirmar la existencia de más diferencias entre la microbiología y la bioquímica clínica que entre la cirugía digestiva y la traumatología.

El desarrollo de las distintas especialidades que se integran en el laboratorio clínico no ha sido homogéneo, pero en cualquier caso corre parejo con el de la medicina de laboratorio o patología clínica, en el que confluyen las distintas ramas y subramas que en medicina se ocupan del estudio del enfermo, aplicando técnicas propias de laboratorio (tabla 12-1).

Aunque Virchow, al diseñar su Instituto de Berlín en 1856, lo organiza ya en tres secciones —anatomía patológica, patología experimental y química patológica—, se podría afirmar que el origen de la medicina de laboratorio nace de la obra de Claude Bernard, publicada en 1865. En ella, al establecer las bases para la reproducción de fenómenos naturales en el laboratorio, se abre la vía del estudio fisiopatológico en la ciencia médica y tiende un puente entre el laboratorio y la clínica.

A partir de entonces, los laboratorios clínicos se crean en el ámbito de las diversas cátedras, departamentos o institutos clínicos de las facultades de medicina debido, en parte, a las inquietudes propias de sus directores. Es a principios de la década de 1960 cuando aparecen en España laboratorios clínicos centralizados, con independencia física y organizativa, en los que se realizaban, fundamentalmente, métodos de bioquímica y hematología. Los propios de anatomía patológica y microbiología se llevaban a cabo, desde siempre, en el seno de las cátedras de esas disciplinas.

En el desarrollo y la consolidación de los laboratorios clínicos es posible considerar cuatro etapas.

La primera etapa comprende hasta el final de la década de 1960, y se caracteriza por la creación, dentro de las instituciones sanitarias, de estructuras funcionales de laboratorio como unidades independientes, jerarquizadas y dotadas de espacio, personal y material propios. Durante esta etapa se consolida la adapta-

Tabla 12-1. Especialidades médicas del área de laboratorio en España[a] y en la Unión Europea

Especialidad médica	País
Análisis clínicos[b]	Bélgica, España, Francia, Italia y Portugal
Anatomía patológica	Todos los países de la Unión Europea
Bioquímica clínica	Dinamarca, España, Holanda, Irlanda, Luxemburgo y Reino Unido
Hematología biológica	Francia, Luxemburgo y Portugal
Hematología y hemoterapia	España, Grecia, Irlanda, Italia, Luxemburgo, Portugal y Reino Unido
Inmunología	España, Irlanda y Reino Unido
Microbiología y parasitología	Alemania, Dinamarca, España, Grecia, Holanda, Irlanda, Italia, Luxemburgo y Reino Unido

[a]BOE n.º 26, 31 de enero de 1984.
[b]No todas las especialidades tienen la misma denominación, aunque equivalen entre sí en titulación y en períodos de formación.

ción y el uso de métodos tradicionales de la química analítica, como la cromatografía y la electroforesis, para el estudio de constituyentes de los líquidos corporales humanos.

La segunda etapa, que comprende hasta la mitad de la década de 1980, se caracteriza por la aparición y posterior consolidación de los sistemas automáticos de análisis, y marca el desarrollo, sobre todo, de la bioquímica clínica. La implantación de los autoanalizadores ha condicionado en gran medida la forma de actuación de los laboratorios. Por una parte, ha permitido aceptar el reto de atender una gran demanda asistencial y, por otra, esta gran capacidad de producción ha hecho necesario el desarrollo de métodos de control que garantizaran la calidad y la puesta a punto de las aplicaciones informáticas para el correcto procesamiento de la avalancha de información que generaban estos sistemas analíticos.

Durante este período tiene lugar también el gran auge de las técnicas radioinmunométricas de alta sensibilidad, como el radioinmunoanálisis y sus variantes que, tras la aparición de los anticuerpos monoclonales, permiten detectar un número cada vez mayor de sustancias, con un límite de detección del orden de picogramos. Durante esta etapa en España se establecen la bioquímica clínica y la inmunología como especialidades médicas independientes y se regulan las bases de la docencia de posgrado para la obtención del título de especialista.

La tercera etapa, que podríamos dar por terminada coincidiendo con el inicio del siglo XXI, ha estado marcada por la aparición de los analizadores automáticos de inmunoanálisis y por el inicio de la utilización sistemática de distintas técnicas de biología molecular. También esta etapa, como consecuencia de la anterior y de la crisis económica del sector sanitario, puede considerarse la etapa de la reorganización y la gestión.

La cuarta etapa, en la que nos encontramos actualmente, supone un nuevo paso adelante en la automatización de los laboratorios clínicos. La aparición de sistemas robotizados, que permiten la conexión a un único sistema de transporte de analizadores de diferentes especialidades, ha supuesto un cambio radical en la organización y gestión de los laboratorios clínicos. Los laboratorios empiezan a organizarse de acuerdo con criterios tecnológicos, en lugar de hacerlo según las especialidades, y surgen los denominados laboratorios *core*.

Los laboratorios clínicos han tenido que adaptar su forma de actuación a las necesidades reales de la clínica, reorientando los recursos liberados por la automatización y organizándolos en forma de unidades más operativas, en las que las tareas de laboratorio estén marcadas por la estrecha colaboración con el médico clínico y orientadas hacia el estudio de patologías concretas.

MISIÓN

La misión general del laboratorio clínico es adaptar los métodos de la física y la química analíticas, y de otras disciplinas básicas, al estudio de los líquidos y tejidos del ser humano, con el fin de servir de apoyo a la clínica, suministrándole información fiable y útil para el correcto diagnóstico de las enfermedades, para el seguimiento de su curso evolutivo y para el control de la eficacia de la terapéutica aplicada.

Para llevar a término esta misión, el laboratorio desarrolla una serie de actividades:

Asistenciales. Proporcionan asistencia programada para los pacientes ingresados en las unidades de enfermería y para los atendidos en las consultas externas de la institución. Asimismo, el laboratorio presta asistencia urgente a cualquier paciente ingresado o atendido en el área de urgencias, durante las 24 horas del día, todos los días del año.

Docentes. Imparten programas para la enseñanza de la especialidad a médicos en formación y promocionan actividades para la formación continuada y de posgrado.

Investigación. Desarrollan proyectos propios y colaboran en los proyectos generados en otras áreas de la institución.

ORGANIZACIÓN

No existe una estructura organizativa estándar del área de los laboratorios; en cualquier caso, esta estructura está determinada por el nivel de la institución.

Las instituciones de menor complejidad deberían contar con un servicio de análisis clínicos que integre unidades de las distintas especialidades: bioquímica clínica, hematología y microbiología.

En instituciones de máxima complejidad se desarrollan unidades superespecializadas, dentro de las tres especialidades mencionadas, que en este caso alcanzan el nivel de servicio, pudiéndose añadir otras especialidades, como inmunología, genética o farmacología, dependiendo siempre de las necesidades y exigencias del centro.

No obstante, con independencia del nivel de la institución, no hay que dejar de lado la idea de que el área de laboratorios debe tener un funcionamiento coordinado e integrado, pues la excesiva compartimentación, en aras de una superespecialización, puede comportar un mal aprovechamiento de los recursos tanto desde el punto de vista científico como económico.

Departamento

En las grandes instituciones es imprescindible que los diversos laboratorios de especialidad y los superespecializados se aproximen y estructuren en el espacio, coordinen sus equipamientos y definan conjuntamente los flujos y circuitos de información y de trabajo, de modo que se integren en una unidad claramente definida y articulada en el organigrama del centro. Esta unidad se denomina departamento, área, centro o instituto de laboratorios o de diagnóstico biomédico.

Esta unidad estructural necesita una dirección definida. La dirección debería ser unipersonal y por tiempo limitado, siendo recomendable que la elección se realice entre los miembros de la junta permanente del departamento y que sea ratificada por la dirección médica y la gerencia de la institución.

El director del departamento debe realizar una labor de coordinación de los diversos servicios, ostentando la representación de éstos ante la dirección del centro y ante los organismos superiores. En este sentido, el director preside y ejecuta los acuerdos de la junta, que estará integrada por representantes de todos los servicios, y se halla asesorado por las comisiones de asistencia, docencia e investigación del centro.

Servicio

En el momento actual cabe considerar que, dentro de una institución sanitaria, la unidad básica de gestión es el servicio. Para conseguir una respuesta rápida y eficaz de cualquier servicio de laboratorio, adaptándola a las necesidades de la clínica, es necesario establecer dentro de aquél una estrecha relación entre las áreas médica, científica y técnica; aplicar recursos en forma de personal, instrumental y suministros, y desarrollar habilidades de gestión, organización y comunicación, pues, aunque la pericia médica, científica y técnica constituye un requisito previo esencial para que puedan realizarse de forma correcta y fiable las pruebas del laboratorio, la eficacia en la aplicación de estas pruebas, en beneficio del cuidado del enfermo, depende vitalmente de la habilidad de organización y gestión de los directores, supervisores y de todo el personal de los laboratorios.

Por todo ello, el esquema funcional de un servicio de laboratorio clínico moderno, debido a su dinamismo, no puede adaptarse bien a una estructura organizativa rígida como la que se contempla habitualmente en el organigrama clásico, de tipo «tayloriano», en el que las competencias de orden profesional van ligadas a ciertos niveles de jerarquía, ya que hoy en día esto no se corresponde con la evolución de los conocimientos ni con el alto grado de especialización que ha sido necesario adquirir para atender al gran desarrollo de las nuevas tecnologías aplicadas al diagnóstico.

Por el contrario, el organigrama actual se concreta mejor, como se representa en la figura 12-1, de acuerdo con los criterios del *lean management*.

El primer nivel lo ocupa el jefe del servicio o director del laboratorio, apoyado por unidades y/o comisiones que le asesoran en la toma de decisiones. En el segundo nivel, las antiguas secciones son sustituidas por unidades o áreas funcionales, al frente de las cuales se situará un responsable de la unidad, especializa-

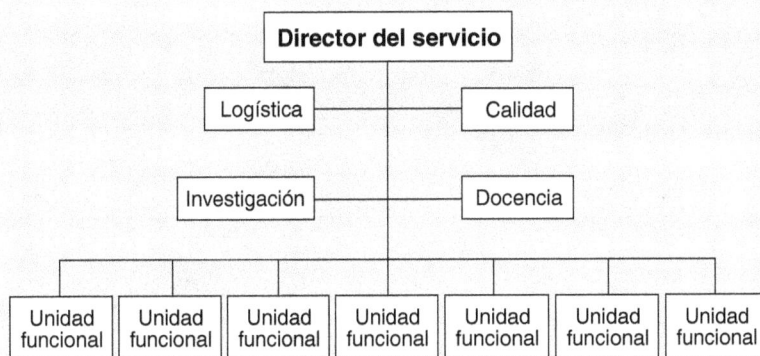

Figura 12-1. Organigrama de un servicio de laboratorio de acuerdo con los criterios del *lean management*.

do en los temas propios del área, y con independencia de su categoría profesional, un jefe de sección o adjunto, ya que dicha categoría debe estar definida por otras vías de promoción personal, como las que se contemplan en los proyectos de carrera profesional.

Unidades funcionales

Sin embargo, y desde un punto de vista funcional, es posible que la estructura organizativa del laboratorio se adaptara mejor a un organigrama matricial. Este tipo de organigrama, ampliamente empleado en otro tipo de organizaciones no sanitarias, podría aplicarse con facilidad a laboratorios y otros servicios centrales de centros hospitalarios del más alto nivel.

En él se establecen una serie de «líneas de producción» (fig. 12-2) que, en el caso del laboratorio, serían las unidades o áreas funcionales. Sus «productos» pueden catalogarse desde las vertientes de asistencia (pruebas y protocolos clínicos), docencia (cursos y seminarios) e investigación (proyectos de investigación clínica o básica). Estas unidades tendrán asignado personal de enfermería o técnicos de laboratorio y, a efectos de gestión, poseerán centro de coste propio.

El objetivo de estas unidades funcionales se centra en brindar mayor apoyo a la clínica, poniendo a su disposición los conocimientos de unos profesionales que aportarán la visión del laboratorio sobre la patología de que se trate; participando activamente no sólo en la elaboración de protocolos orientados a conseguir mejor asistencia de los pacientes, sino también valorando conjuntamente sus resultados.

En este sentido, la integración de miembros del laboratorio en los distintos comités asistenciales del hospital (tumores, metabolismo fosfocálcico, diagnóstico prenatal, nutrición parenteral, etc.), participando activamente en sus trabajos, es la única forma que permitirá distinguir un verdadero laboratorio clínico de las otras estructuras que, aprovechándose del ambiente economicista de los últimos tiempos, refugiados en la tecnología como único criterio de calidad, se constituyen en auténticas factorías generadoras de resultados a bajo

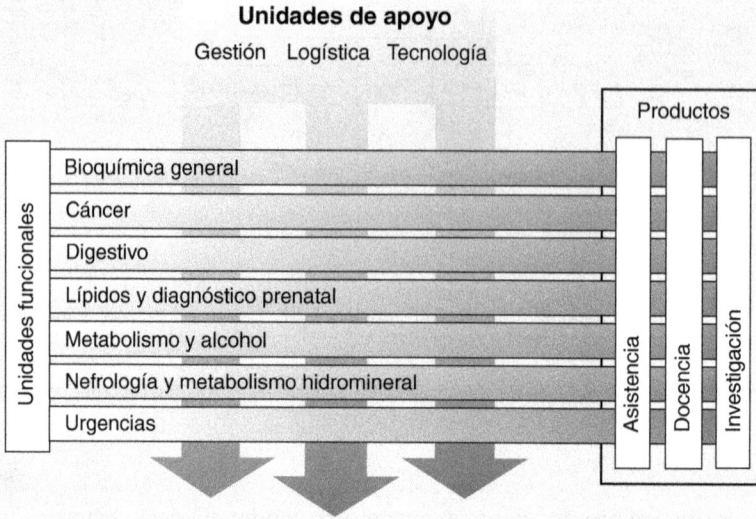

Figura 12-2. Organigrama de tipo matricial de un servicio de laboratorio.

coste y que compiten con los primeros sólo en el precio. Aspecto éste nada desdeñable.

Asimismo, desde el punto de vista organizativo, la estructuración en forma matricial constituye un verdadero proceso de reingeniería, pues orienta toda la función del laboratorio a satisfacer las demandas de sus clientes internos (los clínicos) y externos (los pacientes).

Este modelo permite además reubicar los recursos liberados por la automatización y dedicarlos a la implementación de nueva tecnología. Al disponer así de personal experto, dedicado a tareas muy concretas y en contacto directo con la clínica, se consigue no sólo incrementar la calidad global de la prestación, sino también una mayor motivación del propio personal del laboratorio. Del mismo modo, la protocolización de las pruebas de acuerdo con las diferentes patologías permite modular la demanda (fig. 12-3).

No obstante, la creación de estas unidades funcionales no puede ni debe obedecer a criterios rígidos, ni tratar de sustituir a las antiguas secciones. El número y el tipo de las unidades con que debe contar un laboratorio estarán determinados por una serie de circunstancias, entre las cuales no son las menores la cultura de la institución, la aplicación en determinados casos de tecnología específica, poseer unas bases fisiopatológicas bien diferenciadas y responder a las demandas de la clínica, pues de otra forma no sería posible conseguir los objetivos de operatividad que hicieron necesaria su creación.

Asimismo, y con objeto de que las unidades funcionales puedan desarrollar sus funciones de forma correcta, la organización debe crear otro tipo de estructuras, que denominaremos unidades o áreas de apoyo, que en todo momento tratarán de dar soporte a las unidades funcionales en dos vertientes principales: la administrativa y la tecnológica.

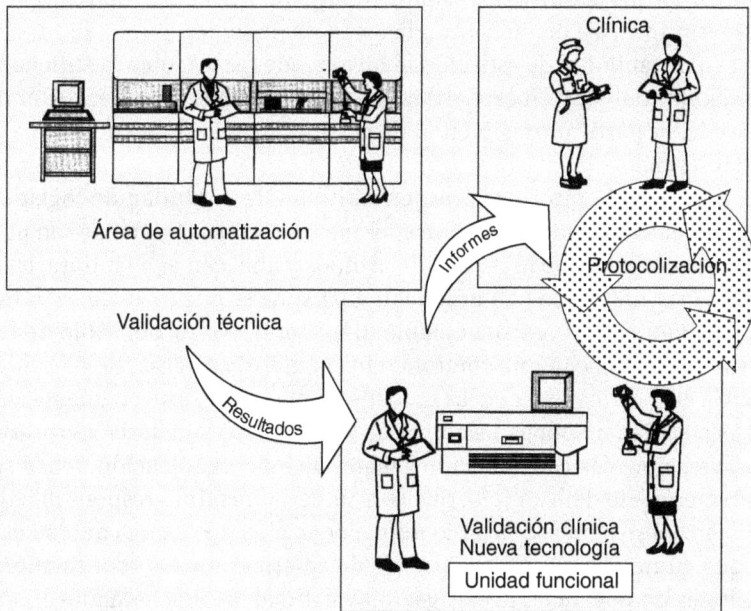

Figura 12-3. Protocolización y estructura de trabajo de las unidades funcionales.

Unidades o áreas de apoyo

Áreas de apoyo tecnológico.   Constituyen una forma de optimización de recursos. Los equipos de alta tecnología, usualmente costosos (biología molecular, cultivos celulares, ultracentrífuga, cromatografía gas-líquido o líquido-líquido de alta resolución, etc.), son compartidos de esta forma por todas las unidades funcionales del servicio y deben estar abiertos a su utilización por otras unidades de la institución. Por su alto grado de especialización tecnológica, tienen que estar bajo la supervisión de técnicos especialistas, cuya misión consistirá en facilitar tecnología a las diversas unidades en los protocolos diseñados por ellas.

Áreas de apoyo administrativo o de gestión (gestión, logística, calidad, etc.). Son las encargadas de proporcionar información, diseñar los presupuestos y sus mecanismos de control, manejar los recursos humanos, controlar el sistema de suministros, el almacén, el mantenimiento del material y las instalaciones, diseñar la política de calidad, etc.

De esta forma, los responsables de las unidades funcionales sólo tienen que dedicar sus esfuerzos y recursos a controlar y mejorar su producción, y a la implementación de nuevos productos con objeto de ofrecerlos al resto de la institución.

Especial mención debe hacerse de la unidad de logística, pues ésta se ocupará del control y el manejo de recursos humanos del personal de enfermería: cobertura de bajas, sustituciones, planes de vacaciones, etc. Además, establecerá la política de pedidos y programaciones, y el control de almacén, sirviendo de intermediario entre el servicio y el departamento de compras.

Dentro de sus actividades estarán igualmente el mantenimiento de instalaciones y equipos, así como la actualización del inventario.

La responsabilidad de esta unidad bien puede recaer sobre la antigua figura de supervisor(a) del servicio, redefiniendo sus funciones de supervisión técnica y adaptando su perfil profesional al de gestión, propio de un adjunto a la dirección del servicio.

En grandes laboratorios la responsabilidad de la unidad de logística puede requerir de más de una persona. Sea porque los recursos humanos son numerosos o complejos, sea porque la gestión de pedidos y almacén es cuantiosa, en estos casos puede ser necesario que más de una persona se encargue de estas tareas. En estas situaciones sería recomendable disponer de un responsable de la gestión de reactivos y almacén que controlara los pedidos, entregas, niveles de almacén mínimos, etc., de manera que las unidades funcionales, especialmente las de gran carga asistencial, dispongan siempre de los reactivos y material necesario.

La dirección y la coordinación general de esta organización deben ser tareas del director o jefe del servicio, que es a su vez el máximo responsable de la gestión y ejercerá sus funciones de coordinador en el marco de una unidad de gestión, en la que, junto con el (la) responsable de enfermería y los coordinadores de las comisiones de docencia, investigación y calidad, se diseñarán las líneas maestras de actuación del servicio.

Para una correcta atención de las facetas puramente económicas de la gestión, el jefe del servicio requerirá el apoyo de un especialista en temas económicos que actuará como *controller* y que, dependiendo del grado de complejidad, podría formar parte del propio *staff,* o bien brindar su apoyo desde la instancia superior, el departamento, la subdivisión o la división.

Está dentro de sus funciones la elaboración de los presupuestos y el plan de inversiones del servicio y, junto con el responsable administrativo de la división, diseñar las herramientas de control presupuestario y los mecanismos de corrección de sus posibles desviaciones. Lleva también el control de los sistemas de información del servicio, diseñando los procedimientos necesarios para la elaboración de la estadística asistencial y controlando la carga de trabajo de las distintas unidades.

Ostenta la representación del servicio ante los estamentos de dirección de la división y del hospital. Coordina las actividades de las unidades de logística y calidad, y supervisa las actividades desarrolladas en las unidades funcionales. Es el responsable del diseño y la modificación de los puestos de trabajo y de la creación o supresión de áreas funcionales de apoyo o de investigación.

De todo ello no debe interpretarse que el jefe de servicio decline su participación en tareas asistenciales, docentes y de investigación; por el contrario, puede y debe ser, en la mayoría de los casos, el responsable de alguna de las unidades funcionales, sin olvidar en ningún momento sus tareas de dirección y gestión del servicio.

Comisiones

De gran importancia es igualmente la creación de comisiones, en las que participan distintos miembros del servicio y que actúan asesorando a la dirección en la toma de decisiones.

Comisión de asistencia.   Se ocupará del diseño y el mantenimiento de los circuitos de trabajo e información, orientados hacia las actividades puramente asistenciales. Debe establecer y mantener las conexiones con las áreas asistenciales comunes del departamento (secretaría, área de toma de muestras, etc.).

Valorará la integración, dentro de los circuitos asistenciales, de las nuevas pruebas procedentes de protocolos de investigación de las unidades funcionales, una vez comprobada su utilidad clínica.

Comisión de docencia e investigación.   En su vertiente de docencia, se ocupa de todas las actividades docentes del servicio: pregrado (si la hubiere), posgrado (MIR, doctorado, diplomaturas, másters, etc.), formación continuada (seminarios y cursos de formación del personal) y programas de formación profesional.

Investigación.   Se ocupa de la política de investigación y de publicaciones del servicio. Debe valorar los protocolos de investigación de las distintas unidades, así como diseñar y mantener el sistema de información para la investigación. Debe distribuir información sobre ayudas a la investigación, mantener una política activa de suscripciones a revistas científicas, relacionadas con las distintas áreas del laboratorio, organizar la biblioteca y poner a disposición de los miembros del servicio los medios informáticos (aplicaciones y equipos) necesarios para la investigación: bases de datos, presentaciones gráficas, estadística, etc.

Comisión de calidad.   Será la encargada del diseño de la política de calidad del servicio. En este sentido, no puede entenderse el tema de la calidad de las prestaciones de los laboratorios únicamente como un problema de control de la calidad técnica, sino que debe abordarse desde una perspectiva de calidad total. Por ello, esta comisión debe trabajar como un grupo permanente de trabajo en calidad, que tendrá como misiones, entre otras, las siguientes:

1. Diseño y seguimiento de los programas internos y externos de garantía de la calidad técnica.
2. Contacto con las áreas de atención al usuario.
3. Planificación de actividades de mejora continua: detección de puntos débiles, propuesta de proyectos y asignación de responsabilidades. Aprobará, asimismo, la puesta en marcha de las medidas correctoras propuestas y evaluará sus resultados.
4. Elaboración y seguimiento de todos los procedimientos necesarios para que el laboratorio se certifique de acuerdo con las normas ISO.

De esta forma se lleva a cabo una supervisión constante de los circuitos funcionales del servicio, detectando los procesos supuestamente mejorables y diseñando las acciones necesarias para conseguir su optimización.

RECURSOS HUMANOS. REPARTO DE TAREAS

El reparto de tareas entre el personal del laboratorio, sobre todo en lo que concierne al personal facultativo, no puede obedecer a criterios rígidos, vinculando exclusivamente la actividad que debe desarrollar a la categoría laboral del individuo. Debe ser misión del director del servicio realizar un reparto de misiones de acuerdo con las características personales de cada miembro del equipo.

No obstante, y conforme a unos criterios más académicos que reales, en la tabla 12-2 se presenta un ejemplo de distribución porcentual de actividades laborales del personal de un servicio del área de laboratorios ampliamente aceptada.

Como se apuntaba antes, es muy difícil llevar a cabo una distribución de tareas de forma homogénea, pues éstas dependerán en gran medida no sólo de las características propias de cada individuo, sino también de las características de la unidad en la que éste desarrolle su labor. Dentro del mismo laboratorio, algunas unidades, como las que mantienen los equipos automáticos, soportan mayor carga asistencial. Otro caso especial es la unidad de urgencias, que dedica a tareas asistenciales casi el 90% del tiempo laboral.

En cuanto a los médicos residentes, tampoco pueden establecerse unos patrones fijos, ya que sus tareas cambian de forma significativa según el año de residencia.

Igualmente, en lo que respecta a las tareas de investigación, los porcentajes asignados a las diferentes categorías laborales sólo pueden considerarse orientativos, pues los contenidos reales van ligados a las características de cada persona y a las del área donde desarrolla su actividad. Se consigna también un pequeño porcentaje de este capítulo en los puestos de trabajo del personal de enfermería, que no debe considerarse *stricto sensu,* sino más bien como tareas de colaboración técnica en proyectos de investigación.

PROTOCOLIZACIÓN DE DIAGNÓSTICOS Y TRATAMIENTOS

Un tipo de organización como la que se presenta hace que las diversas unidades trabajen, en la mayoría de los casos, sobre protocolos o guías diseñados junto con los servicios clínicos. Esta forma de trabajo no termina con la elaboración de dichos documentos, sino que los resultados correspondientes a los pacientes

Tabla 12-2. Reparto teórico de tareas: personal adscrito al laboratorio (hospital universitario de alto nivel)

Categoría	Asistencia (%)	Docencia (%)	Investigación (%)	Gestión (%)
Jefe de servicio	20	20	20	40
Jefe de sección	40	20	30	10
Adjunto	55	15	25	5
Colaborador	90	5	5	0
Residente	10	80	10	0
Becario/a	0	10	90	0
Supervisor/a	20	10	10	60
Enfermera/o	85	10	5	0
Técnico/a	85	10	5	0

estudiados son comentados igualmente, de forma conjunta, en reuniones multidisciplinarias de periodicidad establecida.

Desde el punto de vista del laboratorio, los protocolos o guías están integrados por una serie de pruebas, las idóneas para la patología de que se trate, que se deben realizar en tiempos determinados previamente y durante el período que decida la comisión que lo elaboró.

DISEÑO DE CIRCUITOS

El diseño de los circuitos de trabajo está muy condicionado por la estructura física del servicio, y aunque el espacio es uno de los bienes más escasos en una institución hospitalaria, el área de laboratorios debe contar con el suficiente para efectuar de forma correcta sus funciones puramente técnicas. Además, debe disponer de los espacios necesarios, separados del área técnica, para la atención de los pacientes, con salas de espera y cabinas que mantengan cierta privacidad para la toma de muestras y la realización de pruebas funcionales.

Asimismo, el laboratorio dispondrá de áreas diferenciadas para la recepción y el almacenamiento de material (cámaras frías, congeladores, almacenes y armarios de seguridad), a veces peligroso, y establecerá circuitos para la eliminación de los residuos potencialmente infecciosos y contaminantes, por lo que será necesario crear unas rigurosas normas de seguridad.

En general, para optimizar los circuitos de trabajo, es necesario colocar las unidades con mayor carga de trabajo lo más cercanas posibles al área de preparación y clasificación de muestras. Hay que reservar, en cualquier caso, un espacio

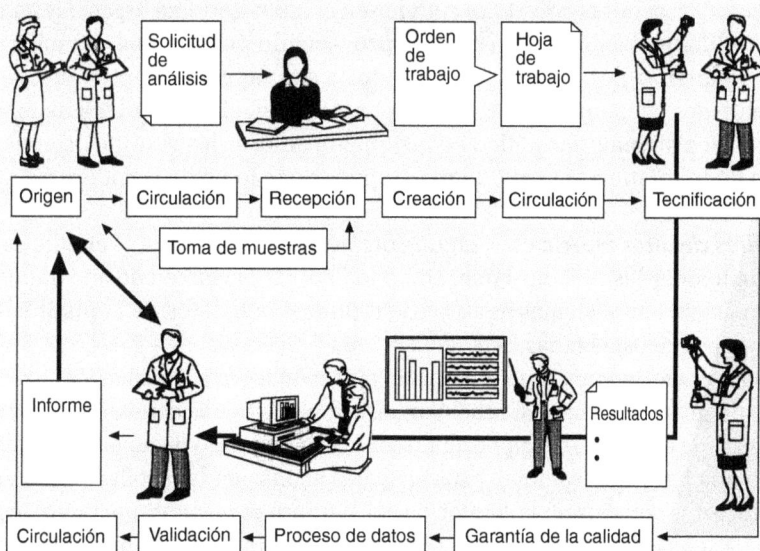

Figura 12-4. Circuito de trabajo e información de la actividad programada.

de trabajo dentro de las unidades funcionales, aislado del área de trabajo técnica, para el responsable de la unidad.

El circuito de trabajo en la actividad programada es, como se muestra en la figura 12-4, en la que se puede comprobar cómo se va generando un circuito paralelo de información, que es necesario mantener.

Laboratorio de urgencias.   Se trata de un circuito particular que se debe crear y diseñar para atender la demanda de exploraciones analíticas urgentes, y que por sus características de funcionamiento ininterrumpido hay que considerar de manera diferenciada.

No existe unanimidad en cuanto a la ubicación de la unidad de respuesta urgente o laboratorio de urgencias. No cabe duda de que en instituciones hospitalarias pequeñas debe estar integrada en el área general, estableciendo conexiones con el laboratorio central que permitan optimizar los recursos y agilizar la respuesta. Pero incluso en las instituciones de máximo nivel no existe un modelo único. En cualquier caso, nuestra idea es que debe tratarse de una unidad integrada, en la que deben converger en los aspectos organizativos los servicios de bioquímica y hematología, que son los que atienden el mayor número de solicitudes urgentes.

En cuanto a su ubicación, el laboratorio de urgencias estará situado lo más cerca posible del área de urgencias y, a ser posible, conectado con las UCI. Si el volumen de trabajo así lo aconseja, dispondrá de un sistema informático autónomo, conectado con el central del hospital y con el sistema informático de los laboratorios centrales correspondientes.

En lo que se refiere al catálogo de pruebas, existen modelos restrictivos que atienden al aforismo de que un análisis urgente es el que el laboratorio puede realizar de forma rápida y aplicando una tecnología simple, y sirve al médico para establecer o descartar un diagnóstico y para implantar o cambiar una actitud terapéutica. Otros, por el contrario, convierten el laboratorio de urgencias en una versión reducida del central, lo que es aprovechado por algunos servicios clínicos para adaptar la llegada de los resultados a sus especiales preferencias, que no necesidades, ya que, en la mayoría de los casos, el circuito programado, si cuenta con un sistema informático eficaz, puede colocar los resultados en las terminales de las plantas apenas 2 horas después de la toma de las muestras.

Otros circuitos especiales.   En una organización orientada al cliente es necesario mencionar las opciones que, como los *points of care* o *bedside analysis,* permiten establecer sistemas analíticos en puntos concretos de la institución (bloques quirúrgicos, algunas UCI, etc.).

Bien es verdad que si en el hospital existe un buen sistema mecánico de transporte de muestras, como el tubo neumático, y una buena conexión informática, la creación de estos sistemas podría no ser necesaria. Caso de no existir estas premisas, o que las circunstancias y necesidades aconsejen la instalación de uno o varios de estos equipos, el laboratorio será siempre el responsable tanto de la selección de los mismos como de su control, definición de las normas de funcionamiento y control de la calidad, así como de los programas de formación para el personal que vaya a utilizarlos.

SISTEMAS DE INFORMACIÓN DEL LABORATORIO (SIL)

Para llevar a término una buena coordinación y gestión del servicio, es necesario establecer una serie de sistemas capaces de recoger la información que se genera en el desarrollo de todas sus actividades. Estos sistemas, denominados habitualmente sistemas de información, se podrían definir como la unión de recursos humanos y materiales que permitan recoger, almacenar, buscar, actualizar y difundir la información necesaria para la toma de decisiones. El SIL es realmente un subsistema del sistema de información del hospital (SIH). Ambos, al compartir parte de la información, es necesario que estén conectados de forma bidireccional, por lo que resulta imprescindible establecer ágiles mecanismos de transferencia de datos entre ambos.

No obstante, el SIL ha de mantener la suficiente autonomía de diseño y explotación para atender a sus propias necesidades, ya que la información sólo es útil si es fácilmente accesible, manejable y responde a las necesidades del gestor.

En la figura 12-5 se muestra un esquema de SIL, conectado con el SIH y formado por varios subsistemas específicos, a su vez interconectados.

El concepto de SIL se ha ido haciendo más complejo desde que las funciones de gestión han ido incrementándose en el servicio. Antes, cuando se hablaba del SIL, se hacía referencia al tratamiento de la información derivada de todo el circuito del proceso analítico, que se inicia en el momento en que el médico formula una solicitud de análisis y finaliza con la recepción del informe final emitido por el laboratorio en la unidad de origen del médico solicitante, como se representa en la figura 12-4.

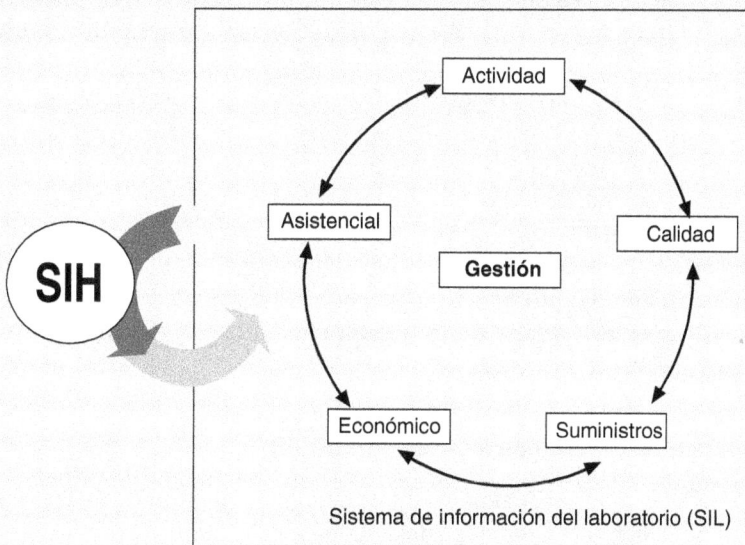

Figura 12-5. Estructura general de los sistemas de información del laboratorio.

Desde hace unos años, el profundo cambio que está sufriendo el sistema sanitario, debido en parte a la crisis económica y a las mayores exigencias de los usuarios, hace necesario que los laboratorios, aparte de tener en cuenta los temas estrictamente técnicos, profundicen en aspectos como la optimización de los circuitos, la adecuación de recursos, la calidad percibida, etc. Esto hace necesario manejar de forma sistemática información relativa no sólo a la actividad, sino también a los presupuestos, los suministros y la calidad, por lo que es aconsejable ampliar el SIL, dividiéndolo en subsistemas específicos y garantizando en todo momento el intercambio de información entre ellos.

Debido a la gran cantidad de información que se maneja en la actualidad, es impensable montar cualquier sistema de información sin soporte informático; no obstante, es necesario tener en cuenta que, antes de informatizar, es imprescindible optimizar todos los circuitos, puesto que la informatización no subsana los problemas de organización, sino que pone de manifiesto sus carencias.

Sistema de información asistencial (SIA)

Este sistema recoge la información de todo el proceso analítico, que abarca todas las etapas desde que la solicitud de análisis sale de la unidad solicitante hasta que el informe definitivo retorna a su origen, pasando por la recepción de solicitudes, elaboración de rutas para extracciones, confección de listas de trabajo, conexiones *on-line,* validación de pruebas e informes, impresión, archivo, etc.

El SIA constituye el eje central de la información del laboratorio y es necesaria su informatización con el fin de permitir un manejo útil y fiable de aquélla.

Para que el SIA sea verdaderamente operativo, se ha de poner especial cuidado en el diseño del impreso de solicitud de análisis, pues constituye el principal documento de comunicación entre el laboratorio y la clínica. En muchos casos, el diseño de la petición va a contribuir a modular la demanda de determinadas pruebas.

Por lo que hace referencia a la ordenación del trabajo administrativo, habitualmente centralizado por el departamento, el sistema debe permitir la introducción de solicitudes mediante un lector de marcas ópticas, que capte la información demográfica del paciente desde el SIH. El sistema debe conservar un archivo histórico, compartido con el central del hospital, y un programa de facturación.

Desde el punto de vista del laboratorio, el sistema debe permitir la elaboración, casi a medida, de hojas de trabajo, la conexión bidireccional *on-line* con la mayoría de los analizadores y contemplar criterios automáticos de validación.

El sistema contará con una serie de opciones que permitirán elaborar una estadística asistencial por pruebas, procedencias y pacientes, la valoración del tiempo de respuesta y las posibilidades de exportación de datos para su posterior explotación en otros subsistemas.

Sistema de información de la actividad (SIAc)

Se trata de un sistema basado en la captación y agrupación de los datos de actividad del laboratorio, tomados del SIL, para su estudio y explotación. Debe recoger todas las actividades, incluso las que por problemas de tipo informático no quedan reflejadas en él de forma automática.

En este sentido, existen dos tipos de datos difíciles de recoger informáticamente y que, por lo tanto, en algunos casos habrá que recopilar manualmente. Éstos son, por una parte, las determinaciones correspondientes a calidad (controles, calibradores y repeticiones) y, por otra, las determinaciones realizadas para la puesta a punto de métodos para proyectos de investigación o para la docencia.

Para recopilar esta información, y de acuerdo con las normas recomendadas por la Sociedad Española de Dirección y Gestión del Laboratorio Clínico, se puede instaurar un sistema que consiste en una hoja de recogida de datos personalizada por puesto de trabajo, en la que se puedan consignar las determinaciones realizadas agrupadas en sus correspondientes capítulos (fig. 12-6).

Esta hoja se puede elaborar de forma sencilla, para cada puesto de trabajo y mes, mediante aplicaciones informáticas tipo hoja de cálculo. Si se vinculan de forma automática a otra serie de hojas, de forma que los datos que se consignan en la primera se acumulen en las hojas resumen, se podrá constatar en todo momento la carga asistencial del puesto de trabajo y de la unidad correspondiente. De igual forma, a partir de esta hoja, pueden exportarse otros datos hacia los de-

Servicio de bioquímica (unidad de gestión). Estadística									
Unidad: 280		PT: 2800341			Año 2001		Mes: febrero		
	Glucosa					**Creatinina**			
Día	Control	Calibración	Muestras	Repetición	Total	Control	Calibración	Muestras	Repetición	Total
1									
2									
3									
4									
5									
6									
7									
8									
9									
10									
11									
12									
13									
14									
15									
16									
17									
18									
19									
20									
21									
22									
23									
24									
25									
26									
Total									

Figura 12-6. Hoja de recogida de la actividad asistencial por puesto de trabajo.

más sistemas de información, como los de calidad, suministros, económico y de gestión.

Otro aspecto fundamental de las estadísticas de actividad, que servirá de base para su posterior explotación, es su agrupación. En cada uno de los apartados siguientes es preciso consignar tanto el número de solicitudes como el de muestras y el de pruebas realizadas:

1. Determinaciones para la calidad. Comprende las pruebas realizadas para asegurar la calidad (controles, calibradores, repeticiones).
2. Determinaciones efectuadas a pacientes. Corresponde a las determinaciones realizadas a pacientes y que deben agruparse según su procedencia:

    Pacientes ingresados, clasificados en actividad programada, urgente y procedente de programas especiales.

    Pacientes no ingresados, clasificados también de acuerdo con su procedencia: atendidos en consulta externa, hospital de día, muestras procedentes de otros centros, etc.

    Medicina preventiva: comprende las pruebas ordenadas por el servicio médico de empresa, las campañas de vacunación, etc.
3. Controles ambientales. Entre éstos podrían considerarse las muestras de medio ambiente, como los controles microbiológicos de las áreas quirúrgicas, el control del agua de diálisis, etc.
4. De investigación y desarrollo. Consignando en este capítulo las pruebas realizadas para la puesta en marcha de nuevos métodos, así como las procedentes de protocolos y proyectos de investigación.
5. De formación. Se incluyen en este apartado las pruebas desarrolladas por facultativos y personal técnico durante sus períodos de formación.

Sistema de información de la calidad (SIC)

Es un sistema que debe permitir la recogida de datos orientados a realizar una correcta gestión de la calidad, entendida como una política de calidad total, que no sólo se limite al proceso analítico, sino que también abarque otros aspectos, como la calidad percibida por los clientes y usuarios del laboratorio. En este sentido, consideramos cliente al paciente, y usuario principal al médico que efectúa la petición. No olvidemos, sin embargo, que el término «usuario» puede extenderse también al personal de enfermería que realiza la extracción o recogida de las muestras, así como al personal administrativo que recibe las solicitudes o informa al paciente sobre la preparación que debe seguir para determinadas pruebas.

Para el control de algunos aspectos de calidad percibida, es necesario montar un sistema de monitorización.

En la mayoría de los casos, el circuito de toma de muestras está fuera del control del servicio, pues lo realizan la enfermería de planta o un equipo de extracciones dependiente del departamento, por lo que cada servicio tiene que diseñar un sistema de recogida de incidencias no sólo para el circuito de extracciones, sino también para el área de recepción y clasificación de muestras (figs. 12-7 y 12-8). La información sobre incidencias en todo el circuito preanalítico es procesada por la

Departamento de laboratorios				
Área de extracciones				
Hoja de incidencias		Extractor:		Fecha:
N.º de muestra	Unidad/cama	Tubo[a]	Laboratorio	Incidencia[b]

[a]En esta casilla se consignará el código del tubo correspondiente (p. ej., tubo de serología).
[b]En esta casilla se consignará el código de la incidencia (p. ej., EI, extracción imposible).

Figura 12-7. Hoja de recogida de incidencias del circuito de extracciones.

unidad de logística y transmitida a las distintas unidades funcionales. En estas hojas se recogen las incidencias que puedan producirse durante la toma de muestras.

Sistema de información de suministros (SIS)

Este sistema es una de las herramientas fundamentales de la unidad de logística. Puede estar generado por el propio servicio, pero para su elaboración es del todo imprescindible establecer una estrecha colaboración con el departamento de compras de la institución. Debe abarcar todos los aspectos relacionados con la gestión de suministros: programaciones, control de almacén, mecanismos de suministro urgente, etc.

El mantenimiento de *stocks* mínimos requiere imponer una estricta disciplina a las personas que tienen acceso al almacén del servicio, estableciendo los mecanismos de información necesarios sobre las entradas y salidas. De esta forma, la persona responsable de logística puede evitar las posibles roturas de *stock.*

Sistema de información económico (SIE)

Este sistema recibe la información que corresponde al servicio procedente de diferentes áreas de la institución (recursos humanos, suministros y dirección eco-

Departamento de laboratorios				
Área de recepción de muestras				
Hoja de incidencias		Fecha:		
N.º de muestra	Unidad/cama	Tubo[a]	Laboratorio	Incidencia[b]

[a]En esta casilla se consignará el código del tubo correspondiente (p. ej., TS, tubo de serología).
[b]En esta casilla se consignará el código de la incidencia (p. ej.,TR, tubo roto; FT, falta tubo).

Figura 12-8. Hoja de recogida de incidencias en el área de recepción y clasificación de muestras.

nómico-financiera) y los cruza con los generados en el propio servicio (actividad, consumo de material, cargas de trabajo, etc.). Este cruce de información será vital para conocer los costes globales del servicio, de una determinada unidad o de un determinado proceso, de forma que se puedan establecer mecanismos de seguimiento y control presupuestario.

Manejando todos estos datos, es posible elaborar un sistema de unidades relativas de valor (URV), basado en el coste estándar. Mediante éste, no sólo se puede calcular el coste estándar/año de las distintas pruebas, sino también conocer el «peso» relativo de cada uno de los capítulos que intervienen en el coste del proceso analítico (reactivos y material fungible, personal médico, personal técnico y amortización de la tecnología). El conocimiento del coste por proceso será de gran utilidad a la hora de proceder a la imputación de costes de las pruebas del laboratorio a los distintos servicios clínicos que las soliciten.

Sistema de información para la gestión (SIG)

Es el sistema que ha de permitir interrelacionar la información procedente de los diferentes subsistemas con el fin de facilitar su manejo y utilizarla en el proceso de toma de decisiones.

Con esta herramienta se pueden abordar las siguientes actividades: análisis de la actividad y su repercusión en el coste; estudio de cargas de trabajo y productividad, por puesto y por unidad; estudio de costes por proceso; estudios de costes de calidad y no calidad; obtención de indicadores de actividad; imputación de costes por procedencia, etc.

De lo expresado en los párrafos anteriores se desprende la dificultad que puede entrañar el montaje de cualquier sistema de información orientado a la gestión global de un servicio de laboratorio. La clave está en conseguir la compatibilidad de las distintas bases de datos entre sí y con las propias del SIH, de manera que la información pueda fluir de forma fácil entre todas ellas.

CONCLUSIÓN

El propósito principal del laboratorio clínico es proporcionar al médico información con fines diagnósticos y terapéuticos, como ayuda en la asistencia al paciente.

Pensamos que el laboratorio clínico, desde un punto de vista organizativo, es un sistema dinámico, diverso y muy complejo, que debe funcionar de forma coordinada en la diversidad y orientado a ocupar una parcela específica dentro del equipo multidisciplinario, que en el hospital tiene como misión el cuidado del paciente.

Los cambios y avances tecnológicos que está experimentando el laboratorio clínico están comportando la aparición de nuevos modelos organizativos basados en la automatización de los principales procesos. Esta nueva revolución va a modificar de forma sustancial algunos aspectos básicos en la actividad de los laboratorios y en la gestión del día a día. El alcance de este nuevo cambio es aún difícil de cuantificar, pero sin duda alguna va a ser importante.

En ningún momento, a pesar de los adelantos de la tecnología, debe perderse de vista el hecho de que detrás del frío dato de un resultado están unos profesionales que, con sus conocimientos, no sólo lo avalan, sino que también están abiertos siempre al diálogo con la clínica para la elaboración de protocolos dirigidos a la aplicación de nuevas metodologías que ayuden a conseguir la misión anteriormente mencionada.

BIBLIOGRAFÍA

Ballesta AM, Raventós J. Medicina de laboratorio. Todo Hospital 1992;92:13-22.

Ballesta AM, Pascual C, Raventós J. Las tareas de gestión: un reto para el director del laboratorio clínico. Todo Hospital 1994;107:13-16.

Ballesta AM, Bedini JL, Gaya J, Mas E, Pascual C, Raventós J. Aproximación al cálculo del coste estándar por determinación: Unidades relatias de valor (URV). Todo Hospital 1994;107:43-50.

Bernard C. Introduction a l'etude de la médicine expérimental. París: J.B. Bailliere et fils, 1865.

Koening AS. Medical laboratory planning and design. College of American Pathologists, 1992.

Markin RS. Lab automation-what a long, lively trip it's been. CAP Today 2005; 19(2):22,24,26-28.

Martin BG, Moore B, McLendon WW. Organización y gestión del laboratorio clínico. En: Henry JB (ed.). Diagnóstico y tratamiento clínicos por el laboratorio (9.ª ed.). Barcelona: Masson-Salvat Medicina, 1993;153-404.

Morris DJ, Smeal S. Benefits of laboratory automation: safety and accuracy. Med Health R I 2005;88(7):220-3.

Pascual C, Raventós J, Pelegrí D, Bedini JL, Ballesta AM. Sistemas de información de laboratorio (S.I.L.). Todo Hospital 1994;107:19-29.

Pearson J. Point-of-care testing and Clinical Governance. Clin Chem Lab Med 2006; 44(6):765-7.

Raventós J, Ballesta AM. Sistemas de información asistencial y económica. Horizonte Empresarial 1992;2024:13-18.

Sarkozi J, Simson E, Ramanatham L. The effects of total laboratory automation on the management of a clinical chemistry laboratory. Retrospective analysis of 36 years. Clin Chim Acta 2003;329(1-2):89-94.

13

Gestión del diagnóstico por imagen

F. Pons, Ll. Donoso y G. Madrid

INTRODUCCIÓN

Desde el nacimiento de la radiología, con el descubrimiento de los rayos X en 1895, el diagnóstico clínico basado en la obtención de imágenes ha experimentado una evolución imparable. La incorporación posterior de nuevas tecnologías que no utilizan los rayos X (como la ecografía o la RM) ha dado lugar al término más amplio de «diagnóstico por imagen», en el que se incluyen las especialidades médicas de *radiodiagnóstico* y *medicina nuclear*. La correcta planificación estratégica de un departamento de diagnóstico por imagen es un proceso complejo pero imprescindible cuando se desea obtener la mejor relación coste-eficiencia del mismo, y deberá estar siempre enmarcado dentro de las necesidades sanitarias de la sociedad a la que va a prestar servicio y del hospital o área sanitaria en el que se vaya a ubicar. La implantación de programas de calidad y la utilización de unidades base, que permitan cuantificar la producción asignando costes según la complejidad de las exploraciones, ayudarán a optimizar la gestión de los departamentos de diagnóstico por imagen.

ORGANIZACIÓN DEL DEPARTAMENTO DE DIAGNÓSTICO POR IMAGEN

Modelos de organización

Dadas las características de funcionamiento de las diferentes áreas que integran un departamento de diagnóstico por imagen, no existe un modelo organizativo teórico que pueda considerarse óptimo. En un hospital, las opciones van desde los departamentos totalmente centralizados hasta la descentralización completa, con situaciones intermedias que suelen ser más fáciles de adaptar. La organización va a depender de varios factores, entre los que hay que destacar el nivel de especialización del hospital, el flujo de pacientes externos, internos y procedentes de urgencias, y el hecho de que los servicios de radiodiagnóstico y medicina nuclear se hallen integrados en un único departamento o constituyan unidades independientes. En ocasiones se plantea la necesidad de dotar a ciertas áreas, como la de urgencias, de determinados equipos de diagnóstico. Sin embargo, hay que considerar que el hecho de dispersar excesivas unidades de diagnóstico por imagen implica un aumento de los costes, no sólo por el incremento de equipamiento, sino también por requerir más personal para atender estas unidades separadas físicamente. El modelo de organización más adecuado dependerá de cada centro en particular y de las prestaciones requeridas. Se aconseja que los soportes administrativos de las distintas áreas sean comunes y que las principales funciones administrativas —es decir, citación, recepción de pacientes, emisión de informes y facturación de las exploraciones— estén centralizadas.

Los diferentes modelos de organización de un departamento de diagnóstico por imagen pueden agruparse en dos sistemas básicos (fig. 13-1):

1. *Según los recursos tecnológicos,* es decir, organización «por máquinas». Se caracteriza por la gran independencia que se produce entre los diferentes facultativos y técnicos que integran el departamento. Sus defensores argumentan que con este modelo se obtiene un aumento de productividad. No obstante, esto no supone necesariamente un incremento proporcional de la eficiencia, ya que para un mismo usuario con una sospecha diagnóstica determinada es frecuente que se tengan que practicar diferentes tipos de exploraciones, que no pueden llevarse a cabo en la misma máquina, a fin de determinar un diagnóstico definitivo.
2. *Por órganos/sistemas.* En este modelo, los facultativos especialistas son responsables de todas las exploraciones que se realizan para el estudio de un determinado órgano o sistema. A modo de ejemplo, los neurorradiólogos se ocupan de todas aquellas exploraciones dirigidas al estudio de la patología neurológica. Es el modelo con más empuje en la actualidad, especialmente en los grandes hospitales. Sus defensores argumentan que aumenta la efectividad asistencial e incrementa la motivación. El esquema organizativo por órganos/sistemas permite integrar las tecnologías existentes sin duplicar esfuer-

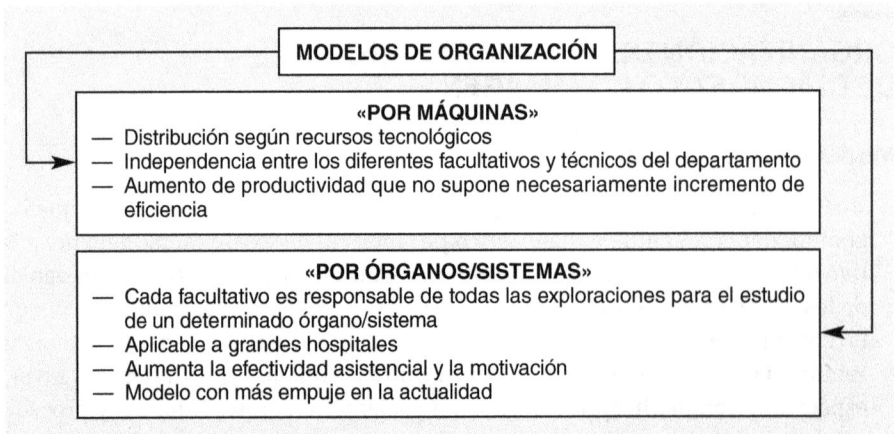

Figura 13-1. Modelos de organización de un departamento de diagnóstico por imagen.

zos tanto tecnológicos como humanos optimizando su utilización, y esta situación permite una mejor interrelación con la demanda.

Ambos sistemas tienen defensores y detractores, y cada hospital adopta su distribución particular. Así, en un pequeño hospital no hay oportunidades de superespecialización, mientras que ésta es mucho más factible en un hospital de tercer nivel. En estos centros, los especialistas de radiodiagnóstico cada vez tienden más a una superespecialización por «órganos/sistemas». Lo mismo está ocurriendo con los facultativos de medicina nuclear, que también tienden a la superespecialización; en la actualidad las áreas más relevantes son la de medicina nuclear cardiológica, oncológica y neurológica. La colaboración estrecha con especialistas de otras disciplinas es básica, y con ellos los especialistas en diagnóstico por imagen deben elaborar tablas algorítmicas para evaluar situaciones clínicas específicas, lo que redundará en una mayor utilidad clínica de las exploraciones.

Planificación de espacios, equipamiento y personal

Planificación de espacios

El diseño de un departamento de diagnóstico por imagen no es la mera construcción de la planta física y el ajuste de unos recursos materiales y humanos cualesquiera. Muy al contrario, debe ser el perfecto engranaje entre un grupo humano suficientemente conjuntado y con objetivos comunes, y unos recursos materiales adecuados, todo ello en el marco de una planta física con personalidad propia, funcional, humanizada y dotada de unas características específicas y diferenciadoras. Su diseño ha de someterse a unos *criterios urbanísticos* básicos (localización, relación, etc.), arquitectónicos, funcionales y de radioprotección.

La importancia que se confiere al aspecto funcional de los departamentos de diagnóstico por imagen está fundada en la convicción de que la calidad del trabajo empieza a generarse con el adecuado diseño arquitectónico y funcional de los servicios. El diseño de estos departamentos debería ir precedido, al menos, de las siguientes cuestiones:

1. ¿Qué modelo de departamento-servicio-unidad queremos?
2. ¿Qué espacio físico necesitamos y cómo lo distribuimos?
3. ¿Qué criterios urbanísticos serán necesarios?

En su organización interna, los departamentos de diagnóstico por imagen suelen estar distribuidos en las áreas básicas que se muestran en la figura 13-2. En medicina nuclear, además, es necesario disponer de salas de espera independientes para los pacientes a los que se les haya administrado un radiofármaco. Habitualmente, los servicios de radiología y medicina nuclear se han distribuido en cinco zonas clásicas: zona de pacientes, zona de examen, zona central o de control y manipulación, zona de personal y zona de archivo. El paso previo al diseño es la estimación del espacio total necesario que, aunque se en-

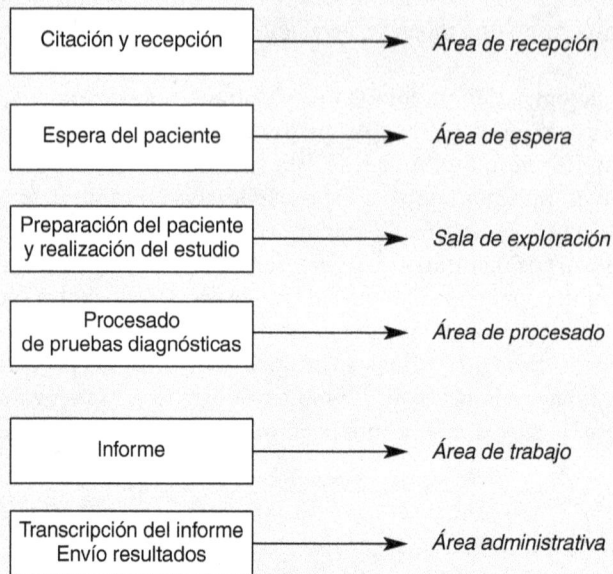

Figura 13-2. Distribución de espacios en un departamento de diagnóstico por imagen.

cuentra sujeto a diferentes variables, debe definirse a través de las siguientes etapas previas:

1. Estimación de la demanda asistencial.
2. Determinación del número de salas necesarias para abastecer la demanda prevista.
3. Cálculo del espacio de la zona de examen, una vez conocido el número total de salas.
4. Cálculo del espacio total del servicio/departamento.

Existen una serie de modelos arquitectónicos para los departamentos de diagnóstico por imagen en función del tamaño, de la influencia y de la dotación tecnológica y organizativa del hospital. El diseño de un servicio en un hospital comarcal es, evidentemente, diferente al de un hospital de referencia, el de un hospital monográfico no coincide con el de un hospital polivalente; el de un hospital docente no se parece al de un hospital exclusivamente asistencial, y así un largo etcétera de posibilidades. Incluso a pesar de todo ello, podríamos hablar de tres diseños fundamentales —diseño básico, diseño concéntrico y diseño bicéntrico—, todos ellos caracterizados por la orientación centrípeta del producto.

Espacio físico. Para conocer el espacio físico necesario, deberíamos conocer, como premisas fundamentales, la población protegida a la que deberíamos atender, así como el número de exámenes previstos/1.000 habitantes/año. Ambos son parámetros prácticamente constantes y van a deparar, por lo tanto, unos resultados muy fiables. Partamos del supuesto de un compromiso asistencial de 250.000 habitantes y de unos datos medios de utilización radiológica de 700 estudios/1.000 habitantes/año (este dato depende de la pirámide poblacional, de los recursos económicos de la población, de la prevalencia de determinadas patologías, etc.). Con los datos anteriores, la actividad de pruebas de radiodiagnóstico prevista rondaría en torno a los 175.000 estudios/año, que estarían distribuidos, como suele ser habitual, de la siguiente manera: radiografía simple (75%), estudios con contraste (3-4%), mama (4%), ecografía (10%), TC (5-8%), RM (2%) e intervencionismo (0,5%). Teniendo en cuenta lo anterior, estaremos, pues, en situación de poder calcular el espacio de trabajo necesario para llevar a cabo las tareas previstas (número de salas, cabinas y pasillos de trabajo, fundamentalmente). Una vez calculado el espacio de trabajo, y tras conocer el porcentaje de distribución de los diferentes espacios (trabajo, 25%; personal, 25%; zona de espera, 25%; control y manipulación, 25%), es muy sencillo estimar el espacio total, al cual habrá que introducir algunas correcciones en función de que sea docente o no. Se debería disponer de una reserva estratégica de, al menos, un 15% del espacio total, que permitiese un desarrollo armónico del espacio.

Criterios urbanísticos. Hay que prever la ubicación ideal del departamento de diagnóstico por imagen en relación con otros servicios clínicos, fundamentalmente con la unidad de urgencias, la localización en la estructura física del hospital, así como los circuitos y flujos presentes y futuros que puedan influir en los aspectos funcionales del servicio. Los departamentos de diagnóstico por imagen tienen que ser áreas accesibles, bien señalizadas y comunicadas de manera muy fluida con el bloque más comprometido del hospital, es decir, bloque quirúrgico, unidad de urgencias y UCI. Sin embargo, el espectacular desarrollo de las unidades de urgencias, que comenzó a finales de la década de 1980, propició que algunas de ellas tuvieran que ser construidas en pabellones anexos y mal comunicados con los departamentos de diagnóstico por imagen, lo cual obligó a diseñar áreas específicas de radiología de apoyo exclusivo para la unidad de urgencias, con las ventajas e inconvenientes que esto ocasiona.

Planificación del equipamiento

Los primeros pasos que hay que seguir van a ser la identificación de las tecnologías emergentes, el estudio del impacto de las mismas y la determinación de su necesidad. Cuando se adquiere un equipo, en realidad se está adquiriendo un tiempo de actividad del mismo, por lo que en la valoración inicial será preciso establecer un plan de coste total para la vida del equipo, al igual que su actualización permanente. Las garantías del equipo, el coste del contrato de mantenimiento y sus cláusulas, el coste de sustitución de elementos importantes no incluidos en el mismo (p. ej., tubos de rayos X), las actualizaciones del equipo, especialmente de *software* y *hardware,* entre otros, deberán ser minuciosamente estudiados antes de su compra. En líneas generales, la vida media de un equipo de radiología general suele situarse en 10 años, sin embargo los equipos de alta tecnología suelen quedar obsoletos en un período de tiempo inferior, por lo que es necesario desarrollar fórmulas que, sin agravar el coste por exploración, permitan una actualización tecnológica del mismo.

Planificación de personal

En lo relativo a recursos humanos, el personal de un departamento de diagnóstico por imagen incluye, además del personal administrativo, celadores y auxiliares de clínica que hay en cualquier otra área hospitalaria, diplomados en enfermería (DUE), técnicos especialistas en radiología (TER) y médicos especialistas en radiodiagnóstico y medicina nuclear. En ocasiones, en los servicios de medicina nuclear también se integran otros facultativos, como los especialistas en radiofísica y en radioquímica. El cálculo de los recursos humanos necesarios evidentemente dependerá del número de exploraciones que se van a realizar y de su complejidad. En los hospitales docentes, los especialistas se van a dedicar no sólo a la actividad asistencial, sino también a la docente e investigadora. En un estudio realizado en un departamento de radiología americano, se halló que el tiempo que los facultativos dedican a las actividades clínicas era de un 72%. El espectacular crecimiento que han tenido las técnicas de imagen en los últimos años ha hecho que la actividad desarrollada por los profesionales por jornada laboral también se haya visto incrementada; de este modo, en un estudio reciente se encontró que el número de procedimientos diarios había experimentado un incremento de un 25,1% cuando se comparó la actividad entre los años 1992 y 2002.

Proceso y producto de la actividad asistencial

En la mayoría de los casos, el producto final del proceso de la actividad asistencial del departamento de diagnóstico por imagen consistirá en un informe diagnóstico y, en algunos casos, en una aplicación terapéutica. Para su consecución, será necesario seguir una serie de procesos que principalmente van a consistir en: revisión de la petición, citación, recepción del paciente, realización de la exploración, realización del informe o aplicación terapéutica, transcripción del informe y su validación, y entrega de resultados. En el caso de las actuaciones terapéuticas, además habrá que añadir la firma del consentimiento informado, la valoración clínica y el seguimiento del paciente.

Algunas de estas actividades consisten en funciones de soporte administrativo y son comunes para las diferentes áreas del departamento: citación, recepción del paciente, transcripción del informe, entrega o envío de resultados y facturación de la exploración. La centralización de las funciones administrativas facilita el trabajo de las diferentes áreas que integran el departamento. La integración de las funciones de citación y recepción facilita la agrupación en un mismo día de las diferentes exploraciones solicitadas por el clínico, cuando sea posible, a la vez que permite detectar aquellas exploraciones que requieran diferentes tipos de preparación, que podrían interferirse mutuamente y que, por lo tanto, no pueden ser realizadas en un mismo día. La unificación del número de identificación del paciente permite a los diferentes facultativos el acceso a los resultados de todas las exploraciones; esta información será de ayuda a la hora de emitir el informe de una exploración particular. La figura 13-3 muestra de forma esquemática las fases que se integran en el proceso de la actividad asistencial.

ÁREA DE SOPORTE ADMINISTRATIVO		
Petición de prueba	*Día previo a la citación*	*Día de exploración*

Información general
Entrega hoja información
• Información
  de la prueba
• Preparación
  necesaria
Citación
	Búsqueda de previos
	
	Listado actividad
	  programada
		Recepción
		
		Registro de datos

ÁREA ASISTENCIAL		
Previo a la citación	*Día de exploración*	*Día posterior a la exploración*

Petición de radiofárma-
cos (para medicina
nuclear)
	Realización de la
	  exploración o
	  aplicación
	  terapéutica
		Discusión de casos en sesión
		• Ver exploraciones previas
		• Consultar historia clínica
		  (si es preciso)
		Realización informe

ÁREA DE SOPORTE ADMINISTRATIVO

Transcripción informe ⟶ Emisión informe ⟶ Entrega de resultados

FACTURACIÓN Y ESTADÍSTICA

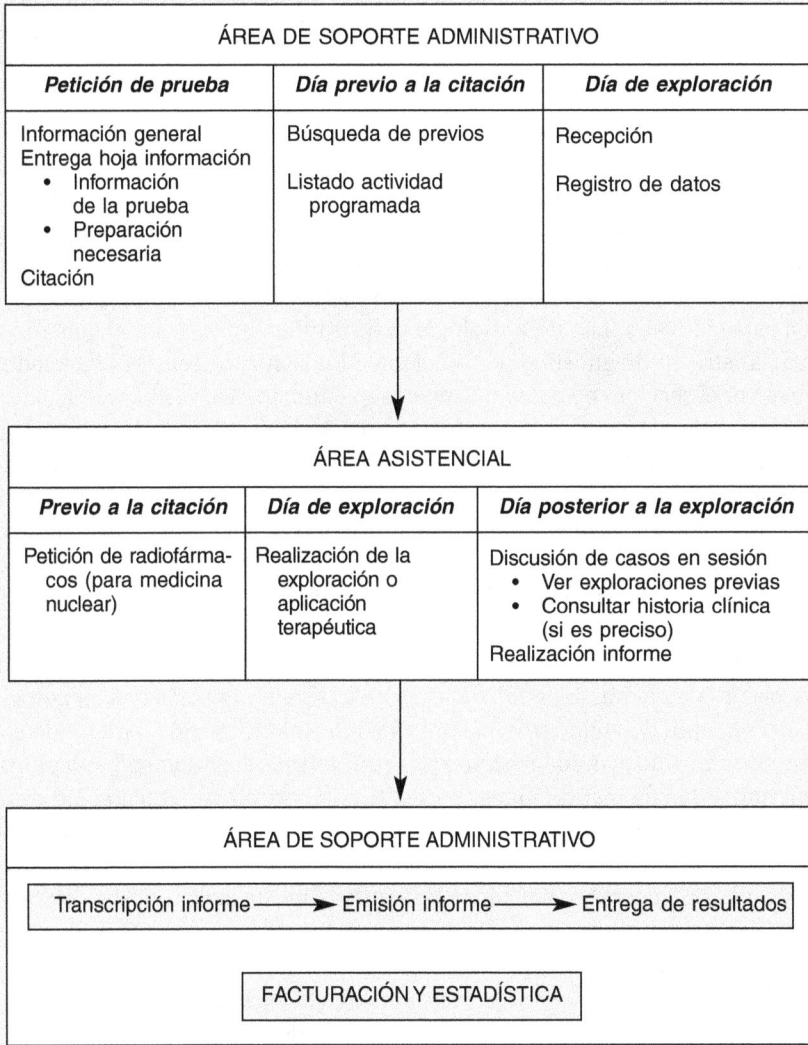

Figura 13-3. Proceso de la actividad asistencial en un departamento de diagnóstico por imagen con centralización de las funciones de soporte administrativo.

Digitalización de la imagen. Telerradiología

El desarrollo de los sistemas de información y la transición de los sistemas analógicos a la tecnología estrictamente digital han generado un nuevo factor tecnológico con la irrupción de los sistemas PACS (almacenamiento y comunicación de imágenes médicas) y su evolución hacia los entornos IMACS (integración de imágenes e información clínica de los pacientes). Esta nueva situación ha venido a revolucionar los esquemas de trabajo y comporta, ya desde sus inicios, una modificación en las organizaciones profesionales que las emplean. Es difícil hoy imaginar un servicio central de diagnóstico por imagen sin un entorno tecnológico en el que el sistema de información, no sólo entendido como un generador de informes radiológicos asociados a las imágenes, sino como una herramienta de manejo y evaluación de las prácticas profesionales, no esté implantado y asumido por los propios profesionales como una herramienta imprescindible para mantener un nivel de respuesta a la medida de las necesidades del interlocutor clínico y de la demanda del paciente.

La evolución natural de las organizaciones con experiencia en la utilización de la imagen digital y los sistemas de información es hacia el uso de la telerradiología en nuevos escenarios de trabajo en red. Sin duda, un planteamiento organizativo permitirá el acceso a servicios de gran calidad a poblaciones que ahora no tienen acceso a los mismos debido a la distancia o a los costes de los mismos. De modo que se mejorará la eficiencia de la práctica radiológica compartiendo atención especializada. La telerradiología debe implementarse con el acuerdo de los especialistas en diagnóstico por imagen de los distintos centros conectados, que deben ver el servicio no como un sistema que funciona al margen de su actividad, sino como un elemento de soporte a la misma. La tecnología relacionada con la telerradiología está suficientemente probada y accesible, en especial gracias a la existencia de estándares abiertos para el *software.* La infraestructura de las telecomunicaciones es el eslabón más débil y uno de los principales inconvenientes en la expansión de servicios a distancia. La aplicación de la telerradiología permite obtener un beneficio directo en la atención de los pacientes a los que se proporciona una mejor atención, evitando traslados innecesarios. En este entorno surgen de forma natural nuevos planteamientos y escenarios de relación para compartir la atención especializada y para optimizar los recursos tecnológicos.

El concepto de «telerradiología intra e interinstitucional», entendida como la comunicación entre unidades remotas en un mismo departamento o incluso entre departamentos de instituciones asociadas que permitan la integración funcional de los distintos servicios de radiología, está detrás de proyectos de gestión de imagen médica de ámbito regional. Estos proyectos están basados en la disponibilidad de los datos demográficos de todos los ciudadanos de la comunidad a través de la tarjeta sanitaria, utilizando un mismo sistema de información construido con tecnología Internet integrado en un sistema de archivo de imágenes PACS de base regional. Este sistema permitirá el acceso a las imágenes digitales con la información del paciente a la mayoría de los centros asistenciales de una comunidad. La utilización de la telerradiología debe centrarse en la consideración de que incluye el concepto de gestión de información médica más que la simple transmisión de imágenes diagnósticas de un sitio a otro, y debe ser capaz de contribuir a la integración en un entorno digital en el que la información médica se distribuye en el hospital y más allá del mismo, generando servicios de valor añadido para los pacientes, los profesionales, las instituciones y, por lo tanto, para el sistema de salud.

GESTIÓN DE LA CALIDAD

A diferencia de lo ocurrido con otras disciplinas clínicas, los programas de calidad en diagnóstico por imagen tienen una historia relativamente reciente. En la década de 1970, y de una manera simplificada, la calidad en este ámbito quedaba reducida a la presencia de algunos programas de control para garantizar el adecuado funcionamiento del equipamiento y de la radioprotección del personal, así como al uso escasamente difundido de unos cuantos indicadores, básicamente el número de estudios desechados y el número de exámenes informados, que pretendían salvaguardar la calidad técnica de la actividad. Al margen de lo anterior, solamente algunas iniciativas particulares entraban tímidamente en el contexto de la calidad total. Con este escaso bagaje llegamos a la década de 1980, en la cual comenzaron a utilizarse los catálogos de productos y, con ellos, la implantación de los primeros sistemas de información aplicados al diagnóstico por imagen, que sin duda fueron herramientas fundamentales para desarrollos posteriores. Se seguía, no obstante, con carencias significativas en aspectos básicos para medir la calidad de la actividad, como es el caso de los criterios, estándares e indicadores. Ha sido a lo largo de la década de 1990 cuando los temas de calidad han empezado a tener una presencia más notoria, probablemente por la coincidencia de circunstancias diversas.

Existen sin duda una serie de motivos que justifican una preocupación creciente por los temas de calidad. En primer lugar, porque el ciudadano está cada vez mejor informado y exige y reclama más sobre calidad de los servicios; en segundo lugar, porque las Administraciones públicas han empezado a descubrir que hacer bien las cosas cuesta menos que hacerlas mal, y en tercer lugar, porque los profesionales sanitarios siempre han estado interesados por la calidad tanto por un compromiso ético y científico como por el simple mantenimiento de la competencia profesional. La calidad en el ámbito del diagnóstico por imagen la podríamos definir como la obtención de un documento de imagen de excelente calidad, con la mayor información diagnóstica posible, con el mínimo riesgo radiante, de la manera más eficiente y con un alto grado de satisfacción por parte del usuario y del profesional que lo realiza.

Un Programa de Gestión de la Calidad (PGC) es un conjunto de elementos estructurales y de actividades específicas que tiene como objetivo la mejora continua de la calidad. Los pilares básicos que sustentan a cualquier PGC son, al menos, los siguientes:

1. Existencia de una filosofía o política explícita para mejorar la calidad.
2. Elementos estructurales y organizativos para llevarla a cabo.
3. Actividades para hacerla efectiva.

En sus aspectos más elementales, un PGC se caracterizaría por los siguientes componentes:

1. Una estructura identificable (quién o quiénes se preocupan, promueven, lideran, apoyan, coordinan, etc.).
2. Normas de funcionamiento (reparto de responsabilidades, circuitos asistenciales y no asistenciales, pautas de actuación, etc.).
3. Actividades concretas para mejorar la calidad.

Nivel de calidad

El establecimiento del nivel de calidad en los departamentos de diagnóstico por imagen exige el cumplimiento de diferentes normas, que pueden dividirse en dos grupos:

Normas externas, que establecen los organismos competentes. De ellas, en España hay que destacar: Real Decreto 1836/1999 por el que se aprueba el *Reglamento sobre instalaciones nucleares y radiactivas;* Real Decreto 783/2001 por el que se aprueba el *Reglamento sobre protección sanitaria contra radiaciones ionizantes;* Real Decreto 479/1993 por el que se *Regula los medicamentos radiofármacos de uso humano;* Real Decreto 1841/1997 por el que se establecen los *Criterios de calidad en medicina nuclear;* Real Decreto 1976/1999 por el que se establecen los *Criterios de calidad en radiodiagnóstico.*

Normas internas, que pueden separarse en tres grupos:

1. *Instrucciones permanentes,* entre las que se encuentran:
   a) *Calidad de la petición,* para evitar la duplicidad de estudios y la interferencia entre exploraciones, determinar la urgencia de la exploración y constatar que contiene la suficiente información clínica.
   b) *Calidad de la citación,* para distribuir mejor la programación en los diferentes equipos y para que el paciente reciba la información adecuada, evitando así la anulación de exploraciones como consecuencia de que el paciente no acude con la preparación adecuada o por contraindicaciones medicamentosas.
   c) *Calidad de la exploración y del informe,* para lo que es necesario disponer de personal cualificado, tanto médico como de enfermería, que siga una actualización permanente mediante la formación continuada, incluyendo la investigación.
   d) *Calidad de la entrega de resultados,* para que éstos no se demoren y eviten el retraso en la toma de decisiones clínicas que dependan del resultado de la exploración.
2. *Protocolos.* Se debe colaborar con otros departamentos hospitalarios en la elaboración de las guías clínicas, en las que se definan las técnicas de diagnóstico por imagen más apropiadas para las diferentes entidades patológicas en función de la efectividad de cada una de ellas. Además, dentro del propio departamento se debe disponer de procedimientos normalizados de trabajo, en los que se unifiquen los criterios técnicos, entre otras informaciones, y que puedan ser consultados por todos los profesionales que participan en el proceso.
3. *Índices.* Algunos ejemplos de índices que pueden aplicarse son los siguientes:
   a) Número de exploraciones por ingreso.
   b) Número de exploraciones por consulta externa.
   c) Número de exploraciones/día/equipo (ajustadas por índice de complejidad).
   d) Porcentaje de exploraciones informadas.
   e) Porcentaje de placas radiográficas desechadas.
   f) Porcentaje de cumplimiento del consentimiento informado.
   g) Porcentaje de correlación clínico-radiológica, etc.

Control de calidad

El control de calidad en un departamento de diagnóstico por imagen implica en España el cumplimiento de dos normativas legales que vienen reguladas por el

Real Decreto 1841/1997 por el que se establecen los *Criterios de calidad en me-dicina nuclear* y el Real Decreto 1976/1999 por el que se establecen los *Criterios de calidad en radiodiagnóstico.*

Control de calidad de los equipos

El control de calidad de los equipos es esencial en el diagnóstico por imagen. La clave para conseguir una calidad de imagen óptima, y asegurar que los equipos funcionen al mejor nivel durante toda su vida útil, se basa en aplicar un programa de mantenimiento para los equipos y un programa de control de calidad rutinario. Estos programas han de estar cuidadosamente planificados y ejecutados, y garantizan la calidad de las imágenes y la integridad del equipamiento. Con un programa de garantía de calidad se mejoran la eficacia y la eficiencia de los diferentes procedimientos diagnósticos y se consiguen otros objetivos fundamentales: reducción de costes, mejora de la calidad de imagen (seguridad diagnóstica) y reducción de la exposición a la radiación (para el caso de los equipos que producen radiaciones ionizantes).

Control de calidad de los radiofármacos

En las unidades de medicina nuclear, los radiofármacos están sometidos a un estricto control de calidad, que debe incluir todas las medidas para que se cumplan las especificaciones establecidas y para que reúnan la calidad requerida para su administración.

Control de calidad del proceso

El control de calidad debe, además, analizar el proceso seguido. Para ello, hay que comprobar que las exploraciones se han realizado tal como se han protocolizado, se deben analizar los resultados y comparar los obtenidos en relación con lo programado y, finalmente, analizar la opinión del usuario. Este último aspecto puede valorarse mediante encuestas de opinión, tanto para el componente técnico de la exploración (encuesta interna a los receptores de la actividad), como para el componente percibido (encuesta externa a los pacientes). Ambos tipos de encuestas pretenden medir la calidad del resultado vinculada a la opinión del usuario. La figura 13-4 resume los principales aspectos del nivel y control de calidad en diagnóstico por imagen.

GESTIÓN ECONÓMICA

Coste por proceso

Dentro de la estructura del hospital, el departamento de diagnóstico por imagen constituye uno de los servicios centrales, siendo de gran complejidad por el elevado número y la diversidad de exploraciones que en él se realizan. Por eso una forma de cuantificar su actividad es mediante el cálculo del número de unidades que se han

```
┌─────────────────────────────────────────────────────┐
│           CALIDAD EN DIAGNÓSTICO POR LA IMAGEN        │
└─────────────────────────────────────────────────────┘
         │                                    │
┌──────────────────┐              ┌──────────────────┐
│ Nivel de calidad │              │ Control de calidad│
└──────────────────┘              └──────────────────┘
         │                                    │
         ▼                                    ▼
┌──────────────────────────┐    ┌──────────────────────────┐
│ 1. Normas externas        │    │ 1. De los equipos          │
│    (en España)            │    │                            │
│    Real Decreto 1836/1999 │    │ 2. De los radiofármacos    │
│    Real Decreto 783/2001  │    │    (en Medicina Nuclear)   │
│    Real Decreto 479/1993  │    │                            │
│    Real Decreto 1841/1997 │    │ 3. Del proceso             │
│    Real Decreto 1976/1999 │    │                            │
│                           │    └──────────────────────────┘
│ 2. Normas internas        │
│    Instrucciones permanentes│
│    Protocolos             │
│    Índices                │
└──────────────────────────┘
```

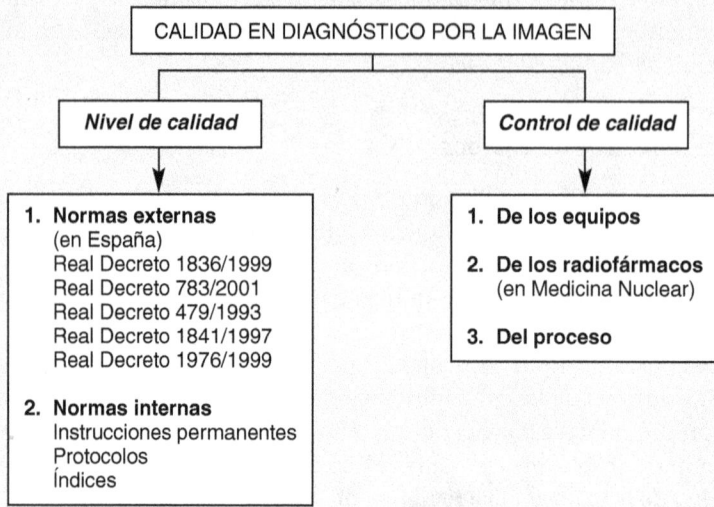

Figura 13-4. Aspectos del nivel y control de calidad en el diagnóstico por imagen.

producido. Para ello, en primer lugar es preciso definir la unidad base y, a partir de ésta, se puede adjudicar el número de unidades que corresponden a cada técnica. La unidad relativa de valor (URV) es la más conocida de estas unidades base. Es una medida de producción que determina la carga de trabajo por producto, valorando la complejidad del mismo, a la vez que le asigna unos costes basándose en un método de coste completo. Para poder imputar los costes a cada una de las pruebas, el primer paso consiste en elaborar el catálogo de exploraciones. A continuación, hay que asignar un valor de complejidad y un coste a cada una de las pruebas.

Para determinar la complejidad de cada exploración, se debe conocer el tiempo estándar de duración de cada prueba y el tiempo de dedicación del personal (médico, enfermería, administrativo) que directamente trabaja en esta técnica. Generalmente se toma como unidad una técnica sencilla (p. ej., una radiografía posteroanterior [PA] de tórax para las pruebas de radiodiagnóstico o una gammagrafía ósea para las técnicas de medicina nuclear). Tomando como base esta exploración, el índice de complejidad de las restantes se obtiene dividiendo su tiempo total por el tiempo de la exploración base.

Para calcular los costes de una prueba determinada, hay que tomar en consideración:

1. Los *costes directos,* que comprenden:
   a) Los costes de *personal:* conociendo la retribución anual de cada uno de los profesionales y el número de horas de trabajo/año, se sabe el coste/minuto para cada una de las categorías profesionales. Aplicando el tiempo que dedican a cada una de las exploraciones, se conocen los costes de personal para una exploración concreta.
   b) Los costes de *material:* incluyen los costes de almacén y farmacia, es decir, placas radiográficas, jeringas, contrastes, radiofármacos, etc.

2. Los *costes indirectos,* que comprenden la amortización y mantenimiento de los equipos y los gastos generales de estructura. Para estos últimos, generalmente su cálculo se simplifica teniendo en cuenta la parte proporcional que corresponde al departamento.

Evidentemente, los resultados de complejidad y coste que se obtengan en cada centro van a variar (en especial, el cálculo de costes), ya que van a depender del tipo de hospital, la dotación de plantilla, la cualificación del personal, los salarios, los precios de adquisición y amortización de equipos, etc. Por lo tanto, para que las URV puedan utilizarse en cualquier centro, una vez definidos los costes para cada procedimiento, es necesario homologar los parámetros empleados. A partir de las URV se puede conocer cuál es el *coste por procedimiento* en un centro determinado. Para ello, basta con conocer el coste total del departamento durante un período de tiempo determinado y la actividad realizada en este mismo período de tiempo cuantificada en URV. Es decir:

$$\text{Coste por URV} = \frac{\text{Coste total}}{\text{N.}^\circ \text{ URV}}$$

Costes globales

El mundo de la imagen médica se halla en un proceso de cambio continuo y a las técnicas actuales se les irán incorporando progresivamente las que vayan apareciendo en el futuro. El que podamos disponer de tantos medios diagnósticos ha hecho que cada vez se haga un mayor énfasis en escoger la técnica más apropiada y coste-efectiva para la valoración de cada patología en particular. Hay que tener en cuenta que las nuevas tecnologías que vayan emergiendo deberán ofrecer ventajas sustanciales sobre las que están disponibles para poder ser competitivas, es decir, tendrán que ser particularmente útiles o más económicas en relación con las tecnologías diagnósticas que ya se hallan implantadas.

Es necesario promover la máxima integración de toda la información disponible en cada paciente, evitando aspectos negativos en la asistencia, como la duplicación de exploraciones, la exposición a riesgos innecesarios y la pérdida de tiempo para el paciente y el personal sanitario. El uso de algoritmos diagnósticos para cada situación clínica particular, elaborados conjuntamente por los clínicos y los especialistas en diagnóstico por imagen, será de gran ayuda para determinar cuáles son las exploraciones más idóneas en cada caso y su orden de realización.

Los costes derivados del diagnóstico por imagen se han disparado mucho en los últimos años, y en ello ha influido no sólo la introducción de las exploraciones de alta tecnología, sino también su uso de forma no racionalizada. Aunque la utilización de las técnicas de diagnóstico por imagen supone únicamente de un 3 a un 5% de los costes sanitarios totales, los costes derivados de la aplicación de las nuevas tecnologías de imagen se han incrementado a un ritmo de dos a tres veces superior al de los demás costes sanitarios. El mercado de imagen diagnóstica mundial pasó de 2,3 billones de dólares en 1980 a 5,9 billones en 1990, lo que supone un incremento de más del 150% en 10 años. La situación prevista para los próximos años no va a ser fácil. La necesaria sustitución y mejora de equipamientos, así como la introducción de nuevas modalidades de imagen, está resultando cada vez más compleja y pone de manifiesto las consecuencias ocasionadas por la notable limitación de recursos económicos para la sanidad. De todas formas, la introducción planificada y la gestión óptima de la tecnología médica contribuyen a mejorar los procesos asistenciales y a obtener unos resultados clínicos y económicos favorables tanto para el hospital como para la población atendida.

BIBLIOGRAFÍA

Bhargavan M, Sunshine JH. Workload of radiologists in the United States in 2002-2003 and trends since 1991-1992. Radiology 2005;236:920-31.

Bru C, Pons F. Centro de diagnóstico por la imagen en un hospital de tercer nivel. Todo Hospital 2000;165:161-5.

Cohen MD, Hawes DR, Hutchins GD, McPhee WD, LaMasters MB, Fallon RP. Activity-based cost analysis: A method of analyzing the financial and operating performance of academic radiology departments. Radiology 2000;215:708-16.

De Orbe A. Criterios económicos del servicio de radiología. Todo Hospital 2000;165:175-8.

Donoso L, Sentís M, Mata JM. Diagnóstico por imagen. Organización por órganos/sistemas. Todo Hospital 2000;165:166-70.

EMCA. Programa de Evaluación y Mejora de la Calidad Asistencial. Consejería de Sanidad de la Comunidad Autónoma de la Región de Murcia y Universidad de Murcia. Murcia, 2005.

Jarvis L, Stanberry B. Teleradiology: Threat or opportunity? Clin Radiol 2005;60:840-5.

Lu Y, Arenson RL. The academic radiologist's clinical productivity. An update (1). Acad Radiol 2005;12:1211-23.

Madrid G. Políticas de calidad para servicios de radiología. Tesis Doctoral. Zaragoza: Facultad de Medicina, Universidad de Zaragoza, 1990.

Siegel E, Reiner B. Work flow redesign: The key to success when using PACS. AJR Am J Roentgenol 2002;178:563-6.

Thrall JH. Reinventing radiology in the digital age. Part II. New directions and new stakeholder value. Radiology 2005;237:15-8.

Vieito J. Planificación estratégica de un servicio de radiología. Todo Hospital 2004;206:217-26.

14

Gestión del servicio de psiquiatría

A. Lobo

INTRODUCCIÓN

El servicio de psiquiatría (departamento en algunos hospitales universitarios) es una estructura fundamental en la planificación de la asistencia en salud mental. Parece oportuno hacer una breve introducción sobre la asistencia psiquiátrica actual en nuestro país y las unidades psiquiátricas características de un hospital general. Pero en el contexto del hospital general es de máxima relevancia exponer qué son y para qué sirven las unidades de psiquiatría psicosomática y de enlace (UPPE), según su más reciente denominación. Los enfermos de los servicios y las unidades médico-quirúrgicas, cuando surgen problemas psicológico-psiquiátricos, son su núcleo de actividad clínica; el *staff* de aquéllas se considera entre los principales «clientes» que hay que satisfacer; el enfoque que proponen es novedoso y, desde luego, el lenguaje que hablan es «médico» y quiere ser comprensible. De este modo, las UPPE facilitan la interacción entre profesionales en los grupos multidisciplinarios, y con ello aportan calidad a los procesos asistenciales en que participan.

CONTEXTO

La asistencia psiquiátrica en el hospital general tiene que ser concebida en el marco de una red plenamente integrada en el marco general asistencial. La tabla 14-1 resume este marco general e incorpora los temas específicos de la Ley General de Sanidad, que en su artículo 20 establece la total equiparación del enfermo mental a cualquier otro tipo de enfermo. El antiguo hospital psiquiátrico ha desaparecido como eje de la asistencia psiquiátrica, que ha pasado a los servicios (departamentos) de psiquiatría de los hospitales generales o de los centros de salud. La tabla resume, además, otros aspectos concretos que se preconizan para la asistencia psiquiátrica general en nuestro país, incluyendo el énfasis en las actividades de psiquiatría «de enlace» y, en consonancia con la marcha del resto de la medicina, temas como la evaluación de la calidad asistencial o la docencia continuada y la investigación como funciones básicas del sistema.

Tabla 14-1. Filosofía actual de la asistencia psiquiátrica

Integración de la asistencia psiquiátrica en la asistencia sanitaria general
  (Sistema Nacional de Salud)
Universalidad de la asistencia
Atención integral a la salud, integración en dispositivo único
Total equiparación del enfermo mental a cualquier otro tipo de enfermo
Atención especializada, conexión con atención primaria
Territorialización en la prestación de cuidados (áreas de salud)
Prioridad concedida a las actuaciones en el ámbito comunitario
Ingresos: en las unidades de psiquiatría de los hospitales generales
Énfasis en la psiquiatría psicosomática y de enlace
Desarrollo de los servicios de rehabilitación y reinserción social
Distribución racional de recursos, planificación según demanda
Sistemas de evaluación de la calidad asistencial, normas de acreditación
Gestión descentralizada
Docencia e investigación como funciones básicas del sistema asistencial

UNIDADES MODERNAS EN LA RED ASISTENCIAL PSIQUIÁTRICA

Una red asistencial moderna cuenta con una serie de servicios o unidades, bien coordinados entre sí, cada una de los cuales sigue, desde su perspectiva, la filosofía general reseñada al principio. Se ha elaborado un sistema de clasificación internacional de servicios de salud mental que pretende dar uniformidad al uso de términos, al menos en el ámbito europeo. Las estructuras más importantes en lo que suele denominarse el servicio (departamento) de psiquiatría de un hospital general son las unidades de urgencia, de hospitalización psiquiátrica «breve», en algunos casos el hospital de día psiquiátrico, la unidad de psiquiatría infanto-juvenil y la UPPE, a la que en este capítulo dedicamos la atención principal.

Si bien es cierto que los temas de organización y gestión asistencial se hacen explícitos en los planes oficiales, la información disponible es todavía insuficiente tanto en cantidad como en calidad. En consecuencia, se observan incertidumbres en temas básicos, entre los que se incluyen la cartera de servicios en las distintas unidades asistenciales, el cálculo de costes por proceso o por actividad (siguiendo la metodología ABC en sustitución del clásico GRD), su dotación e incluso sus métodos, sus estándares y su sistema de financiación.

La falta de datos que puedan fundamentar una gestión «basada en la evidencia (pruebas o datos)» se debe, en parte, a la falta de decisión política de los administradores de la Sanidad para proveer recursos que hagan factible, científicamente sólida y éticamente aceptable, dicha evaluación, pero también se debe al todavía escaso respaldo académico para la investigación en servicios sanitarios y a la resistencia a una sistemática recogida de datos asistenciales por parte de los profesionales sanitarios, que no han tenido suficiente conciencia de las ventajas de utilizar los métodos de evaluación de servicios ya disponibles, ni han ocultado su temor a que se utilicen los datos para reducir presupuestos o dotación o para generar cambios no deseados en un servicio.

Sin embargo, esta situación está cambiando, y en el contexto de un claro clima internacional son obvios los esfuerzos a distintos niveles por incentivar y mejorar la preparación de los médicos y diseminar información sobre gestión hospitalaria. Existen algunos grupos de trabajo en este tema, entre los que destaca la labor de asociaciones científicas en nuestro país (Asociación Española de Neuropsiquiatría [AEN], Sociedad Española de Endocrinología Pediátrica [SEEP], Sociedad Española de Medicina Psicosomática [SEMP]), y también de Redes Temáticas de Investigación Cooperativa (RTIC) como la Red de Investigación de Resultados Aplicados a la Gestión (RIRAG) o la Red Española de Investigación en Psiquiatría de Enlace y Psicosomática (REIPEP). En el área concreta de las UPPE, en la que también trabajan estas dos redes, los apartados que siguen dan cuenta del importante esfuerzo actual por mejorar su gestión partiendo de datos empíricos recogidos sistemáticamente con instrumentos «fiables» y «válidos».

UNIDADES DE PSIQUIATRÍA PSICOSOMÁTICA Y DE ENLACE

Las actuales UPPE, probablemente con distintos nombres y filosofías, han surgido de dos núcleos principales. En primer lugar, de la evolución de antiguas unidades psiquiátricas que trataban de poner en práctica las teorías de la medicina psicosomática, sobre todo en entornos académicos hospitalarios. En segundo lugar, y principalmente, a partir de la inevitable expansión y el desarrollo del servicio de psiquiatría, en los hospitales generales donde ya existe, para atender las peticiones de colaboración desde servicios médico-quirúrgicos (interconsultas).

Actualmente existe además un sólido fundamento empírico, con datos, para justificar la existencia de estas unidades. En resumen: *a)* alta morbilidad psíquica en entornos médico-quirúrgicos, frecuentemente no detectada; *b)* fuertes implicaciones de dicha morbilidad en términos, al menos, de sufrimiento e incapacidad en los pacientes y excesiva utilización de servicios, y *c)* intervención de psiquiatras de enlace que optimiza la asistencia y reduce los costes. Además, el «impacto» de la investigación en las UPPE en la práctica clínica y en la docencia médica ha sido muy importante en los últimos años, como atestigua la revisión de Kornfeldt (2002) (tabla 14-2).

La filosofía humanista, que corresponde a lo que en sentido amplio se ha denominado «medicina psicosomática», también a veces llamada «antropológica», «holística» o «integral», es el ideal, cuando no el motor que inspira estas unidades. Pero esa visión filosófica general, como se encargó de recordar la Organización Mundial de la Salud (OMS), no debe confundirse con la defensa de teorías en algún tiempo de moda sobre «enfermedades psicosomáticas» concretas (como la úlcera péptica, el asma bronquial, la colitis ulcerosa o la hipertensión), en las que llegó a considerarse qué factores psicológicos específicos desempeñan el papel etiológico principal. Desde el punto de vista de la psiquiatría empírica, basada en «evidencias», han surgido muy importantes críticas, a veces devastadoras, sobre la pretendida psicogénesis de estas enfermedades. Por otra parte, esas teorías han tenido escasa penetración clínica, como hipotetizábamos, y a continuación hemos documentado en el estudio del European Consultation-Liaison Workgroup (ECLW) para psiquiatría de hospital general y psicosomática, en 13 países y cerca de 15.000 enfermos: sólo excepcionalmente son remitidos para consulta

Tabla 14-2. Contribuciones de «impacto» desde la psiquiatría psicosomática y de enlace

Investigación clínica
Delirium
　　Cirugía de cataratas, cardíaca → Generalización
Infarto de miocardio y cardiología
　　Negación. Depresión y mortalidad
　　Emociones y precipitación de muerte repentina
　　Reacciones al desfibrilador, crisis de pánico
Psico-oncología como subespecialidad
Psico-nefrología y hemodiálisis
Trasplantes e inmunosupresión
Depresión post-ACV. Demencia asociada a VIH
Interferón y depresión/suicidios. Fibromialgia
Deprivación de sueño por guardias → Riesgos

Análisis de costes-beneficios de la intervención del psiquiatra
En pacientes médico-quirúrgicos:
　　Influencias en estancia media, en el *managed care*
　　Intervenciones y reducción de costes (o más beneficios)

Docencia al staff *médico: una prioridad en la disciplina*
　　«Humanismo», relaciones médico-enfermo
　　El modelo bio-psico-social de Engel
　　Diferencias «infelicidad» frente a «depresión»
　　Formación «a la cabecera del enfermo»

Ética clínica
Avances tecnológicos: conflictos e implicaciones psicológicas
Altas voluntarias y dinámicas psicológicas
Competencia/Motivación
Influencias en «cuidados paliativos»

psiquiátrica, sospechando una etiología psicológica, casos diagnosticados de dichas enfermedades, que Alexander conceptualizó como «psicosomáticas».

La posible etiología psicológica de algunas enfermedades o trastornos con presentación clínica somática debe seguir siendo investigada. Entretanto, sin embargo, hay que atender la creciente demanda de colaboración al psiquiatra desde servicios médico-quirúrgicos (interconsulta), intervenir de manera eficiente y eficaz para controlar las implicaciones de la morbilidad psíquica, diseñar estrategias que ayuden a mejorar la detección de psicopatología en esos enfermos y la capacitación del *staff* médico para hacerle frente (enlace), e investigar sin descanso, como en el resto de la medicina. Los servicios y las unidades que se hacen cargo de estos cometidos requieren un alto grado de especialización.

Objetivos de las unidades de psiquiatría psicosomática y de enlace

La REPEP, auspiciada por el Instituto de Salud Carlos III y por el Fondo de Investigación Sanitaria (FIS), se ha trazado un esquema de objetivos para España que cumple el esquema clásico clínico-docente-investigador, pero al que se le han añadido los objetivos de gestión. Los objetivos clínicos se resumen en la tabla 14-3, pero nuestro núcleo de acción clínica se centra en los pacientes médico-quirúrgicos respecto a los cuales somos consultados; tenemos que responder

Tabla 14-3. Objetivos clínicos de las unidades de psiquiatría psicosomática y de enlace

Respuesta el mismo día (inmediata en urgencias)
Estudio psiquiátrico completo:
   Biológico/psicológico/social
Entrevista a un familiar
Seguimiento diario
Atención también ambulatoria
Clara comunicación con el *staff:*
   Verbal + escrita
Estrategia de equipo multidisciplinario
Equipo de enfermería
Conexión con atención primaria:
   Continuidad de la asistencia

con rapidez a la consulta; nuestra aportación a una medicina integral es, en estos casos, llevar a cabo un estudio completo desde la perspectiva en la que tenemos una formación específica, la psiquiatría; nuestro dictamen, en un lenguaje verbal y escrito claro, tiene que buscar, desde la vertiente psicológica, la estrategia integral en las consideraciones etiológicas, diagnósticas y terapéuticas. El resto de la tabla señala la importancia que concedemos a completar en cada caso la entrevista a la familia, al seguimiento de los enfermos y al intento de establecer una estrategia de equipo multidisciplinario. Esta labor permite establecer indicadores de actividad y de personal que permitan comparaciones y planificación de servicios en este campo, así como establecer sistemas de *case mix*. Finalmente, un objetivo clínico importante, que nosotros hemos priorizado y para el que se ha desarrollado un modelo especial, se refiere a la conexión con el médico de familia con el fin de mantener una asistencia integral y continuada.

Una buena unidad, mucho más en un hospital universitario, persigue también objetivos de investigación: desde el diseño y la estandarización de instrumentos de medida y documentación hasta estudios clínico-epidemiológicos en su más amplio sentido, a los que recientemente se ha incorporado con fuerza la investigación en servicios sanitarios. La calidad de esta investigación en España ha mejorado de modo considerable; la REPEP ha explicitado como meta el logro de un nivel competitivo para aspirar a una financiación externa y la publicación en revistas internacionales.

PSIQUIATRÍA PSICOSOMÁTICA Y DE ENLACE EN UN ESQUEMA CLÁSICO DE PLANIFICACIÓN DE SERVICIOS

Necesidad

En una situación «ideal», las necesidades de servicios deberían fundamentarse en datos epidemiológicos sobre morbilidad bien documentados; sin embargo, en el mundo hospitalario real, las necesidades, sobre todo a corto plazo, tienden a fundamentarse en la demanda de servicios. Los datos epidemiológicos de morbilidad psíquica en pacientes médico-quirúrgicos, recogidos con metodología sólida, son inquietantes, como puede observarse en la figura 14-1. La prevalencia en pacientes ingresados en el hospital general es del 30%.

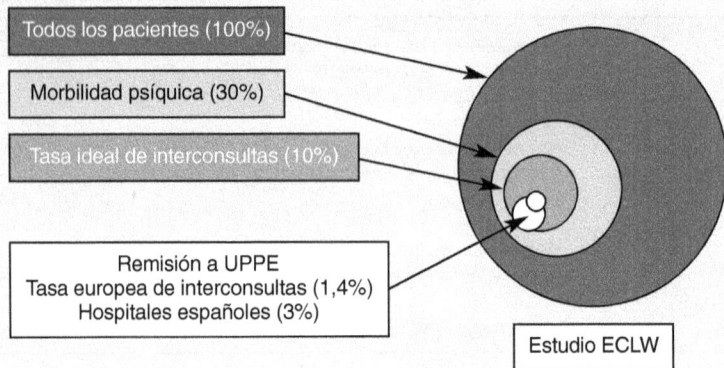

Figura 14-1. Población diana de las unidades de psiquiatría psicosomática y de enlace (del estudio europeo del ECLW, 11 países, 56 hospitales).

Incluso con su estimación conservadora, el consenso del ECLW es que muchos de los «casos» son de intensidad leve y sólo el 10% de los enfermos hospitalizados necesita la intervención del especialista. Contra esa realidad epidemiológica debe contrastarse la realidad clínica; la tasa media europea de remisión de enfermos hospitalizados a UPPE, en los hospitales que cuentan con ellas, es del 1,4% (y la media española, en los hospitales investigados, fue del 3%).

Así pues, la tasa «ideal» de remisiones del 10% está lejos de la realidad clínica actual, pero para un cálculo de necesidades en estos servicios o unidades, también conviene considerar los siguientes temas:

1. Se deben añadir las consultas de pacientes ambulatorios del hospital general, usualmente entre un tercio y la mitad de las que se hacen en enfermos ingresados.
2. La mayoría de las unidades presentan una saturación de actividad clínica con la dotación actual de personal.
3. Las UPPE deberían realizar: *a)* actividades específicas «de enlace» por acuerdos («contratos») con servicios médico-quirúrgicos, y *b)* seguimientos durante el ingreso (40 enfermos activos cada día en una unidad con 1.000 consultas/año); seguimientos ambulatorios en pacientes que requieren alto grado de especialización (en el 40 o el 50% de los casos).
4. La organización de una UPPE con *staff* a tiempo completo y dispuesta a mantener unos estándares clínicos adecuados dará lugar a un incremento progresivo del número de pacientes remitidos. La predicción para nuestro país, para un hospital de 900 camas que cubra un área con 300.000 personas, es de 250 consultas en pacientes ingresados y de 100 en pacientes ambulatorios durante el primer año; en un día medio, 10 pacientes ingresados requerirían seguimiento. A los 5 años de actividad, las cifras respectivas serían: 750 pacientes ingresados, 250 pacientes ambulatorios y 30 seguimientos.
5. Un hospital de distrito tendrá una actividad clínica comparable a la de medio centro de salud de la misma área; en hospitales docentes y en hospitales en

ciudades grandes la actividad puede ser equiparable a un centro de salud completo.

6. Se anticipa un aumento progresivo de necesidades basándose en las siguientes predicciones: aumento de la proporción de enfermos en edad geriátrica y otros grupos de riesgo, tendencia a la reducción de camas y de estancias medias, con presencia progresiva de enfermos con morbilidad compleja.

No existe mucha información para hacer recomendaciones concretas sobre cuál debe ser y cuál es la dotación actual. Los siguientes datos pueden resultar orientativos:

1. Estimación de necesidades razonables en el estudio europeo del ECLW: un psiquiatra por cada 300 camas, además del personal auxiliar.
2. Estimaciones británicas realistas para un hospital de tamaño «medio» (aproximadamente 400 consultas/año). A tiempo completo: un *consultor (senior),* 5 sesiones/semana; un psiquiatra *(senior house officer);* 2 enfermeras especializadas, y un recepcionista. A tiempo parcial: un psicólogo, una secretaria y, si es posible, un trabajador social y un rehabilitador.
3. En la UPPE del HCU de Zaragoza, que se gestiona con objetivos pactados con la dirección del hospital, la dotación es la siguiente (900 camas; 1.050 nuevas consultas + 350 consultas ambulatorias; fuertes responsabilidades docentes e investigadoras): a tiempo completo, dos psiquiatras adjuntos, 2 residentes MIR, una enfermera especializada, un auxiliar de clínica y una trabajadora social en período de especialización psiquiátrica; a tiempo parcial, un trabajador social y una secretaria.
4. Distribución recomendable del tiempo de un psiquiatra en una UPPE con dotación mínima, en un hospital con programa docente: 10% administración/ organización, 30% supervisión clínica (*staff* y residentes) y 60% de trabajo clínico directo. Además, hay que contar con las actividades de enlace.

Finalmente, a las necesidades clínicas deben añadirse las docentes (incluyendo las de enlace) y las investigadoras.

Efectividad

La efectividad se refiere a la capacidad para proporcionar servicio, con resultados mejores, a la intervención estándar en condiciones ordinarias de la práctica clínica. La figura 14-2 muestra los grupos diagnósticos atendidos con mayor frecuencia en España, según un reciente estudio multicéntrico español y europeo. Los siguientes grupos diagnósticos comprenden las tres cuartas partes de todas las intervenciones: cuadros cerebrales orgánicos (sobre todo *delirium,* 9,1%), abuso de sustancias, trastornos afectivos, prácticamente todos depresiones mayores; trastornos de adaptación, principalmente trastornos de adaptación a la enfermedad somática; trastornos de ansiedad, y trastornos de somatización graves.

Los datos sugieren que estamos atendiendo a una población de enfermos complicados («complejos» en la terminología del estudio europeo del ECLW), y a todas luces «caros», que requieren un alto grado de especialización. Con los datos

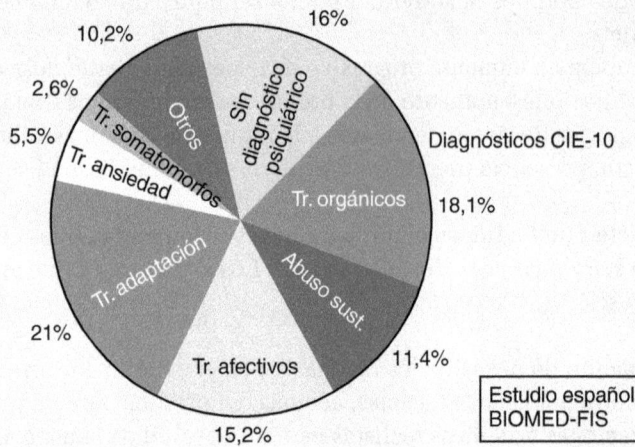

Figura 14-2. Distribución diagnóstica en porcentajes (criterios CIE-10 adaptados para el hospital general) de los enfermos remitidos en España a unidades de psiquiatría psicosomática y de enlace (n = 3.608).

del ECLW se ha demostrado que la estancia hospitalaria en los países europeos (media: 9,6 días) es dos o tres veces superior para los enfermos en quienes se ha pedido una consulta a nuestras unidades, situación que se produce en todos y cada uno de los países investigados (media: 23,5 días), pero el número de días que transcurren desde que ingresa el paciente hasta que nos es solicitada la consulta es muy elevado en todos los países (media: 8,7 días). Sólo con estos datos no se puede concluir si las largas estancias de dichos pacientes son causa o consecuencia de la morbilidad psíquica. En cualquier caso, se nos remiten tarde; la eficacia tiene que mejorar en ese aspecto y nosotros debemos asumir la parte que nos corresponda, probablemente mediante estrategias de enlace que mejoren la detección y la remisión por parte de los médicos que no sean psiquiatras. Sin embargo, cuando se nos consulta, visitamos con rapidez a los enfermos (retraso medio: 1,3 días).

Eficiencia

La eficiencia se refiere a la relación entre la efectividad y el coste de la intervención. La actividad desarrollada en las UPPE se describe en apartados anteriores; en cuanto a los gastos, si en circunstancias normales el 70% de éstos en el hospital general corresponden al personal, el porcentaje en este caso sería considerablemente mayor, pues las UPPE generan actualmente muy pocos gastos de otro tipo. Otra característica de estas unidades, donde casi toda la actividad es de interconsulta, se refiere al hecho de que también el consultor médico o cirujano es cliente; el sistema de «pagos» por nuestras intervenciones puede tener importantes implicaciones futuras, que incluyen la motivación del médico que no es psiquiatra para aprender técnicas de detección e intervención ante problemas psicológicos de sus enfermos. Pero el tipo de financiación y estímulo para las UPPE excede el cometido del presente capítulo.

En relación con el análisis de actividad, hemos descrito en el apartado anterior el cómputo de tiempos en actuaciones estándar. El módulo derivado de estos cómputos puede servir eventualmente para asignar tiempos en los esquemas de programación de actividad, a partir, por ejemplo, de los módulos de tiempo calculados para consultas interservicios y para consultas sucesivas.

En cuanto a la eficiencia, cabe señalar que el 90% de los estudios de resultados a largo plazo informan de un aumento de la estancia hospitalaria y el consumo de recursos tras el alta. Asimismo, existe hasta un 50% de pacientes con morbilidad psíquica entre el 10% de los pacientes identificados como «altos consumidores de servicios» (30% de las visitas ambulatorias, 25% de las prescripciones, 50% de las visitas a especialistas y 40% de las estancias hospitalarias). El ejemplo concreto de la depresión indica que ésta tiende a producir un aumento de los costes directos (consumo de servicios médicos) e indirectos (incapacidad, bajas laborales, etc.), además de una mayor morbilidad física e incluso mortalidad. Un ejemplo de los costes potenciales de la depresión en el hospital general surge del siguiente cálculo sencillo. Si se replica en nuestro medio la documentación sugiriendo que la depresión alarga en 2 días la estancia hospitalaria, teniendo en cuenta que su prevalencia esperable en el hospital general es del 15%, en un hospital general con 20.000 ingresos/año la ecuación de costes sería la siguiente: 6.000 (3.000 enfermos depresivos × 2 días de estancia) × coste en euros de la estancia diaria.

Con estos antecedentes, el tema parece suficientemente maduro para reclamar qué intervenciones adecuadas en pacientes médico-quirúrgicos con comorbilidad serían eficientes en términos de costes. En efecto, la revisión bibliográfica tiende a confirmar las hipótesis; aunque algunos de los estudios se pueden criticar (y lo han sido) desde el punto de vista metodológico, los metaanálisis, en los estudios relevantes que se han realizado en este campo, sugieren claramente la reducción de la estancia hospitalaria tras la intervención psiquiátrica.

Equidad

La equidad es un concepto multidimensional que incorpora una serie de factores, algunos de los cuales están relacionados con la paridad de la atención. Estos factores incluyen la disponibilidad, el acceso y la utilización de servicios sanitarios. Un componente clave de la equidad es la accesibilidad. Las primeras estimaciones de la REPEP sugieren que esta característica no se cumple adecuadamente en los hospitales españoles; no todos los hospitales generales, incluso algunos acreditados con un programa de residencia en psiquiatría, disponen de una psicosomática y/o psiquiatría de enlace. Esta falta de disponibilidad no es aceptable, si bien es cierto que en los hospitales europeos y de otros continentes la situación puede ser similar; incluso en Estados Unidos, donde los hospitales docentes tienen disponibles buenos o magníficos servicios, hay demasiados hospitales con una dotación insuficiente.

En relación con la equidad, por otra parte, los datos del estudio ECLW tienden a confirmar su hipótesis que relacionaba factores hospitalarios «estructurales» (también los dependientes de la dotación de personal y la experiencia de éste) con el tipo de intervención. En efecto, dotaciones pobres en las UPPE se relacionan con intervenciones de escasa profundidad en términos de poco tiempo invertido y pocos seguimientos; una ausencia de intervenciones sistémicas donde se consiga participación de diversos profesionales y una estrategia de equipo multidisciplinario; una proporción elevada de intervenciones de urgencia poco justificada, y escasa planificación de actividades regladas de enlace.

En los últimos 10 años se ha producido en psiquiatría un considerable esfuerzo de adecuación de las alternativas de tratamiento por parte de las sociedades internacionales y nacionales; sin embargo, a pesar de ello, no se ha evitado que, al igual que en cualquier otra especialidad médica, se produzca una considerable variabilidad de la práctica también en salud mental. En cualquier caso, en términos de equidad, la clara sugerencia, a la vista de los datos anteriores, es que dotaciones pobres en UPPE se relacionan con intervenciones de escasa profundidad en los siguientes términos: *a)* poco tiempo invertido, pocos seguimientos; *b)* ausencia de intervenciones sistémicas donde se consiga participación de diversos profesionales y una estrategia de equipo multidisciplinario; *c)* elevada proporción de intervenciones de urgencia poco justificada, y *d)* escasa planificación de actividades regladas de enlace.

Calidad

La calidad en este campo se ha definido como «la satisfacción de las necesidades y aspiraciones de los pacientes, tanto reales como percibidas, con el consumo de recursos más eficiente»; además, podría definirse por medio de un componente científico, que consiste en diagnosticar correctamente y aplicar la terapéutica correspondiente, y otro aparente, que pretende que el enfermo tenga la sensación de que se le trata como él desea. Un tema tan importante requiere un análisis más exhaustivo, pero las siguientes consideraciones son relevantes y dan idea del interés que suscita actualmente esta cuestión en nuestro país y de la creciente y progresiva corriente europea:

1. El contexto actual de eficiencia y gestión debe ser compatible con los principios de una medicina humanista, «psicosomática» y con la calidad científica.
2. La satisfacción de los pacientes es objetivo fundamental de las UPPE, pero no el único; entre sus «clientes» se encuentran, desde luego, el *staff* médico y de enfermería de los servicios médico-quirúrgicos consultores y también las familias de los enfermos, las agrupaciones de usuarios y la gerencia hospitalaria.
3. La mejora de la calidad en este campo puede verse favorecida por la delimitación de estándares y «guías de buena práctica clínica», que posiblemente contribuyen a disminuir los costes. No obstante, una mera publicación de guías no es eficaz; problemas de cumplimiento y de otro tipo dificultan su implementación, que sólo puede mejorar si se aborda el tema con técnicas actuales, que incluyen la activa participación de profesionales, el *feedback* y el *peer review*. La REPEP ha iniciado la definición de estándares clínicos, docentes e investigadores en este campo, como se describe en un apartado previo. Los instrumentos diseñados para registrar la calidad asistencial se derivan de los diseñados en el estudio del ECLW, incluyendo el PRF *(patient registration form)*. El énfasis del grupo de trabajo, en consonancia con la reali-

dad clínica actual, se centra ahora en el proceso y en su mejora, sin perder de vista los resultados.

4. La definición de objetivos clínicos, docentes e investigadores debe ir seguida de una lista de los problemas que dificultan actualmente su consecución, de la priorización de los problemas que se deben paliar en el año en curso mediante técnicas clásicas de gestión de servicios, del diagnóstico de las causas de los problemas y del diseño de estrategias para corregir éstos.

Gestión

En un contexto general de grandes carencias en la evaluación de programas de calidad en medicina, la experiencia era mínima en el terreno de la asistencia psicosomática-psiquiátrica en el hospital general. Por eso el grupo europeo ECLW, y en nuestro país el Grupo Español de Trabajo en Psiquiatría de Enlace y Psicosomática (GETPEP), elaboraron un proyecto de *gestión de calidad* asistencial para desarrollar, implementar y estudiar la efectividad y la capacidad práctica de un programa de gestión de calidad asistencial en las UPPE, a nivel multicéntrico nacional y en conexión con el estudio multicéntrico europeo (Biomed). La factibilidad del proyecto ha sido ya documentada, lo mismo que diversos datos de efectividad, eficiencia y equidad que figuran en los apartados anteriores; asimismo, en apoyo de la hipótesis de partida, también se ha documentado que es posible la mejora de la calidad en los parámetros priorizados, a través de un *feedback* sistemático y reglado. De acuerdo con los resultados del estudio, debería ser factible modificar, mejorar y conseguir la aceptación de los estándares clínicos locales y nacionales inicialmente propuestos, así como elaborar un compendio práctico sobre «gestión de calidad» en este campo.

NUEVAS APORTACIONES RELEVANTES PARA LA GESTIÓN DE UNIDADES DE PSICOSOMÁTICA Y PSIQUIATRÍA DE ENLACE

Dos nuevas aportaciones en la bibliografía psiquiátrica pueden ser relevantes para la gestión de las UPPE. Nos referimos, en primer lugar, al «modelo matricial» defendido por Thornicroft y Tansella (2005) para la evaluación de servicios y programas de salud mental, y en segundo lugar, al modelo de «atención integral» médica y psiquiátrica que hemos propuesto, siguiendo la línea de Kathol y Stoudemire (2002), para pacientes «complejos» con comorbilidad médico-psiquiátrica.

Modelo matricial de Thornicroft y Tansella

Este «modelo matricial» ha tenido un notable impacto en el contexto de la planificación y evaluación de servicios (tabla 14-4). No se trata de la aportación de conocimientos totalmente novedosos en la disciplina, sino, por el contrario, de aspectos muy conocidos pero ahora propuestos de manera que se juzga muy original, práctica y prometedora; es un modelo flexible para poder ser utilizado en distintos lugares y circunstancias, y facilitador para el proceso «diagnóstico»

Tabla 14-4. Resumen del modelo matricial de Thornicroft y Tansella

Dimensión geográfica	Dimensión temporal		
	(A) Fase de recursos	(B) Fase de proceso	(C) Fase de resultado
1) Nivel estatal o regional	1A	1B	1C
2) Nivel local (área de captación)	2A	2B	2C
3) Nivel del paciente	3A	3B	3C

y para la planificación potencial de intervenciones correctoras en servicios de salud mental. También puede tener aplicación en psiquiatría psicosomática y de enlace.

El modelo tiene una dimensión «geográfica» y otra dimensión «temporal», la que se juzga más original aunque, en realidad, es muy similar a la que proponen modelos de mejora de calidad asistencial como el de Herzog et al (1995) en nuestra disciplina. La dimensión «geográfica» tiene tres niveles, desde el más amplio y lejano «nivel estatal» hasta el más cercano «nivel del paciente». Por su parte, la dimensión «temporal» comprende las «fases» de «recursos», «procesos» y «resultados». De este modo podemos estudiar hasta nueve distintas combinaciones, cada una con su «casilla» correspondiente. El «diagnóstico» de un servicio —una UPPE concreta en nuestro caso— o de un suceso clínico concreto puede detectar problemas en una o varias casillas, lo cual facilita el estudio de problemas potenciales, y también facilita la intervención correctora. Como es natural, en todo este proceso se abren perspectivas para generar «datos» favorecedores de intervenciones; por lo tanto, intervenciones basadas «en la evidencia».

Pongamos por caso un ejemplo hipotético concreto, desgraciado, como es el fallecimiento inesperado de un paciente de planta médica con importante patología somática. Se había consultado a la UPPE por «agitación» y se pidió traslado a psiquiatría porque «aquí no se puede controlar y..., además, el paciente está alucinando». Efectivamente, el paciente, que se ubica en la casilla de resultados 3C como fallecimiento, estaba agitado, alucinaba y deliraba; fue diagnosticado de *delirium* por el residente de psiquiatría supervisado por su adjunto y, con conocimientos estándar en la disciplina, se estimó que además de la sedación era fundamental el tratamiento médico y no procedía el traslado a planta psiquiátrica. Eso desató tensiones entre servicios, que llegaron a su máxima intensidad tras el fallecimiento y las consiguientes búsquedas de responsabilidades.

En el esquema de la tabla podría documentarse que en el hospital de referencia (2.ª) faltan estructuras idóneas para el tratamiento de estos pacientes (idealmente deberían ubicarse en unidades de medicina-psiquiatría como las descritas por Kathol et al (1992), que no existen en nuestro entorno. Además, el *staff* médico del servicio no tiene formación adecuada sobre esta patología, y falta personal auxiliar suficiente para contener la agitación (aparte de la medicación) y para proporcionar supervisión mantenida. Pero, de hecho, esta falta de recursos puede comprobarse en la mayoría de hospitales en nuestro país (1.ª). El paciente tenía, además de su grave situación somática, una previa fragilidad psicológica e importantes problemas sociales, incluyendo la ausencia de familia para colaborar en el tratamiento agudo (3.ª).

Pudo determinarse en este caso hipotético, además, ubicando los datos en las casillas respectivas, que no existían protocolos de actuación concretos para estos casos, especialmente cuando surgen discrepancias entre la UPPE y el servicio médico respectivo, y que el residente MIR de turno tuvo una supervisión insuficiente (3B), debida en buena parte a la escasez de recursos humanos (2.ª), pero también a la falta de protocolos de supervisión que priorizasen los enfermos más graves (2B). De hecho, en una evaluación de las UPPE a nivel nacional, hay que sospechar que se trata de una situación deficitaria muy extendida en nuestro país (1B).

El resultado, negativo en este paciente concreto (3C), podría ser monitorizado de modo sistemático en el hospital de referencia, proporcionando datos diagnósticos sobre la UPPE (2C) que pueden llevar eventualmente a intervenciones de mejora, y lo mismo puede hacerse a nivel general en el país (1C).

Este ejemplo sirve para estudiar la utilidad del modelo en el «diagnóstico» de las causas de un incidente en el hospital general en que se involucra una UPPE, y su potencial utilidad para planificar intervenciones correctoras. Pero sirve, asimismo, para vislumbrar su potencial utilidad en la evaluación más general y en la planificación de las UPPE, en un hospital concreto, o bien a nivel regional o nacional.

Fragmentación de la asistencia y el modelo de «atención integral» médico-psiquiátrica de Kathol

Este modelo ha surgido de la observación de la realidad clínica y bibliográfica, pero también de la experiencia muy concreta de Kathol en la Unidad Mixta Médico-Psiquiátrica en la Universidad de Iowa, dotada de internistas y psiquiatras, cuyo sistema de atención integral hospitalaria a pacientes con grave comorbilidad médica y psiquiátrica se está extendiendo en distintos hospitales universitarios y no universitarios en Estados Unidos. En su última formulación, el modelo parte de diversos hechos bien documentados bibliográficamente: *a)* la gran mayoría de sistemas de salud, en todo el mundo, tratan de modo independiente la patología médica y la patología psiquiátrica; *b)* con este paradigma, la patología psiquiátrica en pacientes médico-quirúrgicos, como hemos visto, es insuficientemente diagnosticada y tratada, con negativas implicaciones en el resultado de los tratamientos y pronósticos; *c)* los trastornos psiquiátricos influyen negativamente en el curso de la patología médica; *d)* el abordaje independiente de la patología médica y de la patología psiquiátrica empeora el pronóstico y aumenta los costes médicos. Como ejemplo del último punto, la figura 14-3 muestra que un pequeño porcentaje de pacientes «complejos», con comorbilidad médico-psiquiátrica, consumen un gran porcentaje de recursos médicos generales.

Los defensores del modelo sugieren que las deficiencias en este aspecto del sistema sanitario persistirán a no ser que se utilice un modelo de «atención integral». Los componentes de esta atención, incluyendo una progresión escaleriforme, pueden resumirse así:

1. Primer paso (para clínicas, hospitales y aseguradores):
   a) Reconocimiento por todo el *staff* médico de la interacción entre enfermedades médicas y trastornos psiquiátricos y sus consecuencias (reorientación cultural y formación).

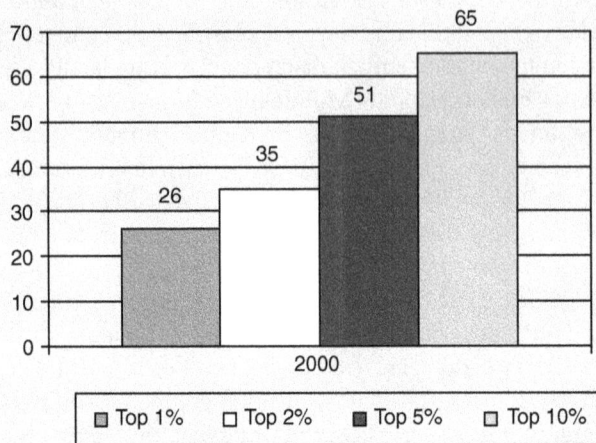

Figura 14-3. Proporción de costes de servicios sanitarios en la atención médica a pacientes «complejos», con comorbilidad médico-psiquiátrica.
^aLos pacientes de máximo nivel de «complejidad» (Top) (1%) consumen una muy alta proporción de recursos sanitarios (26%).

> *b)* «Co-localización» del *staff* médico y psiquiátrico en los entornos del hospital general.
>
> *c)* Colaboración activa y comunicación entre el *staff* interdisciplinario y formación/entrenamiento «cruzado» en ambas disciplinas (comienzo de responsabilidades compartidas).

2. Paso 2 («co-localización» e interacción del *staff* en proceso, ya completada):
   a) Identificación «proactiva» de pacientes complejos a partir de una estratificación de riesgos y/o un modelado predictivo.
   b) Unificación del sistema de documentación clínica y administrativa, médica y psiquiátrica (historia clínica), en la clínica, del hospital y gerencial.
   c) Responsabilidad compartida para los resultados médicos y psiquiátricos en los enfermos.

3. Paso 3:
   a) «Co-participación» de todos los clínicos en una única red de proveedores.
   b) Sistema único de codificación, adjudicación y sistema de pago.
   c) Procesos de revisión de necesidades médicas y psiquiátricas que se aplican a todos los médicos y para todos los diagnósticos.
   d) Coordinación del manejo de casos y enfermedades tanto para los trastornos médicos como psiquiátricos, especialmente en aquellos casos complejos de trastornos comórbidos.
   e) Un fondo de pagos para los procedimientos y servicios médicos y psiquiátricos, uniformemente administrado para todos los clínicos.

Agradecimientos

A los psiquiatras de la REPEP que han participado como autores, y en especial a los siguientes: P. Saz, A. Sarasola, M. J. Pérez-Echeverría y A. Martínez Calvo

(Hospital Clínico Universitario de Zaragoza), L. Salvador-Carulla (Facultad de Medicina de Cádiz), J. de Pablo (Hospital Clínic de Barcelona) y M. Lozano (Hospital Ramón y Cajal, Madrid). El capítulo ha sido completado con ayuda del Proyecto de Redes Temáticas de Investigación Cooperativa G03/128 del Instituto de Salud Carlos III y Fondo de Investigación Sanitaria.

BIBLIOGRAFÍA

Asenjo MA. Economía de la salud. En: Rodés J, Guardia A, eds. Medicina Interna. Barcelona: Masson, 1997.

De Pablo J, Parramón G, Goikolea JM, Corbella B, Fuente E. Complejidad y adecuación de las urgencias psiquiátricas en un hospital general. Med Clin (Barc) 2003;121:650-2.

Herzog T, Huyse FJ, Malt UF, Cardoso G, Creed F, Lobo A, et al. Quality assurance (QA) in consultation liaison psychiatry and psychosomatics. Development and implementation of an European QA system. En: Baert AE, ed. European Union Biomedical and Health Research. The BIOMED 1 Program, Amsterdam: IOS Press, 1995; p. 525-6.

Kathol RG, Harsch HH, Hall RC et al. Categorization of types of medical/psychiatry units based on level of acuity. Psychosomatics 1992;33:376-86.

Kathol RG, McAlpine D, Kishi Y, Spies R, Meller W, Bernhardt T, et al. General medical and pharmacy claims expenditures in users of behavioral health services. J Gen Intern Med 2005;20:160-7.

Kathol R, Stoudemire A. Strategic integration of inpatient and outpatient medical-psychiatry services. En: JR WMR, ed. The textbook of consultation-liaison psychiatry. 2nd ed. Washington: APPI Press, 2002; p. 995.

Kornfeldt DS. Consultation-Liaison Psychiatry: Contributions to Medical Practice. Am J Psychiatry 2002; 159:1964-72.

Lobo A. Elucidating mental disorder in liaison psychiatry: The Johns Hopkins «perspectives». J Psychosom Res 1996;41:7-11.

Lobo A. Mental health in primary care and general medical settings: General Medical Clinics. En: Goldberg D, Tantam D, eds. Social Psychiatry and Public Health. Nueva York: Hogrefe & Huber, 1990; p. 42-50.

Thornicroft G, Tansella M. La matriz de la salud mental: Manual para la mejora de servicios. Madrid: Triacastela, 2005.

Valdés M, de Pablo J, Campos R, Farré JM, García-Camba E, Girón M, et al. El proyecto multinacional europeo y multicéntrico español de mejora de calidad asistencial en Psiquiatría de Enlace en el hospital general: el perfil clínico en España. Med Clin (Barc) 2000;115:690-4.

15

Gestión del servicio de farmacia

J. Ribas y C. Codina

INTRODUCCIÓN

El farmacéutico de hospital continúa asumiendo un papel importante al servicio de los profesionales sanitarios y los pacientes, orientando su ejercicio profesional hacia la terapéutica medicamentosa, ejerciendo lo que se denomina *atención farmacéutica* (orientada más hacia el paciente) que ayude al médico a prescribir el mejor medicamento y el más adecuado, a la enfermera a que administre de la mejor manera el medicamento, y al paciente para que obtenga el máximo beneficio de su tratamiento. Todo de una manera rápida, segura y eficaz, y a un coste lo más racional posible tanto para la sociedad como para el paciente.

En el ambiente sanitario continúan los procesos de cambio derivados principalmente de la falta de recursos, lo que motiva la necesidad de reestructurar los servicios del hospital, entre los cuales se encuentra el servicio de farmacia, con el único propósito de optimizar los recursos disponibles. La situación actual también se aprovecha para modificar los hábitos y orientar el sistema de trabajo, o mejor dicho, la atención, y centrar ésta hacia el paciente.

La tendencia seguirá siendo la misma que en los últimos años, el modelo de farmacia será distinto y se dirigirá hacia la atención farmacéutica, fruto de los cambios en la organización hospitalaria y de la propia evolución del colectivo farmacéutico.

El entorno legal vigente que regula los servicios de farmacia de hospital no ha cambiado, sigue estando reflejado en la Ley de Sanidad de 1986 y, más concretamente, en la Ley 25/1990 del Medicamento (actualmente está en fase de estudio una nueva Ley del Medicamento).

La Ley 25/1990 del Medicamento de 22 de diciembre, indica en el capítulo cuarto (Del uso racional de los medicamentos en la atención hospitalaria y especializada), en su artículo 91, punto 2: «para lograr el uso racional de los medicamentos, las unidades o servicios de farmacia hospitalaria realizarán las siguientes funciones entre otras: garantizar y asumir la responsabilidad técnica de la adquisición, calidad, correcta conservación, cobertura de las necesidades, custodia, preparación de fórmulas magistrales o preparados oficinales y dispensación de los medicamentos, precisos para las actividades intrahospitalarias y de aquellos otros, para tratamientos extrahospitalarios, que requieran una particular vigilancia, supervisión y control».

El servicio de farmacia ha de servir a la población dentro del ámbito hospitalario en sus necesidades farmacéuticas en los campos preventivo y curativo a través de la selección, preparación, adquisición, control, dispensación y otras actividades de farmacia clínica. Su objetivo básico es asegurar un *uso racional de los medicamentos en el hospital*. El uso racional de medicamentos supone la prescripción del medicamento apropiado, correctamente dispensado y administrado a la dosis y la vía adecuadas, en el tiempo adecuado y, si es posible, a un precio asequible.

La farmacia hospitalaria ambulatoria es la responsable de la dispensación e información de todos aquellos medicamentos catalogados de *uso hospitalario (H)* y algunos de *diagnóstico hospitalario (DH)* que el Ministerio de Sanidad y Consumo, a efectos de dispensación a sus afiliados, los transforma en H. Estos medicamentos deben ser prescritos por médicos adscritos a un hospital y dispensados por la farmacia del mismo.

El incremento que ha experimentado en estos últimos años la farmacia hospitalaria ambulatoria ha sobrepasado en coste a los medicamentos correspondientes a pacientes hospitalizados, de tal manera que, en la actualidad, el coste de los medicamentos ambulatorios puede oscilar de un 50 a un 70% del presupuesto total de medicamentos del hospital.

Asimismo, el 13 de enero de 2004 se publicó en el BOE n.º 11 el Real Decreto 1800/2003 por el que se regulan los gases medicinales. Este Real Decreto hace referencia a la autorización, fabricación, comercialización, registro y dispensación de los gases medicinales, desarrollando el artículo 54 bis de la Ley del Medicamento.

Con la publicación de este Real Decreto, algunos gases medicinales (oxígeno, nitrógeno, protóxido de nitrógeno, etc.) se transforman legalmente en medicamentos.

En la actualidad, al ser la promulgación de este Real Decreto muy reciente, tanto los servicios de farmacia como las propias industrias suministradoras de gases medicinales se encuentran en una fase de adaptación y formación.

ORGANIGRAMA

Para realizar todas las funciones propias del servicio de farmacia, se necesita una organización básica de funcionamiento. En la figura 15-1 puede observarse un ejemplo de organización del servicio de farmacia del Hospital Clínic.

En la figura 15-2 se indica un organigrama que justifica con detalle el procedimiento.

FUNCIONES DEL SERVICIO DE FARMACIA

Los servicios de farmacia deben reestructurar sus áreas en función de las actividades que se han de desarrollar en ellas. Existen principalmente dos tipos de tareas: las de soporte (proceso logístico) y las de atención farmacéutica.

ORGANIGRAMA JERÁRQUICO DEL SERVICIO DE FARMACIA

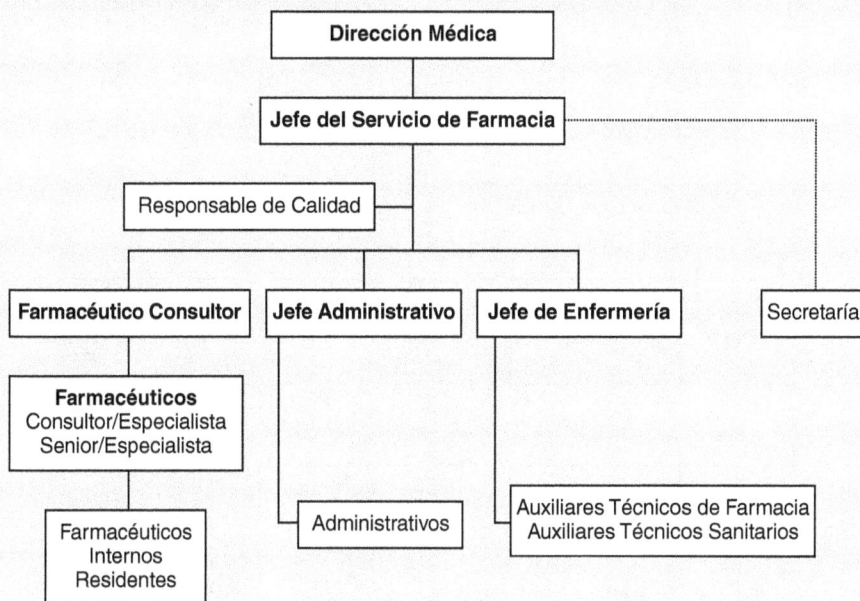

Figura 15-1. Organigrama jerárquico del servicio de farmacia.

Áreas de soporte

Las áreas de soporte se centran en facilitar todos los elementos de ayuda y trabajo necesarios que favorezcan el desarrollo de la atención farmacéutica con éxito y eficacia.

Área de dirección

Objetivos. Deben establecerse unas líneas claras de dirección y liderazgo para todos los integrantes del servicio de farmacia, consensuadas y aceptadas por la dirección del centro.

Estructura. Se requieren todos los elementos necesarios que faciliten las labores propias de la dirección: espacio, mobiliario, soporte informático, programas de gestión, comunicación, información y secretaría.

Actividades:

1. Establecimiento de los objetivos generales y por áreas.
2. Control de funcionamiento del servicio.
3. Establecimiento de programas de garantía de calidad.
4. Control y seguimiento del gasto farmacéutico.
5. Establecimiento de normas y manuales de procedimientos.

ORGANIGRAMA FUNCIONAL DEL SERVICIO DE FARMACIA

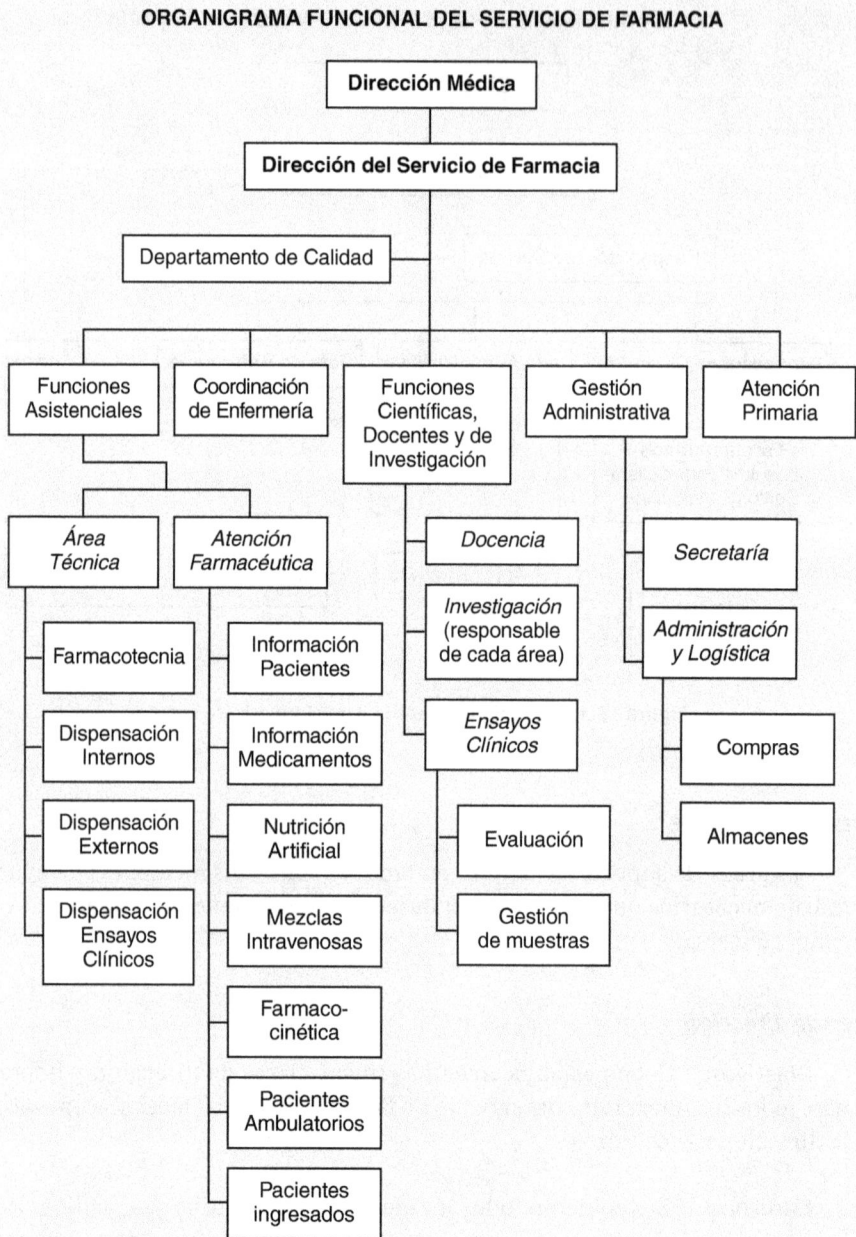

Figura 15-2. Organigrama del servicio de farmacia.

6. Relaciones interdepartamentales.
7. Participación en comités, comisiones, reuniones, etc.
8. Relaciones con la industria farmacéutica.
9. Relaciones con la Administración autonómica y del Estado.
10. Gestión de personal del servicio.
11. Plan de necesidades del servicio.

12. Proyectos del servicio de farmacia a corto y largo plazo.
13. Sesiones informativas.
14. Elaboración de la memoria anual del servicio.

Área de gestión administrativa

Objetivos. Debe disponerse de todos los sistemas de información necesarios que garanticen el correcto funcionamiento y abastecimiento del servicio y, al mismo tiempo, que faciliten la información requerida por la dirección del hospital.

Estructura. Se requieren espacio, mobiliario y soporte informático necesarios para desarrollar las actividades administrativas con comodidad y personal administrativo conocedor de las especificaciones propias del servicio de farmacia, coordinadas por la dirección de éste.

Actividades:

1. Gestión de compra de medicamentos.
2. Gestión de almacenes.
3. Control y registro de entradas.
4. Control de inventario permanente.
5. Control y registro de caducidades.
6. Control del consumo de medicamentos.
7. Control y registro de devoluciones.
8. Control del gasto farmacéutico.
9. Control y seguimiento del presupuesto.
10. Control del gasto farmacéutico por servicio.
11. Control del gasto farmacéutico por proceso atendido.

Área de farmacotecnia

Objetivos. Con la publicación del Real Decreto 175/2001, los servicios de farmacia han debido adaptar el área de farmacotecnia a las normas de correcta elaboración y control de calidad de fórmulas magistrales y preparados oficiales (fig. 15-3).

Estructura. *Espacio y material.* Se diferencian en cinco secciones: preparación de mezclas intravenosas y nutrición parenteral, preparación de fórmulas magistrales, reenvasado y acondicionamiento de medicamentos en dosis unitarias, análisis y control de materias primas y determinación de los niveles plasmáticos de los fármacos. Cada una de estas áreas necesita un diseño arquitectónico y un material específicos para sus funciones.

Personal. El personal que trabaja en estas áreas ha de ser auxiliar técnico en farmacia en las labores mecánicas supervisado por personal farmacéutico.

Actividades:

1. Preparación de fórmulas magistrales.
2. Preparación de fórmulas normalizadas.

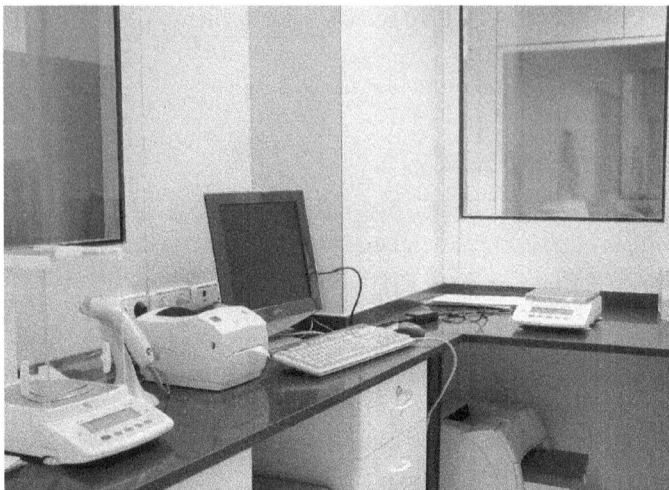

Figura 15-3. Área de farmacotecnia.

3. Preparación de nutrición parenteral y/o enteral.
4. Preparación de mezclas intravenosas y/o citostáticos.
5. Análisis y control de materias primas.
6. Reenvasado de medicamentos en dosis unitarias.
7. Determinaciones plasmáticas de fármacos.
8. Establecimiento de normas y procedimientos en cada una de las secciones.
9. Establecimiento de programas de garantía de calidad en cada uno de los procesos mencionados.

Área de dispensación

Objetivos. Debe establecerse el sistema o sistemas de dispensación más seguro(s) y eficaz(ces) que garantice(n) la disponibilidad del medicamento en el momento que se requiera.

Estructura. *Espacio.* Es la zona de trabajo adecuada al personal técnico para la preparación y dispensación de los medicamentos que precise el paciente, en la que están dispuestos el mobiliario, las estanterías, los cajetines, los carros de distribución, los carros para el personal de enfermería y la comunicación interna y externa.

Dependiendo de la magnitud del servicio prestado a los pacientes externos, se establecerá un área bien diferenciada con espacio suficiente y personal propio para atender a todos los pacientes ambulatorios (farmacia ambulatoria).

Informática. En nuestro entorno, el sistema de distribución de medicamentos en dosis unitaria (SDMDU) ha demostrado ser más útil y eficaz. Para emplear este sistema, debe adecuarse un área del servicio para la preparación por el personal técnico de la medicación que necesita cada uno de los pacientes hospitalizados. Para gestionar toda la información, es necesario disponer de programas informáticos integrados en la red del hospital que ayuden al personal farmacéutico en la monitorización del tratamiento, al auxiliar técnico en farmacia en la preparación de la medicación, al personal administrativo en el control del consumo y gasto de medicación por paciente y proceso atendido, y al personal médico en el seguimiento y la evolución del tratamiento, y que sirvan al personal de enfermería como soporte en la administración de medicamentos.

Para aprovechar al máximo la aplicación, es indispensable la conexión con otras aplicaciones del hospital que ayudarán a sus usuarios en la explotación simultánea de datos de interés para cada uno de los estamentos referidos anteriormente.

Automatización. SDMDU. Con la incorporación de los procesos mecánicos (como es la preparación de la medicación para cada paciente), junto con los sistemas robotizados que preparan con la máxima fiabilidad y los mínimos errores la medicación para cada paciente, se conseguirá disminuir el error humano y optimizar la gestión de los almacenes, todo ello con el mínimo personal necesario para el mantenimiento del proceso activo y la resolución de posibles incidencias (fig. 15-4). Estos sistemas, ubicados en el servicio de farmacia, deben estar próximos al área de almacenamiento de medicamentos que, a la vez, también estará robotizada.

Botiquín de planta. Como complemento a las necesidades urgentes de medicamentos en las unidades de hospitalización, o en los quirófanos, servicios de urgencias, dispensarios, etc., será necesario instalar máquinas automáticas de dispensación en cada uno de los centros de coste referidos (fig. 15-5), las cuales, a través de un sistema informático incorporado, registran la medicación que se utiliza para cada paciente. Este sistema, conectado a la red informática del hospital y a través de la aplicación del servicio de farmacia, es una opción perfecta para conocer el consumo y el gasto de medicación de todas las diferentes estan-

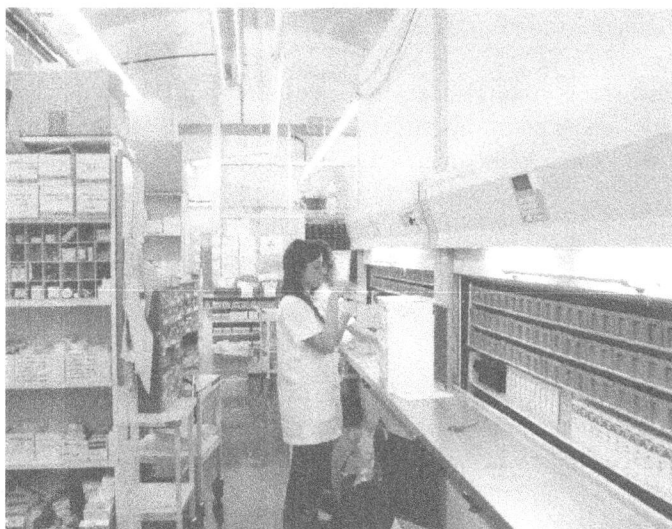

Figura 15-4. Área de dispensación.

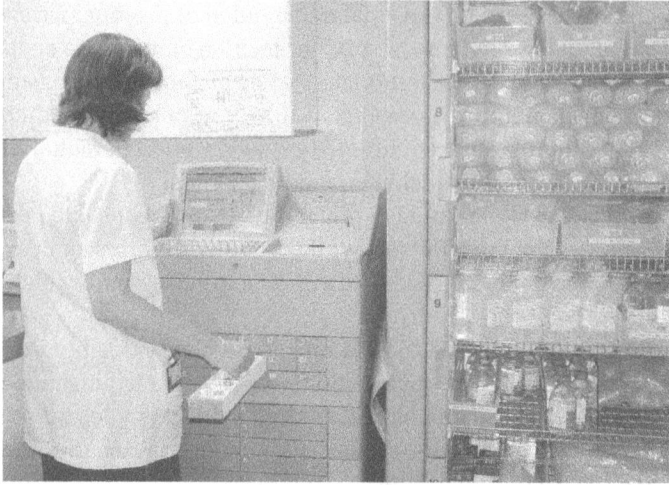

Figura 15-5. Área de dispensación.

cias por el hospital de un determinado proceso (urgencias, quirófanos, pruebas complementarias, unidades de hospitalización, etc.). Asimismo, los sistemas automáticos de dispensación en sala pueden ser una alternativa perfectamente válida al sistema tradicional de la dosis unitaria, siendo la enfermera la encargada de preparar la medicación por paciente, una vez validada por el farmacéutico la prescripción médica.

Pensamos que el futuro del proceso globalizado de la dispensación de medicamentos pasa por (fig. 15-6):

1. Prescripción electrónica.
2. Validación farmacéutica.
3. Reposición de la medicación del armario automatizado.
4. Preparación y administración del medicamento.

Igualmente, en un futuro próximo un sistema por código de barras o por chip de radiofrecuencia permitirá un mayor sistema de seguridad, tanto en la dispensación como en la administración del medicamento.

Personal. La mayor parte del trabajo que se realiza en esta área puede llevarse a cabo con personal auxiliar técnico en farmacia, bajo el control y la supervisión de un farmacéutico especialista.

Actividades:

1. Distribución de medicamentos en dosis unitarias a los pacientes ingresados.
2. Registro farmacoterapéutico de la medicación dispensada por paciente.
3. Registro y control de devoluciones de medicamentos.
4. Dispensación ambulatoria de medicación a pacientes externos (medicamentos extranjeros, medicamentos de uso hospitalario, nutrición enteral, medicamentos de ensayos clínicos, y otros).

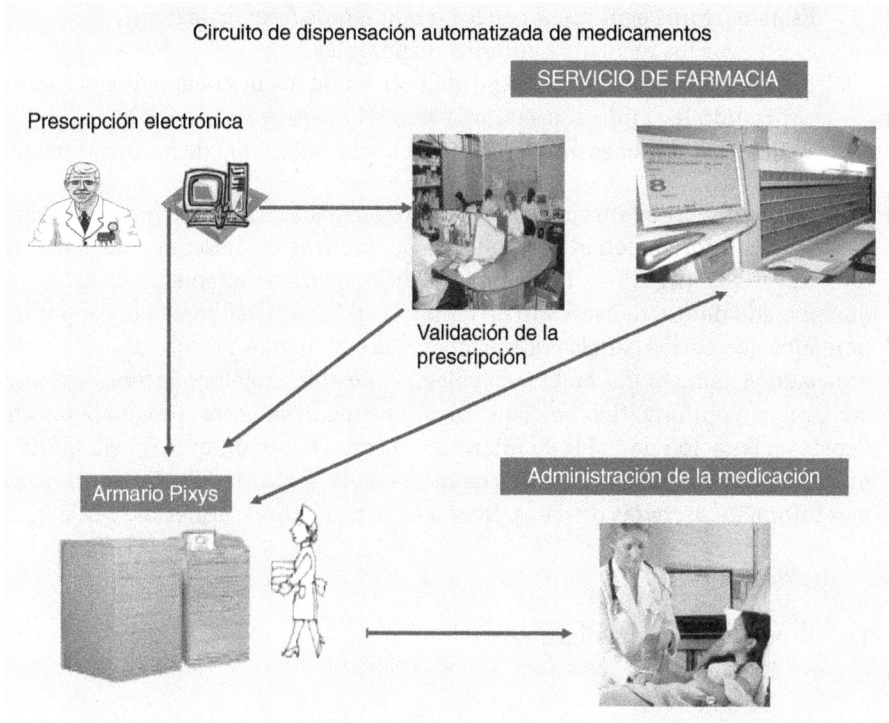

Figura 15-6. Área de dispensación.

5. Registro farmacoterapéutico de la medicación dispensada por paciente.
6. Dispensación y/o reposición de la medicación correspondiente a botiquines de planta de unidades de hospitalización, servicios centrales, consulta externa, etc.
7. Establecimiento de normativas sobre la dispensación de medicamentos especiales (estupefacientes, psicotropos, antibióticos de uso restringido, soluciones de gran volumen, etc.).

Área de farmacia ambulatoria

Dispensación de medicamentos a pacientes externos

Objetivos. Definir y planificar el suministro de todos los medicamentos prescritos a los pacientes ambulatorios, y que se indican en las hojas de dispensación, órdenes médicas o peticiones por paciente, con el fin de:

1. Racionalizar la dispensación de medicamentos.
2. Facilitar información del tratamiento farmacológico a los pacientes.
3. Garantizar el cumplimiento de la prescripción médica.
4. Garantizar la correcta administración de los medicamentos al enfermo.
5. Disminuir los errores de medicación.
6. Potenciar el papel del farmacéutico en el equipo asistencial.

7. Establecer un seguimiento de los tratamientos farmacológicos.
8. Optimizar los recursos sanitarios disponibles.
9. Facilitar las recetas de la Seguridad Social de los medicamentos prescritos, realizando la validación sanitaria en caso de que se requiera.
10. Agilizar las gestiones relacionadas con la disponibilidad de los medicamentos.

Estructura. Es aconsejable disponer del espacio suficiente para que la dispensación e información al paciente puedan realizarse cómodamente y de forma individualizada (fig. 15-7). Para ello, se dispondrá preferentemente de un espacio diferenciado dentro del servicio de farmacia, así como del personal y soporte informático necesarios para la realización de las actividades propias de esta sección: ordenadores, impresoras en blanco y negro y en color, teléfono interior/exterior y fax; programa informático de dispensación de medicamentos; programa informático de elaboración de hojas de información sobre el tratamiento (p. ej., InfoWin); programa de gestión de talonarios de receta de la Seguridad Social; otros programas informáticos, bases de datos, Internet/Intranet; libros; armarios, y caja fuerte.

Actividades:

1. Dispensación de medicamentos:
    a) Uso hospitalario.
    b) Extranjeros.
    c) Uso compasivo.
    d) Ensayos clínicos.
    e) Nutrición enteral.
2. Información de medicamentos al paciente.
3. Comprobación y seguimiento del tratamiento y del cumplimiento del mismo.
4. Cumplimentación y entrega de la hoja de información al paciente dado de alta del hospital.

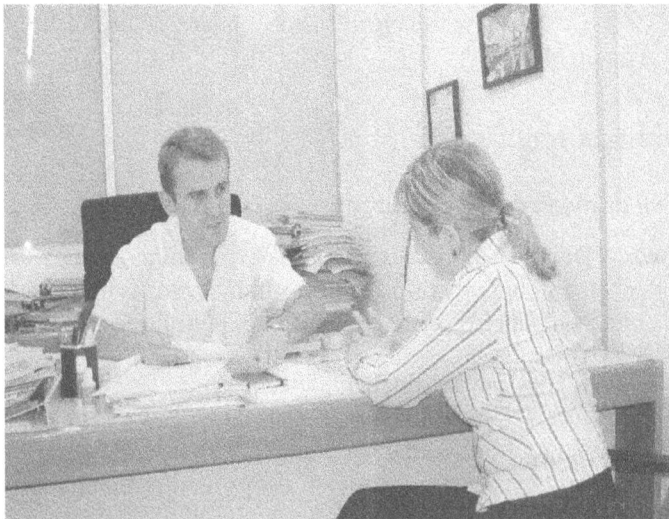

Figura 15-7. Área de farmacia ambulatoria.

5. Cumplimentación y entrega de las recetas de la Seguridad Social a los pacientes dados de alta del hospital y validación sanitaria de las mismas en caso que se requiera.
6. Tramitación de solicitudes de medicamentos de uso compasivo y medicamentos extranjeros.

El ideal para una dispensación rápida, segura y eficaz pasa por la implantación de un sistema informático de lectura por código de barras.

Área de atención farmacéutica

La atención farmacéutica se centra en la mejora del proceso farmacoterapéutico de los pacientes y su entorno.

En la organización y el desarrollo futuros deben tenerse en cuenta varios aspectos de carácter general que afectan directamente al funcionamiento diario del servicio:

1. El servicio de farmacia debe estar situado cerca del médico, la enfermera y el paciente.
2. El farmacéutico debe intervenir en la toma de decisiones farmacoterapéuticas.
3. El farmacéutico tiene que trabajar con grupos homogéneos de pacientes.
4. Descargar al farmacéutico de tareas mecánicas.
5. Aumentar el nivel de participación del auxiliar técnico de farmacia en las tareas mecánicas propias del servicio.
6. Establecer mecanismos automáticos de control que garanticen el correcto funcionamiento de los procesos mecánicos del servicio de farmacia.
7. Ofrecer el máximo nivel de soporte técnico y científico al *staff* farmacéutico.
8. Ofrecer comodidad y bienestar en las instalaciones del servicio de farmacia.
9. Integrar el servicio de farmacia en el plan de empresa del hospital.
10. Participación del servicio de farmacia en los objetivos determinados por la dirección del centro.

Objetivos. Es preciso garantizar la calidad, el soporte y el beneficio máximos del proceso farmacoterapéutico de los pacientes.

Estructura. La distribución de los medicamentos puede considerarse la actividad central del servicio de farmacia de donde arrancan y se generan las restantes actividades clínicas. Ésta es una de las funciones más importantes del servicio y, concretamente, su razón de ser (el valor añadido de nuestra profesión: «atención, cuidado, prestación farmacéutica»). Es indispensable disponer de una estructura básica de soporte perfecta que puede ser el motivo del buen quehacer y rendimiento del servicio de farmacia.

Espacio. El entorno, como la comodidad, la tranquilidad o el sentirse a gusto, son elementos que facilitan la concentración y mejoran el rendimiento de las personas. Cada farmacéutico debería tener un área específica e independiente de trabajo para el desarrollo de sus actividades dentro del propio servicio de farmacia.

Informática. La informática se ha convertido, dentro de la labor de atención farmacéutica, en un elemento indispensable de apoyo. En este sentido, es básico disponer de un programa de dosis unitaria potente, que facilite información sobre el paciente, a la vez que nos avise de cualquier incidente sobre los tratamientos de los pacientes (dosis máximas, interacciones, duplicidades terapéuticas, duración del tratamiento, etc.). Este programa actuará como elemento central del proceso y el resto se conectará o actuará de forma paralela como soporte. No debe olvidarse la posibilidad de interconexión con otros programas del hospital (bioquímica, microbiología, etc.), así como los de soporte nutricional (parenteral y enteral) y los de farmacocinética clínica.

Para estar al día sobre los avances mundiales y nacionales en farmacoterapia, es necesario disponer de bases de datos a través de CD, Internet, y otros (Medline, Micromedex, IPA, IOWA, etc.).

Otro ejemplo de innovación lo constituyen los sistemas expertos, aplicaciones informáticas que ayudan a tomar decisiones en farmacoterapia y que se incorporarán en los próximos años en el proceso asistencial de atención.

Como complemento a todas estas aplicaciones, es necesario disponer de paquetes de programas informáticos de trabajo básico de oficina (procesador de textos, bases de datos, gráficos, hoja de cálculo, etc.).

Dentro del proceso de atención farmacéutica al paciente, no debemos olvidar las aplicaciones de información de medicamentos dirigidos al paciente y que actúan de soporte en el tratamiento farmacológico que ha de seguir en casa (medicamentos que debe tomar, dosis, frecuencia, duración, precauciones, efectos adversos, etc.). Esta información es de gran valor y utilidad para conseguir un buen cumplimiento del tratamiento.

Personal. Estas funciones serán atendidas por personal farmacéutico especialista en farmacia hospitalaria.

Uno de los aspectos que hay que destacar es la formación que el farmacéutico especialista necesita para poder llevar a cabo la atención farmacéutica.

La implantación del cuarto año de residencia del farmacéutico interno residente (FIR) ha de poder dotar a la farmacia hospitalaria de especialistas preparados para poder desarrollar de forma adecuada la atención farmacéutica.

Actividades:

1. Seguimiento diario de los aspectos farmacoterapéuticos de los pacientes.
2. Soporte de nutrición artificial a los pacientes.
3. Participación en sesiones del (de los) servicio(s) implicado(s).
4. Conocimiento y participación en la elaboración de los protocolos terapéuticos.
5. Información y asesoramiento de medicamentos al personal médico, la enfermería y los pacientes.
6. Prevención, registro y seguimiento de las reacciones adversas.
7. Estudios epidemiológicos y de utilización de medicamentos (DUE).
8. Seguimiento y control del coste del área y por proceso tratado.
9. Control y seguimiento de los ensayos clínicos (EC) de los pacientes del área.
10. Establecimiento de normas y procedimientos en cada una de las actividades.
11. Establecimiento de programas de garantía de calidad.
12. Atención a pacientes externos.

INVESTIGACIÓN Y DOCENCIA

Objetivos. Deben dotarse a los servicios de farmacia de los elementos necesarios para la formación de especialistas y la capacidad para establecer líneas propias de investigación.

Estructura. La normativa legal vigente establece los requerimientos mínimos necesarios para la acreditación de los servicios farmacéuticos capacitados para la formación de farmacéuticos residentes.

Dependiendo del número de ensayos clínicos que se realicen en el centro, el servicio farmacéutico necesitará estructura propia para el seguimiento y control de aquéllos.

Actividades:

1. Programa de formación de farmacéuticos residentes.
2. Programa de formación de auxiliares técnicos en farmacia.
3. Programa de prácticas tuteladas para estudiantes de farmacia.
4. Presentaciones a congresos.
5. Conferencias, mesas redondas, cursos, etc.
6. Publicaciones nacionales e internacionales.
7. Estancias en otros centros.
8. Becas, premios, etc.
9. Participación y seguimiento de ensayos clínicos.
10. Sesiones internas del servicio de farmacia, bibliográficas, monográficas y organización.

GESTIÓN DE CALIDAD

Objetivos. Establecer un proceso dinámico y de mejora continua de todos los procedimientos del servicio de farmacia.

Actividades:

1. Gestión farmacoeconómica.
2. Gestión logística.
3. Gestión de dispensación y distribución.
4. Farmacotecnia.
5. Mezclas intravenosas.
6. Nutrición artificial.
7. Farmacocinética.
8. Información farmacoterapéutica.
9. Atención farmacéutica: pacientes hospitalizados y pacientes ambulatorios
10. Docencia e investigación

Uno de los procesos que pueden asegurar la gestión de la calidad en un servicio de farmacia es conseguir la certificación ISO-9001:2000.

Conseguir un sistema de gestión de calidad continua permite tener revisados y actualizados todos los procesos del servicio de farmacia, a la vez que optimiza los recursos disponibles, mejora la seguridad en los procesos y potencia la comunicación interna del servicio.

Todo ello está dirigido a conseguir la mejor calidad terapéutica para el paciente.

BIBLIOGRAFÍA

Codina C. Diseño de un plan de marketing para la implantación del cuarto año de la especialidad en farmacia hospitalaria. Curso de Tutores en Farmacia Hospitalaria. Madrid: Sociedad Española de Farmacia Hospitalaria 2003; p. 15-20.

Codina C, Ribas J. El Servicio de Farmacia y el soporte informático. Todo Hospital 1997;136:43-8.

Cuña B, Bermejo MT, Napal V, Valverde E. Manual del residente de farmacia hospitalaria. Madrid: Sociedad Española de Farmacia Hospitalaria, 1999.

Grossman JH. The future of health care. Am J Hosp Pharm 1992;49:2451-6.

Grupo Español de Farmacoepidemiología. EPIMED 2001. Badalona: Ediciones Médicas, 2004.

Hepler CD, Stand LM. Opportunities and responsabilities in pharmaceutical care. Am J Hosp Pharm 1992;49:2451-6.

Ley 25/1990, de 20 de diciembre, del Medicamento. BOE 1990;306:38228-46.

Llei 31/1991, de 13 de desembre, d'Ordenació Farmacèutica de Catalunya. DOGC 1992;1538:60-5.

Real Decreto 175/2001, de 23 de febrero, por el que se aprueban las normas de correcta elaboración y control de calidad de fórmulas magistrales y preparados oficinales. BOE 2001;65:9746-55.

Ribas J, Codina C. Planificación y organización de un servicio de farmacia de hospital. En: Farmacia Hospitalaria, 2.ª ed. Madrid: Emisa, 1992.

Ribas J. Gestión de un servicio de farmacia hospitalaria. Todo Hospital 2003;200:629-33.

Ribas J. Paràmetres que permeten validar el consum de medicaments en l'hospital. Tesis Doctoral. Barcelona, 1997.

Triquell Ll. El servicio de farmacia y la mejora de la calidad en el marco hospitalario. Todo Hospital 1994;104:45-8.

Apéndice 15-1

Gestión económica del servicio de farmacia

Estudio del coste del consumo de medicamentos

La gestión económica de un servicio de farmacia se basa en tres aspectos fundamentales:

1. Compra de medicamentos y control de *stocks*.
2. Consumo de medicamentos de pacientes hospitalizados.
3. Consumo de medicamentos de pacientes ambulatorios.

Es importante, asimismo, poder facilitar información económica a:

Gerencia. Facilitar un informe de la gestión de compras según el método de compra que se aplique en el hospital (concurso público, negociado, etc.). A la gerencia del hospital le interesa conocer el consumo mensual, comparativo con el presupuesto pactado previamente.

Será necesario llevar sistemas de gestión de consumos para hacer un seguimiento más preciso.

Dirección médica. La información que la dirección médica del hospital puede recibir de un servicio de farmacia es el conocimiento de quién prescribe los medicamentos (consumo). Todo ello relacionado con la actividad que se produce en el hospital a fin de poder llevar a cabo todas las políticas correctoras que vengan al caso.

Jefes de servicio. Uno de los aspectos más importantes que hay que tener en cuenta es la información que debe proporcionarse al responsable de la unidad.

Esta información tiene que ser clara, inteligible, rápida y fiable, y debe agruparse de manera que responda a ciertos interrogantes, como:

1. ¿Cuánto se ha gastado en el consumo de medicamentos en un mes o cuánto se ha acumulado en comparación con el período anterior?
2. ¿En qué grupos farmacológicos se ha producido el consumo total y cuál es su desviación?
3. Los consumos que se producen, ¿se ajustan al presupuesto asignado?
4. Si no se ajustan, ¿cómo y en qué se desvían?

5. ¿Es más elevado el consumo porque se ha producido mayor número de ingresos?
6. ¿Se consume más porque los enfermos están más días ingresados?
7. ¿Cuál es el coste de medicamentos por estancia?

Ante estas preguntas, y a modo de ejemplo, se edita el informe «Análisis comparativo de consumo de antibióticos», donde de una forma sencilla se da respuesta a los planteamientos expuestos anteriormente.

Esta hoja de análisis consta de los siguientes apartados:

1. Período de consumo (enero, etc.).
2. Centro de coste estudiado.
3. Se distingue entre antibióticos y antifúngicos.
4. En las siguientes columnas constan los períodos estudiados (2005-2004) expresados en euros, así como la diferencia entre los períodos que se presentan y el porcentaje de diferencia del período anterior.
5. Finalmente, en la última columna se refleja el porcentaje según el total de la diferencia de los períodos estudiados.

Tabla 15-1. Estudio del coste del consumo de medicamentos por centros de coste

	Unidades		€		%	
Antibióticos	2005	2004	2005	2004	Dif.	Dif.
Piper. + Tazob.	23.767	20.234	321.823,91	237.984,04	83.839,87	35,23
Levofloxacino 500 mg	8.373	5.116	255.420,74	156,03,04	99.386,70	63,70
Meropenem 1 g	11.258	7.047	247.968,61	158.238,81	89.730,80	56,71
Imipenem 500 mg	22.310	15.422	245.458,36	176.119,24	69.339,12	39,37
Teicoplanina 400 mg	6.220	4.040	241.762,22	162.726,86	70.035,36	48,57
Cefepima 2 g	7.603	7.673	116.677,58	115.633,26	1.044,32	0,90
Linezolid 600 co	1.667	725	106.283,37	47.879,14	58.404,23	121,98
Linezolid 600 v	1.158	612	74.140,84	40.417,04	33.723,80	83,44
Meropenem 500 mg	5.558	3.392	69.150,28	44.430,92	24.719,36	55,64
Vancomicina 1 g	13.999	8.046	49.828,14	30.629,74	19.198,40	62,68
Ceftazidima 2 g	2.153	1.727	30.442,35	22.555,41	7.886,944	39,47
Teicoplanina 200 mg	1.451	1.580	27.954,93	31.368,74	–3.413,81	–10,88
Amoxi. + Clav.	20,302	19.588	24.955,15	52.662,48	–27.707,33	–52,61
Ciprofloxacino 200 mg	19.751	19.950	24.741,66	23.695,54	1.046,12	4,41
Ceftriaxona 1 g	17.339	15.685	19.773,75	20.393,24	–619,49	–3,04
Cefminox 2 g	1.581	1.831	17.313,26	19.995,88	–2.682,62	–13,42
Vancomicina 500 mg	4.926	7.063	9.439,51	13.420,47	–3.980,96	–29,66
Subtotal			**2.098.525,49**	**1.538.619,76**	559.905.73	36,39
Antifúngicos						
Caspofungina 50 mg v	776	718	376.238,94	356.932,16	19.306,78	5,41
Amfotericina B lip	2.462	2.114	337.599,26	304.573,63	33.025,63	10,84
Voriconazol 200 mg co	3.977	3.047	152.006,47	120.417,44	31.589,03	26,23
Voriconazol 200 mg v	417	362	60.335,09	53.460,16	6.874,93	12,86
Caspofungina 70 mg v	65	72	40.173,78	45.527,04	–5.353,26	–11,76
Amfotericina B UPS	283	420	27.712,64	42.595,05	–14.882,41	–34,94
Subtotal			**994.066,18**	**923.505,48**	70.560,70	7,64
	2005	2004	%Dif		2005	2004
Núm. altas	**31.053**	**23.113**	34,35%	**Coste/alta**	**99,59**	**106,53**
Núm. estancias	**186.787**	**159.320**	17,24%	**Coste/estado**	**16,56**	**15,45**

Tabla 15-2. Consumo antibióticos y antifúngicos. Comparativo enero/agosto 2005/2004. Hospitalización

	Euros		Dif.	% Dif.
	2005	2004		
Total antibióticos y antifúngicos	3.092.519,67	2.462.125,24	630.466,43	25,61%

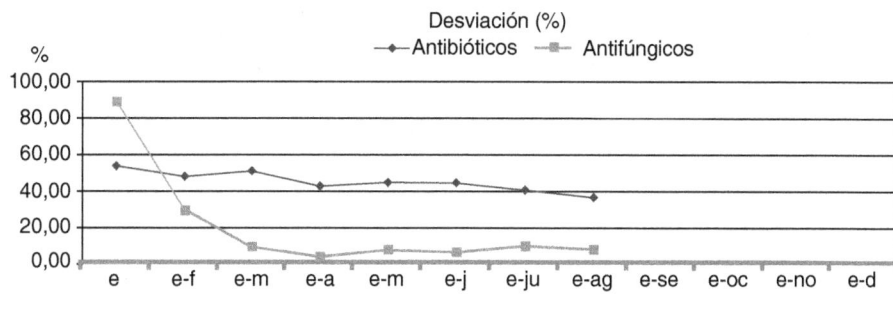

Desviación (%)
◆ Antibióticos ■ Antifúngicos

Tabla 15-3. Peso relativo del coste del consumo de medicamentos por alta. ABC del peso relativo de medicamentos/alta (unidad = 361,31 euros) (período: año 2004)

Centro de coste	Servicio	Peso relativo medio/estancia
1	Unidad de rehabilitación hematológica	17,53
2	Hematología	17,26
3	Área de vigilancia intensiva	6,22
4	UCI de hepatología	6,19
5	UCI de cirugía	5,71
6	UVI de neumología	5,58
7	Sala de infecciones (sida)	2,51
8	Cirugía digestiva II	1,93
9	Infecciosas	1,87
10	UCI de nefrología	1,81
11	UCI torácica/cardiovascular	1,76
12	Unidad coronaria	1,42
13	Cirugía digestiva III	1,23
14	Cirugía digestiva I	1,01
15	Dermatología	0,69
16	Neurocirugía	0,64
17	Cirugía torácica/cardiovascular	0,64
18	Cirugía general	0,62
19	Nefrología	0,62

Seguidamente, en el apartado «Análisis coste/actividad», se relaciona la actividad que se ha producido según el número de altas y el número de estancias, todo ello relacionado con el período y el año estudiados.

En el apartado «Coste/alta Coste/est.» se indica el coste de medicamentos por ingreso y el coste de medicamentos por estancia, relacionado con el período y año estudiado.

A modo de ejemplo, se adjunta la información global del hospital del consumo de antiinfecciosos (tabla 15-1), así como de un centro de coste representativo (tabla 15-2).

Se pone como ejemplo este grupo farmacológico al ser uno de los de mayor consumo. El mismo estudio puede hacerse con cualquiera de los otros grupos farmacológicos.

Peso relativo del coste del consumo de medicamentos por alta

En numerosas ocasiones, cuando se hace referencia al coste de los medicamentos de los pacientes hospitalizados, se presenta el interrogante: ¿cuál es el gasto del consumo de medicamentos por alta comparado con otros servicios del hospital?

Ante esta pregunta era necesario buscar un índice que permitiera comparar fácilmente los servicios entre ellos. El índice comparativo logrado es el indicador *coste de medicamentos por alta,* que se consigue calculando el total del coste del consumo de medicamentos dividido por el número de altas del período estudiado, año 2004 (361,31 euros). A este coste se le da el valor 1, el cual, junto al valor de cada centro de coste respectivo, dará el peso relativo con el índice de alta.

En la tabla 15-3 se relacionan los servicios del hospital según el peso relativo por alta.

Peso relativo de coste del consumo de medicamentos por estancia

En el coste por estancia se utiliza la misma fórmula para conocer cuáles son los centros de más coste en el consumo de medicamentos por estancia.

Se calcula la media del coste por estancia; al valor resultante (57,73 euros) se le aplica el valor índice 1. Al dividir este valor por el coste de estancia media de cada centro de coste, se obtiene el peso relativo de medicamentos por estancia del hospital.

Tabla 15-4. Peso relativo del coste del consumo de medicamentos por estancia. ABC del peso relativo de medicamentos/estancia (unidad = 57,73 euros) (período: año 2004)

Centro de coste	Servicio	Peso relativo medio/estancia
4	UCI de hepatología	7,54
5	UCI de cirugía	6,39
2	Hematología	5,52
1	Unidad de rehabilitación hematológica	5,17
3	Área de vigilancia intensiva	4,86
6	UVI de neumología	4,53
10	UCI de nefrología	3,45
11	UCI torácica/cardiovascular	3,36
12	Unidad coronaria	2,67
31	Urgencias, observación	2,43
7	Sala de infecciones (sida)	2,22
9	Infecciosas	1,68
8	Cirugía digestiva II	1,35
13	Cirugía digestiva III	0,85
25	Medicina general	0,84
17	Cirugía torácica/cardiovascular	0,70
14	Cirugía digestiva I	0,67
23	Neumología	0,58

En la tabla 15-4 se relacionan los servicios del hospital según el peso relativo por estancia.

Estudio del consumo de medicamentos por grupos relacionados con el diagnóstico

El sistema de clasificación de los episodios hospitalarios en grupos relacionados con el diagnóstico (GRD) se ha implantado progresivamente en el ámbito hospitalario como herramienta de gestión, tanto para la facturación de la actividad asistencial de los hospitales como para el análisis de los costes de hospitalización, entre los que se encuentran los medicamentos.

Una adecuada combinación de la clasificación de los pacientes a través de los GRD con la información sobre la utilización de los medicamentos, generada mediante el sistema de dosis unitaria, puede suponer una ayuda para conocer los costes de la farmacoterapia de los pacientes hospitalizados, pero también el perfil de medicamentos utilizado y sus patrones de utilización.

El análisis riguroso de esta información permitiría fijar la variabilidad farmacoterapéutica entre centros (también puede ser útil para un mismo centro en diferentes momentos), establecería las bases para estudiar su relación con diferentes resultados asistenciales, subrogados o definitivos, incluyendo los costes para el sistema sanitario, y permitiría detectar oportunidades de mejora en la gestión clínica de la farmacoterapia, basándolas en información objetiva.

16

Integración de niveles: sector sanitario

Ll. Nualart, J. A. García, Ll. Colomés y J. Benet

INTRODUCCIÓN

La sanidad en los países occidentales debe afrontar diferentes retos, entre los que se incluyen el tratamiento de enfermedades crónicas y una mayor tecnificación de los servicios sanitarios. La enfermedad crónica necesita una organización diferente en la provisión de servicios sanitarios que han sido diseñados en las últimas décadas para hacer frente fundamentalmente a enfermedades agudas. El énfasis de este cambio en la provisión ha de centrarse en la monitorización y el seguimiento de los pacientes más que en intervenciones agudas aisladas, al tiempo que se orienta la atención hacia los cuidados y no sólo hacia la curación de la enfermedad. Además, el manejo óptimo de la enfermedad crónica exige la participación de equipos interdisciplinarios que permitan tratar la enfermedad y compensar los déficit que el paciente va sufriendo a lo largo del tiempo.

Al mismo tiempo que la enfermedad crónica va tomando protagonismo en el sistema sanitario, y como resultado del desarrollo tecnológico (como ejemplo, baste el avance de la cirugía mínimamente invasiva), los hospitales están cambiando, y poco a poco están dejando de ser centros de provisión integral de servicios médicos para pasar a ser centros de corta estancia y cirugía ambulatoria, que exigen la participación de múltiples profesionales muy especializados. Este cambio exige la cooperación entre profesionales de diversas especialidades dentro del hospital, de hospitales entre sí y de los hospitales con los servicios sanitarios comunitarios.

En el sistema sanitario español, el cuidado de los pacientes exige la participación interdisciplinaria de diferentes profesionales, en un entorno muy tecnológico y donde el paciente es sometido a diferentes episodios de cuidado a través de diversos niveles asistenciales (cuidados domiciliarios, centro de atención primaria, hospital de agudos, hospital de media estancia, residencia de ancianos, etc.). Esto exige una integración de los cuidados en todos los niveles asistenciales: entre profesionales dentro de cada nivel asistencial y entre los diferentes niveles.

En esta integración de niveles asistenciales tendrán un papel fundamental los equipos de atención primaria, que son los que están en contacto directo con los pacientes. La atención primaria ha de experimentar un cambio fundamental, actuando como el equipo de referencia del paciente en su paso por los diferentes niveles y realizando su acción precozmente en la promoción de la salud y prevención de la enfermedad, así como en el control y manejo de la enfermedad crónica. Estos equipos experimentarán un cambio de sus roles actuales (especialmente por lo que respecta a la enfermera, que pasará a realizar las técnicas de diagnóstico y tratamiento adecuadas a su formación) y trabajarán según modelos de gestión de casos para hacer frente a las necesidades sanitarias y sociales de los pacientes más complejos. También hacia la atención primaria se desplazarán técnicas de diagnóstico y tratamiento que hoy radican en los hospitales, como la cirugía ambulatoria, lo cual transformará los centros de atención primaria actuales.

DEFINICIÓN Y OBJETIVOS DE LA INTEGRACIÓN DE SERVICIOS SANITARIOS

La integración de servicios sanitarios se puede definir como el conjunto de servicios y procedimientos de cuidados que ha sido bien planeado y organizado para hacer frente a las necesidades y problemas multidimensionales de una persona enferma o a un grupo de personas con las mismas necesidades/problemas.

La integración de servicios no es propia únicamente del sector sanitario; existen múltiples ejemplos en la industria, la agricultura, el comercio y los sectores públicos como la educación, la planificación urbana o el transporte público (un ejemplo es la comercialización de paquetes turísticos que incluyen viaje, estancia, actividades deportivas y servicios de salud a la medida de cada cliente, donde se integran en un único paquete diversos sectores productivos). En general, estos sistemas se han desarrollado porque el cliente —el paciente en nuestro caso— lo demanda, pero también porque son más coste-efectivos y producen mayor satisfacción tanto en los que reciben el servicio como en los que lo prestan.

Los gestores de servicios integrados de salud necesitan trabajar en tres niveles:

1. *El nivel del paciente (micro),* valorando sus necesidades y aplicando el plan de cuidados necesario en cada momento.
2. *El nivel de la organización sanitaria (meso),* trabajando en su propia organización y en las conexiones necesarias con otras organizaciones.
3. *El nivel del sistema sanitario (macro),* enmarcando sus actuaciones dentro de la política sanitaria.

En la figura 16-1 se exponen estos niveles de atención. Los intereses de los gestores sanitarios se centran en los cuadros de la figura y representan, a su vez, diferentes niveles de responsabilidad, a la vez que exigen un manejo de información específica para cada uno de ellos. En muchas ocasiones se presentan conflictos de interés y ambigüedades en el manejo conjunto de estos cuatro campos de acción, lo que representa una de las tareas más exigentes para el gestor.

A continuación exponemos los objetivos de la integración para el paciente:

1. Los servicios son organizados, centrándose en las necesidades del paciente y, si es posible, anticipándose a las necesidades de cuidados.

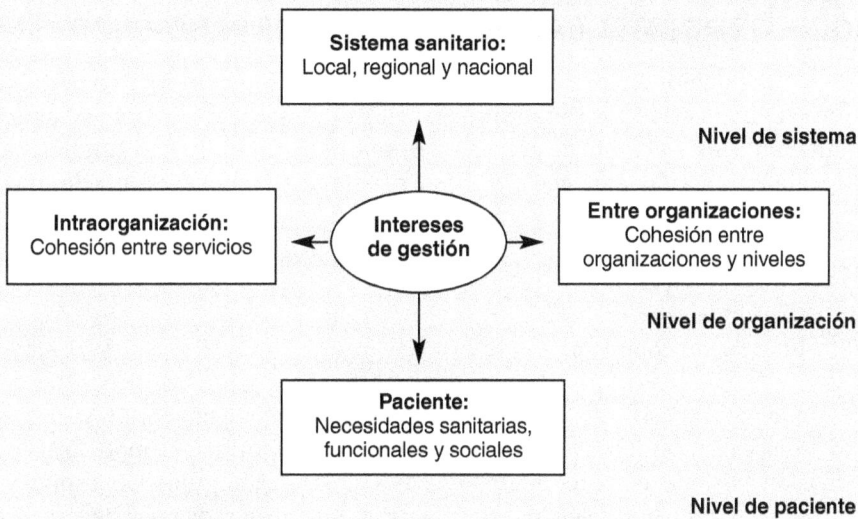

Figura 16-1. Niveles de actuación de la integración sanitaria.

2. Los servicios cubren todas las necesidades del paciente, con independencia del proveedor sanitario o social responsable de prestar el servicio.
3. Se tiene en cuenta el entorno familiar y social del paciente para prestar el servicio.
4. Se ofrece al paciente las opciones posibles de cuidados, dejándole opción para elegir.
5. Se facilita la accesibilidad al servicio (geográfica, física, psicosocial e informativa).
6. El paciente no experimenta las transiciones entre servicios sanitarios ni entre niveles asistenciales. El esfuerzo de coordinación se centra en los profesionales sanitarios, no en los pacientes.
7. Los paquetes de cuidados son diseñados e implementados con la participación activa del paciente.
8. Antes de prestar el servicio se realiza siempre una valoración completa del paciente, y durante la prestación del servicio se revalúa al paciente para ajustar el cuidado.

Para la organización sanitaria existen los siguientes objetivos:

1. Incrementar la calidad de cuidados, la calidad de vida, la satisfacción del paciente y la eficiencia a través de diversos servicios y organizaciones sanitarias.
2. Mejorar los servicios sanitarios en relación con su accesibilidad, calidad y sostenibilidad financiera.
3. Unir y coordinar los diferentes aspectos del cuidado a través de diferentes profesionales y especialidades, servicios, organizaciones y sistemas.
4. Dar de forma conjunta servicios sanitarios de corta duración y agudos, de media y larga duración, y atender las necesidades sociales, de mantenimiento y de educación sanitaria.

MODELOS DE INTEGRACIÓN DE SERVICIOS SANITARIOS

La integración no es un fin en sí mismo, sino un medio para conseguir una prestación de servicios sanitarios adecuada a las necesidades del paciente. Las enfermedades y el nivel de gravedad presentes en un individuo condicionan el tipo de integración que debe realizarse; pueden distinguirse tres niveles de integración:

1. Unión de servicios.
2. Coordinación en redes.
3. Integración completa.

Unión de servicios.   Es el primer nivel de integración y funciona con el conjunto de servicios sanitarios ya establecidos en un territorio. Este modelo acepta la división existente entre los diferentes servicios (atención primaria, hospital y servicios sociales) y trabaja en los criterios de inclusión en cada nivel de forma separada. La integración implica establecer unos criterios adecuados de derivación al nivel adecuado en el tiempo adecuado, así como una comunicación fluida entre los profesionales implicados para promover la continuidad de cuidados. Cada proveedor es responsable de los costes de cada servicio y no se comparten responsabilidades ni riesgos financieros.

Coordinación en redes.   Este modelo es un paso adelante en la integración, pero sigue manteniendo una separación clara de servicios y niveles. La conexión entre servicios es más estructurada, e incluye:

1. Visión global del problema del paciente definiendo claramente los beneficios que aporta cada servicio.
2. Información clínica compartida.
3. Gestión de la transición entre niveles asistenciales.
4. Responsabilidad para la coordinación claramente establecida en uno o varios profesionales sanitarios.

La coordinación identifica puntos de fricción, confusión o discontinuidad entre niveles y establece claramente estructuras y procesos para manejar estos problemas.

Integración completa.   Este modelo trata de desarrollar programas de cuidados integrales y paquetes de cuidados para grupos específicos de pacientes. Se usa la gestión de casos como modelo de trabajo. Se crean nuevos programas o estructuras que unen los recursos de diferentes niveles asistenciales (incluyendo recursos técnicos y humanos) y se usan historias clínicas únicas. La dificultad más importante de este modelo es la definición de la población diana sobre la que se actuará, el diseño de nuevos paquetes de servicios y la asignación de los recursos necesarios.

En la tabla 16-1 se observa cómo la aplicación de un modelo u otro depende del tipo de paciente y el servicio que se presta. Por ejemplo, los pacientes comple-

Tabla 16-1. Modelos de integración de servicios sanitarios

Necesidades	Unión	Coordinación	Integración
Gravedad	Leve a moderada	Moderada a grave	Moderada a grave
Estabilidad	Estable	Estable	Inestable
Servicios	Agudos y crónicos	Agudos y crónicos	Crónicos y terminales
Urgencia	No urgente	A veces urgente	Urgente

jos, como los oncológicos en fase avanzada, se benefician más de programas de integración completa con participación de equipos interdisciplinarios que actúan en diferentes niveles (hospital, domicilio, urgencias, etc.) y suelen dirigirse a grupos de pacientes poco numerosos. Las implicaciones de gestión de los diferentes modelos quedan recogidos en la tabla 16-2. Esta última tabla demuestra que los niveles de integración necesitan ser cuidadosamente elegidos en función de los objetivos globales que pretendamos y del grado de dificultad existente en el entorno. En general, se pueden integrar algunos servicios para todos los usuarios y todos los servicios para algunos usuarios, pero no se pueden integrar todos los servicios para todos los usuarios.

Las herramientas de integración son las siguientes:

1. Derivaciones de pacientes pactadas entre niveles y proveedores.
2. Guías de práctica clínica.
3. Programas asistenciales interniveles.
4. Gestión de casos.
5. Equipos integrados.

Representan un nivel cada vez mayor de integración, tal como se muestra en la figura 16-2. Las características principales de las diferentes herramientas y estrategias de integración se discuten en las siguientes líneas. No se incluye la discusión sobre el primer punto (derivaciones pactadas entre niveles) al tratarse de

Tabla 16-2. Implicación de los diferentes modelos de integración de servicios

Implicaciones	Unión	Coordinación	Integración
Gestión de casos	No	Gestores de casos y profesionales de enlace	Equipos o gestores de casos gestionan todo el cuidado
Provisión de cuidados y transiciones	Derivación y seguimiento	Planificación de las transiciones	Controlan o proveen cuidados en todos los niveles
Información	Proveen información si se requiere y es necesario	Definen y dan información previamente pactada entre niveles	Usan una historia clínica única
Financiación	Cada nivel es responsable de su financiación	En algunos casos define quién paga un servicio	Unifica la financiación de diferentes niveles en el servicio final

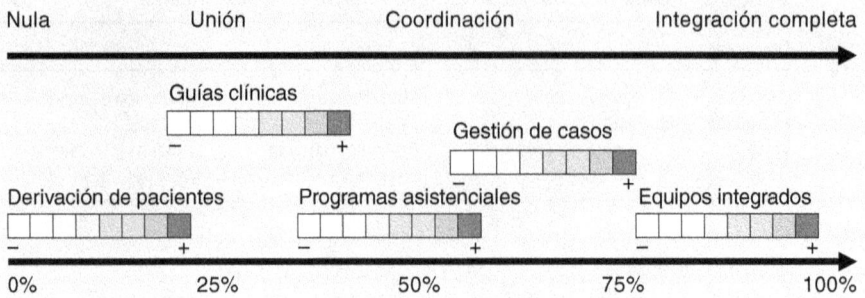

Figura 16-2. Herramientas para la integración de servicios sanitarios en función del grado de integración.

una herramienta de integración muy débil, y que muchas veces depende de las regulaciones establecidas por la autoridad sanitaria o por condicionantes locales.

GUÍAS CLÍNICAS

Las guías de práctica clínica (GPC) son principios desarrollados sistemáticamente para ayudar a las decisiones de los profesionales de la salud y del paciente sobre la asistencia apropiada en circunstancias específicas. En la actualidad se emplean otros términos con significados similares, como parámetros de práctica, recomendaciones, esquemas de asistencia, planes de asistencia, etc.

Las GPC deben diferenciarse de los *procedimientos* (guías metodológicas escritas para aplicar una técnica específica), de los *circuitos* (esquemas o diagramas de flujo que tratan el funcionamiento de estructuras organizativas intraservicios o interservicios), de las *normativas* (reglas que permiten el correcto funcionamiento y la interrelación entre profesionales y/o pacientes), de los *criterios de revisión* (principios desarrollados sistemáticamente que pueden utilizarse para evaluar servicios, resultados y decisiones en materia de asistencia sanitaria), de los *protocolos* (conjunto de criterios estrictos que resumen las etapas en el tratamiento de un trastorno clínico o aspectos de la organización) y de los *estándares* (porcentaje de episodios que cumplen el criterio).

Las GPC ofrecen una serie de ventajas cuando se aplican correctamente en situaciones clínicas:

1. Describen la asistencia adecuada en función de la mejor evidencia científica disponible y el consenso general.
2. Reducen la variabilidad en la práctica clínica.
3. Proporcionan una base racional para la derivación de pacientes entre los diferentes niveles asistenciales.
4. Orientan a la formación continuada.
5. Actúan en materia de control de calidad, incluyendo las auditorías.
6. Ponen en evidencia las deficiencias de la bibliografía actual y sugieren los campos que deben investigarse en el futuro.

La utilización de las GPC también pueden generar algunos inconvenientes:

1. La calidad de la asistencia puede reducirse si las recomendaciones contenidas en la guía no están debidamente respaldadas por la evidencia científica y el razonamiento clínico.
2. Las guías elaboradas por expertos y organizaciones cuyo interés se centra en problemas clínicos específicos pueden ser inadecuadas en contextos más generales.
3. Las GPC basadas en ensayos clínicos no siempre pueden generalizarse a todos los pacientes con un problema de salud específico.
4. Las GPC pueden reducir la calidad de la asistencia si definen la calidad mínima en lugar de promover la calidad máxima posible.
5. La elaboración, la revisión y el seguimiento continuos de las guías pueden ser costosos y llevar mucho tiempo.
6. Las GPC elaboradas a escala local pueden adolecer de reproducibilidad, mientras que las desarrolladas a escala nacional no siempre se pueden aplicar en el ámbito local.

Las GPC pueden ser objeto de un uso incorrecto o abusivo:

1. Imposición de reglamentos, sanciones o incentivos económicos para aplicar las guías. Este instrumento no debe concebirse como medio de imponer determinadas conductas, sino como instrumento facilitador para la toma de decisiones.
2. El incumplimiento de las guías puede aumentar el riesgo de responsabilidad civil.
3. La utilización de las GPC como elemento controlador de conductas, para disfrazar razonamientos y para reducir el gasto sanitario.

Es necesario que en la elaboración de las GPC se tengan en cuenta unos principios rectores si se quiere obtener una solidez:

1. Las GPC deben atender una necesidad específica recomendada por los profesionales de la asistencia sanitaria que las utilizarán. Las ventajas previstas en las guías deben ser de la magnitud suficiente para justificar el esfuerzo dedicado a su elaboración y aplicación.
2. Los fines y objetivos de las guías tendrán que ser transparentes. En las guías es preciso especificar la cuestión sanitaria que se aborda, los pacientes a los que se dirigen, los usuarios potenciales y los ámbitos de aplicación. Las GPC deben ser viables y pertinentes y especificar los resultados sanitarios esperados.
3. Las recomendaciones clínicas se basarán en evidencias sólidas. La recogida y síntesis de las mismas correrán a cargo de personas con conocimientos técnicos apropiados. El consenso o la opinión de los expertos debería utilizarse en las guías cuando no exista suficiente evidencia científica.
4. Las guías deben ser elaboradas por un grupo multidisciplinario que incluya la representabilidad de todos los grupos afectados por las intervenciones (médicos, enfermeras, dietistas, psicólogos, etc.). Las personas que participen

en su elaboración deben poseer las destrezas necesarias en el área clínica pertinente.

5. La flexibilidad de las guías se distingue claramente de los protocolos y de los estándares de práctica clínica. Las GPC nacionales o internacionales deberían adaptarse a las necesidades locales.
6. La consideración de la repercusión económica de las guías puede ayudar a mejorar la eficiencia de la práctica asistencial, ya que promueven el uso racional de los recursos sanitarios.
7. El tipo de la estrategia elegida para la difusión e implantación determinará la mayor o menor adhesión de los profesionales en su utilización.
8. La probabilidad de que las estrategias de aplicación sean eficaces será mayor si se centran en el tratamiento de cada paciente concreto y se incorporan directamente al proceso de prestación de la asistencia sanitaria en el momento de la consulta.
9. Todos los aspectos de las GPC para la práctica clínica deben describirse con detalle y documentarse de una forma meticulosa. Esta documentación completa permite la evaluación crítica de su validez por parte de los profesionales que las utilizan.
10. La evaluación de las GPC es un proceso que consta de dos partes: el grado de utilización de la guía que hacen los profesionales y los efectos sobre los resultados de los pacientes en términos de salud.
11. Las GPC deben revisarse periódicamente y cuando se produzcan avances científicos relevantes.
12. Las recomendaciones de las guías deben ser breves y sencillas para facilitar su comprensión y su uso. El formato variará en función de la población diana, la materia abordada y la utilización prevista.

Una gran parte de las instituciones de nuestro ámbito están desarrollando unas sistemáticas para la elaboración de GPC, dedicando una gran cantidad de esfuerzos y de recursos (búsqueda de evidencia científica, reuniones de profesionales para su consenso, utilización de expertos, etc.).

La aplicación de una determinada GPC conlleva la introducción de cambios en la sistemática de trabajo de una organización: circuitos, responsabilidades, cargas de trabajo, etc. Esto comporta resistencias lógicas y previsibles, activas o pasivas, pero que suponen una serie de inconvenientes en el momento de su implantación.

Por lo tanto, es preciso utilizar una correcta estrategia de implantación. Las estrategias que han demostrado un mayor grado de éxito son: formación, información, *feedback* de resultados *(audit),* soporte de un líder de opinión, disponer de un experto facilitador, soporte durante los primeros tiempos de la puesta en marcha, incentivos económicos y los recordatorios informatizados de las actividades y los contenidos de la guía.

El método más efectivo en la difusión e implementación de una GPC es la combinación de:

1. La formación/información de los contenidos de la guía y el *feedback* de los resultados del *audit* obtenido.

2. El *feedback* de los resultados del *audit* obtenido y los recordatorios informatizados.

3. Los recordatorios informatizados junto con actividades de formación e información.

La informatización progresiva de los centros sanitarios debe favorecer la implementación de las GPC incorporándolas a la historia clínica electrónica, ya que ofrecerán a los profesionales las ayudas necesarias para el manejo de la patología en cuestión, la información compartida entre los profesionales de diferentes niveles asistenciales y, sobre todo, la evaluación tanto del grado de su utilización como de los resultados finales (salud y eficiencia).

PROGRAMAS ASISTENCIALES INTERNIVELES

La variabilidad en la práctica clínica, el *continuum* asistencial, el incremento paulatino de los costes y la falta de coordinación en las derivaciones entre los diferentes niveles asistenciales (atención primaria de salud, atención especializada u hospitalaria y atención sociosanitaria) han sido identificados como algunos de los aspectos de la atención sanitaria susceptibles de mejora.

Con este objetivo han surgido en los últimos tiempos diversas iniciativas, como son la medicina basada en la evidencia con la generalización de las guías de práctica clínica, la coordinación entre los diferentes niveles asistenciales mediante el consenso de las diferentes actuaciones, la agrupación funcional de servicios clínicos, la investigación de resultados en la práctica clínica y los programas de gestión de enfermedades. En todos los casos, el objetivo primordial es el de proveer a los pacientes de aquellos servicios que está científicamente demostrado que mejoran su salud, en el momento y el nivel más adecuado, de acuerdo con los recursos disponibles y la forma más eficiente, tanto para el sistema sanitario en general como para la entidad proveedora que presta la atención sanitaria.

Los programas asistenciales interniveles pueden definirse como un conjunto de servicios integrados y longitudinales que afectan a grupos diana de pacientes y cubren sus necesidades de salud de forma longitudinal; se basa en la coordinación de los profesionales para lograr la provisión de la atención en los ámbitos donde es más eficiente y aceptada, de acuerdo con la mejor evidencia científica, la experiencia de nuestros profesionales y los recursos disponibles en nuestro medio. Los programas asistenciales interniveles, a diferencia de las guías de práctica clínica, incluyen la acción integrada de varios profesionales y en los diferentes niveles asistenciales que puede precisar el paciente, tal como queda recogido en la figura 16-3.

Los objetivos de los programas asistenciales interniveles son los siguientes:

1. Garantizar la continuidad asistencial de los pacientes/usuarios.
2. Lograr la colaboración activa de los profesionales en la gestión clínica.
3. Profundizar en un lenguaje común entre los profesionales sanitarios y los gestores.
4. Mejorar la participación de pacientes y familiares en las decisiones que les afectan.

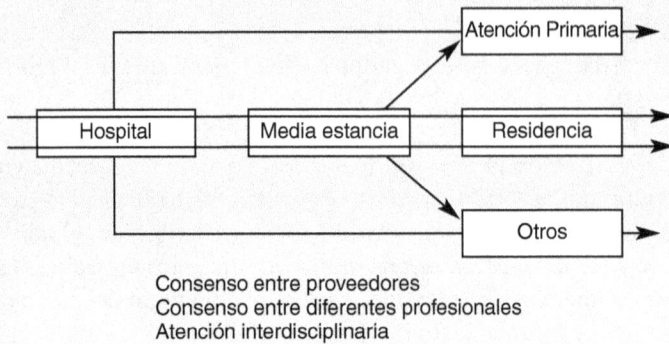

Figura 16-3. Esquema general de actuación de los programas asistenciales interniveles.

5. Mejorar la eficiencia de la actuación asistencial.
6. Mejorar la colaboración de los diferentes proveedores de servicios sanitarios que existen en la zona geográfica adscrita.

El modelo utilizado incluye un enfoque comunitario, la gestión de condiciones clínicas diana basadas en la evidencia científica, así como la incorporación de un sistema de información y de gestión que incluye tanto la información clínica (historia clínica informatizada compartida entre los diferentes centros de niveles asistenciales) como la información administrativa.

El desarrollo del plan de atención integrada incluye las siguientes fases:

1. Definición de una cartera de servicios específica para los principales grupos de patologías mediante la formulación de programas de atención interniveles (PAI), referidos a las enfermedades más frecuentes que se atienden en los diferentes niveles asistenciales.
2. Establecer una visión global e integrada de las enfermedades a través de los PAI, que incluyen aspectos de prevención de la enfermedad, atención en todas las fases y soporte e información a los pacientes y sus familiares.
3. Definir el contenido de los PAI a partir de la mejor evidencia científica disponible en todo momento y el consenso de todos los profesionales sanitarios que están implicados en el proceso asistencial que contempla el PAI.
4. Diseñar y realizar los cambios necesarios en el sistema de gestión para lograr la puesta en marcha del sistema.
5. Publicar el contenido de los PAI para que estén a disposición tanto de los profesionales como de los pacientes.
6. Implantar el contenido de los PAI en todos los centros implicados y evaluar el cumplimiento sobre la base de indicadores tanto de proceso como de resultados.

Los PAI deberían desarrollarse a partir de las siguientes fases:

1. Identificación de las enfermedades susceptibles de incluirse en los PAI.
2. Definición de una metodología de elaboración de los PAI.

3. Metodología de trabajo para la confección de los PAI.
4. Diseño de un sistema de gestión para la implantación de los PAI.

Identificación de las enfermedades susceptibles de incluirse en los PAI. A partir del análisis de la actividad (morbilidad atendida) que se realiza en los diferentes niveles asistenciales de aquellas patologías de alta prevalencia, que afectan a más de un nivel asistencial y en los que se conoce la historia natural de la enfermedad.

Definición de una metodología de elaboración de los PAI. Los expertos con experiencia clínica en la atención primaria, en la especializada y en la sociosanitaria, así como experiencia en los campos de la epidemiología y la gestión, deben estandarizar los contenidos y la forma de implantación que sigue la historia natural de la enfermedad:

1. Atención a la población sana (prevención primaria).
2. Atención a los factores de riesgo y/o hábitos tóxicos (prevención secundaria).
3. Diagnóstico y primer tratamiento.
4. Fase inicial o leve (tratamiento y seguimiento).
5. Fase avanzada (tratamiento y seguimiento).
6. Fase muy avanzada o terminal (tratamiento paliativo y de soporte).

En cada una de las fases es necesario proponer un esquema específico de trabajo que contemple: objetivos, personal sanitario implicado, criterios de inclusión de los pacientes, información y consentimiento informado, aspectos de educación sanitaria, criterios diagnósticos, tratamientos, continuidad asistencial, responsabilidad social, coste de los recursos necesarios y método de evaluación.

Cada PAI contempla las GPC que reúnen las actuaciones de los servicios clínicos y pueden albergar protocolos de actuación profesional, los planes de enfermería que definen los cuidados específicos para cada problema y las actividades de otros profesionales del sistema sanitario que también participan en la atención de los pacientes.

GESTIÓN DE CASOS

Aunque en la bibliografía se pueden encontrar de forma indistinta los términos «gestión de cuidados» y «gestión de casos», este último es el más ampliamente aceptado. La gestión de casos podría definirse como «el proceso de planificación, coordinación, gestión y revisión del cuidado prestado a una persona para asegurar que se cumplen las necesidades previamente valoradas». La gestión de casos incluye los siguientes componentes:

1. Detección del caso.
2. Valoración.
3. Plan de cuidados.
4. Implementación del cuidado.
5. Monitorización.
6. Revaloración y revisión del caso periódicas.

Existen varios modelos de gestión de casos:

Modelo de gestión de casos intensivo.   En este modelo, los gestores de casos coordinan el cuidado de pacientes con necesidades de cuidados complejas, realizando todas las funciones descritas anteriormente (detección, valoración, plan de cuidados, monitorización y revaluación) con el fin de prestar cuidados a medida en función de las necesidades del usuario, haciéndole un seguimiento en el tiempo y a lo largo de los diferentes servicios sanitarios y sociales que necesita. Estos gestores de casos pueden trabajar para una sola organización o para varias, y pueden o no recibir incentivos económicos para la coordinación de servicios. Un modelo de gestión de casos intensivo ha sido desarrollado en Inglaterra, donde los gestores de casos trabajan desde un centro de atención primaria, sobre pacientes de alto riesgo, de uso de servicios sanitarios, en un equipo formado por un trabajador social y una enfermera. Este modelo ha demostrado una disminución de las hospitalizaciones y del uso de otros servicios sanitarios con una mayor satisfacción por parte del usuario.

Modelo de gestión de casos compartido.   En este modelo existen procedimientos organizativos establecidos para asegurar que las tareas de valoración, planificación de los cuidados y revisiones regulares se llevan a cabo de forma adecuada. En otras palabras, no existe una persona que se encargue de todo el proceso, sino que participan varias personas. Un ejemplo es la valoración de acceso a residencias de ancianos de nuestro país; la valoración médica se realiza en centros de atención primaria, la social en los servicios sociales comunitarios y la adecuación del servicio en una estancia centralizada. Este modelo está dirigido a altos volúmenes de usuarios con necesidades menos complejas.

Modelo agencia de gestión de casos.   Se encarga un equipo interdisciplinario con diferentes profesionales (médicos, enfermeras, trabajadores sociales, etc.) y donde uno de ellos actúa como el líder del equipo. Pueden desarrollar la implementación de una parte o de todo el plan de cuidados trabajando directamente con el paciente.

Modelo de autocoordinación de cuidados por el propio paciente.   En realidad no es un modelo puro de gestión de casos, y suele desarrollarse dando opciones al usuario o a su cuidador principal de «comprar» unos servicios u otros en función de sus necesidades. Como crítica principal, cabe destacar que muchas veces la «compra» no se ajusta a las necesidades reales del usuario.

Un resumen de las diferentes técnicas de gestión de casos se encuentra en la tabla 16-3.

EQUIPOS INTEGRADOS

Los equipos integrados son grupos interdisciplinarios de profesionales sociales y sanitarios que trabajan conjuntamente en un equipo diferenciado para proveer servicios en función de las necesidades de un paciente en concreto. Los ser-

Tabla 16-3. Técnicas de gestión de casos

Modelo	Ventajas	Inconvenientes
Intensivo	Aproximación holística a las necesidades Dirigido a personas con alta complejidad médica y social	El éxito depende de la relación entre profesionales y proveedores
Compartido	Permite la coordinación de diferentes aspectos de la gestión de casos (valoración, plan de cuidados, revisión) a través de procedimientos organizados Dirigido a personas con necesidades de cuidados poco complejas	Falta de continuidad de cuidados al intervenir varios profesionales, normalmente en varias instituciones Modelo poco apropiado para usuarios con altas necesidades de cuidados
Agencia	Buen acceso a servicios multidisciplinarios	El gestor del equipo necesita una amplia formación para evitar un cuidado desequilibrado a favor de su propia especialidad
Autocoordinación	La propia persona mayor es la que elige los servicios	Necesidad de formación de los pacientes sobre los servicios disponibles

vicios prestados se basan en las necesidades detectadas en el plan de cuidados; el equipo tiene definidos claramente los diferentes papeles de cada uno de sus miembros. La población diana de estos servicios son personas mayores con necesidades de cuidados complejas sanitarias y sociales. Se han desarrollado diferentes modelos de atención:

1. *Equipos integrados interdisciplinarios especializados.* Un ejemplo son los equipos PADES (programa de atención domiciliaria y equipos de apoyo) de Cataluña, formados por un médico, una enfermera y un trabajador social especializado en la atención domiciliaria de ancianos con dependencia y problemas médicos complejos y enfermos terminales. Prestan atención directa y coordinan el cuidado entre servicios sanitarios y sociales.
2. *Equipos integrados interdisciplinarios generalistas.* En ellos participan trabajadores sociales y equipos de atención primaria. Un ejemplo son los modelos SIPA canadienses, donde se realiza la detección de casos y el seguimiento de pacientes con enfermedad crónica avanzada y dependencia, normalmente ancianos, desde los centros de atención primaria.
3. *Equipos integrados interdisciplinarios* para la gestión de determinadas patologías, como las unidades funcionales interdisciplinarias sociosanitarias (UFISS) respiratorias desarrolladas en algunos hospitales de Cataluña, dirigidos a la valoración y seguimiento de pacientes con enfermedad pulmonar crónica avanzada, problemática social y comorbilidad, que precisan de gestión intensiva en el domicilio y durante la hospitalización. El manejo lo hace el mismo equipo con independencia de la ubicación del paciente.
4. *Centros comunitarios con provisión de servicios médicos y sociales,* como los equipos PACE *(Program for All-Inclusive Care for the Elderly)* americanos, donde se actúa sobre ancianos complejos de la comunidad con criterio de ingreso en residencia de ancianos que optan por continuar en su domicilio. Estos equipos reciben una financiación capitativa mediante la que proveen todos los servicios sanitarios y sociales a estos ancianos en función de sus necesidades.

En general, los equipos integrados han demostrado una disminución en el uso de servicios sanitarios, una menor tasa de ingreso en residencias de ancianos y una mayor satisfacción con el cuidado. De igual manera, suelen ser equipos con un menor coste de atención.

BIBLIOGRAFÍA

Carbonell JM, Suñol R, Colomés Ll, Nualart Ll, Guix J, Hernández R. Plan de atención integrada del Grup Sagessa: una apuesta por la coordinación interniveles a partir del consenso y de la medicina basada en la evidencia. Rev Calidad Asistencial 1999;14:321-6.

Challis D. Case management in social and health care. Lessons from a United Kingdom program. J Case Manage 1993;2:79-90.

Conrad DA, Dowling WL. Vertical integration in health services: Theory and managerial implications. Health Care Manage Rev 1990;15:9-22.

Drennan V, Goodman C. Nurse-led case management for older people with long-term conditions. Br J Community Nurs 2004;9:527-33.

Directrices para la elaboración de guías de práctica clínica. Guidelines for guidelines charitable trust, 1996.

Grol R. Successes and failures in the implementation of evidence-based guidelines for clinical practice. Med Care 2001;39(Suppl 2):II46-II54.

Johri M, Beland F, Bergman H. International experiments in integrated care for the elderly: A synthesis of the evidence. Int J Geriatr Psychiatry 2003;18:222-35.

Kodner DL, Kyriacou CK. Bringing managed care home to people with chronic, disabling conditions: Prospects and challenges for policy, practice, and research. J Aging Health 2003;15:189-22.

Leutz WN, Greenlick MR, Capitman JA. Integrating acute and long-term care. Health Aff (Millwood)1994;13:58-74.

Nadash P. Two models of managed long-term care: Comparing PACE with a Medicaid-only plan. Gerontologist 2004;44:644-54.

Suñol R, Carbonell JM, Nualart L, Colomes L, Guix J, Bañeres J, et al. Hacia la integración asistencial: propuesta de modelo basado en la evidencia y sistema de gestión. Med Clin (Barc) 1999;112(Suppl 1):97-105.

Tierney WM, Weinberger M, Ayanian J, Burnam A, Escarce JJ, Hays RD, et al. Medical care: Past, present, and future. Med Care 2001;39:1-3.

17

Gestión privada y aseguramiento público

J. Santacreu y L. F. Campoy

INTRODUCCIÓN

El punto de partida para analizar la salud como sector económico radica en comprender que las personas están expuestas al riesgo de enfermar, y que una vez aparece, requieren la necesidad de atención. Mientras que el primer ámbito corresponde a la actividad aseguradora, el segundo se relaciona con la actividad de prestación de servicios y producción de bienes médicos. Se trata de dos mercados distintos, que resuelven necesidades distintas. A menudo se olvida la importancia de la función aseguradora en la medida que todos los ciudadanos en España gozan de seguro universal. Se sabe, no obstante, que precisamente es el riesgo de contraer enfermedades lo que motiva especialmente un tipo de mercado de atención sanitaria singular.

La adopción de la cobertura aseguradora universal mediante financiación pública por vía fiscal supone que, en efecto, el Sistema Nacional de Salud (SNS) en España es un seguro público. Los motivos de la intervención del Estado en el sector de la salud se sitúan precisamente en este ámbito, tratando de establecer la obligación de aseguramiento. Podría reflexionarse acerca de la necesidad de que al lado de la obligación de aseguramiento, la financiación deba ser pública. Podría existir obligatoriedad de aseguramiento sin necesidad de que la financiación fuera pública. Sin embargo, tomemos este hecho como un dato sobre el que hay un amplio consenso social. Esta cobertura aseguradora obligatoria diluye los efectos de la selección adversa propia de los mercados de seguro, pero al mismo tiempo aumenta el riesgo moral fruto de estar asegurados. Es decir, los asegurados consumen más allá de lo habitual si debieran sufragar la totalidad del coste en el momento de consumo.

El equilibrio en el mercado de asistencia sanitaria es inestable. Hay múltiples factores que diluyen las posibilidades de una libre competencia, tales como la existencia de monopolios locales o de producto, garantía de capacidad mínima instalada, inversión en formación, distorsión del mecanismo de precios fruto de la existencia de seguros y dificultad de medir la calidad. Pero aunque existan tales limitaciones, la intervención del Estado para la producción de servicios asistenciales no se justifica necesariamente. Así pues, se sabe que mientras que la obligatoriedad de aseguramiento es una premisa deseable socialmente, y al mismo tiempo eficiente desde un punto de vista económico, no es posible encontrar una justificación desde los principios de eficiencia y equidad para que la provisión de servicios sea pública.

Más allá de la intervención del Estado en sanidad, conviene analizar por separado el impacto de la competencia en la eficiencia del de la propiedad. Distintas formas de propiedad pueden tener efectos diferenciales sobre la eficiencia. Sin embargo, la dirección del efecto no es totalmente nítida. Hay ocasiones en las que ante la dificultad de verificar la calidad o de inversiones intangibles a largo plazo, la propiedad pública puede superar la privada, y hay otras ocasiones donde la obtención de economías de escala, productividad y costes más bajos, sólo los garantiza la propiedad privada.

También resulta un tanto reduccionista pensar que la propiedad lo es todo. El proceso de separación propiedad-control que ha producido el sistema capitalista muestra cómo más allá del impacto de la propiedad en la eficiencia, la variable relevante es cómo disciplinar a los directivos y cómo introducir instrumentos de control y vigilancia desde los representantes de la propiedad. Hay tres mecanismos clave en los mercados privados: el mercado de productos, el mercado de capitales y el mercado de trabajo. Por el primer mercado, los directivos deben ser capaces que su producto sea competitivo, que se venda. El mercado de capitales está atento a las debilidades en la gestión que pueden suponer una valoración empresarial inferior y, por lo tanto, una oportunidad de compra, fusión o adquisición. El mercado de trabajo de directivos descarta a aquellos cuyo historial no satisface las exigencias de profesionalidad necesarias para una buena gestión.

Así pues, tenemos tres niveles para la consecución de una mayor eficiencia: competencia, propiedad y gestión. El énfasis en uno solo de ellos puede llevarnos a caminos equivocados, al igual que asimilarlos todos a lo mismo bajo la etiqueta privatización.

Aunque parezca obvio, la primera observación que debe realizarse es que hay competencia si hay mercado, si hay libre elección de proveedor y un mecanismo de precios. Hace unos años se aludía a competencia pública, como si dentro del sector público pudiera darse tal opción. Lo cierto es que sólo alimentó la confusión; hoy, afortunadamente, ha pasado al olvido. Siguiendo a Niskanen, los incentivos de los directivos del sector público se dirigen a maximizar el presupuesto. A pesar de las críticas a esta posición y del tiempo transcurrido, esta perspectiva es uno de los puntos de partida para comprender las burocracias públicas. Además, cuando la asignación de recursos no tiene que ver con precios y contratos, sino con decisiones que se establecen políticamente en el marco organizativo de una jerarquía, pensar exclusivamente que una mejor gestión pública puede incorporar instrumentos del sector privado, y ello le llevará a una mayor eficiencia, resulta primario. Los incentivos de los gestores públicos son de baja intensidad. Las experiencias de competencia llevadas a cabo en países de la OCDE —excepto Estados Unidos— en la década de 1990 muestran que fueron efímeras y con resultados controvertidos, estuvieron centradas en la función de provisión y no se observó una experiencia de competencia entre compradores colectivos de servicios o gestores de cobertura aseguradora.

Así pues, si desde el sector público se intenta maximizar el presupuesto, y al mismo tiempo los incentivos a la eficiencia son de baja intensidad, existen difi-

Hospitalización   Hospitalización larga estancia   Ambulatorio   Productos y suministros médicos   Servicios colectivos y otros

País	Hospitalización	Hospitalización larga estancia	Ambulatorio	Productos y suministros médicos	Servicios colectivos y otros
Turquía (3)	17	29	33		21
Corea	5	33	38		24
Estados Unidos	11	14	47	7	21
España	4	26	42	2	26
Hungría (2)	7	33	30	2	29
Polonia	5	34	30	1	30
República de Eslovaquia	2	46	20		32
Canadá	11	20	35	12	21
Suecia	1	15	51		33
Alemania	11	20	33	8	27
República Checa	6	27	31	2	34
OCDE	6	22	34	6	31
México	9	22	31		38
Austria	6	24	32		38
Luxemburgo	3	13	45	7	32
Finlandia	7	20	32	8	32
Japón (2)	5	20	35	13	28
Países Bajos	11	18	29	9	33
Australia (1)	8	19	32	8	34
Francia	4	25	28	4	38
Italia	1	23	32		44
Noruega	3	15	33	16	32
Suiza	5	13	33	18	31
Dinamarca	3	12	33	18	34
Islandia	3	17	22	15	42

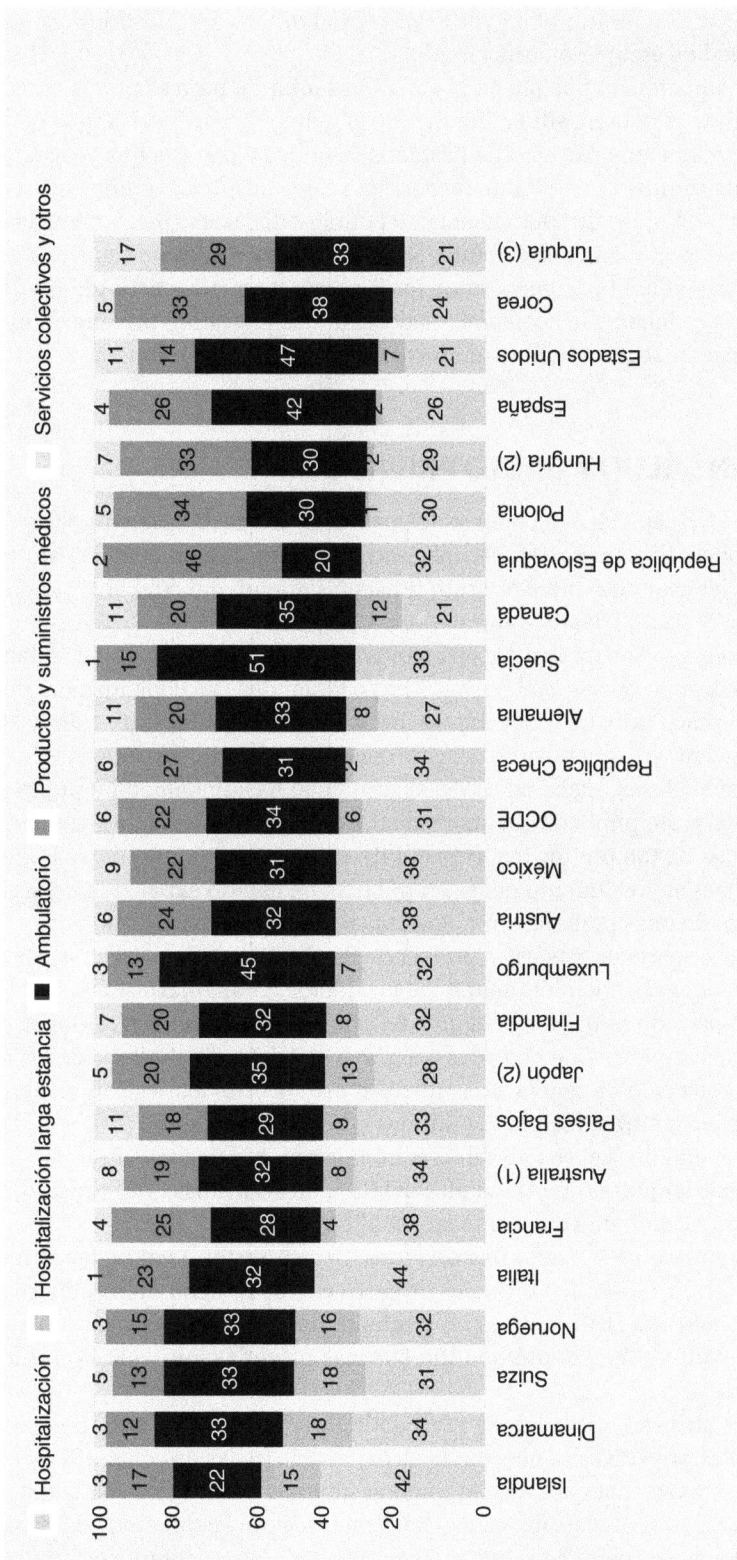

Figura 17-1. Estructura del gasto sanitario en países de la OCDE.

cultades para conseguir el mayor valor para el dinero. La cuestión es si existe la posibilidad de escapar de este círculo.

Hay competencia posible en la atención sanitaria, pero es preciso identificar en qué nivel se debería situar atendiendo al marco de partida. Nada se construye en el vacío, hay una realidad de propiedad pública y privada que ya existe.

En este capítulo se pretende responder a esta cuestión. Por una parte, sin que existan mecanismos de competencia no podrán satisfacerse plenamente las preferencias de los ciudadanos. Por otra, la inexistencia de tales mecanismos impedirá necesariamente la asignación de los recursos a aquellas actividades que mayor valor producen a la sociedad. Es por ello que la gestión privada en el marco de sistemas de seguro público adquiere cada día mayor relevancia.

GASTO EN SALUD Y GASTO PRIVADO

En el SNS español, así como en los países de la OCDE, la mayor parte del gasto es público, llegando al 71,2% del gasto sanitario total. En 2003 España gastaba el 7,7% del producto interior bruto (PIB) en sanidad, del cual el 5,5% era gasto público y el 2,2% privado (tablas 17-1 y 17-2).

Los países gastan en sanidad en cuantía y forma diversa (fig. 17-1). Tratan de satisfacer sus preferencias, y al mismo tiempo las tendencias dependen del punto de partida de cada uno. De todas formas, en el caso de España, entre 1990 y 2004 ha habido un crecimiento relativo del gasto sanitario privado, respecto al PIB, significativo. En 1990 se gastaba un 6,7%; el gasto total ha aumentado un punto en este período. El gasto público ha aumentado 0,2 puntos, mientras que el gasto privado lo ha hecho en 0,8 puntos respecto al PIB. La tendencia, pues, muestra que ante limitaciones al crecimiento del gasto público, ha habido expansión del gasto privado fruto de unas preferencias ciudadanas que se deseaba satisfacer.

La mayor parte de este gasto privado se destina a diversos servicios personales de salud, como la atención dental y a productos médico-farmacéuticos. El 15% del gasto privado se dedica a seguros de salud que cubren a 8,8 millones de personas. Cabe separar, sin embargo, los seguros de asistencia sanitaria de los de subsidio o protección de rentas. Si se tiene en cuenta esto, los seguros de asistencia sanitaria son contratados por 7,4 millones de personas (tabla 17-3).

El mercado de seguros de salud mantiene una fuerte concentración. Las cinco primeras empresas aglutinan más del 63% de las primas. Y el proceso de concentración ha sido una constante en los últimos años.

En el ámbito de los servicios privados, la facturación total de las clínicas españolas alcanzó los 4.060 millones de euros en 2004, según un estudio realizado por la consultora DBK, con un crecimiento del 6,7% respecto al año anterior. Este mercado está formado por 302 clínicas privadas, que reúnen un total de 27.829 camas.

Las clínicas se ocupan de la prestación de servicios para tres tipos de clientes: clientes privados, clientes públicos del SNS (a través de conciertos) y clientes que provienen de compañías aseguradoras, mutuas o entidades colaboradoras. La clientela privada estricta alcanza el 8,6% del total de facturación por atención al cliente. La mayor parte de la demanda proviene de las aseguradoras, mutuas o en-

Tabla 17-1. Gasto sanitario público y privado en determinados países de la OCDE

2003	Gasto público en salud, % gasto total salud	Gasto privado en salud, % gasto total salud	Gastos neto de hogares, % gasto privado en salud	Seguros privados, % gasto privado en salud	Otras fuentes privadas
Austria	67,6	32,4	59,2	23,5	17,3
Bélgica	ND	ND	ND	ND	ND
República Checa	90,1	9,9	84,6	2,3	13,1
Dinamarca	83,0	17,0	92,5	7,5	0
Finlandia	76,5	23,5	81,2	10,2	8,6
Francia	76,3	23,7	42,2	53,5	4,3
Alemania	78,2	21,8	47,9	40,2	11,9
Grecia	51,3	48,7	95,4	4,6	13,1
Hungría	72,4	27,6	88,9	2,1	9
Islandia	83,5	16,5	100,0		0
Irlanda	78,0	22,0	60,7	29,0	13,1
Italia	75,1	24,9	83,3	3,8	12,9
Luxemburgo	89,9	10,0	70,3	9,4	20,3
Países Bajos	62,4	37,6	20,8	45,7	33,5
Noruega	83,7	16,3	95,4		4,6
Polonia	69,9	30,1	87,8	1,9	10,3
Portugal	69,7	30,3			100
República Eslovaca	88,3	11,7	100,0		0
España	71,2	28,8	82,0	14,9	3,1
Suecia	85,2	14,8			13,1
Suiza	58,5	41,5	76,0	21,6	2,4
Turquía	70,9	29,1	69,9		30,1
Reino Unido	83,4	6,6			100

ND, no disponible.
Fuente: ECO-SALUD OCDE 2005, octubre 2005.

tidades de previsión social (62,2%) y el resto corresponde a los conciertos con el sector público.

Se trata de un sector prácticamente atomizado por el carácter local de las clínicas, aunque algunas compañías tienden a la concentración empresarial, se pueden encontrar varios ejemplos de compra por parte de las aseguradoras de algunas clínicas, o de creación de redes hospitalarias. Aun así, las dos primeras empresas suponen el 10,70% del mercado y las treinta primeras clínicas representan la mitad de la facturación del sector.

LAS ORGANIZACIONES COMPRADORAS COMO FORMA ALTERNATIVA DE RELACIÓN PÚBLICO-PRIVADA

La asistencia sanitaria como servicio tiene unos atributos singulares que no permiten clasificarla ni como un bien de búsqueda o inspección —aquellos cuya calidad puede observarse mediante una muestra— ni como un bien de experiencia —aquellos en los que el consumidor aprende sus características mediante su uso repetido o compra repetida—. La calidad de los llamados *credence goods*, o bienes de confianza, nunca puede establecerse con seguridad. Wolinsky los considera como aquellos en los que los oferentes son a su vez expertos que determi-

Tabla 17-2. Proporción del gasto sanitario respecto al PIB

2003	Gasto público en salud, % PIB	Gasto privado en salud, % PIB	Gasto total en salud, % PIB
Austria	5,1	2,4	7,5
Bélgica			9,6
República Checa	6,8	0,7	7,5
Dinamarca	7,5	1,5	9
Finlandia	5,7	1,7	7,4
Francia	7,7	2,4	10,1
Alemania	8,6	2,4	11,1
Grecia	5,1	4,8	9,9
Hungría	6,1	2,3	8,4
Islandia	8,8	1,7	10,5
Irlanda	5,8	1,6	7,4
Italia	6,3	2,1	8,4
Luxemburgo	6,2	0,7	6,9
Países Bajos	6,1	3,7	9,8
Noruega	8,6	1,7	10,3
Polonia	4,5	1,9	6,5
Portugal	6,7	2,9	9,6
República Eslovaca	5,2	0,7	5,9
España	5,5	2,2	7,7
Suecia	8	1,4	9,4
Suiza	6,7	4,8	11,5
Turquía	5,2	2,2	7,4
Reino Unido	6,4	1,3	7,7

Fuente: ECO-SALUD OCDE 2005, octubre 2005.

Tabla 17-3. Evolución de asegurados en el mercado de seguros de salud

Tipos de seguros de salud	2002	2003	2004	Crecimiento 2002-2004
Asistencia sanitaria	6.092.754	6.403.664	6.720.824	10,31%
Reembolso	677.652	695.813	696.764	2,82%
Subsidios	1.472.456	1.657.397	1.433.028	−2,68%
Total salud	8.242.862	8.756.874	8.850.616	7,37%

nan las necesidades de los consumidores. En estos mercados, a pesar de que la realización del servicio es observable, los usuarios a menudo no pueden determinar hasta qué punto era necesario, ni tampoco evaluar su realización de forma fiable. Es justamente esta asimetría de información la que crea incentivos para un comportamiento oportunista de los proveedores.

El papel de las organizaciones compradoras de servicios se justificaría en la medida que deberían asumir el papel de vigilancia y auditoría de la calidad de los proveedores (individuales-médicos e institucionales-hospitales). Dado que disponen de una población de referencia que recibe unos servicios, y fruto de su repetición continuada, puede transformar lo que es un bien de confianza para el consumidor en un bien de experiencia para el comprador. Aun así, siempre existirán atributos sobre los que nunca se podrá determinar nada con precisión. Pero el nivel de información será superior para el comprador para poder tomar decisiones y modificar el curso de las actividades.

Un paciente que presenta cualquier patología recibe un conjunto de servicios de distintos proveedores: médico de cabecera, especialista, hospital y farmacia, entre otros. El abanico de servicios que se ofrecen por parte de cada proveedor en un mismo proceso patológico resulta diverso. En este sentido, el papel del comprador colectivo debe residir en modular los servicios hacia aquellos proveedores que ofrezcan un conjunto de actividades de diagnóstico y tratamiento para aquella enfermedad con el mayor nivel de coste-efectividad. En los sistemas nacionales de salud, el paciente está asegurado y no paga en el momento del servicio, por eso desconoce la información sobre los costes; no se le puede asignar el papel de «buscador de precios». El comprador colectivo, en cambio, debe sufragar los costes de los servicios de su población afiliada, motivo por el cual aprende cuáles son los proveedores más eficientes mediante su comparación. De esta forma, el comprador colectivo procura obtener un coste per cápita mínimo atendiendo a una combinación adecuada de proveedores coste-efectivos para el conjunto de enfermedades que presenta la población.

La orientación a la búsqueda de proveedores eficientes por parte de compradores colectivos ha sido objeto de análisis amplio en el ámbito de las *Health Maintenance Organizations* en Estados Unidos. En estas entidades se ha observado que una selección adecuada de los proveedores y la configuración de relaciones a largo plazo permite complementar mejor los términos contractuales. Es decir, el establecimiento de un contrato entre un comprador colectivo y un proveedor (p. ej., un hospital) debe ofrecer estabilidad y continuidad en la relación para así evitar comportamientos oportunistas.

Los compradores colectivos de servicios sanitarios establecen relaciones contractuales continuadas con aquellos proveedores que muestran niveles de eficiencia mayores. El nivel de información del usuario sobre los costes es prácticamente inexistente ya que está asegurado y no paga en el momento del uso. En cambio, las organizaciones compradoras disponen de mayor información ya que deben pagar por los servicios que recibe la población afiliada, lo cual les permitirá establecer la combinación de proveedores adecuada para cada problema de salud después de haber seleccionado los proveedores eficientes.

Sin embargo, la selección de proveedores resulta un proceso complejo en el sector hospitalario, ya que algunos mecanismos contractuales, como concursos y subastas, no se observan del mismo modo como sucede en otros entornos. A menudo la dificultad estriba en que la zona geográfica en cuestión tan sólo dispone de un hospital al que puede acceder la población. En estos casos no hay selección posible.

La existencia de un solo proveedor de servicios sanitarios puede justificarse por razones de tamaño óptimo de inversión. A menudo son decisiones tomadas fruto de un proceso de planificación sanitaria donde no se desea un proceso de competencia entre proveedores.

El diseño institucional y la formalización contractual entre compradores y proveedores de servicios sanitarios en entornos de proveedor único requiere un análisis detallado de los mecanismos de compensación económica, de incentivos no económicos, así como de control de calidad asistencial con el objetivo de dar respuesta a problemas de selección adversa y riesgo moral.

Hasta el momento hemos visto la razón de ser de los compradores, la selección como mecanismo, el diseño contractual en entornos de proveedor único; a continuación hace falta concretar dónde reside esta función de compra o revisar si tal función ya existe en el actual SNS.

Los compradores expertos ejercen de intermediarios entre proveedor y financiador. Hay distintas tareas clave para el intermediario: seleccionar proveedores cualificados para ciertas prestaciones *(screening),* coordinar proveedores complementarios con clientes (arbitraje), establecer contratos (negociación), supervisar la actividad y resultados —solvencia y calidad— de los proveedores *(monitoring)* y ofrecer información a los usuarios para la elección (comunicador).

Las organizaciones proveedoras presentes en el sector de la asistencia sanitaria no sólo desarrollan actividades diversas de carácter complementario —se necesitan entre ellas—, sino que también se superponen, es decir, los mismos servicios pueden encontrarse en organizaciones distintas. Identificar las oportunidades de coordinación desde fuera puede ser potencialmente más fácil que desde dentro, puesto que cada parte quiere hacer valer su aportación.

Precisamente esta función de compra es la que se otorga a las entidades aseguradoras privadas en el marco de las Mutualidades de Funcionarios del Estado (MUFACE, MUGEJU, ISFAS). En este entorno, financiación pública y gestión privada de la cobertura han permitido contribuir a una mayor eficiencia. Este modelo que atiende a casi dos millones de personas ha mostrado cómo es posible garantizar cobertura universal y financiación pública al mismo tiempo que gestión privada de una cartera de prestaciones equivalente a la del SNS. El diferencial de precio per cápita pagado a las compañías aseguradoras en MUFACE es un 39% inferior al del SNS. Esta importante disminución de coste ha ido aumentando con los años y muestra que, ante un catálogo equivalente de prestaciones, es posible conseguir un elevado nivel de eficiencia.

INICIATIVA FINANCIERA PRIVADA

Las necesidades de financiación de capital público en un entorno de limitación de déficit han dado lugar a nuevas alternativas, que se conocen como *private financial initiative* (PFI) o concesiones administrativas. Por la primera, el objetivo es establecer una adjudicación de la construcción a cambio de un reembolso de alquiler más servicios complementarios a los de asistencia sanitaria. Por el modelo de concesiones se establece una adjudicación de la construcción de un centro sanitario a cambio de la gestión de la cobertura poblacional de los servicios sanitarios durante un período de tiempo.

La experiencia de Alzira (España) inició el modelo de concesiones en la Comunidad Valenciana en 1999. Es una muestra de colaboración público-privada en la financiación de infraestructuras y, al mismo tiempo, de gestión privada de la cobertura asistencial en un entorno de financiación pública. Esta experiencia de adjudicación temporal de la gestión de la provisión a cambio de una prima capitativa ha tenido un papel preponderante en el debate público-privado de los últimos años. Cabe considerarlo como una experiencia que va a replicarse en función de las condiciones existentes en cada lugar. En aquellos lugares donde se necesite inversión privada, y la inversión pública no lo alcance, acabará considerándose como opción preferente.

En el modelo de concesión, mantiene los principios básicos del SNS de accesibilidad universal, equidad, con elevados niveles de calidad, y garantiza la estabilidad financiera para la Administración. Se transfiere a un único operador toda la inversión, la gestión de los proyectos de infraestructuras, la gestión de la prestación sanitaria y el riesgo financiero de la cobertura sanitaria pública.

La Administración tiene un control total sobre el gasto sanitario, la definición de coberturas, la población protegida, la supervisión operativa y el control de calidad y funcionamiento de la concesión.

El modelo se integra en un proyecto de financiación capitativa de todas las áreas de salud, con operadores públicos y privados.

La concesión administrativa significa:

1. Un contrato de garantía de cobertura de la asistencia sanitaria a toda la población asignada al concesionario a través del sistema de información poblacional (SIP).
2. Inversión de la construcción y equipamiento de todos los activos definidos por la Administración para la prestación del servicio sanitario.
3. La gestión de la asistencia sanitaria integral: atención primaria y atención especializada de toda el área de salud.
4. La integración de todos los recursos sanitarios existentes en el concesionario: todo el personal adscrito, centros de especialidades y centros de salud.

La Administración compensa a las compañías privadas en función de:

1. Prima de seguro capitativa por la población asignada.
2. Saldo de compensación fruto de: ingresos por prestación de servicios a población no cubierta y cargos por prestación de servicios a población protegida en servicios sanitarios públicos fuera del área de salud.

La facturación de clientes no protegidos o de servicios no incluidos en el SNS serán ingresos adicionales, al igual que los procedentes de servicios no sanitarios.

El problema en el sistema público asistencial es que, tras las transferencias a las comunidades autónomas, aparecen necesidades de financiar la reposición y mejora de los activos, y para ello lo habitual es el acceso a la deuda pública. Es por ello que los modelos, como el que se muestra en la figura 17-2, están siendo estudiados y propuestos por distintas comunidades autónomas españolas. En el caso de Valencia, hay ya tres en marcha, Alzira, Denia y Torrevieja, mientras que en Madrid hay uno, que es el de Valdemoro. En otras comunidades autónomas están apostando por modelos PFI.

Los análisis realizados de los resultados de la experiencia de Alzira, con más de 5 años en funcionamiento, revelan un alto nivel de satisfacción, por lo que cabe esperar una coyuntura favorable a su desarrollo en el futuro.

Se puede asegurar que existen dos tendencias desde la última década en relación con la participación privada en el gasto sanitario. La primera es que la proporción de gasto privado en el total del gasto sanitario es cada vez mayor. Este hecho cabe interpretarlo como un interés creciente de los ciudadanos en satis-

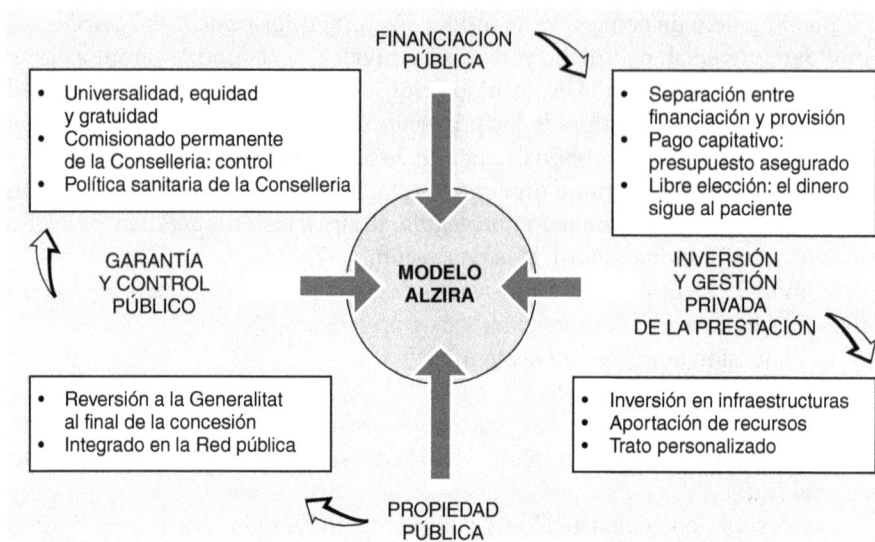

Figura 17-2. Modelo de concesión administrativa para un área de salud.

facer sus necesidades fruto de sus decisiones de consumo sanitario. Esta tendencia es de esperar que prosiga. La segunda tendencia es la de nuevas relaciones entre el sector público y privado en la provisión de servicios. El ejemplo de concesiones administrativas muestra precisamente que es posible la financiación pública y la cobertura universal al lado de la gestión privada de tal cobertura. En el caso concreto de las concesiones existentes, este hecho ha ido ligado a la construcción de un hospital, si bien nada impide que el modelo se extienda sin que ello implique tal esfuerzo inversor. El modelo MUFACE precisamente mantiene también los mismos principios de financiación pública, permite la gestión privada de la cobertura y se ha mostrado muy satisfactorio en términos de eficiencia.

BIBLIOGRAFÍA

Cutler D, Zeckhauser R. The anatomy of health insurance. En: Culyer A, Newhouse J, eds. Handbook of health economics, vol. IA. Amsterdam: Elsevier, 2000; p. 563-643.

Docteur E, Oxley H. Health care systems: Lessons from the reform experience. OECD Working Paper 9. París, 2003.

Horwitz J. Making profits and providing care: Comparing non-profit, for-profit, and government hospitals. Health Aff (Millwood) 2005;24:790-801.

Jensen MC. A theory of the firm: Governance, residual claims and organizational forms. Harvard University Press, 2000.

Miller R, Luft H. HMO plan performance an analysis of the literature 1997-2001. Health Aff 2002;21:4.

Niskanen WA. Bureaucrats and politicians. J Law Economics 1975;18:617-43.

Salas V. Gestión empresarial y sector público. Ekonomiaz 1996;35:146-63.

Spulber Daniel F. The market makers: How leading companies create and win markets. Nueva York: McGraw-Hill, 1998.

Tarazona Ginesa E, de Rosa Tornerb A, Marín Ferrer M. La experiencia del «Modelo Alzi-
    ra» del Hospital de La Ribera a La Ribera (Área 10 de salud): la consolidación del mo-
    delo. Revista de Administración Sanitaria 2005;3:83-98.

Wolinsky A. Competition in a market for inform experts' services. Rand J Economics
    1993;24:380-98.

18

Calidad asistencial y atención al usuario

A. Prat, M. Santiñá, M. González, R. Lledó, A. Trilla y M. A. Asenjo

CONCEPTO DE CALIDAD ASISTENCIAL

Una buena calidad asistencial es aquella en la que las actuaciones profesionales y la atención permanente al enfermo se desarrollan conforme a los más precisos y vigentes conocimientos científicos, con una correcta aplicación práctica y con un trato personal considerado. La máxima calidad se logra si las personas que proporcionan la asistencia poseen los conocimientos adecuados, están permanentemente actualizados, los aplican correctamente, disponen de los recursos tecnológicos necesarios y consideran al paciente como el protagonista de su labor, es decir, como un auténtico cliente que acude a solicitar nuestros servicios, aun pudiendo elegir a otros.

La calidad asistencial debe estar orientada a satisfacer las necesidades de mejora de salud de los pacientes-usuarios, lo cual es el resultado de dos componentes:

1. *Calidad intrínseca o científico-técnica.* Capacidad para resolver el problema de salud motivo de la atención mediante los conocimientos científicos y la tecnología. Constituye la dimensión más valorada por los profesionales sanitarios.
2. *Calidad extrínseca o percibida.* Satisfacción del usuario respecto al servicio recibido. Componente humanitario que integra el trato, la información, las condiciones ambientales, las instalaciones y la hostelería. Suele ser la dimensión más valorada por el paciente-usuario.

Para conseguir unos niveles de calidad que se aproximen a la excelencia, es preciso aplicar los principios metodológicos de evaluación y mejora de la calidad.

EVALUACIÓN Y MEJORA DE LA CALIDAD

La calidad se desarrolla conforme a los postulados de la investigación científica: plantear preguntas, diseñar un plan, formular hipótesis, obtener datos e información, elaborar conclusiones, ponerlas en práctica y comprobar su efectividad. Para su planificación, deben considerarse diversas fases y contenidos conceptuales:

Establecer la política de calidad. La alta dirección debe implicarse en definir la «cultura de calidad» que ha de seguir la empresa de servicios. Es preciso que este compromiso se explicite en la misión del centro y tiene que expresarse mediante el ejercicio del liderazgo, estimulando la formación y la participación de los profesionales. La dirección establece la política de calidad, es responsable de su desarrollo y determina las directrices que deben guiar las actividades de evaluación y mejora. Estas líneas quedan reflejadas en el correspondiente plan de calidad institucional. Para facilitar la integración de la política de calidad en la gestión de las actividades habituales del hospital, es recomendable la existencia de un coordinador de calidad.

Implicar a las personas. La calidad requiere la participación de todos los colectivos profesionales, tanto en la actitud (motivación) como en la aptitud (capacitación) de sus integrantes. Para ello, se requiere formar a los profesionales en calidad, dinámica de grupos y atención al cliente (externo e interno); promover la cultura de la evaluación; favorecer las relaciones interpersonales e introducir elementos incentivadores que favorezcan la mejora continua, como por ejemplo la carrera profesional.

Facilitar el trabajo en equipo. Configura una de las claves del trabajo en calidad. Genera mayor aporte de conocimientos e información, proporciona puntos de vista distintos, facilita la aceptación de las propuestas y mejora la comprensión de las decisiones. A pesar de estas ventajas, el trabajo en equipo presenta también inconvenientes: la dilatación temporal de las decisiones, la existencia de componentes emocionales que distorsionan la objetividad de los argumentos, y que la moda social del colectivo pueda falsear opiniones originales. En la práctica hospitalaria se configuran diferentes posibilidades de trabajo en grupo:

1. *Comisiones clínicas.* Constituidas por expertos de diferentes servicios o departamentos que asesoran en el estudio y mejora de aspectos técnicos que tienen especial relevancia en la atención hospitalaria. Permanentes en el tiempo e integradas en el Comité de Mejora de la Calidad, estudian y evalúan el sistema de información y la historia clínica; las infecciones hospitalarias; la utilización farmacológica y las incidencias de medicación; la concordancia clínico-patológica; la mortalidad hospitalaria y la seguridad del paciente, entre otras dimensiones de calidad.
2. *Círculos de calidad.* Constituidos por miembros de un solo servicio o departamento que participan voluntariamente en la mejora de una o varias iniciativas. Tienen carácter permanente en el tiempo.
3. *Task Force.* Constituida por un grupo de profesionales de diferentes servicios o departamentos que analizan y desarrollan un proyecto concreto, como por ejemplo el diseño de un nuevo modelo de historia clínica. Tiene carácter temporal ya que sus funciones finalizan una vez logrado el objetivo de su constitución.

4. *Equipos de mejora.* Constituidos por profesionales de diferentes servicios o departamentos que abordan la mejora de un ámbito asistencial. Pueden ser permanentes o de duración limitada.

Detección de oportunidades de mejora. La identificación de aquellos aspectos susceptibles de mejorar en un ámbito asistencial específico se realiza mediante diferentes técnicas instrumentales, así como con fuentes informativas de la calidad percibida (encuestas y reclamaciones). Permiten trabajar tanto desde un enfoque de resolución de problemas como de prevención de los mismos, y es necesario que la definición de la posibilidad de mejora sea concreta y precisa.

Priorización. Una vez detectadas las diferentes posibilidades de mejora, se priorizan ponderando, por ejemplo, mediante el método propuesto por Williamson y Hanlon, de acuerdo con los siguientes criterios: número de clientes implicados, riesgos que comporta, factibilidad de la solución y costes diferenciales entre la solución prevista y la existencia del problema.

Análisis causal. Emplea herramientas metodológicas, como el diagrama de Ishikawa, el diagrama de Pareto y el diagrama de flujos. Permiten establecer las causas y su impacto específico en el problema. Las causas más habituales son de índole organizativa, estructural, institucional, profesional o sociológica.

Definición de criterios. Establecer aquellas condiciones que ha de cumplir la práctica asistencial para ser considerada de calidad basándose en normativas legales, códigos éticos, protocolos y guías de consenso, literatura científica, opiniones de expertos, y otros. Los criterios deben ser explícitos, cuantificables y comprensibles, y es necesario especificar cuantitativamente el número de veces que se debe cumplir un criterio para considerar que la asistencia alcanza un nivel de calidad aceptable (estándar). Los criterios se convierten en entidades medibles a través de *indicadores:* parámetros cuantificables y objetivables que especifican las actividades asistenciales, los hechos, los incidentes y los resultados cuya calidad queremos valorar. La medida resultante se evaluará en función de que consiga satisfacer o no el estándar previamente marcado. Así, por ejemplo, se identifica un problema: los pacientes no conocen adecuadamente el nombre del médico responsable de facilitarles información. Un criterio de calidad en la práctica asistencial puede ser la información, que se le da a cada paciente el día de su ingreso, del nombre del médico responsable de su proceso. El indicador sería el número de pacientes hospitalizados que conoce el nombre del médico responsable por cada 100 pacientes hospitalizados en un período determinado; a partir de un 90%, el estándar sería considerado aceptable.

Diseño de estudios de evaluación. En función de los objetivos planteados, el diseño se corresponderá con los clásicos estudios epidemiológicos observacionales o experimentales.

Análisis e implantación de las acciones de mejora. Los cambios organizativos, los planes de formación continuada del personal y la introducción de nuevos valores en la cultura de la empresa esquematizan las principales líneas de actuación.

La probabilidad de éxito al instaurar una nueva medida que supone un cambio aumenta con las siguientes acciones: justificación documentada de su necesidad, participación del personal implicado, información sobre la naturaleza del cambio, ventajas, secuencia y efectos, apoyo de la dirección y tolerancia ante la etapa de incertidumbre inicial.

Revaluación.   Una vez instauradas las acciones de mejora, se vuelve a evaluar la situación al cabo de un cierto tiempo para verificar la efectividad de las decisiones adoptadas.

Comunicar los resultados.   Finalmente, hay que difundir los resultados a la dirección, a los profesionales implicados y a la comunidad científica.

CALIDAD ASISTENCIAL EN LA GESTIÓN: EL PLAN DE CALIDAD

La alta dirección del centro sanitario debe establecer la política de calidad, liderar sus iniciativas y asignar los recursos necesarios para su desarrollo.

La operatividad de estos principios se materializa en el *plan de calidad,* definido como el conjunto de actividades organizadas que garantizan el cumplimiento de los requerimientos legales, así como la medición, monitorización, evaluación, detección y formulación de oportunidades de mejora, que permitan alcanzar unos niveles adecuados de excelencia en la calidad asistencial proporcionada a los clientes.

Éste debe ser un documento escrito que incluya un bloque de objetivos generales de calidad planteados para un período de 3-4 años, y unos objetivos específicos de carácter anual como etapas intermedias de los anteriores (programa de calidad).

En la figura 18-1 se presenta un ejemplo de diseño en red de un plan de calidad en el que se puede observar cómo cada dimensión básica puede incorporarse al plan, de acuerdo con la realidad organizativa de la institución que lo elabora.

Cada proceso asistencial debe considerarse como único bajo esta nueva dimensión de la gestión clínica de los recursos humanos y materiales, no como un conjunto de intervenciones desarrolladas por servicios independientes. La monitorización periódica de aquellos parámetros de la actividad asistencial que traducen un determinado estilo de trabajo permite configurar un auténtico *cuadro de mando de gestión asistencial vinculada a la calidad* de gran utilidad para señalar tendencias, establecer comparaciones, fijar objetivos, obtener resultados, evaluar acciones y formular conclusiones.

Anualmente se deben establecer una serie de objetivos de mejora de la calidad que permitan ir avanzando en el desarrollo del programa, con el fin de alcanzar las metas previstas en el plan de calidad. Estos objetivos hay que consensuarlos con los responsables asistenciales de los diferentes servicios médicos, estableciendo la adecuada parametrización que permita realizar su seguimiento, en forma de definición de indicadores de calidad técnica y de calidad percibida.

El necesario equilibrio entre la estancia media, el índice de ocupación, los reingresos antes de 31 días y la complejidad de la patología atendida, son objetivos básicos del cumplimiento de la función social inherente a todo centro asistencial.

PLAN DE CALIDAD
Clientes

Derechos y deberes	Encuestas de opinión
Expectativas	Altas voluntarias

Estructura

Autorizaciones administrativas		**Institutos**

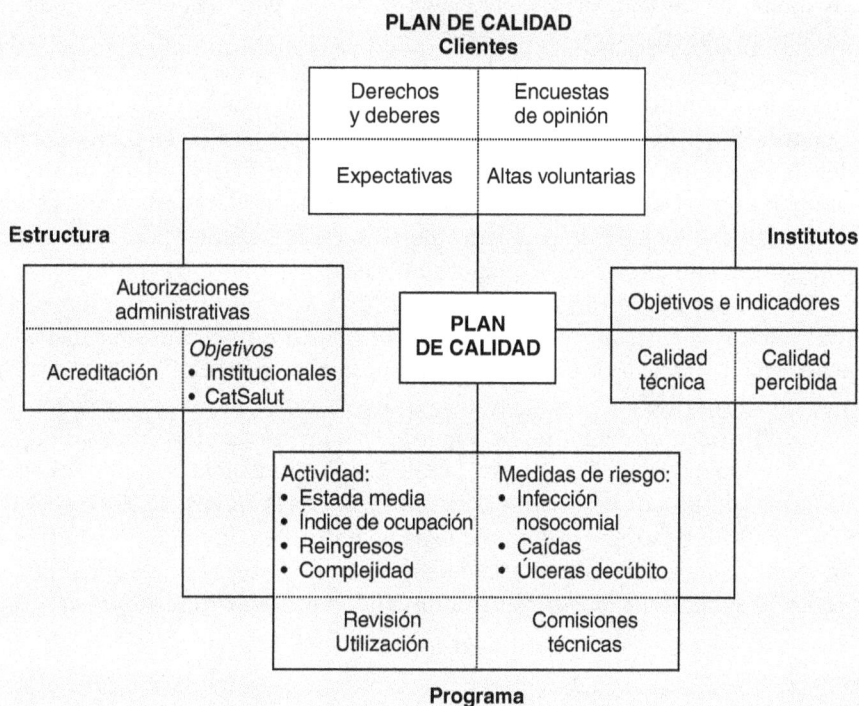

Figura 18-1. Diseño en red del Plan de Calidad del Hospital Clínic de Barcelona.

Una dimensión clásica del plan de calidad es velar por el cumplimento de las exigencias legales de naturaleza estructural que dictamine la administración sanitaria. Los permisos de apertura (niveles mínimos para ejercer una actividad sanitaria), las acreditaciones o certificaciones (niveles mínimos para ser contratados por la administración), las autorizaciones administrativas (realización de actividades específicas reguladas legalmente como los trasplantes) y los objetivos anuales de calidad señalados por la administración sanitaria pública son sus principales componentes.

Otra de las dimensiones esenciales de un plan de calidad es disponer de un sistema o circuito de vigilancia que registre permanentemente todas aquellas situaciones de riesgo a las que puede estar expuesto el enfermo. Así, por ejemplo, la consideración de la infección nosocomial como un indicador de calidad asistencial es cada vez más notoria en nuestro entorno sanitario. Un sistema de notificación de caídas y accidentes asistenciales, o los estudios de prevalencia de las úlceras de decúbito, son también elementos que deben incluirse, así como las incidencias en la medicación.

UTILIDAD DE LAS TECNOLOGÍAS DE LA INFORMACIÓN Y COMUNICACIÓN

El constante desarrollo de las tecnologías de la información y de la comunicación (TIC) y su implantación en los centros sanitarios permite potenciar los programas de calidad, ya que, por ejemplo, las TIC permiten obtener y dar información de manera fácil y rápida.

Los programas de calidad se basan en la medición y en la evaluación, por lo que es fundamental la obtención de datos. La implantación de las TIC permite disponer de potentes herramientas informáticas que gestionan grandes cantidades de datos con los que nutrir el programa de calidad. Evidentemente, esto comporta un trabajo en la selección y el análisis de los datos relevantes con la finalidad de fijar objetivos de mejora y de elaborar indicadores para evaluarlos, siguiendo la metodología de la mejora continua.

En el desarrollo de un programa de calidad es necesario definir una serie de indicadores de calidad técnica y percibida a partir de los datos que nos ofrezca el sistema de información del centro. Los indicadores (tabla 18-1) deben consensuarse con los diferentes responsables de los servicios implicados y deben haber sido definidos, por ejemplo, de acuerdo con las recomendaciones de la Joint Commission of Health Care Organization. Con los indicadores podremos evaluar de forma continuada las dimensiones relevantes de la calidad asistencial del centro, con el fin de asegurar que lo que se ha definido como fundamental se está haciendo bien, y en caso contrario, poder actuar de forma rápida y eficaz para mejorar y situar el indicador en el nivel de calidad deseable (fig. 18-2).

COMUNICACIÓN DE LOS RESULTADOS

Para transmitir los resultados de los indicadores, podemos utilizar dos herramientas de comunicación: el *dossier* de calidad y la página web.

Dossier de calidad

El *dossier* de calidad es un documento que cada servicio asistencial debe recibir periódicamente. La información básica que debe contener es:

La situación de los objetivos de calidad del año en curso, si se están cumpliendo o cuán lejos se está de lograrlo (tabla 18-2).

Tabla 18-1. Indicadores de calidad asistencial

Porcentaje de reingresos < 31 días
Estancia media preoperatoria en cirugía programada
Porcentaje de infecciones quirúrgicas
Porcentaje de mortalidad
Porcentaje de reingresos < 72 h servicio de urgencias
Tasa de intervenciones suspendidas corregida
Tiempo de respuesta al diagnóstico anatomopatológico
Tasa de infecciones por microorganismos multirresistentes
Tasa de caídas en pacientes hospitalizados (‰)
Porcentaje de pacientes con úlceras por presión intrahospitalarias
Mediana respuesta/días a las reclamaciones
Altas voluntarias (‰)
Tasa de reclamaciones (‰)
Valoración del usuario hospitalizado

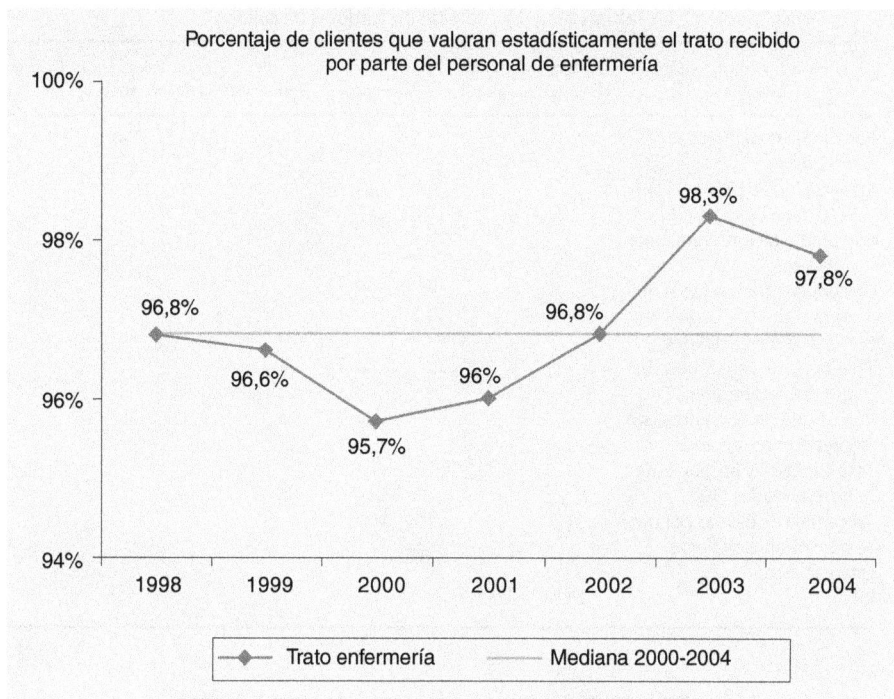

Figura 18-2. Evaluación continuada de un indicador de calidad.

Tabla 18-2. Ejemplo de objetivos de calidad

Servicio	Objetivos de calidad
	Coordinador de calidad/Enfermera de calidad

Objetivos de calidad técnica — *Situación trimestre*

Disminuir el índice de infecciones de la herida quirúrgica por debajo del 3%

Alcanzar un índice de cumplimentación de los informes de alta de enfermería en los enfermos trasladados a otros centros del 90% en todas las unidades de hospitalización

Disminuir la tasa de bacteriemias en pacientes sometidos a nutrición parenteral total, por debajo del estándar

Reducir el indicador tasa de caídas en pacientes hospitalizados obtenidos en el año 2002 (8,2‰)

Cuantificar el nivel basal de incidentes de medicación

Objetivos de calidad percibida — *Situación trimestre*

Mantener el porcentaje de conocimiento del nombre de la enfermera ≥ 79,7%

Disminuir la mediana del tiempo de respuesta de las reclamaciones por debajo de 10 días

La evolución de los indicadores de calidad técnica y percibida, comparándolos con la situación respecto al año anterior y con los estándares establecidos (tablas 18-3 y 18-4).

La voz del cliente, donde se dará información sobre los motivos de queja de los usuarios (tabla 18-5).

Tabla 18-3. Ejemplo de indicadores de calidad

Indicador	Año actual	Año anterior	Diferencia	Tendencia	Valor de referencia	Desviación
Porcentaje de reingresos < 31 días						
Estancia media preoperatoria en cirugía programada						
Porcentaje de intervenciones aplazadas						
Porcentaje de infecciones quirúrgicas						
Porcentaje de mortalidad						
Tasa de intervenciones suspendidas corregida						
Porcentaje de pacientes con infección nosocomial						
Tasa de caídas en pacientes hospitalizados (‰)						
Porcentaje de úlceras por presión intrahospitalarias						
Estancia media						
PRM						

Tabla 18-4. Ejemplo de indicadores de calidad percibida

	Indicadores de calidad percibida Servicio					
Indicador	Año actual	Año anterior	Diferencia	Tendencia	Valor de referencia	Desviación
Altas voluntarias (‰)						
Valoración del usuario (sobre 10 puntos)						
Tasa de reclamaciones (‰)						
Mediana tiempo de respuesta (en días)						

Página web

La página web es una potente herramienta que nos facilitan las TIC y que el programa de calidad debe utilizar para transmitir información a los diferentes servicios del centro. Debería contener los siguientes apartados (fig. 18-3):

1. Relación de los profesionales que forman parte del Comité de Mejora de la Calidad del centro y cómo contactar con ellos.
2. Explicación del plan de calidad del centro.
3. Memoria del programa de calidad del año anterior.
4. Descripción de los indicadores utilizados en el programa de calidad.
5. Información relevante tratada en el Comité de Mejora de la Calidad, así como los datos actualizados de los indicadores de calidad técnica y percibida.
6. Documentos relacionados con el plan de calidad a disposición de los profesionales del centro, como, por ejemplo, las guías de atención al usuario.

Tabla 18-5. Ejemplo de la voz del cliente

Indicador	Año actual	Año anterior	Diferencia	Tendencia
La voz del cliente **Servicio**				
N.º de reclamaciones totales				
Asistenciales				
Trato				
Información				
Organización				
Habitabilidad				
Documentación				
N.º de sugerencias totales				
N.º de agradecimientos totales				
N.º de consultas totales				
Comentario. Los motivos más frecuentes de reclamaciones han sido:				

Motivo	Número
Demora excesiva por intervención quirúrgica (organización)	
Problemas de comunicación telefónica (organización)	
Trato o actitud del personal inadecuado (trato)	
Negativa de asistencia (asistenciales)	
Suspensión/anulación de intervención quirúrgica (organización)	
Insatisfacción de asistencia (asistenciales)	

7. Un apartado donde se indiquen las novedades que se vayan introduciendo en la página web.

La página web debe estar disponible en la Intranet del hospital, pues una de sus funciones es agilizar la comunicación con los servicios asistenciales y poner a su disposición toda aquella información que les pueda ser de utilidad para la gestión de la calidad asistencial.

REVISIÓN DE LA UTILIZACIÓN

Se trata de un concepto de gestión sanitaria que agrupa aquellas metodologías y procedimientos destinados a evaluar la pertinencia e idoneidad en la utilización de los recursos sanitarios disponibles, atendiendo a las características de la patología atendida.

Se fundamenta en tres principios previos: *a)* la existencia de un volumen considerable de cuidados innecesarios o inapropiados; *b)* la posibilidad de reducir estos cuidados ahorrando costes, adaptando los cuidados a las necesidades reales del enfermo y no exponiéndole a riesgos evitables, y *c)* el coste operativo de estas actividades es inferior al ahorro conseguido.

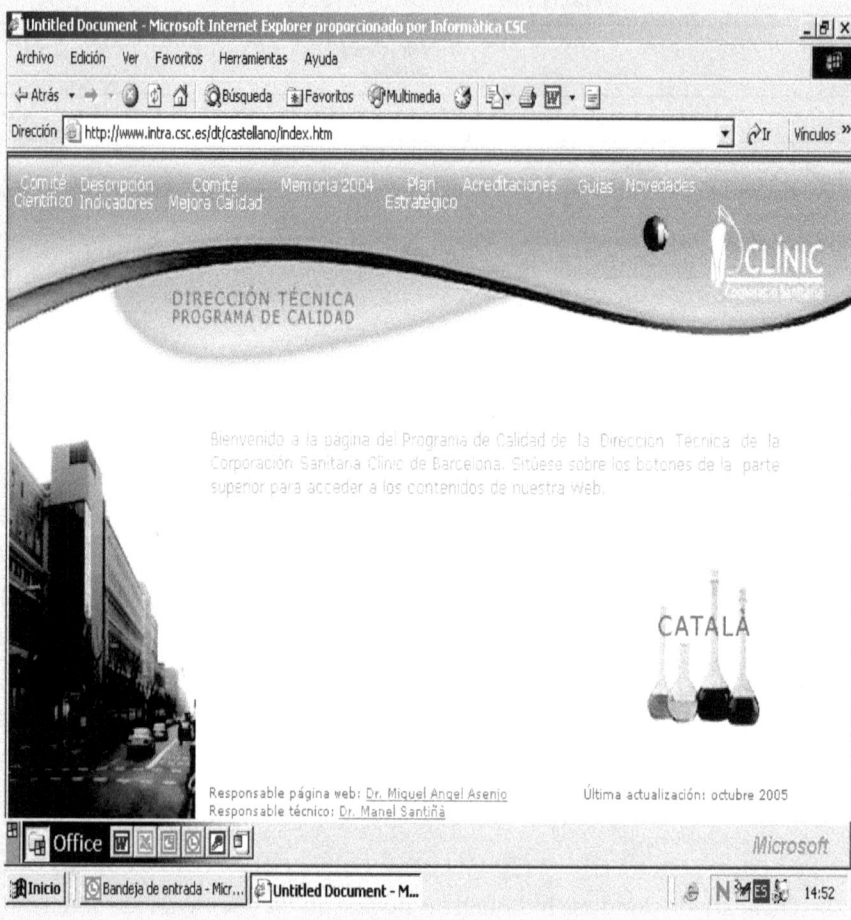

Figura 18-3. Página web del Programa de Calidad del Hospital Clínic.

En nuestro ámbito se han aplicado fundamentalmente los métodos de revisión de la utilización basados en criterios explícitos independientes del diagnóstico, que permiten valorar la necesidad clínica del ingreso hospitalario y de cada uno de los días de hospitalización, a partir de la revisión de historias clínicas. Configuran un conjunto de protocolos que difieren entre sí en su estructura interna, número y contenido de los criterios incluidos, y en las condiciones clínicas de los pacientes para los que han sido diseñados o utilizados.

El *Appropriateness Evaluation Protocol* (AEP) ha sido el más difundido, y ha mostrado una validez y aplicabilidad destacadas en nuestro sistema sanitario (v. anexo II). Consta de dos conjuntos de criterios destinados a la valoración, por una parte, del ingreso y, por la otra, de los días de estancia. Para la evaluación del ingreso se utilizan 14 criterios: nueve relacionados con el estado clínico del paciente y cinco relacionados con la intensidad de los cuidados que ha de recibir. La presencia de uno o más de los 14 criterios califica el ingreso como adecuado, valorándose a su vez como inadecuado por la ausencia de los mismos. Los días de estancia se evalúan mediante 24 criterios: diez relacionados con la naturaleza de los servicios médicos prestados, seis relacionados con la necesidad de cuidados de enfermería, y ocho dependientes del estado clínico del enfermo. La existencia al menos de un criterio justifica la estancia como adecuada, y la ausencia de todos ellos la califica como inadecuada. El día de alta no es objeto de valoración.

A partir del protocolo original, destinado a pacientes adultos con patología aguda médico-quirúrgica, se han diseñado diferentes versiones que amplían sus posibilidades de aplicación: AEP pediátrico y AEP para ingresos quirúrgicos programados.

También se han descrito otras aplicaciones suplementarias del AEP en el campo de las infecciones nosocomiales, como instrumento que permite realizar una estimación de las estancias atribuibles a estas entidades.

SEGURIDAD DEL PACIENTE

La mejora de la seguridad del paciente es una de las dimensiones clave de cualquier programa de mejora de la calidad, desde que en Estados Unidos se publicase el año 1999 el informe «To Err is Human» («Equivocarse es humano»), en el cual se afirmaba que la mortalidad atribuible a errores asistenciales superaba a la de las tres causas principales de muerte: accidente de tráfico, cáncer de mama y sida.

Toda actividad humana está sujeta a error y la asistencia sanitaria no es inmune a cometer fallos. Este fallo puede no tener ningún tipo de relevancia en la salud del paciente o ser causa de un fatal desenlace. Este hecho obliga a revisar y rediseñar los procesos asistenciales, siguiendo la metodología de la mejora continua, a fin de eliminar o, como mínimo, reducir al máximo posible estos errores.

Hay que realizar estudios de seguridad y diseñar los procesos asistenciales para tener mecanismos que nos alerten de situaciones o prácticas de riesgo.

Los estudios efectuados hasta el momento indican que los errores asistenciales están más relacionados con problemas organizativos que con problemas individuales. Así pues, los programas de calidad deben incidir en estos aspectos, teniendo en cuenta que un error que repercute en la salud del paciente acostumbra a estar ocasionado por una concatenación de errores cometidos en el desarrollo de un proceso asistencial. El trabajo en la mejora de la seguridad del paciente y la gestión de riesgos consiste en mejorar la organización de los procesos asistenciales, de manera que la realización de una práctica clínica más segura repercuta tanto en los pacientes como en los profesionales.

La gestión de riesgos debe incluir el desarrollo de indicadores para evaluar la seguridad de cada proceso asistencial que posibilite la detección de situaciones de alarma (p. ej., úlceras por presión, caídas, incidentes relacionados con la medicación, sepsis o embolismos pulmonares).

ATENCIÓN AL USUARIO

Aunque cualquier actividad o intervención destinada al paciente o su entorno inmediato puede considerarse una atención al usuario, en este apartado se hace referencia a la existencia de una unidad o estructura orgánica que representa el puente que canaliza determinadas necesidades del cliente hacia la institución o empresa. La extensión de sus funciones puede diferir según la cultura de calidad de cada hospital (recursos, perfil profesional, situación en el organigrama y dependencia jerárquica). Hay que tener en cuenta tres importantes aspectos:

1. *Perfil profesional.* Los profesionales que se dedican a la atención del usuario en sanidad habitualmente son trabajadores sociales, diplomados en enfermería o administrativos. Tal como señala la Sociedad Española de Atención al Usuario de la Sanidad, con independencia de su procedencia, es fundamental la profesionalización de una labor cada vez más destacada.
2. *Dependencia jerárquica.* Las unidades de atención al usuario suelen depender directamente de la gerencia o de la dirección responsable del programa de calidad del centro. La información que aporta es de gran utilidad en el proceso de toma de decisiones vinculadas al plan de calidad. Deberá tener acceso también a la información referente a las directrices y políticas del hospital.
3. *Perfil personal.* La atención directa al público o la entrevista personal o telefónica constituyen su método de trabajo habitual. En consecuencia, resultan esenciales la capacidad de atención y escucha, la empatía, la capacidad de síntesis, la actitud positiva para buscar soluciones a los problemas planteados, la paciencia, la serenidad y la tolerancia a la ansiedad del cliente, que en ocasiones puede llegar a ser amenazante o agresiva.

Las principales funciones de la unidad de atención al usuario son:

1. Mediación entre el usuario y la institución para solventar situaciones problemáticas o conflictivas, y así encontrar soluciones equilibradas que satisfagan al cliente dentro de las posibilidades que puede ofrecer el centro.
2. Gestión de las reclamaciones, sugerencias y agradecimientos conforme a las diferentes reglamentaciones existentes en el ámbito estatal y autonómico.
3. Facilitar información a las consultas del usuario en relación con la cartera de servicios, catálogo de prestaciones, horarios y aspectos organizativos.
4. Divulgar los derechos del enfermo al propio usuario y su entorno personal, observando su cumplimiento y participando en los comités de ética asistencial.
5. Gestionar el trámite de las demandas de documentación clínica según la legislación vigente.
6. Facilitar la comunicación entre servicios, instituciones y medios de comunicación.

La tendencia actual es fomentar el acercamiento y la participación ciudadana en la toma de decisiones y la mejora de la calidad de los servicios sanitarios, por lo que cada vez se otorga un mayor protagonismo a la opinión del cliente, obtenida a través de sus quejas y sugerencias y mediante encuestas de opinión (v. anexo III).

Una posible técnica de evaluación según sea la fase del ciclo de evaluación de la calidad se recoge en la tabla 18-6.

Tabla 18-6. Posibles aplicaciones de los métodos de evaluación de calidad en cada una de las fases del ciclo de evaluación

	Identificación de problemas	Selección de problemas	Identificación de causas	Análisis de causas	Propuesta de acciones de mejora	Revaluación
Brainstorming	X		X		X	
Técnica nominal de grupo	X		X		X	
Diagrama de flujos	X		X	X	X	X
Encuestas	X	X	X	X	X	X
Parrillas de priorización		X				
Diagrama de causa-efecto	X		X			
Diagrama de Pareto				X	X	X
Delphi	X	X	X	X	X	

Fuente: Fundación Avedis Donabedian. *Manual para equipos de Mejora de Calidad. Fundación Avedis Donabedian. Barcelona, 2000.*

RELACIONES CON LOS MEDIOS DE COMUNICACIÓN

Uno de los valores básicos de la medicina y la ciencia biomédica es el conocimiento público de sus resultados. La sociedad actual está genuinamente interesada en el seguimiento y la publicidad de los avances, problemas y limitaciones de la medicina moderna. Los temas relacionados con la medicina y la sanidad tienen un gran interés para los ciudadanos. Es por ello razonable esperar que las noticias sobre medicina y salud en los medios de comunicación den respuesta a este interés social.

Sin embargo, el periodismo se ha definido como una actividad que carece de metodología científica básica. Así, los factores que influyen en la selección de noticias son varios: características del medio, oportunidad relativa, competencia con otras noticias e imitación de otros medios (efecto cascada). Dada la competencia con otras noticias de las áreas sociales, el medio ambiente, la criminalidad, el consumo y la educación, la aparición de noticias médicas sobre «bacterias asesinas» (las vacas locas) o «virus exterminadores» (el virus del pollo) son especialmente apreciadas como titulares de interés, y más susceptibles de ser aceptadas y publicadas.

En 1997 se publicaron 5.984 noticias relacionadas con la sanidad en los cinco periódicos españoles de mayor difusión. En 1998, el número de este tipo de noticias ascendió a 8.706 (aumento del 45%).

Las noticias científicas, en general, y las médicas, en particular, ejercen presión sobre la sociedad y sobre la comunidad científica biomédica. La repercusión de las relaciones de los profesionales sanitarios con la prensa no especializada puede ser muy importante. Algunas noticias constituyen, implícita o explícitamente, una denuncia de posibles deficiencias en el funcionamiento del sistema sanitario, y una llamada de atención hacia la posible responsabilidad de los centros o de sus profesionales y directivos en la producción de daños a los pacientes atendidos.

Los profesionales y las instituciones sanitarias pueden adoptar tres formas básicas de relación con los medios de comunicación: colaboración, evitación o intentos de utilización.

La mayoría de médicos e instituciones sanitarias intentan mantener un «perfil bajo» en sus relaciones con los medios de comunicación, lo cual puede acabar convirtiéndose en una conducta de evitación, por propia timidez o por desconfianza, en ocasiones basada en una experiencia previa negativa. En el área de la investigación biomédica de alto nivel, resulta obvio que el cumplimiento de la denominada regla *Ingelfinger* (evitar la aparición de noticias en los medios antes de su publicación en revistas científicas) favorece esta conducta de evitación. Algunos profesionales sanitarios simplemente desprecian a los medios de comunicación no científicos. Finalmente, en ciertas ocasiones, el «salir mucho en los papeles» está mal visto por los propios colegas, con razón o sin ella, lo que puede condicionar también la ausencia de una comunicación fluida y honesta con la prensa.

La conducta más deseable es la de colaboración mutua, franca y honesta por ambas partes. Los profesionales sanitarios y las instituciones deben ser conscientes de la importancia de la comunicación pública y comprender el mensaje y el medio.

En 1995, el Congreso de Estados Unidos creó específicamente un comité para efectuar recomendaciones referidas a la comunicación científica. Dicho comité adoptó el denominado *principio de responsabilidad social,* que se basa en los puntos siguientes: las noticias deben tener confirmación previa, a ser posible mediante el simple proceso de revisión científica por pares; los científicos deben abrirse al público y a los medios de comunicación y deben realizar un esfuerzo adicional de educación y comprensión, y al mismo tiempo debe existir libertad para informar.

Es necesario y conveniente poner más en práctica algunas soluciones, como proporcionar información a la sociedad del resultado de las inversiones públicas realizadas en investigación y desarrollo biomédico, favorecer la colaboración entre periodistas y médicos o investigadores biomédicos y, finalmente, aprender el método propio de cada uno de ellos, por ejemplo, mediante la realización de cursos y jornadas de debate de periodismo o comunicación para médicos e investigadores, así como cursos de redacción científica biomédica para periodistas, de los que ya existen algunos buenos ejemplos en España.

La sanidad en general exige hoy, más que nunca, mayor y mejor apertura a los medios de comunicación social y más colaboración entre ambos grupos de profesionales, la cual debe basarse siempre en los principios de honestidad, transparencia y ética profesional.

BIBLIOGRAFÍA

Adell C, Trilla A, Bruguera M, Giol M, Sallés M, Bayas JM, et al. Infecciones nosocomiales por hongos oportunistas: análisis de una serie de noticias publicadas en la prensa española. Med Clin (Barc) 2000;114:259-63.

Aranaz J. Gestión de riesgos. Rev Calidad Asistencial 2005;20:2-4.

Asenjo MA. Las claves de la gestión hospitalaria. Barcelona: Gestión 2000, 1999.

Baré ML, Prat A, Lledó R, Asenjo MA, Salleras LL. Appropriateness of admissions and hospitalization days in an acute-care teaching hospital. Rev Epidemiol Sante Publique 1995;43:328-36.

Bruguera M. La información periodística sobre medicina y salud. Beneficios y riesgos. En: Fundación Privada Vila Casas. Medicina, Comunicación y Sociedad: Informe Quiral 1998. Observatorio de la Comunicación Científica - UPF. Barcelona: Rubes Editorial, 1999.

Institute of Medicine. To Err is Human: Building a safer Health System. En: Kohn LT, Corrigan JM, Donaldson MS, eds. Washington: National Academy Press, 2000.

Lledó R, Prat A, Vilella A, Losa J, Vendrell E, Trilla A, et al. Evaluación de las expectativas de los pacientes antes del ingreso en un centro de tercer nivel. Med Clin (Barc) 1998;111:211-5.

Navarro G, Prat A, Asenjo MA, Menacho A, Trilla A, Salleras Ll. Review of the utilisation of a university hospital in Barcelona (Spain). Evolution 1992-1996. Eur J Epidemiol 2001;17:679-84.

Nelkin D. An uneasy relationship: The tensions between medicine and the media. Lancet 1996;347:1600.

Prat A, Santiñá M, González M, Martínez G, Vázquez MJ, Asenjo MA. Diseño de un plan de calidad adaptado al modelo organizativo: experiencia del Hospital Clínic Universitari de Barcelona. Todo Hospital 2006;224:120-3.

Santiñá M, Ascaso C, Escaramis G, Prat A, Asenjo MA. Influencia del factor tiempo en la opinión del paciente hospitalizado. Med Clin (Barc) 2003;121:570-2.

Santiñá M, Prat A, Martinez G, Quintó Ll, Trilla A, Asenjo MA. Influencia de la edad del paciente en la percepción de la calidad asistencial. Rev Calidad Asistencial 2004;19:238-42.

Vuori HV. El control de calidad en los servicios sanitarios. Conceptos y metodología. Barcelona: Masson, 1988.

19

Acreditación hospitalaria

J. Estévez y J. Curiel

INTRODUCCIÓN

En este capítulo se intentará resolver los siguientes interrogantes: ¿qué es la acreditación hospitalaria?, ¿para qué sirve?, ¿cómo se desarrolla?, ¿qué instrumentos utiliza?, y ¿puede un jefe de servicio acreditar servicio? El capítulo se estructura en los siguientes apartados: introducción; la acreditación de centros de atención especializada, hospitales y su aplicación a servicios clínicos asistenciales, y el proceso de acreditación.

El profesor M. A. Asenjo, director de esta obra, hablaba ya en la década de 1990 de posibles medidas de la eficiencia hospitalaria, de la eliminación del trabajo inútil y de la calidad hospitalaria. Establece que la acreditación hospitalaria es un procedimiento para conocer y mejorar los resultados de la atención sanitaria, refiere los modelos de acreditación hospitalaria empleando el concepto de «calidad»; lo que se busca a través del análisis es *certificar*. El informe acreditador «en vez de culpa busca *satisfacción*, en vez de castigo propone *premios*, y en vez de empujón propone *arrastre*». Es un cambio de cultura concretado en preguntas, cuya respuesta se expresa en números, traducidas en satisfacción y siempre en oportunidades de mejora.

J. Estévez y J. Curiel indican que «no existirán nuevas fórmulas de gestión sanitarias si no se desarrollan métodos de autoevaluación que sean utilizados por los propios profesionales con la colaboración de técnicos o personal entrenado en estas técnicas». Tradicionalmente se ha concebido la acreditación sanitaria como el resultado final, consecuencia del análisis de la estructura orgánica y funcional de un centro o servicio clínico incorporado con normas preestablecidas.

Gilmore, Carrasco y otros autores definen la acreditación sanitaria como un sistema de evaluación de la provisión de la asistencia sanitaria, en comparación con estándares profesionales actuales, con el fin de determinar si se cumplen con suficiencia esas premisas (estándares/criterios) para merecer el estatus de acreditación.

Bohigas establece que la acreditación de centros/servicios sanitarios es un proceso de evaluación de la estructura organizativa y de asistencia prestada por el hospital. Es diferente de las autorizaciones administrativas o licencias de funcionamiento, las cuales expiden algunas Administraciones públicas. Actualmente, por acreditación sanitaria se entiende el proceso de observar y reconocer la forma de atención sanitaria que se realiza de acuerdo a un modelo (estándares/criterios) de «calidad» para impulsar la mejora continua.

El primer país que constituyó un proceso de acreditación hospitalaria fue Estados Unidos en 1917, cuyo objetivo era el de reconocer el nivel asistencial y tener un reconocimiento adecuado ante la profesión. El primer estándar se denominó *estándar mínimo* y estaba compuesto por cuatro normas básicas que se referían a:

1. Organización del cuerpo facultativo de los hospitales.
2. Que estos facultativos tuvieran las credenciales necesarias.
3. Que los médicos organizaran un sistema de evaluación de la política asistencial.
4. Que existieran equipos diagnósticos y terapéuticos suficientes.

En 1949, la mitad de los hospitales norteamericanos solicitaban ser acreditadas. En 1988 surge la Joint Commission on Accreditation of Healthcare Organizations (JCAHO), fruto de la fusión de dos organizaciones dedicadas a la acreditación sanitaria. El modelo de acreditación de la JCAHO es un proceso de autoevaluación y regularización del sector hospitalario americano buscando si el centro hospitalario cumple o no los atributos o condiciones exigidas o consideradas como adecuadas. En 1970, la JCAHO modificó su filosofía de estándares mínimos para pasar a *estándares óptimos*. No se trata de desacreditar o no acreditar, sino de conocer el funcionamiento del centro y establecer una guía para conseguir mejorar.

En 1953, Canadá creó también un programa para la acreditación mediante el Canadian Council on Hospital Acreditation (CCHA), siendo la única institución de Canadá con autorización para acreditar, recibiendo para ello fondos públicos. En 1974, Australia estableció un sistema de acreditación. En Europa, la primera experiencia de acreditación fue en Francia a través de la Agence Nationale pour l'Acreditation et Evaluation Sanitaire (ANAES).

En Holanda existe una asociación dependiente de los hospitales que ha unificado un proceso de acreditación. En 1992 aparece el modelo EFQM, que rápidamente se extiende al campo sanitario.

El estándar es el patrón de referencia. Es la guía con la que el centro hospitalario/servicio clínico camina hacia la mejor prestación sanitaria posible (estándar = patrón oro).

Entre los atributos de la acreditación cabe incluir los siguientes:

1. Es una herramienta, no un fin en sí misma.
2. Favorece e impulsa procesos de mejora.
3. Implica a todos (centro/servicio, organización).
4. Abarca a la totalidad asistencial (asistencia, docencia, gestión).
5. Uniforme e integral
6. Basada en la autoevaluación.

ACREDITACIÓN DE CENTROS DE ATENCIÓN ESPECIALIZADA, HOSPITALES Y SU POSIBLE APLICACIÓN A SERVICIOS CLÍNICOS ASISTENCIALES

En España, se inició en Cataluña (1981), a través del Institut Català de la Salut (Generalitat de Catalunya), lo que intentaba ser un proceso de acreditación para los hospitales, estableciendo tres niveles:

1. *Nivel A:* no acreditado.
2. *Nivel B:* acreditado temporalmente con necesidad de mejorar e introducir cambios en un año.
3. *Nivel C:* acreditando excelente.

Ningún centro llegó al nivel C en esta primera acreditación.

En 1987, el Ministerio de Sanidad y Consumo y el Ministerio de Educación y Ciencia inician conjuntamente un programa de acreditación de centros hospitalarios para la formación MIR (médicos internos y residentes).

Con las transferencias sanitarias a las comunidades autónomas, tanto las Consejerías de Salud como los Servicios Regionales de Salud han comenzado su andadura particular. Así, Andalucía, a través de la Agencia de Calidad Sanitaria de la Consejería de Salud, en 2003 estableció un programa de acreditación de centros y unidades de gestión técnica donde se define el modelo/proceso y los resultados. La Junta de Extremadura tiene un *Manual de estándares del modelo de calidad de centros, servicios y establecimientos sanitarios* que inicia en 2004. El proceso de acreditación es institucional para la autorización del centro y su mejora. Los niveles son tres: acreditación avanzada, acreditación óptima y acreditación excelente (tabla 19-1). Otras comunidades autónomas también tienen procesos de acreditación que no se pormenorizan en este apartado. El País Vasco, a través de Osakidetza, inicia el programa de acreditación externa tanto para los centros de atención especializada (hospitales) como de servicios asistenciales (laboratorios, unidad de gestión sanitaria, hematología, servicio de hostelería, etc.) siguiendo el modelo EFQM y/o el modelo ISO. La Generalitat Valenciana, por medio de la Dirección General de Ordenación, Evaluación e Investigación Sanitaria de la Conselleria de Sanitat, inicia en el año 2004 el proceso de acreditación con la elaboración de estándares y criterios adecuados a su entorno. Edita el *Manual para la acreditación de ordenaciones y prácticas sanitarias,* creando un instituto, el INACEPS, donde el proceso de acreditación tiene cuatro fases:

1. Fase de información y solicitud de acreditación.
2. Fase de autoevaluación y revisión de documentación.
3. Fase de evaluación.
4. Fase de acreditación.

Este proceso está apoyado por la firma de un contrato entre el instituto e instituciones donde se refleja el calendario de desarrollo del procedimiento, duración de la visita, composición del equipo de evaluación, aceptación del presupuesto, forma de pago, etc. El INACEPS se compromete a la confidencialidad del proceso

Tabla 19-1. Niveles de acreditación para la Junta de Extremadura

Nivel	Obligaciones	Recomendables
Acreditación avanzada	100%	< 50%
Acreditación óptima	100%	50-75%
Acreditación excelente	100%	> 75%

de acreditación con respecto a la documentación e información utilizadas. También existen experiencias en Galicia, Madrid, Aragón, Navarra, Canarias y otras comunidades autónomas.

El Ministerio de Administraciones Públicas editó en 2001 la *Guía de autoevaluación para la Administración Pública* según el modelo EFQM de excelencia, donde el proceso de acreditación se lleva a cabo por la cumplimentación mediante un cuestionario o en forma reducida de un formulario.

El Ministerio de Sanidad y Consumo tiene una Agencia para la Acreditación dentro del Sistema Nacional de Salud. Todas las agencias/instituciones realizan el proceso de acreditación a través del ciclo de Shewhart o PDCA de los términos ingleses *«plan, do, check, act»,* lo que puede traducirse por «planificar, chequear-desarrollo, ejecutar, controlar y actuar» (fig. 19-1).

El proceso de acreditación, según el Ministerio de Administraciones Públicas, es sencillo. Cualquier ente público de las Administraciones, incluido el Ministerio de Sanidad, puede solicitarlo. Por lo tanto, los hospitales y los servicios clínicos asistenciales, a través de sus organizaciones, pueden solicitar su participación en un proceso de acreditación, siendo las participaciones voluntarias y gratuitas.

La acreditación se basa en un proceso que tiene un carácter progresivo o de progresión.

Los diferentes autores institucionales definen entre tres o cuatro niveles frente a grados de acreditación:

1. *Nivel A* (grado 0): no acreditado.
2. *Nivel B* (grado I): básico (ácreditación para mejorar).
3. *Nivel C* (grado II) avanzado (cumple el 70% de estándares).
4. *Nivel D* (grado III): excelente, óptimo, experto (> 75-80% de los estándares).

Acreditación sanitaria aplicada a servicios clínicos asistenciales

La acreditación que se aplica a servicios hospitalarios, tanto clínico-asistenciales (servicios médicos, servicios centrales, etc.) como los servicios de gestión

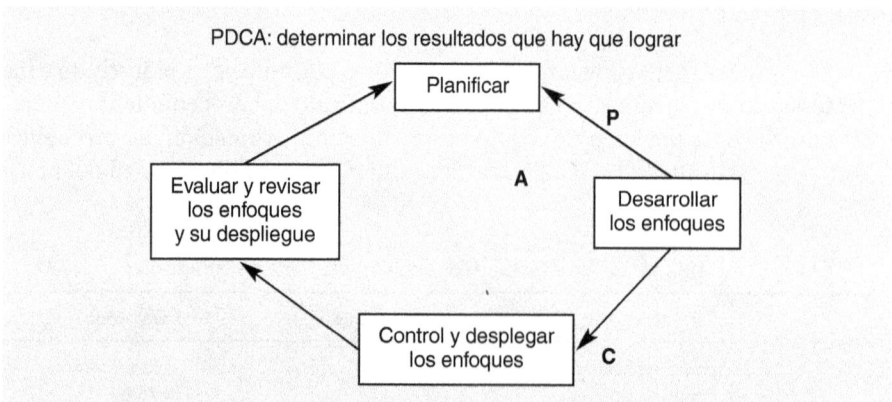

Figura 19-1. Ciclo PDCA de Shewhart.

de pacientes e historias clínicas, tiene poca trayectoria en el Sistema Nacional de Salud de España. La acreditación de un servicio deberá ser un proceso dinámico para conocer en el corte transversal si cumple o se adecua a los aspectos estandarizados más admitidos, sin que por ello sean las óptimas para la realización de sus funciones. En el momento actual, y siguiendo a diferentes autores, la acreditación de servicios sanitarios es escasa salvo honrosas excepciones, como los laboratorios de análisis clínicos, servicios de hematología (laboratorio), servicios de farmacia, servicios de admisión-archivo de historias clínicas. La Consejería de Salud de la Junta de Andalucía, a través de la Agencia de Calidad Sanitaria de la Comunidad, ha elaborado un programa de acreditación de unidades de gestión clínica, que se describe a continuación. Sirve para conceptualizar cómo se puede acreditar a un servicio hospitalario. La base de toda acreditación de servicios está en el modelo de acreditaciones que se sigue. Existe el modelo ISO y el modelo EFQM, propios de organizaciones sanitarias y elaboradas por las direcciones técnicas. El proceso de acreditación de un servicio hospitalario se realiza con el deseo y la voluntad de los componentes profesionales de un servicio. Tiene básicamente estas fases:

1. *Fase 1: Preparación.* Solicitud de acreditación y visita de presentación.
2. *Fase 2: Enfoque interno.* Autoevaluación. Evaluación interna y simulación.
3. *Fase 3: Enfoque externo.* Visita de evaluación. Informes.
4. *Fase 4: Seguimiento.*

El núcleo de la acreditación de un servicio hospitalario es la autoevaluación, ésta va a propiciar que puedan conocerse los resultados obtenidos por el servicio, con respecto a la atención directa al paciente, la organización de las actividades, los profesionales, la estructura y los resultados en calidad de vida/asistencia para sus clientes-pacientes. Y todo a través de la medición de patrones que se denominan *estándares* y *criterios*. Este proceso debe realizarse siguiendo un modelo lógico. El más utilizado es el esquema lógico de REDER (Resultados, Enfoque, Despliegue, Evaluación y Revisión) (fig. 19-2).

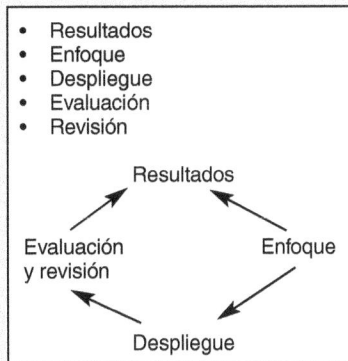

Figura 19-2. Esquema lógico de REDER.

A modo de resumen, se reitera que el proceso de acreditación de un servicio hospitalario lleva tiempo y se desarrolla en fases:

1. Fase 1: solicitud.
2. Fase 2: evaluación interna.
   a) Requiere coordinador propio.
   b) Grupo de autoevaluación.
   c) Se realiza un informe preliminar.
3. Fase 3: evaluación.
   a) Por grupo externo.
   b) Autoevaluación con el coordinador.
   c) Informe de mejora y grado conseguido.
4. Fase 4: seguimiento de resultados.
   a) Trabajo en grupo sobre acciones de mejora.

Al final del período (2 años), se tramita una nueva solicitud de acreditación.

PROCESO DE ACREDITACIÓN: CÓMO REALIZAR UNA ACREDITACIÓN SANITARIA

El proceso de acreditación es el conjunto de actividades que se desarrollan para llegar a una conclusión sobre cómo es el hospital o servicio, comparado con unas normas. Estas normas, en el ámbito de la comunidad sanitaria, son adecuadas para prestar una asistencia sanitaria buena o excelente.

El proceso acreditador desarrolla una serie de actos que denominamos: solicitud, autoevaluación, auditorías, acreditación o reconocimiento.

La *solicitud* de acreditación es un acto voluntario, que parte del hospital o servicio clínico asistencial, a través de la dirección del centro de atención especializada o del jefe de servicio médico. Se suele realizar cumplimentando unas hojas normalizadas que facilita el órgano acreditador. A veces, la solicitud y autoevaluación están unidas, pues se debe cumplimentar un cuestionario donde se indica la actividad, la organización, el funcionamiento, etc., del servicio clínico/hospital.

Didácticamente, se diferenciarán para exponer a continuación el proceso de *preparación interna,* a modo de autoevaluación, de cómo está capacitado el centro o servicio para ser reconocido como acreditado.

Habitualmente esta actividad suele llevar entre uno y 4 meses, puesto que la recogida de datos e informes es laboriosa, así como la cumplimentación del cuestionario. Sirve a nivel interno (centro/servicio) para que se elaboren documentos, guías de práctica clínica, reglamentos, instrucciones, difusión de cómo hacer el proceso de acreditación, sistema de información, etc. En los actos siguientes se solicitará abundante documentación. Con frecuencia se suele formar un comité acreditador interno compuesto por 2 o 3 personas del servicio o centro que, apoyado por el responsable de calidad del hospital, desarrolle el método que se ha elegido para la acreditación (ISO, EFQM, IC, etcétera) (fig. 19-3).

PROCESO DE ACREDITACIÓN

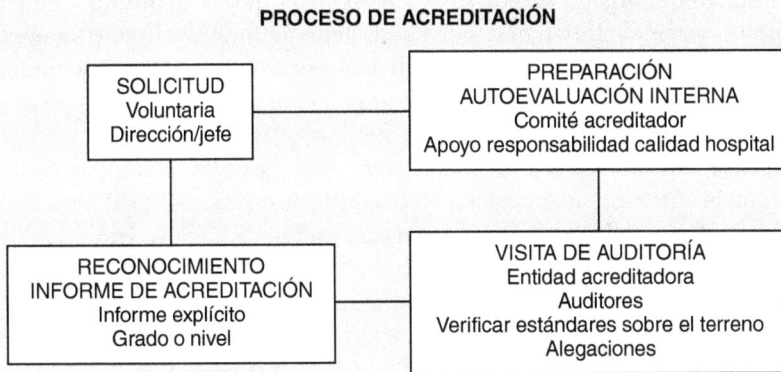

Figura 19-3. Proceso de acreditación.

La *visita* para la acreditación, o reconocimiento de un hospital o servicio, la efectúan personas ajenas al centro, que proceden de la entidad acreditadora. Estos profesionales suelen ser expertos en acreditación sanitaria y normalmente se les conoce como *auditores especializados*. Su actividad consiste en verificar el cumplimento de los estándares de acreditación en el hospital, servicio o centro sanitario de asistencia especializada. Suele durar de una a tres semanas y afecta mucho al funcionamiento habitual del hospital o de la práctica clínica del servicio médico, puesto que es preciso dedicar un tiempo para realizar las entrevistas, revisar las historias clínicas, entregar la documentación, etc., así como las visitas de campo.

En Estados Unidos, el equipo auditor lo conforman tres profesionales: un médico, una enfermera y un gestor sanitario o administrador. De esta forma, el equipo auditor o de revisión sobre el terreno garantiza las consideraciones de los diversos puntos de vista profesionales. En otras instituciones o servicios regionales de salud, incluso en el Ministerio de Sanidad y Consumo, esta actividad se realiza con un único auditor. Esta fase se suele terminar con una presentación del informe preliminar de acreditación al equipo directivo del centro o al equipo asistencial del servicio clínico. Así se facilita que en el plazo de 15 días el centro o servicio presente alegaciones previas que enviará por correo a los auditores para que lo puedan tener en cuenta al elaborar el informe definitivo.

En la acreditación de un servicio clínico o de un centro de atención especializada se está pasando un examen, tras el cual se indica si se aprueba, se reconoce y se acredita, o bien que no se ha superado el examen; también se proporciona una guía con las cuestiones que hay que mejorar.

Si en el proceso de acreditación aparecen recomendaciones de no conformidades, se pueden corregir y, en un plazo de 12 meses, se puede solicitar de nuevo la acreditación. Este período de 12 meses es el tiempo mínimo necesario para la introducción de cambios en cualquier organización sanitaria.

El acto final del proceso de acreditación es la realización de un *informe* por los auditores, que suele ser implícito en una primera versión y que es discutido dentro de la organización y por el órgano acreditador. Finalmente, pasa al cuerpo directivo del órgano acreditador y emite un informe explícito, que envía al hospital o servicio clínico que había solicitado de forma voluntaria someterse a un proceso acreditador. El informe indica el nivel o grado de reconocimiento de acreditación que se ha obtenido. Habitualmente el máximo nivel es de conexión dificultoso, por lo que si lo logra, se denomina de «excelencia».

La base del informe son los estándares o criterios que se han ido verificando tanto con la autoevaluación como con la auditoría o visita sobre el terreno (hospital/servicio). Normalmente éstos suelen ser bastante explícitos. Hoy en día, a cada criterio se le suele dar una ponderación numérica. Si se obtiene el porcentaje previamente establecido, se logra la acreditación. En Estados Unidos, los criterios son numéricos, lo que ha permitido elaborar un algoritmo que aconseja la acreditación o no del centro. En la auditoría de campo se suele seguir el cuestionario a través del algoritmo, y en aquellos casos en que es dudoso o no se cumple, se examina con mayor detenimiento. También se chequea por muestreo.

El «alma» de la acreditación: los estándares y los criterios, detalles técnicos

Los centros de atención especializada u hospitales, así como los servicios clínicos, son organizaciones complejas; aunque sus cometidos y dimensiones pueden ser diferentes, siempre se pueden identificar unas características comunes a todas ellas: *a)* cómo trabaja el jefe de servicio con sus jefes de sección para organizar el servicio o el hospital; *b)* cómo la dirección realiza la planificación estratégica; *c)* si el servicio tiene criterios para la gestión tecnológica de los equipos sanitarios asignados, etc.; *d)* cómo se desarrolla la comunicación en el servicio/hospital (sesiones clínicas, distribución de la información, etc.), y *e)* cómo es la gestión de la información. Otras características hacen referencia a los aspectos éticos, gestión de procesos, satisfacción del usuario paciente-cliente, satisfacción del personal del servicio/centro, resultados en el proceso asistencial, valorándose la historia clínica de episodios asistenciales más frecuentes, que en el hospital se denominan *resultados clave,* así como implicación con la sociedad o equipos de atención primaria, etc.

Todo ello nos lleva a decir que el alma de la acreditación son los estándares y los criterios preestablecidos. Siguiendo a varios autores, podemos indicar que lo desigual es tratado como igualdad desigual, puesto que cada norma/estándar/criterio tiene una ponderación numérica diferente.

En la Consejería de Sanidad y Consumo de la Junta de Extremadura se utilizan unas ponderaciones diferentes la tabla 19-2. Los servicios regionales de salud, organismos de acreditación, instituciones internacionales o el Ministerio de Sanidad y Consumo han ponderado de forma específica la valoración numérica de un estándar o criterio. El *criterio* es el juicio técnico que constituye el patrón de medida del fenómeno que se estudia. Debe ser medible y comprensible. Mientras que el *estándar* es el valor del criterio juzgado como óptimo y delimita si es aceptable o no. En la bibliografía anglosajona estos conceptos son a la inversa.

Existen diferentes modelos de acreditación. Todos han ido evolucionando del modelo tradicional de evaluación y análisis de *estructura más proceso igual a resultados.* Hoy en día los estándares y criterios se centran en funciones. Existen tres modelos (tabla 19-3) que se resumen a continuación.

Tabla 19-2. Ponderación de los estándares y criterios: en acreditación de desigualdad es tratada con igualdad desigual

	Hospitales (%)	Centros de salud (%)	Otros (%)
Dirección	8	6	4
Planificación estratégica	6	4	2
Gestión RR.HH.	7	5	4
Gestión tecnológica	7	5	4
Recursos materiales	7	5	3
Gestión: información o conocimientos, aspectos éticos	8	6	4
Gestión de procesos	14	24	33
Satisfacción usuario. Paciente	20	0	20
Satisfacción del profesional o del personal servicio/centro	9	9	7
Implicación con el área de salud sociedad o atención primaria	6	10	6
Resultados o asistencia prestada a patologías específicas	15	11	7

Tabla 19-3. Elementos comparativos de modelos de acreditación

Modelo ISO	Modelo EFQM	Modelo Joint
Acredita acciones planificadas previamente	Autoevalúa funciones	*Commission*
Norma ISO 9000	9 funciones: 5 son agentes facilitadores y 4 son resultados	Organización Estados Unidos
Acredita sistemas de organización de servicios	(v. texto)	JCAHO
ISO 9001	*Preconiza:*	Estándares
Ve requisitos del cliente y reglamentos de aplicación	Los resultados de la organización son consecuencia de los agentes facilitadores	Funcionales
ISO 9004	Modelo globalizador	Óptimos, no mínimos
Guía sobre la organización que contempla tanto la efectividad como la eficiencia del centro	Para el centro/ servicio	En España está promovido por la FAD (Fundación Avedis Donabedian)
Objetivo: la mejora del desempeño	Organización	Se mide el progreso del hospital/servicio y no la estructura
ISO 1011		Tres niveles de acreditación: acreditación, acreditación con recomendaciones de mejora y acreditación condicionada Tiene 6 meses para mejorar
Guía para auditar sistemas de calidad		

Modelo ISO: Normas ISO 9000-2000. Este modelo analiza un conjunto de acciones planificadas y sistemáticas necesarias para proporcionar la suficiente certeza de que una tarea realizada cumple las expectativas de calidad previamente establecidas. La norma ISO 9000 describe los fundamentos de los sistemas de gestión de la calidad aplicado a las organizaciones de servicio. Se utiliza el modelo para servicios de farmacia hospitalaria, laboratorio de análisis clínicos, radiología, etc. Existen varias ISO:

ISO 9001. Analiza si la organización cumple los requisitos del cliente y la reglamentación de aplicación. Pretende aumentar la satisfacción del cliente.

ISO 9004. Analiza acciones de una organización que contemplan tanto la efectividad como la eficiencia de un centro o servicio. El objetivo es la mejora del desempeño de la organización y la satisfacción del cliente.

ISO 1011. Es la guía para auditar sistemas de calidad.

Modelo EFQM.   Es el llamado modelo europeo de la European Foundation for Quality Management. Es una agencia que promociona la autoevaluación en organizaciones de la Unión Europea para demostrar que son competitivas y de excelencia con respecto a otras. Se inicia en 1992 con 14 países; en 1995 pasa al sector salud. El modelo evalúa las funciones de satisfacción del paciente, resultados, procesos, capacidad directiva de los gestores, gestión de personal, utilización de recursos, satisfacción de los profesionales, políticas y estrategias seguidas y su impacto en la sociedad.

El modelo EFQM integra y hace operativo los componentes esenciales de una organización. El modelo tiene carácter globalizador.

Modelo Joint Commission.   Es el modelo de la organización JCAHO. Este modelo es de autoregulación por parte de los hospitales americanos. A partir de 1966, el gobierno de Estados Unidos exigió a los hospitales que desearan ser financiados por la Seguridad Social que debían ser acreditados por la JCAHO. En 1970 se pasó de estándares mínimos a estándares óptimos. Los estándares son la guía para mejorar. La JCHAO no tiene el monopolio de la acreditación y un 20% de los hospitales solicitan la acreditación por el gobierno.

En España el modelo Joint Commission está promovido por la Fundación Avedis Donabedian, institución sin ánimo de lucro creada en 1989. La evaluación es realizada por profesionales de la gestión sanitaria. Los estándares son óptimos y no mínimos, siendo estándares funcionales que miden los procesos del hospital y no son estructurales.

La acreditación hospitalaria es un proceso continuo, pudiendo comenzar por un modelo y continuar por otro, y viceversa.

La forma de llevar a cabo la autoevaluación es contestando a los formularios/cuestionarios (modelo EFQM) o a las preguntas funcionales (modelo Joint Commission), o bien aportando la documentación que demuestre que el procedimiento es reglamentado (modelo ISO). Por ello, y siguiendo nuestro criterio, a continuación se expone el modelo adaptado de la EFQM con servicio de admisión y documentación clínica de un centro hospitalario.

Estándares y criterios adaptados del modelo EFQM para la acreditación del servicio de admisión-documentación clínica de un hospital

Se agrupan para:

1. Acciones centradas en el proceso.
2. Acciones centradas en el personal.
3. Acciones centradas en el cliente o usuario del servicio.
4. Resultados de la prestación e impacto sobre sus usuarios.
5. Sobre políticas, estrategias y liderazgo en calidad que el servicio realiza.

Acciones centradas en el proceso

Principio. Se garantizará la realización de procesos relacionados con la acogida y gestión de pacientes-clientes externos, gestión de camas y de tiempos de espera, suministro y custodia de historias clínicas e información sanitaria.

Criterio. Se agrupan los criterios para cada línea de proceso que realiza el servicio de gestión sanitaria y documentación clínica (GESDOC).

Para acogida y gestión de pacientes-clientes externos:

1. Dispone de un sistema de admisión de enfermos programados/urgentes/hospitalización a domicilio/Unidad de día, etc., que es único y coordinado, funcionando las 24 horas del día.
2. Dispone de un sistema de identificación de pacientes atendidos en el centro, así como para su localización en cada momento.
3. Se tiene establecido un sistema de preadmisión de enfermos para la actividad de hospitalización programada, unidad de día, hospitalización a domicilio, cubriendo al menos el 95% de los ingresos.
4. La gestión de ingresos por traslado desde otro centro o canalización de pacientes se realiza desde el GESDOC con una respuesta menor a 2 días.
5. Tiene establecido un sistema de custodia de pertenencias.
6. Tiene establecido el GESDOC algún sistema centralizado de gestión y evaluación de la continuidad de cuidados en el área de salud para enviar el informe de alta.

Para gestión de camas:

1. Tiene un sistema de censo diario de aceptación de camas y conoce de forma permanente la relación de camas disponibles.
2. Se responsabiliza de forma única y central de la gestión de altas de pacientes (así como de los movimientos intra y extrahospitalarios: canalización de pacientes).
3. La asignación de camas y traslado del enfermo a su habitación desde que se indica el ingreso es inferior a una hora.
4. La asignación de camas la realiza el GESDOC.
5. Está establecido un sistema de control de estancias donde, al menos mensualmente, se analizan las admisiones prematuras y las admisiones prolongadas.

Para gestión de tiempos de espera y de la demanda sanitaria:

1. El registro de lista de espera es único y gestionado por el GESDOC.
2. Dispone de un sistema centralizado de organización de la demanda asistencia ambulatoria a través de agendas de trabajo para consulta externa.
3. Tiene la posibilidad de concertar una cita programada de consulta a través de su centro de salud o por sistema telefónico de cita.
4. Existe un sistema de verificación de pacientes sin cita previa.
5. Existe un sistema de control de estas citas fallidas < 1%.
6. De la comunicación, confirmación de día y hora para ingresos de intervenciones quirúrgicas programadas u otros pacientes programados se encarga el GESDOC.
7. La emisión de los partes definitivos de quirófano las realiza el GESDOC.
8. Está establecido un sistema de programación/localización quirúrgica programada centralizada donde se analiza semanalmente la estabilidad de la programación (la desprogramación debe ser < 10%).
9. Diariamente el personal del GESDOC valida las intervenciones urgentes.

Para la gestión, custodia y suministro de historias clínicas:

1. La historia clínica que el centro utiliza está acorde con la normativa que regula el uso de la misma.
2. Dispone de un reglamento escrito de uso de historia clínica.
3. Todas las historias clínicas quedan depositadas en el archivo único y central en un plazo no superior a 15 días del alta del proceso asistencial.
4. El archivo de historias clínicas, incluida la iconografía de «rayos X», está ordenado en un activo y otro pasivo con espacio físico suficiente para la dedicación exclusiva a este fin.
5. Tiene normalizado (y realiza) los procedimientos de custodia especial de historias clínicas.
6. Tiene algún sistema para conocer que el préstamo de las historias clínicas, por petición urgente (excepción urgencias), sea menor al 10% de todas las peticiones/día.
7. Está establecido un sistema para conocer la disponibilidad de historias clínicas tanto dentro como fuera del archivo.
8. La historia clínica es única para el hospital y su atención especializada del área.
9. La historia clínica dispone de un catálogo normalizado de documentos, autorizado por la comisión de historias clínicas del centro.
10. Existen sistemas para detectar la inclusión de documentos clínicos en la historia clínica no autorizados ni normalizados.
11. Existe una política de conservación y perdurabilidad de la historia clínica en el centro.

Para los procedimientos de información sanitaria:

1. Los cuadros de mando y ficheros del sistema de información los gestiona el GESDOC.
2. El GESDOC dispone de un protocolo para enviar la información clínico-sanitaria del hospital a los centros/servicios que corresponda, donde está reflejado algún sistema que vele por la protección de los datos sanitarios.
3. Dispone de un sistema de entradas normalizadas para realizar el fichero índice maestro de pacientes.
4. Dispone de un sistema de análisis y valoración de las historias clínicas y/o información sanitaria que se envía a juzgados e instituciones.
5. Se dispone de un sistema interno del GESDOC para la constitución y control del CIMBD por paciente, con errores en los datos administrativos del CMRD inferior al 3%.
6. Se realiza la codificación de diagnósticos y procedimientos mediante la CIE-9 para hospitalización, urgencias y consultas externas.
7. La codificación básica tiene una tasa de inespecíficos inferior al 1%.
8. Se realiza alguna explotación del CMBO por el GESDOC y se difunde a todos los servicios.
9. La codificación de diagnósticos y procedimientos se realiza por personal con formación específica y dedicación exclusiva a estas tareas.

10. La codificación se realiza con la historia clínica completa analizando el informe de alta.
11. Dispone de mecanismos de control de gasto o coste por cada proceso asistencial de enfermos no pertenecientes al Sistema Nacional de Salud; el GESDOC es el encargado de la recogida de datos para realizar cobros a terceros.

Acciones centradas en el personal

Principio. El GESDOC se organiza a partir de criterios de dirección participativa por objetivos (DPO) con estímulos para lograr una participación de sus componentes y desarrollando sistemas de comunicación y de formación entre el personal del servicio.

Criterio. Se analizarán los criterios siguientes:

1. Se dispone de encuestas de satisfacción del personal del GESDOC y sus datos se utilizan en la gestión de recursos humanos.
2. Está establecido (y se aplica) un plan de formación de personal del GESDOC.
3. Se desarrolla el trabajo en equipo por medio de la definición de los objetivos anuales de las áreas del servicio.
4. Se revisan y actualizan los objetivos con los individuos de cada área funcional del GESDOC.
5. Se realizan actas internas de las reuniones del servicio para estimular la participación del personal.
6. Se transmite la información a todas las personas del equipo de trabajo.
7. Se identifican las necesidades de comunicación en el servicio.
8. El personal del GESDOC tiene acceso a la información que necesita para realizar su trabajo (protocolo, manuales, etc.).
9. Se protege y explota la propiedad intelectual y se indican formas de publicar artículos, ponencias, charlas.
10. Existe una estructura de personal adecuada al centro y al menos hay un mando intermedio que coordine el GESDOC (p. ej.: 8 personas/100 camas).
11. Existen reuniones periódicas del equipo de trabajo para analizar y mejorar el trabajo que se realiza.
12. Se utiliza sistemáticamente información del personal de GESDOC para el establecimiento de los estándares de funcionamiento y objetivos de mejora.
13. Existe un sistema de seguimiento individualizado de la jornada anual de cada persona del GESDOC.
14. Existe algún sistema de control de absentismo, nivel de accidentes laborales, quejas de los trabajadores, criterios de contratación y rotación de personal para el GESDOC.

Acciones centradas en el cliente o usuario del servicio

Principio. Velar para conocer las necesidades y expectativas de los usuarios del servicio:

1. Se investigan las necesidades de los clientes-usuarios del GESDOC con respecto a la oferta de servicios de que disponen.

2. Se evalúa el grado de satisfacción que tiene el usuario del GESDOC con respecto al servicio.
3. Se utiliza sistemáticamente la información de los usuarios del GESDOC para el establecimiento de los estándares de funcionamiento y objetivos de mejora.
4. El acceso de los clientes-usuarios a los servicios del GESDOC es rápido; se atiende con prontitud.
5. Dentro del GESDOC existe algún sistema de tratamiento de quejas y/o sugerencias o nuevas demandas de servicios.
6. El GESDOC difunde y vela la carta de derechos y deberes de los pacientes.

Resultados de la prestación e impacto sobre sus usuarios

Principio. Conocer los resultados de la prestación que el GESDOC realiza, analizando aspectos económicos y de impacto sobre sus usuarios, para así mejorar su toma de decisiones.
Criterio. Se deben evaluar los criterios siguientes:

1. Se mide el impacto que la actividad del GESDOC tiene en los servicios/unidades del hospital de atención especializada y los centros de salud de su área de influencia.
2. Se conoce el coste por actividades básicas del servicio (coste por suministrar una historia clínica, coste por citar a una persona, coste por realizar un ingreso, coste por realizar una programación quirúrgica localización) o, en general, los costes globales del servicio.
3. Se comparan los costes año a año.
4. La contratación de personal se gestiona en el GESDOC a través de la estructura del centro.
5. La cadena de suministro es gestionada para su mejora, existiendo un inventario de material y equipos con un sistema de *stock* mínimo para materiales indispensables en el servicio (historias clínicas, hojas de urgencias, etc.).
6. La eliminación de residuos (papelería de historias clínicas) se realiza con criterios de confidencialidad.
7. Las compras y adquisiciones se gestionan en el servicio.
8. Dispone de un manual de funcionamiento del GESDOC donde al menos están reflejados los procedimientos más frecuentes.

Sobre políticas, estrategias y liderazgo en calidad que el servicio realiza

Principio. El equipo debe velar para que se desarrollen principios y estrategias relacionadas con la calidad en el GESDOC.
Criterios:

1. Se ha definido por escrito un programa de calidad para el servicio.
2. Se ha iniciado alguna acción concreta sobre calidad en el último año.
3. El personal que trabaja en el GESDOC conoce los temas clave relacionados con la calidad.

4. Se ha desarrollado algún programa de formación en calidad para el personal del GESDOC en el último año.
5. Se ha participado en actividades de investigación en beneficio del usuario del GESDOC o de la organización.
6. El equipo de trabajo evalúa, al menos una vez al año, su política o estrategia sobre la cartera de servicios del GESDOC y lo que realiza.
7. Existen sistemas que fomentan y facilitan la participación del personal en el GESDOC.
8. Existen sistemas de comunicación entre las diferentes áreas del GESDOC donde se establece el orden del día de las reuniones.
9. En el GESDOC se utilizan cartas/carteles y otras medidas como sistemas de comunicación.
10. Se elaboran los presupuestos y necesidades del servicio de admisión y documentación clínica para planificar sus gastos.
11. Existe un sistema de valoración de la calidad del informe de alta.

Estas cinco funciones del GESDOC, con sus criterios objeto de análisis, cumplen los criterios generales de la JCAHO y de la EFQM.

CÓMO SE ACCEDE A UNA ACREDITACIÓN SANITARIA: LOS ORGANISMOS DE ACREDITACIÓN

Los hospitales y servicios clínicos que deseen acceder a una acreditación sanitaria deben estar convencidos de que iniciar una proceso de acreditación es laborioso; por lo tanto, deben conocer su propia responsabilidad en el proceso, así como determinar qué tipo de organismo acreditador desean que autoevalúe y que analice en su organización: funcionamiento, resultados asistenciales obtenidos, etcétera.

Siguiendo a diferentes autores e instituciones, podemos indicar que los organismos de acreditación realizan un análisis, emitiendo un informe que puede ser agrupado en tres vertientes:

1. *Certificación.* Es un elemento de reconocimiento donde se establece que cumple los criterios establecidos y, como consecuencia, se considera que están dentro de lo que la comunidad científica considera de calidad. El valor del certificado de acreditación está en función de la credibilidad de la institución que lo firma.
2. *Acreditación.* Está muy relacionada con el modelo Joint Commission. Consiste en reconocer que el centro/servicio está organizado adecuadamente para trabajar en equipo con misión clara a través de un diseño sistemático de procesos, y si la toma de decisiones se basa en datos y no en empirismo con acciones de mejora continua. Es decir, un reconocimiento a través de una monitorización de unos criterios sanitarios elaborados por instituciones solventes sobre gestión de la calidad.
3. *Excelencia y mejora continua.* Es el modelo EFQM que se basa en el reconocimiento del centro/servicio clínico a través de la autoevaluación. Pretende

reconocer a través de un «premio» cómo es el centro sanitario, cuáles son sus habilidades para mejorar sus resultados o mejora continua.

Estos tres reconocimientos diferentes los realiza el organismo acreditador, que es fundamental en todo proceso de acreditación, y en ellos debe estar reflejado tanto la credibilidad de sus actuaciones como la imparcialidad.

Es preciso que la acreditación se diferencie de la autorización administrativa que se otorga por la autoridad administrativa competente al inicio de la actividad de un hospital o servicio clínico. Es un permiso de inicio de la actividad o autorización de apertura y funcionamiento. Es obligatorio ya que se da una sola vez, mientras que la acreditación es un premio o certificado para un período, y debe renovarse.

En la tabla 19-4 se establecen los diferentes organismos de acreditación existentes en España para el sector sanitario.

En el ámbito internacional existen diferentes organismos de acreditación y que, a modo sintético, se indican en la tabla 19-5.

ACREDITACIÓN Y CALIDAD: DOS CONCEPTOS INTERRELACIONADOS

Desde hace una década, en el Sistema Nacional de Salud los conceptos de «calidad» y «acreditación» vienen insertándose en el quehacer diario de muchos hospitales y servicios clínicos. No es nada pasajero, sino un concepto que evoluciona al ritmo del crecimiento de la sociedad y de la comunidad científica asistencial. Las organizaciones públicas y privadas, al ser numerosas en este nuevo proceso de calidad-acreditación, lo ven como un nuevo trabajo, destinado a la

Tabla 19-4. Organismos para la acreditación

Finalidad acreditadora	Organismos acreditadores
Docencia	Ministerio de Sanidad y Consumo: Programa de formación especializada posgraduada de médicos residentes: Programa MIR
	Ministerio de Sanidad y Consumo; Consejerías de Salud: programa de acreditación de actividades formativas para la formación continuada de personal del Sistema Nacional de Salud. Comisión de Formación Continuada
Investigación y desarrollo sanitario	Instituto de Salud Carlos III
Asistencial para hospitales, servicios clínicos, centros sanitarios ambulatorios	Salud: Programas de acreditación-calidad-evaluación sanitarias. Agencias
	Sociedad Española de Calidad Asistencial: Registro Español de Certificación y Acreditación Sanitaria. RECAS
	ENAC: Acreditación de laboratorios clínicos
	FAD: Fundación Avedis Donabedian
	AENOR
	ISO
	MAP: Ministerio de Administraciones Públicas
	KALITATCA: Premio EFQM

Tabla 19-5. Organismos internacionales relacionados con la acreditación

Organismos de acreditación y estandarización
American National Standards Institute
International Organization for Standardization (ISO)
Entidad Nacional de Acreditación (EVA)
National Committee for Quality Assurance (NCQA)
Organizaciones de acreditación sanitaria
Joint Commission on Accreditation of Healthcare Organizations (JCAHO)
Canadian Council on Health Services Accreditation
Australian Council Healthcare Standards
Health Quality Service (Reino Unido)
American Accreditation Healthcare Commission (Estados Unidos)

Organismos de modelos de excelencia
European Foundation for Quality Management (EFQM)
Malcolm Baldrige National Quality Award
Premio canadiense a la excelencia

Otras organizaciones de acreditación y calidad
Institute for continuous quality improvement
Instituto Deming
Instituto Juran
Institute of Medicine (Estados Unidos)
Universidad de Clemson
Maryland Center for Quality and Productivity
European Forum for Good Clinical Practice
Good Laboratory Practices On Line
Kingsfund College
Quality Resources On Line

mejora continua de la organización, a mejorar su funcionamiento y sus resultados asistenciales en un entorno concreto. Este reconocimiento, a través de la acreditación, pasa por conocer los procesos de gestión de la calidad en los hospitales y/o servicios clínicos.

El concepto de «calidad sanitaria» es un juicio sobre el acto de la prestación asistencial, en la que influyen la organización, el funcionamiento, la actitud, los conocimientos técnicos y científicos, etc.; cuando el juicio resulta incompleto, se puede mejorar estudiando los aspectos de su trabajo o realizando actos para que el juicio al que fue sometido mejore.

Distintos autores definen la calidad sanitaria como «hacer lo que hay que hacer, cuando hay que hacerlo, como hay que hacerlo, donde hay que hacerlo». Esto siempre exige monitorización de la atención sanitaria mediante evaluaciones de la asistencia. Por todo ello, acreditación y calidad están interrelacionados. Su consecución sólo puede lograrse en un centro hospitalario y/o servicio clínico sanitario si existe una estructura para la gestión de la calidad, lo cual implica que haya un responsable que dirija el proceso, así como grupos de trabajo, comisiones, unidad de calidad. Esto facilitará el uso de herramientas y métodos de calidad-acreditación. La acreditación de un servicio clínico es un elemento de diagnóstico de situación sobre la calidad que se presta, siendo muy importantes los documentos de resultados (historia clínica, encuestas de satisfacción, etc.). De todos son conocidas las dificultades que conlleva la realización de procesos de acreditación o planes de calidad, puesto que la introducción de acciones de autoevaluación requiere gestionar cambios y conocimiento del tema.

BIBLIOGRAFÍA

Ángel L, Prieto C, González Arias E. Manual práctico de acreditación de hospitales. Madrid: Editorial Médica Europea, 1993.

Arcelay A. EFQM. Reflexiones a propósito de un excelente modelo de excelencia. Rev Calidad Asistencial 2000;15:133-4.

Arizeta A. Portillo I, Ayestarán S. Cambio de organización y cultural en un hospital: percepciones y discursos de sus impulsores. Rev Calidad Asistencial 2001;16:22-8.

Asenjo MA. El Hospital como empresa. Med Clin (Barc) 1991;96:780-3.

Asenjo MA. Reflexiones de una década decisiva en la gestión hospitalaria española. Colección Todo Hospital. Barcelona: Puntex, 2002.

Bohigas Ll. Acreditación hospitalaria. Gestión diaria del hospital. Barcelona: Masson, 2001.

Consejería de Sanidad y Consumo. Junta de Extremadura. Manual de estándares del modelo de calidad de centros, servicios y establecimientos sanitarios. Mérida: Dirección General de Formación Inspección y Calidad Sanitaria, 2004.

EFQM. Modelo EFQM de Excelencia; sector Público y Organizaciones del voluntariado. Madrid: Club de Gestión de Calidad, 1999

Curiel Herrero J, Estévez Lucas J. Manual para la gestión sanitaria y de la historia clínica hospitalaria. Madrid: Edymsa, 2003.

Generalitat Valenciana. Manual para la acreditación de organización y prácticas sanitarias. Valencia: Conselleria de Sanitat, 2004.

Gilmore K, Morales Novoes H. Manual de gerencia de la calidad. Washington: OPS-OMS, 1996.

Ministerio de Administraciones Públicas. Ministerio de la Presidencia. Guía de autoevaluación para la Administración Pública. Modelo EFQM de excelencia. BOE, Madrid, 2001.

Villalobos J. Gestión de la calidad total. Todo Hospital 1998;150:585-8.

20

Gestión de la docencia hospitalaria

J. Terés, L. González y C. Riba

INTRODUCCIÓN

Juntamente con la asistencia y la investigación, la docencia forma parte de la tríada de actividades que clásicamente se consideran inherentes al ejercicio de las profesiones sanitarias. Este componente docente del ejercicio profesional, más proclamado que efectivamente ejercido, por regla general está recogido en declaraciones y textos, desde el *juramento hipocrático* hasta la vigente Ley de Ordenación de las Profesiones Sanitarias (LOPS) en su artículo 12 (BOE 280/2003, de 22 de noviembre), pasando por algunos códigos de deontología de colegios profesionales *(Codi de Deontologia del Consell de Col·legis de Metges de Catalunya, 2005).* Si no fuera así, mal se podría justificar la generalización del término «doctor» (del latín *docer,* «maestro») referida a todos los médicos, incluso aquellos que no tienen el título de doctor.

ENSEÑAR Y APRENDER

El objetivo general básico de la docencia es el aprendizaje; sus objetos son el conocimiento, las actitudes y las habilidades que se transmiten mediante las acciones de explicar, enseñar y aprender. El aprendizaje se opera en el alumno, depende de él y comporta la adquisición de conceptos, o el cambio de éstos, así como de habilidades y de actitudes, frente a una determinada situación. El aprendizaje puede verse favorecido o dificultado por influencias externas. Enseñar es toda actividad encaminada a favorecer el aprendizaje, ejercida por el profesor, mediante herramientas específicas, como inspirar curiosidad, promover inquietud y, sólo en último término, explicar o impartir información. Con excesiva frecuencia se escucha decir a profesores que han explicado tal o cual lección o concepto, confundiendo «explicar» con «enseñar» o incluso «enseñar» con «aprender», es decir, confundiendo el objetivo (aprender) con los medios (explicar o enseñar).

Para que un proceso de aprendizaje sea eficaz, se requieren varias condiciones. En primer lugar, es indispensable la motivación del alumno, su deseo de aprender, que puede verse favorecido o dificultado por circunstancias distintas, entre ellas la actitud del profesor. En segundo lugar, la definición de objetivos, en función de las necesidades de formación. Los objetivos son generales y específicos. Los objetivos generales definen el producto que se pretende obtener de la acción formativa, mientras que los específicos, expresados siempre mediante el infinitivo de un verbo, definen aquellos puntos concretos que el alumno debe ser capaz de desarrollar una vez finalizada la acción formativa. De la intersección entre las necesidades y los objetivos nace el programa, que será tanto más adecuado cuanto mayor sea la citada intersección. El programa, además de adecuado a los objetivos, debe ser atractivo para el alumno, mediante una clara orientación profesional y primando la enseñanza práctica, siguiendo el viejo proverbio «lo oigo y lo olvido, lo veo y lo recuerdo, lo hago y lo aprendo» y teniendo en cuenta que, de hecho, la práctica es la razón de ser de la teoría. En tercer lugar, la metodología docente debe adecuarse al programa y, por lo tanto, a los objetivos. En cualquier caso, es imprescindible que la acción formativa sea interactiva, con participación del alumno, que debe aprender a razonar, a escuchar, a discutir y no sólo a responder, sino a hacerse preguntas. «Sin discusión, una experiencia intelectual es sólo un ejercicio en un gimnasio privado.»

PECULIARIDADES DE LA DOCENCIA EN CIENCIAS DE LA SALUD. LUCES Y SOMBRAS

Receptores

Estas consideraciones son especialmente importantes cuando la docencia se dirige a personas adultas, como sucede en las enseñanzas de grado superior y, concretamente, en ciencias de la salud, que es la que nos ocupa y que, además del período de pregrado, tiene programas formativos muy bien definidos en el posgrado (especialización, doctorado) y una gran demanda de formación continuada, todas ellas dirigidas al adulto y presentes sobre todo en el ámbito hospitalario. El aprendizaje del adulto tiene unas características especiales que Bunnell resume en cinco puntos:

1. Los adultos quieren usar lo que han aprendido enseguida después de aprenderlo, por lo que los programas de formación continuada deben basarse en las necesidades prácticas de los profesionales.
2. Los adultos quieren resolver problemas y no únicamente aprender hechos, por lo que cualquier lección debe ser interactiva, permitiendo al alumno hacer y responder preguntas.
3. El aprendizaje es mejor cuando el alumno adulto puede hacerlo a su ritmo, por lo que debe formarse para el autoaprendizaje.
4. La motivación aumenta cuando el alumno adulto participa en la definición de los objetivos, por lo que los profesionales deben implicarse en la programación de su formación continuada. Deben sentirse usuarios y no simples receptores de educación.
5. Los adultos quieren saber cómo progresan, por lo que deben ser sometidos a control y recibir *feedback*.

Si a ello se suma que, especialmente por lo que se refiere a la formación continuada, el alumno se halla en plena actividad profesional y, por lo tanto, con poco de tiempo libre, se justifica plenamente esta diferenciación en función de la edad, que llevó incluso a Malcom Knowles, en la década de 1960, a proponer el término «andragogía» referido al aprendizaje de los adultos, en oposición al de «pedagogía», que debería referirse solamente a la educación de los niños.

Contenidos

Una de las peculiaridades de las ciencias de la salud es la ingente cantidad de información que se ofrece en libros, monografías, revistas de originales, revistas de revisión, congresos, jornadas, simposios, cursos y, más recientemente, Internet. El día tendría que tener muchas horas para que un médico especialista pudiera asimilar toda la información sólo de su especialidad. Otra peculiaridad, que las ciencias de la salud comparten con otras áreas del conocimiento tecnológico, es la rápida obsolescencia de los conocimientos: se ha calculado que el 80% de los conocimientos tienen una duración media de 5 años. Una y otra son buenas razones para insistir en la necesidad de formar a los profesionales de la salud en el autoaprendizaje (aprender a aprender) que permita una transferencia rápida de las nuevas ideas y conocimientos a la práctica profesional, así como adaptar las actitudes a los cambios de la sociedad.

Además de los técnicos, a los profesionales de la salud se les exige conocimientos, actitudes y habilidades humanísticos. Aquel *quien sólo sabe medicina ni medicina sabe* de Letamendi se lee hoy como la necesidad de conocimientos humanísticos y actitudes favorecedoras de empatía y comunicación, que les permitan gestionar eficazmente todo tipo de situaciones, personales, familiares o sociales, del entorno de la enfermedad, con las que, en el ejercicio profesional, se encuentra a diario. Especial importancia adquieren en este campo los conocimientos y actitudes relacionados con la bioética y la deontología médica.

Recursos

Entre los profesionales con verdadera vocación, o con responsabilidad en la docencia, se repite de forma reiterada la amarga queja de que la docencia se halla a la cola de las prioridades de los profesionales de la sanidad que, agobiados por la presión asistencial, dedican su capacidad excedente (temporal e intelectual) a la investigación. A nuestro juicio, son tres las principales causas de este hecho. En primer lugar, los méritos de investigación tienen mucho más peso que los méritos docentes en la valoración de un currículum, por la sencilla razón de que aquéllos son cuantificables y éstos no. El «factor de impacto», sistema que, con sus defectos, ha representado un gran avance en la valoración objetiva de los méritos de investigación y, por ende, un gran estímulo para los investigadores, ha tenido como consecuencia la infravaloración de aquellos otros méritos para los cuales no se dispone de un sistema de cuantificación aceptado universalmente. Un profesional puede haber pasado de ser valorado por su trayectoria, por su competencia, por su disponibilidad, por su empatía, por su trato con superiores y subordinados, por su eficiencia en la asistencia y por su dedicación a la docencia y a la investigación, a ser definido por la cifra de su factor de impacto. Urge, por lo tanto, el desarrollo de un sistema de cuantificación de los méritos docentes que permita a los profesionales enriquecer su currículum también a expensas de su dedicación a la docencia. En segundo lugar, la capacidad docente de un profesional, incluso la de aquellos que ostentan la más alta categoría universitaria, «se le supone», mientras que la capacidad investigadora hay que «demostrarla continuamente» (presentación de proyectos para acceder a ayudas oficiales, obtención de tales ayudas, *peer reviewer* en la presentación de *abstracts* y en la publicación de los resultados en revistas con suficiente difusión, etc.). No es habitual que se ejerza un control riguroso sobre la calidad de la enseñanza ni una evaluación crítica sobre la consecución de los objetivos de un determinado programa. Muy al contrario, los malos resultados suelen atribuirse a la estupidez de los estudiantes, antes de preguntarse por la eficacia docente del profesor. En tercer lugar, cuando una institución, desde una empresa privada hasta el gobierno de la nación, pasando por entidades públicas, quiere promover políticas de I+D+I, lo primero que hace es aprobar un presupuesto para crear ayudas a la investigación (I) y proveer plazas de becario. En cambio, cuando se pretende mejorar la docencia, componente imprescindible del desarrollo (D) y de la innovación (I), todo se queda en declaraciones de intención, acaso incluso reflejadas en leyes (LOPS), sin ninguna previsión presupuestaria. Es preciso recordar la conocida frase de Dereck Bork, presidente que fue de la Universidad de Harvard: «Si usted cree que la educación es cara, piense en la ignorancia». Una actividad sin peso en la valoración curricular, sin control de calidad y sin ayudas económicas, será fácilmente tenida como de segundo orden y, por ello, poco o nada estimulante. Es ingenuo esperar que esta situación se resolverá sólo a expensas de la vocación docente de los profesionales.

DOCENCIA EN EL HOSPITAL UNIVERSITARIO

Pregrado

Los criterios de selección del alumnado, el diseño del plan de estudios, el programa de las asignaturas con la distribución de los créditos en teóricos y prácticos, la definición de las competencias mínimas que debe haber adquirido el estudiante al finalizar sus estudios, así como la organización y la realización de las pruebas de evaluación, son atribución y responsabilidad de las autoridades académicas (universidad y facultad de medicina). ¿Qué aporta el hospital? En primer lugar, el hospital aporta sus *recursos estructurales,* es decir, la organización asistencial (departamentos o institutos, servicios, secciones, unidades) y sus correspondientes dispositivos (salas de hospitalización, quirófanos, consultas externas, laboratorios, gabinetes de diagnóstico por imagen, hospital de día, UCI, gabinetes de exploraciones funcionales, etc.), necesarios para el aprendizaje de los conocimientos y competencias en materias clínicas. En segundo lugar, el hospital aporta *recursos humanos,* oficiales y oficiosos. Los oficiales son los profesionales del hospital que son, a la vez, profesores de la universidad, generalmente en ejercicio de una plaza vinculada, que unifica en un solo puesto de trabajo las tareas y responsabilidades asistenciales y docentes. Los oficiosos son los profesionales del hospital que, no teniendo ningún vínculo con la universidad, tienen responsabilidades en unidades asistenciales necesarias para las rotaciones y prácticas de los estudiantes y que, por lo tanto, colaboran activamente en la docencia, sin recibir ningún reconocimiento. Éste es un problema crónico en los hospitales universitarios, a menudo fuente de conflictos, puesto que tanto las leyes estatales y autonómicas como los estatutos de las universidades que regulan el profesorado son de orden general, y no tienen en cuenta las peculiaridades de la enseñanza de la medicina; por lo tanto, no prevén esta figura en las distintas categorías de profesorado. Esta circunstancia va a engrosar los argumentos a favor de una universidad de ciencias de la salud que, al igual que sucede con las universidades politécnicas, permita una regulación más acorde con las peculiaridades de las materias que profese.

Las relaciones entre el hospital y la universidad se rigen mediante un concierto que firman ambas instituciones, basándose en el Real Decreto 1558/1986 (BOE, de 28 de junio) y la Ley Orgánica 6/2001 de Universidades (BOE, de 21 de diciembre). En el caso del Hospital Clínic y la Universidad de Barcelona, los firmantes del concierto estipulan los objetivos comunes docentes, asistenciales y de investigación, la representación recíproca en los respectivos órganos de gobierno, la composición y funciones de la Comisión Mixta y de sus subcomisiones y cuestiones relacionadas con la vinculación de plazas, convocatorias, enseñanzas de doctorado y formación continuada y recursos comunes. La presidencia de la Comisión Mixta la ostenta cada una de las instituciones firmantes alternativamente, por períodos de un curso académico. Además de objetivos comunes y personal compartido, el Hospital Clínic y la Facultad de Medicina de Barcelona ocupan edificios contiguos y comparten espacios y servicios comunes, sobre todo de docencia e investigación, por lo que el concierto contempla la existencia de una subcomisión de Campus, con la finalidad de tratar *in situ* y de forma paritaria las relaciones Hospital/Facultad.

Posgrado

La docencia de posgrado puede responder a distintas necesidades y tener, por consiguiente, distintos objetivos: formación especializada y obtención de la correspondiente titulación (sistema MIR [médico interno residente]), obtención de un grado académico especialmente orientado a la docencia y a la investigación (doctorado), adquisición de conocimientos, habilidades y titulación en un aspecto determinado de una especialidad (máster, diploma de posgrado), o mejorar las competencias en la actividad profesional que ya se está ejerciendo, y para la cual ya se dispone de la correspondiente titulación (formación continuada). Aunque en los cursos de doctorado, elaboración de tesis, máster y diplomas de posgrado, el hospital puede estar implicado, aportando estructura y recursos como en el pregrado, su normativa, titulación y responsabilidad corresponden a la universidad. En este capítulo sólo nos ocuparemos de la formación especializada y de la formación continuada, que entran de lleno en las responsabilidades del hospital, la primera de ellas de forma exclusiva.

Formación de especialistas en España

El Real Decreto de Presidencia del Gobierno 127/1984 (BOE, de 11 de enero), posteriormente completado y modificado por la Orden de Presidencia, de 22 de junio de 1995 (BOE, de 30 de junio), por el Real Decreto 139/2003 (BOE, de 14 de febrero) y finalmente por la Ley 44/2003 LOPS (BOE, de 22 de noviembre), establece la obligatoriedad de la titulación para ejercer una especialidad médica y desarrolla el sistema de residencia como vía única para la obtención del título de especialista. El sistema MIR, al que más tarde se asimiló la formación de farmacéuticos, psicólogos clínicos, comadronas, radiofísicos, y más recientemente la formación en especialidades de enfermería, se caracteriza por ser un sistema de ámbito estatal, al que se accede mediante una prueba competitiva, basado en una formación eminentemente práctica y remunerada (aprender trabajando) utilizando la red hospitalaria de uso público y, a diferencia de otros países de nuestro entorno, dependiendo del Ministerio de Sanidad y Consumo y no del de Educación.

El proceso se inicia con la *acreditación de los centros* para impartir formación especializada. Acredita el Ministerio de Sanidad y Consumo, ante la solicitud del centro justificando la capacidad docente en función de su actividad y recursos estructurales y humanos, con los informes de la Comisión Nacional de la especialidad correspondiente y del Consejo Nacional de Especialidades Médicas. La acreditación es independiente para cada una de las especialidades y define también el número de plazas. Las plazas acreditadas pueden aumentarse con una nueva solicitud y la acreditación puede ser retirada por el Ministerio como consecuencia de una acreditación negativa.

Para cada una de las especialidades en ciencias de la salud, y como órgano asesor de los Ministerios de Educación y de Sanidad en el campo de la especialidad correspondiente, se constituyen las *comisiones nacionales de especialidad* con vocales representantes del Ministerio de Educación, del Sistema Nacional de Salud (SNS), de las sociedades científicas, de la Organización Colegial y de los especialistas en formación. Las comisiones nacionales de las distintas especialidades se coordinan a través del *Consejo Nacional de Especialidades en Ciencias de la Salud,* en cuya composición, además de representantes de los ministerios, están presentes los presidentes de las comisiones nacionales y representantes de las comunidades autónomas.

Las comisiones nacionales elaboran el *programa formativo* de cada especialidad; en él se definen desde el nombre oficial de la especialidad y su campo de acción hasta las competencias que se deben haber adquirido al finalizar el período formativo, pasando por la definición de objetivos, el programa teórico y práctico, la duración de la formación, las rotaciones preceptivas, etc. Informados por el Consejo Nacional, los programas son finalmente aprobados y editados por el Ministerio de Sanidad y Consumo. Los especialistas en formación pueden realizar rotaciones externas con la finalidad de ampliar conocimientos o de aprender procedimientos no implementados en el centro donde se están formando, siempre que estén debidamente autorizadas y que no superen 6 meses en un mismo centro ni excedan los 12 meses en el conjunto del período de formación. Hay tres especialidades —medicina de familia, medicina preventiva y salud pública y medicina del trabajo— cuyo programa formativo incluye rotaciones extrahospitalarias por otros dispositivos (centros de atención primaria, centros de salud pública, mutuas de accidentes de trabajo, etc.), por lo que se denominan *especialidades de formación mixta*. En estos casos se constituyen las llamadas *unidades docentes,* en las que el hospital no es más que una de las instituciones implicadas.

Anualmente, el Ministerio de Sanidad y Consumo convoca un concurso para cubrir las plazas que los centros acreditados han ofrecido de cada especialidad, las cuales pueden ser inferiores en número a las plazas acreditadas debido a razones coyunturales o presupuestarias. Es el famoso *examen MIR.* Se trata de un examen escrito, objetivo, tipo test de múltiple elección, en el cual el examinado debe escoger la respuesta correcta a una pregunta de entre cuatro o cinco opciones. Este tipo de examen valora exclusivamente el conocimiento. La calificación, en la que también interviene el currículum del pregrado en un 25% de la calificación final, es objetiva y, tratándose de una prueba competitiva, el nivel de aprobado lo determina el número de plazas a concurso. Una vez calificada la prueba, se inicia un proceso de solicitud de plazas y de *adjudicación* de éstas por riguroso orden de calificación.

El residente se incorpora al centro elegido, en primera opción o según le haya permitido su situación en el *ranking,* con un contrato de trabajo temporal. Su salario corre a cargo del presupuesto del centro en los centros del Sistema Nacional o Autonómico de Salud. En el caso de los centros concertados, el concierto contempla una cláusula de docencia en la que se establece el abono por parte del concertador de una parte del salario del residente, decreciente en función del año de residencia.

Del período de formación cabe destacar tres elementos: la comisión de docencia, los tutores y la evaluación de la formación. La *comisión de docencia* está regulada por ley en cuanto a su composición y funciones. Su presidente es el jefe de estudios y su composición puede variar según la comunidad autónoma, aunque en todo caso debe haber representación de los tutores y de los especialistas en formación. Su misión es la de organizar la formación, supervisar su aplicación práctica y controlar el cumplimiento de los objetivos especificados en los distintos programas. También es función de la comisión el integrar las actividades formativas de los residentes con la actividad asistencial ordinaria del centro y planificar su actividad profesional, junto con los responsables de las unidades asistenciales a que están adscritos y con la dirección del hospital. En el caso de las especialidades de formación mixta, el papel de la comisión de docencia lo asume una *comisión asesora,* constituida por representantes de las instituciones que constituyen la correspondiente unidad docente.

El *tutor* es un elemento clave en la formación del especialista. Su misión fundamental es la supervisión directa y continuada de la realización del programa de los especialistas en formación a su cargo, así como el control de su actividad asistencial en cuanto ésta forme parte del programa. Es a su vez el encargado de fomentar la participación del especialista en formación en actividades de docencia e investigación, de proponer a la comisión de docencia los planes de formación individualizados, de la evaluación continuada de la formación, y de la elaboración de una memoria anual. Es importante remarcar que, al contrario de lo que sucede en alguna especialidad de formación no únicamente hospitalaria (medicina familiar y comunitaria), el tutor hospitalario no es habitualmente el encargado de la enseñanza directa, personal y cotidiana del residente, tarea que recae en el médico con responsabilidad asistencial en el área por la que aquél rota. El tutor es nombrado por el gerente o el director general del centro, a propuesta del jefe de la unidad asistencial de la especialidad correspondiente, por un período igual a la duración del programa de formación de aquella especialidad, tras el cual es preceptivo un nuevo nombramiento, aunque recaiga en la misma persona. El número de tutores de cada especialidad lo determina la comisión de docencia del centro en función del número de especialistas en formación. Con la finalidad de profesionalizar a los tutores y de situar a la docencia a un mayor nivel en la escala de las prioridades de los profesionales y de los centros, la Conselleria de Salut de la Generalitat de Catalunya ha elaborado una normativa que contempla un mecanismo de acreditación interna de los tutores, por parte de la comisión de docencia, que complementa el sistema de propuesta y nombramiento antes referido, y un procedimiento de acreditación externa, por parte del Institut d'Estudis de la Salut (IES), que comporta un mayor compromiso por parte del tutor y una retribución complementaria (DOGC n.º 4487, del 11 de octubre de 2005).

La citada Orden Ministerial de 22 de junio de 1995 contempla también la evaluación de la formación que comprende la evaluación continuada por parte del tutor y del jefe de la unidad asistencial correspondiente, reflejada en una ficha que pasa a formar parte del expediente docente del interesado, y la confección del denominado *Libro del especialista en formación,* en el cual se refleja la participación del residente en las actividades asistenciales, docentes y de investigación. Comprende también una evaluación anual por parte de los comités de evaluación que se constituyen para cada especialidad y que utilizan las calificaciones de *suficiente, destacado* o *excelente* cuando la evaluación es positiva, o de *no apto* cuando es negativa. En este último caso se prevén las medidas a tomar según la circunstancia que haya determinado el resultado negativo. Finalmente, cuando la evaluación anual corresponde a la del último año de residencia, la calificación del comité evaluador tendrá carácter de propuesta, la cual, una vez informada por la comisión de docencia, se elevará a la Comisión Nacional de la Especialidad, y ésta, si la evaluación es positiva, propondrá al Ministerio de Educación y Ciencia la expedición del título de especialista correspondiente.

Algunos comentarios. A nadie se le ocurriría dudar de los grandes beneficios que el sistema MIR ha aportado a la medicina española en lo referente no sólo a la asistencia, sino también a la docencia y a la investigación. Desde el punto de vista asistencial, ha representado una enorme mejora de la calidad al garantizar una formación eficaz, sólida y homogénea de los especialistas, con independencia del nivel (primaria, hospital comarcal, hospital de referencia) y del ámbito (rural, urbano) en que éstos ejerzan. Aprender trabajando, y mucho más si es con una vinculación contractual y salarial, ha dado sin lugar a dudas los frutos deseados. Con el sistema MIR se ha implicado en la docencia a centros públicos y privados que no tenían a esta actividad entre sus objetivos o que incluso, algunos de ellos, la consideraban como un estorbo o como una actividad de lujo, desligada de sus obligaciones asistenciales. El sistema MIR ha dinamizado los hospitales y los centros de primaria, ha actuado de revulsivo entre los profesionales, estimulando su actualización y ha generado vocaciones para la investigación. A estas virtudes, el sistema suma, además, un procedimiento de acceso y asignación de plazas objetivo y justo. Junto con el desarrollo económico y las exigencias de una sociedad cada día más informada y menos fatalista, el sistema MIR ha contribuido en gran parte a que la medicina española actual no se parezca en nada a la de hace sólo unas décadas. Los especialistas españoles son ahora reconocidos en todo el mundo.

Sin embargo, cualquier sistema es mejorable y sobre todo si lleva funcionando más de 20 años sin cambios o ajustes sustanciales. El aspecto que ha sido más criticado es el procedimiento y contenido del examen MIR. Se le critica que evalúa únicamente conocimientos, no habilidades y mucho menos actitudes, cuando es obvio que los conocimientos, si bien necesarios, no son suficientes para ser un buen médico. Además, los conocimientos que se evalúan son casi exclusivamente técnicos, olvidando materias tan importantes para el posterior ejercicio profesional y cada día más acordes con las exigencias de la sociedad actual, como bioética, comunicación y relaciones médico/paciente. Muchos profesionales preocupados por la docencia en facultades de medicina y hospitales claman por adaptar los currículum de pregrado a las exigencias de la sociedad actual, formando mejor a los futuros médicos en materias transversales, especialmente en el campo de las humanidades médicas, en habilidades comunicativas y en las actitudes que de ellas se deriven. Sin embargo, estas propuestas no pasarán de buenas intenciones mientras el objetivo principal de los estudiantes sea aprobar con buen número un examen en el que sólo se valoran los conocimientos técnicos, y las facultades de medicina caigan en la tentación de evaluarse y compararse en función del número del examen MIR que consiguen sus estudiantes. Aparte de los conocimientos que evalúa, el examen MIR ha sido tan competitivo en épocas pasadas, con una enorme desproporción entre el número de aspirantes y las plazas convocadas —y lo sigue siendo para poder elegir la especialidad deseada—, que muchos recién licenciados están más preocupados por las «técnicas» de aprobar que por los mismos conocimientos. Y de ello se aprovechan las academias privadas que, sin relación alguna con la universidad, se dedican a preparar a los alumnos «para el examen».

Otros aspectos del sistema MIR merecerían revisión y actualización. La adjudicación de las plazas por riguroso orden de puntuación, sin participación alguna de las instituciones contratantes, medida inspirada en la necesidad de eliminar amiguismos y nepotismo, y basada, por lo tanto, en la secular desconfianza en el recto proceder de las personas responsables de la contratación, imprime a la relación contractual un cierto aire funcionarial que sesga el equilibrio derechos/deberes entre contratante y contratado. Este sistema de adjudicación de plazas comporta, además, que la elección de la especialidad esté excesivamente condicionada por la puntuación conseguida en un examen que no valora las habilidades. La necesaria organización de la asistencia en niveles (primaria, hospital comarcal, hospital de referencia) determina un sesgo en la formación del residente en función del nivel asistencial del hospital donde ejerce su residencia. La actualización de los programas formativos debería ser más dinámica y con participación de las instituciones implicadas en la formación. ¿Por qué no una evaluación final tipo ECOE, útil no sólo para evaluar al especialista, sino también a los programas y a los centros?

Aparte de las salariales, las quejas habituales de los especialistas se refieren a una supuesta desproporción entre el tiempo que dedican a la asistencia y a actividades formativas, aludiendo al tópico de «la mano de obra barata» refiriéndose a sus condiciones laborales. Los indudables beneficios aportados por el sistema MIR a la medicina española no deben ser óbice para revisarlo y mejorarlo.

LOPS. Esta ley prevé que, a través de su ulterior desarrollo, se aborden algunos cambios sustanciales. En su artículo 20 prevé la creación de especialidades en enfermería. En el mismo artículo dicta que las especialidades en ciencias de la salud se agruparán, cuando ello proceda, atendiendo a criterios de troncalidad y que las especialidades del mismo tronco tendrán un período de formación común mínino de 2 años. El desarrollo de este artículo condicionará no sólo una adecuación de los programas, sino también la definición de las competencias comunes a adquirir durante la troncalidad y la necesidad de crear formas imaginativas de adquirir tales competencias, probablemente compartiendo formación en distintos niveles asistenciales. En su artículo 23, la LOPS prevé un importante cambio conceptual en el examen MIR; consistirá en una prueba o conjunto de pruebas que evaluarán conocimientos teóricos y prácticos y las habilidades clínicas y comunicativas, así como los méritos académicos y, en su caso, profesionales, de los aspirantes. El artículo 24 prevé la posibilidad de obtener nuevos títulos de especialista en la especialidad del mismo tronco que la que posean, tras un tiempo mínimo de ejercicio profesional. Finalmente, en su artículo 25, prevé la creación de áreas de capacitación específica dentro de las especialidades reconocidas, acreditadas mediante un diploma de capacitación expedido por el Ministerio de Sanidad y Consumo. Sin duda que el desarrollo de esta ley, junto con el Estatuto del Residente que se está negociando, representará una mejora sustancial en la formación de los especialistas en nuestro país.

Formación continuada en ciencias de la salud

La formación continuada es el conjunto de actividades formativas destinadas a mantener o mejorar la competencia profesional (conocimientos, habilidades, actitudes), una vez obtenida la titulación básica o de especialidad correspondiente. Esta definición excluye, por consiguiente, las actividades formativas destinadas a la obtención de una nueva titulación o licencia para nuevas actividades (máster, diplomas). En contraposición a estas últimas, las actividades de la formación continuada en ciencias de la salud (FCCS) deben ser, por su propia definición, de corta duración. Mejorando la competencia y capacidad de actuación de los profesionales, deben cumplirse los objetivos genéricos de la formación continuada, que son la mejora de la asistencia sanitaria a la población y de su nivel de salud, así como el confort, la satisfacción y la seguridad de los profesionales en el ejercicio de su profesión y en el cumplimiento de sus compromisos con la sociedad. Ya en la década de 1980, y a partir de la obsolescencia de los conocimientos médicos a la que se ha hecho referencia anteriormente, se insistía en la necesidad de la formación a lo largo de la vida. En un reciente trabajo, en el que se revisan 62 artículos de la bibliografía médica (Medline 1966-2004) que analizan la relación entre los conocimientos o la calidad de la asistencia y la fecha de graduación o la edad de los médicos, Choudhry et al concluyen que, en contra de la creencia general, el 73% de las evaluaciones reportan una disminución de la calidad asistencial con los años de práctica, en todos o en algunos de los aspectos analizados. La LOPS, en sus artículos 34, 35 y 41, establece la formación continuada no sólo como un derecho sino también como un deber de los profesionales de las ciencias de la salud, tanto en el sector público como en el privado.

La principal motivación de los profesionales para ejercer este derecho y cumplir con este deber es, hasta ahora, la satisfacción personal de cumplir los objetivos a que se ha hecho referencia en el párrafo anterior, ya que, por el momento, con la excepción de alguna experiencia aislada, en España no se ejerce control alguno sobre la competencia de los profesionales, aunque —esto sí— salgan con una preparación excelente de su época de formación especializada. Las actividades clásicas de la FCCS son las sesiones clínicas, bibliográficas, de protocolos, etcétera, que se realizan periódicamente en los servicios y unidades asistenciales, así como los cursos, jornadas y congresos regionales, nacionales o internacionales de las distintas especialidades. Un 75% de los médicos españoles declaran participar en una o más de estas actividades al año. Sin embargo, la participación no es tan buena cuando se trata de programas de formación continuada organizados por una institución para sus profesionales, como se desprende de una experiencia realizada en el Hospital Universitario de Zaragoza, donde la participación en un programa de 46 cursos presenciales realizados entre 1997 y 2000 fue sólo de un tercio de la plantilla médica. La falta de comunicación, la presión asistencial y la inconveniencia de los horarios fueron las principales razones aducidas para justificar el escaso interés y la falta de motivación para realizar un esfuerzo sin ningún retorno. El establecimiento de modelos imaginativos de carrera profesional que valoren los auténticos méritos profesionales y que se aparten al máximo de la cultura funcionarial, de los pluses de antigüedad y del «chocolate para todos», así como la obligatoriedad de justificar periódicamente un reciclaje, como es norma ya en algunos países, para renovar la licencia de ejercicio profesional, serán en un futuro más o menos próximo los incentivos que despertarán el interés por la formación continuada.

La cultura de la FCCS va indisolublemente ligada a la cultura de la acreditación de las actividades. La misma LOPS establece (art. 35) que sólo podrán ser tenidas en consideración en la carrera profesional de los profesionales sanitarios las actividades de formación continuada que hayan sido acreditadas por un organismo competente. Las primeras iniciativas de acreditación de las actividades de FCCS tuvieron lugar en algunas sociedades científicas (semFYC-SEMERGEN) y en Cataluña en 1996, tras la creación del Consell Català de Formació Mèdica Continuada (CCFMC). En 1998 se inició la actividad acreditadora de la Comisión de Formación Continuada de las Profesiones Sanitarias del SNS dependiente del Consejo Interterritorial de Sanidad. A partir de ahí se han ido creando las diversas comisiones autonómicas con nivel de funcionamiento variable. Más recientemente (febrero de 2003) se creó el Sistema Español de Acreditación de la Formación Médica Continuada (SEAFORMEC) en el que se integran el Consejo General de Colegios Oficiales de Médicos, la Federación de Asociaciones Científico-Médicas Españolas (FACME), la Conferencia de Decanos de Facultades de Medicina y el Consejo General de Especialidades Médicas.

En la práctica, cualquier organizador de una actividad de FCCS que desee someterla a acreditación dispone de las siguientes posibilidades: *a)* someterla a acreditación por una sociedad científica que disponga de un sistema formal para ello; *b)* someterla a la Comisión de Formación Continuada de las Profesiones Sanitarias del SNS (Ministerio de Sanidad y Consumo; Paseo del Prado, 18-20, 28071 Madrid, Tel.: 915961812, Fax: 915964307, correo electrónico: lpallares@msc.es); *c)* someterla a alguna de las comisiones autonómicas actualmente operativas, y *d)* someterla al SEAFORMEC (Villanueva, 11, 28001 Madrid, Tel.: 914317780, Fax: 914319620, correo electrónico: seaformec@cgcom.es). Salvo en el caso de las Sociedades científicas, el proceso de acreditación es equivalente y los créditos obtenidos son válidos para todo el país. Es necesario recordar, sin embargo, que el reconocimiento de dichos créditos por parte de diversas instituciones en sus baremos de valoración de méritos es, por el momento, totalmente discrecional. Cabe puntualizar que SEAFORMEC y algunas comisiones autonómicas acreditan únicamente actividades de formación médica continuada. Cuando la acción formativa vaya dirigida a otros profesionales sanitarios, su acreditación corresponderá a la Comisión de Formación Continuada de las Profesiones Sanitarias del SNS o a comisiones autonómicas específicas para estos colectivos si las hubiera. Para la formación médica continuada, el número de créditos de una determinada actividad es el resultado del producto de dos factores. El primero viene determinado por el número de horas lectivas de la actividad, teniendo en cuenta que, por la naturaleza misma de la FCCS, la duración por encima de 40 h se ve penalizada. El segundo factor (factor de calidad) es el resultante de valorar, mediante una escala de Leekert, cinco aspectos: definición de los objetivos, organización y logística, adecuación de los objetivos a la necesidad detectada, metodología docente y mecanismos de evaluación final de la actividad.

Formación continuada en el hospital.   Los diferentes colectivos profesionales de un hospital son, a la vez, objeto de la formación continuada, en función de las necesidades de actualización de sus competencias, y proveedores de la misma, en función de la cantidad y calidad de sus conocimientos y de la capacidad de transmitirlos. Las necesidades de formación de los profesionales sanitarios pueden pertenecer al campo de las ciencias de la salud (atención a la parada cardíaca, dietética, diagnóstico por imagen, etc.) o al de las materias transversales, también importantes para mantener las competencias (informática, idiomas, multiculturalidad, etc.). En el primer caso suelen estar bajo la responsabilidad de las direcciones médica (o de docencia si la hay) y de enfermería, mientras que en el segundo, bajo la responsabilidad de la dirección de recursos humanos, aunque la gestión deba ser compartida en la mayoría de los casos. Las necesidades de formación interna pueden estar ligadas al puesto de trabajo (urgencias, UCI), a cambios organizativos, a la implantación de nuevos procedimientos o nuevos proyectos o a cambios sociales que determinen nuevas exigencias asistenciales (inmigración). El proceso se inicia con una primera fase de detección de las necesidades, como resultado de recoger iniciativas espontáneas o de acciones programadas de detección, seguida de una fase de priorización de aquéllas, de una propuesta del plan de formación en función de la necesidad priorizada, su aprobación, así como de su presupuesto, su implantación y, finalmente, la evaluación de la acción formativa y de su impacto sobre la necesidad detectada.

Los profesionales del hospital generan, además, iniciativas de FCCS abiertas al exterior y dirigidas al sector, con la finalidad de transmitir el conocimiento adquirido a los profesionales de otras instituciones o a los que ejercen en otros niveles asistenciales. Es la oferta docente que, constituida básicamente por cursos, seminarios, jornadas o actividades formativas *on line,* forma parte de las funciones básicas del centro, sobre todo si se trata de un hospital universitario, prestigia a la institución y a sus profesionales y cumple con sus compromisos con la sociedad. Por todo ello, lejos de considerarla una actividad de lujo, el hospital debe reconocerla y promoverla, facilitando su difusión y su gestión. Así, el hospital, centro proveedor de salud y productor de investigación, se configura también como un centro no sólo poseedor de conocimiento en la persona de sus profesionales, sino también gestor de su transmisión.

Estancias formativas

Los hospitales universitarios españoles ejercen una gran atracción para profesionales, mayoritariamente médicos procedentes de países de América Latina, que desean formarse en una especialidad, ampliar sus conocimientos en la especialidad para la que están titulados, adquirir conocimientos y habilidades en nuevos procedimientos o incorporarse a un grupo de investigación. Son los llamados asistentes, becarios o *fellows.* Su presencia en nuestros hospitales es enriquecedora para los profesionales y beneficiosa para el hospital. Los centros con larga tradición en aceptar médicos asistentes son conscientes de que buena parte de su producción científica no hubiera sido posible sin la concurrencia de aquéllos, y de que el prestigio de la medicina española en sus países de origen se debe a los fuertes lazos de amistad y colaboración científica que se han establecido con ellos. No obstante, cabe destacar un único problema. La formación de médicos asistentes puede interferir en la formación de los médicos residentes y, ante unos recursos limitados, disminuir sus oportunidades de aprendizaje. Por eso el Real Decreto 127/1984 (BOE, de 31 de enero, págs. 487-9), y posteriormente el 139/2003 (BOE, de 14 de febrero, págs. 6026-8), limitan este espacio formativo a la capacidad docente excedente, que podrá ser utilizada para la formación complementaria de médicos o médicos especialistas de países no miembros de la Comunidad Europea que hayan suscrito convenio con España. El segundo de estos reales decretos acota, además, el período formativo a 12 meses, ampliable a 12 meses más sólo en casos excepcionales; asimismo, estas estancias deben ser autorizadas por el Ministerio de Sanidad y Consumo, una vez informadas por la comisión de docencia del centro y supervisadas por los tutores de la correspondiente unidad docente. En sentido estricto, se entiende como «excedente docente» la diferencia entre las plazas MIR acreditadas para cada unidad y las cubiertas. Sin embargo, siendo el objetivo de estas limitaciones preservar las oportunidades de aprendizaje de los residentes, y siendo muchas de las estancias solicitadas no relacionables con aquéllas, lo razonable sería aplicar criterios individualizados para cada situación, dando sentido a la exigencia de aceptación por parte de los tutores y de la comisión de docencia.

Por este motivo es necesario que los hospitales ejerzan un control sobre estas estancias formativas, evitando aquellas sin unos objetivos de aprendizaje concretos y detectando las que realmente puedan interferir en la formación de los residentes para adaptarlas (duración, períodos de rotación de residentes por una determinada unidad, objetivos concretos, etc.) a la capacidad docente excedente real de aquella unidad, previamente definida. Es evidente que los becarios en grupos de investigación, los alumnos de cursos de doctorado o másters, los profesores invitados y las estancias cortas para aprender técnicas muy específicas que no entran en los programas de formación de especialistas no generan este problema. Para las demás sería deseable que todas ellas, más que a la improvisación, a la voluntariedad y a la capacidad de adaptación del interesado, respondieran a un programa formativo previamente establecido y tutorizado.

En la práctica, la única posibilidad de formarse en una especialidad y obtener el título en España es aprobar el examen MIR con una nota suficiente para acceder a una de las plazas convocadas. Pueden presentarse al examen MIR los ciudadanos de países de la Unión Europea y los ciudadanos de países no pertenecientes a la Unión Europea que mantengan un convenio de cooperación con España y que tengan homologado el título de licenciado. Para las demás estancias formativas, la vía normal sería establecer contacto con el servicio receptor, mediante carta de presentación de la institución de origen o de recomendación de persona acreditada, para obtener la aceptación del mismo y la propuesta de fechas para la estancia, todo ello con la antelación necesaria para cumplir con la normativa del Ministerio de Sanidad y Consumo (v. anexo VIII).

DOCENCIA EN EL HOSPITAL CLÍNIC DE BARCELONA

Las actividades de docencia del Hospital Clínic están coordinadas por la dirección de docencia, en estrecha colaboración con las direcciones de enfermería, de recursos humanos y la dirección técnica. En cada instituto se nombra un coordinador de docencia que preside un comité de docencia y reporta a la dirección del instituto. Los coordinadores de docencia de los institutos constituyen el Comité Técnico de Docencia, presidido por el director de docencia que, a su vez, preside también la comisión de docencia. La relación entre las distintas direcciones, la composición de los diversos comités, sus funciones, el procedimiento de nombramiento de los órganos tanto unipersonales como colegiados y los procedimientos en general que afectan a las actividades docentes se recogen en un documento denominado *Model clínic de docència,* ampliamente consensuado y aprobado en su última versión en marzo de 2005. El volumen de actividad se resume a continuación.

Pregrado

El Hospital Clínic es un hospital universitario de la Universidad de Barcelona y comparte recinto con su Facultad de Medicina. Sus recursos humanos y estructurales están implicados en el aprendizaje clínico y la adquisición de las competencias clínicas básicas exigidas por la Universidad de Barcelona de un total de unos 1.400 estudiantes de la licenciatura de medicina y más de 500 estudiantes de la diplomatura de enfermería. A ellos se suman unos 40 estudiantes de otras diplomaturas y 200 de ciclos formativos de grado medio y superior que, mediante convenios con las instituciones de origen, realizan prácticas en diversas dependencias del hospital.

Formación especializada

En el hospital se forman permanentemente alrededor de 270 licenciados en programas de especialidad, y recibe un promedio de 100 residentes de otras instituciones del país en comisión de servicios, para completar su formación en determinadas unidades asistenciales muy prestigiosas o dedicadas a áreas de conocimiento muy específicas. Todos los profesionales del centro están implicados en la formación de los residentes, que coordinan los tutores de cada especialidad, los cuales, a su vez, son coordinados en los institutos por el coordinador de docencia de cada instituto y, en todo el centro, por la comisión de docencia. El hospital convoca cada año 30 premios fin de residencia, que consisten en una beca para realizar un trabajo de investigación durante un año adicional de permanencia en el centro, lo que da lugar a la lectura de otras tantas tesis doctorales al año.

Formación continuada. Aula Clínic

En los distintos servicios e institutos del hospital se realizan semanalmente sesiones clínicas, bibliográficas, de investigación, específicas para residentes que, con las sesiones generales del centro y otras actividades de formación interna de enfermería, suman entre 700 y 800 h anuales. Además, se imparten alrededor de 100 actividades de formación de posgrado y continuada en ciencias de la salud (fundamentalmente medicina y enfermería), entre cursos, jornadas, seminarios, másters y diplomas de posgrado, que constituyen la oferta docente externa. A ello se suma una importante producción editorial, con un promedio anual de unos 30 libros, más de 350 capítulos de libros y de 370 revisiones, actualizaciones y editoriales.

Para gestionar la transmisión de este conocimiento, la Corporació Sanitària Clínic ha creado Aula Clínic, con la pretensión de aunar la marca «Clínic» con el prestigio de sus profesionales, en un dispositivo al servicio de las iniciativas docentes de éstos. Aula Clínic no sólo da soporte institucional a aquellas iniciativas, sino que también genera otras nuevas, encauza demandas externas y facilita la interlocución con otras instituciones, unas demandantes de formación, otras susceptibles de generar sinergias. Además, Aula Clínic ofrece asesoramiento económico, cuenta de explotación previsional de cada actividad, comercialización y divulgación del curso, gestión administrativa de éste, gestión y contratación de los servicios requeridos por la actividad docente, preparación y distribución del material didáctico, y cualquier otra gestión propia de la transmisión del conocimiento, en condiciones económicas y de accesibilidad competitivas en relación con otros operadores externos.

Estancias formativas

El hospital recibe anualmente unas 300 solicitudes de estancias formativas de profesionales médicos y de enfermería, mayoritariamente procedentes de países de América Latina, aunque también de nuestro propio país (y en menor proporción de otros países), para ampliar su formación en determinadas áreas de conocimiento, procedimientos o nuevas técnicas diagnósticas, terapéuticas o de investigación.

BIBLIOGRAFÍA

Baños JE. El valor de la literatura en la formación de los estudiantes de medicina. Educación Médica 2003;6:93-9.

Bunnell K. Continuing medical educator's handbook. Denver: Colorado Medical Society, 1980.

Bunnell K. The difference between teacher-centred teaching and learner-centred teaching. Abstracs of the Alliance for Continuing Medical Education, Miami, 30 de enero, 1987.

Choudhry NK, Fletcher RH, Soumeral SB. Systematic review: The relationship between clinical experience and quality of health care. Ann Intern Med 2005;142:260-73.

García Barbero M, Alfonso Roca MT, Martínez Moratalla MC. How to develop educational programs for health professionals. World Health Organization. Granada: Escuela Andaluza de Salud Pública, 1998.

Institute for International Medical Education. Core Committee. Global minimum essential requirements in medical education. Medical Teacher 2002;24:130-5.

Piqué JM, Arroyo V, Planas R, Pérez-Mateo M, Prieto J. La formación de especialistas en aparato digestivo. ¿Llegó el momento de la revisión? Gastroenterol Hepatol 2003;26:427-36.

Rozman C. Universidad de Ciencias de la Salud: ¿Una opción innovadora? Med Clin (Barc) 2000;115:381-3.

Whitman N. Creative medical teaching. Department of Family and Preventive Medicine. University of Utah School of Medicine, 1990.

21

Gestión de la investigación biomédica en los hospitales

A. Trilla, R. Gomis y J. Rodés

INVESTIGACIÓN BIOMÉDICA: CONCEPTOS BÁSICOS

La investigación en biomedicina supone un elemento y una inversión indispensables para el éxito de cualquier estrategia que se proponga mejorar la salud de los ciudadanos y la competitividad de la industria sanitaria.

El progreso alcanzado en la mejora de la calidad y esperanza de vida se ha basado en un mejor conocimiento de los mecanismos moleculares, bioquímicos, celulares, genéticos, fisiopatológicos y epidemiológicos de las enfermedades o problemas de salud que constituyen el objeto fundamental de la denominada investigación biomédica básica, desarrollada generalmente en organismos públicos de investigación (OPI), como el Consejo Superior de Investigaciones Científicas (CSIC) y el Instituto de Salud Carlos III, en las universidades y, en menor medida, en la industria farmacéutica.

La investigación biomédica no corresponde en la actualidad a un único modelo, y abarca toda una serie de etapas del proceso investigador que tienen como denominador común la interacción del investigador con pacientes individuales o poblaciones.

Existen diferentes categorías o etapas en el proceso de investigación biomédica. Una de las más importantes es la denominada *investigación traslacional,* que incluye el proceso de transferencia de conocimientos y tecnología (diagnóstica o terapéutica) desde el laboratorio hasta la cabecera del enfermo, y viceversa (génesis de nuevas preguntas científicas basadas en la observación clínica), en grupos más bien reducidos de pacientes. Consiste en la aplicación de los conocimientos y descubrimientos básicos (biología molecular, genética) al proceso asistencial, y se definen tres grandes categorías de la misma: *a)* identificación de un problema clínico relevante debido a las conclusiones obtenidas a partir de investigaciones básicas o modelos experimentales de enfermedad (animales, celulares o moleculares); *b)* enfrentarse a preguntas generadas a partir de los resultados de ensayos clínicos, estudios epidemiológicos y estudios de evaluación de resultados a largo plazo, y *c)* análisis de datos procedentes de la investigación básica, clínica o epidemiológica (de poblaciones) que puedan contribuir a avances en la genética y la genómica. Este tipo de investigación de traslación se ha caracterizado históricamente por ser un proceso muy lento en el tiempo y con escaso índice de éxitos, o lo que es lo mismo, muy arriesgado: sólo una de cada cuatro tecnologías «prometedoras» acaban resultando en la publicación de estudios clínicos prospectivos y controlados (ensayos clínicos), y menos de una de cada 10 acaban incorporándose a la práctica asistencial en un período de 20 años tras la publicación del descubrimiento básico original.

Los *ensayos clínicos* constituyen un gran grupo dentro de la investigación de traslación. Por una parte, cabe considerar los estudios en fase I o fase II inicial, que permiten establecer en ocasiones nuevos conocimientos de la enfermedad particular que se investiga. Por otra, se encuentran los estudios en fase III, de gran extensión y complejidad en la mayoría de casos. La industria farmacéutica está interesada en el desarrollo de estos ensayos siempre que su calidad se mantenga dentro de los estándares aceptados, y siempre que estos ensayos se realicen dentro del plazo determinado y sin sobrepasar el presupuesto. Una posible ventaja competitiva de España, si se potencian los recursos humanos y técnicos dedicados a la investigación clínica, es el hecho de que se pueden llevar a cabo ensayos clínicos de alta calidad (y otros estudios de intervención) que no tengan un especial interés económico para la industria farmacéutica, pero cuyo interés científico, social y para el sistema sanitario sea elevado. Estos estudios, que requieren en general una gran inversión, deberían ser financiados, total o mayoritariamente, con fondos públicos o con fondos de asociaciones públicas y privadas *(Public Private Partnerships)*. Finalmente, existe también la denominada *investigación epidemiológica* o *de resultados* o *investigación en servicios de salud,* que se basa en el estudio de poblaciones, e intenta averiguar el papel que distintas estrategias diagnósticas, terapéuticas o variaciones en la práctica clínica pueden tener en los resultados finales, tanto sanitarios como económicos, de manera que el proceso asistencial ofrecido puede basarse cada vez más en evidencias científicas.

Existen numerosos ejemplos de los beneficios potenciales de la investigación biomédica traslacional, en ensayos clínicos y en evaluación de servicios de salud. Algunos de ellos incluyen beneficios secundarios, como los derivados de la investigación de nuevas indicaciones para fármacos desarrollados originalmente para otras entidades o enfermedades, basadas en nuevos conocimientos fisiopatológicos o clínicos obtenidos tras la comercialización de fármacos o dispositivos. La importancia de estas indicaciones «secundarias» es, en ocasiones, tan elevada que pueden llegar a suponer el 40% de las ventas totales.

Los ciudadanos españoles siguen confiando en la investigación biomédica (habitualmente la más valorada en todas las encuestas de opinión pública). La generosidad y solidaridad de los españoles, junto a una mayor educación sanitaria de la población y la garantía del cumplimiento de los estándares éticos, posibilitan que el ciudadano español comprenda y asuma la naturaleza de la investigación biomédica, y acepte con más facilidad participar, por ejemplo, en un ensayo clínico con medicamentos.

La investigación actual en biomedicina se puede considerar siempre finalista o aplicada. Tanto investigadores básicos como clínicos dirigen sus esfuerzos hacia la protección y mejora de la salud de los ciudadanos, por lo que la investigación biomédica, considerada globalmente, se sitúa en una zona intermedia entre la investigación y el desarrollo. Con frecuencia, los centros de excelencia en investigación biomédica en los países de nuestro entorno se encuentran situados dentro de complejos hospitalarios o en edificios adyacentes, situados, a su vez, en campus universitarios dedicados a la docencia e investigación en ciencias de la salud.

Hoy en día, la investigación en biomedicina o ciencias de la salud que se lleva a cabo en España es de alto nivel y ha evolucionado de forma muy positiva en las últimas dos décadas (figs. 21-1 a 21-3). A pesar de ello, España destina menos

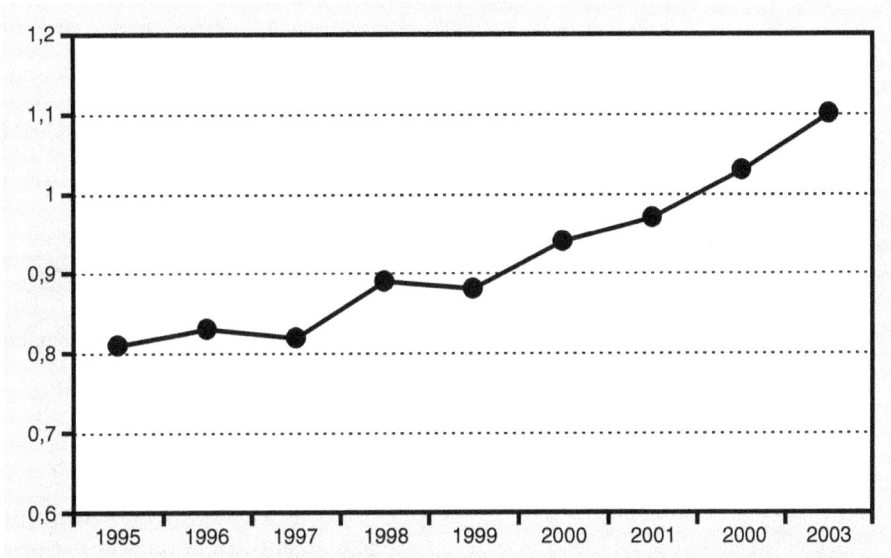

Figura 21-1. España: evolución del gasto en I+D como %PIB. Fundación Española de Ciencia y Tecnología (2004).

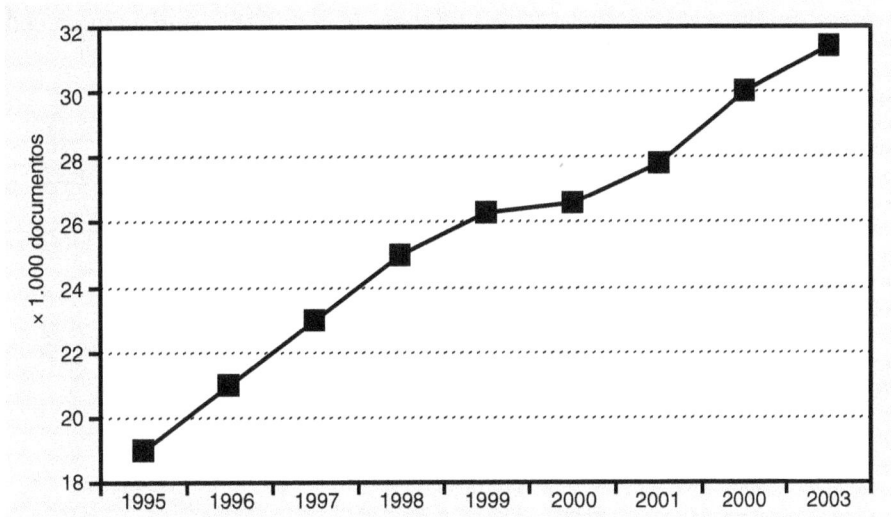

Figura 21-2. España: evolución del número de publicaciones. Fundación Española de Ciencia y Tecnología (2004).

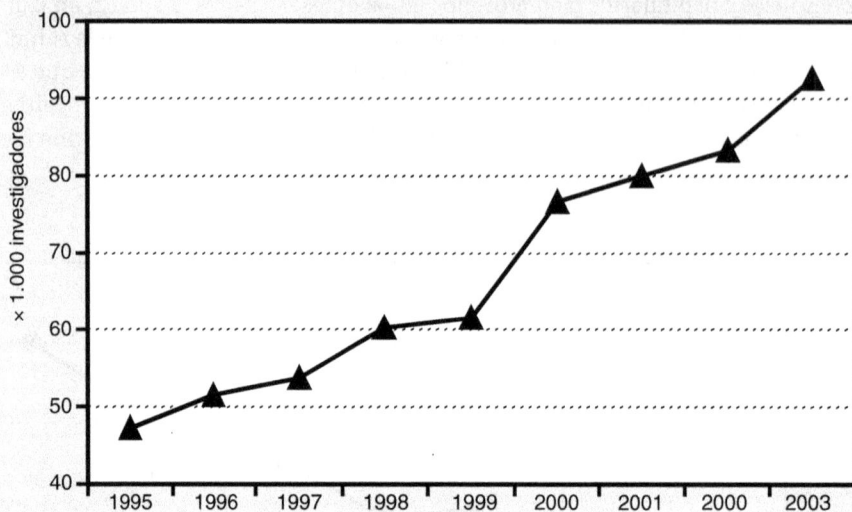

Figura 21-3. España: evolución del número de investigadores (equivalentes a jornada completa). Fundación Española de Ciencia y Tecnología (2004).

del 1% de su producto interior bruto (PIB) a financiar la investigación científica, y contribuye con un 2,43% al total de producción científica mundial.

El sistema de financiación actual de la investigación en biomedicina en España está basado en la competitividad y la competencia entre grupos distintos de investigación. El aumento de la producción científica española (publicaciones) en el ámbito de la biomedicina es notable a partir de 1981, y lo es más aún en la última década. La mayoría de los artículos científicos escritos por autores españoles se publican hoy en día en revistas internacionales y son también más citados por la comunidad científica internacional (tablas 21-1 y 21-2).

Tabla 21-1. Producción en biomedicina 1986-1994

País	Documentos (%)	nD	Cita (%)	nC
Estados Unidos	44	1	58	1
Reino Unido	11	2	11	2
Japón	7	3	6	4
Alemania	7	4	6	3
Francia	5	5	5	6
Canadá	5	6	5	5
Italia	3	7	3	8
Holanda	3	8	3	7
Suecia	3	9	3	9
Australia	2	10	2	10
Suiza	2	11	2	11
España	1,52	12	0,96	16

nD, posición según documentos; nC, posición según citaciones.

Tabla 21-2. Producción en biomedicina 1994-2002

País	Documentos (%)	nD	Citas (%)	nC
Estados Unidos	41	1	55	1
Reino Unido	11	2	12	2
Japón	9	3	7	4
Alemania	8	4	8	3
Francia	6	5	6	5
Canadá	5	6	6	6
Italia	4	7	4	7
Holanda	3	8	4	8
Australia	3	9	3	10
Suecia	3	10	3	9
España	2,41	11	1,79	12
Suiza	2	12	3	11

nD, posición según documentos; nC, posición según citaciones.

En España, el desarrollo y la gestión de la investigación biomédica se canalizan a través de varios programas financiados públicamente que tienen distintos objetivos y ámbitos de aplicación. La investigación en temas biomédicos puede canalizarse también a través de la Unión Europea (Programa Marco) y, en menor medida, a través de las Administraciones autonómicas o locales y la industria farmacéutica (lógicamente más interesada en la financiación de proyectos de desarrollo o ensayos clínicos con medicamentos).

La investigación biomédica clínica en España puede entrar en crisis si no se asegura una financiación adecuada, y si no se contempla la posibilidad de que los médicos y otros profesionales sanitarios reciban formación adecuada en investigación, y dispongan de tiempo adecuadamente protegido para investigar. También entrará en crisis en caso de que los hospitales e instituciones sanitarias no consideren la investigación como un producto más de su actividad y no adapten sus estructuras a otras más adecuadas, que faciliten la atención integral a los pacientes y la colaboración directa entre varios especialistas. Para evitar esta crisis, los organismos públicos y privados que financian la investigación sanitaria en España deben dar soporte a aquellas instituciones con programas de investigación de traslación creíbles, bien establecidos y de calidad contrastada, que trabajen en un entorno claramente multidisciplinario, y que tengan sistemas de formación continuada adecuados para todos sus investigadores.

HOSPITALES Y UNIDADES DE INVESTIGACIÓN

La biomedicina es el principal sector que contribuye a la producción científica en España (fig. 21-4). La mayoría de la investigación biomédica en España se desarrolla en las universidades y en los hospitales (fig. 21-5).

La investigación clínica de calidad sólo es posible si la asistencia prestada es también de calidad. La investigación clínica mejora la calidad de los médicos y debe fomentarse, en sus distintas vertientes, como actividad esencial en la práctica de la medicina moderna.

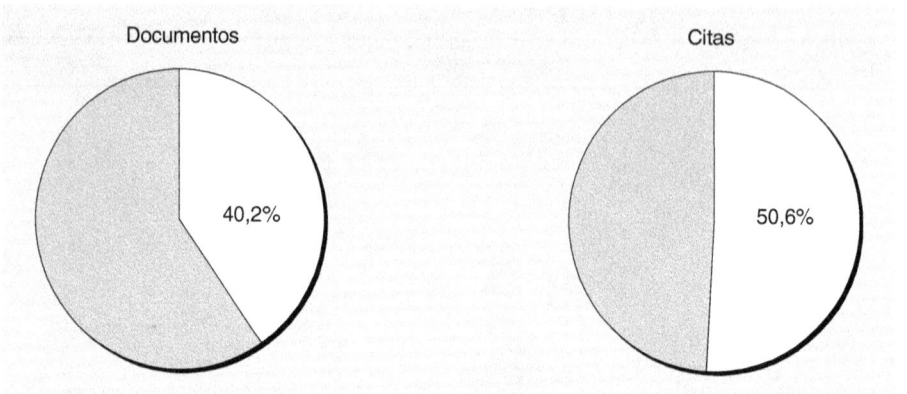

Figura 21-4. España: producción científica en biomedicina. Contribución relativa con respecto al total de producción (1994-2002) (zonas blancas). Mapa de la investigación biomédica en España. FIS. Instituto de Salud Carlos III.

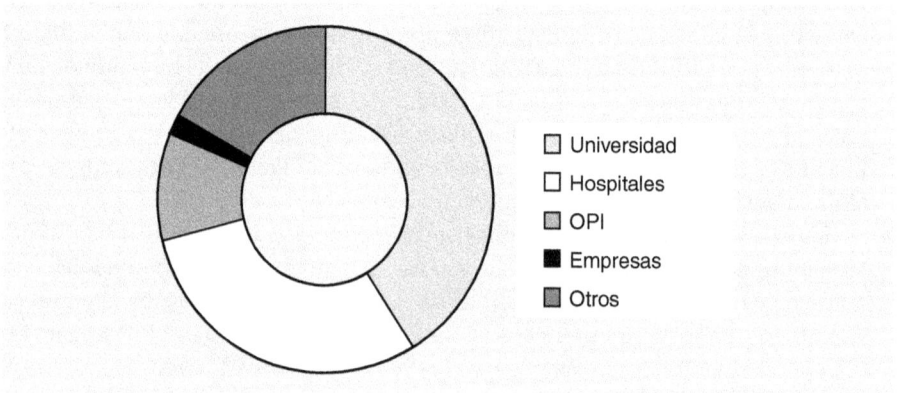

Figura 21-5. España: producción científica en biomedicina. Contribución relativa de cada sector (1994-2002). Mapa de la investigación biomédica en España. FIS. Instituto de Salud Carlos III.

Los hospitales, en tanto que centros de investigación, deben desarrollar proyectos específicos de investigación clínica en todas sus variedades, de manera notable en la traslacional. La denominada investigación clínica (desarrollada en pacientes) y la investigación epidemiológica en salud pública o servicios de salud (desarrollada en poblaciones) se llevan a cabo sobre todo en hospitales del Sistema Nacional de Salud (SNS). La integración de la investigación con la práctica clínica garantiza una mayor calidad de los servicios de salud y una mejor y más rápida implantación de los avances científicos en la prevención, diagnóstico y tratamiento de las enfermedades, así como un cuidado más ético y eficiente de los pacientes. No es posible realizar investigación de calidad sin una práctica médica de excelencia, y viceversa, dotadas ambas, por consiguiente, de las mayores garantías éticas y técnicas.

Hoy en día se considera y acepta que los profesionales que trabajan en los hospitales públicos tienen que dedicar parte de su tiempo a la investigación. Sin embargo, no hace muchos años la mayoría de los gestores de hospitales e incluso algunos profesionales sanitarios consideraban que en los hospitales sólo debían efectuarse labores asistenciales. Esta corriente de opinión ha sido una de las causas del retraso estimable del progreso científico de la medicina hospitalaria de España.

La experiencia acumulada en las dos últimas décadas permite afirmar que es necesario que los hospitales dispongan de un marco adecuado en el que se intenten resolver las múltiples preguntas que constantemente se derivan de la práctica clínica. Es necesario, además, que seamos capaces de acortar el intervalo transcurrido entre la producción de un nuevo conocimiento (eficacia) y su investigación real (efectividad y eficiencia) en la práctica clínica. En las ciencias biomédicas existe una cadena interactiva que discurre entre la investigación básica y la práctica médica diaria, pasando por la investigación clínica. La práctica clínica proporciona constantemente ideas y desafíos tanto a la investigación clínica como a la básica; cuanto mayor sea la integración de ambas, mejor y más rápida será la posible aplicación de los avances en la prevención y el tratamiento de problemas de salud importantes para los ciudadanos.

Es preciso que la investigación biomédica se contemple como una tarea habitual y parte esencial de la buena práctica médica. La integración de la investigación con la práctica clínica garantiza una mayor calidad de los servicios de salud y una mejor implantación de los avances médicos en la prevención y el tratamiento de las enfermedades, al igual que un cuidado más ético y eficiente de los pacientes. No es posible realizar investigación de calidad sin una práctica médica de excelencia y dotada de las mayores garantías éticas y técnicas. En este ambiente de trabajo es posible una mayor y más rápida transferencia de los nuevos conocimientos, basados en evidencias, a la práctica clínica y su mejor valoración crítica.

La investigación clínica facilita y mejora la docencia de posgrado, ya que en la actividad clínica diaria participan mayoritaria y activamente los médicos residentes. Se trata de favorecer la existencia de un entorno docente e investigador, que en la actualidad no puede ser ofrecido por la estructura universitaria más clásica, generalmente aislada de la práctica clínica, pero que tampoco podrán ofrecer las instituciones sanitarias centradas de forma exclusiva en tareas asistenciales que no destinan recursos propios a la investigación básica.

Para que un hospital asuma de una manera efectiva el concepto expuesto anteriormente, es necesario que examine y evalúe de forma periódica si dispone de una serie de requisitos básicos, entre los cuales se incluyen: *a)* existencia de estándares de calidad asistencial aceptados y buen cumplimiento de éstos; *b)* existencia de estándares de calidad informática y documental, junto con sistemas de soporte informático adecuado; *c)* número suficiente de profesionales muy motivados y capacitados, que puedan desarrollar conjuntamente una actividad multidisciplinaria; *d)* disponer de una dotación de infraestructura asistencial apropiada, que asegure la práctica de exploraciones complementarias, clínicas y básicas, relevantes en relación con la investigación desarrollada, y *e)* prestar asistencia a un volumen de pacientes o individuos candidatos a ser incluidos en proyectos de investigación, suficiente para alcanzar los objetivos propuestos.

INVESTIGACIÓN EN EL HOSPITAL CLÍNIC DE BARCELONA

El Hospital Clínic de Barcelona (HCB) es un hospital universitario, de titularidad pública, regido por un Patronato en el que se integran elementos de la Administración estatal (Ministerio de Sanidad y Consumo y Ministerio de Educación y Ciencia) y autonómica (Generalitat de Catalunya), concertado como centro proveedor del Servei Català de la Salut (CatSalut). El volumen de actividad asistencial del hospital y su nivel de complejidad técnica son elevados y representan para todos sus profesionales una carga de trabajo asistencial importante y constante, manteniendo un índice de personal/cama relativamente bajo, especialmente en comparación con el de otros hospitales similares. En la actualidad, el HCB está considerado como uno de los hospitales líderes en investigación biomédica en España y Europa debido al número y la calidad de los trabajos de investigación publicados en revistas biomédicas nacionales e internacionales.

Estructura, gestión y organización de la investigación biomédica

La Fundació Clínic per a la Recerca Biomèdica (FCRB) es una fundación privada sin ánimo de lucro creada en 1989. La FCRB tiene por objeto desarrollar actividades de promoción y gestión de la investigación biomédica en el Hospital Clínic, con la participación directa de la Facultad de Medicina de la Universidad de Barcelona. En este mismo sentido, se creó en 1995 el Institut de Recerca Biomèdica August Pi i Sunyer (IDIBAPS), un instituto mixto de investigación con participación de grupos de investigación biomédica del Consejo Superior de Investigaciones Científicas (CSIC), de la Facultad de Medicina de la Universidad de Barcelona, ubicado dentro del campus del HCB/Facultad de Medicina.

La FCRB es el organismo encargado de la gestión administrativa de la investigación biomédica del IDIBAPS. La investigación está estructurada en cinco programas que incluyen diversos equipos de investigación. Para identificar y ordenar estos programas, se someten todos los equipos existentes a un proceso de evaluación periódica, externa e independiente, por parte de la Agencia Nacional de Evaluación y Prospectiva (ANEP), atendiendo a criterios de estructura, productividad y volumen.

La creación del IDIBAPS ha significado disponer de las bases de un centro en el cual llevar a cabo investigación biomédica multidisciplinaria y coordinada, de alta complejidad tecnológica. Para ello, se ha adoptado el modelo de investigación temática de integración vertical, donde un área concreta está idealmente capacitada para interaccionar con otras y poder desarrollar una investigación original, que abarque desde aspectos básicos (biología molecular y genética) hasta aspectos clínicos, epidemiológicos y sociosanitarios del tema objeto de investigación, modelo ya comentado y con múltiples referentes.

La investigación del IDIBAPS está orientada a comprender, conocer y tratar eficazmente las enfermedades que el ser humano pueda padecer. Para realizarla, es necesario el concurso y la colaboración de los pacientes y sus familiares, al mismo tiempo que se apoya cada vez más en el progreso de los conocimientos básicos.

La investigación biomédica de calidad requiere la colaboración entre investigadores básicos y clínicos y una asistencia sanitaria de gran calidad. Éste es el concepto básico de los denominados *core programs* de investigación biomédica. La proximidad entre ambos grupos de investigadores actúa como un puente de unión entre las instituciones dedicadas a la investigación biomédica básica y los centros asistenciales de alto nivel científico y calidad asistencial.

Infraestructura, servicios y financiación: soporte administrativo y de gestión

La FCRB proporciona infraestructura administrativa y diversos tipos de servicios de gestión financiera y de recursos humanos (RR.HH.) a sus investigadores, y a instituciones públicas y empresas privadas. Entre los servicios ofrecidos se incluyen la gestión de contratos de personal investigador, la administración de fondos de investigación, la información *on line* sobre becas y ayudas, y la gestión de ensayos clínicos y logísticos (secretaría, fax y correo) utilizables por todos aquellos investigadores. En estos servicios se incluyen la posibilidad de obtener apoyo en el proceso de diseño, conducción y análisis de los trabajos de investigación, y la participación de los investigadores en cursos de introducción a la metodología científica y a la investigación en biomedicina.

La FCRB gestiona el *overhead* (generalmente el 10-15%) de los fondos de investigación recibidos. De éstos, el 55-60% procede de fondos otorgados por agencias oficiales (Ministerio de Sanidad y Consumo, Ministerio de Educación y Ciencia, Generalitat de Catalunya, Unión Europea, National Institutes of Health) y el 40-45% restante procede del sector privado.

La FCRB tiene en la actualidad más de 300 contratados y becarios (licenciados, técnicos superiores, técnicos de grado medio) que desarrollan diversos proyectos de investigación. La FCRB actúa como entidad jurídica que contrata al personal becario con cargo a los fondos de investigación de cada proyecto, durante el tiempo y en las condiciones que se establezcan en el contrato de investigación. Proporciona al becario una bata o «pijama» (con el anagrama «Fundació Clínic») y una tarjeta de identificación personal que le posibilita el acceso y uso de todas sus instalaciones y las del HCB (p. ej., servicio de vacunación, comedor laboral). Asimismo, existe un «código de conducta» *(Recomanacions per a investigadors biomèdics)* en el que se explican y citan aspectos bioéticos fundamentales de la investigación en animales y seres humanos, e incluyen las normas éticas para el envío y la publicación de artículos en revistas biomédicas, y para declarar y resolver posibles conflictos de intereses.

Los programas de investigación constan de diversos equipos, cuyos responsables eligen al coordinador del programa, quien se integra en el Comité Científico del IDIBAPS. Los criterios para ser considerado y aceptado como equipo de investigación son públicos y explícitos, e incluyen básicamente la valoración de la producción científica autónoma y de la capacidad para obtener fondos de financiación. La valoración la efectúa el Comité Científico a propuesta del área correspondiente.

Unidades de apoyo a la investigación

Un aspecto básico es la definición e identificación de las que deberían denominarse *unidades de apoyo o soporte a la investigación*. Dichas unidades deben desarrollarse según las necesidades de cada centro de investigación sin que pueda establecerse un modelo único. Además, sus miembros han de desarrollar proyectos de investigación propia en ámbitos de su competencia. Finalmente, tienen que proporcionar a todos los investigadores distintos tipos de apoyo y soporte:

1. Apoyo y soporte a aquellos *aspectos metodológicos o instrumentales y de servicios comunes* de interés para varios equipos o líneas de investigación del centro. Entre ellos se incluyen al asesoramiento en el diseño, la conducción, el control de calidad y el análisis de datos, así como el asesoramiento en aspectos éticos y legales de los proyectos.
2. Soporte a procedimientos y plataformas tecnológicas comunes (estabulario, bancos de tejidos, criopreservación, análisis de imágenes y laboratorios de soporte a la investigación).
3. Soporte en relación con las tecnologías de la información (bibliotecas, bases de datos bibliográficas y comunicaciones).

EVALUACIÓN DE LOS RESULTADOS

El resultado más habitual de la investigación en biomedicina es la publicación científica o el registro de patentes (de fármacos, dispositivos o aparatos). Estos resultados representan la culminación de un proyecto de investigación, que, tras superar una serie de revisiones y críticas, comporta la posterior difusión de sus conclusiones.

Para poder responder adecuadamente a los requerimientos de la sociedad en su conjunto, y a los de los organismos que financian la investigación, pero también para poder responder de forma adecuada a los gestores de los hospitales o de la Administración sanitaria, que en ocasiones pueden cuestionar la utilidad de la investigación biomédica, los propios investigadores y sus instituciones deben desarrollar también sistemas que permitan valorar, de forma metodológicamente correcta, los resultados finales de la investigación biomédica. De forma específica, es preciso que los hospitales hagan un esfuerzo por identificar el coste y los resultados de los proyectos de investigación clínica y sus efectos sobre la organización y la prestación de servicios (retorno o *payback*), a la vez que definan y apliquen un plan de difusión y transferencia de la tecnología y resultados del proyecto al resto de la organización.

El concepto de retorno de la investigación y desarrollo tecnológico (concepto multidimensional y que no puede expresarse por un único número) se basa en las premisas siguientes: *a)* la investigación biomédica es una inversión de futuro; *b)* el retorno es el valor o beneficios que se derivan de esta inversión; *c)* su evaluación formal es útil para justificar las inversiones en investigación, y permite ayudar a la priorización de inversiones futuras en I+DT.

Las categorías básicas de retorno de la investigación biomédica son: *a)* génesis del conocimiento, valorado mediante medidas bibliométricas tradicionales y por la evaluación por pares *(peer-review); b)* posibles beneficios futuros de la investigación (delimitación de nuevos objetivos); *c)* posibles beneficios para el sistema sanitario (reducción de costes, mejora en la prestación de servicios sanitarios, mejora en el proceso de toma de decisiones, mejora de la salud y mayor equidad), y *d)* beneficios económicos de más alcance, derivados de la explotación comercial y patentes.

Cada institución debe disponer de un sistema para evaluar formalmente los resultados secundarios de la investigación clínica. Esta evaluación incluye aspectos como las citaciones recibidas por los artículos de investigación, la inclusión de los artículos publicados en revisiones sistemáticas, la introducción de los resultados de la investigación en las guías de práctica clínica, la posible influencia que la investigación haya tenido en la práctica médica y el análisis económico (habitualmente coste-efectividad) de la misma, incluyendo también los beneficios finales de salud para los ciudadanos y los pacientes, así como la influencia en la eficiencia y equidad de los servicios sanitarios que proporciona la institución. Todas ellas son, de algún modo, medidas de la traslación de la investigación.

Si nos centramos en las publicaciones biomédicas como resultado más habitual de la investigación, cabe efectuar una serie de consideraciones. Las revistas biomédicas de prestigio comparten una serie de requisitos comunes, fundamentalmente la competencia para publicar en ellas y la existencia de sistemas de revisión por pares *(peer-review),* que las califican como un buen instrumento para valorar el resultado de la investigación biomédica. El sistema no es desde luego perfecto, ni tan siquiera justo; sin embargo, no puede negarse que una investigación de calidad, bien diseñada y conducida, debe proporcionar resultados lo suficientemente válidos y clínicamente relevantes para que sea aceptada y publicada en revistas nacionales o internacionales, de mayor prestigio o impacto cuanto mayor sea la calidad de los artículos que en ellas se publican y mayor sea su citación posterior.

Los índices bibliométricos proporcionan diversos instrumentos que permiten cuantificar la posible «relevancia» de un artículo original. Entre ellos, para la valoración objetiva de la producción de los distintos grupos de investigación, con frecuencia se emplea el denominado «factor de impacto» (FI) (*Impact Factor,* Science Citation Index [SCI]), valor asignado anualmente a las revistas en las que se han publicado los artículos originales. Este índice refleja el número de veces que una revista determinada es citada en la bibliografía de otros artículos publicados en un conjunto de revistas biomédicas (*Core Journals* del SCI), dividido por el número de artículos originales totales publicados en la revista citada en los dos últimos años. Se analiza, pues, la importancia relativa de la revista en competencia con todas las restantes publicadas. Así, por ejemplo, el FI de revistas de gran prestigio, como *The New England Journal of Medicine, The Lancet, Nature, Science* o *Annals of Internal Medicine,* es muy elevado. También se valora la producción de los diversos grupos de investigación mediante la clasificación de las revistas biomédicas según las especialidades temáticas y el análisis de la posición particular de cada revista en la distribución por cuartiles dentro de cada especialidad, lo cual introduce ciertos ajustes de interés en relación con el sistema de medición única del FI. En este segundo caso se analiza la producción según criterios de mayor especialización y se relativiza la competencia «intergrupos».

En los últimos años se ha introducido también el componente económico en la valoración de la producción de los equipos o grupos de investigación, al analizar la contribución financiera del grupo o área al conjunto del IDIBAPS.

Estos criterios de valoración, relativizados según los índices de producción por personal investigador de cada área o grupo, se emplean, como ya se ha comentado, en la acreditación de los equipos consolidados o en la introducción de equipos nuevos, al igual que en la asignación de recursos comunes (infraestructura y personal), asignación que decide periódicamente el comité científico.

En la situación actual es necesario contemplar fórmulas que permitan mejorar la satisfacción de los profesionales y estimular su dedicación asistencial e investigadora. Este objetivo, que puede considerarse como un modo de instaurar un sistema de incentivos, debe ser en la actualidad uno de los prioritarios de los hospitales si éstos quieren integrar, de forma efectiva, las cuatro líneas maestras de su actividad: asistencia, docencia, investigación y gestión.

BIBLIOGRAFÍA

Bodenheimer T. Uneasy Alliance-Clinical Investigators and the Pharmaceutical Industry. N Engl J Med 2000;342:1539-44.

Crist TB, Schafer AI, Walsh RA. Translating basic discoveries into better health care: the APM's recommendations for improving translational research. Am J Med 2004;116:431-4.

Contopoulos-Ioannidis DG, Ntzani EE, Ioannidis JPA. Translation of highly promising basic science research into clinical applications. Am J Med 2003;114:477-84.

Does research make for better doctors? [Editorial]. Lancet 1993;342:1063-4.

Gelijns AC, Rosenberg N, Moskowitz AJ. Capturing the unexpected benefits of medical research. N Engl J Med 1998;339:693-8.

Goldstein JL, Brown MS. The clinical investigator: Bewitched, bothered, and bewildered but still beloved. J Clin Invest 1997;99:2803-12.

Horton B. From bench to bedside... Research makes the translational transition. Nature 1999;402:213-5.

Lenfant C. Clinical research to clinical practice: Lost in translation? N Engl J Med 2003;349:868-74.

Rodés J, Trilla A. Fórmulas para la integración de la formación básica y clínica en medicina. Med Clin (Barc) 1999;113:379-82.

Rodés J, Trilla A. Investigación clínica: Del laboratorio al paciente. Med Clin (Barc) 2003;121:189-91.

Trilla A. Publicar o perecer: ¿Perecer por publicar? Enferm Infecc Microbiol Clin 2004;22:3-5.

22

Los clínicos en la gestión del hospital

R. Belenes y M. Huguet

INTRODUCCIÓN

Las organizaciones sanitarias no pueden mantenerse al margen de los cambios sociales. En un momento en el que los cambios sociales son muy profundos, el ritmo de cambio de las organizaciones sanitarias puede ser distinto, pero en ningún caso es posible el aislamiento de este entorno. En el ámbito sanitario, el papel creciente del paciente en la toma de decisiones (autonomía), las tecnologías de la información y de la comunicación, nuevas técnicas terapéuticas y diagnósticas, la genómica o la exigencia social de transparencia *(accountability)* tienen un papel destacado en el impulso de estos cambios.

Hay poca investigación aplicada referente al proceso de transformación de los hospitales. Los motores del cambio podrían ser la necesidad de mejorar la eficiencia, los problemas del *staff,* la nueva tecnología y las expectativas de los ciudadanos.

El interés por la eficiencia es consecuencia de la necesidad imperiosa de gestionar recursos finitos. Todo, para todos los pacientes, inmediatamente, es una entelequia. El cambio en los hospitales debe adaptarse a los recursos existentes y, por lo tanto, es preciso establecer prioridades y hacer compatibles los recursos con los objetivos marcados. La innovación ya no consiste únicamente en hacer más, mejor o nuevo, sino que debe ir acompañada de una reflexión triple: ¿Qué sustituye lo nuevo? ¿El cambio es sostenible? ¿En qué dejamos de invertir? Este interés por la eficiencia se ha atribuido, en parte, al desencuentro entre clínicos y gestores. Muchos profesionales, motivados por cuidar pacientes, tienen la percepción de que los gerentes de las organizaciones sanitarias tienen objetivos diferentes.

Los problemas de los facultativos especialistas se relacionan, en parte, con la especialización como medida del éxito profesional. Es poco probable que la tendencia a la especialización disminuya con el tiempo. Sin embargo, aunque el hospital del futuro desee disponer de superespecialistas, deberá basarse en profesionales polivalentes, que conozcan muy bien algún aspecto de la práctica clínica, pero que sean lo suficientemente polivalentes como para desarrollar algunas otras

Fuente: Sistema de información del Hospital Universitari de Bellvitge, 2003.

actividades complementarias. Además, al discutir los problemas del *staff,* deberá resolverse el distanciamiento entre la profesión y la sociedad, tan bien expresado por la queja de muchos profesionales en demanda de «más respeto».

Las tecnologías, especialmente las tecnologías de la información y de la comunicación, van a alterar profundamente la manera de trabajar de los profesionales de la salud; la accesibilidad a la información, las garantías de confidencialidad o la facilidad de interacción entre diversos profesionales son aspectos que incidirán directamente en la manera de trabajar.

En la prestación de servicios públicos, en general, se observa una transferencia del poder de decisión desde el prestador hacia quien recibe el servicio. Este hecho se produce en la Administración, en los bancos y en cualquier empresa que preste servicios. No hay motivos para pensar que esta tendencia, en la que el consumidor toma el relevo del productor para tener más protagonismo en la toma de decisiones, va a ser muy distinta en la sanidad. Los hospitales que no apuesten decididamente por ofrecer una atención más centrada en las necesidades del paciente tienen poco futuro en el liderazgo por ofrecer una atención de calidad. Además, en contra del paternalismo, los pacientes quieren participar en la toma de decisiones que afectan a su salud. Para crear un sistema que facilite la participación de los pacientes, debe ser pragmático, originado en la base y que aporte beneficios claros al paciente.

Los pilares de la relación entre la ciudadanía y la Administración deberían ser la información, la consulta y la participación. Para conseguir mejorar esta relación, se requieren «recursos» de tiempo, habilidades y financiación.

El punto de partida de estos cambios es un hospital compartimentalizado que tiene tendencia a ofrecer cuidados muy especializados pero fragmentados (los servicios o las unidades), por lo que la atención resultante es poco flexible. La coordinación y la programación son complicadas y difícilmente añadirán valor al proceso asistencial; muy al contrario, no es frecuente que muchos errores empañen actuaciones asistenciales a menudo brillantes.

En este contexto no es sorprendente que pasen a un segundo plano las expectativas de los ciudadanos y que primen, como fuerzas motoras de la reconfiguración de los hospitales, elementos como la incorporación de tecnología, la economía y las políticas de salud o las prioridades de los profesionales.

A pesar de todo, el fenómeno más novedoso de los cambios de la práctica asistencial en los últimos años es el papel creciente del propio paciente en la toma de decisiones sobre su enfermedad. Para algunos es el fin del paternalismo que ha caracterizado la práctica de la medicina occidental hasta ahora.

Además de todos los problemas descritos, existe un problema de fondo. La profesión médica ha perdido privilegios, poder y reputación pública y, al mismo tiempo, la población percibe la medicina como demasiado impersonal. La medicina no ha sido capaz de adaptar sus paradigmas a los cambios de los tiempos.

CAMBIOS EN LA PRÁCTICA ASISTENCIAL

Las transformaciones de las organizaciones sanitarias incidirán profundamente en la práctica asistencial. Los hospitales dejarán de ser el centro del sistema sanitario, por lo que la práctica asistencial hospitalaria deberá integrarse con la de otros proveedores de servicios sanitarios. Surgirán otras maneras de organizar la asistencia diferentes a los servicios médicos jerarquizados basados en especialidades, muy extendidos en nuestro entorno.

Sin embargo, los hospitales seguirán ejerciendo un papel muy importante en la definición de las prácticas clínicas a través de la docencia de pregrado, la de posgrado y la investigación.

En definitiva, lo que determinará los cambios en las prácticas clínicas será la necesidad de contar con otros para desarrollar la actividad asistencial. En la asistencia directa a los pacientes, la respuesta a las necesidades en la comunidad será imprescindible. En el campo de la docencia y de la investigación, el hospital deberá cooperar con otras instituciones (universidades, centros de investigación) y establecer sinergias con la industria.

En este contexto es necesario analizar los nuevos roles de los profesionales, cómo construirán su carrera profesional y de qué manera se establecerán los objetivos asistenciales.

Carrera profesional y objetivos asistenciales

Tradicionalmente, la progresión profesional en los hospitales se ha realizado a través del ascenso en la pirámide jerárquica, que podríamos denominar *carrera de gestión* (para médicos: jefes de sección, de servicio de departamento, dirección Médica; para enfermería: supervisora, adjunta y directora). Esta realidad no ha facilitado la realización ni el reconocimiento profesional, por lo que no es extraño oír comentarios tipo: «Hemos perdido un buen clínico para tener un mal gestor», con lo que se evidencia que no los mejores clínicos ejercen mejor las tareas organizativas o de gestión que se requieren para un cargo.

Ante esta realidad se hace necesario separar y profesionalizar la carrera de gestión y crear una carrera profesional que reconozca la aportación/experiencia de los profesionales en el ámbito de la práctica clínica, en la docencia y en la investigación.

Por otra parte, una asignatura pendiente en los centros sanitarios es el reconocimiento y la diferenciación de los distintos grados de esfuerzo que realizan los profesionales en la consecución de los objetivos de la institución.

En esta línea, el Institut Català de la Salut (ICS) definió en 2002 su modelo de carrera profesional para médicos y diplomados de enfermería, así como la retribución de productividad variable para el médico. El marco legal que define los fundamentos de la carrera profesional del ICS se basa en la Ley de Cohesión y Calidad del Sistema Nacional de Salud, de ordenación de las profesiones sanitarias y del estatuto marco del personal estatutario.

En 2003 inició la implantación de este nuevo modelo retributivo. Las características de la carrera profesional del ICS se resumen en la tabla 22-1.

Niveles y criterios

La carrera profesional se estructura en cinco niveles (un nivel de entrada y cuatro retribuidos). Para acceder a cada nivel, es imprescindible cumplir unos requisitos y acreditar unos méritos:

Tabla 22-1. Características de la carrera profesional del ICS

Se aplica a médicos y diplomados de enfermería
Permite a los profesionales progresar de forma individualizada a los diferentes niveles de carrera como reconocimiento al desarrollo profesional en términos de experiencia, conocimientos y compromiso con la organización
Es voluntaria, requiere ser solicitada
Es individual
La retribución se realiza por niveles
Es irreversible
Es independiente de la carrera de gestión
No implica cambio de puesto de trabajo ni de tipo de actividad

1. *Requisitos.* Vinculación estable en la institución y un mínimo de años de antigüedad (cinco para acceder al primer nivel, 11 para el segundo, 18 para el tercero y 25 para el cuarto).
2. *Méritos.* Para acceder a cada nivel de carrera, es preciso obtener un mínimo de créditos prefijado:
    a)   Nivel 1: 40 créditos (tanto para facultativos como para diplomados).
    b)   Nivel 2: 65 créditos para facultativos y 55 para diplomados.
    c)   Nivel 3: 90 créditos para facultativos y 70 para diplomados.
    d)   Nivel 4: 110 créditos para facultativos y 90 para diplomados.

Estos créditos se deben conseguir durante el tiempo de permanencia en un nivel para acceder al siguiente, y se pueden obtener por distintos factores; en el caso de los médicos y los diplomados, quienes pueden obtener hasta 135 créditos, se indican en la tabla 22-2.

Este sistema, acordado con las organizaciones sindicales, permite compatibilizar la necesaria objetividad en la valoración de la actividad, la formación, la docencia y la investigación, con la necesaria vinculación con los objetivos institucionales, que se resumen en el compromiso con la organización.

Anualmente se abre un período para que los profesionales que crean que reúnen todos los requisitos y méritos para ascender en la carrera puedan solicitarlo.

El porcentaje de incremento sobre las retribuciones fijas que representa la carrera en médicos va de un 7% (nivel 1 para un jefe de servicio) hasta un 33% (nivel 4 para un adjunto). Para enfermería, va desde un 3% (nivel 1 para una adjunta) hasta un 25% (nivel 4 para una enfermera base).

Tabla 22-2. Créditos de la carrera profesional (número máximo de créditos obtenibles en cada criterio)

Origen del crédito	Médicos	Diplomados de enfermería
Actividad	70	75
Formación	15	20
Docencia	10	10
Investigación	20	10
Compromiso con la organización	20	20

Tras 3 años de aplicación, el resultado ha sido satisfactorio, a pesar de las dificultades administrativas que se generan por la necesidad de valorar a todos los profesionales afectados en un breve período de tiempo.

Este reconocimiento individualizado del valor añadido que aporta cada profesional intenta dar respuesta a las aspiraciones de los profesionales de ver reconocida, de forma diferencial, su aportación al producto de la institución, y permite a la organización reconocer públicamente la aportación de sus profesionales.

Objetivos asistenciales y su retribución en el Institut Català de la Salut

En las grandes organizaciones, como puede ser un centro hospitalario, puede existir la sensación de que el esfuerzo personal obtiene un reconocimiento muy escaso. El sistema retributivo, basado en la retribución por puesto de trabajo, contribuye a ello.

Una vez reconocido el valor personal a través de la carrera profesional, quedaba otro aspecto por resolver: ¿cómo orientar el esfuerzo de los profesionales en el mismo sentido que los objetivos estratégicos de la institución?

Se consensuó con las entidades sindicales un complemento de productividad variable que se abonaría a los médicos una vez al año después de evaluar unos objetivos pactados *a priori* de forma individualizada. El importe de este complemento suele equivaler aproximadamente al 15% de la retribución anual fija del facultativo. Esta alianza entre la institución y los profesionales requiere de un trabajo previo de la organización para que el total de objetivos individuales garantice el cumplimiento de los objetivos de la institución, evitando que, para conseguir un objetivo personal, los intereses individuales afecten negativamente al resultado global, por generar efectos negativos en otras áreas.

El proceso se debe iniciar en la propia gerencia con la concreción y explicitación de los objetivos del centro, que deben ser conocidos y compartidos por todo el equipo directivo. En consecuencia, los objetivos del equipo directivo deben ser sinérgicos con los del centro. A su vez, la dirección médica debe negociar con los jefes de servicio la concreción de los objetivos de cada uno de los servicios, y establecer los objetivos personales del jefe de servicio. Un porcentaje importante de los objetivos de los jefes de servicio, y por lo tanto de su productividad, tienen que estar vinculados a resultados globales de su servicio, ya que éste constituirá su mayor responsabilidad, y se le fijarán, en menor medida, objetivos ligados a resultados personales.

Asimismo, es preciso que los jefes de servicio también acuerden con sus facultativos los objetivos de éstos, que en su mayoría serán individuales, pero también se incluirá alguno de carácter grupal, para no descuidar el trabajo en equipo.

Cada profesional debe tener entre 5 y 12 objetivos anuales para concentrar su esfuerzo y que la «recompensa» atribuible a cada uno de ellos sea relevante.

Las características de los objetivos se resumen en la tabla 22-3.

Los objetivos pueden versar sobre aspectos clínicos, asistenciales, organizativos, económicos, de docencia, de investigación, etc.

El acuerdo de objetivos, su definición, indicadores, metas, bandas de consecución y ponderación, deben plasmarse en un documento que firmen la dirección y el profesional. Periódicamente, los profesionales y la dirección deben disponer de

Tabla 22-3. Características de los objetivos anuales

Negociados con el interesado
Concretos: definidos, con un indicador establecido, con fecha de consecución
Deben tener un punto de partida, una meta que acredita su consecución y unas bandas de consecución que permiten reconocer una consecución parcial
Que pueden conseguirse, pero con esfuerzo
Ponderación establecida, que refleje que parte del complemento se atribuye a cada objetivo

todos los indicadores que permitan hacer un seguimiento del estado en el que se encuentran los objetivos, y así poder tomar las medidas correctoras necesarias.

El resultado esperable, a nivel general, debe situarse entre el 65 y el 75% de cumplimiento de los objetivos. Porcentajes mayores indican una falta de exigencia en el momento de fijarlos y unas cifras inferiores indican una exigencia excesiva.

Tras 3 años de experiencia, la valoración ha sido satisfactoria, y se espera poder agilizar el proceso con la mejora de los sistemas de registro y la confección de nuevos indicadores.

En un futuro se valorará la incorporación de otros colectivos profesionales a este tipo de retribución variable para la consecución de sus objetivos.

En conclusión, el uso de información con objeto de reconocer logros personales permite la introducción paulatina de la cultura de la evaluación y la comparación interna o externa, de una forma aceptable por los profesionales, al mismo tiempo que supone avanzar hacia la consecución de los logros que pretende la organización.

Cambios en los cuidados de enfermería

Los principales cambios en la prestación y la gestión de cuidados enfermeros en los centros hospitalarios son consecuencia de dos grupos de elementos. Por una parte, existe la necesidad de adecuar los servicios ofertados a la previsión de las necesidades y demandas de la población usuaria, y por otra, de la necesidad de evaluar la evidencia sobre el impacto de las ratios, la experiencia (pericia) y la formación de las enfermeras en los resultados clínicos de los pacientes y, en consecuencia, los resultados económicos de los hospitales.

Adecuar los servicios a las demandas implica apostar por el pleno desarrollo de las competencias profesionales de las enfermeras y por el establecimiento de roles o figuras diferenciados.

La traslación del cuidado del paciente agudo y del paciente con insuficiencias orgánicas u otras enfermedades crónicas descompensadas, en fase avanzada, fuera del entorno físico del hospital, mediante fórmulas de ambulatorización de procesos y gestión de casos, hospitalización a domicilio, hospitales de día, consultas de enfermería o sistemas de enlace con la atención primaria, requieren el reconocimiento de una práctica clínica autónoma en un contexto de trabajo multidisciplinario y muy coordinado. La concepción de la estancia hospitalaria como forma de atención de pacientes críticos o semicríticos conlleva *per se* un incremento de la complejidad y la gravedad de los enfermos que hay que tratar y, en consecuencia, un aumento de la intensidad de los cuidados.

La gestión del proceso asistencial se beneficiará enormemente del cambio de un sistema tradicional de gestión de recursos (plantillas) de enfermería a un sistema de gestión de cuidados basado en la evaluación de la evidencia sobre el impacto de las ratios, la experiencia y la formación en los resultados clínicos potencialmente sensibles a la práctica enfermera. Algunos estudios recientes ya aportan las primeras conclusiones al respecto; cada paciente asignado de más a una enfermera se asocia a un incremento de probabilidad de muerte y de incidencia de complicaciones de un 7%, respectivamente; asimismo, un aumento de un 10% en la proporción de enfermeras licenciadas de un hospital se relaciona con una disminución de la probabilidad de muerte de un 5%.

El impacto de la pericia clínica de las enfermeras en los resultados clínicos no ha sido explorado por el momento; no obstante, se están desarrollando múltiples líneas de trabajo para la evaluación de competencias que contemplan estos aspectos.

En los próximos años, la extensión competencial de las enfermeras, así como la posibilidad de obtención de una titulación superior en el marco del Espacio Europeo de Educación Superior, contribuirán a delinear con mayor claridad la posición de las enfermeras en las nuevas direcciones asistenciales y clínicas.

Dirección asistencial en el hospital del futuro

Los beneficios que pueden esperarse de las direcciones clínicas (gestión más eficiente de los procesos y acercamiento de la toma de decisiones a los profesionales) podrían verse limitados si estas direcciones contribuyen a consolidar compartimentos estancos en el hospital y dificultan la toma de decisiones coordinadas.

El desarrollo de las direcciones clínicas cambia el rol de las direcciones relacionadas directamente con la asistencia (la dirección médica y la dirección de enfermería), pero en ningún caso los directores clínicos sustituyen de una manera colegiada a la figura de ambas direcciones.

El papel de la dirección médica en el hospital del futuro podría concretarse en estos cuatro ámbitos: *a)* liderazgo asistencial; *b)* garantía de calidad; *c)* docencia e investigación, y *d)* comunicación e información general.

La dirección médica garantiza la cobertura asistencial a todos los pacientes atendidos en el hospital, según la cartera de servicios de cada dirección clínica y del hospital en su conjunto. Por lo tanto, supervisa el funcionamiento de los servicios centrales, el de los servicios comunes y asegura los servicios mutuos que deben prestarse las direcciones clínicas entre sí (interconsultas, exploraciones complementarias, etc.).

Desde la dirección médica se vela para que se cumplan los protocolos generales y los procedimientos especiales que afectan a todo el hospital. En definitiva, la dirección médica desempeña un papel de mediación crucial.

La dirección médica debe participar en la evaluación de nuevas tecnologías, a propuesta de las direcciones clínicas, y valorar su impacto en el conjunto del hospital.

La calidad asistencial depende más de la armonía del conjunto que del nivel de excelencia alcanzado por alguno (o algunos) de sus elementos. Por lo tanto, la dirección médica debe velar para que se dé esta armonía y detectar los puntos de mejora en la organización. La supervisión de protocolos que afectan a varias direcciones, el análisis de procedimientos y la evaluación de resultados forman parte de las funciones de la dirección médica. Las direcciones médica y de enfermería deben velar para que se den respuestas adecuadas a las reclamaciones o quejas de los pacientes y, en última instancia, asumir las responsabilidades pertinentes.

La docencia y la investigación requieren políticas institucionales, aunque la implementación se realice parcialmente en el ámbito de las direcciones clínicas. La formación posgraduada y la formación continuada de los profesionales sanitarios deben ser prioridades de la dirección médica.

En un hospital organizado a partir de direcciones clínicas, la dirección de enfermería debería velar, a su vez, por la calidad de las prácticas propias de enfermería, por la selección de profesionales de acuerdo con las necesidades asistenciales, y por la diseminación y el cumplimiento de los protocolos transversales.

En este contexto de direcciones clínicas, la dirección médica y la de enfermería no deben entenderse como la representación de los médicos del hospital. La dirección médica, como máximo responsable de la asistencia sanitaria del hospital, garantiza al paciente la integración de los procesos asistenciales. Para ello, el liderazgo clínico, el respeto y la confianza de los profesionales del hospital es imprescindible.

Dirección asistencial

En el hospital del futuro, el papel, la dirección médica y de la dirección de enfermería seguramente se visualizará en el marco de una «dirección asistencial». Ésta debe ser el referente máximo que se responsabilice de los tratamientos y cuidados de los pacientes atendidos por el centro.

Los órganos de gobierno del hospital y los órganos consultivos de los profesionales deberían intervenir activamente en la identificación del mejor candidato para ocupar la dirección asistencial del centro. El hospital del futuro necesitará una especie de «ola democratizadora», más allá de la simple participación en procesos electorales internos. Es imprescindible la revitalización de las juntas clínicas y otras instancias de participación. Debería ser compatible la existencia de un director del centro o director asistencial, como cargo de confianza nombrado por el director gerente, junto con la existencia de las figuras de director médico y directora de enfermería que también nombraría aquél, a partir de una terna propuesta por los órganos de representación de los profesionales. Esta aparente complejidad en los órganos de dirección de un centro sanitario debería entenderse en el marco de la estrategia para incorporar de una manera real a los profesionales sanitarios en el proceso de toma de decisiones.

AUTONOMÍA DE GESTIÓN

Direcciones clínicas

El acceso fácil a la información, la presencia de nuevas competencias, la mayor exigencia de los pacientes y ciudadanos en general, al igual que los continuos avances tecnológicos, son algunos de los factores que obligan a nuestras instituciones a desarrollar sus actividades en un entorno más competitivo y dinámico. Frente a la creciente preocupación de los gestores por estos cambios sociales y profesionales que condicionan los sistemas de salud, así como por la necesidad de abordar los aumentos de costes de los servicios sanitarios, surgen nuevas formas de organizar la gestión de los servicios asistenciales en los hospitales modernos. Todas ellas incorporan el concepto de gestión clínica *(clinical governance)* como fórmula para incorporar a los profesionales en las decisiones estratégicas y operativas de la organización, descentralizando la toma de decisiones e incorporando criterios de calidad.

El término «gestión clínica», tal y como fue concebido desde el National Health Service, incorpora la calidad del servicio y su mejora continua, la responsabilidad *(accountabilly),* la eficacia de la práctica clínica, la información (medicina basada en la evidencia), el conocimiento y el aprendizaje, la cultura y, finalmente, los estándares, tanto de competencia clínica como de comportamiento clínico.

El desarrollo de nuevos modelos, basados en la gestión clínica, ha sido desigual en los diferentes países, e incluso dentro de un mismo sistema de salud, en función del grado de desarrollo de los sistemas de gestión. En España existe un gran número de experiencias desarrolladas, con suerte desigual, pero todas ellas basadas en la corresponsabilización profesional y la descentralización. Con todo, no podemos hablar de un modelo uniforme. Cada organización ha adoptado aquellas fórmulas más acordes con su entorno organizativo.

El desarrollo de las direcciones clínicas tiene sus fundamentos, pues, en la implantación de un modelo de gestión clínica, partiendo del principio de autonomía profesional, para abordar los cambios en el gobierno de las organizaciones sanitarias, más acordes con el desarrollo empresarial y de la necesaria participación en la gestión de los profesionales, y de los propios pacientes. Entre sus objetivos cabe citar el intento de mejorar la calidad, también desde la perspectiva de los pacientes y de la seguridad clínica, asegurar la efectividad del sistema y la gestión de los costes y, finalmente, introducir criterios de gestión empresarial en los dispositivos de gestión pública. En este sentido, los elementos propios de la gestión clínica imprescindibles para asegurar la necesaria corresponsabilización de los profesionales en los nuevos modelos son liderazgo y reconocimiento, la asignación de presupuesto y objetivos y la evaluación efectiva de resultados.

Una de las definiciones existentes de dirección clínica es aquella que la define como la *integración,* a nivel descentralizado, de la toma de decisiones sobre la actividad asistencial, utilización de recursos y control de la calidad total a través de un acuerdo entre la dirección del centro y el director clínico correspondiente. Esta definición se concreta, en los hospitales del ICS, en el diseño de un sistema de participación y corresponsabilidad de líderes profesionales mediante un contrato interno de servicios, en el cual se definen las competencias sobre la organización, producción (cantidad y calidad) y utilización de recursos. Esto incluye la descentralización de algunas decisiones de gasto y el despliegue de un sistema de incentivos.

De esta experiencia en los hospitales del ICS cabe señalar como puntos críticos para la implantación de la dirección clínica: *a)* la gran heterogeneidad tanto de centros como de servicios y líneas de producto; *b)* la necesidad de disponer de cuadros de mando muy complejos; *c)* la escasa cultura de corresponsabilidad en la asunción de riesgo, y *d)* incluso un cierto recelo en determinados equipos directivos. Esto ha hecho que no podamos hablar de un modelo único de dirección clínica, sino de soluciones singulares, adaptadas a cada una de las realidades concretas. Estas soluciones abarcan desde servicios de alta complejidad, como el abordaje integral de la oncología, la hematología y la radioterapia en un centro hospitalario, hasta servicios de soporte al diagnóstico, como los laboratorios, con una visión transversal en el territorio.

De esta manera, muchas direcciones clínicas nacen de la necesidad de abordar la gestión de determinados procesos asistenciales desde una visión transversal a la organización, con la consiguiente participación de diversos grupos de profesionales e, incluso, de proveedores. Recientemente, diversas experiencias en Cataluña abordan la gestión de dispositivos y servicios asistenciales con una visión territorial de los mismos. En ellos, bajo una única dirección, puede abordarse la gestión tanto de la atención primaria de salud como de la atención especializada hospitalaria y la atención sociosanitaria. En el caso del ICS, la creación de direcciones clínicas territoriales está permitiendo la coordinación entre dispositivos de este mismo proveedor en el territorio (atención primaria de salud y atención hospitalaria) y además está favoreciendo la complementariedad con el resto de dispositivos (laboratorios clínicos, gabinetes de diagnóstico por imagen, rehabilitación, programa de salud sexual y reproductiva, entre otros). Esto ha introducido elementos de transversalidad y coordinación efectiva e integración del proceso asistencial más acorde con las necesidades reales de la población.

Sistemas de información para la gestión clínica

La finalidad última de la gestión clínica es la de implicar al profesional sanitario, otorgándole una responsabilidad sanitaria y social acorde con la discrecionalidad de sus decisiones. El buen funcionamiento de un sistema sanitario requiere de unos profesionales que tengan la información y los incentivos precisos para tomar y ejecutar sus decisiones. Lo que se mide y lo que se recompensa es lo que los profesionales tratan de mejorar; es posible gestionar lo que se puede medir.

Puede entenderse la gestión clínica como el conjunto de herramientas y de técnicas del campo de la gestión, epidemiológicas, organizativas, tecnológicas, económicas y de calidad dirigidas a conseguir la optimización de los servicios asistenciales. La gestión clínica constituye una forma de gestión de las unidades asistenciales basada en la asunción de responsabilidades por los clínicos en la producción, la utilización de los recursos, en los resultados finales y en la calidad de los procesos asistenciales.

La evolución de la parte más «clínica» de la gestión puede considerarse satisfactoria (auge de la medicina basada en la evidencia, de las revisiones sistemáticas, de los estudios de adecuación, de la validación de medidas de calidad de vida relacionada con la salud, de la elaboración de guías de práctica clínica, etc.). En cambio, la parte no clínica de la gestión clínica —la de su encaje organizativo— experimenta dificultades mucho mayores, muy posiblemente relacionadas con las dificultades del diseño, la implantación y la explotación de los potentes sistemas de información en los cuales ha de estar sustentada.

Desde el inicio de la era de la informática, las organizaciones han utilizado los datos obtenidos desde sus sistemas operacionales para atender sus necesidades de información. Algunos proporcionan acceso directo a la información contenida en las aplicaciones operacionales, otros traen los datos desde sus bases de datos operacionales para combinarlos de varias formas no estructuradas, con la finalidad de atender a los usuarios en sus necesidades de información.

Los dos métodos han evolucionado a través del tiempo, y en algunos casos ahora las organizaciones manejan un conjunto de datos poco depurado e inconsistente, sobre los cuales, en la mayoría de ocasiones, se deben toman decisiones importantes. En la tabla 22-4 podemos ver la información disponible referente a la «insuficiencia cardíaca» en los 8 hospitales del ICS.

Existen diversos problemas en el marco actual de los sistemas de información sanitaria, que se pueden agrupar en los siguientes: *a)* información a menudo incoherente (dado que procede de diversos sistemas operacionales y de diversas fuentes, en diversos formatos); *b)* sistemas de información para la toma de decisiones lentos y rígidos (con información difícil de combinar e inexistencia de una visión global de la información de toda la organización); *c)* alta dependencia del informático, y *d)* falta de información o datos cuando éstos se necesitan.

Las nuevas tecnologías de *datawarehousing* pueden ayudar, en parte, a paliar algunos de estos problemas. La creación de repositorios de información normalizados, tras un proceso de ETL (extracción, transformación y carga) permite el aprovechamiento y la utilización sistemática de información que de otra forma sería muy costoso recolectar retrospectivamente. Por otro lado, la definición y creación de sistemas de información sanitarios más orientados a la gestión del continuo asistencial en el tiempo (historia clínica informatizada) que al mero registro de actividad, orientado exclusivamente a la gestión administrativa y/o facturación de cada uno de los contactos con el sistema sanitario, permitirá solucionar gran parte de los problemas clásicos de los sistemas de información descritos con anterioridad.

La finalidad de cualquier modelo de gestión sanitaria y clínica es reducir la brecha que existe entre efectividad y eficacia, reflejando esta última el límite de posibilidades de producción para una determinada situación tecnológica, esto es, aquello que puede conseguirse si todo funciona bien, y reflejando la primera (la efectividad) el grado de consecución de ese máximo potencial en función de los datos de la realidad. El conocimiento de dónde está este límite de posibilidades de producción, y de cómo podemos definir un óptimo de funcionamiento, será posible con las máximas garantías de confiabilidad a partir de la comparación con otros proveedores de servicios de salud mediante las técnicas adecuadas de ajuste, a partir de sistemas de información robustos y fiables, mediante técnicas de *benchmarking.* Estas mismas técnicas son las que nos han de proporcionar la información para elaborar los indicadores de seguimiento del grado de desviación de nuestros resultados respecto a nuestros objetivos.

Gestión diaria del hospital

Tabla 22-4. Datos comparativos de 8 hospitales del Institut Català de la Salut (ICS)

GRD 127-Insuficiencia cardiaca y shock. Proceso médico, con peso de 1,0039

	2003						2004						2005-Primer semestre						Global					
	Alta	s	EM	% Ext.	% Comp.	% Reing.	Alta	s	EM	% Ext.	% Comp.	% Reing.	Alta	s	EM	% Ext.	% Comp.	% Reing.	Alta	s	EM	% Ext.	% Comp.	% Reing.
ICS		3,09	8,38	9,45	1,81	16,5		3,11	8,19	8,19	1,35	16,5		1,73	8,19	11,79	1,67	15,2		7,94	8,2	9,47	1,60	16,3
Hospitales		1,83	8,5					1,86						1,04						4,74	8,6			
Grupo III			8,58	8,12	1,80	16,9				7,63	1,56	17,6			8,84	11,98	2,21	16,3				8,78	1,79	17,1
Hospital 1	646		8,33	11,15	2,79	17,6	638			10,34	0,78	16,3	466		7,39	12,88	1,93	19,3	781			11,31	1,83	17,5
Hospital 2	641		8,83	6,86	0,78	13,9	595			6,39	1,01	12,8	266		9,94	10,90	1,88	12,3	516			7,39	1,07	13,2
Hospital 3	548		8,61	6,02	1,82	19,6	629			6,04	2,86	23,5	311		8	11,58	2,89	15,4	712			7,19	2,49	20,6
Hospitales										10,39					10,0									
Grupo II	740		7,31	11,08	2,57	13,4	817			8,32	1,35	12,7	452		6,69	9,96	1,11	13,4				9,71	1,74	13,1
Hospital 4	284		8,52	11,27	1,06	8,3	313			6,71	0,64	7,5	184		7,32	11,41	0,54	9,5	781			9,48	0,77	8,2
Hospital 5	246		5,52	12,60	4,07	12,2	309			11,97	0,97	19,2	157		5,55	4	0,64	20,2	516			7,95	2,91	16,5
Hospital 6	210		7,74	9,05	2,86	20,5	195			5,13	3,08	14,0	111		7,23	10,81	2,70	13,4	712			11,24	1,97	16,1
Hospitales										10,39														
Grupo I	515		9,20	11,84	0,78	19,4	433			11,90	0,46	19,1	244		8,19	14,34	0,41	13,9				11,83	0,59	18,2
Hospital 7	235		8,23	11,49	1,28	15,9	168				0,60	16,9	94		7,31	21,28	1,06	12,2	497			13,48	1,01	15,4
Hospital 8	280				0,36	22,4	265			9,43	0,38	20,4	150		4	10,00	0,00	15,3	695			10,65	0,29	20,3

EM, estancia media; Ext., mortalidad; Comp., porcentaje de complicaciones; Reing., porcentaje de reingresos urgentes a 30 días.

TRANSPARENCIA Y GOBIERNO DE LAS INSTITUCIONES: RESULTADOS CLÍNICOS Y RENDICIÓN DE CUENTAS

La transparencia es una exigencia social en todos los ámbitos. Transparencia se refiere al acceso fácil a datos claros y objetivos, con una definición *a priori* de lo que son las buenas prácticas. La transparencia sin interpretación es una simple acumulación de datos, y es preciso que esta interpretación se haga antes del análisis, no como una justificación de los datos. La transparencia implica una transformación en profundidad del sistema sanitario. El ICS está trabajando para llevar a la práctica el concepto de transparencia. La voluntad de esta institución es la de ofrecer acceso libre a la información relevante y actualizada tanto para el paciente como para otros proveedores sanitarios.

Una organización transparente no puede renunciar a un compromiso de formación continuada. La formación no puede dejarse en manos del voluntarismo, y requiere mecanismos de reválida de la práctica clínica realizados de una manera periódica y a lo largo de toda la carrera profesional. Por otra parte, las organizaciones sanitarias deben dotarse de mecanismos para detectar las prácticas deficientes. No se puede hablar de calidad en el contexto de organizaciones inseguras.

Para llegar a la transparencia y la rendición de cuentas, es preciso dotarse de instituciones de gobierno de las instituciones sanitarias que incluyan organismos equivalentes al «consejo de administración». Los directivos de las instituciones sanitarias deberían rendir cuentas a estos consejos de administración en los cuales deberían estar representados los servicios de salud, los profesionales y, especialmente, los representantes de la sociedad civil, a través de personas o instituciones representativas y de los entes locales. El presupuesto, las grandes líneas estratégicas y los resultados obtenidos deberían presentarse y aprobarse en estos consejos de administración.

Seguridad clínica

La seguridad clínica no es un problema nuevo o una moda. El concepto de «yatrogenia» es bien conocido en la práctica clínica clásica, resumido en el lema hipocrático: *primum non nocere.*

Sin embargo, la seguridad clínica no puede analizarse al margen de los valores sociales. Nunca en los países occidentales se había alcanzado un grado de seguridad personal como en la época actual, tanto en la sanidad como en la vida cotidiana (viajes, condiciones de trabajo, etc.). Pero cuantas más cosas negativas desaparecen de la realidad, más irritante resulta lo negativo que permanece.

Muy a menudo, tratar el tema de la seguridad clínica (el error) en una organización sanitaria consiste en esclarecer las responsabilidades individuales —es decir, en buscar al culpable—. Esta aproximación basada en culpabilizar a personas individuales por errores pasados no hace que la organización sea más segura. Muy al contrario, cuando hay miedo al castigo o, todavía peor, al ridículo y al escarnio, las personas se protegen volviéndose impenetrables. Es preciso abordar la seguridad clínica desde una perspectiva del análisis de la organización. A medida que el sistema sanitario se hace más complejo, las oportunidades de equivocarse aumentan. Los efectos adversos se producen en un porcentaje variable de los pacientes ingresados. Se ha visto que se produce algún efecto adverso en el 16,6% de los pacientes ingresados (estos efectos adversos generarán discapacidad en el 13,7% de los casos y serán causa de muerte en el 4,9%).

El informe del Institute of Medicine titulado «To Err is Human» significó una señal de alarma referente a la seguridad clínica. No obstante, junto a las descripciones hasta cierto punto alarmistas, el punto clave que hay que tener en cuenta es que el error se puede prevenir. Es posible detectar los efectos adversos y también lo es diseñar intervenciones que reduzcan su frecuencia y su impacto sobre el paciente. Para conseguirlo, hay que cambiar el objetivo de análisis y pasar de la culpabilización individual por errores pasados a la prevención de errores futuros, haciendo el sistema más seguro. La base de la acción está en la identificación de lo que no funciona adecuadamente y mejorarlo. La cultura de la culpa o del reproche se debe sustituir por otra que valore el aprendizaje, la confianza, la curiosidad, los sistemas pensantes o las responsabilidades ejecutivas.

Para mejorar la seguridad clínica, se requiere cambiar la manera de trabajar. Existen ejemplos que pueden ilustrar la importancia de cambiar la organización. Existe consenso en considerar la reducción del tiempo de espera como crucial para mejorar la atención urgente. En un trabajo de urgencias basado en guardias en el Hospital Universitario de Bellvitge, en el año 1995, se vio que se daba respuesta a una media de 285 pacientes/día y que el tiempo de resolución era de 5,15 h (tiempo desde la entrada hasta el alta o el ingreso). La organización del trabajo de los médicos mediante turnos laborales en 2003 permitía atender una media de 323 pacientes/día, con un tiempo de resolución de 4,03 h. Se necesitan más condiciones para mejorar la seguridad clínica; sin embargo, estudios como éste refuerzan la idea de que el cambio organizativo es imprescindible para crear un marco más favorable. Estos cambios afectan especialmente a los hospitales con docencia posgraduada, en los cuales debe establecerse con claridad el papel asistencial de los profesionales en formación. En la bibliografía se describen ejemplos en este sentido, como, por ejemplo, el impacto en la reducción de errores en relación con los cambios en la organización de las guardias y el traspaso de información en una UCI. En este caso, las responsabilidades compartidas superan el esfuerzo individual.

No hay recetas para mejorar la seguridad clínica, pero se sugiere la necesidad de saltar algunas barreras del sistema para conseguir una atención segura. La producción no puede ser ilimitada (las necesidades deben resolverse de la manera más eficiente posible en función de los recursos y las habilidades). Los clínicos tienen que aceptar la existencia de límites a su autonomía, no pueden hacer sólo lo que crean conveniente (o lo que sepan hacer), sino que también deben responder a las necesidades de la comunidad. La estandarización y las normas generales son imprescindibles, aunque para ello los sanitarios deban dejar de considerarse artesanos. El funcionamiento general del hospital no puede basarse en las habilidades individuales; el hospital tiene que funcionar bien incluso sin conocer personalmente a los profesionales (de la misma manera que volamos sin conocer al piloto). Por último, es muy importante simplificar la organización.

Resultados clínicos

Clásicamente, la financiación de la atención sanitaria se ha basado, directa o indirectamente, en la actividad: desde el número de estancias en el hospital hasta el número de procesos asistenciales. Los resultados que se apartaban de la media, en función del sistema de pago de la actividad, penalizaban más o menos al proveedor de servicios. Hoy en día, la valoración de resultados globales, en el marco de los objetivos del plan de salud, no permite establecer una relación directa entre la actividad asistencial cotidiana concreta y el impacto de esta actividad concreta en la obtención de estos resultados de salud.

Parece lógico esperar que los recursos destinados a dar respuesta a las necesidades asistenciales de la población sirvan para obtener los beneficios esperables. Por lo tanto, el hospital del futuro deberá rendir cuentas no sólo de la actividad, sino también de las consecuencias de esta actividad, tanto en lo que se refiere a resultados inmediatos como a medio y largo plazo. Desde un punto de vista teórico, la información sobre los resultados debería permitir a los pacientes una elección bien informada del centro donde deben ser atendidos.

Se requieren más estudios para desarrollar en la práctica la aplicación sistemática de las formas de pago por resultados. La incentivación unilateral para la obtención de determinados resultados puede producir sesgos en la selección de pacientes o dificultar la accesibilidad de otras patologías. El pago por resultados, por otra parte, no puede hacerse sin tener en cuenta los recursos globales del sistema.

Las investigaciones deberán ayudar a determinar los aspectos relevantes que determinen la obtención de los resultados esperados. Es poco probable que un único dato sea suficiente para conseguir esta definición. La integración de información será muy importante, tanto para el análisis de la situación como para la toma de decisiones.

En el caso de los ingresos por agudización de la enfermedad pulmonar obstructiva crónica (EPOC), vemos que en los hospitales del ICS la estancia media puede variar de 5,6 a 10,88 días. Pero para identificar los resultados considerados como óptimos se requiere más información, como, por ejemplo, la tasa de reingresos (el hospital con una estancia media de 5,6 días tiene una tasa de reingresos a los 30 días del 21,4%, mientras que el que tiene la máxima estancia media, la tasa de reingresos es del 11,2%), sin olvidar la gravedad de los casos. Es preciso integrar datos para llegar a tener una idea de los resultados obtenidos. En este caso, la comorbilidad y los días anuales de ingreso por paciente nos podrían dar más información que los simples datos de actividad.

Información sobre resultados

Se necesita informar sobre los resultados clínicos. Los problemas que pueden surgir en el momento de poner en práctica esta necesidad se relacionan con dos puntos: *a)* la decisión sobre qué información es relevante para los pacientes (es razonable pensar que la estancia media, importante para clínicos y gestores, es poco relevante para el paciente), y *b)* la manera como se transmite esta información.

La Declaración de Barcelona de las Asociaciones de Pacientes (2003) da algunas pistas sobre la información sanitaria de calidad. La información sanitaria de calidad debe ser veraz y basada en la evidencia científica, el contenido debe ser claro y la fuente, transparente. El acceso a la información tiene que ser rápido, fácil y universal, y el contenido debe ser adecuado a la capacidad de comprensión del paciente y a la evolución de la enfermedad.

Los pacientes prefieren que la información se la faciliten los profesionales (preferentemente médicos), que sea comprensible (sin tecnicismos), secuencial y adaptada a las necesidades del propio paciente. El resultado final debe ser que la información procure más beneficio que daño.

La transparencia, entendida simplemente como mostrar un conjunto de información, a criterios de los profesionales sanitarios, puede ser útil para el paciente, pero ésta no tiene sentido si no se inscribe en un marco de confianza, es decir, en un marco que evite la decepción y la sensación de engaño respecto a las expectativas creadas. La transparencia formal puede ser un simple acto burocrático. La transparencia en un marco de confianza implica que se trabaja efectivamente en el buen gobierno de las instituciones (y que estas instituciones se dotan de los mecanismos de autocontrol y reacción ante los problemas), que se dice siempre la verdad y que la transparencia es inteligible.

Papel de los profesionales en el diseño del hospital del futuro

Las funciones del hospital del futuro son muy diversas. Naturalmente, los cuidados constituyen el elemento central, pero no puede desligarse de la formación, la investigación y su papel como elemento fundamental del sistema sanitario. Sin embargo, no puede olvidarse el papel del hospital como fuente de empleo o símbolo social.

El hospital del futuro seguirá siendo un elemento clave en el sistema sanitario. Los hospitales consumen un porcentaje muy elevando del presupuesto sanitario (superior al 70% en los países occidentales) y generan empleo (más del 50% de los médicos y las tres cuartas partes de los profesionales de enfermería trabajan en el hospital).

Dado que el hospital está en el vértice del sistema, sus políticas y sus prácticas tienen un impacto muy importante; tiene un papel muy importante en la educación, la investigación. Los hospitales son muy importantes en las economías locales (generan empleo directo e indirecto) y retienen una gran importancia simbólica como signo visible del sistema sanitario.

También es cierto que los hospitales son más reticentes al cambio. Quizás, el desarrollo de otros dispositivos asistenciales, con fronteras difusas entre ellos, y la insensibilidad para las demandas de otros profesionales y de los propios pacientes, hace que el hospital esté menos dispuesto a cambios profundos en su organización.

El hospital del futuro se verá influido por diversos factores: evolución de la patología, envejecimiento, migraciones, globalización de las enfermedades, preferencias sociales, situación económica, etc., pero es evidente que el punto de vista de los profesionales desempeñará un papel importante, aunque no necesariamente sea determinante.

Para conocer el punto de vista de los profesionales, el ICS ha participado a lo largo de 2005 en un debate en cada hospital sobre un conjunto de temas alrededor del concepto «el hospital del futuro». Los resultados de este debate se presenta-

Tabla 22-5. Aspectos relevantes del papel de los profesionales en el debate sobre el hospital del futuro (ICS, septiembre de 2005)

Trabajo transdisciplinario en equipo
Papel clave de enfermería (especialmente en los equipos multidisciplinarios para atender a pacientes con enfermedades crónicas)
Todos los profesionales son responsables de la «atención al paciente»
Incorporación de profesionales «no sanitarios»
Formación continua (en aspectos técnicos y en aspectos de relación con el paciente, como la comunicación, el trato, etc.)
La tecnología debe servir para trabajar en «red», por lo que es preciso aprender a compartir
Investigación translacional para acelerar el paso del laboratorio a la clínica
Participación e implicación en la gestión (direcciones clínicas)

ron el 28 de septiembre de 2005. En la tabla 22-5 se resumen los aspectos relacionados con el papel de los profesionales.

En definitiva, el hospital del futuro se distinguirá por algunos elementos clave:

1. La organización del gobierno de los hospitales será muy distinta a la actual, con órganos de participación de los profesionales y órganos a los que la dirección deberá rendir cuentas (consejo de administración).
2. La participación de los profesionales se hará explícita en decisiones clave en el funcionamiento del hospital, como, por ejemplo, la propuesta de cargos directivos (como la dirección médica o la dirección de enfermería) o en la descentralización de la toma de decisiones en el caso de las direcciones clínicas.
3. La estructura física será crucial para garantizar la accesibilidad y el confort de pacientes y profesionales.
4. Las tecnologías de la información y de la comunicación modificarán profundamente la práctica profesional y la manera de relacionarse los profesionales sanitarios con el paciente.
5. La hospitalización convencional se limitará a los casos graves, por lo que el crecimiento del hospital sólo será viable en la dirección de la ambulatorización del proceso asistencial y en alternativas a la hospitalización convencional.
6. Los hospitales deberán trabajar en redes no jerárquicas, en lo que se entiende como sistemas multihospital, en la que la cooperación primará sobre la competencia.
7. El hospital no se entenderá aislado del resto de los dispositivos asistenciales, por lo que la atención integrada deberá definir el rol de cada uno de estos dispositivos.

Agradecimientos

Los autores agradecen a Eudald Ballesta, Joan Escarrabill, Eulàlia Juvé, Luis García Eroles, Eduard March, David Monterde y Berta Ortiga sus comentarios y aportaciones al texto.

BIBLIOGRAFÍA

Amalberti R, Auroy Y, Berwick D, Barach P. Five system barriers to achieving ultrasafe health care. Ann Intern Med 2005;142:756-64.

Colomer J. El desafío es conseguir adaptar los hábitos y costumbres para afrontar la gestión clínica del presente. Gest Clin San 2004;4:111-3.

Gálvez Zaloña R. Aulas de gestión clínica, Fundación Signo. 11 de abril de 2003.

HealthCast 2010. Sanidad y medicina en un mundo global. PriceWaterhouseCoopers. marzo 2000.

Juvé ME, Huguet M, Monterde D, et al. Projecte COM-VA. Definició i avaluació de competències de la enfermera assistencials i de gestió assistencial. Barcelona: Institut Català de la Salut. Divisió Hospitalària, 2005.

McKee M, Healy J. Hospitals in a changing Europe. European Observatory on Health Care Systems. WHO 2002. Disponible en: www.observatory.dk.

Needleman J, Buerhaus PI, Mattke S, et al. Nurse staffing and patient outcomes in hospitals. Final report. Boston: Harvard School of Public Health, 2001.

Ortún V, ed. Gestión clínica y sanitaria. De la práctica diaria a la academia, ida y vuelta. Barcelona: Masson, 2003.

Projecte de «Direcció Clínica (PDC) als Hospitals de l'ICS». Document marc. Barcelona: Institut Català de la Salut. Divisió Hospitalària, 1999.

Ruiz Iglesias L. ¿A qué nos referimos cuando hablamos de gestión clínica? Inv Clin Farm 2004;1:24-34.

Weingart SN, Wilson RMcL, Gibbert RW, Harrison B. Epidemiology of medical error. BMJ 2000;320:774-7.

www.fbjoseplaporte.org/docs/Declaracion_Barcelona_2003.pdf [Acceso el 1 de noviembre de 2005].

Zajac JD. The public hospital of the future. MJA 2003;179:250-2.

23

Organización general del hospital moderno

D. Font

INTRODUCCIÓN

¿Cómo están organizados los hospitales tradicionalmente? ¿Qué problemas presenta la organización tradicional? ¿Existen fórmulas mágicas para resolver estos problemas? ¿Son únicas y se pueden copiar? A lo largo del presente capítulo intentaremos resolver estas preguntas y describir las bases de la organización del hospital del futuro.

CARACTERÍSTICAS GENERALES DE LOS HOSPITALES

Los hospitales son empresas de servicios con unas características que deben tenerse muy en cuenta a la hora de plantear la organización del hospital moderno y de futuro. Veamos con más detalle cuáles son estos rasgos principales.

Diversidad de procesos y actividades

Los hospitales son organizaciones complejas en las que conviven muchos procesos y actividades. Junto a los procesos principales de atender la demanda asistencial, investigar/desarrollar nuevos servicios y formar/desarrollar profesionales, encontramos otros de soporte, pero imprescindibles y que pueden ser considerados más importantes por los pacientes o tener más recursos asignados, como son disponer de servicios hoteleros, gestionar pacientes (sus flujos en el hospital) y gestionar recursos (disponer de información, infraestructura, etc.) (fig. 23-1).

Todos los centros hospitalarios suelen tener desarrollados los distintos procesos descritos, si bien la tipología del centro va a condicionar el peso de unos y otros y la distribución de recursos a los mismos. A modo de ejemplo, en un hospital terciario universitario, la importancia y dedicación a los procesos de investigar/desarrollar nuevos servicios y formar/desarrollar profesionales va a ser mucho más alta que en el resto de hospitales.

Otra manera de ilustrar la diversidad de procesos y actividades de un hospital es analizando los *outputs* o productos que se obtienen de algunos de estos

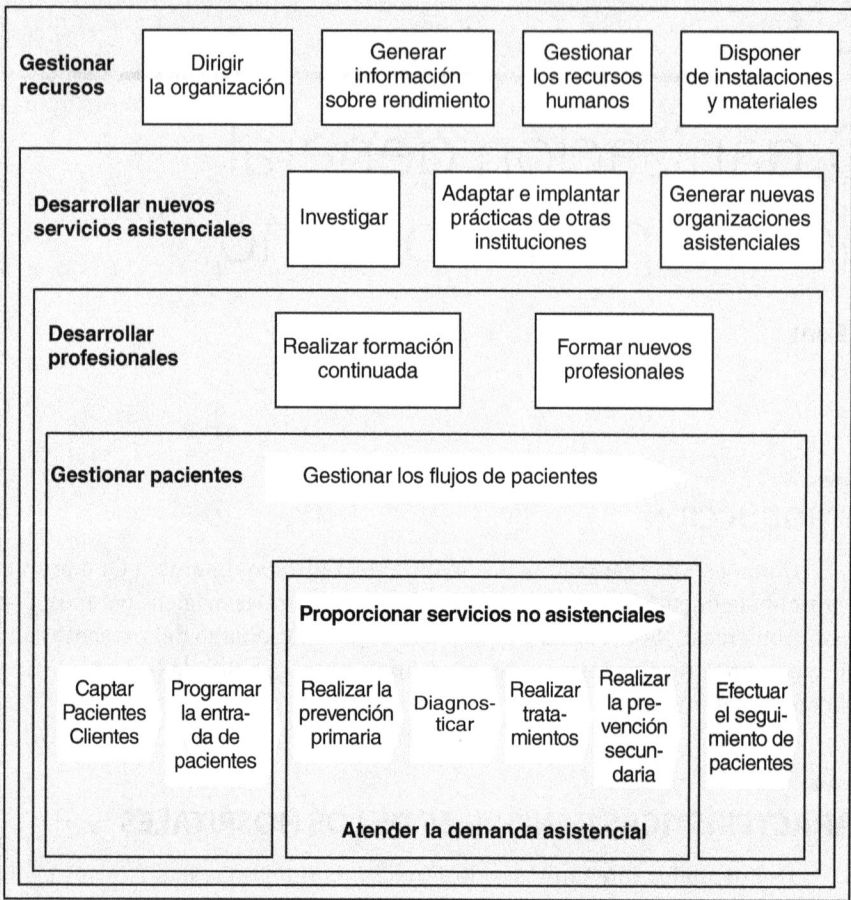

Figura 23-1. Mapa de procesos del hospital.

procesos, tomando como ejemplo lo que ocurre en un día en un hospital terciario (tabla 23-1).

En muchas ocasiones, la organización del hospital no es coherente con la lectura que se obtiene de esta visión por procesos. Queda claro que atender la demanda asistencial, en primer lugar, e investigar y formar, en segundo término y dependien-

Tabla 23-1. Un día en un hospital terciario

Enfermos ingresados	> 100
Visitas a consulta externa	> 1.750
Intervenciones quirúrgicas	> 50
Urgencias	> 300
Partos	5-15
Pruebas de imagen	> 750
Análisis	> 2.500
Reparaciones en mantenimiento	> 150
Comida (más de 150 dietas)	> 2.500
Kilogramos de ropa lavada	> 8.000

do del tipo de hospital, son la razón de ser del hospital, y que el resto son procesos de soporte. Parece lógico que, en consecuencia, los órganos directivos de primer nivel estén compuestos mayoritariamente por responsables de los procesos principales, es decir, por los jefes de servicio, división, instituto según el hospital. En realidad, es mucho más frecuente encontrar comités directivos o ejecutivos con baja representación de estos cargos y con gran participación de los directivos encargados de procesos de soporte (director de ingeniería, de sistemas de información, etc.). Como veremos, el hospital moderno debe romper progresivamente esta tendencia y tener bien representados los procesos básicos en sus órganos de dirección.

Un núcleo operativo con características específicas

El núcleo operativo de una empresa son los trabajadores que realizan las actividades centrales del negocio (producir coches en una fábrica de automóviles o atender pacientes en un hospital); en el caso del hospital son el personal médico y de enfermería.

Los médicos y la enfermería del hospital trabajan a partir de normas y procedimientos que han sido aprendidos fuera del hospital, por ejemplo, en la universidad, en Sociedades científicas de una determinada especialidad, etc. Es por ello que Mintzberg tipifica el hospital como una burocracia profesional; burocracia por trabajar basándose en normas y profesional porque las implantan profesionales a partir de su aprendizaje.

El personal facultativo tiene unas características específicas que se describen a continuación:

1. Aplica los procedimientos a su manera dada la complejidad de los mismos, de forma que el departamento de organización u otros pueden incidir poco en su manera de trabajar.
2. A través de la implantación de estas normas, toma decisiones sobre la mayor parte del gasto de un hospital.
3. Contacta directamente con el cliente/paciente.
4. Y, por lo tanto, en su trabajo diario dispone de una elevada autonomía.
5. Es el promotor de cambios en tecnologías y dispositivos, cambios que difícilmente vendrán impuestos por los administradores.

La elevada autonomía del núcleo operativo genera, en muchos casos, problemas de coordinación; sólo hay que pensar en qué le ocurre a un paciente que tiene que contactar con distintos profesionales, y éstos, además, son de varios servicios.

Asimismo, esta gran autonomía puede implicar, y así ocurre en múltiples ocasiones, que los profesionales se desentiendan de las necesidades de la institución y muestren resistencia a cambios que les pueden restar libertad de acción o conllevar pérdidas de poder.

Como consecuencia de todo lo anterior, los hospitales no pueden tener alejado de la gestión a su núcleo operativo ya que es quien toma la mayor parte de decisiones sobre el gasto; por todo ello, es preciso encontrar fórmulas para romper con su resistencia al cambio y para aumentar su visión institucional —se trata de la gestión clínica, que es uno de los grandes retos en la organización del hospital moderno—, y conseguir que esta gestión clínica vaya acompañada de una mayor orientación al paciente.

Relación con otros niveles asistenciales

Una tercera característica importante del hospital es su relación, que puede calificarse de necesidad y dependencia, con otros niveles asistenciales y, en concreto, con la atención primaria y sociosanitaria. Los pacientes llegan al hospital procedentes de la primaria y vuelven a ella o al nivel sociosanitario. Es necesaria una buena coordinación para ordenar todo el proceso asistencial del paciente y que éste contacte con cada nivel en el momento adecuado.

Puesto que la autonomía del profesional facultativo dificulta la coordinación, este problema se acentúa cuando se trata de coordinarse con instituciones y profesionales externos. El reto del hospital de futuro y de una organización moderna del mismo es implantar la gestión clínica y la orientación al paciente con una perspectiva global del sistema sanitario y no con una visión centrista del hospital.

Rápida evolución

Pocos sectores y empresas tienen la capacidad innovadora del sector hospitalario. El hospital debe adaptarse a los cambios que genera el conocimiento y a la aparición de nuevas tecnologías en un entorno económico restrictivo, donde se fomenta cada vez más la competitividad entre instituciones y la opinión del cliente comprador de servicios y del paciente es más importante.

Los hospitales tradicionales suelen disponer de estructuras excesivamente rígidas y burocratizadas, con poca capacidad de reacción frente a estos cambios y con poca tendencia a analizar la competencia y a priorizar líneas de actividad.

Crear organizaciones flexibles, que prioricen sus líneas de actividad y de innovación e inversión, y que busquen relaciones de éxito con otros hospitales, con otros niveles asistenciales y con otros sectores industriales será fundamental. Y, de nuevo, la estructura organizativa, al igual que los sistemas de información, es primordial.

ORGANIZACIÓN TRADICIONAL DE LOS HOSPITALES

Descripción del organigrama

El organigrama tradicional de un hospital varía según su tipología y tamaño, pero tiene unos rasgos comunes.

La organización médica se estructura en servicios que dependen de la dirección médica, la cual, a su vez, es responsable ante la gerencia o la dirección general. En ocasiones, y en función de la dimensión y complejidad de un servicio, éste se divide en secciones. En hospitales terciarios universitarios pueden existir más de 50 servicios y a veces, con el fin de facilitar la organización, se agrupan en divisiones o departamentos de cirugía, de medicina o de servicios centrales/diagnóstico. Los hospitales más pequeños tienen un número más reducido de servicios y no suele existir ninguna agrupación organizativa entre ellos.

En general, la dirección médica asume competencias en asistencia, docencia e investigación; en hospitales donde las tres actividades tienen mucha relevancia puede existir la dirección de docencia y la dirección de investigación.

La responsabilidad de la organización de enfermería recae en la dirección de enfermería, que también depende de la gerencia o dirección general. La enfermería se organiza a través de supervisores de unidades de hospitalización, de bloque quirúrgico, de urgencias, etc.

En el ámbito no asistencial, el número de direcciones puede ser muy variado. Un hospital pequeño puede integrar en la dirección económico-financiera, la cual depende de la gerencia o la dirección general, todas o una gran parte de las funciones de soporte, como pueden ser las propias de contabilidad o facturación y las relacionadas con la limpieza, el mantenimiento, las obras, las compras, la organización, los sistemas de información y la gestión de recursos humanos. En hospitales más complejos y de mayor tamaño, la dirección económico-financiera asume funciones de gestión económica, contabilidad y tesorería; asimismo, existen direcciones de ingeniería y servicios generales, organización y sistemas, recursos humanos, entre otras.

La figura 23-2 muestra un organigrama propio de un hospital terciario universitario como ejemplo de máxima complejidad y desarrollo de direcciones por debajo de la gerencia o dirección general.

El órgano principal de gobierno del hospital (comité de dirección o ejecutivo) suele estar compuesto por todos los directores de primer nivel de la institución. Este comité en el caso del hospital representado en la figura 23-2 queda recogido en la figura 23-3.

Además del comité de dirección, puede haber otros órganos de gobierno en el segundo escalón de la organización y dentro de cada dirección. Por ejemplo, en la dirección médica puede existir un comité compuesto por los jefes de servicio o por los jefes de división o departamento en caso de que exista esta agrupación.

La organización médica dispone además de comités científico-técnicos, asesores y con contenidos vinculados a temáticas concretas. Algunos de estos órganos están regulados por ley. En la tabla 23-2 se expone un ejemplo de estos comités en un hospital terciario.

Limitaciones del organigrama tradicional

Tal como se apuntaba al describir las características generales de los hospitales, dos son las grandes disfunciones en la organización tradicional de los centros:

1. Baja orientación al paciente y al proceso.
2. Baja participación del personal médico y de enfermería en la gestión.

Baja orientación al paciente y al proceso

En el organigrama tradicional aparecen varios elementos que dificultan la orientación al paciente y al proceso:

1. Existe una neta separación entre el área administrativa y la asistencial.
2. En el área asistencial, el área médica y de enfermería actúan en paralelo.

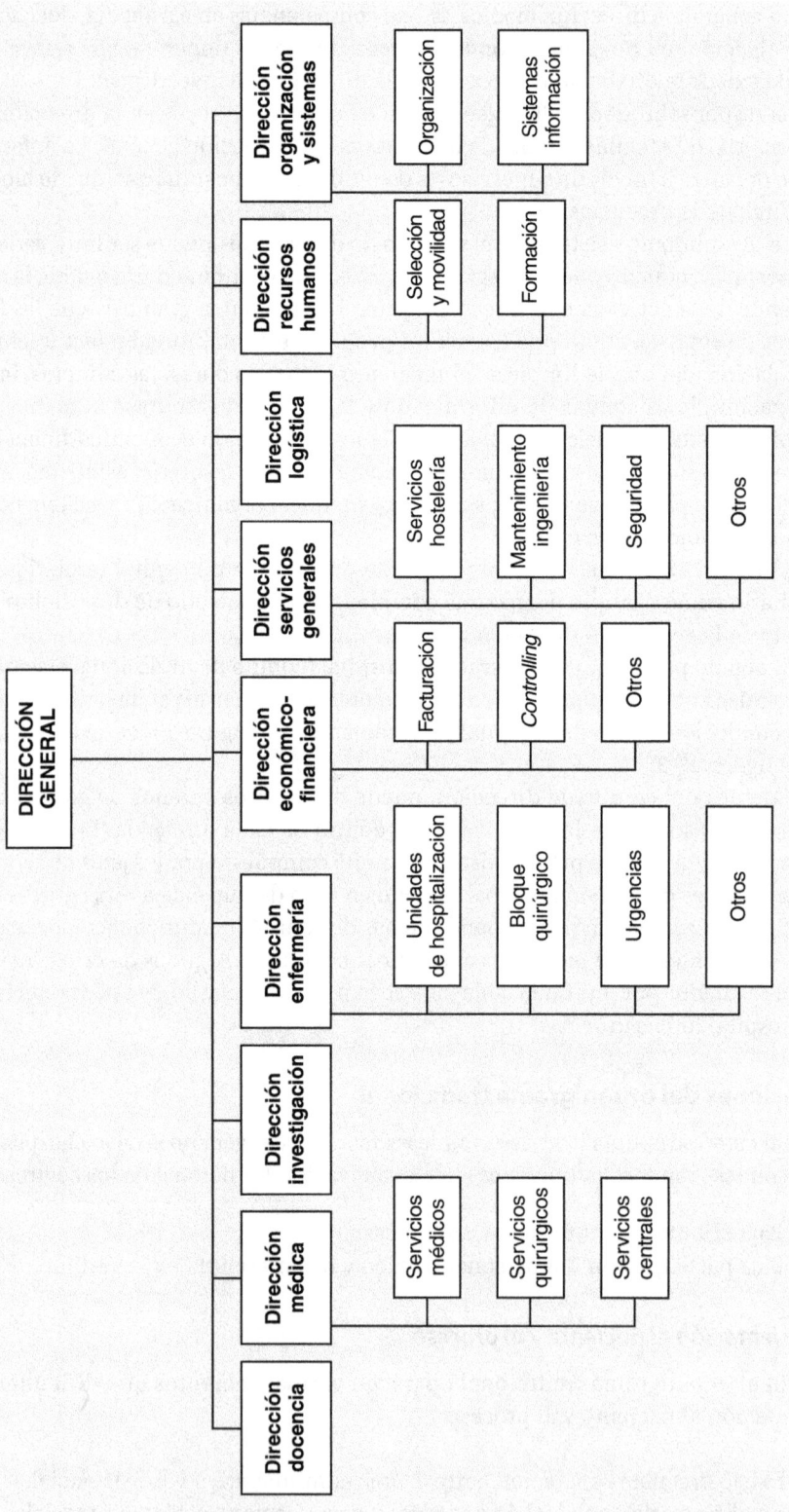

Figura 23-2. Ejemplo de organigrama de un hospital terciario.

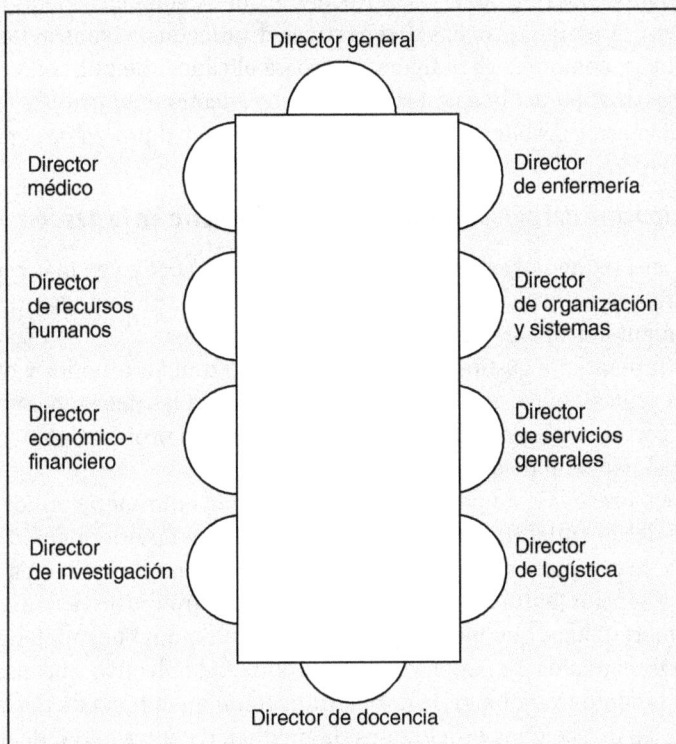

Figura 23-3. Ejemplo de comité de dirección de un hospital terciario.

Tabla 23-2. Ejemplo de comités científico-técnicos en un hospital terciario

- Comité Ético de Investigación Clínica
- Comité de Ética Asistencial
- Comité de Mejora de la Calidad
- Comisión de Docencia (Residentes MIR)
- Comités de Tumores
- Comisión de Prevención y Control de Infecciones
- Comisión de Farmacia y Terapéutica
- Comité de Sistemas de Información e Historias Clínicas
- Comisión de Tejidos
- Comisión de Mortalidad

3. Dentro del área médica existe descoordinación entre servicios, y si se agrupan entre ellos, la agrupación se realiza más partiendo de una lógica del profesional o de los recursos que del paciente; es el caso de las divisiones o departamentos de cirugía, de medicina o de servicios centrales.

Debido a estos aspectos, sobre un mismo proceso o conjunto de actividades interviene personal adscrito a diferentes direcciones y servicios dentro de una misma dirección, cada uno con una organización propia que dificulta la visión global del proceso.

En los procesos hospitalarios es frecuente que se generen esperas innecesarias por descoordinación, pruebas diagnósticas duplicadas, visitas evitables u otras ineficiencias, como recoge la figura 23-4 para el cáncer de pulmón.

La organización del hospital moderno debe encontrar soluciones organizativas que corrijan estos problemas y mejoren la orientación al proceso y al paciente.

Baja participación del personal médico y de enfermería en la gestión

A pesar de que la gestión clínica es un término cada vez más recurrente en los programas de formación en gestión hospitalaria, podemos afirmar que está poco implantada en la realidad de nuestros hospitales.

Para implantar la gestión clínica es necesario transferir poder y responsabilidad a los profesionales que toman la mayor parte de las decisiones sobre la atención del paciente y los costes que ello genera. Dichos profesionales son los facultativos y el personal de enfermería.

La poca presencia de personal facultativo y de enfermería en los órganos de gobierno del hospital (fig. 23-3) y la baja utilización de información para la gestión, no sólo por parte de los facultativos, sino también de los cargos (los jefes de servicio y sección entre el personal médico y los supervisores entre el personal de enfermería), hace que para la organización tradicional hospitalaria sea insuficiente la transmisión de poder y responsabilidad al colectivo asistencial.

En el modelo tradicional, la descentralización en la toma de decisiones es limitada y las direcciones funcionales (la médica, de enfermería, de recursos hu-

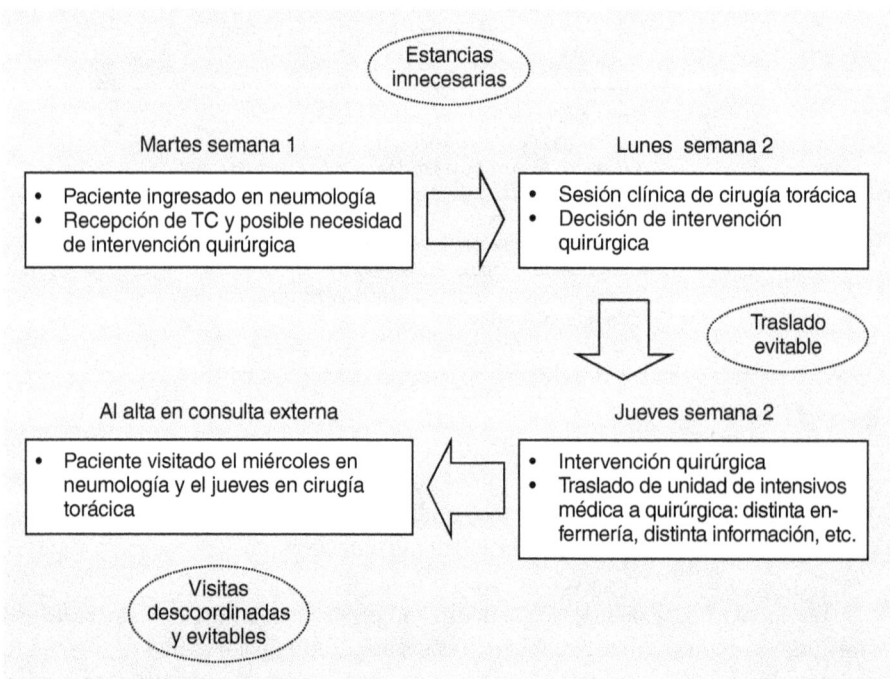

Figura 23-4. Ejemplo de disfunciones en un paciente con cáncer de pulmón.

manos, de organización y sistemas, económico-financiera, de logística, etc.) generalmente desarrollan más un rol de gestión directa y de control sobre el núcleo operativo que no un rol de facilitar la toma de decisiones al personal facultativo y de enfermería.

La estructura organizativa del hospital moderno debe conseguir acercar la gestión a los médicos y a la enfermería, dotarles de las herramientas necesarias (sistemas de información, formación y otras) y disponer de directores funcionales que se encarguen de facilitar más que de controlar.

ORGANIZACIÓN DEL HOSPITAL MODERNO

Bases organizativas

La estructura organizativa de un hospital debe tener en cuenta las realidades propias de cada institución; asimismo, no hay fórmulas organizativas únicas e ideales. Ahora bien, existen unas premisas que pueden ser comunes y que pueden considerarse como las bases de la organización del hospital moderno:

1. Organizar el modelo asistencial en un número limitado de unidades organizativas, alrededor de procesos asistenciales y grupos de pacientes, formadas por equipos multidisciplinarios, que desarrollen de manera coordinada aspectos asistenciales, docentes y de investigación, que se integren con el resto de niveles asistenciales y que busquen sinergias con otros hospitales.
2. Identificar líderes clínicos al cargo de estas unidades, dotarlos de herramientas para la gestión y ubicarlos en los órganos de dirección del centro.
3. Integrar, dentro de estas unidades, el área administrativa y el área asistencial, y dentro de ésta, la organización médica y de enfermería.
4. Transformar el papel de las direcciones funcionales, desarrollando un rol facilitador, priorizando funciones, como la generación de información de calidad, que permitan tomar decisiones de forma descentralizada, así como externalizar las actividades que la experiencia de otras empresas o sectores y las economías de escala lo justifiquen.

Ejemplo del Hospital Clínic de Barcelona

El Hospital Clínic de Barcelona inició en el año 1996 una de las transformaciones organizativas más importantes que se han producido en Europa. Su modelo actual aplica las premisas organizativas descritas en el punto anterior, y nos puede servir de base para entenderlas mejor.

En el año 1995, el Clínic de Barcelona tenía una organización en 54 servicios agrupados en cuatro divisiones: la de medicina, cirugía, especialidades y servicios centrales. Cada una de ellas tenía un trío directivo formado por un responsable médico, un responsable económico-administrativo y un responsable de enfermería. Si bien este modelo representó un avance organizativo importante y sentó las primeras bases de la posterior transformación, presentaba algunas disfunciones organizativas frecuentes en los hospitales:

1. Las divisiones agrupaban servicios que raramente compartían pacientes o procesos, como eran la cardiología y la gastroenterología dentro de la división de medicina, o la medicina nuclear y la bioquímica dentro de la división de servicios centrales.
2. El responsable médico de la división informaba al director médico, el responsable económico-administrativo dependía del gerente y el responsable de enfermería informaba al director de enfermería; no existía, por lo tanto, una única dependencia jerárquica.
3. El elevado número de servicios que formaban cada división y la poca relación que existía entre ellos dificultaban la toma de decisiones y determinaban que el responsable médico de la división difícilmente pudiera ejercer un auténtico liderazgo de la misma.
4. El trío directivo de la división no estaba representado en el comité de dirección del hospital presidido por el gerente y formado por los directores funcionales del hospital.

Con el objetivo de corregir las disfunciones descritas, implantar la gestión clínica y mejorar la orientación al paciente, se planteó una nueva organización en institutos y centros, que se vio facilitada por la tradicional participación de los médicos en la gestión —comités de contratación, calidad, investigación, docencia, premios fin de residencia, permisos remunerados, etc.— y cierta formación teórica en planificación y gestión sanitarias, ya que el Prof. M. A. Asenjo imparte dicha asignatura en la Facultad de Medicina desde 1973 y dirige un máster en Gestión Hospitalaria y Servicios Sanitarios y es director técnico del hospital desde 1971. Los institutos son unidades organizativas que agrupan servicios con sentido clínico (orientación al paciente) y dimensión suficiente para dotarlas de estructuras de gestión propias. Los centros agrupan los servicios diagnósticos. En la actualidad, ocho institutos y dos centros componen el modelo del Hospital Clínic (fig. 23-5).

A cargo de cada instituto o centro existe un director, facultativo con elevada experiencia en alguna de las especialidades que componen el instituto o centro, y ade-

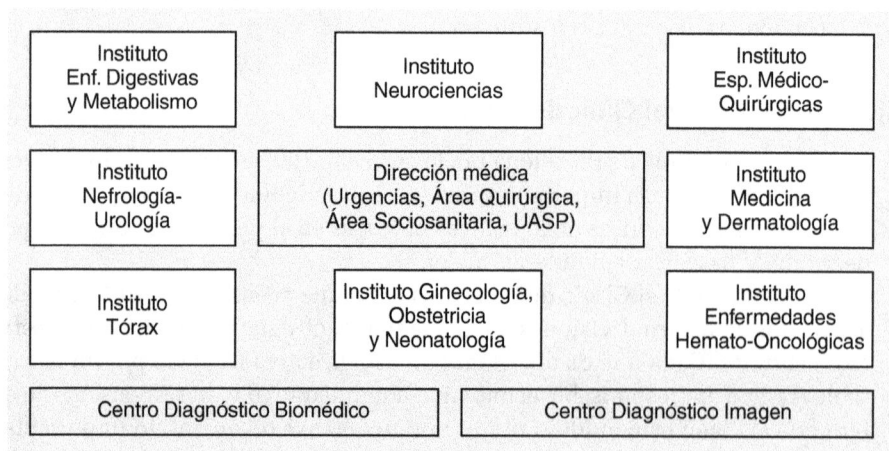

Instituto Enf. Digestivas y Metabolismo	Instituto Neurociencias	Instituto Esp. Médico-Quirúrgicas
Instituto Nefrología-Urología	Dirección médica (Urgencias, Área Quirúrgica, Área Sociosanitaria, UASP)	Instituto Medicina y Dermatología
Instituto Tórax	Instituto Ginecología, Obstetricia y Neonatología	Instituto Enfermedades Hemato-Oncológicas
Centro Diagnóstico Biomédico		Centro Diagnóstico Imagen

Figura 23-5. Modelo asistencial del Hospital Clínic de Barcelona.

más goza de liderazgo sobre los profesionales. Dependen de él un responsable de enfermería y un responsable económico-administrativo. El director del instituto o centro preside la comisión de dirección del mismo, compuesta básicamente por el trío directivo, los jefes de servicio, un miembro electo facultativo y uno de enfermería, nombrados por el *staff*. Cada instituto o centro dispone de un comité de seguimiento donde se reúnen trimestralmente el director general, el gerente, el director médico, el director de recursos humanos, el director de enfermería y el responsable del área de gestión y contratación del hospital con el trío directivo de cada instituto o centro para aprobar los objetivos de actividad y económicos anuales y establecer un seguimiento trimestral de los mismos. Se mantienen los servicios y se crea la figura del coordinador de docencia y el coordinador de investigación (fig. 23-6).

Los directores de institutos y centros dependen del director general, quien cuenta con un equipo de directores funcionales coordinados por el gerente y el director médico.

El director general preside el comité ejecutivo del hospital, compuesto por el gerente, el director médico, el director de recursos humanos, el director de enfermería, el responsable del área de gestión y contratación y los 10 directores de instituto o centro. Otros directores funcionales (director técnico, de docencia, de investigación, de servicios generales y de logística) pueden ser invitados según los temas que vayan a tratarse.

Se constituyen comités técnicos presididos por el director funcional correspondiente, y con la presencia de todos los institutos y centros para asegurar, en

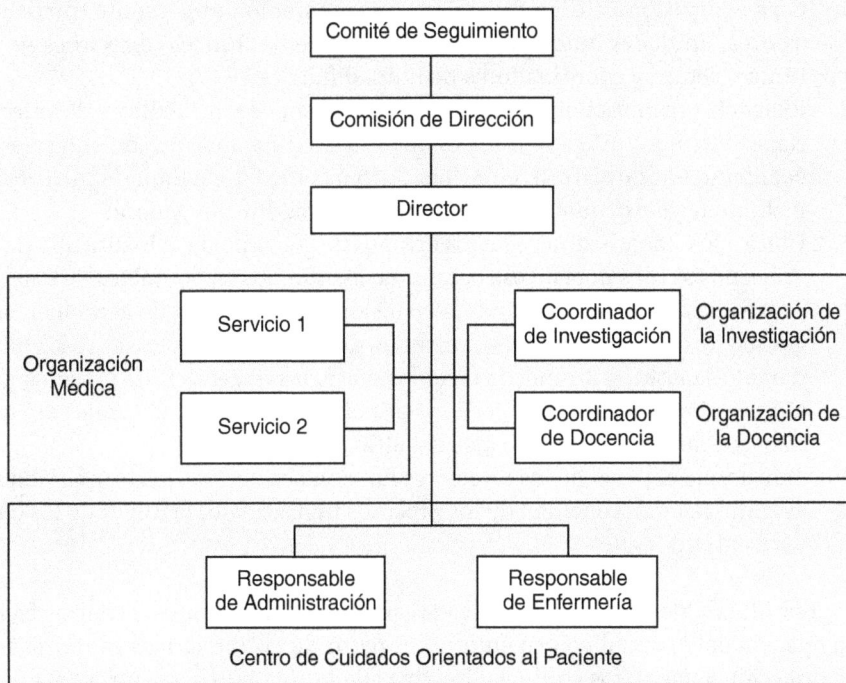

Figura 23-6. Modelo organizativo de instituto en el Hospital Clínic de Barcelona.

aquellos aspectos que sea necesario, el desarrollo homogéneo de funciones, procesos y procedimientos entre los diferentes institutos y centros. A modo de ejemplo, el comité técnico de investigación está presidido por el director de investigación y está compuesto por los coordinadores de investigación de los institutos y centros. Los comités técnicos son:

1. Comité técnico de gerencia.
2. Comité técnico de dirección médica.
3. Comité técnico de dirección de enfermería.
4. Comité técnico de dirección de investigación.
5. Comité técnico de dirección de docencia.
6. Comité técnico de dirección técnica.

La organización en institutos mejora la orientación al paciente (agrupando, por ejemplo, la especialidad médica y quirúrgica de un mismo órgano), pero no la resuelve totalmente; es necesario crear unidades específicas o unidades funcionales entre miembros de distintos servicios de uno o más institutos o centros. Es el caso de la unidad funcional de patología mamaria, que depende de la dirección médica, reúne a profesionales del Instituto de Ginecología, Obstetricia y Neonatología, del Instituto de Enfermedades Hemato-Oncológicas, del Centro de Diagnóstico por Imagen y del Centro de Diagnóstico Biomédico.

El modelo del Hospital Clínic de Barcelona cumple la mayor parte de las bases de la organización del hospital moderno:

1. Crea equipos multidisciplinarios con orientación al paciente (institutos, centros, unidades funcionales) a cargo de líderes clínicos (directores de instituto o centro y coordinadores de unidad funcional).
2. Integra la organización administrativa y asistencial y la médica y de enfermería; asimismo, unifica la línea de mando (los responsables de enfermería y económico-administrativo del instituto o centro dependen del director de instituto o centro, quien, a su vez, depende del director general).
3. Ubica a los líderes clínicos en los órganos de gobierno de la institución (comité ejecutivo) y les dota de estructuras de gestión (los responsables de enfermería y económico-administrativa, la comisión de dirección) y de herramientas de gestión (cada instituto o centro dispone de un plan de empresa, desarrollado durante 9 meses, utilizando la metodología de la reingeniería de procesos, y basado en el análisis y rediseño de los principales grupos de pacientes del instituto, con la participación de más del 80% del personal).
4. Transforma el papel de los directores funcionales que son los responsables de asegurar la homogeneidad de los procesos transversales (a través de los comités técnicos).

Por último, destacar que la nueva organización en institutos y centros facilita la relación del hospital con su entorno. A partir de las directrices estratégicas de la dirección general, los equipos directivos de los institutos y centros establecen relaciones con otros hospitales y con otras empresas en busca de beneficios asistenciales, docentes y de investigación. Los institutos y centros, así como las unidades funcionales, buscan a su vez nuevas fórmulas de coordinación con la atención primaria y sociosanitaria a través de protocolos o guías de actuación, vía formación, o con integración en las estructuras de gestión del hospital; así ocurre con los profesionales de la atención primaria que acuden al comité de la unidad funcional de patología mamaria.

Modelo hospitalario de la ciudad de Toulouse

Transformar la organización mejorando la orientación al paciente e implantando la gestión clínica son dos premisas cada vez más generalizadas en los hospitales españoles (existen más de 10 institutos en diferentes hospitales españoles con modelos similares al Hospital Clínic, aunque en ningún caso se produce una transformación total en institutos) y de toda Europa.

Uno de los modelos organizativos más avanzados, y que presenta muchas similitudes con las ideas organizativas del Clínic de Barcelona, es el de la ciudad de Toulouse en Francia; si bien la gran diferencia es que la organización en *pôles* (equivalentes a los institutos del hospital barcelonés) no se limita a un hospital sino que es global para toda la ciudad.

El Centre Hospitalaire Universitaire de Toulouse, que dispone de casi 3.000 camas para cubrir toda la atención hospitalaria de la población de Toulouse (965.000 habitantes) y los procedimientos terciarios de toda el área de Midi-Pyrénées (2.600.000 habitantes), surge de la agrupación de varios hospitales similares y está desarrollando un proyecto de organización en *pôles* únicos para toda la ciudad. Se plantean 14 *pôles* clínicos, cinco de soporte médico-técnico y siete de soporte logístico-administrativo. Ejemplos de *pôles* clínicos son el de neurociencias, el cardiovascular, el digestivo, el que constituyen ORL, oftalmología y cirugía maxilofacial, y el de medicina con medicina interna, enfermedades infecciosas y dermatología. A cargo de estas unidades existe un director clínico con el apoyo de una estructura de gestión propia.

Partiendo de una unificación organizativa, hoy en día se está realizando la agrupación física (inicialmente cada uno de estos *pôles* podía tener diferentes ubicaciones en varios hospitales). Distintos *pôles* pueden compartir sede respetando el sentido clínico y la orientación al paciente; por ejemplo, digestivo, uronefrología, ginecología y respiratorio —unidades con un gran componente oncológico— pueden estar juntas físicamente.

Estas unidades clínicas deben coordinarse con el resto de niveles asistenciales a través de redes de cuidados para todo Midi-Pyrénées, como son Oncomip (de oncología), Matermip (que coordina los 37 servicios maternales de la región) o Diamip (que coordina los profesionales de Midi-Pyrénées dedicados a la diabetes tipo 1 y 2).

La reordenación de la atención hospitalaria de la ciudad hospitalaria implica también cambios significativos en los procesos de soporte. Se centralizan la hostelería, la logística y los sistemas de información de los antiguos hospitales, y se constituyen unidades prestadoras de servicios únicas para todos los *pôles* clínicos y, por lo tanto, para toda la atención hospitalaria de Toulouse.

Los directores clínicos de los *pôles* forman parte del principal órgano de gobierno del Centre Hospitalaire Universitaire de Toulouse, presidido por un director general y con presencia de directores funcionales únicos para todo el centro.

En definitiva, hoy en día un hospital tiene muchos retos que alcanzar, y para llegar a ellos, debe disponer de una estructura organizativa que se lo permita. Los hospitales con organizaciones tradicionales, equipos directivos que disponen de escasa autonomía de gestión, estructuras excesivamente burocratizadas, organizados pensando más en las necesidades de los profesionales que de los pacientes, y con personal facultativo y de enfermería alejado de la gestión, tienen dificultades para avanzar en un entorno cada vez más competitivo y cambiante, donde debe combinarse la evolución tecnológica y del conocimiento con las restricciones presupuestarias del sector sanitario. Sólo con nuevas fórmulas organizativas bien planificadas y teniendo en cuenta la situación de partida va a ser posible evolucionar rápida y eficientemente.

Las experiencias planteadas demuestran que, a pesar de que no pueden existir soluciones únicas porque las realidades de cada institución e incluso de cada sistema sanitario tienen mucho que decir (es difícil pensar a corto plazo una unificación de servicios en las grandes ciudades españolas como está ocurriendo en Francia), hay tendencias comunes alrededor de la gestión clínica y de la orientación al paciente y al proceso que marcan la organización de los hospitales modernos, en las que destacan las siguientes:

1. Lo más importante es organizar el modelo asistencial, que debe:
   a) Orientarse a los procesos y al paciente.
   b) Ser compatible con la organización docente y de investigación y facilitar el desarrollo de estas funciones.
   c) Facilitar el desarrollo y la expansión del conocimiento.
   d) No ser hospital-centrista y relacionarse con el resto de hospitales y de niveles asistenciales.
2. El modelo debe contar con líderes clínicos que necesitan formación, estructuras y herramientas para desarrollar funciones de gestión, e implicar a todos los profesionales médicos y de enfermería.
3. El hospital debe reforzar los procesos de soporte de alto valor añadido y propios de cada institución, así como externalizar los que otros hacen mejor y más barato.
4. La dirección general, con el apoyo de sus directores funcionales, debe asegurar que las diferentes unidades asistenciales mantengan una visión institucional, homogeneizar los procedimientos y liderar la priorización de actividades; es inviable pretender que cada hospital pueda llevar a cabo todas las líneas de actividad con el máximo desarrollo tecnológico en un entorno económico restrictivo.

BIBLIOGRAFÍA

Asenjo MA. Gestión diaria del hospital (2.ª ed.). Barcelona: Masson, 2001.

Hammer M, Champy J. Reingeniería de la empresa. Barcelona: Parramón, 1997.

Mintzberg H. La estructuración de las organizaciones. Barcelona: Ariel Economía, 1995.

Sanz G, Pomar JL. El «Instituto de Enfermedades Cardiovasculares». Proyecto de rediseño de los Servicios de Cardiología y Cirugía del Hospital Clínic de Barcelona. Rev Esp Cardiol 1998;51:620-8.

Project d'établissement du CHU de Toulouse. Toulouse: Centre Hospitalier Universitaire de Toulouse, 2004.

24

Servicio de coordinación de trasplantes

M. Manyalich

INTRODUCCIÓN

El trasplante es posible gracias al nacimiento de un nuevo ciclo vital que permite que la sociedad que dona, y disponga de un sistema de coordinación y trasplantes, pueda recibir el beneficio del trasplante.

En este ciclo interviene la actitud de la sociedad, que depende de factores culturales, religiosos, económicos, educativos y de la formación de los profesionales sanitarios sobre el binomio donación-trasplante.

La obtención de donantes es posible dada la existencia de personas encargadas de ello, centros generadores autorizados, normas y legislaciones que lo regulan, equipos entrenados para la extracción de órganos y tejidos, la existencia de servicios de coordinación de trasplantes que los organizan, permitiendo llevar a cabo las extracciones.

La distribución e intercambio de órganos deberán estar organizados para adjudicarlos de la forma más equitativa-justa-ética posible, facilitando el intercambio para un mayor aprovechamiento de los órganos generados y mejores posibilidades de ser trasplantados a los receptores. Todo ello comportará unas normas de gestión de las listas de espera y criterios consensuados de distribución.

El trasplante y el seguimiento del receptor podrá realizarse en aquellos centros preparados, con experiencia, recursos y autorizaciones, que demuestren unos buenos resultados de supervivencia de los injertos, que tengan organizado el seguimiento de estos pacientes y dispongan de las sustancias inmunosupresoras necesarias, así como las posibilidades de tratamiento de las complicaciones. Será necesario la participación en registros nacionales e internacionales para comparar resultados y experiencias, como el control de calidad de los programas (fig. 24-1).

EXPERIENCIA DEL HOSPITAL CLÍNIC DE BARCELONA

En 1985, en el Hospital Clínic de Barcelona se creó el primer equipo de Coordinación de Trasplantes de España, el cual se transformó en una especialidad mé-

NUEVO CICLO VITAL

Sociedad

Seguimiento   Actitud social

Trasplante   Donación

Intercambio   Obtención

Extracción

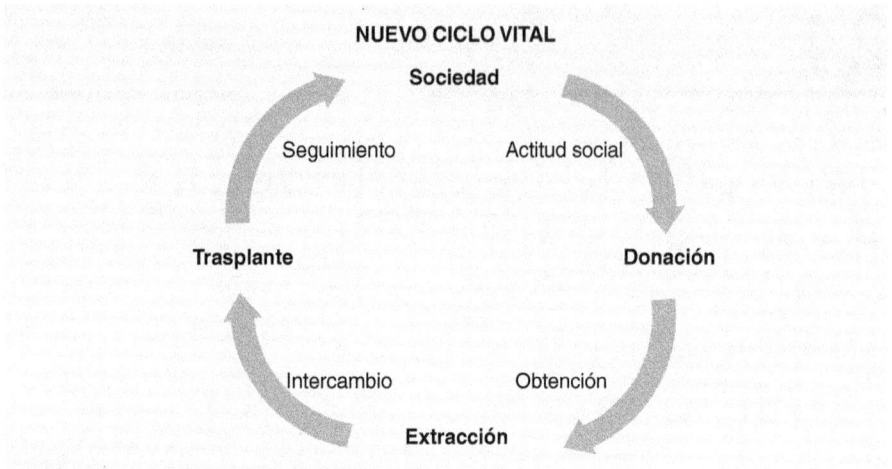

Figura 24-1. Nuevo ciclo vital del trasplante.

dica necesaria para el desarrollo y crecimiento de los programas de trasplantes de órganos y tejidos de la institución. Este modelo se fue implantando en otros centros, regiones y países, observándose que la creación de estos servicios de coordinación de trasplantes con especialistas TPM *(Transplant Procurement Management)* aumentaba la actividad de los programas de trasplantes de órganos y tejidos, gracias al aumento de las donaciones, lo cual permitió el trasplante de un mayor número de receptores en lista de espera.

El principal problema es la falta de órganos para el número creciente de necesidades; mayores indicaciones del trasplante, más pacientes en lista de espera. Hoy en día, la *visión hospitalaria* debe contemplar como producto sanitario no solamente la profilaxis, la educación, el tratamiento y la investigación con los vivos, sino también otro producto sanitario con los fallecidos, que es la obtención de órganos, tejidos y células. La *misión sanitaria* de los profesionales sanitarios en el siglo XXI no debe incluir tan sólo la mejora de la salud de las personas y salvarles la vida después de una parada cardiorrespiratoria, haciendo maniobras de reanimación cardiopulmonar, sino que incluso después de la muerte existan órganos, tejidos y células viables que, por medio de las técnicas de recuperación, puedan ser útiles para el trasplante.

Nuestro sistema organizativo del trasplante deja la responsabilidad del mismo y de la obtención a los hospitales, que son los responsables de dicha actividad. No se trata solamente de hospitales detectores, extractores y trasplantadores, sino que hay hospitales que, a pesar de disponer de poca capacidad generadora, pueden tener uno, dos o tres donantes al año y también están autorizados como centro extractor, u otros donde se realiza el diagnóstico de la muerte encefálica y todo el proceso de la donación, y el cadáver es trasladado a un centro extractor para la obtención de los órganos y tejidos.

La organización de los trasplantes se realiza potenciando los laboratorios de histocompatibilidad (inmunología), mediante el desarrollo de los internistas (nefrólogos, cardiólogos, gastroenterólogos, neumólogos, endocrinólogos), el entrenamiento de los especialistas quirúrgicos y la puesta a punto de nuevas técnicas de cirugía, pero también precisa de la existencia de un servicio de coordinación de trasplantes para la generación de los donantes. El rechazo de los órganos postrasplante se trata con la inmunosupresión. La falta de órganos y tejidos para la intervención se soluciona con especialistas TPM. La *tarea* de los coordinadores de trasplantes es la obtención y distribución de órganos y tejidos.

Las funciones del TPM son las siguientes: asistencial, educación, investigación, gestión y calidad.

OBTENCIÓN DE ÓRGANOS

Desde el punto de vista *asistencial,* el especialista TPM debe analizar todas las posibilidades para facilitar el trasplante, y de este modo intervenir coordinando todos aquellos aspectos que lo hagan posible. Su campo de actuación clínica son los posibles donantes en muerte encefálica, parada cardiorrespiratoria, básicamente para la obtención de órganos, pero también tejidos, y las muertes ya declaradas *exitus* para la donación de tejidos. También debe realizar la gestión, registro y evaluación de todo el procedimiento de donantes vivos en lo referente a transparencia, libertad de donación y demás aspectos ético-legales. Quizás en un futuro, la clonación, los xenotrasplantes y las células madre facilitarán nuevas áreas asistenciales (fig. 24-2).

Los aspectos fundamentales para la generación de donantes que realiza el TPM son:

1. Detección e identificación de los posibles donantes; para ello, es preciso conocer la potencialidad de donación de su zona, cómo transformarla en realidad y asegurar la no transmisión de enfermedades donante-receptor.
2. Facilitar el diagnóstico de muerte encefálica, mejorando el conocimiento de ésta en su entorno y disponiendo de los recursos necesarios para que se pueda diagnosticar a toda hora y en la mayoría de lugares posibles (UCI, reanimación, urgencias, etc.). También iniciará las maniobras de donación a corazón

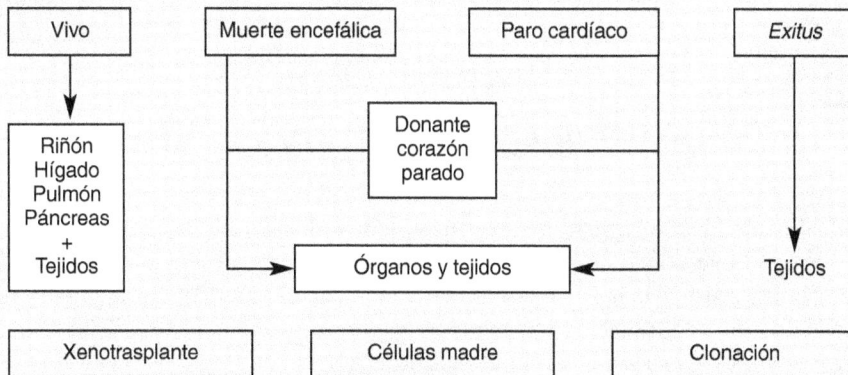

Figura 24-2. Obtención de órganos y tejidos.

parado una vez confirmado el fallecimiento del paciente, iniciando las técnicas de perfusión y conservación de órganos y tejidos.

3. Cuidar del mantenimiento del donante y analizar la viabilidad de los órganos y tejidos a fin de mantener una buena perfusión tisular; asimismo, facilitar todas aquellas pruebas necesarias para los estudios de viabilidad, cuyo objetivo consiste en poder decidir su utilización o contraindicación clínica.

4. Se encargará de informar a la familia sobre la donación, y en aquellos casos que sea necesario, obtener el consentimiento y autorización familiares. También realizará todos los trámites administrativos legales necesarios, incluyendo la autorización judicial, si fuera necesario.

5. Organizar la extracción y distribución de los órganos y tejidos, coordinando los recursos necesarios y existentes para la extracción (quirófano, anestesia, enfermería, equipos quirúrgicos, etc.) y posterior distribución, transporte y envío a su destino final. En nuestro caso, también gestionamos las listas de espera de órganos no renales (hígado, páncreas y corazón).

6. Cuando exista un *banco de tejidos* en su zona, se encargará de:

    a) Conocer las necesidades de tejidos para trasplante para así poder generar los injertos necesarios.

    b) Organizar todos los estudios del donante y del procesamiento del tejido que aseguren su viabilidad para el trasplante.

    c) Crear una base de datos con los injertos disponibles para su utilización clínica.

    d) Disponer de un sistema de recepción de solicitudes y distribución de tejidos que facilite su llegada a los centros sanitarios.

    e) Tener un registro y seguimiento de todos los injertos que asegure su trazabilidad y control de calidad.

7. El coordinador de trasplantes se encargará también de establecer lo que llamamos el «Transplant Center»; el objetivo es coordinar todos aquellos aspectos logísticos que puedan favorecer la donación en vida: desde la formación y concienciación de los familiares, la explicación clara, transparente e independiente a los posibles donantes, hasta la evaluación desde el punto de vista ético, social, legal y de riesgo biológico, su programación para la extracción y el posterior seguimiento; esto siempre en estrecha colaboración con los programas de trasplante renal, hepático, etc., para trabajar de forma coordinada.

FORMACIÓN, INVESTIGACIÓN Y GESTIÓN

La *formación* y la *educación* deben ser una gran preocupación para el TPM. Idealmente, debería organizar la formación de todos los adolescentes en su comunidad sobre la donación y el trasplante, colaborando también con todos aquellos sectores y grupos de la sociedad donde pueda darlo a conocer. Fundamentalmente, debe educar a todos los profesionales sanitarios de su zona (médicos, enfermeras, auxiliares, asistentes sociales, administrativos, etc.) y de manera muy especial a los integrantes de las unidades generadoras, los quirófanos de extracciones y programas de trasplantes.

La *investigación* y *desarrollo* del especialista TPM tiene como finalidad aumentar el número y la calidad de los órganos y tejidos para el trasplante, cómo mejorar la detección de donantes, conocer la potencialidad de la donación, cómo controlar la eficiencia del proceso, el grado de utilización de los órganos generados, etc. También se realizarán estudios de mantenimiento del donante, de diagnóstico de muerte encefálica, de perfusión de los órganos, de donación a corazón parado, de isquemia-reperfusión, de preacondicionamiento. Asimismo, deberemos investigar y desarrollar lo que denominamos *Organ Recovery Lab* a fin de intentar recuperar órganos, que hoy potencialmente no son viables, a través de las máquinas de perfusión renal o hepática, etc.

La *gestión de los recursos* y el *coste de los procesos* serán otras de sus responsabilidades. Debe conocer qué recursos necesita para su tarea y cómo conseguirlos, para lo cual es necesario que tenga capacidad planificadora y negociadora. Debe analizar todos los recursos necesarios para generar un donante, órgano o tejido, para llegar a conocer su coste y negociar su forma de financiación.

ORGANIZACIONES

El éxito de un programa de trasplantes está en profesionalizar la donación y repartir las responsabilidades; el TPM será el responsable de las donaciones y los equipos de trasplantes se responsabilizarán de los implantes (trasplantes), de los tejidos para los especialistas y de los bancos de tejidos.

Dentro de la organización hospitalaria de los trasplantes, creemos que el mejor lugar para situar al TPM es dentro del hospital e independiente de los equipos de trasplantes, con un objetivo claro: asegurar la rápida detección de los donantes; al mismo tiempo, el especialista TPM es un servicio más del hospital encargado de la donación de órganos y tejidos. Debe ser personal contratado por el hospital y que en la jerarquía establecida dependa de la dirección médica, y así preservar su independencia entre los distintos servicios, unidades e institutos del hospital, pues él trabaja y sirve a todos. También esta independencia puede resultar una gran ayuda para su tarea.

En *otros modelos,* los coordinadores de trasplantes dependen de organizaciones ajenas al hospital, lo que dificulta su integración, e incluso residen fuera de él, con lo cual la relación e integración resultan más difíciles o más costosas, como es el caso de las OPO (Organ Procurement Organizations) americanas, donde parte del personal debe dedicarse a promocionar las detecciones. También el modelo de coordinadores dependientes de equipos de trasplantes tiene dificultades de relación con otras áreas clave del hospital (unidades generadoras) (fig. 24-3).

El *sistema retributivo* del TPM debe ser mixto, con una parte fija por su jornada laboral, equivalente a otros especialistas del centro, y una parte variable según su actividad. Dependiendo de la capacidad de generación de donantes, su dedicación puede ser a tiempo completo cuando la generación es mayor, y parcial si es inferior.

El número de especialistas TPM necesarios para organizar la donación varía entre 1-5 pmp (por millón de población), dependiendo de la capacidad generadora potencial (60 muertes encefálicas pmp) y la real, a partir de 1 TPM por cada

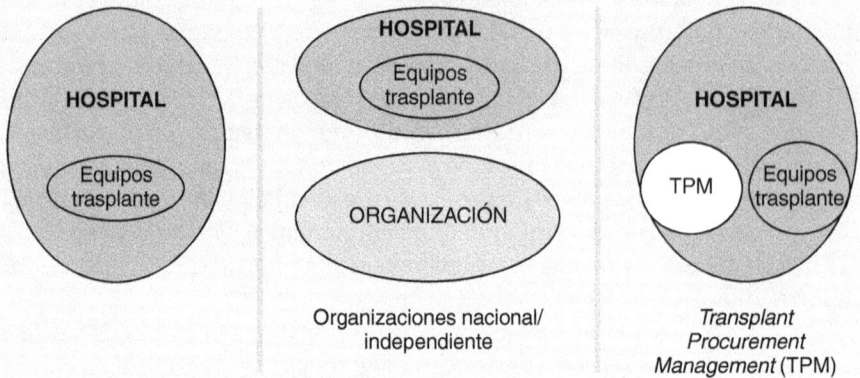

Figura 24-3. Modelos de obtención de órganos.

12 donantes reales o equivalente en personas y dedicación parcial, integrando siempre la actividad de tejidos.

CALIDAD

No interesa tan sólo la cantidad, sino también la *calidad de todo el proceso;* por consiguiente, los coordinadores de trasplantes son los responsables de: *a)* asegurar la calidad de los órganos y los tejidos; *b)* garantizar la calidad técnica, ética y legal de todo el proceso; *c)* controlar la transparencia y trazabilidad de la donación, y *d)* establecer un sistema de mejora continua de la calidad.

En el caso del Hospital Clínic de Barcelona, hemos implantado el sistema ISO 9001-modelo 2000 de calidad a fin de asegurar todo el proceso en el año 2001 y recertificados en el año 2005. Dentro del análisis de satisfacción de los clientes en dicho sistema, se entienden como clientes todos los equipos colaboradores en el proceso de la donación-trasplante, las áreas generadoras, hasta las familias de los donantes, y como tercer cliente, los centros trasplantadores, los equipos de trasplante y, finalmente, el receptor.

La región es quien organiza y gestiona la red de trasplantes, colaborando en la promoción y educación de la donación; las oficinas de distribución OCATT (Organització Catalana de Trasplantaments) y ONT (Organización Nacional de Trasplantes) organizan el intercambio entre centros generadores y trasplantadores de acuerdo con los criterios consensuados entre los profesionales. La ONT se encarga de realizar documentos de consenso, participar en los foros internacionales y promocionar todas las políticas que puedan beneficiar al trasplante en España a través de un foro nacional de discusión.

Los *resultados* en número de donantes generados, trasplantes realizados y supervivencia de los injertos y pacientes, muestran la eficacia de disponer de especialistas TPM en un programa de trasplantes.

Con respecto a los diferentes modelos de coordinación, se sabe que en Europa hay menos coordinadores de trasplantes por millón de población, pero con una mayor presencia de los equipos de trasplantes organizando la donación. En el modelo americano, es conocido que en su mayoría son enfermeras profesionales encargadas de la donación, mientras que en el modelo español son básicamente médicos, enfermeras y otros profesionales dedicados a la donación a tiempo completo o parcial.

Si se analizan los resultados de 2005, se obtienen los siguientes: en el Hospital Clínic (58 donantes pmp), en la región de Cataluña (37 donantes pmp), en España (35 donantes pmp), en Estados Unidos-UNOS (21,5 donantes pmp) y Eurotransplant (Holanda, Alemania, Bélgica, Austria, Luxemburgo y Eslovenia: 15,5 donantes pmp), asumiendo un porcentaje de 3 órganos trasplantados por donante. El servicio de trasplantes realizado a la comunidad es diferente en cada área, según órganos disponibles y trasplantados a ciudadanos (tabla 24-1).

Los *resultados del Hospital Clínic* muestran un creciente incremento en el número de donantes de órganos y tejidos en los últimos años, sobre todo tejidos de donantes fallecidos. En cuanto a la donación de órganos, se observa un aumento de los donantes en muerte encefálica, donantes a corazón parado y donantes vivos.

Esto se traduce en un aumento del número de órganos trasplantados y tejidos distribuidos, con un total de 300 órganos en el año 2005: 157 riñones, 4 riñones pediátricos en el Hospital de Sant Joan de Déu, 89 hígados, 24 corazones, 23 páncreas y 3 islotes pancreáticos, con una distribución de tejidos superior a 6.800.

Los resultados finales de eficiencia son la supervivencia de los injertos de los órganos al año: 90,6% para el riñón, 89% para el hígado, 89% para el corazón y 92% para el páncreas en el período 2003-2004. Los resultados del OPTN (Organ Procurement Transplantation Network) del año 2002 fueron los siguientes: 89% para el riñón, 82,4% para el hígado, 86% para el corazón y 84% para el páncreas.

Al mismo tiempo, cabe destacar que una forma de medir la eficiencia de un programa de trasplante es a través del porcentaje de pacientes trasplantados en lista de espera. En este caso (período 2005) fue del 31% de pacientes en lista de espera renal y del 50% en lista de espera hepática. En el caso del corazón, se trasplantó el 85% de los receptores y en el caso del páncreas fue el 34,8%.

CONCLUSIÓN

La recomendación final para mejorar la donación y el trasplante se basaría en tres puntos:

Tabla 24-1. Donantes y trasplantes por áreas. Año 2005 (pmp)

	Donantes	Trasplantes
Eurotransplant	15,5	46,5
UNOS	21,5	64,5
España	35	105
Catalunya	37	111
Hospital Clínic	58	174

1. La educación de especialistas TPM que puedan transmitir el concepto de muerte encefálica en la donación y trasplante. La formación a todo el personal médico y de enfermería de las unidades generadoras de donantes de órganos y tejidos. Asimismo, la educación a la sociedad, ya que los primeros son los especialistas referentes para ésta.

2. El desarrollo hospitalario del proceso de donación y trasplante, responsabilizando a los hospitales del tema de la donación, introduciendo el concepto de misión sanitaria a todos los profesionales (es decir, vida después de la muerte: después de una parada cardiorrespiratoria, existen órganos, tejidos y células que pueden recuperarse para su trasplante); también la contratación de personal especializado TPM responsable de la coordinación de trasplantes hospitalarios.

3. Finalmente, debe existir en la zona, región o país una red formada por la oficina de intercambio de órganos y ayuda en la distribución de tejidos, una red de hospitales generadores y trasplantadores reconocidos y establecidos, al igual que unos criterios claros de distribución que deben premiar la generación de órganos y disponer de una distribución equitativa y transparente para los receptores.

BIBLIOGRAFÍA

Cabrer C, Valero R, Gomar C. Diagnóstico de muerte encefálica para donación de órganos. Casos clínicos anestesiología II. Barcelona: Masson, 1999; p. 707-16.

Chang GJ, Mahanty HD, Ascher NL, Roberts JP. Expanding the donor pool: Can the Spanish model work in the United States? Am J Transplantation 2003;3:1259-63.

García Aparicio L, Grinyó JM, Viedma MA, Aguayo MT, Lloveras J, Constante C. Cadaveric kidney transplantation in Catalonia: Successful organization. Transplant Proc 1999;31:346-50.

Manyalich M, Cabrer C, García-Fages LC, Valero R, Salvador L. Training the transplant procurement management (TPM) coordinator. Organ shortage: The solutions. The Netherlands: Kluwer Academic Publishers, 1994; p. 191-5.

Manyalich M. Trasplante de órganos y tejidos. Medicina interna Farreras-Rozman. Madrid: Harcourt, 2000; p. 53-7.

Manyalich M, Cabrer C, Sánchez J, Valero R, Umbert B. The Spanish model: Keys to procurement; Transplant Procurement Management (TPM). Advances in Tissue Banking. Singapur: World Scientific Publishing, 1997; p. 35-40.

Miranda B, Cañón J, Cuende N. The Spanish organizational structure for organ donation: Update. Transplant Rev 2001;15:33-45.

Miranda B, Vilardell J, Grinyó JM. Optimizing cadaveric organ procurement: The Catalan and Spanish experience. Am J Transplantation 2003;3:1189-96.

Navarro A, Suso S, Segur JM, Combalia A, García S, Torner P. Banco de huesos. Clínica osteoarticular. Barcelona: Publicaciones Permanyer, 1999.

Valero R, Cabrer C, Manyalich M, García-Fages LC. Mantenimiento del donante de órganos. Equipo de Coordinación Trasplante y Servicio de Anestesiología y Reanimación. Hospital Clínic. Rev Esp Anestesiol Reanim 1992;5:293-300.

Valero R, Manyalich M. Coma y muerte encefálica. Donación de órganos. Tratado de Medicina Interna. Barcelona: Masson, 1997; p. 291-300.

25

Gestión y evaluación de resultados

M. Casas y C. Illa

PAPEL DE LA INFORMACIÓN EN EL HOSPITAL DEL SIGLO XXI

Los servicios sanitarios están considerados una organización de conocimiento. Los hospitales, su máxima expresión como concentración de recursos, especialización y tecnología, son además organizaciones de extraordinaria complejidad. Druker considera el conocimiento como el principal producto de una sociedad moderna, y afirma que los sistemas sanitarios son las más complejas y dinámicas empresas del mundo. Frente a estos conceptos, cualquiera que conozca los hospitales y haya visto los archivos, la forma de transmisión de órdenes e instrucciones y los medios en los que se registran datos importantes para el cuidado de los pacientes, no puede dejar de sorprenderse ante la escasa sistemática que existe para la acumulación y preservación de tanto conocimiento.

La evolución tecnológica en las décadas próximas al cambio de siglo transformaron y revolucionaron radicalmente muchas actividades y organizaciones de las sociedades avanzadas. ¿Han transformado en la misma medida a los hospitales o los servicios de atención médica? Ciertamente no. No en la misma medida. Existe un retraso evidente en la incorporación de la tecnología de la información y comunicación en la forma de operar y funcionar. No ha existido cuando menos una transformación como la que podemos observar en negocios tan básicos como el comercio. Pensemos en algo tan cotidiano como el supermercado; la cajera sólo pasa un código de barras y el precio se añade a nuestra cuenta al tiempo que se da de baja el producto como existencia, se genera el pedido, etc., eliminando trámites y errores.

Evidentemente, en los servicios sanitarios existe fascinación por la tecnología, más cuanto es evidente el retraso respecto a otras organizaciones de menos calado económico y social. Esta fascinación se ha traducido en los últimos años en inversiones multimillonarias para incorporarla, inversiones en tecnología informática y en el desarrollo de sistemas específicos. El máximo paradigma de todo ello es la persecución de la historia clínica informatizada, la creación de grandes bases de datos de los pacientes cuyo acceso se lleve a cabo en lugar, en el momento y por la persona que sea necesario para el tratamiento del enfermo. Se trata de una ambición a la que se dedican numerosas inversiones. Así, las implantaciones esporádicas de complejos y costosos ERP *(Enterprise Resource Planning Systems)*, de soluciones de *datawarehousing* y *reporting* o de dispositivos inalámbricos han irrumpido con fuerza en algunos hospitales españoles, permitiendo una mayor eficiencia en el acceso a la información a los distintos agentes dentro del hospital. En este campo puede que las mejoras más impactantes acaecidas durante los últimos años en el sector hayan venido de la mano de la innovación en la captura, almacenaje y distribución de la información, en sintonía con la transformación que las tecnologías de la información y el conocimiento están produciendo en nuestra sociedad.

Desde la vertiente clínica, algunos de los desarrollos anteriores han permitido a médicos de contados hospitales, en el mejor de los casos, un acceso mejorado e inmediato a la historia clínica detallada de cada paciente, redundando en una mayor eficiencia de su función. Y esta inversión reciente, que ha de dar beneficios importantes en el futuro, se produce sin la transformación de la cultura de la organización en una cultura de gestión del conocimiento como objetivo.

Resulta innegable la utilidad que estas tecnologías están suponiendo en la gestión administrativa diaria de dichos hospitales. Sin embargo, desde la perspectiva de la evaluación de resultados asistenciales para la gestión clínica, no es estrictamente la forma en que nos llega dicha información lo que debe interesarnos, sino precisamente el contenido, que termina distribuyéndose mediante cualesquiera que sean los instrumentos tecnológicos al alcance de cada uno de los hospitales. Se enfocan con entusiasmo las grandes inversiones tecnológicas con carga de futuro sin usar ni aprovechar la información y el conocimiento disponible hoy para la toma de decisiones actuales. Y aún peor, no se incluyen en los planes de los desarrollos tecnológicos las necesidades de generación de conocimiento tanto como las propias de la actividad asistencial frente al enfermo.

Las características de los sistemas sanitarios modernos (burocracia profesional, el origen liberal e individualista de la profesión médica con peso aún en los Sistemas Nacionales de Salud con larga tradición, las tensiones entre esta cultura y la de la administración y gestión, etc.) están en la base de las dificultades de la generación y cultivo de los mismos como organizaciones de conocimiento. Atribuir la responsabilidad a los médicos acusándoles de «tecnófobos» es un error que se pone de relieve al analizar el uso que los médicos hacen de las tecnologías en su esfera privada. La base del retraso en la incorporación de las tecnologías está en la historia y en la cultura de la profesión, pero también en las formas organizativas adoptadas que no han promocionado ni generado las estructuras, medios y formas de relación precisas para una organización del conocimiento. Todo ello agravado por los errores cometidos en el proceso de estructuración de los sistemas sanitarios de forma independiente, incluso a veces de espaldas a los médicos.

Las tecnologías y sus avances son una condición necesaria, aunque no suficiente, para la incorporación de información objetiva en el proceso de toma de decisiones en la práctica profesional.

Los requisitos básicos para el uso de información de evaluación por los médicos son:

1. «Medicalización» de la información:
   a) Existencia de datos médicos estándar.
   b) Metodologías de agrupación útiles (SCP).
2. Comparación entre pares:
   a) Existencia de grandes bases de datos.
   b) Metodologías de análisis robustas.
3. Orientación a la necesidad:
   a) Valoración de aspectos clave de decisión.
   b) Fácil acceso.
   c) Simplicidad de uso e interpretación.

El presente capítulo no trata de los elementos tecnológicos del proceso, sino de los avances realizados en el campo de las metodologías de análisis y transformación de los datos en conocimiento útil para los profesionales sanitarios. Asimismo, pretende realizar una puesta al día de la situación actual y de las perspectivas de futuro inmediato.

En el primer apartado se revisan las metodologías disponibles; en el segundo, las aplicaciones prácticas; en el tercero, los aspectos organizativos y de estrategia acompañantes, y en el último se presentan los avances más inmediatos previsibles.

MEJORAS CLAVE EN LA INFORMACIÓN DE UTILIDAD PARA LA GESTIÓN CLÍNICA

Como se ha enunciado ya, fue en la década de 1980 cuando se dieron los cambios decisivos para el uso de conocimiento objetivo para la toma de decisiones de gestión con impacto real en la práctica de la actividad médica, a raíz de la generación de datos estándar (el conjunto mínimo básico de datos de hospitalización [CMBD]) y la aparición de sistemas de clasificación de pacientes (SCP) que posibilitaron normalizar la distinta complejidad de las patologías atendidas por los diferentes hospitales (los grupos relacionados con el diagnóstico [GRD]).

De la combinación del CMBD, en cuanto a la disponibilidad de información, y de los GRD, en cuanto a instrumento de segmentación de la casuística, surgió la posibilidad de obtener conocimiento sobre la eficiencia y resultados de la actividad médica hospitalaria de forma comparable, comprensible y generalizada.

Paralelamente a su generalización, se han producido evidentes mejoras tanto en lo que atañe a la calidad y robustez de los datos registrados como en lo que concierne a los instrumentos y desarrollos metodológicos efectuados sobre ellos. Su posterior incorporación, directa o indirectamente, a la mayoría de contratos de gestión hospitalarios, ha terminado abonando el terreno para una gestión clínica incipientemente informada y un proceso de cambio cultural hospitalario que no ha dejado de avanzar en las dos últimas décadas.

Conjunto mínimo básico de datos: un activo de conocimiento

La completa consolidación del CMBD como herramienta obligatoria de registro de la información clínica, demográfica y administrativa de cada paciente

Tabla 25-1. Variables del conjunto mínimo básico de datos

Datos demográficos: edad, sexo, residencia, etc.

Datos administrativos del episodio: forma de admisión, fecha de admisión y alta, servicio de alta, destino al alta, etc.

Datos clínicos: diagnóstico principal, diagnósticos secundarios (complicaciones y comorbilidades, procedimientos quirúrgicos y obstétricos, otros procedimientos)

hospitalizado en España constituye un activo vital con respecto a la información para la gestión hospitalaria.

Hoy en día resulta difícil no ver en el CMBD la medida de (casi) todas las cosas en lo que a información para la gestión clínica se refiere, dado el abanico de información que supone. Sus raíces, vinculadas a la mera utilización de SCP, con frecuencia impiden ver todo el bosque de utilidades que brinda al conocimiento clínico.

Entre algunas de ellas, el CMBD permite aportar información clave en áreas tan dispares y relevantes como el estado de introducción de tecnologías clínicas (p. ej., *stents,* endoscópicas o laparoscópicas), el estado del abordaje terapéutico prevalente (p. ej., porcentaje de *bypass* frente al de angioplastia coronaria transluminal percutánea [ACPT]), factores epidemiológicos ligados a la planificación (prevalencias hospitalarias de diferentes patologías, coberturas de mercado hospitalario, gestión de la demanda) y, por último, aunque no menos importante, el CMBD define un marco de información válido para el análisis de determinados aspectos relacionados con la calidad asistencial (en términos de mortalidad intrahospitalaria, complicaciones asistenciales o readmisiones).

Es cierto que las variables recogidas en el CMBD distan mucho de ser todas las que cuentan (como su nombre indica, se trata de un conjunto de información mínimo, orientado a obtener la máxima información con el mínimo de esfuerzo, bajo un evidente requerimiento de factibilidad), pero sí cuentan todas las que son, y obviar esta información homogénea en el entorno nacional (y ciertamente asimilable a la disponible en otros entornos) supone renunciar a un conjunto de información vital para el conocimiento de la actividad realizada en los hospitales (tabla 25-1).

Sistemas de clasificación de pacientes

Posibilitados por la información registrada en el CMBD, los SCP han supuesto la variante más utilizada y, desde luego, la cara más visible de las mejoras de información experimentadas por los hospitales en su gestión clínica diaria.

Tal y como su nombre indica, un SCP no es más que un sistema que clasifica todos y cada uno de los pacientes (o mejor, los episodios generados por éstos) atendidos en un hospital en un conjunto de grupos homogéneos a partir de información básica como la edad, el sexo, los diagnósticos y los procedimientos practicados. En lo que al ámbito de hospitalización se refiere (los SCP cubren hoy en día prácticamente la totalidad de áreas de prestación sanitaria), la homogeneidad de los pacientes se ha buscado siempre a partir de criterios combinados de consumo esperado de recursos y similitud clínica. Incluso con sus variantes loca-

Tabla 25-2. Características básicas de los grupos relacionados con el diagnóstico

Clasificación de episodios de hospitalización en grupos de pacientes con isoconsumo
Clases de pacientes con similitud clínica
Utilización de datos rutinarios existentes para la clasificación
Clasificación exhaustiva: todos los episodios se clasifican en un grupo
Clasificación excluyente: cada episodio se incluye en un solo grupo

Tabla 25-3. Atributos básicos de cada grupo relacionado con el diagnóstico

Descripción en términos médicos
Pertenencia a una categoría diagnóstica mayor
Pertenencia a un tipo de episodio:
　Quirúrgico: si ha existido intervención quirúrgica
　Médico
　Indeterminado: recién nacidos y otras pocas clases
Asignación de un peso relativo: valor que expresa el coste relativo medio esperado de los pacientes de cada
　GRD respecto al coste promedio de toda la hospitalización

les, el SCP más utilizado en el ámbito hospitalario a nivel mundial sigue siendo, sin lugar a dudas, los GRD (tablas 25-2 y 25-3).

Desarrollados en la década de 1970 en Estados Unidos, los GRD surgieron como una medida del producto hospitalario a la que vincular el presupuesto recibido por los hospitales, con la intención de racionalizar la creciente espiral de gasto heredada de un sistema de financiación incrementalista basado en presupuestos incurridos históricamente.

Los duros ajustes financieros que supuso la introducción de los GRD como unidad de pago en la red de Medicare constituyeron un buen ejemplo del que aprender sus virtudes, y sobre todo sus desatinos, desde la perspectiva internacional. Sin duda alguna, la cruda experiencia norteamericana contribuyó a ponderar de forma adecuada el uso internacional de un sistema útil (a juzgar por su uso generalizado internacionalmente en cuanto a la definición del producto hospitalario), aunque necesariamente limitado, dada la escasa necesidad de información para su funcionamiento.

Tras menos de 10 años de uso oficial como mecanismo de ajuste en la financiación de hospitales*, los GRD se han consolidado entre la mayoría de administraciones sanitarias españolas como el instrumento de medida de la actividad hospitalaria a efectos de fijación de producto, modulación presupuestaria y políticas de información internas de cada administración, en la línea de lo observado en la mayoría de países con sistemas sanitarios similares (tabla 25-4).

Las bondades de una herramienta capaz de sintetizar los miles de episodios atendidos anualmente por un hospital en un conjunto manejable de categorías isoconsumo, y clínicamente homogéneas, se han mostrado de gran utilidad en todas las áreas de la planificación y la gestión hospitalaria desde una doble perspectiva.

---

*Cataluña adoptó los GRD como mecanismo de ajuste en los presupuestos de su red pública de hospitalización en 1997.

Tabla 25-4. Grupos de diagnósticos relacionados en el mundo

País	Versión	Diagnósticos	Procedimientos
Alemania	G-DRG (basado en AR-DRG)	CIE-10	OPS-301
Australia	AR-DRG	CIE-10-AM	CIE-10-AM (basado MBS)
Austria	LKF	CIE-10	CIE-10-AM (basado MBS)
Bélgica	AP-DRG	CIE-9-MC	CIE-9-MC
Canadá	CMG	CIE-10-CA	CCI
Dinamarca	Nord-DRG	CIE-10	NCSP
España	HCFA-DRG, AP-DRG	CIE-9-MC	CIE-9-MC
Finlandia	Nord-DRG	CIE-10	NCSP
Francia	GHM	CIE-10	CDAM
Gran Bretaña	HRG	CIE-10	OPCS
Grecia	HCFA-DRG	CIE-9-MC	CIE-9-MC
Holanda	DBC	CIE-9-MC	CIE-9-MC
Italia	HCFA-DRG, APR-DRG	CIE-9-MC	CIE-9-MC
Noruega	Nord-DRG	CIE-10	NCSP
Portugal	HCFA-DRG	CIE-9-MC	CIE-9-MC
Suecia	Nord-DRG	CIE-10	NCSP
Suiza	AP-DRG	CIE-10	CIE-9-MC

En primer lugar, mediante la caracterización de la tipología y complejidad de episodios atendidos por cada hospital (o conjunto de hospitales), los GRD permiten conocer, y por lo tanto neutralizar, las diferencias de complejidad atribuibles a los episodios atendidos por distintos hospitales, posibilitando en última instancia una medida equitativa tanto de las necesidades de recursos como de los resultados observados de forma global en cada uno de ellos. Desde una perspectiva macro, el ajuste de poblaciones atendidas mediante los sistemas de *case mix* como los GRD permite comparar equitativamente hospitales distintos, eliminando el sesgo en la medida producido por la distinta complejidad de los episodios atendidos.

Por otro lado, el grado de detalle aportado por los GRD permite, además, localizar desde la óptica clínica en qué tipo de procesos asistenciales de un hospital existe o no potencial de mejora en cuanto a los resultados observados en otros hospitales para los mismos procesos. Desde una perspectiva micro, esta facultad de los GRD constituye el punto de partida de una verdadera gestión orientada a un producto concreto, en la medida en que es capaz de atribuir a dicho producto un conjunto de indicadores clave de calidad y eficiencia asistenciales.

Más allá de las distintas intensidades de uso, ciertamente apreciables en todo el territorio español, no resultaría descabellado decir que la aportación más significativa de los GRD a la gestión hospitalaria española haya sido su institucionalización como lenguaje común entre los distintos niveles del sistema (macro, meso y micro), posibilitando como nunca antes la discusión informada entre ellos y enfocada a referentes verdaderamente clínicos. Desde esta perspectiva, los GRD han supuesto el compañero de viaje ideal de una nueva cultura de diálogo necesaria en el proceso de descentralización que supone la gestión clínica.

Modelos de ajuste de riesgos

Con toda su importancia, los GRD pueden haber sido el máximo exponente entre las mejoras de información sustanciales en manos de los clínicos y directi-

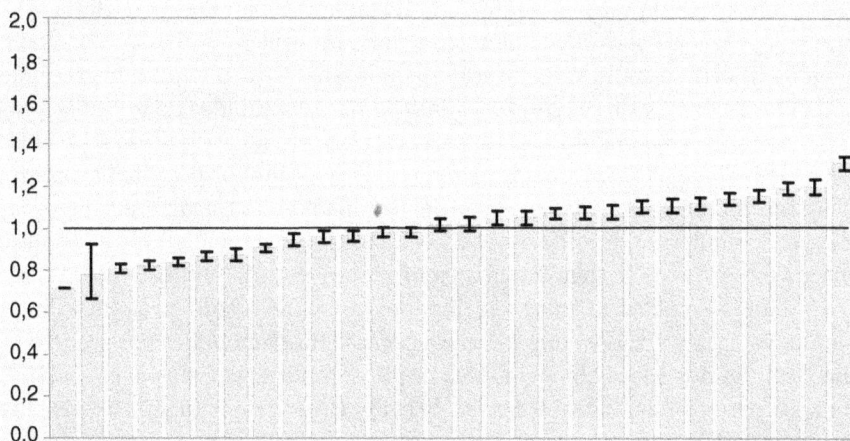

Figura 25-1. Índice de mortalidad ajustado por riesgo: grandes hospitales. Altas 2004.
Fuente: Iasist.

vos hospitalarios, pero desde luego no ha sido el único. Al abrigo de las mejoras experimentadas por la información registrada en el CMBD, ha surgido una segunda generación de instrumentos de evidente potencial para la evaluación de resultados asistenciales, centrada en los modelos de ajuste de riesgos.

Mediante los modelos de ajuste de riesgos se amplía el potencial de ajuste atribuible a sistemas de clasificación como los GRD, en la medida en que se incluye en dicho ajuste información individual de cada episodio atendido relacionada con la medida deseada (edad, sexo, tipo de admisión, probabilidad de defunción de diagnósticos solos o en combinación) y del hospital donde este paciente resulta atendido (corrigiendo sesgos de complejidad y pronóstico intra-GRD, ante la evidencia de que los hospitales más grandes atienden a poblaciones más graves incluso dentro de un mismo GRD). Entre los que mayor acogida han tenido en los hospitales españoles a efectos de su incorporación habitual en la evaluación de resultados para la gestión destacan los índices de mortalidad, complicaciones y readmisiones, que permiten comparar el número de sucesos adversos (se trate ya de defunciones, complicaciones o readmisiones urgentes a 30 días) observados en un hospital o servicio clínico con los que serían esperables dadas las características de los episodios atendidos.

En estos modelos, el número total de defunciones esperadas (o complicaciones o readmisiones, según el caso) se calcula mediante la suma de la probabilidad individual de defunción (o de complicación o de readmisión urgente a 30 días) de cada uno de los episodios atendidos por un hospital. Dicha probabilidad individual de cada episodio se calcula a partir de una regresión logística que incorpora regresores relacionados con el paciente, el episodio y el hospital en el que se realiza la atención (fig. 25-1).

Próximos pasos

La perspectiva que nos ofrece la última década de contacto permanente con los hospitales nos ha permitido apreciar un salto cualitativo importante en materia de información para la gestión en los hospitales españoles. No se trata sólo del aumento y la sofisticación en el manejo de la información disponible, sino también de la verdadera interiorización de la lógica de la gestión por producto en cada uno de ellos y de sus implicaciones en las necesidades de información.

A pesar de las mejoras observadas, el camino por recorrer hacia la gestión clínica verdaderamente informada es todavía largo. Muchos hospitales desaprovechan hoy en día volúmenes ingentes de información no estructurada cuya captura y procesamiento permitiría añadir valor de forma considerable al proceso de toma de decisiones en materia de organización y gestión clínica.

Mientras aspectos globales relacionados con el resultado de la atención están siendo ya monitorizados, funciones específicas fundamentales del proceso clínico, y en algunos casos con evidentes implicaciones en calidad asistencial y eficiencia, permanecen todavía ajenas a la evaluación sistemática y su consiguiente *feedback*, a pesar de disponer de información de base para su medida. Éste es el caso, entre otros, para la prescripción de farmacia, el acceso a elementos diagnósticos (ya se trate de laboratorios clínicos o de diagnóstico por imagen) o el rendimiento de quirófanos.

Por su relación con la eficiencia y la calidad, resulta de especial relevancia el caso de la prescripción de farmacia hospitalaria. Probablemente la partida presupuestaria con un crecimiento acumulado más espectacular en los últimos 10 años, la prescripción de farmacia ha merecido una atención prácticamente nula en cuanto a su monitorización. Y ello a pesar de la creciente generalización de aplicaciones informáticas de gestión de dosis unitarias (unidosis), con la consiguiente acumulación de información disponible.

Como ha sucedido en la mayoría de los procesos de informatización hospitalarios, su origen vinculado a la estricta mejora del proceso funcional (en este caso, la mera distribución de fármacos cubriendo el circuito facultativo almacén-paciente) con frecuencia perdió de vista los potenciales beneficios en términos de evaluación derivados del almacenamiento y tratamiento posterior de dicha información.

Mientras en el supermercado del que hablábamos antes ese código de barras activado en caja le dice al almacén que su *stock* contiene una unidad menos del producto, y a la cuenta de resultados le indica que se acaba de producir un margen comercial determinado, también permite al supermercado (previa integración de este dato en su sistema de información) conocer la evolución de dicho producto en comparación con otros competidores de gama o sustitutivos o, paralelamente, si dicho producto se compra de forma habitual junto con otro para diseñar estrategias conjuntas de comercialización o promoción. Pese a disponer de una información de base parecida, los sistemas de información hospitalarios a menudo olvidan esta última fase del proceso, precisamente la más relacionada con la obtención de conocimiento orientado a la mejora de la prestación.

Volviendo a la prescripción de farmacia, la amplia información contenida en cada registro del aplicativo de «unidosis» debería permitir trazar aspectos fundamentales de la política de prescripción farmacéutica hospitalaria.

Por un lado, el registro del médico prescriptor permite atribuir claramente el fenómeno a evaluación, mientras que la identificación del paciente destino permite cruzar la información de farmacia con la información diagnóstica contenida en el CMBD. El registro de la presentación del fármaco prescrito permite evaluar la adecuación de la prescripción, ya sea de la elección del fármaco en sí mismo (principio activo), dadas las necesidades del paciente, o de la vía de administración elegida. Finalmente, la información registrada sobre las dosis prescritas supone un importante activo para la evaluación de la calidad de la prescripción, en la medida en que permite su comparación con la dosis diaria definida (DDD) por la Organización Mundial de la Salud (OMS) (fig. 25-2).

GRD 541. Trastornos sistema respiratorio excepto infecciones, bronquitis o asma con cc. mayor (AP 18.0). N = 612 episodios. Año 1994

Coste medio de terapia antibiótica, por tipo de antibiótico (€)

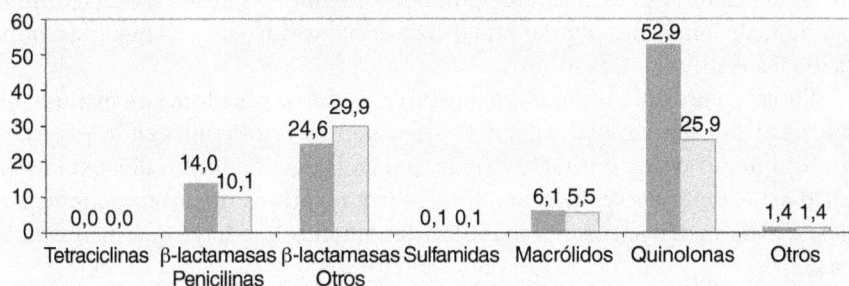

Porcentaje de episodios que reciben un antibiótico, por tipo de antibiótico

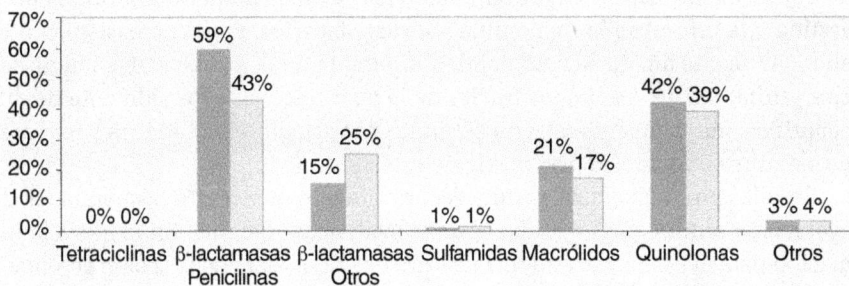

Coste medio por episodio que recibe un antibiótico, por tipo de antibiótico (€)

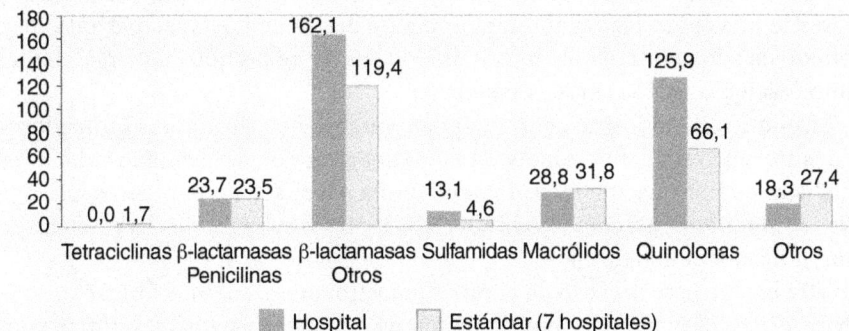

Hospital   Estándar (7 hospitales)

Figura 25-2. Información comparativa de prescripción de farmacia.

Es cierto que la calidad del registro de la prescripción deberá mejorar antes de su correcta interiorización generalizada en el discurso de gestión diario del hospital, pero ignorar su potencial supone dejar de lado una de las áreas funcionales con un mayor impacto inmediato, pero sobre todo futuro, en términos de información para la gestión clínica y económica del hospital.

EVALUACIÓN DE RESULTADOS ASISTENCIALES E INFORMACIÓN PARA LA GESTIÓN

A nuestro modo de ver, el vínculo entre evaluación de resultados y gestión es evidente: no es posible mejorar la prestación de un servicio (ya sea en términos de calidad, eficiencia o cualquier otra dimensión deseada) sin una medida comparada de los resultados obtenidos.

En este sentido, la función primordial de los indicadores de evaluación es aportar información útil a los distintos agentes implicados en la provisión y gestión de servicios sanitarios. Dado que cada agente dentro del sistema sanitario está sujeto a expectativas, intereses y objetivos de desempeño específicos, distintos deberán ser también los fenómenos que haya que medir en cada caso.

Aun y con esa salvedad en mente, la evaluación de la provisión de servicios sanitarios nos lleva a un lugar común donde conviven como pueden la pluralidad de objetivos anterior, el rigor en la métrica, la necesidad de referentes para la gestión y la información disponible para satisfacerlos. Por si no bastara con todo ello, habría que añadir la complejidad inherente de la propia provisión de servicios sanitarios, los resultados finales de la cual resultan habitualmente de difícil cuantificación y dependen de un conjunto de variables, habilidades y fenómenos no siempre conocidos u observables.

En tales circunstancias, resulta recurrente el debate entre las bondades de la evaluación óptima y las realidades de la evaluación factible. En lo que a la información para la gestión se refiere, la naturaleza inmediata de la acción gerencial ha venido primando tradicionalmente la factibilidad en la evaluación de los resultados asistenciales por encima de la (en ocasiones inactiva) excelencia metodológica. En consecuencia, la interiorización de la información por parte de los gestores se ha venido realizando forzosamente desde una perspectiva anticipativa, orientada a la detección precoz de diferencias sobre las que mantener cierta monitorización o análisis más exhaustivos.

Del mismo modo que ocurre con las pruebas de cribado, los indicadores no constituyen verdades absolutas. Es labor del gestor experimentado y de los especialistas en información interpretar de forma adecuada los supuestos falsos positivos y negativos, así como los hipotéticos motivos subyacentes en el resultado de un indicador concreto.

De hecho, este proceso de análisis, cuestionamiento, interiorización y *feedback* proporcionado por la información de evaluación para la gestión es prácticamente una constante en los distintos niveles del sistema, fruto de la madurez generalizada adquirida por el sector en los últimos años.

Tabla 25-5. Fenómenos e indicadores de evaluación más utilizados, por dimensión de evaluación y agente destinatario de la información

Dimensión	Destinatario	Fenómenos/Indicadores a evaluación
Adecuación	Financiador	Acceso: frecuentación de la población de referencia ajustada por casuística, edad y sexo; utilización de tecnología (TC, RM, etc.) por población de referencia; tiempos de espera por procedimiento quirúrgico, tiempos de resolución esperados, etc. Discrecionalidad del ingreso: porcentaje de hospitalizaciones «potencialmente evitables» *Critical Mass:* porcentaje de procedimientos quirúrgicos por debajo del volumen mínimo recomendable
	Gestor directo de servicios Énfasis directivo	Discrecionalidad del ingreso: porcentaje de hospitalizaciones «potencialmente evitables», presión de urgencias ajustada por casuística, razón de discrecionalidad, etc. Ambulatorización de procesos: porcentaje de ambulatorización por CMA en intervenciones potencialmente ambulatorizables
	Énfasis clínico	Abordaje terapéutico: porcentaje de ACPT frente a *bypass,* porcentaje ACPT con *stents,* porcentaje colecistectomía laparoscópica, etc. Ambulatorización de procesos: porcentaje de ambulatorización por CMA en intervenciones potencialmente ambulatorizables
Productividad de los recursos	Financiador	Suficiencia financiera Estancia media ajustada por casuística, tasa de reiteración en CCEE ajustada por especialidad, coste medio ajustado por unidad de producción, unidades de producción ajustadas por médico *Full Time Equivalent,* etc.
	Gestor directo de servicios Énfasis directivo	Estancia media ajustada por casuística, coste medio global ajustado por unidad de producción, coste de farmacia por unidad de producción, unidades de producción ajustadas por médico *Full Time Equivalent*, rendimiento de quirófanos ajustado por tipo de procedimiento, etc.
	Énfasis clínico	Estancia media ajustada por casuística, coste (y prescripción diferencial) de farmacia por unidad de producción
Calidad asistencial	Gestor directo de servicios Énfasis directivo	Tasas de mortalidad, complicaciones o readmisiones (estas últimas urgentes, a 30 días del episodio origen) ajustadas por GRD; índices globales de mortalidad, complicaciones o readmisiones urgentes a 30 días ajustados por riesgo Prevalencia de complicaciones «centinela»
	Énfasis clínico	Tasas de mortalidad, complicaciones o readmisiones (estas últimas urgentes, a 30 días del episodio origen) para distintos GRD; índices de mortalidad, complicaciones o readmisiones urgentes a 30 días ajustados por riesgo para subpoblaciones clínicas Prevalencia de complicaciones «centinela» Abordaje terapéutico de procesos concretos: fibrinólisis (%) tras IAM, *bypass* (%) por arteria mamaria, etc.

Usuarios de la información

Tal y como se ha mencionado anteriormente, las expectativas y necesidades de los distintos agentes presentes en el sistema condicionan sus requerimientos de información para la gestión. En el entendido que distintos son los objetivos de gestión de cada uno de ellos, diferentes deberán ser también los instrumentos a su servicio. A pesar de ello, conviene tener presente que las áreas de interés de los distintos niveles del sistema no suponen compartimentos estancos, sino áreas de enfoque específico con fronteras frecuentemente permeables, orientadas a facilitar la relación informada entre ellos.

En cualquier caso, se diferencian dos grandes áreas de interés específico en lo que atañe a la información de evaluación para la gestión, en consonancia con los niveles de gestión predominantes en el sistema: el ámbito del financiador (asimilable a la administración sanitaria y, por lo tanto, planificador y regulador al mismo tiempo) y el ámbito del gestor directo de servicios (incluyendo aquí desde el nivel directivo del hospital hasta la dirección de un servicio clínico específico, aun a riesgo de generalizar en exceso) (tabla 25-5).

Financiador de servicios sanitarios

Como cualquier otro comprador, el interés fundamental del financiador de servicios sanitarios es, en esencia, obtener el mayor valor a cambio del dinero que invierte en la compra. Sin embargo, el plano real dicta que la medida del valor de la actuación sanitaria no es fácilmente observable, dada la dificultad para obtener medidas objetivas del resultado final de la acción asistencial en términos de ganancia de salud.

En estas circunstancias, resulta habitual terminar sustituyendo dicho enfoque global por un enfoque que aúna aspectos de tres dimensiones clave (adecuación, productividad y calidad), en el supuesto que una interpretación equilibrada de aquéllos aportará evidencia suficiente para determinar si el sistema hace lo que debe hacer (adecuación) de la mejor forma posible (esto es, atendiendo a criterios de calidad y eficiencia).

Por lo que respecta a la adecuación, existe un consenso generalizado en los sistemas sanitarios de nuestro entorno en que no cualquier actuación sanitaria es conveniente ni justificable, lo cual cobra especial sentido en un entorno de plena capacidad como el actual. Analizar la adecuación de la actividad realizada por los proveedores de servicios desde una perspectiva macro comprende un amplio abanico de fenómenos y métricas asociadas, desde la adecuación de la red de servicios a las necesidades de la población (analizando la equidad en el acceso a determinados servicios sanitarios o evaluando los tiempos de espera asociados), la decisión de utilizar o no determinados servicios sanitarios (analizando y comparando la discrecionalidad médica del ingreso del paciente en el hospital), la elección del nivel adecuado de atención para cada problema de salud (cuantificando, por ejemplo, los procesos o estancias hospitalarias potencialmente evitables) o, simplemente, seleccionando el proveedor adecuado (determinando unos volúmenes mínimos de intervenciones para conjuntos de procesos con una relación directa entre volumen y resultado).

Con relación a la productividad de los recursos empleados, el interés del financiador se centra en obtener información acerca de los niveles de producción de las distintas partes del sistema y ponerlas en relación con los recursos (ya sean humanos, estructurales o económicos) empleados para su obtención. Desde esta perspectiva, se asume que el financiador de los servicios es capaz de tomar, en el marco de producción y costes del conjunto del sistema, las decisiones de compra de producto que deben realizarse en cada caso (y el precio que está dispuesto a pagar) atendiendo a su percepción de las necesidades de la población. Para el caso de los hospitales, en ausencia de medidas fiables de consumo de recursos, la valoración de la productividad se ha realizado tradicionalmente a partir de medidas indirectas como la estancia media (en los últimos tiempos, ajustada por GRD), en el supuesto que una menor estancia media posibilita una mayor rotación de episodios para unos recursos físicos (camas o personal) determinados. Últimamente (y en especial posibilitado por el desarrollo de modelos de contratación vinculados al producto), han arraigado indicadores que relacionan el dinero pagado por unidad de producto recibida (normalizada oportunamente según su coste esperado [GRD]).

La calidad de la asistencia se ha percibido desde la óptica del financiador de servicios con un menor énfasis respecto a las dos dimensiones anteriores. Por un lado, la figura del financiador muestra todavía carencias importantes de información estandarizada relacionadas con sus funciones básicas (conocimiento de la producción y costes del sistema para tomar decisiones de compra), lo cual no ayuda a liberar esfuerzos hacia áreas de evaluación complementarias (antes de saber las condiciones de lo que se compra, hay que saber primero qué se compra). Por otro lado, la propia naturaleza de la evaluación de la calidad asistencial, históricamente orientada a medidas parciales de la realidad hospitalaria (básicamente tasas sobre procesos concretos), ha resultado demasiado fragmentada para su correcta diseminación desde la óptica global del financiador.

La forma habitual mediante la cual se traslada la evaluación de estas dimensiones al financiador es el *profiling:* en ausencia, para la mayoría de indicadores, de valores que puedan ser considerados unívocamente como patrón oro *(gold standard)* ni a nivel nacional ni internacional, ni que por lo tanto definan valores «óptimos» o «correctos» para cada indicador, el posicionamiento de cada proveedor refleja su actuación en relación con la práctica habitual del conjunto de hospitales con los que se compara.

Gestor directo de servicios sanitarios

La gestión inmediata de los servicios, en cualquiera de sus niveles intrahospitalarios, es donde mayor calado han tenido los instrumentos de información para la gestión. A las dimensiones anteriormente citadas para el caso del financiador, en mayor o menor medida trasladadas a los hospitales mediante negociación directa, cuando no vía contratos de incentivos, hay que añadir todo el desarrollo de la evaluación del estricto proceso clínico en el marco de la organización hospitalaria.

A pesar de su trato homogéneo aquí, conviene tener presente que dentro de la organización hospitalaria conviven distintos niveles de gestión, lo que sin duda introduce sesgos en los intereses de evaluación particulares de cada uno de ellos. Lógicamente, en función de su cercanía al financiador, los directivos hospitalarios comparten buena parte de las áreas de evaluación de aquél, mientras que los gestores clínicos enfocan sus necesidades de evaluación a la esfera de cuidados clínicos.

A pesar de dichas consideraciones, el hecho de compartir universo de organización, y sobre todo restricciones impuestas por los contratos de gestión, ha terminado por generar una cultura de información común que ha ido impregnando el día a día del hospital.

Fruto de esa cultura común, la variedad de fenómenos cuya evaluación retroalimenta la gestión es hoy en día extensa en muchos hospitales nacionales y cubre (de forma variable) gran parte de las dimensiones básicas de la atención hospitalaria dado el nivel de información disponible.

Debido a la presión ejercida por los contratos de gestión, la eficiencia en la prestación ha cristalizado como una de las dimensiones básicas de la evaluación para la toma de decisiones hospitalarias. Al respecto, la definición de producto brindada por los GRD ha permitido sistematizar un conjunto de indicadores sintéticos ajustados por complejidad en torno al coste global del alta hospitalaria, la productividad de los recursos humanos (relacionando producción —altas ajustadas— con personal) y la ya tradicional gestión de camas (analizando tanto la estancia media del episodio como la preoperatoria en actividad quirúrgica), permitiendo al hospital tomar posición en esos fenómenos respecto a los valores obtenidos por hospitales similares, y lo que es más importante, identificar áreas concretas y procesos de mejora potencial.

A caballo entre la eficiencia y la adecuación, el grado de ambulatorización de intervenciones quirúrgicas potencialmente ambulatorias es actualmente otra de las áreas habituales de evaluación por comparación, en la medida en que su optimización permite liberar camas de hospitalización y reportar menos costes al hospital y al paciente. Precisamente la adecuación ha resultado una de las dimensiones a evaluación de creciente interés hospitalario, motivado por la creciente presión asistencial a la que se enfrentan los distintos hospitales. El énfasis en la adecuación del ingreso se ha venido abordando desde la perspectiva de las hospitalizaciones potencialmente evitables y de una mayor diseminación y conocimiento de la demanda atendida.

La medida de la calidad asistencial es, por su evidente vínculo con la efectividad de la atención, otra de las dimensiones clave de la información para la gestión en el entorno hospitalario. Los fenómenos habitualmente considerados gravitan alrededor de la tríada formada por la mortalidad, las complicaciones y las readmisiones. La métrica mediante la cual se capturan estos sucesos adversos varía en función del hospital, oscilando entre aquellos que optan por la medida de tasas en poblaciones estandarizadas por GRD o subgrupos de GRD (y por lo tanto de sus pronósticos) y aquellos que lo hacen mediante indicadores más sofisticados que incorporan en el ajuste factores individuales de cada paciente (caracterizando sus especificidades demográficas y clínicas) y otras variables de entorno. La utilización de la información generada sobre estos fenómenos varía de forma habitual en función del destinatario de la misma; así, mientras los directivos hospitalarios por regla general se limitan a una monitorización general de

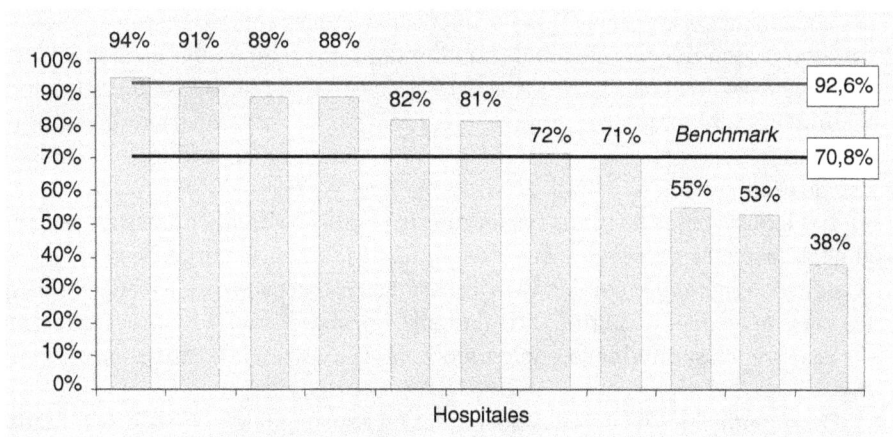

Figura 25-3. Porcentaje de *bypass* coronario con arteria mamaria. Grandes hospitales docentes. Altas 2002. Fuente: Iasist.

los resultados agregados o por grandes áreas hospitalarias, el perfil más clínico encuentra mayor utilidad en la revisión de los resultados atribuibles a procesos asistenciales concretos.

Todavía desde la perspectiva meramente clínica, determinados aspectos relacionados con el abordaje terapéutico de procesos concretos resultan ya habituales entre las medidas actualmente utilizadas, cubriendo un amplio espectro de fenómenos, desde la valoración del grado de implantación de determinadas técnicas (procedimientos laparoscópicos, ACPT frente a *bypass,* uso de *stents* coronarios) hasta la adecuación de la propia práctica clínica (fibrinólisis, *bypass* vía arteria mamaria) (fig. 25-3).

TRANSFORMAR EL CONOCIMIENTO EN ACCIONES

Sentada la existencia de metodologías capaces de expresar de forma sintética la gran complejidad de los fenómenos patológicos y de elaborar indicadores robustos, y aceptando que en ambas áreas la investigación debe seguir aportando mejoras incrementales, su existencia no es condición para su uso de forma positiva, es decir, transformadora de la práctica real en pos de la mejora de los resultados.

Basar la información para los médicos en términos reconocibles (tipologías de pacientes) es un requisito imprescindible tanto para captar su interés como para que pueda traducirse en potenciales acciones específicas de mejora. La información médica es, por lo tanto, crucial y su origen son los propios profesionales. La calidad de los datos de origen es la base para la credibilidad, por un lado, y para el aprovechamiento máximo de su potencial, por otro. Los médicos son tanto el origen de los datos como el destinatario de la información que de ellos se origine. Por consiguiente, son el elemento clave en el proceso.

Resulta evidente que, sin embargo, no han sido los profesionales quienes han iniciado ni promovido el proceso de generación de bases de datos estándar ni su utilización para estos fines. Y sus primeras reacciones son —o fueron al inicio del proceso— restarles credibilidad. Ha sido la imposición, como hecho consumado, de la existencia masiva de estos datos y sus usos por otras instancias (gestores, administración) lo que ha impulsado el proceso. No obstante, es imprescindible introducir elementos de promoción e incentivación de la producción, análisis y uso de la información.

Las experiencias acumuladas en nuestro entorno son hospitalarias, sector en el cual hace más de 10 años que existe información sistemática basada en GRD. Aunque los siguientes comentarios se basan en esa década de experiencias hospitalarias, puede ser de alguna utilidad en el proceso inicial de introducción en otros servicios sanitarios (atención ambulatoria, urgencias, centros sociosanitarios).

Las experiencias de muchos hospitales en España pueden mostrar alternativas de acciones diversas para la introducción y uso de la información adaptadas a las diferentes circunstancias y cultura de cada centro. Sin embargo existen algunos elementos comunes y clave para extraer algunas orientaciones para otros y para la introducción de avances futuros.

Algunas lecturas comunes de los procesos seguidos con éxito son:

1. La información ha de ser accesible a los médicos para mejorar la calidad de los datos.
2. Los contenidos deben centrarse en los elementos clave para las decisiones médicas.
3. La presentación tiene que ser simple, de fácil uso y comprensible.
4. La pedagogía y sensibilidad frente a las preocupaciones de los médicos respecto a la información son cruciales.
5. La existencia de incentivos claros al uso de la información mejora su calidad y potencialidad.

Circulación de la información

La finalidad de la información basada en los tipos de pacientes es llevar a cabo aquellas acciones de mejora allí donde los resultados pueden mejorarse. Para ello, es imprescindible que los médicos sean los destinatarios fundamentales de esta información. Sólo la devolución de los datos a los profesionales permite iniciar el círculo virtuoso que redundará en la mejora de la calidad de los datos, la visualización de su potencial e interés para la actividad médica y el establecimiento progresivo de una cultura profesional basada en la evaluación objetiva de los resultados.

Históricamente, el proceso, impulsado por los gestores y no por los médicos, ha generado una mayor cultura e interés por la información en los administradores y gestores que en los médicos. Una de las causas fundamentales de un escaso uso por los médicos en numerosos hospitales a principios del siglo XXI es la falta de acceso sistemático a la información que se queda en los niveles directivos.

Allí donde se ha distribuido información a los profesionales, acompañada de las medidas adecuadas, se han cosechado éxitos; en numerosos hospitales los profesionales aprecian la información como un instrumento de utilidad para ellos. Algunas de las medidas básicas para la introducción de la información por procesos a los médicos son:

1. Ofrecer la información como un instrumento de soporte a su actividad y no como instrumento fiscalizador.
2. Asegurar la buena interpretación con sesiones de presentación de los resultados y las metodologías empleadas.
3. Formalizar la importancia de las comparaciones pero no como normativas, sino como medio para razonar e identificar las posibles causas.
4. Identificar también las debilidades o incertidumbres de los datos e indicadores.
5. Mostrarse sensible a las reticencias iniciales que los médicos puedan plantear y aceptar las sugerencias de análisis.
6. Una vez aceptada la información como base de conocimiento, deben establecerse mecanismos explícitos de reconocimiento del buen comportamiento y de las mejoras.

En la actualidad, la circulación del CMBD de los hospitales a las Administraciones autonómicas y al Ministerio de Sanidad y Consumo supone, de hecho, un elemento importante para hacer evidente a los profesionales que, aun con las limitaciones que estos datos puedan tener, son la base fundamental de evaluación en esas instancias y, por consiguiente, los resultados son observados también en esos niveles. Esto ya constituye en los medios profesionales un estímulo en sí mismo para emprender acciones que eviten malos indicadores y promuevan el interés por disponer de ellos con frecuencia y anticipación.

Reticencias médicas más comunes

La larga experiencia actual en muchos centros permite tipificar la mayoría de reacciones iniciales en los procesos de difusión de información a los médicos. Se comentan algunas muy comunes. La capacidad para transmitir de forma clara los conceptos existentes tras los diferentes reparos es una de las claves de éxito.

«Estos datos están mal porque no ofrecen los mismos resultados que mis datos, que son buenos». No hay duda de que ciertamente existe un problema, pues estos datos son los que se usan a todos los efectos, desde los presupuestos hasta la evaluación de resultados, en toda la administración. Como los datos de origen son los que el propio médico ofrece en el informe de alta, es evidente que deberían emprenderse acciones para que los datos que ahí figuren sean los correctos y sean precisos.

«Los informes de alta son correctos, pero no sé que hacen con ellos los codificadores». Las normas de codificación están bien establecidas; hay normas internacionales y nacionales que se renuevan continuamente a partir de comités de expertos. Es un patrón homogéneo en todo el mundo occidental. Aunque los codificadores sean los mejores del mundo, no pueden identificar aquello que no está en el informe. Unos ejemplos de informes de alta serán sin duda muy útiles para mostrar que no se hace constar información relevante con trascendencia en la agrupación con GRD o su uso posterior.

«Este hospital es especial y no se puede comparar con otros centros». Todo hospital tiene peculiaridades y es resultado de una historia y evolución particular, pero los enfermos son similares en todos ellos. Puede que el centro tenga alguna especificidad y deba abordarse cuál es el patrón de comparación específico para él; sin embargo, sobre todo por lo que respecta a los servicios o unidades funcionales, existen otras parecidas que tratan problemas patológicos similares. La existencia de los mismos datos en todo el país y en la mayoría de países hace que el potencial de patrones de referencia sea casi infinito para identificar unidades comparables. No obstante, el mayor interés es conocer los resultados promedio —o los mejores— de hospitales del entorno que comparten con el propio un buen número de características y limitaciones.

«Los GRD no reconocen bien la gravedad de mis pacientes». No existe ningún instrumento capaz de identificar todos los factores biológicos y socioculturales que pueden estar incidiendo en la forma específica de evolución de una patología en un individuo. Pero los GRD y otras metodologías complementarias (GRD refinados que diferencian niveles de gravedad) captan una muy buena parte de ellas y, adicionalmente, algunos de los factores no captados pueden conocerse por el CMBD (edad, dispersión de la población), por otros medios (nivel socioeconómico) y a otros factores puede presumírseles una distribución aleatoria o conocida (aspectos epidemiológicos).

«Los GRD no reconocen bien las patologías de mi especialidad». Poco aceptable en la mayoría de especialidades, es una queja habitual en especialidades como la psiquiatría, aunque hoy en día también se da en especialidades en las que la mayor parte de la hospitalización ha sido sustituida por actividad ambulatoria de tipo médico (hospital de día). Lo importante es que los datos diagnósticos y de procedimientos diagnósticos o terapéuticos del CMBD sean exhaustivos y precisos; si el GRD no es satisfactorio, pueden reclasificarse los pacientes de manera satisfactoria para los especialistas, como se ha hecho en psiquiatría. En el caso de otras actividades, como el hospital de día, igualmente es posible incorporar esta información a los análisis si se registran datos ordinarios de todos los servicios a los pacientes.

«La diferencia en defunciones o complicaciones no es estadísticamente significativa». Es obvio que pueden introducirse estadísticos de significación en los informes, pero no es una práctica habitual por falta de relevancia para el objetivo esencial de esta información. Los informes para la gestión clínica tienen una lógica de vigilancia frecuente de la evolución con intención anticipativa: persiguen mejorar conociendo los resultados medios o los mejores en el entorno en circunstancias parecidas. De hecho, sería un éxito del proceso si la vigilancia de pequeñas desviaciones, las revisiones de los procesos y las acciones de modificación que pudieran derivarse evitaran la aparición del fenómeno adverso en un volumen con significación estadística. No es esa significación, sino el juicio médico, el que debe valorar anticipadamente si la diferencia hallada merece mayor investigación.

Poder de los incentivos

La existencia de incentivos al uso de la información es clave, pero hay ejemplos de incentivos muy diversos y dirigidos a personas o estamentos distintos.

Recordando que ha sido la administración la promotora de la información del CMBD y los GRD, las diversas administraciones sanitarias en España iniciaron el uso de formas distintas. Usaron indicadores de eficiencia y calidad basados en GRD en distintas políticas corporativas y de muy diversa forma:

1. Simplemente en las estadísticas hospitalarias comparadas sin mayores implicaciones que el uso esporádico en los procesos de gestión.
2. En los contratos programa para fijar objetivos para el año siguiente, con implicaciones económicas directas o indirectas, reales o potenciales, importantes o menores.
3. Como objetivos mensurables para la obtención de retribuciones variables en el caso de los directivos al inicio.
4. Como formas de ajuste de los presupuestos anuales del hospital.

Es evidente que el potencial del incentivo implicado es muy diferente en unos u otros casos, siendo mayor en los últimos casos mencionados. La evolución de la calidad de los datos ha sido acorde con este proceso. En la investigación inicial en España, con datos de 1987, cuando muy pocos hospitales tenían CMBD, los seis hospitales participantes mostraban 1,5 diagnósticos por alta. En el año 1992, en España los hospitales que ya recolectaban CMBD registraban una media de 1,9 diagnósticos por alta, y en 1996 era de 2,41. En el año 2004, los diagnósticos por alta son de 4,1, oscilando de 3,6 en pequeños hospitales generales a 4,4 en grandes centros docentes.

En términos generales, cabe destacar que el promedio general de diagnósticos por alta en España es superior al de otros países del entorno. Así, los grandes centros docentes españoles presentan 4,4 diagnósticos por alta, mientras que en el Reino Unido registran 2,95; en Suiza se dan 3,75 diagnósticos. Por consiguiente, el CMBD español puede considerarse superior al de otros países europeos y superior a los 3,3 de Estados Unidos en 1984, 2 años después del inicio del pago prospectivo por GRD. Tiene por lo tanto hoy un gran potencial del que todavía se hace un uso limitado respecto a sus potencialidades.

Los medios utilizados por los directivos de los hospitales para mejorar los datos ante la necesidad por las políticas de la administración también han sido diversos. En general, pueden diferenciarse las acciones en relación con la participación de los médicos:

1. Unos prefirieron garantizar resultados rápidos a partir de un gran esfuerzo en el área de documentación (dotación de documentalistas codificando a partir de las historias clínicas, por ejemplo).

2.   Otros dirigieron los esfuerzos a conseguir de los médicos buenos informes de alta orientados al objetivo de reconocer la complejidad real de los pacientes, con resultados quizá más lentos, pero estratégicamente más importantes.

Generalmente se dieron combinaciones de ambos esfuerzos según la cultura y creencias de los propios gestores y las posibilidades.

En cualquier caso, el punto de partida básico es el reconocimiento de las buenas prácticas mediante la generación de acciones diferenciales respecto a las mismas.

POTENCIALIDAD DE FUTURO

La evolución previsible de la información para la gestión clínica viene de la mano de los avances en la informatización de los servicios sanitarios, requisito necesario aunque no suficiente.

Los cambios más trascendentales hay que esperarlos en el campo de la atención ambulatoria, tanto atención primaria como ambulatoria especializada (consultas externas y urgencias). Es en atención primaria donde se empieza a avanzar de forma clara gracias a la culminación de los procesos de informatización en estos años. El caudal de información sobre la morbilidad de la población y el consumo de recursos tiene un enorme potencial, cuyas aplicaciones hoy en día son una realidad en los centros que ya disponen de estos datos.

Los sistemas de clasificación de la carga de morbilidad poblacional, como los *Adjusted Clinical Groups* (ACG), además pueden incluir toda la información sobre los problemas de salud tratados en todos los servicios sanitarios (hospital, atención primaria y ambulatoria especializada, etc.), midiendo la carga de morbilidad global, con especial consideración de la carga de comorbilidad de los individuos. Esto abre la posibilidad de ajustar los presupuestos en función de la misma, mejorando la equidad en la distribución de los recursos. Todo ello tiene especial sentido allí donde las políticas se orientan a la gestión integrada de todos los servicios sanitarios en un territorio o a la financiación de base caritativa.

El trabajo más integrado de los hospitales con la primaria, favoreciendo la elaboración de trayectorias o guías clínicas conjuntas, asimismo se verá favorecido por la disponibilidad de información integrada sobre la población.

Por desgracia, las consultas externas y las urgencias hospitalarias están teniendo un proceso más lento en la recolección de información estándar, por lo que en estos ámbitos será presumiblemente más tardía la utilización de las metodologías y sistemas que, aunque existentes, no son aún de aplicación extensiva por falta de datos.

En los hospitales el uso de instrumentos de medida de tipo más poblacional no eliminará el uso de los GRD o sistemas similares para el análisis detallado de los episodios de hospitalización. Pero la tendencia de futuro en los hospitales viene de la mano de superar la descripción resumen de los procesos a partir de estadísticos muy agregados como la estancia, avanzando hacia la descripción detallada de los procesos, como el consumo detallado de farmacia, pruebas de laboratorio y radiología, etc.

BIBLIOGRAFÍA

Casas M. Los grupos relacionados con el diagnóstico. Experiencia y perspectivas de utilización. Barcelona: Masson, 1991.

Druker P. Post-capitalist society. Nueva York: Harper and Row, 1993.

Fetter RB, Shin Y, Freeman JL, Averill RF, Thompson JD. Case mix definition by diagnosis related groups. Med Care 1980;18:1-53.

García-Eroles L, Illa C, Arias A, Casas M. Los Top 20 2000: objetivos, ventajas y limitaciones del método. Rev Calidad Asistencial 2001;16:107-18.

Goldsmith J. Medicina digital. Implicaciones en la gestión sanitaria. Barcelona: Ars Médica, 2006.

Iasist. Top 20. *Benchmarks* para la excelencia. Barcelona: Iasist, 2005.

Kronenfeld JJ, Baker SL, Amidon RL. An appraisal of organizational response to fiscally constraining regulation: The case of hospitals and DRGs. HSMG Yale School of Organization & Management, 1989.

Ministerio de Sanidad y Consumo. Explotación de bases del CMBD. Estadísticas de referencia estatal de los sistemas de agrupación de registros de pacientes (GRD). Madrid: Ministerio de Sanidad y Consumo. Servicio de Publicaciones, 1998.

Peiró S, Casas M. Análisis comparado de la actividad y resultados de los hospitales. Situación en España y perspectivas. En: Cabasés JM, Villalba JR, Aibar C, eds. Invertir para la salud. Prioridades en salud pública. Informe Sespas, 2002.

Roger France FH, Mertens I, Closon MC, Hofdijk J, eds. Case mix: Global views, local actions. Evolution in twenty countries. Amsterdam: IOS Press, 2001.

Starfield B, Weiner J, Mumford L, Steinwachs D. Ambulatory care groups: A categorisation of diagnoses for research and management. Health Serv Res 1991;26:53-74.

Weiner J, Satrfield B, Steinwachs D, Mumford L. Development and application of a population-oriented measure of ambulatory care case-mix. Med Care 1991;29:452-72.

26

Gestión y humanización de enfermería

M. Teixidor

INTRODUCCIÓN

Con frecuencia, el término «humanización» alude al proceso que condujo a la horda primitiva de primates a dar el salto a lo que denominamos *ser humano*. La aparición de nuestra especie, con sus características, biológicas y funcionales, es un proceso lento y no siempre unidireccional, que conlleva, en paralelo, un desarrollo cultural en el que se encuentra el rastro del proceso de humanización. La cultura, la transformación de la naturaleza por el ser humano y la construcción, por medio de los lenguajes, de un discurso sobre la naturaleza y sobre el propio ser humano acompañó a nuestra especie desde los albores de nuestro transitar por el planeta. Los pueblos fluviales desde el Ganges hasta el Nilo, pasando por el Éufrates, el Tigris y el Jordán, desarrollaron sendas visiones humanas del mundo. Sin embargo, la Grecia clásica es para nosotros un lugar común en el que, por vez primera, lo humano se entroniza. No en vano el Olimpo griego se forma a partir de un conjunto de divinidades que representan todas las fortalezas, debilidades y anhelos de los griegos de la época, la «búsqueda de la virtud»; más allá de la adquisición de los bienes que propugna Platón por boca de Sócrates, nos remite a lo que se entiende como clave de intelección de la humanización: la vida guiada y regida por valores. El sabio no es tan sólo el que sabe, sino también el que hace de su saber práctica de la virtud. La tradición griega es interpretada y continuada por Roma, que traslada el humanismo a lo que Rubén Darío llamaría las cuestiones «municipales y espesas». Roma aplica el humanismo ateniense a la regulación de los asuntos entre los seres humanos, el derecho y la administración, y a través de la ingeniería y la arquitectura civil, con la inestimable ayuda de las legiones y el latín como lengua común, los romanos forjaron una prístina globalización que fue la plataforma que permite hoy hablar de una civilización occidental o de una Europa. Sin embargo, es el Renacimiento el que sitúa al ser humano en el centro de la reflexión del humanismo y busca la liberación del espíritu por medio de la creación, la expresión y el desarrollo de la inteligencia. El humanismo, desde entonces, es una aproximación a las cuestiones humanas desde y para el ser humano, y compromete los valores no sólo de quien realiza la acción, sino también de quien la recibe. Desde el Renacimiento, los vestigios del humanismo, de la humanización de las relaciones entre los seres humanos, pueden rastrearse y constatarse, si bien su plasmación en la vida cotidiana de los humanos sufre notables altibajos. Lo cierto es que el humanismo renacentista instiga a una reflexión de orden político y social que conduce a intentos de desarrollar formas de relación humana regida por valores humanísticos, aunque no siempre existe una coincidencia axiológica entre los diferentes esfuerzos en esta dirección.

En el siglo XIX, la expansión económica derivada de la industrialización obliga a una revisión de las relaciones humanas y del papel del Estado. Los progresos en el campo de la salud, la educación y la vivienda, así como la participación política, son elementos —a nuestro entender— nada desdeñables en la aventura histórica e inconclusa de humanización. Parece como si todo aquello que tanto tiempo y esfuerzo costó conseguir pendiera de un hilo. El propio nombre de las diferentes jornadas celebradas en los últimos tiempos sobre «Humanización y Salud» es un indicador claro de que o bien no se está caminando en la dirección correcta, o bien la humanización está en crisis, o tal vez sean ambas cosas a la vez. Es innegable que, desde finales de la Segunda Guerra Mundial ha habido en Occidente progresos indudables en el ámbito sanitario. La universalización de la atención sanitaria, la introducción de nuevas tecnologías y la orientación de los sistemas sanitarios a la salud, tanto en los aspectos preventivos como de promoción, son indicadores de progresión. No obstante, hay cada vez más elementos del entorno que disparan la alarma. Parece que la cuestión ahora es la sostenibilidad de estas políticas. Efectivamente, los sistemas sanitarios han aumentado la complejidad de sus actividades y sus estructuras a fin de poder enfrentarse a una sanidad cada vez más diversificada y con demandas más complejas. El sector sanitario tiene y tendrá que enfrentarse a retos que hasta hoy no habían sido evidentes. Hay dos principios irrefutables desde el inicio de la humanización de la salud:

1. La sociedad tiene que evolucionar hacia un mundo más equitativo, plural y solidario. El ámbito sanitario tiene que contribuir al logro de este objetivo.
2. El principal instrumento para lograr este objetivo es el respeto a los derechos del ser humano, que son, además, el referente inevitable para evaluar la adecuación de las propuestas surgidas de las administraciones sanitarias.

UN ENTORNO MARCADO POR EL CAMBIO, LA RAPIDEZ Y LA COMPETITIVIDAD

Las líneas que definen el contexto actual son una voluntad política de controlar los costes de la sanidad mediante la adopción de estrategias de control del gasto y la mejora de la gestión, asumiendo a la vez el reto de la calidad en un marco de restricciones presupuestarias.

Desde el punto de vista sociocultural, destaca la creciente importancia atribuida a la salud en una sociedad cada vez más y mejor informada, que goza de una mayor interdependencia y niveles de desarrollo razonables. Otro elemento del contexto es la toma de conciencia por parte de los ciudadanos de sus derechos y, consecuentemente, el aumento de sus exigencias en la calidad de las prestaciones que reciben. Asimismo, existe la desacralización de las profesiones y un cierto retorno a la familia cuidadora. Por otra parte, es indudable que se transita hacia sociedades multiculturales y, por lo tanto, diversas. Desde el punto de vista demográfico, se asiste al envejecimiento de la población y a la cronificación de muchas enfermedades.

En cuanto al sector de enfermería, está en pleno proceso de profesionalización. En los últimos años se observa un esfuerzo sistemático de profundización teórica que trasciende la mera rutina de las tareas de enfermería, y que está marcado por la cristalización del objeto de estudio, la definición de los ámbitos de actuación y el compromiso en el desarrollo de un campo de investigación propio. El interés de los últimos tiempos pasa también por evidenciar el producto enfermero y demostrar las cargas de cuidados del trabajo enfermero. En efecto, la creciente propuesta de reducción de estancias, sin el consiguiente aumento de las dotaciones de plantilla, crea una fuerte presión sobre los gestores y una mayor carga de trabajo para las enfermeras, lo que ha propiciado la búsqueda de sistemas que eviten las omisiones y repeticiones; se trata de disminuir los costes, pero también de identificar aquellos actos que son necesarios; de garantizar la calidad de los servicios, de comparar las intervenciones, de asegurar unos resultados, de garantizar que cada miembro del equipo rinda en su puesto de trabajo.

En este entorno, a las enfermeras se les exigen competencias técnicas de alto nivel, máxima rapidez, capacidad de análisis, intuición, habilidades pedagógicas y relacionales, visión interdisciplinaria y una atención a la familia y al entorno. Se insiste, cada día más, sobre la necesidad de desarrollar buenas prácticas, es decir, de conseguir prácticas de alto contacto humano, a la vez que se demandan prácticas avanzadas, entendidas como de alta tecnología y alta competencia clínica; todo ello, no obstante, sin dar valor al tiempo para realizarlas, sin comprender que el tiempo es el recurso de los cuidados.

Los cuidados puntuales llevan a la fragmentación de las tareas no responden a la complejidad de las situaciones humanas, frustran a las enfermeras y lesionan a los pacientes. Por otro lado, las políticas de flexibilización del trabajo que se imponen impiden relaciones de trabajo horizontales. El aumento del volumen de cuidados y la fragmentación de los mismos favorece, igualmente, el empobrecimiento gradual de la dimensión relacional enfermera-usuario, que para los cuidados es fundamental. Para cuidar a la persona, es preciso conocerla a ella y a su entorno desde una perspectiva biográfica y existencial; sólo así se se la puede entender y ayudarla a conseguir sus metas y a explorar sus límites. Es evidente que un tiempo escaso permite desarrollar tareas rutinarias y un cierto acompañamiento simultáneo; sin embargo, hay que disponer de más tiempo para poder escuchar, comprender a la persona y emitir valoraciones profesionales, al igual que para desarrollar los cuidados que permiten la satisfacción de sus necesidades de una forma personalizada. Cuidar a la persona en su momento vital requiere tiempo para conocerla, escucharla y actuar en consecuencia. Se trata de entender que las buenas prácticas son aquellas que permiten utilizar los propios recursos, los recursos internos de la persona y los del entorno para conseguir buenos resultados y satisfacción en las personas. Es muy ilustrativo el comentario de Pont cuando explica que «él agradece sentir algo más que una actuación profesional, sentir que la persona es competente tranquiliza, pero tan importante como esto, o más, es sentir que tu bienestar y vida importa al profesional que tienes delante. Lo que es importante para un enfermo es sentir que los que te rodean tienen una actitud humanista. La supervivencia no es sólo un éxito de la tecnología y la técnica aplicada a la salud, sino que es el resultado de un deseo de preservar la vida por tratar de conseguir que ésta se exprese con el máximo de autonomía y dignidad posibles».

Además, acompañar a la persona implica estar a su lado en las diferentes etapas de su proceso, desde una perspectiva cooperativa y con voluntad de aprender, comprendiendo que se trata de prestar un verdadero servicio al otro, ofreciéndole todas las posibilidades y alternativas para ampliar sus conocimientos y capacidad de decisión y, sobre todo, respetándola en sus decisiones y evitando imponer criterios, por más acertados que nos parezcan y aunque se haga en nombre de su propio bien.

Necesidad de una perspectiva del cuidar humanizadora

Desde el punto de vista de la gestión de enfermería, una de las cuestiones clave para poder actuar en el marco de una perspectiva del cuidar humanizadora es tomar conciencia de algunos de los problemas que se han apuntado y del cambio de cultura que está ocurriendo, es decir, de la transformación de las relaciones que la ciudadanía establece con la salud. Para responder a estos cambios desde una perspectiva humanizadora, es necesario aceptar al usuario de la sanidad como elemento activo, interlocutor, con capacidad de decidir y con derecho a participar solidariamente en la gestión de su propio proceso de salud. Hemos de valorar la capacidad del usuario para interpelar al experto, porque él no es sólo el destinatario de nuestra actuación profesional, sino también el agente y el cómplice en el desarrollo de su proceso de salud. No es suficiente con responder de manera eficaz a las demandas de los usuarios; es imprescindible velar por los aspectos cualitativos de nuestra intervención, hay que estar a la altura en la petición de calidad de trato, de atención, de información y de acompañamiento. La calidad de la sanidad no es un resultado mensurable únicamente en términos de efectos beneficiosos sobre una alteración de salud detectada con anterioridad. Calidad es también un grado de satisfacción percibido, el cumplimiento de las expectativas puestas en el profesional, el aumento de la información y el fortalecimiento de la alianza entre usuarios y profesionales.

El desafío de la calidad pasa también, desde el punto de vista ético y moral, por prodigar aquellos cuidados de enfermería que requiere el paciente, generando la satisfacción de sus necesidades y expectativas. La calidad es también, desde la perspectiva del usuario, el mantenimiento de su salud, el grado de satisfacción percibida, el cumplimiento de las expectativas, el aumento de la información, equidad, accesibilidad y capacidad de elección, y respeto frente a los valores culturales y estilos de vida. La calidad proporciona al profesional satisfacción y orgullo por el trabajo bien hecho, y comporta implicar los recursos necesarios, pero sin comprometer la viabilidad del sistema. No debe olvidarse que la pérdida de salud pone al otro en situación de fragilidad y requiere de los profesionales competencia, humanidad y el establecimiento de alianzas. En este sentido, son muy ilustrativas las palabras de Victoria Camps: «Los momentos más determinantes de cada vida son únicos e incomparables. También lo son las reacciones y las respuestas que suscitarán en cada cual. Además, el individuo no vive nunca solo su patología, su anormalidad o su crisis; los otros le ayudan a vivirla o a malvivirla, predisponen a la autosuperación o a la desesperanza». En esta línea, se observa que no debe jugarse con temas tan serios como la salud, la enfermedad, la discapacidad y la calidad de vida. Responder a estas situaciones requiere del sistema, de todos los profesionales y de la propia comunidad una posición solidaria con los afectados, una actuación profesional comprometida no sólo desde el conformismo de la solución de un problema, sino también desde una posición de acompañamiento que, lejos de reducir o fragmentar al otro, le permita ser y sentir que es persona. Esto obliga a comprometerse con la calidad que, entendida como calidad de vida, comporta actuar con la diversidad de intereses y exige garantizar competencias clínicas de alto nivel, así como la personalización y humanización de los cuidados.

De lo expuesto se desprende la importancia de prácticas en las que valores como la corresponsabilidad, la participación, la cooperación, la solidaridad, la competencia, la libertad, el acompañamiento, etc., sean lo natural. No obstante, se observa que dichos valores entran a menudo en contradicción con algunos de los valores predominantes en la sociedad actual de un mundo globalizado: el bienestar y confort material, la individualidad, la racionalidad, la rapidez, la productividad, la eficacia y la eficiencia. Estos últimos valores están marcados por la aceptación a escala mundial de los principios de economía de mercado, la revolución de las comunicaciones y la explosión de Internet, que al acelerar el fenómeno de la globalización, pone en peligro el propio estado del bienestar. El riesgo de una sociedad competitiva que sólo persigue el beneficio es llegar a considerar al otro sólo como recurso mientras vale como tal. Según Morin, «el peligro, en el contexto actual, es el conformismo y la sumisión al totalitarismo. La autonomía es incómoda y sus síntomas ocultan el miedo, la huida de la libertad y la falta de responsabilidad en relación con su existencia».

Dado que estos valores son «globales», impregnan las profesiones. Por eso las enfermeras no tienen que perder de vista los auténticos valores de su profesión, y están obligadas a repensar las propias prácticas para crear discursos alternativos y adoptar una posición de competencia y profesionalidad ante un entorno complejo. La afirmación de la enfermera como profesional autónoma en momentos críticos como el actual constituye una prioridad y una opción estratégica. Se trata de desarrollar una creatividad fundamentada por la competencia y la humanidad, con capacidad de juicio clínico, de pensamiento crítico y responsabilidad en la toma de decisiones para ser visibles e indispensables. Hay que ir más allá del rol de ejecutante, porque es la única forma de obtener un espacio en estos tiempos de cambio, en los que el rol de las gestoras de enfermería es imprescindible para asegurar unos cuidados a partir de una perspectiva humanizadora.

Nuevos retos de la dirección de enfermería

Frente a los cambios apuntados, emergen nuevos sistemas de gestión, de planificación y dispensación de los cuidados de enfermería. El reto de las direcciones de enfermería no es fácil: asegurar cuidados de calidad en relación con las normas y las políticas institucionales en un entorno preocupado por los costes, así como potenciar el papel profesional de las enfermeras. Su rol principal consiste en asumir responsabilidades de gestión, es decir, de planificación, organización, interlocución, dirección, evaluación y control, sin perder de vista la importancia de encuadrar las prácticas profesionales en el marco de una filosofía de cuidados enfermeros impregnada por los valores humanistas y del *caring*. Se trata de impulsar prácticas, fundamentadas en el conocimiento de la persona, la salud, el entorno y los cuidados, al igual que potenciar valores prevalentes, como las emociones, la empatía, la comprensión, la autenticidad, la escucha activa, la reciprocidad, la intuición, el estar disponibles. El análisis del concepto de *caring* revela que el cuidado comprende aspectos afectivos y/o humanistas relativos a la actitud y compromiso, y aspectos instrumentales o técnicos, por lo que es importante no separar ambos aspectos. El humanismo es el paradigma filosófico-existencial específico de la profesión que ha de inspirar a la enfermera durante el desarrollo de su tarea profesional.

Chalifour ha configurado un acercamiento terapéutico que tiene su fuente en una corriente humanista. La autora apunta que las actitudes de la enfermera, cuando está interviniendo al lado del cliente, son tan importantes como el tratamiento y los cuidados que le proporciona.

Algunas de las competencias que giran alrededor del humanismo enfermero propuestas por Riopelle y Teixidor son las siguientes:

1. Establecer una comunicación de ayuda en la relación enfermera-persona cuidada, que se manifieste por la activación de actitudes humanistas.
2. Estar en relación de ayuda con las personas de referencia y la familia de la persona cuidada.
3. Ser receptiva y escuchar activamente.
4. Ser consciente de uno mismo, de los propios valores, límites y sentimientos.
5. Comprometerse con la defensa de los derechos del ser humano, y especialmente con los de los grupos más vulnerables.

Watson propone 10 factores de base en el proceso de *caring:*

1. Formación de valores humanistas y altruistas.
2. Inspiración de la fe y la esperanza.
3. Desarrollo de una sensibilidad en relación con uno mismo y los demás.
4. Desarrollo de una relación de confianza y ayuda.
5. Promoción y aceptación de la expresión de sentimientos positivos y negativos.
6. Utilización creativa de un método científico de resolución de problemas como base en la toma de decisiones.
7. Promoción de la enseñanza y del aprendizaje interpersonal.

8. Organización de un entorno físico, mental, sociocultural y espiritual que proporcione soporte y protección, y que facilite un cambio positivo.
9. Asistencia en la satisfacción de las necesidades humanas.
10. Reconocimiento de fuerzas existenciales, fenomenológicas y espirituales.

El principal dilema actual de las enfermeras es hacer prueba de buena voluntad en una sociedad que no aprecia el *caring,* y que este clima sitúa la práctica del *caring* en una situación de fragilidad. Si bien es cierto que el *caring* y la activación de los valores humanistas no dependen únicamente de factores individuales, sino también de los relativos a la organización, en este punto no compartimos el criterio de estas autoras; una cosa es que el sistema no lo posibilite o que las filosofías de cuidados no estén inspiradas por estos valores, y otra es la apreciación que hacen los ciudadanos. Investigaciones desarrolladas en los últimos años muestran que los ciudadanos no sólo valoran sino que exigen, cada día más, prácticas guiadas por los valores humanistas. Incluso uno de los últimos artículos de Hart y Dieppe refleja el interés de los médicos por el *caring* y resalta elementos que parecen fundamentales: que el desarrollo del *caring* va a la par con el desarrollo de la calidad de los cuidados; que no es sólo un tratamiento pasivo, sino que también es activo; que su cualidad es mensurable y afecta directamente en la mortalidad hospitalaria; que por su clima de confianza, seguridad, etc., ayuda a los enfermos a removilizarse, a ser menos pasivos, y puede reducir sus dolores, etc.

Pinet sostiene que a pesar de los beneficios del *caring,* los médicos, enfermeras y administradores han preferido dar mayor prioridad a los procedimientos técnicos y farmacológicos que a las relaciones con el enfermo, y que el *caring* tiene un impacto sobre la calidad de las prestaciones, reduce los costes, el tiempo de hospitalización, las visitas repetidas, los reingresos y presenta algunos efectos muy beneficiosos en el paciente: el sentimiento de confianza en el otro, el sentimiento de ser comprendido, una satisfacción de ciertas necesidades psicológicas, la satisfacción y bienestar del enfermo, una disminución del nivel de estrés, una reactualización del enfermo (comprensión y aceptación de su situación), así como un sentimiento de apoyo y de acompañamiento durante su hospitalización. En esta misma línea, Torralba apunta que una de las expresiones más evidentes de la calidad asistencial de un espacio sanitario radica en la buena comunicación que se establece entre el profesional, el destinatario y su entorno inmediato. De hecho, las profesiones sanitarias están tomando conciencia de la relación entre salud y emociones gracias a los estudios neurocientíficos que evidencian la importancia de prestar atención a las personas desde una perspectiva global. Autores como Jovell han empezado a hablar, en relación con el concepto de «medicina basada en la evidencia», de «medicina basada en la afectividad», y proponen que la mejor tecnología es y será la comunicación médica. Pero como resalta Goleman, también es cierto que muchos profesionales de la salud aún se resisten a aceptar la conexión existente entre el impacto de las emociones en relación con la resolución de problemas y los efectos que éstas puedan tener en el sistema inmunológico.

En cualquier caso, se hace difícil entender un ejercicio profesional de la dirección de enfermería apartado de un modelo humanista, pues resulta evidente que el humanismo es el modelo que mejor puede inspirar la profesión y que debería ser una guía para todos los profesionales de enfermería, sea cual sea su tarea o su ámbito de actuación. En definitiva, de todo lo expuesto se desprende que la dirección de enfermería, al ocupar un puesto estratégico, puede facilitar o dificultar el desarrollo del humanismo en los centros sanitarios, y que los profesionales de la enfermería, cualquiera que sea la política institucional, deben posicionarse para prodigar cuidados que no se limiten a unas intervenciones planificadas, sino que han de estar impregnados de intencionalidad, significado, humanidad y tienen que apuntar a conseguir resultados de salud, bienestar y calidad de vida con y para la persona.

El desafío: armonizar la filosofía de gestión con la filosofía de cuidados

Es preciso que los modelos conceptuales estén armonizados con las teorías administrativas para guiar la gestión de los cuidados. Se trata de mantener una coherencia entre lo que se desea que una enfermera ofrezca a sus clientes y lo que se le ofrece a ella, tanto en recursos para hacerlo posible, como en las relaciones humanas de desarrollo y de confianza que se articulan entre los diferentes niveles de responsabilidad. La gestión de cuidados enfermeros debe ser una actividad orientada a la dinamización de los recursos humanos y del entorno con la finalidad de sostener y propiciar los cuidados al ser humano durante su experiencia de salud. Si a través del proceso de cuidados se actúa bajo el paraguas de unos valores y unos principios éticos humanistas, no es posible concebir la actividad gestora fuera de este marco. La gestión debe de ser un referente y un ejemplo vinculante de las actividades que se pretende organizar. Por otro lado, no hay que perder de vista que la dirección de enfermería, aunque se enfrenta con el gran reto de liderar en un entorno marcado por las limitaciones presupuestarias que plantea múltiples obstáculos, por su condición de centro de toma de decisiones es un elemento estratégico para el cambio de la profesionalización de la enfermera, ya que puede favorecer o dificultar la innovación y el reciclaje de las enfermeras y representa una fuerza indispensable para asegurar los servicios de salud humanizados y de calidad.

Es evidente que una gestión marcada por los valores humanistas no puede llevarse a cabo si no se apoya, además, en el autoconocimiento, la capacidad de inteligir en situación, el autocontrol, el autoaprendizaje, la comunicación, el diálogo, la participación y la creación de un entorno emocional positivo. En esta línea de dirección es preciso posibilitar el desarrollo de prácticas profesionales reflexivas en el marco de los valores humanistas, pero también es importante poder contar con la organización de un entorno físico y organizativo que proporcione apoyo, orientación y que esté abierto a la innovación y facilite los cambios. Se trata también de proporcionar motivación y reconocimiento a las personas que están comprometidas en el desarrollo de prácticas reflexivas y humanas. En este sentido, es importante asegurar competencias sociales como la escucha, el diálogo, la empatía, el liderazgo, la capacidad de resolución de problemas, la cooperación, la motivación para lograr metas, el compromiso, la iniciativa, el autocontrol y la conciencia. Hay que estar en contacto con las propias emociones para establecer empatía y generalizar el sentimiento en los equipos de trabajo de que todas(os) las(os) que los componen «valen», es decir, que todas(os) son muy importantes y necesarias(os) para conseguir los logros de unas prácticas humanas y competentes. Por último, el ejercicio de la dirección implica, además de una preparación técnica y disposición para aprender, una preparación humana que obligue a la introspección y a la reflexión sobre vivencias, pensamientos, sentimientos, para así comprender cómo se sienten los demás y poder sostener, acompañar, potenciar y desarrollar la creatividad de los equipos y conseguir buenos resultados e innovaciones.

Una dirección que se adhiere a una filosofía humanista debe velar por la coherencia entre la forma de actuar y la filosofía que orienta el funcionamiento de la organización. Es importante que los valores de equidad, transparencia, solidaridad, receptividad y respeto sean norma en los actos y relaciones de la persona que dirige. La adhesión a un proyecto marcado por los valores humanistas requiere entender y creer en la importancia de la misión, clarificar y compartir los valores profesionales, crear visiones seguras y entendibles para la gente, mantener un compromiso en las dotaciones de recursos humanos y estructurales, así como promover climas serenos, donde se fomente el desarrollo de los equipos y se invite a la verdadera cooperación. Se trata de reconocer la vida que habita en las enfermeras para garantizar así prácticas portadoras de vida.

No se puede hablar de compromiso de humanización y de nuevas realizaciones sin solidaridad, sin colaboración entre las enfermeras, las gestoras y los otros profesionales del equipo de salud. El trabajo en equipo, el reconocimiento y el derecho al error permiten ir en esta dirección. En la realidad diaria puede observarse que constantemente se presentan problemas de desmotivación y de desánimo, problemas que pueden aparecer por falta de confianza en uno mismo, por malas relaciones jerárquicas, falta de conocimientos o de reconocimiento. Los mandos desempeñan en estas situaciones un papel fundamental, porque pueden suscitar en el otro el deseo de comprometerse. Para conseguirlo, tienen que mirar al otro con interés, implicarlo en la toma de decisiones, valorar sus aportaciones, creer en sus potenciales, ser estimulantes y facilitadores. Su rol se sitúa en el nivel de la adaptación, de sostener la esperanza y el entusiasmo.

Lo expuesto hasta aquí evidencia la necesidad de respetar los valores de la profesión enfermera incorporándolos en la filosofía de la institución, así como la prioridad de responder a las exigencias de la nueva realidad en la que se hallan inmersos los hospitales y los centros de salud. Por este motivo, las direcciones de enfermería deben repensar los sistemas de gestión y de prestación de cuidados para garantizar la calidad, la eficiencia y evitar su fragmentación. «Para que esto sea posible, es del todo imprescindible contar con responsables de enfermería que hayan interiorizado a través de la formación las nuevas concepciones de los cuidados de enfermería y, por lo tanto, que tengan inclinación a desarrollar prácticas reflexivas guiadas por valores humanistas y del *caring*, de manera que contribuyan a relanzar el rol autónomo de la enfermera.» (Teixidor, 1991). En suma, los responsables deben ser capaces de activar el humanismo en las organizaciones, además de asegurar la excelencia y dar sentido a las acciones proponiendo marcos de referencia que sirvan de horizonte para las actuaciones profesionales.

En este punto es importante insistir sobre la necesidad de que desde las gerencias se reconozca el valor del cuidar y de activar la nueva profesionalidad de la enfermería, para lo cual se debe reconocer la importancia de las aportaciones de las direcciones de enfermería y potenciar su liderazgo formal.

La gestión y la dirección de enfermería constituyen una misión que requiere un gran compromiso con las personas, con la institución y con uno mismo. Hoy en día, el ejercicio de la dirección de enfermería requiere valentía, implica entender la importancia de realizar un trabajo socialmente útil y su función se sitúa en la conceptualización de visiones futuras, la toma de decisiones y la ejecución. Todo ello impregnado de una fuerte adhesión a valores humanistas.

En ningún caso el acceso a la función de dirección ha de estar motivado únicamente por ambiciones que busquen el lucimiento, el ego personal o la culminación de una brillante carrera profesional, ya que el ejercicio de la función directiva implica entender que dirigir no es únicamente una cuestión formal determinada por un organigrama, sino una actitud, un compromiso que requiere preparación y se apoya en la competencia y un cierto gusto generoso por conseguir para las instituciones el nivel de servicio que justifica su misión, y permite la construcción de un proyecto de progreso compartido al servicio de las personas.

Al hilo de lo expuesto, la dirección de enfermería, para ser coherente con los principios desgranados, requiere observar los ejes de ejecución que detallamos en los apartados siguientes.

Capacidad de creer en la importancia de la misión

En el caso de la enfermería, es fundamental que el líder entienda la grandeza de la misión y que la función directiva no radique únicamente en el desarrollo de un puesto que confiere prestigio social y poder; tampoco debe centrarse exclusivamente en focalizar el rigor de la gestión de lo cotidiano. El rigor y la coherencia han de estar al servicio de un proyecto cualitativo de progreso y de servicio que permita humanizar la gestión y los cuidados, así como «restaurar espacios para la convicción y la esperanza». Este proyecto debe generar ilusión, esperanza, alianzas, visiones compartidas, compromiso y, en definitiva, la corresponsabilidad de todos los implicados a fin de garantizar un servicio de calidad y de calidez a las personas. Se trata, según Gárate, de concebir prácticas distintas de aquellas que, esencialmente, entendían la figura del director como la de un buen técnico con capacidad de tomar decisiones y ejercer la autoridad. En el momento actual, el ejercicio de la dirección requiere un liderazgo capaz de gestionar las emociones propias y las de los demás. En palabras de Gárate, «los estados de ánimo son una condición indispensable de la adhesión a un proyecto y el acento particular de la persona elegida para la función de dirección le añade un suplemento de alma. Este suplemento de alma es el reto de una actitud reflexiva, a la vez en pos de un proyecto que comprometa y pertenezca a todos. La dirección ha de ser capaz de transmitir la grandeza de lo que está en juego en el trabajo de enfermería a través de los horarios, los reglamentos, la rentabilidad de los servicios, el ahorro, e incluso la plusvalía. El reto es que la enfermería sea un espacio de acompañamiento en donde se garantice al individuo que pueda ser sujeto de su vida y de su muerte, es decir, un espacio de negociación y de alianza en donde el ciudadano es respetado porque es un sujeto de deseo y no un amasijo molecular. Esta garantía de libertad confiere una nobleza incomparable a la enfermería, ya que es el lugar en donde los sujetos se entregan sin defensa, y en donde la enfermera los respeta en vez de apoderarse de su cuerpo en nombre de su propio bien». Si lo que se pide a las enfermeras es que profundicen en su alianza con el usuario, en favor de su salud, es lógico aspirar a que los gestores establezcan su propia alianza con las personas, los equipos, y que ésta sea coherente con los principios que pretenden infundir. Para todo esto, es necesario desarrollar sus potencialidades, ayudándoles a generar visiones positivas que apuesten por el futuro y que contribuyan a su desarrollo y a su corresponsabilidad. Es preciso no perder de vista que la complejidad del momento, la competitividad que se reclama en las organizaciones, requerirán de sus miembros la generación de ideas y la gestión de la imaginación. Se trata de adoptar una posición de transformación, que consiste en mejorar las formas de trabajo, adaptarse a las situaciones y garantizar la transversalidad, la continuidad y la calidad de los cuidados, así como una mayor capacidad de respuesta. Ésta es la forma óptima de mejorar la oferta y de adaptar los servicios a las necesidades y demandas de los ciudadanos.

Capacidad de comunicar la importancia de la misión y de transmitir la complejidad de lo que está en juego

Todo lo expuesto difícilmente se conseguirá sin el concurso y la implicación de los equipos, que han de poseer una nueva mentalidad y un nuevo liderazgo. Es fundamental contar con líderes creíbles que sean capaces de comunicar la importancia de la misión, y de motivar a los equipos para que comprendan que sin su compromiso raramente se producirá la magia de una visión compartida. Por eso es importante que los responsables entiendan la importancia y el valor de las personas para poder conseguir el desarrollo de un proyecto compartido. También es menester del equipo el que comprenda y se identifique con la misión y los objetivos de la organización, pues son los elementos que dan unidad a la acción. Esta identificación, no obstante, no siempre es fácil, porque los miembros del equipo pueden tener valores, preferencias, aspiraciones, competencias y experiencias diferentes, y porque la complejidad del entorno impide a veces tener una definición clara de estos objetivos. Es indispensable, por lo tanto, que el trabajo en las organizaciones sea en cooperación entre todos los implicados y que se estructure alrededor de la noción de misión. Se trata de poder contar con un proyecto común desde la visión, el liderazgo y la implicación de la institución, de entender la importancia de la misión, de comprender que lo que está en juego es la persona, la vida humana, la integridad y la dignidad de esta vida, el impacto de nuestras intervenciones, un acompañamiento que no fragmente a la persona ni la reduzca, sino que la sostenga y que parta de ella, de lo que ella presenta y vive.

Lo que se pretende, pues, es situar en un espacio central a la persona y a la salud, a partir de la persona. La centralidad de estos factores no puede menos que concienciar de la necesidad de una gestión que en su acercamiento al usuario tenga en cuenta los valores humanistas. Desde el punto de vista axiológico, si se considera a la persona como única, la personalización ha de ser un valor preponderante. Es fundamental también profundizar en el respeto por la autonomía del enfermo, mejorar la coordinación entre los diferentes niveles asistenciales, y continuar trabajando para ofrecer a las personas unos cuidados respetuosos con la dignidad, equidad y solidaridad, velando por el compromiso y la competencia profesional, y por la libertad individual en el marco de unos derechos y deberes colectivos. Se trata de entender la importancia de desarrollar orientaciones hacia la persona y la integridad de su vida, de proporcionar unos cuidados de calidad humana con y para la persona. En este sentido, la misión obliga a sobrepasar las visiones individuales para asumir el compromiso de una visión compartida que requiere de los profesionales la competencia, la complementariedad, el entendimiento y que cada uno crea firmemente que es parte de una comunidad. Lograrlo requiere tiempo, atención y estrategia. En primer lugar, es necesario entender que en las organizaciones existen diferentes visiones, paradigmas y aspiraciones. La movilización en los grupos de una visión colectiva sólo será posible si la gente cree en la importancia de la misión y de un proyecto que la concretice.

Capacidad de conceptualizar un proyecto profesional compartido en el marco de unos valores humanistas que concrete las metas propuestas

Conceptualizar una misión y convencer de su importancia implica que la dirección de enfermería concrete las metas que desean alcanzarse. Implica también contar con mandos que hayan asumido, mediante intervenciones formativas, la nueva concepción de cuidados de enfermería y, por consiguiente, con voluntad para desarrollar una práctica basada en un enfoque conceptual del ámbito disciplinario, de manera que se potencie el rol autónomo de la enfermera. Es decir, los mandos tienen que ser capaces de buscar un marco de referencia para la práctica profesional, al tiempo que propicien la implantación de instrumentos que les permitan activarlo y evaluarlo; en efecto, han de poder analizar situaciones y resolver problemas, ya que además de poseer su proyecto profesional han de pactarlo con las organizaciones.

La directora de enfermería, además de ejercer su rol de gestora, que supone competencias de administración y gestión —como ocurre con todo gestor de la organización—, precisa de unas competencias de la propia disciplina que le permitan la gestión de los cuidados enfermeros y la movilización de los recursos del potencial del personal y del entorno, los cuales garanticen el cuidado de la persona que vive una situación de salud. En este sentido, su contribución al proyecto institucional es esencial, pues constituye una contribución única y representa una fuerza indispensable para asegurar los servicios de salud humanizados, de calidad y en cooperación con el equipo multidisciplinario. Su rol gira también alrededor del liderazgo y de proporcionar las condiciones para la motivación de los grupos. Aparte de su capacidad para analizar y comprender una misión, tiene que ser capaz de identificar un proyecto que concrete un marco conceptual de referencia enfermero flexible, dinámico y consensuado, que refleje la naturaleza de los cuidados y su concepción a partir de los conceptos de persona, salud, cuidados y entorno, y de los campos de competencia enfermeros. Este marco debe permitir a la enfermera una comprensión y visión compartida del concepto de cuidados y de los valores que lo sustentan, ha de concretar metas precisas y alcanzables, y ha de permitir entender la naturaleza de los cuidados, si no éstos estarán guiados únicamente por aspectos de rentabilidad. Se trata de entender que para alcanzar la misión de un servicio de salud, son inherentes al arte de cuidar los aspectos relacionales y éticos, y el desarrollo de prácticas reflexivas, responsables, autónomas y en cooperación con la persona y los miembros del equipo interdisciplinario. La implantación de este marco de referencia enfermero tiene que permitir un lenguaje común que contribuya a un mayor compromiso e identidad profesional de la enfermera y, al mismo tiempo, garantizar los valores profesionales.

Evans apunta que hay dos tipos distintos de gestora en cuidados enfermeros: la «enfermera gestora» y la «gestora que ha sido enfermera». Lo que distingue a ambas es una visión del cuidado enfermero, es decir, un enfoque del *caring* y de actitudes humanistas. El proyecto profesional de la directora de enfermería garantizará la existencia de sistemas de gestión del personal y de evaluación cualitativa de las cargas de trabajo que permitan proveer los recursos adecuados a las necesidades de los pacientes y que faciliten la variabilidad. Es preciso que posibilite también contar con equipos estables para garantizar prácticas reflexivas, equipos rotatorios muy cualificados y sistemas de orientación y capacitación para las enfermeras noveles.

En relación con la organización de los cuidados, es importante impulsar la personalización de los mismos y espacios intersticiales para el análisis de la práctica profesional. También lo es potenciar la reforma de los procesos asistenciales y, paralelamente, impulsar el desarrollo de enfermeras clínicas expertas y de gestoras de casos. Un proyecto como el que planteamos no debe olvidar la importancia de promover prácticas cooperativas junto a la persona y su entorno.

Capacidad de establecer una alianza con el proyecto institucional y con los equipos

La gestión cualitativa de la misión requiere, asimismo, un proyecto profesional definido por la dirección de enfermería que establezca una alianza con el proyecto institucional. En palabras de Gárate, conseguir esta alianza «libera la contribución individual y moviliza la inteligencia colectiva. La posibilidad de invertir la energía individual en un proyecto colectivo acrecienta el interés y la adhesión, hace posibles estructuras más livianas y posibilita espacios para la convicción». El conjunto de estos elementos contribuye a desarrollar la innovación interna y mejorar los resultados. Es fundamental que el proyecto profesional de la directora de enfermería sea comprendido por el proyecto institucional; lo cual no siempre es fácil, ya que muchas veces existen propósitos que prevalecen sobre los demás, especialmente en organizaciones muy competitivas que buscan por encima de todo la rentabilidad y los buenos resultados económicos, o en aquellas donde, al imperar el desorden, se funciona por inercia y no hay capacidad para definir claramente el propio proyecto institucional. Una organización debe buscar la eficacia y la eficiencia, pero garantizar buenas prácticas requiere promover políticas de gestión de enfermería centradas en la persona y la humanización de los cuidados. No confundir los requerimientos es un criterio esencial en una organización que produce salud. Por eso la dirección de los cuidados ha de apuntar a conseguir la creación de una cultura de organización que favorezca los cuidados según un enfoque conceptual enfermero humanista. Hacerlo posible implica que

la dirección de enfermería se autoconvenza y, al mismo tiempo, que sepa convencer a la propia institución y a los profesionales sobre la importancia de la misión.

Impulsar un cambio de paradigma implica que los responsables de enfermería
sientan la necesidad de tener un proyecto profesional al servicio de un proyecto
institucional. El proyecto profesional incluye no sólo una concepción de la enfermería desde el punto de vista teórico (referente hacia el que se dirige), sino también todo lo relativo a la manera de llevar el proyecto a la práctica. Es lo que los
responsables de enfermería consideran que debería ser su tarea, su profesión; es
decir, han de ser capaces de buscar un marco de referencia para la práctica profesional y, además, desarrollar los instrumentos que permitan activarlo y evaluarlo. Este marco de referencia ha de integrar una concepción clara de los cuidados
de enfermería que oriente a la enfermera en su práctica, además de proporcio-
narle una descripción de su rol, de los valores, de la meta que pretende y de cuáles son sus ámbitos de actuación. Debe incluir, igualmente, los valores de la organización y los de la propia profesión, y hacer posible determinar «los elementos esenciales para la formación, los fenómenos de interés para la investigación
y las actividades de cuidados y las consecuencias esperadas para su gestión en
enfermería», tal como señala Kérouac. Promover una gestión humanista pasa también por la exigencia de estar disponible, por preservar los valores apuntados y
por lograr unos resultados clínicos fruto de prácticas reflexivas. También es necesaria la capacidad para convencer, negociar, pactar el proyecto profesional con
la organización —ya que el proyecto institucional no tiene por qué coincidir necesariamente con el proyecto profesional— y con el personal de enfermería.
Sólo así se puede lograr una visión compartida.

El proyecto institucional es externo al individuo, es anónimo, pertenece a todos pero no es de nadie. Es fruto de las tensiones de la organización y, por lo
tanto, es modificable. Los líderes de enfermería se encuentran muchas veces con
un proyecto institucional que no necesariamente coincide con su proyecto profesional, y aquí se sitúa la primera fuente de conflicto. Si ambos coinciden, será
perfecto; pero esto no suele ocurrir, pues casi siempre hay un cierto grado de
tensión entre ambos. El directivo debe tener clara conciencia de que ha de buscar un cierto equilibrio dentro de esta tensión, la ha de reconocer y ha de saber vivir con ella, lo cual no significa que renuncie a su proyecto profesional, sino
que, manteniéndolo, ha de conocer sus límites de forma que pueda pactarlo con
el proyecto institucional, al tiempo que debe saber que en toda negociación puede haber renuncias, y que éstas no han de ser obligatoriamente permanentes.
Ante un proyecto institucional hostil, sólo se tienen dos opciones: no someter el
proyecto profesional a la presión del proyecto institucional, u optar por el pacto,
aceptar que existe una tensión entre ambos y buscar un consenso razonable que
permita abrir acuerdos más amplios para incidir en la institución, de forma que el
proyecto profesional propuesto tenga una traducción progresiva. Esta segunda
opción puede denominarse *gestión política del proyecto profesional*.

El líder de enfermería es también responsable de formular una oferta de proyecto institucional desde enfermería al personal a su cargo (segunda fuente de
conflicto) y, asimismo, deberá ser capaz de negociar, pactar con él todas las tensiones hasta encontrar una visión compartida. No se puede olvidar que la implan-

tación de un nuevo modelo implica un cambio de paradigma, requiere la gestión de un cambio planificado de segundo nivel en una realidad compleja, lo cual genera inseguridad e incertidumbre, y necesita ser entendido y asumido por las enfermeras; en definitiva, hay que lograr que los equipos no vivan el nuevo modelo como algo impuesto en contra de su voluntad. El éxito radica en que los mandos sean capaces de detectar en qué grado las enfermeras pueden determinar el proceso de cambio por sí mismas. Para ello, se requiere liderazgo por parte de los responsables de enfermería y, además, conocimientos técnicos y oportunidades para la participación y para llevar a cabo el seguimiento del proceso de cambio.

Capacidad de promover la adhesión y el desarrollo de los equipos

Implica un nuevo liderazgo. Es importante contar con líderes de enfermería muy creativos, que motiven y convenzan, con una gran capacidad para tomar decisiones orientadas al crecimiento profesional de sus equipos, con capacidad para influir y trabajar con la gente, de manera que las metas del individuo y del grupo se cumplan, y que tengan una gran sensibilidad hacia el papel estratégico que desempeñan las personas en la consecución de los éxitos. El desarrollo de los equipos supone un marco de organización que haga posible y facilite el desarrollo tanto de competencias individuales y colectivas como de la innovación.

La adhesión a un proyecto requiere construir una credibilidad del líder, pues la autoridad no es sólo una cuestión formal, sino un «saber hacer» y una lealtad al proyecto y a los que participan en él. Esto requiere entender la importancia de una verdadera participación de las personas y de una delegación que, en el marco de una actitud de respeto y confianza, posibilite la autonomía y el reconocimiento de las aportaciones de los equipos. En consecuencia, el líder poseerá una *disposición para actuar y para dejar actuar.*

Capacidad de asegurar el desarrollo y el seguimiento de la misión

El seguimiento implica la verificación del estado de progreso del cumplimiento de la misión. En este sentido, es necesario asegurar una verdadera comunicación y diálogo con las personas, y establecer sistemas de desarrollo de la carrera profesional que posibiliten buenas prácticas clínicas y gestoras. En esta línea, es importante entender que la evaluación de las competencias ha de ir más allá del estricto dictamen de la jerarquía; debe concebirse como el resultado de una confrontación entre profesionales, gestores, usuarios y expertos. También es fundamental crear mecanismos de incentivación, reconociendo y premiando la excelencia.

El seguimiento exige, por otra parte, la participación activa de los usuarios, que proporcionan el *feedback* sobre los cuidados recibidos y sobre sus necesidades emergentes. El desarrollo de la misión implica también la previsión de sistemas de acompañamiento y supervisión clínica, es decir, niveles de carrera profesional, e incorporar la figura del gestor de casos. Asegurar el progreso de la misión requiere, asimismo, el desarrollo de competencias individuales y colectivas. A este respecto, se considera que los mandos de enfermería deben desempeñar un importante papel en el acompañamiento con objeto de fomentar un mayor desarrollo de la vertiente reflexiva de las enfermeras. Sólo desde esta postura se podrá asegurar una mayor profesionalidad, una mayor competencia para responder a la complejidad del ser humano y una actitud de aprendizaje permanente.

Comprender el valor de la formación para el desarrollo de una perspectiva humanizadora

Este valor se expresa enseñando a aprender, acompañando durante el proceso, fomentando la creatividad, la curiosidad y el propio desarrollo. Como expresa Fernando Savater, la educación humanista consiste «en transmitir contenidos fraguados en la dialéctica de los siglos y en desarrollar la memoria de un legado pasado que da sentido al presente y abre el paso al futuro». En esta misma línea, Pont propone la competencia cultural como elemento esencial de la formación del directivo.

Es incuestionable que para potenciar una gestión de enfermería humanizadora, la formación es un elemento indispensable. Para llevar a cabo las reformas que a todas luces son necesarias, hay que dotar a los gestores de los conocimientos, habilidades y actitudes que les permitan una adecuada planificación del cambio y un correcto diseño de estrategias para facilitar el aprendizaje individual y colectivo, una visión compartida, la innovación y el desarrollo profesional de la enfermería. Pont define la formación de los recursos humanos en las organizaciones como «el proceso por el cual se desarrollan en sus miembros las competencias específicas necesarias para conseguir posiciones colectivas más acordes con la asignada a la organización». Si lo que se pretende es el desarrollo de una política de cuidados fundamentada en los valores humanistas, es evidente que el objetivo será que mandos y profesionales integren el aprendizaje del humanismo enfermero, único camino para poder formar a las nuevas generaciones de profesionales. Se trata de buscar la armonía entre el pensar, el sentir y el actuar para poder responder a las demandas de la persona. En el caso de la formación de pregrado, conviene poner al estudiante en contacto con sus emociones, con los valores humanistas, la ética y el desarrollo de las actitudes que faciliten una relación de ayuda y competencias para actuar de manera reflexiva. El humanismo enfermero únicamente es posible preparando a profesionales que no juzguen, que respeten, que entiendan la importancia de la armonía, con capacidad de escuchar, de entender las necesidades del otro, de establecer buenas relaciones, de considerar a la persona en su momento existencial, de manifestar actitudes de paciencia, de tener el espíritu abierto, de mostrar una actitud de empatía hacia los demás, de ver a la persona a partir de una posición de ayuda, por encima y más allá de la patología que sufre. Se trata de hacer por los demás aquello que nos gustaría para nosotros, de considerar como una prioridad el bienestar de la persona.

Todas estas propiedades son también válidas para la formación de directivos, y más aún si se tiene en cuenta que esta profesión se sitúa al lado de personas y que la desempeñan mujeres y hombres que sólo serán capaces de satisfacer las necesidades de los usuarios si están comprometidas y se sienten a gusto con su cometido. Si el discurso enfermero insiste en la necesidad de personalizar, el de la gestión requiere la capacidad de entender, de percibir, de adoptar y de incorporar a cada situación el sentimiento o emoción adecuado. Éste es el único modo de conseguir la excelencia en el desarrollo del trabajo.

Las competencias que giran alrededor del humanismo en el ejercicio de la dirección son las siguientes:

1. Saber establecer una relación interpersonal que se manifieste por la activación de actitudes humanistas.
2. Saber establecer una relación de acompañamiento con las personas del equipo.
3. Saber ser receptivo y escuchar activamente.
4. Saber comprometerse con la defensa de los derechos del ser humano.
5. Saber tomar conciencia de sí mismo en lo tocante a los valores, los sentimientos, los límites y las emociones.
6. Ser consciente de la necesidad de cooperar entre todos para el logro de las finalidades perseguidas.

Sin pretender adoctrinar, se proponen algunos valores que son relevantes para un ejercicio de la dirección en el marco del humanismo:

Responsabilidad. Victoria Camps apunta que «la responsabilidad tiene que ver con la libertad o autonomía del individuo, así como con su capacidad de comprometerse consigo mismo y, sobre todo, con otros hasta el punto de tener que responder de sus acciones». La función directiva, al encontrarse en situaciones de poder que obligan a tomar decisiones, satisfacer demandas, responder a expectativas y resolver conflictos, implica una identidad clara, compromiso con el proyecto y las personas, y el ejercicio de la diferencia. La responsabilidad nos obliga a responder por las actuaciones pasadas, presentes y futuras, y a encontrar soluciones cuyas consecuencias sean aceptables para el sistema y para los demás. Se trata también de promover, como apunta Pont, «la autorresponsabilidad y la responsabilidad compartida como valores fundamentales. La responsabilidad alude a la cualidad de aquel o aquella que se siente incumbido por algo, a la cualidad de las personas conscientes de su obligación, de sus deberes. La responsabilidad connota obligación y compromiso con alguien o con algo que hace necesaria una respuesta o acción. En este sentido, la responsabilidad concierne la esfera de lo ético y compromete tanto nuestro sentido del amor a los demás, como nuestra posición frente a la sociedad. Asimismo, cuando la responsabilidad deviene autorresponsabilidad, se refiere a la incumbencia y obligación respecto a uno(a) mismo(a)». La responsabilidad implica también la prudencia, que obliga a la reflexión y a afinar el sentido crítico.

Tolerancia. Este valor se basa en respetar a las personas, en entender la riqueza de la pluralidad, el reconocimiento de las diferencias y el derecho a ser respetado. Es reconocer que todos somos iguales y diferentes al mismo tiempo, y tenemos derecho a poseer nuestras propias creencias, valores y opiniones, y a satisfacer nuestras necesidades. Se trata de respetar a cada persona en su proyecto vital. No obstante, resulta necesario subrayar que ser tolerante no implica ser indiferente o dejar hacer. Como dice Victoria Camps, «un programa ético que asume la tolerancia como virtud fundamental debe atreverse a nombrar y a señalar los comportamientos intolerables». En esta misma línea, se posiciona Javier Antich, cuando indica que «es necesario huir de la intolerancia, pero también de la cobardía».

Profesionalidad. Es necesario que esté al servicio de los intereses comunes de la sociedad. Implica la confianza en uno mismo, la autonomía, la capacidad de preocuparse de uno mismo y de los demás. Junto a algunos de los valores ya señalados anteriormente, como la solidaridad, la responsabilidad y la tolerancia, este valor también recoge otros como la sabiduría, la generosidad, la magnanimidad y la actitud de aprendizaje permanente. La profesionalidad se relaciona con la competencia para desarrollar la función directiva, pero también con la competencia relacional y moral, y supone la tenacidad para mantener la constancia, convicciones, decisiones y habilidad para salvar obstáculos.

Solidaridad. El humanista se interesa por los demás. Si bien el orden y la justicia son un valor importante en el ejercicio de la dirección, éstos deben estar impregnados del valor de la cooperación, con un fuerte acento de solidaridad. Se trata también de ver y entender las diferencias como valor y fuente de aprendizaje, de acompañar al otro en momentos de fragilidad. Este valor comporta la adhesión a cualidades como la cooperación, la tolerancia y el interés por lo común. Supone también comprender al otro en su momento existencial sin perder de vista su biografía y su entorno. Comprender requiere saber escuchar, observar, receptividad y compasión que aproxima a los demás. La solidaridad es incluso más necesaria con los débiles y desfavorecidos, ya que no dejar a nadie de lado es un imperativo ético esencial.

Honestidad. Implica el autoconocimiento, la reflexión, la voluntad, la rectitud, la asertividad, la veracidad, la valentía para actuar con coherencia según los propios valores y en el marco de una perspectiva ética.

Autoridad. No se trata de imponer ideas sin tener en cuenta a los demás, sino del poder de referencia de la autoridad. La autoridad requiere legitimidad y capacidad para la toma asertiva de decisiones.

Pluralidad frente a la uniformidad y a la rigidez. Consiste en respetar ideas y convicciones, en fomentar la investigación frente a las rutinas y en reconocer la riqueza de la diversidad, entendiéndola como fuente de aprendizajes.

Imaginación y creatividad. Permite aprender, innovar, optimizar, crear y, en definitiva, progresar.

Escuchar y dialogar. El diálogo es el poder de la palabra y de la escucha, que obliga a descentrarse de uno mismo para contar con los demás. El ejercicio de la dirección implica escuchar, mirar, comprender, indagar y actuar consecuentemente, teniendo en cuenta al otro y sin perder de vista la perspectiva de la misión. De otro modo, se puede caer en un diálogo terapéutico que no es apropiado en este contexto. Dialogar en condiciones óptimas requiere saber escuchar activamente, mostrarse disponible, demostrar voluntad de diálogo, reconocer el valor de la persona y, como hemos apuntado anteriormente, entender que «todos valen» y, en consecuencia, merecen ser escuchados en óptimas condiciones. El diálogo verdadero posibilita la confrontación, el debate, la puesta en común, una comunicación auténtica. La escucha activa es mucho más que prestarse a oír, es una implicación total en la recepción del mensaje del otro, es una demostración de interés, a la vez que una incitación a la palabra, que se traduce en una actitud corporal (mirada, gestualidad) y en la creación de una atmósfera propicia a la comunicación.

Lealtad.   Lealtad con la institución, con los equipos de trabajo, con uno mismo y, sin vacilación, con los ciudadanos(as).

Veracidad.   Se trata de considerar la verdad como un valor prioritario, pero enraizado a una gran sensibilidad, tacto y delicadeza para no lesionar de manera innecesaria. Asimismo, este valor requiere capacidad para escuchar, prudencia y, al mismo tiempo, coraje y coherencia.

Fortaleza.   Cualidad que permite asumir las propias decisiones y hacer frente a las adversidades. Este valor no se refiere solamente a afrontar grandes proyectos; lo verdaderamente importante es responder a pequeñas cosas día a día, ser constantes para llevar a término los objetivos y perseguir la misión asignada con generosidad y voluntad de servicio.

Paciencia.   Se centra en la aceptación incondicional de uno mismo y de los demás para afrontar las diferencias en los ritmos de la gente de los equipos. La paciencia permite sobrellevar las adversidades, obstáculos e incluso fracasos sin renunciar a la propia profesionalidad. Este valor se relaciona con el de la solidaridad y la aceptación incondicional del otro.

Trabajo.   El ejercicio de la dirección debe entender que el progreso de la misión requiere, además de la intuición, la creatividad y la competencia, conseguir logros y llevar a cabo realizaciones. Esto supone necesariamente una fuerte disposición generosa para la laboriosidad, que no ha de impedir la tolerancia ni la flexibilidad, sino todo lo contrario. Este valor incluye el rigor, que implica el esfuerzo, mucha tenacidad y voluntad para emprender y mejorar la eficiencia.

Respeto.   Éste expone una actitud hacia el otro, un pórtico para la conducta. Para poder respetar es necesario inicialmente estar persuadido de que en el otro habita y palpita una riqueza que merece ser conocida. El respeto es la valoración ciega de los demás, en el convencimiento de que todos atesoramos valor y de que esta riqueza es valiosa para el propósito común; este respeto puede y debe culminar con la comprensión de los demás. Respetar quiere decir ponerse junto al otro aceptando que sus valores y su forma de actuar son la consecuencia de su proceso de vida. Respetar es ver la riqueza de la diferencia e implica diálogo, saber mirar, escuchar y mostrar voluntad para entender al otro en su momento de vida.

La dirección debe promover una filosofía de dirección inspirada en los valores señalados, teniendo en cuenta que el ejercicio humanista de la dirección debe guiarse por el principio de que «todos valen», máxime cuando es infrecuente poder reclutar los equipos al gusto del directivo (lo más habitual es que se tengan que liderar equipos humanos ya constituidos, con sus rutinas, sus valores y su historia). Todos deben ser conscientes de que la humanización de la atención de enfermería pasa por prácticas de alto nivel técnico y de hondo calado reflexivo, todo ello sazonado con actitudes abiertas y de sensibilidad a los problemas y sufrimientos del ser humano. En palabras de Victoria Camps, «tenemos la obligación de sentirnos solidarios con todos los seres humanos» y reconocer nuestra «común humanidad».

BIBLIOGRAFÍA

Camps V. Paradojas del individualismo. Barcelona: Crítica, 1999.

Chalifour J. L'intervention thérapeutique; les fondements existentiels-humanistes de la relation d'aide. Montreal: Gaëtan Morin, 1999.

Gárate I, Gautier L. La fonction cadre. Vers une éthique de l'engagement. Burdeos: Éditions du Sunforep, 1992.

Goleman D. La práctica de la inteligencia emocional. Barcelona: Kairós, 2000.

Hart JT, Dieppe P. Caring effects. Lancet 1996;347:1606-8.

Jovell AJ. Medicina basada en la evidencia y evaluación: Ética y Humanización. Ponencias y comunicaciones. V Jornadas Nacionales sobre Humanización de la Salud. Sitges, mayo de 2000.

Kérouac S, Pepin J. El pensamiento enfermero. Barcelona: Masson, 1996.

Morin ME. L'efficacité organisationnelle et le sens du travail. En: Pauchant CT, ed. La quête du sens, gérer nos institutions pour la santé des personnes, de notre société et de la nature. Montreal: Editions Québec/Ameriqué, 1996.

Pont E. Los diseños curriculares. En: Gairín J, Ferréndez Arenaz A, eds. Formación para el empleo. II Congreso Internacional de Formación Ocupacional. Barcelona: NEO 3, 1996.

Riopelle L, Teixidor M. La práctica enfermera: Fundamentos científicos y acercamiento humanista. En: Teixidor M, dir. Proyecto de formación para la implantación del proceso de cuidados en el marco conceptual de Virginia Henderson en los Centros de Atención Primaria del Institut Català de la Salut. Barcelona: EUE Santa Madrona, Fundación «la Caixa», 2002.

Savater F. Humanismo impenitente. Barcelona: Anagrama, 2000.

Teixidor M. La formation des cadres infirmiers. En L'infirmière a l'an 2000. Dijon: Groupe d'Étude Régional Infirmier (GERI), 1991; p. 21-4.

Teixidor M. La formación de directivos en enfermería. Formación Continuada 1997;5:134-44.

Teixidor M. Los espacios de profesionalización de la enfermería. Enfermería Clínica 1997b;7:126-36.

Torralba F. Antropología del cuidar. Sant Cugat del Vallès: Instituto Borja de Bioética. Madrid: Fundación Mapfre, 1998.

Apéndice 26-1

Metodología para el análisis del trabajo de enfermería

Ll. Bohigas

El análisis del trabajo de la enfermería asistencial se realiza con alguna de estas finalidades:

1. Analizar la productividad del personal.
2. Prever las necesidades de personal.
3. Calcular los costes.

En el primer caso, se quiere responder a la pregunta: ¿se están aprovechando adecuadamente los recursos humanos de enfermería? Para buscar la respuesta, se analiza un estudio retrospectivo del trabajo que ha realizado la enfermería de una unidad asistencial y se compara con el tiempo total disponible para hacerlo. Los resultados se presentan en porcentaje del tiempo disponible realmente utilizado. Este porcentaje nunca es el 100%, pero estará más o menos cerca en función del grado de aprovechamiento de los recursos humanos.

El segundo punto corresponde a la pregunta: ¿cuántas enfermeras se necesitarán mañana en esta unidad y en cada turno? Se trata de un ejercicio de predicción. A través del estudio de los pacientes que están hoy en la unidad, se prevé cuáles van a ser sus necesidades para mañana. En función de esta estimación se redistribuye el personal de enfermería de acuerdo con las necesidades.

El tercer punto es importante en un sistema de contabilidad analítica. Cuando se reparten los costes del hospital entre los pacientes que han sido atendidos, el coste de enfermería debe distribuirse de acuerdo con la utilización que ha hecho cada paciente o grupo de pacientes de este recurso, que equivale a cerca del 30% del coste del hospital. A continuación se presenta una metodología para evaluar el trabajo de la enfermería asistencial. Los elementos de esta metodología son: *a)* descripción y clasificación del trabajo; *b)* medida del tiempo necesario para hacer cada trabajo; *c)* necesidades del trabajo de enfermería, y *d)* estándares. En síntesis, la metodología que se presenta parte del análisis del trabajo que realiza la enfermería, después se mide el tiempo necesario para realizarlo y, en tercer lugar, se compara con el tiempo realmente disponible. Si esto lo hacemos en el pasado, podremos ver si se han utilizado adecuadamente los efectivos disponibles de enfermeras; en caso de mirar hacia el futuro, podremos prever cuántas enfermeras necesitaremos. La medida del tiempo es la base del cálculo de costes, ya que el tiempo tiene un valor. Este ejercicio se presenta en último lugar con algunos ejemplos.

Medida del trabajo de enfermería

Los estudios sobre el trabajo de enfermería presentan cierta variedad en las descripciones del mismo. Algunos estudios son muy detallistas; por ejemplo, Hendrikson divide el trabajo de enfermería en 12 grupos de tareas. Con esta clasificación realiza un estudio en un hospital y calcula el tiempo medio que las enfermeras del mismo dedican a cada grupo de tareas (tabla 26-1).

En un estudio se clasificaron las actividades en cinco grupos: *a)* actividades de cuidado directo; *b)* actividades de cuidado indirecto; *c)* tiempo de traslado; *d)* comunicaciones, y *e)* tiempo personal. Otros estudios han sido todavía más sintéticos y las han clasificado sólo en cuatro grupos: *a)* directo; *b)* indirecto; *c)* actividades que no son de enfermería, y *d)* tiempo personal.

El sistema PRN (Projet de Recherche en Nursing) del Canadá divide el trabajo directo en siete tipos de tareas: *a)* respiración; *b)* alimentación y rehidratación;

Tabla 26-1. Actividades de la enfermería según Hendrikson (porcentaje del tiempo de dedicación)

Con el paciente
Tiempo que la enfermera está con el paciente en su habitación o fuera de ella (traslados y movilización) (31%)
Historia clínica
Cualquier trabajo en la historia. Habitualmente consistirá en escribir notas de enfermería, anotar planes de cuidados o revisar la historia (11%)
Preparación de terapias
Tiempo utilizado en preparar diferentes terapéuticas (intravenosa, medicación oral, etc.) (10%)
Cambio de turno
Informe, control de narcóticos, recibir las incidencias de cada enfermo, etc. (9%)
Interacción profesional
Comunicaciones directas con otros profesionales, excepto comunicaciones con el paciente (p. ej., información a familiares, visitantes, médicos, trabajadores sociales y otras enfermeras) (8%)
Diversas actividades clínicas
Cualquier actividad clínica no enumerada antes (4%)
Revisión de las órdenes médicas
Revisión y control de las órdenes médicas para análisis, medicaciones, etc. (3%)
Actividades del servicio
Tiempo utilizado en formación (p. ej., para nuevos procedimientos) o sesiones clínicas (0,5%)
Trabajo administrativo
Cumplimentar impresos, informes de incidencias, pedidos de material o cualquier otro trabajo en papel que no sean las gráficas o las órdenes médicas (4%)
Comunicaciones telefónicas
Cualquier tipo de comunicación telefónica relacionada con la unidad o el paciente (3%)
Suministros
Tiempo utilizado fuera de la habitación del paciente buscando u obteniendo suministros o materiales, excepto hacer los pedidos (3%)
Varias no clínicas
Cualquier actividad no clínica que no se haya enumerado. Incluye tiempo para comidas y descansos (13%)

c) eliminación; *d)* higiene y comodidad; *e)* comunicación; *f)* tratamientos, y *g)* métodos diagnósticos. Este sistema divide el trabajo indirecto de la enfermera en tres categorías: comunicación por cuenta del paciente, desplazamientos y actividades administrativas.

¿Cuál es el mejor sistema? Depende del objetivo. Si el objetivo es prever el trabajo del próximo turno, probablemente habrá que hacer una estimación muy fina del estilo del PRN, pero si el objetivo es estudiar la productividad del personal, es probable que baste con el primer tipo de clasificación. Para el cálculo de los costes, es suficiente uno muy sencillo que divida el trabajo en: *a)* directo; *b)* indirecto, y *c)* otro.

Medida de los tiempos

Una vez definido el sistema de categorización del trabajo de enfermería, será necesario calcular los tiempos asociados a cada actividad. Existen varios métodos para calcular los tiempos: *a)* estimaciones por personal cualificado; *b)* medias históricas; *c)* registros; *d)* muestreo de trabajo; *e)* estándares predeterminados, y *f)* estudios de tiempos y métodos.

¿Cuál es el mejor? De nuevo depende del objetivo del estudio. Los costes de elaborar cada método son diferentes, así como el tiempo para realizarlo. El método basado en las estimaciones hechas por personal cualificado es el más barato y rápido, mientras que el método de cálculo de métodos y tiempos es el más caro, aunque probablemente sea el más preciso.

Necesidades de enfermería

El procedimiento estudiado hasta aquí nos permite medir el trabajo realizado por la enfermera, tanto en tipo de actividad como en tiempo dedicado a cada actividad, pero nada nos dice sobre el trabajo que debería realizar, lo que se espera de ella. Hay dos métodos para medir lo que se espera de una enfermera. Uno es propio de la profesión y consiste en los planes de cuidados. El otro es más simple y se basa en la dependencia del paciente. El plan de cuidados es la herramienta que marca los objetivos del trabajo de enfermería, aunque sólo cubre el trabajo clínico. El segundo método parte de la hipótesis siguiente: los pacientes más dependientes requieren más trabajo por parte de la enfermera. La independencia del paciente es la capacidad que éste tiene para cuidarse por sí mismo.

La dependencia de los pacientes se calcula de acuerdo con la observación de algunas de sus características. Un sistema muy conocido recibe el nombre de su autor, Montesinos. Este sistema analiza 16 variables del sujeto (edad, peso, cuatro variables de cuidados personales, tres variables de comunicación y siete variables de cuidados técnicos). Para cada variable, el paciente recibe una puntuación entre 1 (menos dependiente) y 4 (más dependiente). La suma de puntos nos da una escala que va desde 16 en los menos dependientes hasta 64, que es la máxima dependencia. Montesinos agrupa estas escalas en seis tipos de pacientes: *a)* enfermos independientes, hasta 18 puntos; *b)* enfermos muy poco dependientes, de 19 a 22 puntos; *c)* poco dependientes, de 23 a 32 puntos; *d)* dependientes, de 33 a 42 puntos; *e)* muy dependientes, de 43 a 53 puntos, y *f)* enfermos muy dependientes, de 54 a 64 puntos. Muchos estudios han establecido una relación directa entre la dependencia del paciente con una mayor carga de trabajo para la enfermera, aunque hay algunas excepciones; por ejemplo, un paciente en coma es muy dependiente, pero da menos trabajo a la enfermera que un paciente desorientado.

Estándares y su utilización

Los estándares son una valoración cuantitativa que nos sirve para conocer cuáles deberían ser las actividades de la enfermera.

Los estándares más sencillos adjudican un número de horas de enfermería a un paciente en función del servicio donde está hospitalizado. En este sistema se utiliza el servicio como una aproximación a la dependencia del paciente.

El número de horas al día dedicado a cada paciente varía según la especialidad médica en que está ingresado el paciente. En la tabla 26-2 se resumen algunos de los estándares publicados.

Un nivel más complejo de estándares utiliza los niveles de dependencia de los pacientes (tabla 26-3). A cada nivel de dependencia se le adjudica un número de horas diarias de cuidados. Estos estándares se han ido sofisticando para facilitar la planificación, y se han repartido en tiempo de enfermera y de auxiliar, así como por turnos. Las variaciones entre los diferentes estándares son también notables. Es probable que el factor «dependencia» sea importante, pero no es el único para determinar las necesidades de enfermería.

Los estándares son útiles en los estudios retrospectivos sobre productividad. Para saber si la enfermería de una unidad trabaja bien, estudiamos qué tipo de pacientes ha tenido y valoramos su dependencia, luego calculamos el tiempo estándar para cada tipo de paciente y el total de tiempo necesario, y lo comparamos con

Tabla 26-2. Estándares de tiempo de enfermería por tipo de servicio

Servicio	A	B	C	D
Medicina	3,4	2	2,5	3
Cirugía	3,5	3	3,5	3
Pediatría	4,6	2,5	3	4
Obstetricia	3	1,5	2	2,5

A, estudio realizado en Estados Unidos sobre 21 hospitales en 1947; B, estudio realizado por N. Garzón, Universidad Nacional de Colombia; C, Guía para la dotación de personal, M. Paetznick (Cuaderno de Salud Pública, OMS n.º 31); D, Gestión y administración hospitalaria (Barquín).

Tabla 26-3. Estándares de tiempo de enfermería por tipo de paciente

Dependencia	A	B	C
Mínima	1	2,5	1
Intermedia	2,5-3	4,5	2,5
Alta	6	12	3,5

A, guía para la dotación de personal, M. Paetznick (Cuaderno de Salud Pública, OMS n.º 31); B, Enfermería hospitalaria: planificación y dirección (C. Eseverri); C, Planificación y programación de servicios de enfermería (Cuaderno de Salud Pública, OMS n.º 44).

el tiempo disponible de personal de enfermería. Pueden ocurrir tres cosas: que el tiempo necesario y el disponible sean iguales, que sea mayor el disponible o que sea mayor el necesario. En el primer caso, la enfermería disponía de un tiempo equilibrado para las necesidades; si el tiempo disponible era más elevado, sobraba personal de enfermería, y si el tiempo necesario era superior, faltaba personal.

Los estándares son imprescindibles en los estudios de predicción. En estos estudios se calcula el tiempo de enfermería que necesitaremos para el próximo turno en función del plan de cuidados, pero si éste no está disponible, podemos utilizar los estándares de dependencia de los pacientes.

En los estudios de costes también se utilizan estándares; en vez de medir exactamente el tiempo dedicado por cada enfermera a cada paciente, se clasifica al paciente y se aplica el estándar.

Tipos de estándares

Existen varios tipos de estándares: PRN, Medicus, GRASP, NISS, etc. Cada sistema utiliza una metodología diferente.

El sistema PRN ha sido desarrollado en la Universidad de Montreal por el Equipe de Recherche Opérationelle en Santé, que ha elaborado un método de cálculo de las necesidades de enfermería denominado PRN. Este sistema se basa en tres módulos (tabla 26-4). La base del sistema PRN es considerar las actividades que deben realizarse para el paciente. Estas actividades se agrupan en ocho tipos de necesidades (tabla 26-5). Para cada tipo de necesidad se han determinado las posibles acciones de la enfermera y se han tipificado en 249 intervenciones de enfermería. Cada intervención se ha ponderado según un número de puntos. Cada punto representa un período de tiempo de 5 min. Por ejemplo, una observación de los signos vitales realizada de una a tres veces al día recibe 1 punto y una aten-

Tabla 26-4. Módulos del PRN

Cuidados directos. Son los realizados a la cabecera del enfermo
Cuidados indirectos. Son los realizados en otro lugar de la unidad de hospitalización
Información sobre el paciente. Comprende desde elaborar el *dossier* y el plan de enfermería, hasta comunicarse con el personal de enfermería y otro personal asistencial, etc.
Tareas administrativas. Son las propias de la organización de la unidad
Mantenimiento. Comprende todas las tareas de cuidado del material
Desplazamientos. Son contabilizados tanto con el enfermo como sin él

Tabla 26-5. Necesidades del paciente

Respiración
Alimentación e hidratación
Eliminación
Higiene
Movilización
Comunicación
Tratamientos
Métodos diagnósticos

ción en hemodiálisis recibe 21 puntos. En el sistema PRN se ha hecho el esfuerzo de pautar cada intervención de enfermería y calificarla con un número de puntos. Estos puntos son un estándar de utilización del tiempo de la enfermera.

El sistema Medicus clasifica a los pacientes en cinco niveles de dependencia a partir de 37 indicadores. El GRASP parte de la hipótesis de que 40-50 actividades de enfermería utilizan el 80% del tiempo y enfoca sobre éstas su estudio. Finalmente, el NISS utiliza un sistema de puntuar a los enfermos para los que requieren cuidados intensivos y otro para los médico-quirúrgicos.

Un estudio comparó estos cuatro sistemas mediante su aplicación al mismo grupo de enfermos, y encontró que cada sistema calculaba un tiempo de actividad de enfermería diferente y que las diferencias eran considerables. El sistema que requería más tiempo de enfermera por enfermo era el PRN (11,18 h/día), y el que menos, el Medicus (6,65 h/día): una diferencia del 68%.

Una alternativa a los estándares anteriores es calcular sólo los tiempos directos con el paciente, que son los que realmente varían con la dependencia. Éstos permiten calcular el tiempo directo con el paciente, y a partir de aquí puede calcularse el tiempo total de enfermera necesario. En un estudio de Stilwell, el tiempo directo de enfermería ocupa el 32% del total, y en el citado anteriormente de Hendrikson era el 31%.

El sistema del trabajo directo lo utilizó Stilwell para calcular los costes de los pacientes. Repartió el tiempo indirecto de enfermería entre los pacientes en proporción al tiempo directo. El razonamiento consistía en que si un paciente requiere mucho tiempo directo, también necesitará mucho tiempo de preparación. Finalmente, distribuyó el resto del tiempo de la enfermera por igual a cada enfermo, ya que no se justificaba que, por ejemplo, el tiempo de descanso de la enfermera se cargara más en un enfermo que en otro.

El procedimiento habitual para calcular estándares ha sido hacer un estudio detallado de varios pacientes con diversos niveles de dependencia, y medir el tiempo medio que una enfermera experta le dedica a cada uno. Si suponemos que esta enfermera trabaja bien, obtendremos un estándar, es decir, lo ideal. Uno puede calcular sus propios estándares o utilizar los calculados por otros. En este segundo caso hay que tener en cuenta que los estándares pueden depender de unas circunstancias diferentes de las nuestras y, por lo tanto, no ser comparables.

Cálculo del coste de enfermería

El personal es el recurso más importante de la división de enfermería de un hospital y, por consiguiente, es su principal fuente de coste. El control del coste de personal debe ser un objetivo principal del control de gestión de la dirección de enfermería.

A continuación se describe el cálculo de un indicador del coste del personal de enfermería que denominamos CHE (coste hora enfermera) y CHA (coste hora auxiliar). Este indicador nos servirá para calcular los costes de personal del departamento; también se presentan diversas aplicaciones del mismo.

Este apartado tiene como objetivo establecer una metodología general, que cada hospital debe adaptar a sus necesidades. Los datos de este apartado son puramente orientativos.

El cálculo del coste para el hospital de 1 h de enfermería se elabora a partir de los datos de coste anual de una enfermera, y se divide por el número de horas que la enfermera está presente en el hospital. Utilizamos un ejemplo numérico para aclarar conceptos:

Sueldo bruto anual	30.000 €
Seguridad Social (empresa) 32%	9.600 €
Coste anual	39.600 €

Realizamos el mismo cálculo teórico para una auxiliar:

Sueldo bruto anual	20.000 €
Seguridad Social (empresa) 32%	6.400 €
Coste anual	26.400 €

Se ha realizado solamente un ejemplo teórico para explicar la metodología. En un caso real deben incluirse todos los costes relacionados con el personal: complementos, beneficios sociales, etc.

El tiempo de dedicación del personal es el que realmente dedican al puesto de trabajo, por eso debe descontarse el absentismo.

Horas anuales según convenio	1.700
Absentismo 8%	136
Horas reales	1.564

Las horas anuales son las contratadas en el convenio colectivo o similar. En este caso hay un elemento importante, que consiste en que muchos hospitales contratan horas diferentes según sea el turno de día o de noche. En este caso puede calcularse un coste de día y uno de noche. El absentismo se calcula de acuerdo con las horas no trabajadas, sea cual fuere el motivo:

$$\frac{\text{Coste anual}}{\text{Horas}} = \frac{39.600 \ €}{1.564} = 25,32 \ € = \text{CHE}$$

$$\frac{\text{Coste anual}}{\text{Horas}} = \frac{26.900 \ €}{1.564} = 16,88 \ € = \text{CHA}$$

En este ejemplo, el coste por hora de enfermera es 25,32 € y el coste por hora de auxiliar es 16,88 €.

El CHE y el CHA varían en proporción directa al sueldo y otros costes sociales, y en proporción inversa al número de horas contratadas y a la productividad.

Ejemplos de cálculos de coste

El coste por hora de enfermera/auxiliar es útil para hacer diversos cálculos de coste en el área de enfermería.

Cálculo del coste de una unidad. Supongamos que la unidad de medicina tiene 30 camas y una plantilla de 2 enfermeras por la mañana, dos por la tarde y una por la noche. Los turnos son de 7 h por la mañana y por la tarde, y 10 h por la noche. Las horas de enfermera diarias de esta unidad son 38 y las horas anuales son 13.870. Podemos calcular el coste de personal de esta unidad multiplicando las horas totales por el CHE. El coste anual del personal de enfermería de la unidad de medicina es 351.188 €.

Coste de una actuación de enfermería. El método PRN estipula una serie de puntos estándar para diversas actividades de enfermería, y cada punto está asociado a un tiempo de 5 min. Con estos datos podemos calcular el coste en personal de diversas acciones. El método PRN otorga 8 puntos a una alimentación parenteral total y 21 puntos a una hemodiálisis. Con nuestros datos, la primera acción cuesta 16,88 €, y la segunda, 44,31 €

Cálculo del coste de un paciente. Vamos a calcular el coste de personal de enfermería absorbido por un paciente que suponemos que ha estado ingresado 10 días en la unidad de medicina interna:

1. *Primer método.* Un estudio realizado por el profesor Barquín (tabla 26-2) proponía que los pacientes de las unidades de medicina recibían una media de 3 h diarias de cuidados de enfermería. En nuestro caso, el paciente que está 10 días en la unidad recibiría 30 h, lo cual, multiplicado por el CHE, nos da un coste de 760 €.
2. *Segundo método.* Un estudio de la Organización Mundial de la Salud (OMS) (tabla 26-3) proponía que un enfermo en un nivel de dependencia mínima utilizaba 1 h al día de enfermera; en un nivel intermedio, 2,5 h, y en un nivel alto, 6 h. Supongamos en nuestro caso que el paciente haya sido de nivel alto durante 2 días, de nivel medio durante 4 días y de nivel mínimo durante 4 días. En este caso, el número global de horas es 26 y el coste del paciente es 658 €.

Cálculos similares sirven para el personal médico y resto de personal.

BIBLIOGRAFÍA

Fernández Collado E. Desarrollo del producto enfermero en la línea asistencial. Gestión Hospitalaria 1996;1.

Hendrikson G. How nurses do use their time? JONA 1990;20:31-7.

Montesinos A. Les domaines et les niveaux de dépendence des malades hospitalisés. Gestions hospitalières 1986;257:427-30.

O'Brien-Pallas L. Different systems, different costs? JONA 1992;22:17-22.

OMS. Enfermería en acción. Madrid: Ministerio de Sanidad y Consumo, 1993.

Osakidetza/Servicio Vasco de Salud. Cuidados de enfermería estandarizados. Eusko Jaurlaritza/Gobierno Vasco, 1996.

Stilwell JA, Hawley C. The costs of nursing care. J Nurs Management 1993;1:25-30.

Yarritu Fernández C. Modelo de gestión: gestión de enfermería para la reforma sanitaria. Gestión Hospitalaria 1994;4.

27

La bioética en la gestión hospitalaria

M. Casado

INTRODUCCIÓN

En los últimos años, las sociedades de nuestro entorno viven un importante proceso de revalorización de todo aquello relacionado con la ética que, en el terreno de las ciencias de la vida, se manifiesta en la pujanza de la bioética. Se habla de crisis de valores, pero lo ético «vende bien». No hace mucho era raro hacer referencia al papel de los valores y de la ética en la actividad de la empresa, o en el terreno de la gestión y la administración. Sin embargo, sociólogos e historiadores ya se habían ocupado de estas cuestiones; Max Weber, por ejemplo, destacó el papel crucial desempeñado por la ética protestante en el desarrollo de la economía capitalista; sus análisis sobre el lugar de estos valores en el auge de la industrialización y del capitalismo resultan todavía de un interés considerable, en especial si se asocian, como hacen reputados economistas, al papel de la ética confuciana en el gran progreso industrial y económico de los países asiáticos, que representan un exponente reciente del éxito de la economía de mercado en culturas no protestantes. Actualmente se acepta que los valores poseen una influencia determinante en las actuaciones de las empresas y de la administración. Incluso se han llevado a cabo estudios empíricos que han puesto de manifiesto la importancia de los valores para la prosperidad de la sociedad, hasta el punto de que el desarrollo de una adecuada moral empresarial es uno de los retos a los que se enfrentan actualmente muchos países. Los valores capitalistas, que incluyen la moralidad en el negocio, la credibilidad y la satisfacción por la calidad del trabajo bien hecho, se convierten en centrales para el buen funcionamiento del sistema ya que, si no existe confianza mutua en las relaciones y se contravienen fácilmente las obligaciones contractuales, la necesidad de aplicación coactiva de las leyes se convierte en perentoria. Incluso la tendencia a la corrupción tiene una estrecha relación con la existencia, o no, de pautas empresariales y modos de conducta profesional socialmente aceptados.

En este contexto se enmarca la aparición y el actual auge de la disciplina de la bioética en las organizaciones sanitarias, ya que el cuidado de los aspectos bioéticos de la práctica hospitalaria incide de manera notoria en la mejora de la calidad, en el respeto de los miembros de los equipos por las cuestiones de confidencialidad y autonomía de los usuarios, y en la transparencia y justificación de las decisiones. El análisis y la atención de los aspectos bioéticos en la actuación diaria genera hábitos de buena práctica y consenso sobre los valores que se han de promover y respetar.

LOS CAMBIOS CIENTÍFICOS Y SOCIALES COMO ORIGEN DE LA BIOÉTICA

Resulta ya habitual indicar que los adelantos biotecnológicos han supuesto cambios muy importantes en la vida diaria, y se han introducido en el mundo de la medicina de tal forma que sus repercusiones están cuestionando los patrones de conducta utilizados habitualmente. Las posibilidades de intervención en el ámbito de la biomedicina son tantas que han obligado a reabrir el debate sobre cuáles son y cuáles deberían ser los fines de la propia medicina y, con frecuencia, se detecta entre el personal sanitario una actitud ambivalente que llega a cuestionar aspectos de la biotecnología que anteriormente se habían aceptado sin discusión. Las aportaciones de las ciencias biomédicas en el campo de la prevención, el diagnóstico y el tratamiento de las enfermedades han cambiado la consideración no sólo de qué es la enfermedad sino, incluso, del concepto de muerte, y entre la opinión pública coexisten tendencias de rechazo y de aceptación incondicional de los adelantos, según puede constatarse, por ejemplo, en los datos que aportan los eurobarómetros. Tanto es así que, a la tradicional exigencia de rigor científico, le ha sucedido la reivindicación del análisis ético de las consecuencias de lo que se hace e incluso de la misma actividad que se desarrolla.

Por otra parte, se ha señalado que la sociedad de este país es una sociedad plural. El pluralismo es un hecho en esta sociedad y, además, es un valor social y jurídicamente asumido como tal; la Constitución así lo recoge. No se vive con un código de conducta y de valores homogéneo. No existe un único modo de realizar y valorar las cosas. No se aceptan criterios dogmáticos, pautas externas, ni morales vinculantes, válidas para todos; no se cuenta en la actualidad con un sistema de moralidad positiva, autoevidente, interiorizada por todos. Se acepta que puede haber diversas maneras de ver las cosas y que —si no todas— algunas de ellas pueden ser legítimas y valiosas. La coexistencia de consideraciones diversas, incluso difícilmente compatibles, de un mismo asunto, obliga a buscar el acuerdo a la hora de decidir, de ahí que se hable tanto de consenso y de establecer marcos procedimentales que permitan alcanzar compromisos. Al mismo tiempo, del disenso surge una demanda de legislación: puesto que no es posible el acuerdo, que lo establezca el Derecho; se atribuye así al Derecho un papel de zanjar la discusión. Es indudable que el ordenamiento jurídico posee esta función de resolución de los conflictos, pero por otra parte es bien cierto que la existencia de una norma no dirime definitivamente la cuestión: el debate social continúa y la aplicación misma de la norma puede dar lugar a nuevos conflictos.

Asimismo, el reconocimiento de la autonomía de las personas —cuestión central en el ámbito moral y en el jurídico— va extendiéndose a nuevos campos. Así sucede en el terreno de la sanidad, tradicionalmente regida por el principio de beneficencia y por la idea de que el médico —como experto en enfermedades— era quien tomaba las decisiones, ya que era quien sabía del asunto. Actualmente, las relaciones sanitarias experimentan importantes cambios derivados de múltiples factores; uno de ellos es la masificación e impersonalización en que desarrollan su actividad los grandes hospitales, que han contribuido al deterioro de un modelo de relaciones médico-paciente basadas en la confianza y obligan a no presuponer cuál es la opinión de ninguna de las partes implicadas en la misma, dado que la relación se desarrolla entre desconocidos cuya jerarquía de valores no puede ser presupuesta ya que, como se ha mencionado, la sociedad de la que ambos provienen no es homogénea. A esto se añade que el concepto mismo de salud ha pasado de centrarse en la ausencia de enfermedad a basarse en la idea del bienestar de los sujetos, según la definición de la Organización Mundial de la Salud (OMS). Esto implica que sea el paciente el más indicado para definir su propio bienestar (y no un «técnico externo», como corresponde si el eje se encuentra situado en la enfermedad).

Todas estas circunstancias tan diversas han colaborado a la aparición y al auge de esta nueva disciplina, la bioética, que se inició en los países anglosajones en la década de 1970 y que ha florecido más tardíamente en los de nuestro ámbito, probablemente debido a las distintas tradiciones latina y anglosajona por lo que se refiere a la libertad de conciencia, al libre examen de los problemas morales y al respeto del principio de autonomía.

LA BIOÉTICA: SUS PRINCIPIOS Y SU RELACIÓN CON LOS DERECHOS HUMANOS

La necesidad de ofrecer respuestas a los nuevos problemas derivados de las aplicaciones de la biotecnología fue el origen de la bioética como disciplina que tratase de relacionar los distintos campos del conocimiento y que aproximase a científicos y filósofos, superando así el tradicional aislamiento disciplinario. Una nueva disciplina que salvase las fronteras de materias encerradas en sí mismas, e incluso a veces enfrentadas, y que fuese capaz de crear un lenguaje común con el que abordar los nuevos problemas de manera multidisciplinaria. La bioética aparece y se desarrolla en una sociedad que —como se ha indicado anteriormente— se define por ser plural e incluso multicultural, dentro del marco de sistemas liberales y socialdemócratas en los cuales la autonomía individual, el respeto a la persona y sus derechos se erigen en valores primordiales, y en los que no resultan admisibles las respuestas basadas en el valor de una autoridad externa puesto que la aceptación de los distintos puntos de vista forma parte de los valores que la sociedad asume y protege. Por eso la bioética se centra en la defensa de estos principios en el ámbito de la biotecnología y la biomedicina.

Evidentemente, el contenido de la reflexión es materialmente *bio:* las repercusiones en el terreno de la vida de los avances de las biotecnologías y de la biomedicina, que ocasionan conflictos para los que no siempre sirven las viejas respuestas dadas por los hombres a las grandes cuestiones sobre la vida y la muerte y las relaciones entre los hombres. No obstante, las cuestiones bioéticas no son sólo morales; la respuesta individual —moral— no es suficiente, se requiere una reflexión colectiva puesto que de la respuesta que se adopte dependerá la forma de vida y de sociedad que se genere. La bioética tiene, además, un alto contenido político que trasciende a las meras implicaciones de la decisión ética o de la moral individual; las biotecnologías plantean dilemas cuya decisión implica optar por un estilo de vida frente a otros, por un modelo determinado de sociedad, lo que sin duda constituye una opción política. Por otra parte, la bioética precisa del bioderecho. Dado que los planteamientos y soluciones adoptados ante un problema pueden ser diversos, en ocasiones el acuerdo no se produce y es preciso que venga el Derecho a establecerlo. Se entiende aquí el Derecho como un sistema de organización social y de tratamiento de los conflictos. Este punto de vista ante el Derecho tiene en cuenta, más que los aspectos meramente represivos, sus funciones promocionales y educativas, propias del Estado de Derecho actual.

La bioética así entendida se convierte en ámbito de debate y reflexión sobre las biotecnologías desvinculado del discurso dogmático. Parte de considerar como el único acuerdo general aceptable el que establece el derecho a discrepar, a no estar de acuerdo y a no imponer otro límite que el respeto a los derechos humanos, amparados por las constituciones y los instrumentos internacionales. Esta concepción de la bioética, pluridisciplinaria, plural y laica, insiste en la necesidad de racionalidad en la discusión. Para ello es necesaria la información que, en primer lugar, deben comunicar los científicos que conocen los auténticos problemas puesto que trabajan materialmente con las tecnologías que cuestionamos. Después, con estos datos, la reflexión debe hacerse en común, aportando cada una de las disciplinas sus específicas herramientas de análisis: antropológicas, sociológicas, jurídicas, éticas, etc. Información y transparencia son requisitos necesarios para la toma democrática de las decisiones que a todos nos afectan.

Puede decirse que existen diversos puntos de anclaje a la hora de tomar decisiones y establecer las bases para la reflexión sobre los problemas bioéticos, los fundamentales son: los principios de la bioética y el respeto y la promoción de los derechos humanos reconocidos.

Principios de la bioética

Es habitual en la toma de decisiones sanitarias acudir a la ayuda de los denominados principios de la bioética, aunque conviene destacar que la actividad de los profesionales sanitarios, desde Hipócrates hasta nuestros días, siempre se ha regido por normas éticas y códigos deontológicos.

En general, el modelo de relación que establecían se basaba en el criterio de beneficencia, lo que configuraba de manera paternalista la relación médico-paciente. Fue a partir de las directrices establecidas en el Informe Belmont sobre los «Principios y orientaciones para la protección de sujetos humanos en la experimentación» cuando se definieron los principios de autonomía, beneficencia, no maleficencia y justicia, y fueron considerados como vinculantes en el ámbito de la experimentación humana para el que inicialmente se habían definido, y en cualquier ámbito de la biomedicina en el que se presenten problemas que impliquen valores. Precisamente en torno a estos principios puede afirmarse que se ha ido constituyendo la bioética como disciplina y, sobre todo, a partir de la obra de Beauchamp y Childress, la teoría de los principios éticos de autonomía, beneficencia, no maleficencia y justicia, ha proporcionado un lenguaje común para analizar y resolver los conflictos éticos en el campo sanitario.

El principio de autonomía, que el Informe Belmont denominaba «principio de respeto a las personas», es el eje de la argumentación moral y el principio sobre el que pivotan las relaciones jurídicas y políticas en la actualidad. Su introducción en el ámbito de la sanidad es uno de los factores fundamentales del cambio al que asistimos. En España fue la Ley General de Sanidad la que se encargó de consagrarlo, constituyendo uno de los ejemplos en que el cambio normativo se adelantó a la realidad social; quizá sea ésta la razón fundamental por la que las políticas del consentimiento informado han generado reticencias a la hora de su implantación efectiva. La autonomía de los ciudadanos, pacientes también, debe ser respetada como regla. Sólo cede este principio si existen razones —que hay que justificar— que permitan declarar a un individuo como no autónomo o con una autonomía disminuida. El respeto al principio de autonomía posee numerosas implicaciones para el personal sanitario; la fundamental se concreta en la obligación de proporcionar al paciente la información relevante para que pueda tomar decisiones con conocimiento de causa, a menos que el paciente indique que prefiere no saber, y en no mentir sobre el diagnóstico ni el pronóstico. Otro aspecto de las consecuencias del respeto a la autonomía del paciente se materializa en el respeto a la intimidad y confidencialidad, así como la fidelidad en el cumplimiento de las promesas o compromisos contraídos con el paciente.

El principio de no maleficencia obliga a no perjudicar *(primum non nocere)*. Debe tenerse en cuenta que no producir perjuicios es distinto de producir beneficios, aunque el análisis del principio de no maleficencia suele realizarse de forma conjunta con el de beneficencia. De este principio pueden deducirse importantes implicaciones para los profesionales sanitarios, desde la obligación de formación actualizada para el ejercicio profesional hasta la evitación de una medicina defensiva que puede ser yatrogénica. Por otra parte, el principio de beneficencia establece la obligación de proporcionar un beneficio al paciente. El problema que se plantea es la determinación de qué es beneficio, ya que con frecuencia surgen divergencias entre el criterio profesional y las preferencias del paciente; por este motivo, las decisiones basadas exclusivamente en el principio de beneficencia suelen ser discutibles, en especial si chocan con los principios de autonomía y de justicia.

El principio de justicia es la gran piedra de toque a la hora de introducir criterios sociales en la reflexión bioética; así sucede, por ejemplo, en la asignación y priorización de los recursos y en los casos en los que intervienen derechos de terceros. La distribución y la priorización de recursos sanitarios se realizan en los Presupuestos Generales del Estado, decisión política que puede contribuir a incrementar o disminuir las desigualdades existentes en toda sociedad, dado que tiene repercusiones evidentes en los pacientes individuales. Conviene destacar que las decisiones adoptadas en el terreno de la política sanitaria se justifican sobre la base del principio de justicia, mientras que las que se enmarcan en la relación médico-enfermo se basan fundamentalmente en los principios de autonomía y de beneficencia, si bien, cuando éstos entran en conflicto, es el principio de justicia el que puede determinar la decisión correcta. En todos los supuestos que afectan al principio de justicia interesa determinar cuál es el papel que se está desempeñando respecto de la situación de conflicto, puesto que es distinto que la decisión que hay que adoptar haya de ser tomada por un sujeto en tanto que médico de un paciente concreto, en cuyo caso —como se ha indicado— la primera obligación es respecto de ese paciente, o si se trata de una decisión que corresponde al sujeto en tanto que encargado de gestionar unos recursos, del tipo que sean, que afectará a diversos individuos y tendrá carácter general, en cuyo caso la exigencia será de racionalidad y eficacia de la medida. Por otra parte, el médico, además de actuar como profesional respecto de sus pacientes, es miembro de un colectivo profesional, y como tal puede presionar para que la corporación médica adopte unas actitudes u otras; asimismo, es ciudadano y en tanto que tal, el ejercicio de sus derechos (p. ej., el del voto) le permite apoyar aquellas opciones que estima preferibles y que repercuten directamente en el establecimiento de modelos sanitarios y en el hecho de favorecer a unas u otras actitudes. Es conveniente evitar la mezcla de los distintos planos a la hora de la decisión. Debe deslindarse en calidad de qué se está tomando dicha decisión; el gestor, por ejemplo, como decisor general que es, debe atender al bien común, mientras que el médico tiene que atender al bien de cada individuo concreto, que es su paciente.

Los derechos humanos como marco para la bioética

Los derechos humanos constituyen el criterio regulador de las aplicaciones biotecnológicas que propician el respeto a la libertad, a la igualdad y a la dignidad de todos y cada uno de los seres humanos. Por eso son el primer criterio inspirador de cualquier normativa, tanto jurídica como ética. Conviene destacar que la aceptación generalizada de determinadas normas éticas de conducta puede llegar a convertirlas en normas jurídicas, a través de procedimientos institucionalizados previamente, pero que respecto a los criterios que hay que adoptar ante las consecuencias de los descubrimientos biotecnológicos y sus aplicaciones, ese consenso no se ha producido como se ha señalado. Pese a ello, es necesario decidir cuál es la conducta procedente ante determinados hechos, para lo cual el criterio ético-jurídico más idóneo es acudir al marco que proporciona el reconocimiento de los derechos humanos, que han evolucionado a lo largo de la historia de manera que su contenido se ha ido ampliando paso a paso. Desde el núcleo inicial —la reivindicación de no ser detenido arbitrariamente y obtener un proceso con arreglo a normas legalmente establecidas— fueron articulándose los derechos individuales, de libertad de religión, de opinión, de pensamiento, hasta irse configurando los derechos de participación política, como la libertad de asociación y el sufragio universal. Posteriormente, con la aparición y el desarrollo del Estado asistencial, se fueron reconociendo derechos socioeconómicos que requieren del Estado, no ya una abstención, sino el establecimiento de políticas activas para la promoción de condiciones que hagan efectivos, materialmente, los derechos ya declarados de manera formal.

La historia demuestra la necesidad de contar con un sistema internacional de tutela que permita demandar a los Estados ante instancias efectivamente independientes. Así, a los procesos de constitucionalización de los derechos fundamentales se suma un proceso de internacionalización del reconocimiento y la protección de los derechos humanos. En esta línea se desarrolla la labor continuada del Consejo de Europa, cuya principal misión es velar por la promoción de los derechos humanos en los Estados miembros y la de propiciar una armonización entre sus legislaciones al respecto, y que tiene un destacado papel en la elaboración de disposiciones sobre problemas bioéticos.

En general, las transformaciones del Derecho —también en el ámbito de los derechos humanos— se orientan en el sentido de la armonización normativa. En campo del bioderecho, esta tendencia constituye una exigencia insoslayable dado que las regulaciones de alcance únicamente nacional resultan insuficientes para atender cuestiones como las derivadas de las nuevas tecnologías genéticas, o las de la crisis ecológica. En este sentido, se han consolidado diversas iniciativas que tratan de completar la Declaración Universal de los Derechos del Hombre y también el sistema de protección europeo, como el «Convenio para la Protección de los Derechos del Hombre y de la dignidad del ser humano con respecto a las aplicaciones de la Biología y la Medicina», propiciado por el Consejo de Europa —y vigente en nuestro país desde el 1 de enero de 2000—, o como la «Declaración Universal sobre el Genoma Humano», elaborada bajo los auspicios de la UNESCO. Es obvio que las nuevas posibilidades de violación de los derechos humanos requieren que las declaraciones de carácter general sean completadas mediante convenios y regulaciones específicos que contemplen los más recientes derechos y también los despliegues y derivaciones de los tradicionalmente reconocidos, y así sucede con los conflictos que suscita la irrupción de las biotecnologías en la protección de los derechos de la persona. Interesa poner de manifiesto que nos encontramos frente a un proceso no acabado; cada uno de los pasos dados constituye un avance en la defensa de la libertad y en la protección de la dignidad humana, pero nunca constituyen el logro definitivo y acabado de la meta.

Así, la libertad, la igualdad, la justicia y el pluralismo, como valores constitucionales en los que se asienta la convivencia social, son también principios rectores de la bioética, y los derechos de los pacientes pueden ser considerados como parte integrante del despliegue de derechos derivados de los derechos humanos. La Ley General de Sanidad[1] promulga un conjunto de derechos que conciernen a las Administraciones públicas por lo que se refiere a las prestaciones que deben establecerse, pero que también resultan vinculantes en el terreno de los servicios sanitarios privados en todo lo demás; en este sentido, también es preciso tener en cuenta lo establecido por la Ley de Cohesión y Calidad del Sistema Nacional de Salud[2]. Además, a partir del artículo 43 de la Constitución, que establece el denominado derecho a la salud, se confiere a los poderes públicos la organización y tutela de la salud pública mediante la prestación de los correspondientes servicios y el establecimiento de medidas preventivas. También en este sentido, el Departament de Sanitat i Seguretat Social de la Generalitat de Catalunya estableció la obligatoriedad de disponer de una carta de derechos de los pacientes para

[1]Véase la Ley 14/1986, de 25 de abril, General de Sanidad, de 29 abril 1986 (BOE 101/1986), especialmente los artículos 10 y 11.

[2]Véase la Ley 16/2003, de 28 de mayo, de Cohesión y Calidad del Sistema Nacional de Salud (BOE 128/2003, de 29 de mayo) que recoge en su artículo 4 los derechos de los ciudadanos en el conjunto del Sistema Nacional de Salud, y cuyo Capítulo Primero refiere las Prestaciones.

aquellos hospitales que deseasen ser acreditados, especificándose los derechos básicos en la propia norma de acreditación[3].

En la evolución de la sociedad y del derecho hacia un reconocimiento cada vez mayor de la autonomía de los pacientes constituye un hito la Ley 41/2002, de 14 de noviembre, reguladora de la autonomía del paciente[4]. Son especialmente relevantes el artículo 8, que trata sobre el consentimiento informado, y el artículo 9. 3 c), que trata sobre el reconocimiento de la voluntad de los menores a quienes a partir de los 16 años se confiere una «mayoría de edad sanitaria»[5]. Además de esta ley estatal, que tiene el carácter de norma básica, existen numerosas Leyes autonómicas sobre derechos y deberes usuarios del sistema sanitario[6].

En este proceso hacia la garantía de la autonomía del ciudadano en sanidad es de especial relevancia que la Carta de los Derechos Fundamentales de la Unión Europea recoja, entre los derechos fundamentales, el consentimiento informado en el ámbito sanitario, reconocimiento efectuado por la Constitución Europea[7].

En todo este proceso hay que mencionar la importancia del papel desempeñado por las diversas cartas de derechos de los usuarios-pacientes. Entre ellas destacan la «Declaración sobre la promoción de los Derechos de los Pacientes

---

[3]Orden, de 10 de julio de 1991, por la que se regula la acreditación de los centros hospitalarios (DOGC 1477/1991, de 7 de agosto).

[4]BOE 274/2002, de 15 de noviembre.

[5]Artículo 9. 3 c): «Cuando se trate de menores no incapaces ni incapacitados, pero emancipados o con dieciséis años cumplidos, no cabe prestar el consentimiento por representación».

[6]La primera de ellas fue la norma catalana Ley 21/2000, de 29 de diciembre, sobre los derechos de información concerniente a la salud y la autonomía del paciente, y a la documentación clínica (DOGC 3303/2001, de 11 de enero). Posteriormente se aprueban: Ley 12/2001, de 21 de diciembre, de Ordenación Sanitaria de Madrid (BOCM 306/2001, de 26 de diciembre); Ley 8/2003, de 8 de abril, sobre derechos y deberes de las personas en relación con la salud de la Comunidad de Castilla y León (BOCL 71/2003, de 14 de abril), y Orden SBS/1325/2003, de 3 de septiembre, por la que se publican las cartas de derechos y deberes de las Guías de información al usuario (BOCL 205/2003, de 22 de octubre); Ley 5/2003, de 4 de abril, de Salud, de la Comunidad Autónoma de las Islas Baleares (BOIB 55/2003, de 22 de abril); Ley 1/2003, de 28 de enero, de derechos e información al Paciente de la Comunidad Valenciana (DOGV 4430/2003, de 31 de enero); Decreto 175/1989, de 18 de julio, por el que se aprueba la carta de derechos y obligaciones de los pacientes usuarios del Servicio Vasco de Salud. Además, estas dos comunidades autónomas han incluido la «Carta de Derechos y Deberes de los Usuarios» en una norma específica, y también se publican las cartas de derechos y deberes en las Guías de información al usuario mediante las siguientes normas: Ley 12/2001, de 21 de diciembre, de Ordenación Sanitaria (BOCM 306/2001, de 26 de diciembre); Ley 8/2003, de 8 de abril, sobre derechos y deberes de las personas en relación con la salud de la Comunidad de Castilla y León (BOCL 71/2003, de 14 de abril); Orden SBS/1325/2003, de 3 de septiembre (BOCL 205/2003, de 22 de octubre); Ley 5/2003, de 4 de abril, de Salud, de la Comunidad Autónoma de las Islas Baleares (BOIB 55/2003, de 22 de abril); Ley 1/2003, de 28 de enero, de derechos e información al Paciente de la Comunidad Valenciana (DOGV 4430/2003, de 31 de enero), y Decreto 175/1989, de 18 de julio, por el que se aprueba la carta de derechos y obligaciones de los pacientes usuarios del Servicio Vasco de Salud.

[7]Diario Oficial n.º C 364, de 18 de diciembre de 2000; págs. 0001-0022.

en Europa» de la Oficina Regional Europea de la OMS[8], así como la «Carta Europea de Derechos de los Pacientes» aprobada en Roma, noviembre de 2002, y muy especialmente la elaborada por la red Active Citizenship Network, presentada en Bruselas el 15 de noviembre de 2002, que enumera los principios que deberán ser referencia para armonizar los sistemas de salud en defensa de los derechos de los ciudadanos-pacientes, inspirándose en el artículo 35 de la «Carta de Derechos Fundamentales de la Unión Europea» antes mencionada, que estipula lo siguiente: «Toda persona tiene derecho a la prevención sanitaria y a beneficiarse de la atención sanitaria en las condiciones establecidas por las legislaciones y prácticas nacionales. Al definirse y ejecutarse todas las políticas y acciones de la Unión se garantizará un alto nivel de protección de la salud humana».

También en el ámbito regional y autonómico es preciso señalar un fuerte movimiento a favor de los derechos de los pacientes que se plasma en la elaboración de diversas cartas como la «Carta de Drets i Deures dels ciutadans en relació amb la salut i l'atenció sanitària», del Departament de Sanitat de la Generalitat de Catalunya[9], la «Carta de Derechos y Deberes de los Pacientes y Usuarios del Sistema Sanitario» de la Comunidad de Madrid[10], así como las anteriormente mencionadas[11]. Es preciso señalar la existencia de la figura del Defensor del Paciente, de reciente creación, en varias comunidades autónomas y con distintas denominaciones[12].

Existen distintos aspectos que estas cartas de derechos de los pacientes toman generalmente en consideración: el respeto a la autonomía y libertad del paciente, a la intimidad y la confidencialidad —en sus distintas facetas como, por ejemplo, en referencia a la historia clínica—, la protección ante la investigación o ante cualquier posible discriminación y, naturalmente, al correcto funcionamiento de los servicios asistenciales con el grado de calidad requerido. De la mayor importancia son los derechos que se concretan en el denominado consentimiento informado, entendiendo por tal el derecho a ser informado y a elegir entre las distintas opciones de las que se dispone con el necesario conocimiento de causa, con las consabidas excepciones de riesgo para la salud pública, falta de capacidad o urgencia que tanto juego han prestado a la bibliografía especializada en torno al tema. Además, es importante tomar conciencia de que la tendencia general es hacia la mayor aceptación de los efectos de la autonomía, tanto en lo que respecta a la admisión de decisiones previas y testamentos vitales como en cuanto a la toma en consideración de la voluntad de los menores en la medida de lo posible, según su grado de madurez.

---

[8]Copenhague, 1994 (EUR/ICP/HLE 121).

[9]Aprobada con carácter de documento programático en la sesión del Consejo Ejecutivo de la Generalitat de Catalunya el 24 de julio de 2001.

[10]Declaración de Pacientes de Madrid. Defensor del Paciente. Octubre de 2004 (Consejería de Sanidad, Publicaciones. Disponible en: www.madrid.org).

[11]Véase nota 6.

[12]Para la Comunidad de Madrid, Defensor del Paciente; en La Rioja o Extremadura, Defensor del Usuario del Sistema Público; en Canarias, Oficina de Defensa de los Derechos de los Usuarios Sanitarios, etc.

UTILIDAD DE LA BIOÉTICA EN LA GESTIÓN SANITARIA DE CALIDAD

Toda gestión aspira a la eficiencia y a la máxima calidad en su ámbito de actuación, y en el caso de la gestión hospitalaria, esto implica la búsqueda tanto de los mejores resultados en cuanto a la salud de los pacientes como la optimización de las relaciones económicas. En ambas facetas las consideraciones éticas resultan de capital importancia. Así se pone de manifiesto incluso en las principales normas de acreditación actualmente utilizadas. Por ejemplo, los estándares de acreditación de hospitales de la Joint Commission dedican especial atención a las pautas éticas, tanto en cuanto al respeto de los valores de los pacientes como en cuanto a las prácticas de carácter económico.

Es importante tener en cuenta que el respeto a la autonomía de los pacientes, de su dignidad y valores, con todo lo que conlleva respecto a la información, el acceso a la asistencia, el respeto a los derechos de los pacientes y del público en general, constituyen un marchamo de calidad, además de ser exigencias éticas y jurídicas. Desde este punto de vista, la bioética desempeña un papel crucial en la calidad de la asistencia hospitalaria y, aunque sólo fuera por esto, una gestión de calidad debe tomar en consideración sus problemas. De este modo, entre los aspectos que han de tenerse en cuenta para una buena gestión hospitalaria se encuentra el establecimiento de espacios para el tratamiento de las cuestiones bioéticas, así como el establecimiento de una metodología para abordar los conflictos que puedan surgir protocolizando, en la medida de lo posible, estas funciones.

Entre los principales problemas éticos que han de preverse, y para los que la gestión del hospital ha de tener una respuesta general y clara, se encuentran, en primer lugar, todos aquellos que derivan de la autonomía del paciente, como, por ejemplo, el establecimiento de una política realista sobre el consentimiento informado y las voluntades anticipadas, aspecto que cada vez va adquiriendo mayor importancia a medida que se cuenta con apoyo normativo[13]. Asimismo, son

---

[13]Sobre Voluntades Anticipadas, además de su reconocimiento en la Ley 14/2002, y en el Convenio de Derechos Humanos y Biomedicina, existen numerosas normativas en las diferentes autonomías:

1. Cataluña: Ley 21/2000, de 29 de diciembre, sobre los derechos de información concerniente a la salud y la autonomía del paciente, y a la documentación clínica (DOGC 3303/2001, de 11 de enero) y Decreto 175/2002, de 25 de junio, del Registro de Voluntades Anticipadas (DOGC n.º 3665, de 27 de junio).
2. Navarra: Ley Foral 11/2002, de 6 de mayo, sobre los derechos del paciente a las voluntades anticipadas, a la información y a la documentación clínica (BON 58/2002, de 13 de mayo) y Decreto 140/2003, de 16 de junio, del Registro de Voluntades Anticipadas (BON 81/2003, de 30 de junio).
3. País Vasco: Ley 7/2002, de 12 de diciembre, de voluntades anticipadas en el ámbito de la sanidad (BOPV 248/2002, de 30 de diciembre) y Decreto 270/2003, de 4 de noviembre, por el que se crea y regula el Registro Vasco de Voluntades Anticipadas (BOPV 233/2003, de 28 de noviembre).
4. Aragón: Decreto 100/2003, de 6 de mayo, por el que se aprueba el Reglamento de organización y funcionamiento del Registro de Voluntades Anticipadas (BOA 64/2003, de 28 de mayo).

relevantes los aspectos que tratan sobre la protección de su intimidad —los datos sanitarios, que son especialmente sensibles en todas sus facetas, el acceso a las historias clínicas—, de la necesidad de protección de los pacientes en la investigación y experimentación clínica, además de la previsión sobre las cuestiones implicadas en la donación y trasplante de órganos y tejidos, la limitación del esfuerzo terapéutico en determinadas circunstancias, el diagnóstico prenatal, la medicina genética y tantas otras cuestiones que plantean interrogantes éticos a las ciencias biomédicas.

Conviene establecer diversos niveles para afrontar el tratamiento de estas cuestiones. Por una parte, incentivar el respeto de los principios de la bioética y de los derechos de los enfermos. Por otra, disponer anticipadamente el establecimiento de las adecuadas metodologías y canales de discusión, que permitan aplicarlos en cada uno de los casos y en cada una de las facetas en que sea necesario hacerlo. La previsión, la anticipación de los conflictos, la transparencia en el debate y en la toma de decisiones requieren establecer instancias precisas que tengan encomendados estos cometidos. Tal es la misión de los distintos comités de ética, que la gerencia puede y debe apoyar en la seguridad de que la actuación conforme a los estándares éticos beneficiará a la institución, además de a los pacientes, dado que redundará en el aumento de la calidad de la asistencia prestada con la consiguiente satisfacción de los usuarios.

El tratamiento de todos y cada uno de estos aspectos desborda ampliamente las posibilidades de una introducción a la bioética como la encomendada a este capítulo, siendo propia de monografías y textos especializados. Es suficiente con señalar la existencia de aquellos aspectos que más interesan a aquel gestor que desea propiciar la máxima calidad de los servicios de su hospital y, al final del capítulo, suministrar una bibliografía seleccionada que permita profundizar en ellos a quienes lo deseen. Por este motivo, la explicación que sigue se centrará en dos de los aspectos que pueden resultar idóneos para canalizar la preocupación ética en la gestión hospitalaria: los comités de ética y los códigos éticos.

---

5. Andalucía: Ley 5/2003, de 9 de octubre, de declaración de voluntad vital anticipada (BOJA 210/2003, de 31 de octubre) y Decreto 238/2004, de 18 de mayo, por el que se regula el Registro de Voluntades Vitales Anticipadas de Andalucía (BOJA 104/2004, de 28 de mayo).

6. Valencia: Decreto 168/2004, de 10 de septiembre, del Consell de la Generalitat, por el que se regula el Documento de Voluntades Anticipadas y se crea el Registro Centralizado de Voluntades Anticipadas de la Comunidad Valenciana (DOGV 4846/2004, de 21 de septiembre).

7. Galicia: Ley 3/2001, de 28 de mayo, reguladora del consentimiento informado y de la historia clínica de los pacientes (BOE 158/2001, de 3 de julio), modificada por la Ley 3/2005, de 7 de marzo, de modificación de la Ley 3/2001, de 28 de mayo, reguladora del consentimiento informado y de la historia clínica de los pacientes (DOG 55/2005, de 21 de marzo) (se sustituye entre otras cosas el término «voluntades anticipadas» por el de «instrucciones previas») y Decreto 247/2002, de 18 de julio, por el que se determina la constitución, composición y funciones de la Comisión de Consentimiento Informado (DOG 147/2002, de 1 de agosto).

Comités de ética

Los distintos comités de ética que pueden existir en el seno del hospital son la primera herramienta que hay que utilizar para conseguir que el interés por la bioética se extienda en el seno de la institución, a la vez que su labor redunde en la mejora de la calidad de la asistencia prestada. Impulsar estos dos aspectos es un cometido relevante de la gestión.

En primer lugar, hay que tener en cuenta la labor de los comités que se constituyen para velar por la ética de la investigación y los ensayos clínicos que se llevan a cabo en el centro. Los Comités Éticos de Investigación Clínica (CEIC) se constituyen por exigencia legal y su funcionamiento está regulado de forma pormenorizada en la Ley del Medicamento de 1990 y en el Real Decreto 223/2004, de 6 de febrero, por el que se regulan los ensayos clínicos con medicamentos, que incorpora a nuestro ordenamiento jurídico la Directiva 2001/20/CE del Parlamento Europeo y del Consejo, de 4 de abril de 2001, relativa a la aproximación de las disposiciones legales, reglamentarias y administrativas de los Estados miembros sobre la aplicación de buenas prácticas clínicas en la realización de ensayos clínicos de medicamentos de uso humano[14]. Los comités deben valorar en todos los ensayos que se realicen los siguientes aspectos: la capacidad del investigador y su plantilla, la idoneidad del protocolo en relación con los objetivos del estudio, la justificación de los riesgos, la adecuación de la información y el consentimiento de los participantes, el seguro que cubrirá la responsabilidad del investigador y del promotor, las compensaciones que percibirán los investigadores y los sujetos, además de realizar el correspondiente seguimiento del ensayo clínico[15].

Por otra parte, se están implantando en los hospitales, cada vez en mayor número, otro tipo de comités de ética: los Comités de Ética Asistencial (CEA), que son del mayor interés a los efectos que en este capítulo se persiguen. Aunque su constitución no es obligatoria, por el momento, conviene contar con ellos, ya que pueden ser cruciales no sólo para ayudar en la toma de decisiones en los casos difíciles, sino también para propiciar la educación en bioética de los integrantes del hospital, al igual que para elaborar guías o protocolos que tengan previstos una respuesta estandarizada a los problemas éticos que se presentan con más frecuencia en cada uno de los servicios.

Los CEA deberán estar constituidos por médicos, profesionales de enfermería, un profesional de la dirección del centro, una persona ajena a la institución con interés acreditado en el campo de la ética, además de un miembro de los siguien-

---

[14]Hay que tener en cuenta también la Directiva 2005/28/CE de la Comisión, de 8 de abril de 2005, por la que se establecen los principios y las directrices detalladas de las buenas prácticas clínicas respecto a los medicamentos en investigación de uso humano, así como los requisitos para autorizar la fabricación o importación de dichos productos, cuya fecha tope de transposición es el 29 de enero de 2006.

[15]El País Vasco cuenta con un comité específico instituido por Decreto 3/2005, de 11 de enero, por el que se crea el Comité Ético de Investigación Clínica de la Comunidad Autónoma del País Vasco (BOPV 23/2005, de 3 de febrero). Igual criterio se sigue en otras comunidades autónomas.

tes departamentos o servicios de la institución si los tiene: atención al usuario, comisión de calidad asistencial y asesoría jurídica, un total de al menos 7 miembros, uno de los cuales debe ejercer la presidencia; todos a título voluntario. Los comités de ética asistencial u hospitalarios tienen como objetivo principal proteger los derechos de los pacientes, así como elaborar las guías de actuación para los casos conflictivos que puedan presentarse y también procurar formación en bioética, tanto de los miembros del propio comité como del personal del hospital; su misión es asesorar, formar y elaborar protocolos, pero no sancionar ni juzgar. Entre las funciones previstas figuran la elaboración de guías —consensuadas con el personal del hospital y acordes con el código ético de la institución—, que ayuden al personal sanitario a la hora de tomar decisiones en temas conflictivos, como pueden ser la retirada de tratamientos de soporte vital, la objeción de conciencia del personal sanitario, el consentimiento informado, el respeto de los testamentos vitales y directrices previas, la restricción de pacientes, el estado vegetativo, etc.

Otra función de los CEA es procurar la formación en bioética del personal que trabaja en el hospital, en la medida requerida por las funciones que desempeñen. Los CEA no tienen capacidad decisoria, sus dictámenes no son vinculantes, pero su labor asesora es de la mayor importancia; en los casos en que se requiera su opinión como ayuda a la toma de decisiones, es preciso remarcar que son meramente consultivos. Sin embargo, conviene señalar su carácter formativo, y por ello es recomendable que sus informes se hagan por escrito, incluyendo las opiniones discrepantes.

Es importante siempre que cuenten con el apoyo de la institución, lo cual no quiere decir que estén subordinados a ella —evidentemente, si fuera así, dejarían de ser independientes y perderían su autoridad moral—, pero el buen funcionamiento del comité de ética requiere de apoyos: en cuanto a la dedicación de sus miembros, en cuanto a la aplicación de sus recomendaciones, en cuanto a la promoción de sus iniciativas, y es indudable que funcionan mejor si tienen el apoyo de la gerencia. Esto no quiere decir que deban ser controlados por la misma, sino que es oportuno que alguno de sus miembros pueda servir de puente y que recabe el apoyo institucional sabiendo que el CEA no es un lugar de reclamaciones laborales, ni tampoco un servicio de atención al usuario; sus competencias son otras, como se ha dicho: el asesoramiento ético en las decisiones, la formación en bioética de sus miembros —y del hospital en conjunto— y la elaboración de guías de actuación y protocolos que sirvan de orientación en los casos que habitualmente presentan mayores implicaciones y problemas de carácter ético. Esa necesidad de apoyo institucional es evidente en el momento de la puesta en marcha del CEA, para lo que suele crearse una comisión promotora numerosa que inicie el proceso que culminará en la constitución y acreditación del comité de ética[16].

---

[16]La acreditación de este tipo de comités comenzó en Catalunya según la Orden del Departament de Sanitat i Seguretat Social de la Generalitat de Catalunya (DOGC 1836, de 24 de diciembre de 1993). En el entonces territorio INSALUD los CEA se rigieron según la circular número 3/95, y desde su desaparición se han elaborado normas de acreditación en distintas comunidades autónomas. Ejemplos de la reciente creación de CEA y de comités asesores de ética son:

Como se ha indicado, los comités existentes son de carácter diverso, como corresponde a los distintos cometidos que se les encomienda y a la composición que presentan, y generalmente se les atribuye una labor informativa y asesora encaminada a crear una cultura de respeto hacia las personas. La composición de los comités de ética es una cuestión discutida ya que la designación de miembros que se efectúe condiciona el sentido de las decisiones e introduce sesgos en éstas. En todo caso, es importante señalar que los miembros de los comités de ética deben ser personas abiertas al diálogo, es decir, personas dotadas de tolerancia activa, capaces de buscar el consenso sin querer decir siempre la última palabra. Se presupone la competencia profesional y, para que el propio comité tenga sentido, es un requisito necesario que la composición sea multidisciplinaria. Este carácter interdisciplinario en el funcionamiento obliga aún más a ejercitar la capacidad de diálogo.

Para terminar este apartado, es preciso hacer referencia a los comités nacionales de ética que tienen el cometido de asesorar y elaborar informes para los distintos órganos encargados de crear las normas y de la Administración, pero que no son vinculantes (apéndice 27-1).

En el Estado español no existe un único comité de ética para las cuestiones derivadas de las ciencias de la vida, sino que se han constituido varios *ad hoc* para tratar temas concretos (p. ej., la reproducción asistida). En algunas comunidades autónomas existen comités de este tipo con el alcance de su territorio. Es el caso de Cataluña, que desde 1991 cuenta con una comisión asesora de bioética adscrita al Departamento de Sanidad y que actualmente se denomina Comité Consultivo de Bioética de Cataluña[17].

Códigos de ética institucional

Otro buen puntal ético para la gestión hospitalaria puede ser la existencia de un código de ética propio del centro. En primer lugar, representa una garantía para el usuario ya que, a través de él, conoce los principios que rigen la

---

1. Valencia: Decreto 99/2005, de 20 de mayo, del Consell de la Generalitat, de modificación del Decreto 99/2004, de 11 de junio, del Consell de la Generalitat, por el que se regula la creación y acreditación de los comités de bioética asistencial (DOGV 5013/2005, de 25 de mayo).
2. Murcia: Decreto 26/2005, de 4 de marzo, por el que se regula el Consejo Asesor Regional de Ética Asistencial «Dr. D. Juan Gómez Rubí» y los Comités de Ética Asistencial (BORM 59/2005, de 12 de marzo).
3. Madrid: Decreto 61/2003, de 8 de mayo, por el que se regula el régimen jurídico, de funcionamiento y la acreditación de los Comités de Ética para la Asistencia Sanitaria, y se crean y regulan la Unidad de Bioética y Orientación Sanitaria y el Comité Asesor de Bioética de la Comunidad de Madrid.
4. Cataluña también ha introducido modificaciones mediante el Decreto 166/2005, de 26 de julio, Comité Consultivo de Bioética de Cataluña.

[17]La Orden de 29 de mayo de 2001 cambió la denominación de la Comisión Asesora de Bioética, que pasó a ser Comité de Bioética de Cataluña, y el Decreto 166/2005, de 26 de julio, Comité Consultivo de Bioética de Cataluña. Es de interés su página web: www.gencat.net/salut/depsan/units/sanitat/html/ca/consells/spbioe00.htm

institución en la que va a ser atendido. Pero también es un elemento de cohesión interna y una ocasión de reflexión conjunta para la institución. Además, si su proceso de elaboración sigue pautas coherentes, es una magnífica ocasión para profundizar en los aspectos éticos de la asistencia que el hospital presta.

Un código de ética es una tarjeta de presentación de la institución que lo propugna: establece sus señas de identidad y hace explícitos sus objetivos y sus valores. El código enuncia su manera de proceder y de relacionarse con el público en general y con el resto de las empresas e instituciones. En cualquier código de ética institucional es preciso tener en cuenta, ante todo, que es la finalidad misma de la institución la que marca el sentido de la actividad que deben desarrollar sus miembros: el objetivo de la organización condiciona la orientación de las conductas y son aquellos aspectos que puedan resultar conflictivos, desde el punto de vista de la moral profesional e institucional, los que debe tratar el código de ética. Además, todo código ético desempeña una función pedagógica, tiene una función educativa, ya que presenta unas pautas de conducta que se valoran como deseables y sobre las que debe existir el mayor consenso posible, presentando un modelo que debe ser interiorizado por los implicados en sus normas. Por eso el código de ética debe ser algo práctico, no un conjunto de reflexiones teóricas, y debe estar vivo, es decir, debe estar dispuesto a evolucionar con las necesidades de aquellos a quienes se dirige, sin convertirse en una enciclopedia de buenas intenciones.

Interesa destacar que las normas que prescribe un código ético no son normas jurídicas, sancionadas por el Estado con su poder coactivo, sino que son normas autoimpuestas por el grupo que lo propugna y al que el código se dirige. Para el cumplimiento de sus normas, se apela a su bondad y al convencimiento común en su valía antes que a ninguna otra instancia coactiva que las imponga. Y si poseen un sistema de sanciones, éste deriva de la capacidad que pudiera tener para ello el colectivo implicado.

Puede afirmarse de manera rotunda que tanto la labor de los comités de ética como la promoción de la existencia de códigos de ética y la elaboración de estándares éticos desempeñan una misión educativa de primordial importancia tanto para los pacientes y sus familiares como para el personal sanitario. Y esa función es trascendental tanto en la mejora de la calidad de la asistencia como en el proceso de asunción de competencias de cada uno de los actores que intervienen en estos procesos. Colaboran en la eficacia de la gestión hospitalaria y, por añadidura, contribuyen al proceso de democratización real de la sociedad.

BIBLIOGRAFÍA

Beauchamps TL, Childress JF. Principios de ética biomédica. 4.ª ed. Barcelona: Masson, 1999.

Casado M, ed. Bioética, derecho y sociedad. Madrid: Trotta, 1998.

Casado M, ed. Estudios de bioética y derecho. Valencia: Tirant lo Blanch, 2000.

Casado M, ed. Las leyes de la bioética. Barcelona: Gedisa, 2004.

Casado M, ed. Materiales de bioética y derecho. Barcelona: Cedecs, 1996.

Cortina A, ed. Construir confianza: Ética de la empresa en la sociedad de la información y las comunicaciones. Madrid: Trotta, 2003.

Cortina A. Ética de la empresa. Madrid: Trotta, 1998.

Kieffer K. Bioética. Madrid: Alhambra Universidad, 1978.

Lorenzo Aguilar JF. Códigos éticos para el mundo empresarial. Madrid: Trotta, 2004.

Singer P. Repensar la vida y la muerte. Barcelona: Paidós, 1998.

Thomasma DC, Kusher T, eds. De la vida a la muerte. Ciencia y bioética. Madrid: Cambridge University Press, 1999.

Apéndice 27-1

Comités internacionales y nacionales de interés

1. Comité International de Bioéthique de l'UNESCO
   <http://www.unesco.org/ibc>
2. CDBI/Conseil de l'Europe
   <http://www.coe.int/>
3. Groupe Européen d'Éthique
   <http://europa.eu.int/comm/secretariat_general/sgc/ethics/fr/gee.htm>
4. Advisory Committee on Genetic Testing (Reino Unido)
   <http://www.doh.gov.uk/genetics/acgt.htm>
5. Human Genetics Advisory Commission (Reino Unido)
   <http://www.dti.gov.uk/hgac/>
6. Human Fertilisation and Embryology Authority (Reino Unido)
   <http://www.hfea.gov.uk/>
7. Comitato Nazionale per la Bioetica (Italia)
   <http://utenti.fastnet.it/utenti/marinelli/bioetica/cnb0.html>
8. Comité Consultatif de Bioéthique de Belgique
   <http://www.health.fgov.be/bioeth>
9. Comité Consultatif National d'Éthique (CCNE) (Francia)
   <http://www.ccne-ethique.org/>
10. Conseil National d'Éthique en recherche chez l'humain (Canadá)
    <http://www.ncehr-cnerh.org/>
11. Danish Council of Ethics (Dinamarca) <http://www.etiskraad.dk>
12. National Bioethics Advisory Commission (Estados Unidos) <http://bioethics.gov/cgi-bin/bioeth_counter.pl>
13. National Committees for Research Ethics (Noruega) <http://www.etikkom.no/>
14. Nuffield Council on Bioethics (Reino Unido) <http://www.nuffield.org/bioethics>

Apéndice 27-2

«Código Nolan»

El Comité Nolan —Comisión de Criterios en la Vida Pública del Reino Unido— estableció en marzo de 1996 los siguientes principios de la vida pública para todos aquellos encargados de prestar servicios al público.

Desinterés

Los que ostentan un cargo público sólo deben tomar decisiones en virtud del interés público. No deben hacerlo para conseguir beneficios financieros u otros beneficios materiales para ellos mismos, su familia o sus amigos.

Integridad

Los que ostentan un cargo público no deben contraer ninguna obligación financiera o de otro tipo con individuos u organizaciones externas que puedan influirles en la realización de sus deberes oficiales.

Objetividad

Al llevar a cabo negocios públicos, incluyendo la realización de nombramientos públicos, concesión de contratos o recomendación de individuos para recompensas y beneficios, los que ostentan un cargo público deben hacer siempre sus elecciones según el mérito.

Responsabilidad

Los que ostentan un cargo público son responsables de sus decisiones y acciones ante el público y deben someterse al escrutinio que sea apropiado para su cargo.

Transparencia

Los que ostentan un cargo público deben tomar todas las decisiones y acciones con la máxima transparencia posible. Deben dar razones para sus decisiones y restringir la información sólo cuando lo exige claramente el mayor interés público.

Honestidad

Los que ostentan un cargo público tienen la obligación de declarar cualesquiera intereses privados relacionados con sus obligaciones públicas y tomar medidas para resolver cualquier conflicto que se plantee de modo que proteja el interés público.

Liderazgo

Los que ostentan un cargo público deben promocionar y apoyar esos principios mediante liderazgo y ejemplo.

28

Los sistemas de salud en América Latina. Una visión actual con análisis retrospectivo y perspectiva de futuro

R. Badía

INTRODUCCIÓN

Entendido el supuesto de que las condiciones de salud de la población son producto de la interacción de condicionantes biológicos, ambientales, económicos y sociales, la evolución del nivel de salud hay que analizarla en el contexto de las características de los sistemas sociales y económicos, dado que, como han expresado el argentino Mario Testa y el peruano David Tejada (pioneros en la planificación de salud de América Latina), «la salud es compleja y mal definida».

En los países de Las Américas, en 1973 se reunieron los ministros de Salud del Continente en ocasión de la aprobación del Plan Decenal de Salud de Las Américas (Santiago de Chile), que entre otros aspectos, reconoció el «concepto universal de salud», como un fin para cada ser humano, y como un medio para la sociedad a la que pertenece. Esta nueva nomenclatura difundida por el Dr. Abraham Horwitz en calidad de director de la Organización Panamericana de la Salud/Organización Mundial de la Salud [OPS/OMS] amplió la conceptualización de salud integrando tanto las acciones sanitarias, como las medidas de prevención (Leavell y Clark) y la atención médica en el contexto de ecología y desarrollo social.

Un estudio que analice la situación de salud entre varios países —como el que pretendemos ilustrar en este caso— siempre se encuentra limitado por la heterogeneidad de situaciones y por la relativa validez de los datos, puesto que los indicadores —tanto de nivel como de recursos de salud— ofrecen en sus promedios generales las desventajas de todo nivel de medición: *a)* ocultan diferencias entre diversos países y regiones de un mismo país; *b)* no son igualmente comparables —ni dentro de un mismo país, ni entre países— por las limitaciones de los sistemas de información y por la magnitud del subregistro; *c)* los distintos períodos y diferentes metodologías para la recogida de los datos dificultan el análisis comparativo, y *d)* los aspectos conceptuales para las actividades de salud. Además de dichos factores limitativos, las fuentes de datos no siempre proporcionan información básica, homogénea y similar, y en algunas ocasiones los datos no son comparables (por terminología y épocas diferentes), y a veces hasta son contradictorios. No obstante, la información estadística que se presenta para el análisis de la situación de salud en América Latina y el Caribe está seleccionada entre aquellas publicaciones generadas por organismos internacionales de experiencia en estas áreas (OPS, Banco Interamericano de Desarrollo [BID], Banco Mundial, Programa de Naciones Unidas para el Desarrollo [PNUD] y Fondo de Naciones Unidas para la Infancia [UNICEF]), tratando de homogeneizar la selección de datos de modo que permita obtener, a manera de trazadores y/o *benchmarks,* una imagen de la situación y hasta una sutil comparación entre diferentes escenarios.

Aun cuando parece existir una relación clara entre salud y desarrollo económico, hay que tener en cuenta el *hecho diferencial de la salud,* ya que, como expresa Donabedian, tanto salud como educación no pueden ser consideradas como elementos típicos del sistema de recompensas que se obtienen a través del ingreso monetario.

En Guatemala, el Instituto Nacional de Salud adecuó una propuesta teórica conceptual para clasificar enfermedades en relación con el análisis de variables económicas: «epidemiología del consumo». En este contexto se diferenciaron cinco categorías de patologías:

1. Enfermedades del «subconsumo», producidas por el consumo insuficiente de los elementos necesarios para la vida: alimentación, vivienda, etc. Las enfermedades infecciosas y por carencias nutricionales son las más características de este grupo. El grupo social más afectado es el de menor capacidad económica.
2. Enfermedades del «consumo ampliado», producidas como resultado de un voluntario consumo excesivo de ciertos elementos necesarios e innecesarios. Como ejemplo se menciona el consumo excesivo de alcohol, tabaco, grasas saturadas, drogas, etc., que son causa de cirrosis hepática, problemas cardiorrespiratorios, obesidad, diabetes mellitus, arteriosclerosis, etc. El grupo social más afectado suele ser el de mayor capacidad económica (excepto en el alcoholismo, que afecta a cualquier estrato).
3. Enfermedades del «consumo impuesto» producidas por formas involuntarias de consumo colateral que son dañinas para la salud, como las producidas por la contaminación ambiental, de alimentos, etc.
4. Enfermedades por «defensa del consumo». Este grupo representa una expresión del conflicto entre las formas de apropiación y protección del consumo; como resultado de esta defensa se produce la patología causada por violencia.
5. Enfermedades causadas por «consumo laboral», derivadas de las condiciones ambientales del lugar de trabajo (accidentes laborales y salud ocupacional).

En este sentido, presentamos como primera aproximación a una imagen comparativa de los países de América Latina y el Caribe la situación de tres variables: población, determinantes económicos y nivel de pobreza.

NIVEL DE SALUD DE LA POBLACIÓN DE AMÉRICA LATINA

De 1950 a 1980 prácticamente todos los países experimentaron un crecimiento sostenido de sus economías, pero este crecimiento no tuvo el mismo carácter en cuanto al grado de redistribución social. En la década de 1980 casi todos los países se vieron afectados por crisis económicas y debieron aplicar procesos de ajuste estructural a sus modelos de desarrollo, acompañados por cambios en la organización de los gobiernos centrales. Esta crisis económica condujo a un importante deterioro de los servicios sociales públicos —especialmente educación y salud— que, en la mayoría de casos, dependían de los aportes de financiación estatal de nivel central. Este deterioro afectó principalmente a la cobertura y a la calidad de los servicios.

Si bien la mayoría de países (a mediados de la década de 1990) habían presentado mejoras en sus economías, el nivel de deterioro de los sistemas sociales públicos no se había superado aún.

En primer lugar, en estos países destacan los *cambios demográficos y la urbanización,* expresados a través de descensos de mortalidad, mantenimiento de tasas de fecundidad y marcado desempleo, que constituyeron factores desencadenantes de corrientes migratorias en dos dimensiones: al principio (1970-1980) se produjeron migraciones internas «campo-ciudad», y luego (a partir de 1990) migraciones externas «país emisor-país receptor». Estos hechos han modificado los escenarios condicionando diferentes demandas de servicios, y cambios en patrones de cultura que afectan al individuo, familia y sociedad.

En 2002 se observa que en el continente americano habita el 13,7% de la población del mundo, y en América Latina y el Caribe, el 8,6% de la población mundial y el 62,4% de la población del continente americano.

El análisis de los determinantes demográficos (tabla 28-1) nos permite concluir lo siguiente:

1. Si bien la tasa de crecimiento ha disminuido en términos generales, en algunos países se observan valores todavía elevados (Honduras, Paraguay, Nicaragua). Sin embargo, el importante incremento de las migraciones externas dificulta un análisis más adecuado a la realidad.
2. La tasa de fecundidad se mantiene elevada en Bolivia, Haití y Guatemala.
3. La población menor de 15 años mantiene valores superiores en Guatemala, Nicaragua y Honduras.

Asimismo, en dicho año se observa que de las 35 ciudades con más de 5 millones de habitantes del mundo, siete se encontraban en América Latina (México, São Paulo, Buenos Aires, Río de Janeiro, Lima, Bogotá y Santiago de Chile), y Ciudad de México ocupaba el primer lugar como mayor aglomeración mundial (tabla 28-2).

En otro sentido, se observa que en América Latina y el Caribe habitan entre 45 y 50 millones de habitantes indígenas (8-10% de la población total), de los cuales la mayor concentración se encuentra en las regiones andinas y de América Central. Los países del área andina con mayor cantidad de población indígena son Bolivia, Perú y Ecuador (Quechuas y Aymaras). Con respecto a América Central, Guatemala es el país con mayor porcentaje de población indígena (4.700.000 habitantes que representaron en 2002 el 41% de la población total del

Tabla 28-1. Datos comparativos para América Latina y el Caribe. Aspectos demográficos (2002)

Región/País	Población	Tasa crecimiento demográfico	Tasa fecundidad hijos/mujer	Población urbana (%)	Población < 15 años
Mundo	6.225.000.000	1,6	2,7	47,8	29,4
Continente americano	858.232.100	1,3	2,3	ND	ND
Área andina	116.927.900	2,2	2,8	72,3	33,7
Bolivia	8,6	2,2	3,8	62,9	39,0
Colombia	43,5	2,0	2,6	76,0	32,1
Ecuador	12,8	2,3	2,8	61,3	33,1
Perú	26,8	2,1	2,9	73,5	33,6
Venezuela	25,2	2,5	2,7	87,4	33,0
Brasil	176.300.000	1,8	2,2	82,4	28,3
Caribe	40.036.200	1,4	2,3	ND	ND
Bahamas	0,3	1,8	2,3	89,2	29,0
Barbados	0,3	0,3	1,5	51,1	20,0
Cuba	11,3	0,7	1,6	75,5	20,3
Haití	8,2	1,9	4,0	36,9	39,1
Jamaica	2,6	1,0	2,4	52,1	30,8
República Dominicana	8,6	2,0	2,7	58,9	32,5
Trinidad y Tobago	1,3	0,9	1,6	75,0	23,3
Otros	7,4	1,7	2,1	ND	ND
América Central	37.971.400	2,4	3,3	53,2	37,2
Belice	0,3	2,3	3,2	48,2	37,9
Costa Rica	4,1	2,6	2,3	60,1	30,4
El Salvador	6,4	1,6	2,9	59,3	35,1
Guatemala	11,9	2,6	4,4	45,9	43,0
Honduras	6,8	3,0	3,7	45,2	40,7
Nicaragua	5,3	2,8	3,7	56,9	41,9
Panamá	3,1	2,1	2,7	56,8	31,2
Cono Sur	62.696.600	1,5	2,4	88,0	27,7
Argentina	37,9	1,4	2,4	89,9	27,3
Chile	15,6	1,5	2,4	86,6	27,8
Paraguay	5,7	2,9	3,8	56,6	38,8
Uruguay	3,4	0,7	2,3	92,4	24,6
México	102.000.000	1,2	2,5	75,2	32,8
Canadá	31.300.000	1,1	1,5	80,1	18,4
Estados Unidos	291.000.000	1,0	2,1	79,8	21,6

Fuente: PNUD. Informe Desarrollo Humano, 2004.

país). Esta población indígena de Guatemala está constituida principalmente por tres etnias: Maya, Xinca y Garífuna. La etnia Maya comprende a su vez cuatro grupos predominantes: Kíche´, Queqchi, Kaqchikel y Mam.

Estas características demográficas (población joven, con fecundidad alta y tendencia a la aglomeración urbana) van identificando un perfil de necesidades sociales que van a incidir en la demanda de servicios de salud.

En segundo lugar, destacan las *inequidades y desigualdades socioeconómicas*, que se expresan por medio de la observación de los ingresos económicos del 20% más rico de la población, que son 20 veces superiores a los del 20% más pobre de la población. En 2002 se estimaba que el 50% de los habitantes de América Latina se encontraban por debajo del umbral de pobreza, observándose que en los períodos de crecimiento económico el ritmo de reducción de pobreza fue menor que el crecimiento de la economía. La pobreza en América Latina se identifica con un

Tabla 28-2. Ciudades más pobladas de América, 1996-2002

N.º	1996 Población en miles de habitantes		2002 Población en miles de habitantes	
01	Ciudad de México	18.876,0	Ciudad de México	18.259,0
02	São Paulo (Brasil)	16.777,0	São Paulo	18.182,0
03	Nueva York	16.393,0	Nueva York	16.756,0
04	Los Ángeles (Estados Unidos)	12.555,0	Los Ángeles	13.320,0
05	Buenos Aires (Argentina)	12.003,0	Buenos Aires	12.819,0
06	Río de Janeiro (Brasil)	10.261,0	Río de Janeiro	10.756,0
07	Chicago (Estados Unidos)	6.865,0	Lima	7.740,0
08	Lima (Perú)	6.822,0	Chicago	7.006,0
09	Bogotá (Colombia)	5.762,0	Bogotá	6.543,0
10	Santiago de Chile	5.131,0	Santiago de Chile	5.709,0

Fuente: OPS/OMS, 2002.

perfil que corresponde a las siguientes características: *a)* habitante de área rural o urbana marginada; *b)* generalmente mujer; *c)* casi analfabeta; *d)* en algunos países, indígena, y *e)* sin acceso a servicios de infraestructura social.

El análisis del producto interior bruto (PIB) indica que los países que configuran las áreas denominadas «andina» y «centroamericana» constituyen los estratos inferiores en relación con el ingreso per cápita. En efecto, Haití mantiene el ingreso per cápita más bajo (1.610 dólares americanos[$]), seguido de Bolivia y Nicaragua con 2.460 y 2.470 $, respectivamente. Los ingresos más altos (sin contar Estados Unidos y Canadá) corresponden a Bahamas (17.280 $), Argentina (10.880 $) y Chile (9.820 $) (tabla 28-3).

En tercer lugar, destacan los *cambios en la organización de los servicios públicos,* que tuvieron y siguen teniendo un importante nivel de ineficiencia para atender de forma adecuada a las fuertes presiones por la demanda insatisfecha acumulada de sus poblaciones.

Los servicios públicos de salud en su mayoría conservan la estructura funcional de 1980, que ha sido superada por las nuevas demandas sociales, el avance tecnológico y la limitada sostenibilidad financiera.

Con respecto a las desigualdades sociales, un informe del BID sobre progreso económico social expresa que «el análisis del sector salud evidencia la influencia de la organización de los sistemas socioeconómicos en los resultados del nivel de salud. Los resultados menores a los esperados reflejan problemas como la volatilidad de la financiación pública del sector, la existencia de reglas que han segmentado y fragmentado los servicios de salud entre diferentes grupos de población, incentivos implícitos que conducen a un gasto excesivo de recursos públicos, la provisión insuficiente de servicios que en términos generales conllevan el desperdicio de recursos». El mencionado informe analiza la persistencia de problemas que reflejan la diferencia entre los logros que serían potencialmente alcanzables si los sistemas de salud funcionaran bien y los logros que dichos sistemas han alcanzado. Para medir esta diferencia, se calculan los niveles de salud que cabría esperar basándose en su nivel de desarrollo, y se comparan los niveles esperados con los observados. Para ello, se seleccionaron cuatro indicadores para los cuales los niveles esperados se calcularon según la relación de los indicadores de salud y el ingreso per cápita de América Latina y los observados a nivel mundial, y se encon-

Tabla 28-3. Datos comparativos para América Latina y el Caribe. Aspectos económicos (2002)

Región/País	PIB per cápita ($)	Índice GINI	Nivel pobreza nacional
Mundo	7.804	ND	ND
Canadá	29.480	33,1	ND
Estados Unidos	35.750	40,8	
Área andina			
Bolivia	2.460	44,7	62,7
Colombia	6.370	57,6	64,0
Ecuador	3.580	43,7	35,0
Perú	5.010	49,8	49,0
Venezuela	5.380	49,1	31,3
Brasil	7.770	59,1	17,4
Caribe			
Bahamas	17.280	ND	ND
Barbados	15.290	ND	ND
Cuba	5.259	ND	ND
Haití	1.610	ND	65,0
Jamaica	3.980	37,9	18,7
República Dominicana	6.640	47,4	28,6
Trinidad y Tobago	9.430	40,3	21,0
América Central			
Belice	6.080	ND	ND
Costa Rica	8.840	46,5	22,0
El Salvador	4.890	53,2	48,3
Guatemala	4.080	48,3	56,2
Honduras	2.600	55,0	53,0
Nicaragua	2.470	55,1	47,9
Panamá	6.170	56,4	37,3
Cono Sur			
Argentina	10.880	52,2	ND
Chile	9.820	57,1	17,0
Paraguay	4.610	56,8	21,8
Uruguay	7.830	44,6	ND
México	8.970	54,6	10,1

Fuente: PNUD. Informe Desarrollo Humano, 2004.

tró que América Latina y el Caribe presentan, en términos generales y en prome-dio, una situación de salud peor de la que cabría esperar (tabla 28-4).

Por otra parte, la información sobre el estado de salud a nivel mundial del PNUD indica una mejora de sus indicadores —incluso en los países más pobres—, aun cuando el ritmo de este avance ha sido desigual entre diferentes países y en-tre regiones de un mismo país. En América Latina se aprecia un importante pro-greso hasta el inicio de la década de 1980, que incluso llegó a generar una expec-tativa muy positiva sobre la evolución de los principales indicadores de salud de la región, lo que tuvo su expresión en la determinación de metas dentro de la estrategia de la OMS y de la OPS «Salud para todos en el año 2000»; en ella se referían a que ningún país tendría en el año 2000: *a)* una esperanza de vida al nacer inferior a 70 años; *b)* una mortalidad infantil superior al 30/1.000 nacidos vivos; *c)* una mortalidad de niños entre 1 y 4 años superior a 2,4/1.000 niños de dicha edad, y *d)* cobertura con inmunizaciones al 100% de menores de un año contra difteria, tos ferina, tétanos, tuberculosis, sarampión y poliomielitis.

La estrategia de «Salud para todos en el año 2000» presentó un grado desigual de cumplimiento de sus principales metas:

Tabla 28-4. Principales indicadores globales de salud (2002)

Indicador	Observado	Esperado
Cobertura de servicios de salud en porcentaje de población	78%	89%
Mortalidad en menores de 5 años/1.000 nacidos vivos	47	39
Esperanza de vida al nacer (años)	69	378
Carga de enfermedad en años de vida saludables perdidos/1.000 habitantes	231	200

Fuente: BID, 1996.

1. Esperanza de vida al nacer (> 70 años): 9 países *no* cumplieron.
2. Mortalidad infantil (> 30/1.000): 8 países *no* cumplieron.
3. Mortalidad de 1 a 4 años (24/1.000): 13 países *no* cumplieron.
4. Inmunizaciones menos 1 año: (100%).

   Al año 2000 se habían notificado en todos los países: *a)* 15.069 casos de tos ferina; *b)* 113 casos de difteria; *c)* 120 casos de tétanos neonatal; *d)* 1.755 casos de sarampión, y *e)* cero casos de poliomielitis (libre de transmisión desde 1991).

A partir de 1980, coincidiendo con la crisis económica de la «década perdida», se observa, en términos generales, un estancamiento de los progresos logrados con serios problemas en la asignación de la financiación y en la determinación de prioridades para los sectores sociales. Esta situación tiene su expresión en la aparición de brotes epidémicos de enfermedades que estaban controladas o que eran desconocidas en América Latina (cólera, leptospirosis, malaria, dengue, tuberculosis, sida, etc.), siendo en su mayoría enfermedades transmisibles relacionadas con las condiciones de pobreza. A finales de la década de 1990, parece que dicha situación negativa comienza a revertirse y en algunos casos puntuales se está superando. Es importante destacar que hay países con sistemas de salud muy diferentes, que con independencia de la crisis económica, han podido mantener su buen nivel de salud (Barbados, Bahamas, Chile, Costa Rica, Cuba y Uruguay), países que históricamente han priorizado —con independencia de su situación politicosocial— la intervención en sectores sociales.

Partiendo de los problemas mundiales, en el año 2000 se realizó la «United Nations Millenium Summit» en la cual los líderes mundiales se comprometieron a cumplir en 2015 con las metas del «Millenium», que se caracterizaban por:

1. Erradicar la extrema pobreza y el hambre.
2. Mejorar la educación primaria.
3. Promover la igualdad de género.
4. Reducir la mortalidad infantil, por medio de: *a)* la reducción en dos tercios la mortalidad infantil y la mortalidad de menores de 5 años, y *b)* inmunizar contra sarampión.
5. Mejorar la salud materna a través de: *a)* la reducción en tres cuartas partes la tasa de mortalidad materna, y *b)* incrementar la atención de partos por personal capacitado.
6. Combatir la incidencia de VIH/sida, malaria y otras enfermedades.
7. Asegurar un ambiente sostenible.
8. Favorecer un desarrollo global.

Indicadores de nivel y recursos de salud

Dada la dificultad para analizar de forma individual la situación de cada uno de los países, a fines de este trabajo se ha adoptado la agrupación de países que presenta la OPS, agrupándose en «áreas» con la excepción de Brasil y México, que se presentan con datos propios. En cada área predomina la homogeneidad, aun cuando se mantienen las diversidades respectivas, muy especialmente en el área del Caribe, que comprende países con diferencias culturales y lingüísticas importantes (idiomas español, inglés y francés). A continuación se presentan los principales indicadores referidos a nivel de salud (tabla 28-5), recursos de salud (tabla 28-6) y financiación de la salud (tabla 28-7).

Un resumen del nivel de salud de los países de Las Américas pone en evidencia, al menos, tres premisas:

Tabla 28-5. Principales indicadores de nivel de salud (2002)

País/Área	EVN	TMI	TM 0-5 años	TMM	BPN (%)	Incidencia tuberculosis[a]
Mundo	66,9	56	81	ND	ND	64
Canadá	79,3	5	7	6	6	7
Estados Unidos	77,0	7	8	17	8	6
Área andina						
Bolivia	63,7	56	71	420	9	121
Colombia	72,1	19	23	130	7	26
Ecuador	70,7	25	29	130	16	50
Perú	69,7	30	39	410	10	160
Venezuela	73,6	19	22	96	6	28
Brasil	68,0	30	36	260	9	47
Caribe						
Bahamas	67,1	13	16	60	ND	25
Barbados	77,1	12	14	95	10	1
Cuba	76,7	7	9	33	6	10
Haití	49,4	79	123	680	28	231
Jamaica	75,6	17	20	87	11	4
Rep. Dominicana	66,7	32	38	150	13	72
Trinidad y Tobago	71,4	17	20	160	nd	12
América Central						
Belice	71,5	34	40	140	4	40
Costa Rica	78,0	9	11	43	6	22
El Salvador	70,6	33	39	150	13	26
Guatemala	65,7	36	49	240	13	28
Honduras	68,8	32	42	110	14	72
Nicaragua	69,4	32	41	230	13	52
Panamá	74,6	19	25	160	10	51
Cono Sur						
Argentina	74,1	16	19	37	7	31
Chile	76,0	10	12	31	5	23
Paraguay	70,7	26	30	170	9	40
Uruguay	75,2	14	15	27	nd	19
México	73,3	24	29	83	9	16

[a]Casos también por 100.000 habitantes.

EVN, esperanza de vida en años; TMI, mortalidad de menores en un año por 1.000 nacidos vivos; TM, 0-5 años, mortalidad menores de 5 años/1.000 niños; TMM, mortalidad materna por 1.000 nacidos vivos; BPN, bajo peso al nacer (en porcentaje de recién nacidos).

Fuente: PNUD. Informe sobre Desarrollo Humano, 2004.

Tabla 28-6. Principales indicadores de recursos de salud (2002)

País/Área	Médicos/ 10.000 habitantes	Enfermeras/ 10.000 habitantes	Hospitales	Camas hospitales	Ambulatorios
Canadá	22,9	89,7	6.711	1.336.000	ND
Estados Unidos	27,9	97,2		3,6/1.000	
			2.832	163.000	52.032
Área andina				1,5/1.000	
Bolivia	3,2	1,6			
Colombia	9,3	4,3			
Ecuador	13,2	4,6			
Perú	10,3	6,7			
Venezuela	19,7	7,9			
Brasil	14,4	4,5	7.806	501.000	41.009
				3,1/1.000	
Caribe	16,3	23,4	880	113.000	18.161
Bahamas	13,7	51,2		3,0/1.000	
Barbados	58,2	17,4			
Cuba	2,5	1,1			
Haití	2,5	11,3			
Jamaica	19,0	3,0			
Rep. Dominicana	7,5	28,7			
Trinidad y Tobago					
América Central			500	46.000	8.126
Belice	7,4	13,2		1,4/1.000	
Costa Rica	15,0	11,3			
El Salvador	11,8	4,2			
Guatemala	9,0	3,5			
Honduras	8,3	3,3			
Nicaragua	6,2	3,3			
Panamá	12,1	10,8			
Cono Sur			3.512	216.000	19.875
Argentina	26,8	5,2		3,5/1.000	
Chile	13,0	10,0			
Paraguay	4,9	1,2			
Uruguay	37,0	7,0			
México	15,6	10,8	3.033	197.000	17.348
				1,2/1.000	

Fuente: OPS/OMS, 2002.

1. La pobreza representa el principal agente etiológico y patogénico de la salud.
2. El grado de incremento del gasto en salud no siempre se correlaciona con el grado de mejoría del nivel de salud.
3. La adecuación del sistema y el modelo de salud es tan importante como el gasto en salud.

En este sentido, rescatamos de la información anterior (tablas 28-5 a 28-7) los «trazadores» del nivel de salud de los países latinoamericanos, que se representan en la tabla 28-8.

A continuación, en la tabla 28-9 comparamos el gasto total en salud de los países analizados para ver su consonancia entre gasto y nivel de salud.

Puede observarse que tres países que poseen indicadores de buen nivel de salud, como Cuba, Costa Rica y Chile, tienen un gasto en salud per cápita de 229,

Tabla 28-7. Principales indicadores financieros de salud (2002)

País/Área	PBI per cápita ($)	Gasto total en salud per cápita ($)	Gasto total en salud % PBI	Gasto público en salud % PBI	Gasto privado en salud % PBI
Canadá	29.480	2.792	9,6	6,8	2,8
Estados Unidos	35.750	4.887	13,9	6,2	7,7
Área andina					
Bolivia	2.460	125	5,3	3,5	1,8
Colombia	6.370	356	5,5	3,6	1,9
Ecuador	3.580	177	4,6	2,3	2,3
Perú	5.010	231	4,7	2,6	2,1
Venezuela	5.380	386	6,1	3,8	2,3
Brasil	7.770	573	7,6	3,2	4,4
Caribe					
Bahamas	17.280	1.220	5,6	3,2	2,4
Barbados	15.290	940	6,5	4,3	2,2
Cuba	5.259	229	7,2	6,2	1,0
Haití	1.610	56	5,1	2,7	2,4
Jamaica	3.980	253	6,9	2,9	4,0
Rep. Dominicana	6.640	353	6,1	2,2	3,9
Trinidad y Tobago	9.430	388	3,9	1,7	2,2
América Central					
Belice	6.080	278	5,3	2,4	2,9
Costa Rica	8.840	562	7,2	4,9	2,3
El Salvador	4.890	376	8,0	3,7	4,3
Guatemala	4.080	199	4,8	2,3	2,5
Honduras	2.600	153	6,1	3,2	2,9
Nicaragua	2.470	158	7,8	3,8	4,0
Panamá	6.170	458	7,0	4,8	2,2
Cono Sur					
Argentina	10.880	1.130	9,5	5,1	4,4
Chile	9.820	792	6,8	2,9	3,9
Paraguay	4.610	332	8,0	3,1	4,9
Uruguay	7.830	971	11,0	5,1	5,9
México	8.970	544	6,1	2,7	3,4

Fuente: PNUD. Informe sobre Desarrollo Humano, 2004.

Tabla 28-8. Tipología de nivel de salud

Trazador	Cinco países con mejor nivel		Cinco países con peor nivel	
Esperanza de vida al nacer (años)	Canadá	79,3	Haití	49,4
	Costa Rica	78,0	Bolivia	63,7
	Barbados	77,1	Guatemala	65,7
	Estados Unidos	77,0	Rep. Dominicana	66,7
	Cuba	76,1	Bahamas	67,1
Tasa de mortalidad infantil (por 1.000 nacidos vivos)	Canadá	5,0	Haití	79,0
	Cuba	7,0	Bolivia	56,0
	Estados Unidos	7,0	Guatemala	36,0
	Costa Rica	9,0	Belice	34,0
	Chile	10,0	El Salvador	33,0
Tasa de mortalidad materna (por 100.000 nacidos vivos)	Canadá	6,0	Haití	680,0
	Estados Unidos	17,0	Bolivia	420,0
	Uruguay	27,0	Perú	410,0
	Chile	31,0	Guatemala	240,0
	Cuba	33,0	Nicaragua	230,0

Tabla 28-9. Tipología de gasto en salud

Trazador	Cinco países con mayor gasto		Cinco países con menor gasto	
Gasto total en salud per cápita ($)	Estados Unidos	4.887	Haití	56
	Canadá	2.792	Bolivia	125
	Bahamas	1.220	Honduras	153
	Argentina	1.130	Nicaragua	158
	Uruguay	971	Ecuador	177
Gasto total como % PBI	Estados Unidos	13,9	Trinidad y Tobago	3,9
	Uruguay	11,0	Ecuador	4,6
	Canadá	9,6	Perú	4,7
	Argentina	9,5	Guatemala	4,8
	El Salvador, Paraguay	8,0	Haití	5,1
Gasto público como % PBI	Canadá	6,8	Trinidad y Tobago	1,7
	Estados Unidos	6,2	Rep. Dominicana	2,2
	Cuba	6,2	Ecuador, Guatemala	2,3
	Argentina, Uruguay	5,1	Belice	2,4
	Costa Rica	4,9	Perú	2,6
Gasto privado como % PBI	Estados Unidos	7,7	Cuba	1,0
	Uruguay	5,9	Bolivia	1,8
	Paraguay	4,9	Colombia	1,9
	Argentina, Brasil	4,4	Perú	2,1
	El Salvador	4,3	Panamá, Trinidad y Tobago	2,2

562 y 792, respectivamente, que significa el 4,6, el 11,4 y el 16,7% del gasto en salud de Estados Unidos.

SISTEMAS DE SALUD DE AMÉRICA LATINA

Los *sistemas de salud* de la mayoría de los países de América Latina suelen ser sistemas con constantes y continuas contradicciones que se expresan en los conflictos de sus principales agentes *stakeholders,* que a su vez derivan en huelgas como mecanismo de insatisfacción. Estos sistemas se caracterizan, en términos generales, por su ineficiencia institucional (situación determinada por el centralismo, la burocracia, la fragmentación y la frecuente duplicación tanto de inversiones como de servicios). Pueden distinguirse al respecto —con algunas variables— por lo menos cuatro sistemas.

Sistema público de salud

Se entiende por sistema público de salud el conjunto de instituciones que forman parte de la estructura gubernamental en calidad de entidades centrales o descentralizadas. La principal institución de este sistema son los Ministerios o Secretarías de Salud, que históricamente constituyen la secuencia evolutiva de las entidades de beneficencia de principios de siglo. Además de los Ministerios de Salud, suelen observarse dentro de este sistema la participación de otros Ministerios (Educación, Interior o Defensa), que también suelen disponer de establecimientos y servicios destinados a la protección de núcleos específicos de población. En términos generales, se trata de entidades deficitarias, subsidiadas, financiadas a partir de asignaciones gubernamentales, dedicadas en su mayoría a la atención de población de bajos ingresos o carentes de ellos (pacientes), quienes retribuyen sólo parcial y esporádicamente el coste de los servicios.

Sistema privado de salud

Este tipo de sistema comprende una gran variedad de modalidades —lucrativas o no lucrativas— que poseen en común el hecho de que el «cliente» retribuye, directa o indirectamente, el coste de los servicios recibidos. Se distinguen dentro de este sistema los subsistemas de atención particularizada proporcionada directamente por los profesionales en sus propias oficinas o en centros asistenciales privados, y una serie de organizaciones de servicios (ONG) y sistemas privados de prepago de salud (seguros, mutuas, Health Maintenance Organization [HMO], Preferred Provider Organization [PPO], etc.).

En la búsqueda de nuevas modalidades de organización de sistemas privados, en Estados Unidos se han desarrollado modalidades de *salud administrada* gestionada tipo *managed care,* que son modalidades de prestación de servicios con las características de entrega de un conjunto de beneficios a cambio de un pago mensual preestablecido (prepago). Las ventajas de estas modalidades son la contribución a la contención de costes. La desventaja es la eventual menor calidad de la atención con limitantes a la libre elección. Dentro de estas modalidades existen diversas entidades como las HMO o las PPO, como alternativas viables para el problema de financiación del sistema de salud en dicho país. Las HMO son organizaciones que representan variables de seguros privados de salud, dedicadas a proporcionar prestaciones de salud a una población adscrita voluntariamente, a través de un sistema de prepago. Constituyen una alternativa al sistema tradicional privado de cobro por servicio *(fee for service)* tratando de reducir los costes de la atención de la salud.

En España y en América Latina ha habido, y sigue habiendo, experiencias de esta naturaleza, basadas en principios que priorizaban la solidaridad grupal o étnica, como son los casos de la «Mutuales, Iguales, Obras Sociales» que han desarrollado un importante papel a favor de la participación de la sociedad civil, la equidad, la calidad y el sostenimiento financiero. Su limitación principal es la atomización, sin reglas ni normas pertinentes.

Sistema mixto de salud

En este sistema se pueden identificar —con algunas variaciones— la mayoría de entidades de Seguridad Social que funcionan bajo normas y principios propios de dicho régimen. Generalmente son entidades que se apoyan en los principios de universalidad, solidaridad e integralidad, y que se basan en la concepción de un «modelo laboral» que orienta su acción a la protección de los *usuarios* que dependen de un empleador. El sistema de financiación es teóricamente tripartito y está constituido por aportes porcentuales del salario, con participación del trabajador, del patrono y del Estado. Los sistemas de Seguridad Social en América Latina se sustentaron en el modelo definido por Bismarck en Alemania, y desde el punto de vista esquemático, se pueden identificar tres etapas en su desarrollo.

La *primera etapa* comprende casi exclusivamente a países de América del Sur; se inicia a principios del siglo xx y se caracteriza por la constitución de regímenes de jubilación y de prestaciones de supervivencia, a las que se añadieron a menudo disposiciones sobre el pago de pensiones en caso de invalidez. Los países en los que se implantaron estos tipos de seguro social fueron Argentina, Brasil, Cuba, Chile, Uruguay y Colombia. La *segunda etapa* abarca entre 1936 y 1947, y comprende la creación de los primeros regímenes de seguro social obligatorio para asalariados que, además de las pensiones, incluyen prestaciones de enfermedad y maternidad. Se inician estos sistemas en Ecuador, Bolivia, Perú, Panamá, Costa Rica, México, Paraguay y la República Dominicana. La *tercera etapa* se presenta con legislaciones en Venezuela, Guatemala, El Salvador, Nicaragua y Honduras. Dentro de las modalidades de entrega de prestaciones, en la mayoría de casos se optó por el sistema «directo», por medio del cual las prestaciones se otorgaban basándose en establecimientos y personal propios. Posteriormente se seleccionó la modalidad por «contratos», en los cuales la Seguridad Social utilizaba establecimientos tanto del Ministerio de Salud como del sector privado, y en algunos países se desarrolló la modalidad de «libre elección», por la cual el beneficiario podía elegir el establecimiento y el profesional de su preferencia.

El seguro social se ha convertido en el segundo proveedor de servicios, en especial a través del programa de maternidad y enfermedad común que ha sido generalmente fragmentado en dependencia de la fuerza laboral (obreros y empleados) y categorías profesionales (funcionarios públicos, empleados de ferrocarril, mineros, petroleros, empleados de la banca, etc.). En un buen número de países de América Latina, el coste de la Seguridad Social, en relación con el nivel de desarrollo, ha llegado a ser excesivo, de manera que la contribución salarial puede superar la mitad de la nómina salarial, proporción similar a la de algunos países europeos. En otro sentido, el sistema de Seguridad Social se ha vuelto obsoleto, ya que su campo de acción se encuentra en la protección al trabajador asalariado cuando importantes núcleos de población no tienen trabajo y forman parte del «sector informal», que, en consecuencia, no se benefician del sistema. Por otra parte, el sistema de Seguridad Social conserva su ámbito urbano cuando una parte importante de la población habita en áreas rurales, y su financiación se basa en un «modelo tripartito» que en la realidad es bipartito, dado que el Estado en la mayoría de los casos no suele aportar sus asignaciones presupuestarias.

Sistema de «medicina alternativa y/o tradicional»

Este «sistema» cada vez está teniendo un papel más importante debido sobre todo a la falta de acceso a servicios de salud por factores limitantes, generalmente de tipo financiero, cultural y/o geográfico; a la insatisfacción de usuarios en relación con el proceso de interacción entre el servicio de salud y el paciente; a la insuficiente capacidad de los «agentes de los servicios de salud» de interactuar culturalmente con actitudes, creencias y valores relacionados con la concepción cultural, histórica y religiosa de la vida; a la salud y enfermedad de algunos grupos de la población, y a la existencia de algunos procesos de diagnóstico y tratamiento que por sus efectos secundarios ponen a veces en riesgo la salud de los «pacientes/usuarios/clientes».

En países con importante volumen de población indígena (Bolivia, Perú, Ecuador, Guatemala, México), estos sistemas de «medicina tradicional» tienen singular importancia, ya que con frecuencia representan una mejor respuesta a sus necesidades de acuerdo con sus aspiraciones y percepciones relacionadas con su cosmovisión. La atención de salud, en estos casos, la proporcionan un conjunto de terapeutas identificados como comadronas, yerberos, hueseros, curanderos, masajistas y sacerdotes.

Un análisis de los sistemas de salud de América Latina pone en evidencia que las líneas de responsabilidad y las relaciones entre estos sectores son muy variadas, demostrándose una disminución del rol de los Ministerios de Salud en su función de rectoría para la conducción del sector. Al no existir en la mayoría de casos mecanismos explícitos que orienten las relaciones intrasectoriales, es frecuente la descoordinación y duplicación, la ineficiencia, la elevación del coste de la atención de la salud, y la desigualdad del gasto institucional entre Ministerios de Salud e instituciones de Seguridad Social.

Una síntesis de los principales *problemas de los sistemas de salud de América Latina* pone en evidencia —en términos generales— la *insatisfacción* como principal percepción expresada a través de: *a)* la *falta de* equidad de los sistemas, que se expresa por falta de acceso a servicios básicos que oscila entre el 10 y el 40% de la población según los países, y por la inadecuada focalización del gasto orientado sin concordancia con la estructura epidemiológica ni con los problemas de salud de la mayoría de población (los hospitales reciben entre el 60 y el 70% del gasto público en detrimento de la atención primaria de salud) y con poca orientación a intervenciones con mayor externalidad positiva; *b) escasa eficiencia en el uso de los recursos, ya que se observa en algunos países una insuficiencia de recursos* y/o en otros una mala utilización de los mismos. Se estima que la inadecuada utilización de recursos representa aproximadamente el 30% de los fondos disponibles referentes a la productividad del personal, insumos utilizados, tecnologías disponibles, y la generación de incentivos perversos (gasto público que beneficia a los que están en mejor situación económica en forma de asistencia gratuita o por debajo del coste); *c) mala calidad* de los servicios que afecta más a los estratos pobres de la población, lo cual genera un significativo nivel de insatisfacción tanto de los usuarios como del personal de salud, y *d)* errores organizativos con *escasa capacidad gerencial* y un *«modelo de atención» superado* por los requerimientos de demanda de atención.

Los sistemas de salud de América Latina —en términos generales— se han estructurado basándose en una acumulación histórica de entidades, con énfasis gremial, cultural, *demográfico y religioso,* enfocado a la segmentación de la población en estratos sociales.

En relación con el *funcionamiento,* las instituciones de salud han adoptado un modelo en que cada entidad desarrolla de forma concomitante las funciones de regulación, financiación y prestación de servicios, lo cual ha condicionado falta de eficiencia, mala calidad y escasa sostenibilidad financiera.

En resumen, los sistemas de salud de la mayoría de países de América Latina poseen una estructura funcional que no satisface las demandas de la población y que ha quedado obsoleta como consecuencia de los cambios en los escenarios políticos (papel del Estado), demográficos (aglomeración urbana), económicos (crisis social de la década de 1980 y globalización de la década de 1990) y sociales (demandas históricamente acumuladas y no satisfechas).

Por lo tanto, parece lógico pensar que es necesario realizar cambios en las estructuras gubernamentales de salud. Lo que no parece tan claro es el marco conceptual, la direccionalidad y las condiciones de las reformas (blanco o negro) como están siendo difundidas. La «satanización» de los hospitales y sus recursos humanos, el «castigo» a las inversiones físicas (rehabilitaciones y reequipamiento) y no tener en cuenta las condiciones de salud *per se* constituyen una seria contradicción del combate entre la pobreza y las reformas que se han estado implantando.

Los procesos de reforma o sucesión natural de cambios que siempre han existido en América Latina han tenido una importante limitación por la falta de apoyo financiero para su realización. Sin embargo, países como Chile y Costa Rica históricamente han llevado a cabo interesantes reformas de salud antes de que se «reinventaran internacionalmente». Cuba constituye un caso de especial importancia.

Los ejemplos de Chile —que con diferentes regímenes políticos ha realizado cambios en el sector— y de Costa Rica constituyen modelos más afines —no sólo de *reforma* sino también de *decisión*— para el resto de países de América Latina, dado que los cambios se han realizado en el contexto nacional prevalente en cuanto a cultura y factibilidad política y social.

LOS SISTEMAS DE SERVICIOS DE SALUD

La situación caracterizada para los sistemas de salud es igualmente válida para el *sistema de servicios de salud* y para la apertura programática de prestaciones de salud. La situación de los servicios (red u oferta de proveedores) ha sufrido un importante deterioro en sus recursos físicos (falta de inversiones, mantenimiento y conservación) que, junto con la obsolescencia funcional de las tecnologías de las que se dispone y la inadecuada estructura gerencial, determinan la baja capacidad resolutiva de la oferta de servicios en relación con el nivel de demanda de la población. Los servicios estatales de salud de la mayor parte de países no alcanzan —ni por calidad ni por distribución— a atender las necesidades de la población. Las limitaciones financieras, asociadas a las mayores demandas de la población, a los ingresos familiares disminuidos y a las asignaciones presupuestarias mal distribuidas y mal utilizadas, son factores condicionantes negativos para la operatividad de las actuales estructuras de salud.

Esta secuencia de problemas estructurales y funcionales en la práctica configura una serie de contradicciones en las prestaciones. Es habitual observar que las políticas de salud de la mayoría de países definen un «modelo integral de salud: preventivo y curativo», pero que en la operatividad de los servicios se premia más la atención de tipo curativo. Esta contradicción se razona por ofrecer respuestas de carácter urgente a las necesidades acumuladas de salud. Esto se completa con la ausencia de una cultura de salud pública, de tipo promocional, preventivo y mucho menos predictivo. El concepto de valor de salud, en una población con muchas carencias, con un inadecuado saneamiento ambiental y con un sistema inmunológico deficitario, se orienta más al patrón cultural curativo por la frecuencia de sus enfermedades.

Red de hospitales

Como consecuencia de la crisis económica de la década de 1980, los países de América Latina y el Caribe no han podido destinar los fondos necesarios para proteger sus inversiones en salud, ni han podido implantar programas adecuados de mantenimiento y conservación de sus recursos físicos. El nivel de deterioro físico de las instalaciones y la dotación de equipo se ha estimado en un 50%, y el nivel de obsolescencia funcional se considera aún mayor. La red de hospitales públicos de América Latina y el Caribe era en 1992 de 14.000, que, en su conjunto, tenían una dotación de aproximadamente 1.200.000 camas, lo que representa un promedio de 1,6/1,7 camas por cada 1.000 habitantes. Si bien el índice de camas por 1.000 habitantes puede considerarse bajo, es más preocupante el hecho de la baja productividad y los bajos rendimientos de los servicios, lo cual corrobora el nivel de insatisfacción de la población en cuanto a la capacidad resolutiva de la oferta. Con excepción de Bahamas, Chile, Costa Rica, Cuba y, en algunos aspectos, Panamá, tanto el porcentaje de ocupación como la productividad medida en términos de consulta por habitante al año e ingresos hospitalarios por 100 habitantes, pueden considerarse, en términos cuantitativos, como insatisfactorios (tabla 28-10).

En 1988, la OPS promovió la transformación de los Sistemas Nacionales de Salud basándose en el desarrollo de sistemas locales de salud. Desde el punto

Tabla 28-10. Indicadores de utilización de hospitales (América Latina y Caribe)

Área/País	Total camas		Ingresos/ 10.000 habitantes	Consultas/ habitantes/año	Ocupación (%)
	Camas	Camas/1.000 hab.			
Área andina	158.660				
Bolivia	9.873	1,3	2,3	0,8	45,9
Colombia	45.841	1,4	6,1	0,7	57,2
Ecuador	17.324	1,6	5,0	ND	53,0
Perú	32.941	1,5	2,8	0,8	33,8
Venezuela	52.681	2,6	6,1	1,3	69,7
Brasil	522.895		ND	3,0	ND
Caribe	92.601				
Bahamas	1.033	4,0	8,2	2,5	83,7
Barbados	2.108	8,1	7,7	1,2	73,7
Cuba	63.347	6,0	13,5	6,3	ND
Haití	5.192	0,8	ND	ND	ND
Jamaica	5.390	2,2	5,6	2,3	71,8
Rep. Dominicana	14.531	1,9	4,6	4,6	ND
América Central	46.898				
Costa Rica	6.734	2,2	9,7	2,9	78,2
El Salvador	8.585	1,6	ND	ND	54,9
Guatemala	14.040	1,6	ND	ND	ND
Honduras	6.061	1,1	4,6	1,1	ND
Nicaragua	4.720	1,2	5,5	1,9	83,7
Panamá	6.758	2,7	8,9	2,4	65,1
Cono Sur	208.870				
Argentina	147.000	4,4	5,2	1,6	51,9
Chile	42.895	3,2	10,4	2,6	64,9
Paraguay	5.163	1,2	3,5	1,5	45,9
Uruguay	13.812	4,4	4,0	6,3	59,5
México	67.703		4,1	1,7	ND

Fuente: OPS/OMS, 1994.

de vista del desarrollo del Estado, el sistema local de salud responde a los requerimientos de la descentralización y desconcentración del aparato estatal en busca de una mayor democratización y eficiencia. Desde el punto de vista del desarrollo social, el sistema local de salud presupone la existencia de un conjunto poblacional identificado, con capacidad presente o potencial de actuar de forma conjunta en beneficio de la salud colectiva. Desde el punto de vista del sector salud, un sistema local de salud es una parte integrante del sistema de salud, con las características de descentralización y desconcentración definidas por el Estado, con capacidad de coordinación de la totalidad de los recursos existentes para la salud integrando una red de servicios dentro de un espacio poblacional determinado.

Con esta concepción se institucionalizaron los Sistemas Locales de Atención Integral de Salud (SILAIS) de Nicaragua, los Sistemas Básicos de Salud Integral (SIBASI) de El Salvador, y los Sistemas de Atención de Salud (SIAS) de Guatemala.

MODELOS DE ATENCIÓN Y GESTIÓN

Es frecuente la utilización de las terminologías («modelo de atención» y «modelo de gestión») como sinónimos, cuando representan y significan aspectos doctrinarios de diferente conceptualización.

Para nuestro caso, entendemos como «modelo de atención» las formas de organizar acciones de salud para hacer efectiva la entrega de prestaciones a partir de los alineamientos de la agenda de política de salud. Puede ser: *a) integral,* es decir, preventivo, promocional, curativo y rehabilitador; *b) integrado,* es decir, proporcionado por un equipo de salud multidisciplinario en una red de servicios de distinta complejidad, contando con la participación de la comunidad, y *c) pertinente,* es decir, de acuerdo a las condiciones locales (sociales, culturales y económicas) y al perfil de salud de la población.

En otro sentido, definimos el «modelo de gestión» como la forma de organizar los recursos de salud para aplicar el modelo de atención previamente definido con criterios de equidad, eficiencia, calidad y sostenibilidad. Puede comprender diferentes modalidades de organización de recursos, entre las cuales citamos: gestión descentralizada, gestión estratégica para la conducción y dirección, gestión clínica, gestión de la provisión de servicios, gestión de los recursos (humanos y financieros), etc.

Niveles de atención

El sistema de servicios de salud constituye la organización de la respuesta a una demanda concreta de atención individual o colectiva. Para el individuo, la atención de salud debe responder a su necesidad particular, y para la comunidad, debe satisfacer el conjunto de necesidades de sus integrantes. En cualquier sistema de servicios de salud, en una u otra escala (individual o colectiva), es preciso disponer de varias modalidades de atención que cubran un rango amplio de intensidad y complejidad.

La noción de «niveles» responde a una lógica natural de agrupar y utilizar recursos en forma estratificada, según sean las características de las situaciones que hay que satisfacer. En el área de salud, la adopción de este enfoque tiene, además, la intención de favorecer el establecimiento de un equilibrio en la cantidad, variedad y calidad de la atención que se entrega a la población, mediante un proceso de asignación de recursos, orientado a compartir facilidades, personal y tecnologías usualmente disponibles, con un carácter limitado.

El concepto de «niveles» en la organización del sistema de servicios de salud implica el reconocimiento de dos elementos claramente diferenciados; por una parte, el de una necesidad y demanda de atención, es decir, la existencia de un problema de salud, y por otra, el de una respuesta, es decir, el servicio de menor a mayor complejidad de acuerdo con las características de la demanda que se intenta satisfacer. Además, este concepto sustenta una relación natural entre la complejidad de una determinada situación de salud y la complejidad de los métodos y recursos necesarios para atender dicha situación. Los niveles de atención corresponden a agrupaciones de eventos comunes y simples (que requieren elementos básicos de habilidad y tecnología para atenderlos), y otros eventos menos frecuentes pero más complejos (que necesitan habilidades y tecnología de tipo medio), hasta llegar a eventos muy complejos de rara presentación, para cuya atención se requiere de habilidades especializadas y de tecnología avanzada.

Desde el punto de vista de la respuesta de los servicios a las necesidades, los niveles de atención corresponden a combinaciones funcionales de servicios, de los cuales los de menor complejidad (denominados de primer nivel: puestos, unidades, centros de salud, policlínicas, etc.) comprenden las acciones más elementales o básicas del sistema. Los otros niveles, usualmente denominados segundo y tercero (hospitales), corresponden a agrupaciones de servicios de diferente grado de especialización y complejidad mayor ascendente, que actúan en general sobre la base de referencia del primer nivel. En otras palabras, lo que distingue a un nivel de otro es su capacidad tecnológica de resolución de problemas.

Niveles de complejidad

La complejidad hospitalaria se ha definido como el número de actividades diferenciadas que integran la acción global del hospital y el grado de desarrollo de éstas. Para ello, se agrupan las actividades (consultas externas, urgencias, laboratorio, alimentación, etc.) en tres sectores —finales, intermedios y generales—, y después de un censo se obtiene un perfil de complejidad del establecimiento. Los factores que se valoran son: espacio físico, equipamiento, personal, organización, productividad y financiación. En un principio, esta metodología fue desarrollada por el Consejo Federal de Inversiones de Argentina, y fue adaptada a otras realidades (Chile, México y República Dominicana). Con la identificación de los niveles de complejidad es posible determinar los niveles de atención reales de los hospitales, el perfil de complejidad en relación con el nivel de atención, identificar las necesidades de intervención, focalizar el gasto y comparar rendimientos y eficiencia.

Programas y prestaciones de salud

La organización de los sistemas de servicios de salud tiene como propósito final la entrega de programas, que se convierten en prestaciones (actividades) como solución a problemas de salud del individuo y su colectividad. Estos programas y prestaciones han ido variando respecto a diferentes épocas y lugares, y se han realizado en los más diversos escenarios (domicilio del paciente, consultorio médico privado, consultorio de una institución de salud, sala de internación hospitalaria) y por parte de diversos actores (profesionales de la medicina, odontología, enfermería y/o por personal comunitario debidamente adiestrado y supervisado).

Es necesario distinguir conceptualmente entre «atención de salud» y «atención médica». Para diferenciar ambos conceptos, nos referimos a atención de salud cuando hacemos relación preferentemente a programas colectivos de prevención y promoción, de atención del medio ambiente y de atención de las personas; en cambio, hablamos de atención médica cuando nos referimos a programas individuales que implican directa y exclusivamente a la atención de las personas, entendiendo como tal el proceso relacionado sobre todo con la curación y la prevención de las enfermedades.

La atención de salud se organiza para la entrega de prestaciones al individuo y su colectividad, a través de un conjunto de técnicas, actividades y acciones que constituyen dentro de la metodología de planificación de salud la «apertura programática». Este proceso de programación fue desarrollado por primera vez en América Latina en 1962 cuando se formuló y ejecutó el método identificado como «OPS-CENDES». Este método comprendía tres componentes básicos: diagnóstico, plan de actividades y plan de inversiones. Los daños a la salud se identificaban según tres criterios (magnitud, vulnerabilidad y trascendencia) que representaban el sustrato básico para el diseño de alternativas del plan de actividades que se «abría por programas prioritarios» de salud. El concepto de «inversión» comprendía todas las acciones que incrementaban la productividad del sector (capacitación, fortalecimiento e inversiones físicas) y los *programas de salud* prioritarios son variables según cada época y lugar, y esta variabilidad se relaciona con el marco contextual de la política de salud, con el sistema y con la estructura epidemiológica local.

VISIÓN DE FUTURO DE LOS SISTEMAS DE SALUD

Los países de América Latina y del Caribe han experimentado cambios —en su transición demográfica y epidemiológica, así como en la estructura institucional y sectorial— que en los países industrializados se produjeron a lo largo del tiempo, y que los han enfrentado a una serie de problemas nuevos (propios de las sociedades desarrolladas) sin que hayan podido resolver los antiguos problemas epidemiológicos e institucionales. En efecto, los sectores de salud se organizaron según un proceso de acumulación histórica de instituciones con un «modelo» apoyado en su focalización urbana, de carácter gremial y cultural, que diferencia la población según su nivel económico y/o su condición étnica.

Las instituciones de salud de América Latina aún no han resuelto problemas de cobertura insuficiente, baja calidad, ineficiente uso de recursos, baja capacidad resolutiva, gerencia deficiente de recursos, etc., cuando al mismo tiempo deben enfrentarse a mayores demandas acumuladas de atención y a problemas que afectan a los sistemas de los países industrializados, como la incidencia de patologías emergentes, escalada de costes, incentivos inadecuados, inseguridad financiera o la insatisfacción de los consumidores, entre otros.

En este sentido, la mayor urgencia radica en resolver el problema esencial de la articulación de los principales componentes del sistema: la población y las instituciones. Estos componentes o elementos se encuentran generalmente fragmentados, y la población se ha segmentado en grupos relacionados con sus ingresos económicos: pobres, con ingresos medios y ricos. Para cada grupo de población, se organizaron de manera fragmentada las instituciones; así, para los grupos de bajos ingresos se responsabilizaba de su atención a los Ministerios de Salud; para los grupos de población de ingresos medios se responsabiliza a las entidades de Seguridad Social, y para los grupos de altos ingresos se asignaba el sector privado. Esta segregación demográfica y económica, con fragmentación institucional, ha determinado la ineficiencia, la duplicación de recursos y la desigual calidad de atención que, en su conjunto, tienen su expresión en el denominador común de la *insatisfacción de los usuarios,* de personal y de la acción estatal. Además, la segmentación ha generado incentivos perversos y falta de equidad, ya que si bien es cierto que la población «pobre» sólo tiene acceso a los servicios públicos, este hecho no se corresponde con la actuación de la población «rica», que prácticamente tiene acceso a todas las instituciones del sector, haciendo uso del «doble estándar» que este grupo de población utiliza para ser atendido con mayor esmero y calidad, desvirtuando la focalización de los recursos de dicho sector.

La Fundación Mexicana para la Salud, por una parte, y posteriormente Londoño y Frenk, presentaron una visión sistemática como marco conceptual teórico, del sistema de salud de América Latina, a partir de la relación entre funciones e instituciones. En dicho estudio se identifican tres funciones básicas de las instituciones de salud: *a)* regulación, normatización o modulación; *b)* financiación, y *c)* prestación de servicios.

Asimismo, se identifica que las instituciones del sector (Ministerios de Salud, seguros sociales, etc.) realizan concomitantemente las tres funciones a la vez, actuando como entes reguladores, financiadores y prestadores de servicios, y que los sectores funcionan como compartimentos estancos para sus respectivos grupos de población. Esta situación ha determinado la existencia de los problemas mencionados con anterioridad (insatisfacción por falta de equidad y calidad, ineficiencia e insolvencia financiera). En dicho estudio se diferencian cuatro modelos tipológicos de sistemas de salud, conscientes de que cada país, con su heterogeneidad específica, ha ido desarrollando su propio sistema y que difícilmente puede corresponder a la realidad con los modelos teóricos que se exponen a continuación.

Modelo público unificado

En este caso, el Estado financia y suministra servicios a través de un sistema único integrado verticalmente, con un claro monopolio público y un modelo de subsidio exclusivo a la oferta, caracterizado por la transferencia de los recursos del Estado al sistema. El Estado, a través de su representación institucional, desempeña el papel preponderante desarrollando de forma concomitante las funciones de asignación de normas, financiación y prestación de servicios. En este modelo se integran claramente Cuba y, en cierto momento, Nicaragua.

Modelo público contractual

En este modelo, la financiación pública se combina con una participación privada en la prestación de servicios. Esta separación de funciones de financiación y prestación se consigue mediante los contratos de gestión. En este modelo la financiación se sustenta preferentemente en subsidios a la demanda, con transferencia de ciertos montantes «per cápita» a los beneficiarios para que elijan la entidad proveedora (pública o privada) que resulte más apropiada en su caso. La población posee más opciones y los proveedores encuentran más oportunidades para competir. Este modelo es similar al aplicado con algunas variantes en Chile, Colombia, República Dominicana («igualas médicas») y algunos estados de Brasil.

Modelo público segmentado

Es el modelo más característico de los países de América Latina, en el que cada institución realiza por separado las tres funciones de regulación por el Ministerio público, financiación (subsidio a la oferta) y prestación (con proveedores públicos). Los servicios se organizan por los tres grupos sociales (pobres, clase media y ricos). Genera una duplicación de funciones y un desperdicio de recursos, y conduce a que se produzcan diferencias de calidad entre los diversos segmentos de la población.

Modelo privado atomizado

En este modelo, la función de financiación se lleva a cabo mediante desembolsos directos de los consumidores o a través de seguros privados. Si bien este modelo no existe total y exactamente en América Latina, se observan dos situaciones que se acercan a él. La primera es una modalidad de mercado libre que se observa en países con un importante gasto privado como Paraguay y, en parte, República Dominicana y El Salvador, donde se magnifican los errores del mercado, lo cual genera importantes ineficiencias e inequidades en el sistema. La segunda variante es de tipo «corporativista» dado que segregan grupos profesionales en fondos de enfermedad exclusivos. Es el caso de Argentina y Uruguay.

Nuevas tendencias en sistemas de salud

Frenk, Londoño y Lozano analizaron los cuatro modelos anteriormente expuestos y encontraron importantes deficiencias que inspiraron la búsqueda de nuevas opciones teóricas. El modelo más observado en América Latina (modelo público segmentado) tiene el gran inconveniente de que segrega a los grupos de población en función de su capacidad de pago y organización social. En algunos países se intentó evitar la segmentación de la población unificando todas las instituciones en un sistema público único, lo que constituyó las bases de la reforma de la década de 1970. Ya sea por motivos de naturaleza ideológica o de restricciones de la financiación pública, otros países han intentado que la organización de los servicios de salud fuera gestionada por instancias diferentes del gobierno central, como sucede principalmente en las variantes de Brasil, Bolivia, Colombia y Chile.

En el contexto de nuevos escenarios, Frenk y Londoño proponen lo que denominan *pluralismo estructurado,* que intenta expresar la búsqueda de un punto medio entre los extremos que han caracterizado el funcionamiento de los sistemas de salud. *Pluralismo* porque evita los extremos del monopolio en el sector público y la atomización en el sector privado. *Estructurado* porque evita los extremos de los procedimientos autoritarios del gobierno y la ausencia anárquica de reglas de juego transparentes para evitar o compensar errores del mercado. El sistema de salud ya *no se organizaría por grupos sociales, sino por funciones.* Según este esquema, las funciones deberían tener responsabilidades específicas (tabla 28-11).

Experiencias de reformas de sistemas de salud en América

Cada cierto número de años se presentan en diversas regiones del mundo una serie de movimientos generalizados, que llegan incluso a abarcar a países de diferentes niveles de desarrollo y con las más diversas estructuras políticas. La globalización de la economía es un claro ejemplo actual, y en lo que se refiere a los sectores sociales —al menos en América Latina— la reforma de los sistemas de salud parece ser uno de estos movimientos. Estos procesos son, al parecer, inducidos a partir del interés de grupos de poder de algunos países industrializados, que se van traduciendo en una agenda de política internacional para el «Tercer Mundo», y en la que están de acuerdo tanto los grupos de poder y los estudiosos de centros académicos del país emisor, como sus homólogos de los países receptores.

Desde el punto de vista conceptual, Bergman define el concepto «reforma» como el conjunto de cambios intencionados y sostenidos con el propósito explícito de transformar las instituciones de salud para lograr su mejora. No todo cambio significa reforma. Ésta requiere que aquél sea deliberado y sostenible, y que tenga la misión expresa, en el caso de la salud, de mejorar la equidad, la eficiencia y la calidad. En ese sentido, la idea de reforma va más allá de la idea de cambio. En la mayoría de los países de América Latina se conocen una serie de reformas como cambios sustanciales y/o como una sucesión natural de cambios en salud que a lo largo del siglo xx tuvo sus principales hitos en los siguientes movimientos sectoriales:

Tabla 28-11. Propuesta de organización de sistemas de salud

Función	Responsabilidad
Regulación	Ministerios de Salud
Financiación	Seguros Sociales
Provisión de servicios	Red de Proveedores Públicos y Privados

1. En el inicio de siglo prevalecían las «acciones particulares, personalizadas o individuales» centradas en la curación de enfermedades realizadas principalmente por las *asociaciones de beneficencia y/o religiosas.* La Orden de San Juan de Dios tuvo una capital importancia en la administración de hospitales en numerosos países de América Latina, al igual que las Santas Casas de Misericordia de Brasil (fundadas por Braz Cubas en 1543) con sus 14 objetivos (siete espirituales y siete corporales).

2. El siguiente hito importante podría identificarse como el inicio de la «acción gubernamental o institucional» mediante el control y la puesta en marcha de las actividades «sanitarias» relacionadas con la higiene, la prevención y el control de endemias y epidemias (tuberculosis, viruela, enfermedades venéreas, fiebre amarilla, malaria, etc.) creándose las *Direcciones Generales de Sanidad* en el seno de los Ministerios del Interior, Gobernación y otros.

3. Entre 1930 y 1950 se dio un paso muy importante con la puesta en marcha de los sistemas de Seguridad Social, que incorporan a la clase trabajadora los beneficios de salud a través del régimen de enfermedad común y maternidad, con lo cual los segmentos menos afortunados de la población tenían cubiertas, teóricamente, sus principales necesidades básicas.

4. En 1960 se presentan movimientos orientados a la protección más integral de las necesidades de la población. En ese sentido, se difunde y aplica la conceptualización de *salud* como acción integradora de las actividades sanitarias y hospitalarias. Las direcciones generales de sanidad y de hospitales se coordinaron bajo la estructura jerárquica de una dirección general de salud, y surgieron con plena cartera los Ministerios o Secretarías de Salud Pública y Asistencia Social.

   En esta época (1962-1965) se pone a prueba en El Salvador el primer método de planificación de salud en América Latina, conocido como método «OPS/CENDES», con la participación de planificadores como Durán, Espinoza, Testa, Sarrué, etc. Los logros de este método consistieron en: *a)* integrar las acciones «sanitarias» con las «hospitalarias» en el contexto de salud; *b)* priorizar enfermedades basándose en tres criterios: magnitud, vulnerabilidad y trascendencia de cada daño; *c)* difundir la Clasificación Internacional de Enfermedades (CIE), y *d)* generar un esquema lógico para la elaboración de planes de salud: plan de actividades, plan de personal, plan de inversiones, y plan financiero.

5. Alrededor de 1970 se promueve la creación de *Centros e Instrumentos de Capacitación y Gestión en Salud* que desarrollan metodologías de planificación y gestión como una vía para mejorar la equidad y la eficiencia. En esta etapa se prioriza el cambio de proceso, método y concepto sobre el cambio de estructura que se supone que será consecuencia del primero. En este aspecto destacan el Centro Panamericano de Planificación de Salud anexo al ILPES de Santiago de Chile, las distintas Escuelas de Salud Pública en varios países, y la puesta en marcha de otros centros de formación especializada como el CLAM (para la atención médica en Buenos Aires), el Centro de Administración de Hospitales de São Paulo, el CLAP de Montevideo para la atención de perinatología, el CIESS y la Escuela de Salud Pública de México, el CEPIS de Lima para ingeniería sanitaria, el INCAP de Guatemala para la mejora nu-

tricional de Centroamérica, los centros de Medellín y Cali para la salud pública, y el de Caracas para el mantenimiento del recurso físico de la infraestructura de salud. Éste fue un momento de auge del pensamiento sobre el desarrollo de la salud, en el que surgieron líderes sociales en sus distintas disciplinas: Horwitz, Drobny y Bravo en Chile; Pacheco Pedroso, Lourdes de Freitas y Borba en Brasil; Caldeiro Barcia en Uruguay; Sonis, Neri y Feld en Argentina; Barrena, Barquin, Zamarripa y Soberón en México.

6. En 1980 la difusión del pensamiento se traslada al área de *Administración y Centros de Costes,* haciendo hincapié en el control de la financiación pública vía presupuesto, habiéndose difundido en algunos países la «reforma» administrativa.

7. En la década de 1990 se fomentan —difundidas especialmente desde fuera de los países con el patrocinio de los bancos de financiación internacional como el Mundial y el BID— las actualmente predominantes *reformas de salud.*

8. Actualmente se están evaluando dichas *reformas* en el contexto de proveer servicios sustentados en subsidios a la demanda («entrega de paquetes básicos de servicios»), en el entorno de la globalización y de la agenda del Millenium Summit.

La experiencia de Chile

Chile ha sido un país históricamente avanzado en cuanto a la estructura evolutiva de su sistema de salud, entendido como una sucesión natural de cambios. Al hablar de organización de sistemas de salud en América Latina, es obligado referirse a los distintos modelos chilenos con respecto a los diferentes momentos. Entre 1925 y 1945 se desarrollan importantes hitos en el sector de la salud como son la promulgación de la Ley del Seguro Obrero Obligatorio, la Ley de Medicina Preventiva y la creación del Servicio Médico Nacional de Empleados (SERMENA) que, indudablemente, representaron cambios importantes o reformas en la manera de enfocar la salud. La creación en 1952 del Sistema Nacional de Salud que reorganizaba el anterior SERMENA, la creación de la Ley de Accidentes de Trabajo y la promulgación de la Ley de Medicina Curativa, condicionaron un cambio de mayor impacto positivo en la salud de los habitantes y consagraron la libertad de elección en cuanto a la provisión de servicios. En 1980 se reorganizó el Sistema Nacional de Salud y se modificó la estructura institucional de este sector que comprende tres entidades:

1. El Sistema Nacional de Servicios de Salud.
2. La municipalización de los Servicios de Atención Primaria de Salud.
3. La creación de las Instituciones de Salud Previsional (ISAPRES).

La reforma del sistema continuó su proceso de «sucesión natural de cambios». En 1990 se reestructuró de nuevo el sistema con la inclusión de FONASA como ente responsable de la financiación, aunque el Ministerio de Salud centralizaba las funciones de regulación y prestación en los hospitales públicos para la población con escasos recursos. Se completa la descentralización de la atención primaria a las municipalidades y se genera la participación de las entidades privadas como prestadoras de salud bajo una modalidad de prepago (ISAPRES). En el Ministerio de Salud se crea el «Fondo Nacional de Salud: FONASA» que asume en un primer momento la fiscalización de las ISAPRES. Éstas nacen como empresas privadas (con y sin fines de lucro); se destinan a captar y administrar las cotizaciones obligatorias para la salud ofreciendo diferentes planes para sus beneficiarios, lo que permite la libre elección.

En el año 2000, el gobierno evaluó y reguló el funcionamiento del sistema de salud. Actualmente, el sistema de salud de Chile se puede considerar, en líneas generales, que está constituido por:

1. El *sector público,* configurado principalmente por el seguro público FONASA que recibe contribuciones de sus afiliados y transferencias del gobierno para atender a personas sin recursos o con escasos recursos. El FONASA cubre aproximadamente al 65% de la población.
2. El *sector privado,* constituido por 26 aseguradoras privadas (ISAPRES) que son instituciones con la modalidad de prepago (planes de seguros). Las ISAPRES cubren aproximadamente al 25% de la población.

Además de estos sectores principales, existen otros sistemas de seguro para las Fuerzas Armadas y/o grupos especiales.

El Ministerio de Salud ejerce la rectoría sectorial, y de él dependen los 28 servicios de salud, el FONASA, la superintendencia de las ISAPRES, el Instituto de Salud Pública (ISP) y la Central Nacional de Abastecimiento (CENABAST).

La experiencia de Colombia

La experiencia colombiana (en cuanto a reformas de salud), se inicia en 1990. Destaca el marco jurídico, con la aprobación de la Ley 10 por medio de la cual se «reorganiza el Sistema Nacional de Salud, descentralizando la administración de los servicios de salud y colocándolos en manos de los alcaldes y gobernadores, intendentes y comisarios, estableciendo Juntas Directivas para cada establecimiento de salud con la participación de las organizaciones de la comunidad de usuarios». Posteriormente, con la aprobación de la Ley 100 de 1993, se reorganiza el Sistema General de Seguridad Social. En esencia se crea un sistema de aseguramiento con cobertura universal, la obligación que contribuyan a la financiación todas las personas con actividad remunerada (régimen contributivo), solidaridad en la financiación y aportaciones del Estado para asegurar a quienes no pueden pagar (régimen subsidiado), así como libertad de elección de aseguradores y prestadores de servicios. El nuevo sistema se basa en un modelo de *competencia regulada* adaptado a las características de la realidad del país. El principal objetivo de la reforma es lograr una mayor equidad en el acceso a los servicios de salud, lo que principalmente se consigue a través del régimen subsidiado. La función reguladora la lleva a cabo el Ministerio de Salud. La función de financiación es responsabilidad del Seguro Social y se realiza por medio de las Empresas Promotoras de Salud (EPS), aseguradores públicos o privados que compiten entre sí por contratar con la población la provisión de un paquete obligatorio de servicios, cuya composición es establecida y su calidad vigilada por el gobierno. Las EPS recolectan las aportaciones financieras que marca la ley y contratan la prestación de servicios con instituciones de la oferta pública o privada (función de prestación) cuyos servicios son remunerados mediante un sistema de pagos similar al concepto de *Diagnosis Related Group* utilizado en Estados Unidos.

En 1999 se promulgó la Ley Nacional de Salud Pública, que tiende a modernizar el Código de Salud de 1979 y a perfeccionar la Ley 100 de 1993.

Con respecto a la Ley 100, se definieron básicamente dos planes de beneficios: *a)* el Plan de Atención Básico [PAB], gratuito y de responsabilidad del Estado, y *b)* el Plan Obligatorio de Salud [POS], del que son responsables las EPS.

La experiencia de Trinidad y Tobago

La República de Trinidad y Tobago ha iniciado un proceso de reforma de su sistema de salud que comprende dos etapas: la primera, para lograr la reorganización institucional del sector, la racionalización de la infraestructura y del modelo de atención; en la segunda etapa se creará un sistema de Seguro Nacional de Salud de cobertura universal. La primera etapa se inició en 1994 con la aprobación de la Ley de Autoridades Regionales de Salud (ARS), creándose cinco regiones con la responsabilidad total por la prestación de servicios y la gestión de sus establecimientos. El Ministerio de Salud se ha reorganizado para cumplir con las funciones de regulación y creación de normas sobre la salud pública. La función de financiación será responsabilidad del Seguro Nacional de Salud con una fase de transición hasta que se cree el Seguro Nacional de Salud con responsabilidad del Ministerio de Salud.

En el año 2000 se definió una nueva estructura del Ministerio de Salud que comprendía básicamente: *a)* la reducción de cinco a cuatro autoridades regionales de salud; *b)* la creación de un sistema nacional de seguro médico, y *c)* la modernización gerencial de entidades y servicios.

La experiencia de México

En 1943, se estructura un sistema de salud apoyado en tres entidades: el Instituto Mexicano del Seguro Social, la Secretaría de Salubridad y Asistencia y el Instituto Nacional de Salud (Hospital Infantil de México). Este sistema representó una de las principales fuentes de empleo generador de demanda por insumos de todo tipo y un motor para la innovación tecnológica, constituyendo el complejo médico industrial. En 1983 se crea el Sistema Nacional de Salud, orientado a favorecer la equidad, que incluye nuevas modalidades de cobertura a la población pobre excluida de la economía formal a través de los sistemas IMSS COPLAMAR/ IMSS SOLIDARIDAD. En 1994 se presenta a discusión todo un marco conceptual de la visión de la reforma que pretende: *a)* vincular salud con el desarrollo económico y social; *b)* consolidar un sistema universal de salud; *c)* organizar el sistema de acuerdo con funciones y no con grupos sociales; *d)* establecer un seguro nacional de salud, y *e)* apoyar la descentralización.

El sistema de salud básicamente comprende tres sectores: *a)* público, constituido por la Secretaría de Salud; *b)* Seguridad Social, configurado por varias entidades: IMSS, ISSTE para los trabajadores del Estado, PEMEX para los trabajadores de Petróleos Mexicanos, y las Fuerzas Armadas, y *c)* sector privado (además de la medicina tradicional).

El Programa Nacional de Reforma del Sector Salud (1995-2000) estableció como prioridad combatir la inequidad. Para ello, se propusieron varias acciones orientadas a favorecer: *a)* la libre elección del médico familiar en la Seguridad Social; *b)* el establecimiento de un seguro familiar en el Instituto Mexicano del Seguro Social (IMSS) para las personas con capacidad de pago; *c)* la transferencia de la responsabilidad de la atención de salud a los gobiernos estatales; *d)* el incremento de la participación municipal en el cuidado de la salud; *e)* la ampliación de cobertura mediante un «paquete básico de servicios de salud», y *f)* la reorganización sectorial con la reafirmación del rol rector de la Secretaría de Salud y la separación de funciones financieras y provisión de servicios en el IMSS.

La propuesta de Nicaragua

Esta propuesta de reforma tiene como común denominador los siguientes elementos: *a)* fortalecimiento de la descentralización a través de la consolidación de los Sistemas Locales de Atención Integral de Salud (SILAIS); *b)* separación de funciones, especialmente las de prestación de la población, derecho heredado del seguro social; *c)* configuración de modalidades de prepago a través de las Empresas Médicas Provisionales (EMP), entidades creadas aproximadamente en 1998 como instituciones responsables de ofertar servicios a población afiliada del Seguro Social, bajo un sistema de competencia regulada, pago «por capitación» y con la modalidad de entrega de un «paquete básico de prestaciones», y *d)* búsqueda de un modelo nicaragüense de gestión a través de la reforma hospitalaria. Este proceso de reforma y/o modernización sectorial está apoyado financieramente por el BID y el Banco Mundial.

La actual política nacional de salud (2004-2015) se diseña a partir de:

1. Principios relacionados con: universalidad, equidad, integralidad, continuidad, calidad, complementariedad, solidaridad.
2. Ejes transversales basándose en la equidad de género y la participación social.
3. Lineamientos para la ampliación de la cobertura y la mejora de la calidad, para el fortalecimiento de la atención primaria en salud, para la gobernabilidad del sector salud, para la consolidación del Sistema Nacional de Salud, para el fortalecimiento de la capacidad gerencial, para el desarrollo de recursos humanos, y para las estrategias innovadoras dirigidas a las regiones autónomas de la Costa Atlántica.

El proyecto de la República Dominicana

El proceso de modernización y reforma sectorial de la República Dominicana se encuentra en sus comienzos, y a través de la reforma de la Secretaría de Estado de Salud Pública y Asistencia Social (SESPAS) y del Instituto Dominicano de Seguros Sociales (IDSS), pretende: *a)* el desarrollo institucional de SESPAS (descentralización, reformulación de políticas, administración de recursos humanos, reorganización de la administración financiera y modernización del sistema de suministro de insumos); *b)* la modernización institucional del IDSS, y *c)* el fortalecimiento del sistema de servicios básicos y hospitalarios que comprende el desarrollo en forma «piloto» de tres «fondos» que financiarían nuevas formas de proveer servicios de salud relacionados con atención primaria (FONAP), atención hospitalaria (FONHOSPITAL) y seguro médico (FONSOL).

El sistema diseñado se basa en el modelo de *competencia regulada* con las siguientes características: descentralización autonómica de la gestión, plan estándar de beneficios, selección individual de redes acreditadas de proveedores de servicios, competencia entre las redes de proveedores en búsqueda de afiliados, y orientación hacia subsidios estatales centrados en la demanda de la población con bajos ingresos.

La Ley de Reforma de la Seguridad Social plantea un «seguro familiar de salud» para todos los ciudadanos, comprendiendo un plan básico universal (proporcionado por redes mixtas de proveedores y pago por capitación).

La Ley General de Salud reglamenta el rol rector de la Secretaría de Salud (SESPAS) y establece la estructura del Sistema Nacional de Salud, incluyendo un reordenamiento de los servicios de salud.

Las experiencias de Costa Rica

Costa Rica siempre ha sido un país con una sociedad que ha priorizado los sectores sociales y ha desarrollado —dentro de su propio contexto— modalidades diferentes para proteger a los grupos humanos en cuanto al derecho de la salud y la educación. En efecto, en la década de 1970 este país inició un proceso de separación de funciones (cuando esa medida no tenía todavía nombre) a través de la cual el Ministerio de Salud se responsabilizó de las acciones propias de la salud pública y de las normativas del sector. En ese esquema, la atención médica hospitalaria fue transferida gradualmente a la Caja Costarricense de Seguridad Social (CCSS), que fue encargándose de forma progresiva de la atención hospitalaria. A su vez, se fueron desarrollando modalidades piloto para organizar los servicios, basadas en sistemas cooperativos de salud y a veces en sistemas comunitarios (Hospital Sin Paredes de San Ramón).

Últimamente (1999), el sector de la salud en Costa Rica ha orientado sus esfuerzos a implementar la reforma del sector a través de tres acciones:

1. El fortalecimiento del rol rector del Ministerio con ajustes de recursos y procesos necesarios para la conducción del sector y garantizar el acceso equitativo, la calidad y eficiencia. En ese sentido, el Ministerio transfirió aproximadamente 1.500 trabajadores a la CCSS para la realización de los programas asistenciales previamente acordados.
2. La reorganización del modelo de atención expresado a través de la puesta en marcha de los Equipos Básicos de Atención Integral de Salud (EBAIS), que iniciaron prioritariamente sus actividades en las áreas rurales del país.
3. La readecuación de la financiación, en proceso a través de la formulación de instrumentos estratégicos como «convenios de gestión».

La historia de Panamá

En la década de 1970, Panamá inició un proceso de cambio de la estructura funcional de los servicios de salud que implicaba a las dos principales instituciones del sector, el Ministerio de Salud y la Caja del Seguro Social, en un proceso de «integración de servicios» por medio del cual cualquier ciudadano podía utilizar la infraestructura tanto del Ministerio como de la Caja (excepto en la ciudad de Panamá, cuyos establecimientos no fueron incluidos) independientemente de su régimen contributivo. El sistema fue puesto en funcionamiento por una alta decisión política tomada por la jefatura del Gobierno (general Omar Torrijos), sin normativas, sin regulación de la financiación y sin responsabilidad presupuestaria entre las dos instituciones. Los cambios de escenario político en el país condujeron a que en la década de 1980 el proceso de integración se suspendiera, pasándose a la situación anterior. La mayor parte de las evaluaciones y estudios conocidos sobre la integración de servicios otorgan a esta modalidad buena parte de los logros del nivel de salud de la población panameña. Es necesario especificar que, a la par del proceso de integración de servicios, el Ministerio priorizó la participación comunitaria (red primaria, promotores, comités y huertos de salud, etc.) bajo el programa de «Salud igual para todos» del ministro Renán Esquivel. En el año 1999 se inició una modalidad localizada en el Hospital de San Miguelito con separación de responsabilidades de financiación y prestación basada en convenios de gestión.

Las políticas y estrategias del Ministerio de Salud (2000-2004) se orientaban a lograr la salud integral, comprendiendo el fortalecimiento del rol rector del Ministerio, el fortalecimiento de la red de servicios del Sistema Nacional de Salud, la ampliación de cobertura y la protección financiera de la salud de grupos de población vulnerable.

En este sentido, se han desarrollado acciones de reorganización institucional, de aplicación de nuevos modelos de gestión y atención, de descentralización de responsabilidades, de renovación de las estrategias de atención primaria con el propósito de universalizar el acceso a programas y servicios.

Otras experiencias

Indudablemente, existen otras experiencias sobre reformas o cambios en países de América Latina. En algunos de ellos se han efectuado a veces como una sucesión natural de cambios (obras sociales, sistemas provinciales, medicina familiar en Argentina, el Seguro Social Campesino de Ecuador, y la descentralización de Uruguay con ASSE, etc.).

En *Argentina,* la política nacional de salud (2000) comprende: *a)* la concertación de la salud a través de la nación, las provincias y los municipios; *b)* la conducción del sector a partir de las capacidades locales; *c)* el uso racional de los recursos disponibles; *d)* la atención a las brechas, desigualdades e inequidades; *e)* la articulación de los recursos públicos y privados; *f)* el apoyo a ONG, y *g)* la promoción del nivel municipal en el cuidado de la salud.

En *El Salvador,* el Plan Estratégico Quinquenal 2004-2009 del Ministerio de Salud define como política de salud: «fortalecer el proceso de descentralización y modernización institucional, la promoción de la salud, la prevención de enfermedades y daños en el medio ambiente, y la rehabilitación, utilizando la estrategia de atención primaria en salud para mejorar su ambiente y su nivel de salud de la población y el ambiente».

Para el cumplimiento de dicha política, se plantea la reforma del sector con un funcionamiento descentralizado, tratando de lograr cobertura universal y garantizando la gratuidad de la atención a toda persona que carezca de recursos económicos en todo el territorio nacional.

Con ese propósito se han definido las siguientes prioridades institucionales: *a)* incrementar la cobertura en programas de atención materna; *b)* incrementar la cobertura en programas de atención infantil; *c)* alcanzar coberturas útiles en inmunizaciones al menor de 5 años y mujeres en edad fértil; *d)* fortalecer acciones de saneamiento ambiental; *e)* reconstruir la red de establecimientos de salud, y *f)* modernizar la gestión institucional en vías de lograr la sostenibilidad del modelo de salud.

En el cumplimiento de dichas prioridades, las autoridades sanitarias reorganizaron en el 2005 la estructura funcional de los SIBASI, y pusieron en funcionamiento un nuevo instrumento de ampliación de cobertura, FOSALUD, que permite la disponibilidad de servicios básicos durante las veinticuatro horas del día.

En *Guatemala* se está desarrollando (2002-2006) el Programa de Mejoramiento de los Servicios de Salud (PMSS), que es un proyecto que cuenta con financiamiento del BID y el Banco Mundial. Está estructurado para: *a)* apoyar el fortalecimiento institucional del Ministerio de Salud; *b)* apoyar los programas de extensión de cobertura; *c)* fortalecer la función aseguradora del Instituto Guatemalteco de Seguridad Social, y *d)* mejorar la gestión hospitalaria a través del proyecto PROHOSPITAL.

La Agenda de Salud 2006-2015 propone: *a)* mejorar el estado de salud de la población; *b)* incrementar el acceso y mejorar la calidad de los servicios; *c)* fortalecer el proceso de reforma sectorial, y *d)* fortalecer la descentralización sectorial.

De forma concreta, los objetivos de la política de salud se resumen en tres proyectos específicos que tienden a:

1. Fortalecer el Sistema Integrado de Atención de Salud (SIAS).
2. Desarrollar el Sistema Metropolitano de Servicios de Salud.
3. Desarrollar el Sistema de Salud de los Pueblos Indígenas.

Estos proyectos tiene ejes transversales orientados a mejorar la salud materna, mejorar la salud infantil, mejorar el acceso a medicamentos y, en general, mejorar el acceso a servicios básicos de salud.

EL GASTO EN SALUD

Al respecto, y tratando de estimar cuál sería la representación financiera que el sector de la salud requiere dentro de la composición del PIB, Abel Smith desarrolló en la década de 1960 un estudio comparativo entre varios países en relación con su gasto en salud. En este estudio se encontró que el gasto público en sa-

lud en aquella época variaba entre el 2,5 y 6,3 del PIB. En general, el gasto en salud para América Latina se ha aceptado como insuficiente en vista de comparaciones con datos internacionales. Sin embargo, en la última década, y basándose
en los análisis económicos tanto del Banco Mundial como del BID, se ha comenzado a precisar la magnitud del gasto privado —todavía no bien determinado—,
con lo que la magnitud de los recursos disponibles ya no parece tan insuficiente.
De hecho, el estudio de Castagnino en el BID y de Govindaraj, en el Banco Mundial, expresan que para América Latina en su conjunto (1996), el gasto total en salud se aproxima al 6% del PIB, cifra que no puede considerarse baja respecto a las
analizadas a nivel mundial. No obstante, dentro de ese conjunto se observa que el
65% de los países tenían un gasto inferior al promedio y que, de éstos, existen
7 países con un gasto en salud francamente insuficiente (del 3 al 4% del PIB), en
los cuales existen importantes vacíos de cobertura efectiva de servicios que, a manera de incentivo perverso, afectan principalmente a la población con importantes niveles de pobreza. Al mismo tiempo, se observa que el 35% de los países
poseen un gasto en salud superior al 6% y que de este grupo hay 6 países (Argentina, Chile, Costa Rica, Jamaica, Panamá y Uruguay) cuyo gasto es superior al
8% del PIB, llegando en el caso argentino a aproximarse al 10%. En estos casos la
principal acción debe orientarse hacia a la eficiencia y la contención de costos.

Información actualizada (PNUD 2002) sobre 27 países del Continente americano indican que el gasto total en salud (público y privado), en relación porcentual
con el PBI, tenía en su parte alta a: Estados Unidos (13,9%), Uruguay (11,0%), Canadá (9,6%), Argentina (9,5%), El Salvador y Paraguay (8,0%).

Con relación al gasto total en salud, en la parte baja destaca Trinidad y Tobago (3,9%), Ecuador (4,6%), Perú (4,7%), Guatemala (4,8%) y Haití (5,1%).

En la misma información se observa que 13 de los 27 países (48%) presentan
un mayor gasto privado que público en relación con la salud.

BIBLIOGRAFÍA

Badía Montalvo R. La salud de América Latina. Universidad Tecnológica de El Salvador.
    Entorno 2001; octubre-noviembre.
Bravo AL. Publicación Científica n.º 234. Sistema Nacional de Salud. Washington: OPS,
    1972.
Castagnino E. RE3-96-004. Serie de estudios económico-sociales. Reforma sectorial y finan-
    ciamiento del sector salud. Washington: BID, 1996.
Castellanos J. Políticas y metas regionales de salud. Washington: OPS/OIT, 1982.
Donabedian, Avedis. Los espacios de la Salud. México: Fondo de Cultura Económica, 1988.
Frenk J, Londoño JL, Lozano R. Futuros escenarios de salud en América Latina. México,
    1997.
Frenk J. Dimensions of Health System Reform. Washington: Banco Mundial, 1994.
Fundación Mexicana para la Salud. Propuestas para el avance del Sistema de Salud en Mé-
    xico, 1994.
Fundación Mexicana para la Salud. Serie n.º 2. Bases doctrinarias de la Reforma de Salud,
    1994.
Fundación Mexicana para la Salud. Serie n.º 12. Hacia la Reforma del Sistema de Salud,
    1994.
Garcés MA. Modelo de causalidad en la categoría del consumo. Guatemala: Instituto Nacio-
    nal de la Salud, 1989.

Govindaraj R. Technical Paper n.° 274. Washington: Banco Mundial, 1995.

Londoño JL, Frenk J. Structured pluralism. Towards a new model for Health System Reform in Latin America. Washington: Banco Mundial, 1996.

Mesa Lagos C. Progreso económico social en América Latina. Seguridad Social. Washington: BID, 1991.

Millenium Project. UN Secretary General. United Nations Millenium Summit. Washington: ONU, 2000.

OPS. Las condiciones de salud en Las Américas. Publicación Científica n.° 549. Washington: OPS, 1994.

OPS. Salud en Las Américas. Publicación Científico-Técnica n.° 587. Washington: OPS, 2002.

OPS. Plan Decenal de Salud para Las Américas. Documento oficial 118. Washington: OPS, 1973.

OPS. Documento Oficial n.° 179. Salud para todos en el año 2000. Plan de Acción. Washington: OPS, 1977.

Progreso económico y social en América Latina: cómo organizar con éxito los servicios sociales. Washington: BID, 1996.

Smith A. El precio de los Servicios Sanitarios. Cuadernos de Salud Pública n.° 17. Ginebra: OMS, 1964.

Tamburí G. Evolución, tendencias y perspectivas de los Sistemas de Seguridad Social en América Latina. Ginebra: OIT, 1982.

República de Colombia. Ministerio de Salud. Ley 10, de 10 de enero de 1990.

República de El Salvador. MSPAS. Sistemas Básicos de Salud Integral. SIBASI. Marco Conceptual. 2001.

República de El Salvador. MSPAS. Propuesta de FOSALUD. Guillermo Maza Brizuela (ministro) y Ernesto Navarro Marín (viceministro). Comunicación personal, julio, 2005.

República de El Salvador. PRHESSA. Sostenibilidad Modelo de Gestión. Comunicación Personal: Ing. Baltasar Mejía, Dr. Jaime Salmán, y Dr. Mario García. Septiembre, 2005.

República de Guatemala. MSPAS. Agenda Nacional de Salud 2006-2015.

República de Guatemala. MSPAS. PMSS. BID/BM.

República de Guatemala. Proyectos de Salud. Dr. Juan Carlos Castro, Lic. Alfredo Privado, Lic. Cristina Ramírez. Comunicación Personal. Noviembre, 2004.

República de Nicaragua. MINSA. Política Nacional de Salud. 2004-2015. Mayo, 2004.

Zukin P. Guide to the assessment of Health Maintenance Organization (HMO). Feasibility. Washington, 1985.

Anexo I

Parámetros de planificación hospitalaria

E. Morell y M. A. Asenjo

CONTENIDO

Estilos y condiciones de vida

1. Factores que determinan la salud para los países ricos y su coste
2. Evolución del hábito tabáquico. Porcentaje de fumadores diarios y ex fumadores en población de 16 años y más según sexo. España 1993-2001
3. Evolución de la obesidad. Porcentaje de población de 20 años y más con índice de masa corporal ≥ 30 kg/m² según sexo. España 1993-2001
4. Evolución de la actividad física. Porcentaje de población de 16 años y más que no realiza ninguna actividad física en su tiempo libre según sexo. España 1993-2001
5. Evolución de la esperanza de vida al nacer en años, según sexo. España 1960-2000
6. Tasa de mortalidad infantil. Unión Europea 2003
7. Esperanza de vida sin invalidez en años, 2003
8. Porcentaje de población de 65 años o más que sienten que su salud es mala o muy mala, por sexo, 2001
9. Porcentaje de población de 16 años o más que sienten que su salud es mala o muy mala, por nivel de educación, 2001
10. Evolución de enfermedades crónicas. Morbilidad percibida en población de 16 y más años. España 1995-2001
11. Causas de defunción en el mundo, 2002
12. Defunciones según las principales causas de muerte y sexo en España. Año 2001

Planificación hospitalaria

1. Número de hospitales y camas por dependencia funcional en España, según su tamaño
2. Número de hospitales y camas por comunidad autónoma en España, según el tamaño
3. Hospitales por comunidad autónoma y dependencia patrimonial
4. Equipos de alta tecnología disponibles por comunidad autónoma
5. Camas en funcionamiento por áreas asistenciales y finalidad asistencial

Demanda de servicios sanitarios

1. Evolución de la dotación de servicios sociosanitarios. Cataluña, 1992-2001
2. Evolución del número de usuarios atendidos en los servicios sociosanitarios. Cataluña, 1992-2001
3. Farmacias en Cataluña y provincias, 2004
4. Número de farmacias y habitantes por farmacia en Europa, 2000
5. Oficinas de farmacia por comunidades autónomas

(Continúa)

CONTENIDO *(cont.)*

6. Trasplantes hechos en Cataluña, por órganos, 2000-2004
7. Evolución del número de donantes y número de órganos generados para trasplante. España 1993-2002
8. Derivaciones de la Atención Primaria a la Atención Especializada
9. Indicadores de actividad hospitalaria en Europa, 2001

Demanda hospitalaria

1. Asistencia hospitalaria en Cataluña, 2003, por titularidad del centro
2. Equipamiento hospitalario en Cataluña, 2004
3. Indicadores de actividad por finalidad asistencial, 2002
4. Pacientes ingresados y motivo del ingreso por dependencia, 2002
5. Número de urgencias atendidas en los hospitales por dependencia y finalidad asistencial, 2002
6. Urgencias atendidas en los hospitales y destino de las mismas por finalidad asistencial
7. Situación de la lista de espera quirúrgica en el Sistema Nacional de Salud a fecha de 31 de diciembre de 2004
8. Actos quirúrgicos en los hospitales por dependencia y finalidad asistencial
9. Intervenciones quirúrgicas. Cataluña, 2003 (por dependencia y capacidad del centro)
10. Actividad de Consultas Externas en el Hospital Clínic de Barcelona

Creación y funcionamiento de un hospital

1. Programa funcional de áreas hospitalarias de un hospital comarcal
2. Factores que hay que considerar al evaluar la creación de un hospital comarcal
3. Cuadro resumen de las superficies de un hospital comarcal
4. Algunos aspectos requeridos para que un hospital sea acreditado en Cataluña (Orden de 10 de Julio de 1991 por la cual se regula la acreditación de los centros hospitalarios). Departamento de Sanitat i Seguretat Social de la Generalitat de Catalunya
5. Indicadores de calidad que se utilizan actualmente en el Hospital Clínic de Barcelona
6. Distribución de los motivos de reclamación, Hospital Clínic, 1997-1999

Personal sanitario y tiempos asistenciales

1. Número de médicos por 1.000 habitantes, 2003
2. Personal sanitario hospitalario. Cataluña (por categorías y médicos por servicio), 2003
3. Plazas de formación sanitaria especializada para año 2006
4. Personal en formación en hospitales por dependencia
5. Evolución del número de personal sanitario colegiado. España 1993-2000
6. Cálculo del tiempo medio de dedicación a tareas asistenciales de un médico en un año

Gasto sanitario

1. Gasto sanitario en países de la UE, 2003
2. Evolución del número de afiliados a la Seguridad Social en España
3. Gasto de productos farmacéuticos por habitante y comunidad autónoma, 2001
4. Gasto hospitalario en Cataluña (por tipo de gasto y provincia, en millones de euros), 2003
5. Análisis del coste en función de los años de vida ajustados por calidad (CUA = coste /AVAC)

Historia clínica y archivo

1. Componentes de la historia clínica
2. Aspectos sustanciales requeridos para que un hospital sea acreditado (Orden de 10 de julio de 1991 por la cual se regula la acreditación de los centros hospitalarios). Departamento de Sanitat i Seguretat Social de la Generalitat de Catalunya
3. Contenido mínimo de un informe de alta

(Continúa)

CONTENIDO *(cont.)*

Organización sanitaria
1. Fundamentos de la organización sanitaria
2. Objetivos de una Área Sanitaria
3. Criterios de adecuación de la estancia (versión reducida)
4. Esquema general del Sistema Sanitario Catalán

ESTILOS Y CONDICIONES DE VIDA

Factores que determinan la salud para los países ricos y su coste

Influencia en la esperanza de vida (%)	Factores	Gasto (%)
43	Estilo de vida	1,5
27	Herencia	6,9
19	Medio ambiente	1,6
11[a]	Sistema sanitario	90[b]

[a]Un 2% de éste lo aportan los hospitales.
[b]Un 50% de éste corresponde a gasto hospitalario.
Fuente: V Màster de Gestió Hospitalària i de Serveis Sanitaris, 2002-2004.

Evolución del hábito tabáquico. Porcentaje de fumadores diarios y ex fumadores en población de 16 años y más según sexo. España, 1993-2001

	1993	1995	1997	2001
Fumador diario				
Hombres	44,0	43,5	42,1	39,2
Mujeres	20,8	24,5	24,8	24,6
Ex fumador				
Hombres	20,5	22,7	23,1	24,8
Mujeres	6,7	7,0	7,8	9,4

Fuente: Datos básicos de la salud y los servicios sanitarios en España 2003, Instituto de Información Sanitaria, Ministerio de Sanidad y Consumo, 2004.

Evolución de la obesidad. Porcentaje de población de 20 años y más con índice de masa corporal ≥ 30 kg/m² según sexo. España, 1993-2001

	1993	1995	1997	2001
Obesidad				
Hombres	9,6	10,7	12,4	12,8
Mujeres	9,9	11,9	13,6	14,5

Fuente: Datos básicos de la salud y los servicios sanitarios en España 2003, Instituto de Información Sanitaria, Ministerio de Sanidad y Consumo, 2004.

Evolución de la actividad física. Porcentaje de población de 16 años y más que no realiza ninguna actividad física en su tiempo libre según sexo. España, 1993-2001

	1993	1995	1997	2001
Inactividad tiempo libre				
Hombres	46,8	40,7	39,2	41,2
Mujeres	61,3	52,9	52,1	52,2

Fuente: Datos básicos de la salud y los servicios sanitarios en España 2003, Instituto de Información Sanitaria, Ministerio de Sanidad y Consumo, 2004.

Evolución de la esperanza de vida al nacer en años, según sexo. España, 1960-2000

	1960	1970	1980	1990	1995	1996	1997	1998	1999	2000
Ambos sexos	69,9	72,4	75,6	77,0	78,0	78,3	78,6	78,7	78,6	78,7
Hombres	67,4	69,6	72,5	73,4	74,4	74,7	75,1	75,2	75,3	75,4
Mujeres	72,2	75,1	78,6	80,6	81,6	81,9	82,0	82,1	82,5	82,7

Fuente: Datos básicos de la salud y los servicios sanitarios en España 2003, Instituto de Información Sanitaria, Ministerio de Sanidad y Consumo, 2004.

Tasa de mortalidad infantil. Unión Europea, 2003

	Tasa
Alemania	4,2
Austria	4,5
Bélgica	4,3
Dinamarca	4,4
España	4,1
Finlandia	3,1
Francia	3,9
Grecia	4,8
Holanda	4,8
Irlanda	5,1
Luxemburgo	4,9
Portugal	4,1
Reino Unido	5,3
Suecia	3,1

Fuente: OCDE Health Data, octubre de 2005.

Esperanza de vida sin invalidez en años, 2003

	Mujeres	Hombres
Austria	69,6	66,2
Bélgica	69,2	67,4
España	70,2	66,8
Finlandia	56,5	57,3
Francia	63,9	60,6
Holanda	58,8	61,7
Irlanda	65,4	63,4
Italia	74,4	70,9
Portugal	61,8	59,8
Reino Unido	60,9	61,5

Fuente: Eurostat Yearbook, European Commission, 2005.

Porcentaje de población de 65 años o más que sienten que su salud es mala o muy mala, por sexo, 2001

	Total	Hombres	Mujeres
Alemania	35,5	29,0	40,0
Austria	22,1	17,6	24,8
Bélgica	10,6	8,9	11,8
Dinamarca	17,6	18,2	17,2
España	25,9	20,6	29,8
Finlandia	18,2	16,2	19,3
Francia	18,1	15,8	19,8
Italia	34,6	30,1	38,0
Portugal	54,6	49,9	57,8
Reino Unido	15,7	12,8	17,8
Media	25,2	21,9	27,6

Fuente: Condiciones de vida en Europa, Eurostat, 2003.

Porcentaje de población de 16 años o más que sienten que su salud es mala o muy mala, por nivel de educación, 2001

	Educación primaria y nivel bajo educación secundaria	Nivel alto educación secundaria	Educación terciaria
Alemania	25,7	17,4	14,1
Austria	14,4	4,3	2,3
Bélgica	8,2	4,4	1,2
Dinamarca	14,1	3,7	2,4
España	14,0	3,1	1,7
Finlandia	13,3	5,3	2,4
Francia	11,1	3,0	3,3
Italia	17,1	3,5	3,7
Portugal	23,9	2,4	7,0
Reino Unido	13,3	8,2	5,3
Media	15,5	5,5	4,3

Fuente: Condiciones de vida en Europa, Eurostat, 2003.

Evolución de enfermedades crónicas. Morbilidad percibida en población de 16 y más años. España, 1995-2001

	1995	1997	2001
Hipertensión arterial	12,0	11,4	14,4
Colesterol elevado	9,5	8,2	10,9
Diabetes	4,7	5,0	5,6
Asma o bronquitis crónica	4,9	5,0	4,8
Enfermedad del corazón	4,8	4,9	5,2
Úlcera de estómago	4,3	3,5	3,5
Alergia	8,1	8,0	8,0
Depresión	—	—	6,5
Ninguna de estas enfermedades	51,7	54,0	41,1

Fuente: Datos básicos de la salud y los servicios sanitarios en España 2003, Instituto de Información Sanitaria, Ministerio de Sanidad y Consumo, 2004.

Causas de defunción en el mundo, 2002

Causas principales	Total (%)	Hombres (%)	Mujeres (%)
Enfermedades cardiovasculares	29,3	27,2	31,7
Enfermedades infecciosas y parasitarias	19,1	19,4	18,8
Cáncer	12,8	13,5	11,9
Enfermedades respiratorias y digestivas	16,9	16,7	17,1
Traumatismos	9,1	11,6	6,3
Condiciones maternales y perinatales	5,2	4,6	5,9
Otras causas y causas desconocidas	7,6	7,0	8,3

Fuente: The World Health Report, WHO, 2004.

Defunciones según las principales causas de muerte y sexo en España, 2001

Enfermedades	Total	Hombres	Mujeres
Enfermedades isquémicas del corazón	38.788	22.186	16.602
Enfermedades cerebrovasculares	36.567	14.979	21.588
Insuficiencia cardíaca	18.571	6.052	12.519
Cáncer de bronquios y pulmón	18.190	16.234	1.956
Enfermedades crónicas de las vías respiratorias inferiores	15.220	11.293	3.927
Demencia	10.555	3.303	7.252
Diabetes	9.581	3.739	5.842
Cáncer de colon	9.119	5.047	4.072
Neumonía	7.092	3.819	3.273
Enfermedad de Alzheimer	6.280	2.027	4.253
Cáncer de estómago	6.111	3.762	2.349
Cáncer de mama	5.914	—	5.914
Accidentes de tráfico	5.696	4.345	1.351
Cáncer de próstata	5.659	5.659	—
Insuficiencia renal	5.641	2.708	2.933
Enfermedad hipertensiva	5.224	1.645	3.579
Total enfermedades	360.131	189.714	170.417

Fuente: Defunciones según la causa de muerte 2001, INE 2003.

PLANIFICACIÓN HOSPITALARIA

Número de hospitales y camas por dependencia funcional en España, según su tamaño

	Total		Hasta 99 camas		100-199 camas		200-499 camas		≥ 500 camas	
	Hospitales	Camas	Hospitales	Camas	Hospitales	Camas	Hospitales	Camas	Hospitales	Camas
Sistema Nacional de Salud	207	87.494	23	1.506	54	7.479	68	21.607	62	56.902
Administración penitenciaria	2	533	0	0	1	163	1	370	0	0
Comunidad autónoma	13	1.561	7	493	4	617	2	451	0	0
Diputación o Cabildo	22	4.144	10	700	5	810	6	2.042	1	592
Municipio	5	400	4	150	0	0	1	250	0	0
Otros públicos	44	9.460	17	1.021	12	1.877	11	3.576	4	2.986
Mutuas de accidentes de trabajo y enfermedades profesionales	24	1.792	17	676	5	679	2	437	0	0
Privado-benéfico (Cruz Roja)	8	919	4	297	3	393	1	229	0	0
Privado-benéfico (Iglesia)	57	11.818	18	958	20	3.046	15	4.682	4	3.132
Otro privado-benéfico	56	7.270	26	1.638	22	3.007	7	1.917	1	708
Privado no benéfico	333	31.075	221	10.767	84	11.320	24	6.636	4	2.352
Ministerio de Defensa	8	1.460	3	185	1	115	3	660	1	500
Total nacional	779	1.577.926	350	18.391	211	29.506	141	42.857	77	67.172

Fuente: Catálogo Nacional de Hospitales, 2005.

Número de hospitales y camas por comunidad autónoma en España, según el tamaño

	Total		Hasta 99 camas		100-199 camas		200-499 camas		≥ 500 camas	
	Hospitales	Camas	Hospitales	Camas	Hospitales	Camas	Hospitales	Camas	Hospitales	Camas
Andalucía	93	22.784	40	1.990	21	3.070	18	4.931	14	12.793
Aragón	27	5.441	9	427	10	1.429	6	1.485	2	2.100
Asturias	20	4.239	8	403	5	683	6	1.713	1	1.440
Islas Baleares	24	3.527	11	612	9	1.310	3	777	1	828
Canarias	46	8.354	24	1.620	14	2.174	4	984	4	3.576
Cantabria	10	2.417	3	154	4	477	2	651	1	1.135
Castilla-La Mancha	28	5.152	14	658	6	868	6	2.146	2	1.480
Castilla y León	44	9.603	20	962	10	1.219	9	3.250	5	4.172
Cataluña	194	31.626	89	4.269	63	8.929	31	9.748	11	8.680
Comunidad Valenciana	62	12.676	25	1.039	13	1.726	18	5.293	6	4.618
Extremadura	20	4.256	10	446	2	225	6	1.927	2	1.658
Galicia	47	10.405	30	1.634	6	771	5	1.594	6	6.406
Madrid	72	20.814	25	1.774	19	2.685	16	4.977	12	11.378
Murcia	26	4.310	12	779	9	1.230	3	916	2	1.385
Navarra	13	2.334	5	243	5	688	1	400	2	1.003
País Vasco	44	8.539	20	1.100	12	1.507	7	2.065	5	3.867
La Rioja	5	1.014	3	181	1	180	0	0	1	653
Ceuta	2	213	1	50	1	163	0	0	0	0
Melilla	2	222	1	50	1	172	0	0	0	0
Total nacional	779	157.926	350	18.391	211	29.506	141	42.857	77	67.172

Fuente: Catálogo Nacional de Hospitales, 2005.

Hospitales por comunidad autónoma y dependencia patrimonial

	Total	Seguridad Social	Administración central	Defensa	CCAA	Diputación o Cabildo	Municipio	Entidades públicas	Mutuas de accidentes de trabajo	Privado benéfico	Privado no benéfico
Andalucía	93	11	1	1	17	1	2	4	1	11	44
Aragón	27	8	0	1	10	0	0	1	1	2	4
Asturias	20	6	0	0	2	0	0	1	0	5	6
Islas Baleares	24	5	0	0	1	3	0	0	1	2	12
Canarias	46	2	0	0	4	9	2	2	0	4	23
Cantabria	10	3	0	0	3	0	0	0	1	2	1
Castilla-La Mancha	28	10	0	0	2	4	0	1	1	0	10
Castilla y León	44	9	0	0	2	3	0	3	0	13	14
Cataluña	194	10	0	0	15	3	13	16	5	56	76
Comunidad Valenciana	62	18	1	1	7	4	0	0	3	3	25
Extremadura	20	5	0	0	0	2	1	3	0	2	7
Galicia	47	4	0	1	4	1	0	6	1	3	27
Madrid	72	13	0	1	11	0	0	0	3	13	31
Murcia	26	6	0	1	3	0	1	0	1	3	11
Navarra	13	2	0	0	4	0	0	0	0	5	2
País Vasco	44	3	0	0	15	0	0	0	3	8	15
La Rioja	5	2	0	0	1	0	0	0	0	0	2
Ceuta	2	0	0	1	0	0	0	0	0	1	0
Melilla	2	1	0	1	0	0	0	0	0	0	0
Total nacional	779	118	2	8	101	30	19	37	21	133	310

Fuente: Catálogo Nacional de Hospitales, 2005.

Equipos de alta tecnología disponibles por comunidad autónoma

	TAC	RM	GAM	HEM	ASD	LIT	BCO	ALI
Andalucía	83	39	33	28	21	12	7	12
Aragón	18	7	7	4	6	2	2	2
Asturias	17	9	3	3	3	1	2	3
Islas Baleares	18	12	7	6	6	5	1	2
Canarias	25	15	12	10	9	6	3	5
Cantabria	6	3	2	2	2	1	1	2
Castilla-La Mancha	23	14	5	4	6	3	0	3
Castilla y León	33	14	11	7	7	3	3	7
Cataluña	82	42	32	30	25	12	12	17
Comunidad Valenciana	65	40	22	22	18	8	3	15
Extremadura	15	7	6	2	1	2	1	1
Galicia	45	24	13	11	12	4	2	9
Madrid	73	63	46	38	32	10	6	22
Murcia	18	12	2	4	3	0	0	3
Navarra	9	5	7	2	3	2	1	4
País Vasco	31	18	12	8	13	6	2	8
La Rioja	3	4	1	0	1	1	1	0
Ceuta	1	0	0	0	0	0	0	0
Melilla	1	0	0	0	0	0	0	0
Total nacional	566	328	221	181	168	78	47	115

ALI, acelerador de partículas; ASD, angiografía por sustracción digital; BCO, bomba de cobalto; GAM, gammacámara (incluye SPECT); HEM, sala de hemodinámica; LIT, litotricia extrtacorpórea por ondas de choque; RM, resonancia magnética; TC, tomografía computarizada.

Fuente: Catálogo Nacional de Hospitales, 2005.

Camas en funcionamiento por áreas asistenciales y finalidad asistencial

	Generales	Otros agudos	Larga estancia	Psiquiátricos	Total
Medicina Interna y Especialidades Médicas	38.855	2.416	636	0	41.907
Cirugía General y Especialidades Quirúrgicas	26.320	1.814	49	0	28.193
Traumatología	11.795	1.644	35	0	13.474
Obstetricia y Ginecología	10.790	610	10	0	11.410
Obstetricia	6.540	310	3	0	6.853
Ginecología	4.250	300	7	0	4.557
Pediatría	8.676	584	4	0	9.264
Medicina Pediátrica	5.199	285	3	0	5.487
Cirugía Pediátrica	985	215	0	0	1.200
Neonatología	2.492	84	1	0	2.577
Rehabilitación	594	700	436	0	1.730
Medicina Intensiva	4.540	182	0	0	4.722
UCI	3.469	156	0	0	3.625
Unidad Coronaria	421	14	0	0	435
Unidad Intensivos Neonatales	510	12	0	0	522
Unidad de Quemados	140	0	0	0	140
Larga Estancia	2.911	737	9.473	276	13.397
Psiquiatría	3.873	86	49	16.789	20.797
Unidad de Agudos	2.957	66	49	1.850	4.922
Unidad de Larga Estancia	916	20	0	14.939	15.875
Otras	934	130	226	68	1.358
Total	109.288	8.903	10.918	17.133	146.242

Fuente: Estadística de Establecimientos Sanitarios con Régimen de Internado 2002, Instituto de Información Sanitaria, Ministerio de Sanidad y Consumo.

DEMANDA DE SERVICIOS SANITARIOS

Evolución de la dotación de servicios sociosanitarios. Cataluña, 1992-2001

	1992	1993	1996	1999	2001	Incremento (%) 1992-2001
Larga estancia (camas)	3.713	3.871	4.189	4.533	5.067	36,4
Convalecencia (camas)	433	576	856	1.177	1.257	190,3
Curas paliativas (camas)	122	156	338	307	347	184,4
Sida (camas)	41	50	70	70	53	29,2
PADES (equipos)	31	34	44	55	64	106,5
UFISS (equipos)	18	24	40	48	56	211,1

PADES, programa de atención domiciliaria y equipos de soporte; UFISS, unidades funcionales interdisciplinarias sociosanitarias.
Fuente: Pla de Salut de Catalunya 2002-2005, Departament de Sanitat i Seguretat Social, Generalitat de Catalunya.

Evolución del número de usuarios atendidos en los servicios sociosanitarios. Cataluña, 1992-2001

	1992	1998	2001	Incremento (%) 1992-2001
Larga estancia	7.704	10.889	11.899	54,5
Convalecencia	1.682	8.418	10.361	516,0
Curas paliativas	641	4.126	4.625	621,5
Sida	788	4.333	3.132	297,4
PADES	4.540	11.722	13.351	194,1
UFISS	2.978	20.574	28.304	850,4
Total	18.333	60.073	71.672	290,9

Fuente: Pla de Salut de Catalunya 2002-2005, Departament de Sanitat i Seguretat Social, Generalitat de Catalunya.

Farmacias en Cataluña y provincias, 2004

	Oficinas de farmacia	Farmacias hospitalarias	Habitantes por oficinas de farmacia
Barcelona	2.155	73	2.344
Girona	299	10	2.078
Lleida	184	5	2.068
Tarragona	310	9	2.126
Total	2.948	97	2.277

Fuente: Institut Català d'Estadística, AEC, 2005. Generalitat de Catalunya. Departament de Salut. Servei Català de la Salut.

Número de farmacias y habitantes por farmacia en Europa, 2000

	Farmacias	Habitantes por farmacia
Dinamarca	288	18.385
Suecia	889	9.952
Holanda	1.547	10.257
Austria	1.071	7.540
Reino Unido	12.300	4.789
Portugal	2.562	3.900
Alemania	21.592	3.800
Italia	16.466	3.489
Francia	23.262	2.544
España	19.641	2.043
Bélgica	5.621	1.817
Grecia	8.634	1.233

Fuente: Consejo General de Colegios de Farmacéuticos y Farmaindustria.

Oficinas de farmacia por comunidades autónomas

	Oficinas de farmacia en 2004	Habitantes por oficina de farmacia 2003
Andalucía	3.510	2.177
Aragón	682	1.804
Asturias	444	2.427
Baleares	391	2.442
Canarias	702	2.738
Cantabria	241	2.300
Castilla-La Mancha	1.165	1.572
Castilla y León	1.557	1.605
Cataluña	2.951	2.284
Ceuta	23	3.258
Extremadura	677	1.586
Galicia	1.268	2.176
La Rioja	145	1.968
Madrid	2.724	2.113
Melilla	23	2.977
Murcia	544	2.350
Navarra	538	1.097
País Vasco	809	2.617
Comunidad Valenciana	2.067	2.173
España	20.461	2.099

Fuente: Consejo General de Colegios Oficiales de Farmacéuticos, 2005.

Trasplantes hechos en Cataluña, por órganos, 2000-2004

	2000	2001	2002	2003	2004
Corazón	65	53	50	46	51
Córnea	929	912	996	926	1.005
Hígado	190	200	204	230	202
Progenitores hemopoyéticos[a]	457	441	386	365	393
Páncreas	21	23	19	24	15
Pulmón	31	29	36	23	31
Riñón	366	394	372	425	438

[a]Células progenitoras de hematopoyesis obtenidas no sólo de la médula ósea, sino también de otras procedencias.
Fuente: Institut Català d'Estadística, AEC 2005. Generalitat de Catalunya. Departament de Sanitat i Seguretat Social. Servei Català de la Salut.

Evolución del número de donantes y número de órganos generados para trasplante. España, 1993-2002

	1993	1994	1995	1996	1997	1998	1999	2000	2001	2002
Donantes	869	960	1.037	1.032	1.155	1.250	1.334	1.345	1.335	1.409
Riñón	1.732	1.912	2.062	2.012	2.247	2.431	2.587	2.550	2.550	2.659
Hígado	584	702	831	836	962	1.065	1.156	1.163	1.165	1.211
Corazón	321	340	319	316	361	400	387	391	393	350
Pulmón	33	72	73	99	132	166	161	155	161	168

Fuente: Datos básicos de la salud y los servicios sanitarios en España 2003, Instituto de Información Sanitaria, Ministerio de Sanidad y Consumo, 2004.

Derivaciones de la atención primaria a la atención especializada

Especialidades más solicitadas	Número de derivaciones	Derivaciones (%)	Prioridad preferente/ urgente (%)	Edad media de los pacientes	Derivaciones del especialista al hospital (%)
Cardiología	237	4,0	18,9	66,1	12,0
Cirugía	305	6,0	10,0	52,0	28,0
Dermatología	892	16,0	2,0	47,0	9,0
Digestivo	105	2,0	17,0	56,0	15,2
Endocrino	103	2,0	29,0	55,0	17,4
Neurología	192	4,0	18,0	60,0	9,3
Oftalmología	1.503	27,0	11,0	59,0	3,9
ORL	593	11,0	21,0	52,0	9,9
Neumología	89	2,0	8,0	58,0	10,1
Reumatología	337	6,0	6,4	59,0	4,2
Traumatología	733	14,0	12,3	48,0	11,3
Urología	314	6,0	12,3	57,0	10,5

Población de referencia del Centro de Asistencia Primaria (CAP) 30.000 habitantes. Sólo se tienen en cuenta solicitudes de pacientes de 14 años o más. Se excluyen las solicitudes entre especialistas y las dirigidas a salud mental y atención a la salud sexual y reproductiva. Tiempo del estudio: de enero a octubre de 2002.

Fuente: Trabajo de investigación del Dr. Josep Camp en el CAP de Les Corts, Barcelona, 2002.

Indicadores de actividad hospitalaria en Europa, 2001

	Camas/1.000 habitantes	Altas/1.000 habitantes	Estancia media
Alemania	9,0[a]	200	11,6
Austria	6,2	292	6,2
Bélgica	—	162	7,8
Dinamarca	3,4	189	3,8
España	2,8[b]	107	7,1[b]
Finlandia	2,4	251	4,4
Francia	4,0	252	5,7
Grecia	4,0[b]	159[c]	6,3[c]
Irlanda	3,0	129	6,4
Italia	4,6	151	6,9
Luxemburgo	5,9	179	7,6
Países Bajos	3,3	91	8,6
Portugal	3,2	74	7,3
Reino Unido	3,9	240	6,9
Suecia	2,4[b]	162	5,0

[a]Datos de 2004.
[b]Datos de 2000.
[c]Datos de 1999.
Fuente: OCDE Health Data 2004, 3.ª ed.

DEMANDA HOSPITALARIA

Asistencia hospitalaria en Cataluña, 2003, por titularidad del centro

	Centros públicos	Centros fundación privada/Cruz Roja	Otros centros privados	Total en Cataluña
Centros hospitalarios	51	41	85	177
Camas totales[a]	12.291	5.859	11.016	29.166
Personal sanitario[b]	24.751	9.098	10.893	44.742
Altas	416.117	190.275	290.800	897.192
Estancias	3.870.354	1.879.674	3.222.048	8.972.076
Consultas externas	5.426.327	2.268.634	2.236.979	9.931.940
Urgencias	2.190.021	1.160.726	1.028.985	4.379.732
Altas a cargo de la Seguridad Social	396.404	171.777	88.262	656.443
Gastos corrientes[c]	2.315,89	845,38	903,69	4.064,96
Ingresos corrientes[c]	2.219,93	774,79	896,08	3.890,80
Personal sanitario/cama	2,0	1,6	1,0	1,5
Índice de ocupación (%)	86,3	87,9	80,1	84,3
Altas a la Seguridad Social/altas (%)	95,3	90,3	30,4	73,2
Atención de agudos				
Camas	9.004	3.314	4.945	17.263
Altas	400.539	179.550	276.113	856.202
Estancias	2.778.622	1.003.324	1.285.526	5.067.472
Porcentaje de ocupación	84,6	83,0	71,2	80,4
Índice de rotación	44,5	54,2	55,8	49,6
Estancia media	6,9	5,6	4,7	5,9
Estancias de agudos/estancias (%)	71,8	53,4	39,9	56,5
Atención sociosanitaria[d]				
Camas	2.311	2.545	2.485	7.341
Altas	11.100	10.725	6.849	28.674
Estancias	769.079	876.350	846.744	2.492.173
Índice de ocupación (%)	91,2	94,3	93,4	93,0
Atención en hospitales psiquiátricos				
Camas	976	—	3.586	4.562
Altas	4.478	—	7.838	12.316
Estancias	322.563	—	1.089.778	1.412.341
Índice de ocupación (%)	90,6	—	83,3	90,7

[a]Camas en funcionamiento. Incluye incubadoras.
[b]Personal ponderado a 40 h semanales.
[c]Millones de euros.
[d]Incluye la residencia asistida en hospitales de agudos y/o de larga estancia.
Fuente: Generalitat de Catalunya. Departament de Salut. Dirección General de Recursos Sanitaris.

Equipamiento hospitalario en Cataluña, 2004

	Camas de agudos	Camas de agudos por 1.000 hab.	Camas sociosanitarias	Camas psiquiátricas	Incubadoras	Camas por 1.000 hab.
Barcelona	14.206	2,8	6.894	2.773	306	4,8
Girona	1.397	2,2	898	429	28	4,4
Lleida	883	2,3	473	221	16	4,2
Tarragona	1.424	2,2	899	1.242	50	5,5
Cataluña	17.910	2,7	9.164	4.665	400	4,8

Institut d'Estadística de Catalunya, AEC/05. Fuente: Generalitat de Catalunya. Departament de Salut. Dirección General de Recursos Sanitaris.

Indicadores de actividad por finalidad asistencial, 2002

	Generales	Otros agudos	Larga estancia	Psiquiátricos	Total
Estancia media	7,05	6,08	110,22	170,55	8,80
Ocupación (%)	79,12	66,62	92,55	91,22	80,78
Rotación (%)	4,94	39,98	3,06	1,95	33,49
Primeras consultas/consultas totales (%)	33,93	32,91	31,70	9,42	33,75
Urgencias ingresadas (%)	11,72	6,41	0,79	38,51	11,48
Presión de urgencias	55,48	18,92	1,76	41,43	52,33
Actos quirúrgicos/quirófano	1.114,37	958,91	375,09	0,00	1.090,54

Fuente: Estadística de establecimientos sanitarios con régimen de internado, Instituto de Información Sanitaria, Ministerio de Sanidad y Consumo, 2005.

Pacientes ingresados y motivo del ingreso por dependencia, 2002

	Programados	Urgentes	Otras causas	Total
Públicos	1.119.649	2.199.360	12.583	3.331.592
Sistema Nacional de Salud	967.489	1.960.607	9.329	2.937.425
Otros públicos	152.160	238.753	3.254	394.167
No públicos	1.032.281	529.890	4.135	1.566.306
Privados sin fin de lucro	345.856	185.569	901	532.326
Privados con fin de lucro	686.425	344.321	3.234	1.033.980
Total	2.151.930	2.729.250	16.718	4.897.898

Fuente: Estadística de establecimientos sanitarios con régimen de internado, Instituto de Información Sanitaria, Ministerio de Sanidad y Consumo, 2005.

Urgencias atendidas en los hospitales por dependencia y finalidad asistencial, 2002

	Generales	Otros agudos	Larga estancia	Psiquiátricos	Total
Públicos	16.252.420	197.400	8.325	22.743	16.480.888
Sistema Nacional de Salud	14.341.048	119.589	1.260	4.800	14.466.697
Otros públicos	1.911.372	77.811	7.065	17.943	2.014.191
No públicos	4.907.262	852.638	71.572	14.019	5.845.491
Privados sin fin de lucro	1.494.783	485.305	53.055	11.241	2.045.198
Privados con fin de lucro	3.412.479	367.333	17.703	2.778	3.800.293
Total	21.159.682	1.050.038	79.897	36.762	22.326.379

Fuente: Estadística de establecimientos sanitarios con régimen de internado, Instituto de Información Sanitaria, Ministerio de Sanidad y Consumo, 2005.

Urgencias atendidas en los hospitales y destino de las mismas por finalidad asistencial, 2002

	Generales	Otros agudos	Larga estancia	Psiquiátricos	Total
Altas	18.445.482	973.997	75.476	21.512	19.516.467
Ingresos	2.480.769	67.356	634	14.158	252.917
Traslados	212.773	8.559	3.651	1.092	226.075
Fallecimientos	20.658	126	136	0	20.920
Total	21.159.682	1.050.038	79.897	36.762	22.326.379

Fuente: Estadística de establecimientos sanitarios con régimen de internado, Instituto de Información Sanitaria, Ministerio de Sanidad y Consumo, 2005.

Situación de la lista de espera quirúrgica en el Sistema Nacional de Salud a fecha de 31 de diciembre de 2004

	Número de pacientes pendientes	Diferencia con diciembre 2003	Tasa por 1.000 habitantes	Porcentaje más de 6 meses	Tiempo medio de espera (días)
Cirugía General y Digestivo	85.470	−6.550	1,98	6,29	68
Ginecología	28.242	−755	0,65	4,82	66
Oftamología	85.961	−1.825	1,99	8,17	66
ORL	32.565	−945	0,76	6,39	75
Traumatología	104.321	−1.712	2,42	12,72	84
Urología	30.107	−218	0,70	3,50	61
Cirugía Cardíaca	2.173	−172	0,05	4,16	69
Angiología/Cirugía Vascular	10.857	70	0,25	8,96	84
Cirugía Maxilofacial	5.043	−683	0,12	12,97	107
Cirugía Pediátrica	10.195	−1.617	0,24	5,39	74
Cirugía Plástica	11.431	614	0,27	16,15	102
Cirugía Torácica	886	−112	0,02	9,25	68
Neurocirugía	6.568	−146	0,15	17,33	110
Dermatología	7.897	−461	0,18	1,27	49
Total	421.716	−14.512	9,78	8,44	74

El número de pacientes pendientes incluye datos de un Servicio de Salud a partir de la cifra de procesos.
Fuente: Sistema de información de listas de espera del Servicio Nacional de Salud, 2005.

Actos quirúrgicos en los hospitales por dependencia y finalidad asistencial, 2002

	Generales	Otros agudos	Larga estancia	Total
Públicos	2.263.549	59.671	550	2.323.770
Sistema Nacional de Salud	1.995.661	51.802	550	2.048.013
Otros públicos	267.888	7.869	0	275.757
No públicos	1.206.589	303.757	12.203	1.522.549
Privados sin fin de lucro	325.155	131.517	6.973	463.645
Privados con fin de lucro	881.434	172.240	5.230	1.058.904
Total	3.470.138	363.428	12.753	3.846.319

Fuente: Estadística de establecimientos sanitarios con régimen de internado, Instituto de Información Sanitaria, Ministerio de Sanidad y Consumo, septiembre de 2005.

Intervenciones quirúrgicas^a. Cataluña, 2003 (por dependencia y capacidad del centro)

	Menos de 51 camas	De 51 a 100 camas	De 101 a 200 camas	De 201 a 400 camas	De 401 a 800 camas	Más de 800 camas	Total
Seguridad Social	—	—	10.329	17.119	31.781	22.685	81.914
Municipal	2.526	—	10.983	6.536	5.780	—	25.825
Diputaciones	—	—	—	—	—	—	—
Otros organismos públicos	—	1.077	2.142	19.097	27.700	—	50.016
Cruz Roja	—	—	—	—	—	—	—
Fundaciones	9.217	3.286	28.813	11.554	26.332	—	79.202
Mutuas	5.472	10.772	5.118	—	8.892	—	30.254
Iglesia	1.011	2.546	17.507	9.858	—	—	30.922
Otros organismos privados	11.833	12.199	57.859	34.898	—	—	116.789
Total	30.059	29.880	132.751	99.062	100.485	22.685	414.922

^aExcluidos los hospitales psiquiátricos.
Fuente: Institut d'Estadística de Catalunya, AEC/05. Generalitat de Catalunya. Departament de Salut. Direcció General de Recursos Sanitaris.

Actividad de consultas externas en el Hospital Clínic de Barcelona

	Año 2003	Año 2004
Primeras visitas	102.608	93.420
Visitas sucesivas	316.451	310.774
Total visitas	419.059,00	404.194,00
Relación sucesivas/primeras	3,08	3,33

Fuente: Memoria del Hospital Clínic, 2004.

CREACIÓN Y FUNCIONAMIENTO DE UN HOSPITAL

Programa funcional de áreas hospitalarias de un hospital comarcal

Tipo A	Tipo B	Tipo C
1. *Área de hospitalización* Unidades de hospitalización diferenciadas y flexibles	1. *Área de hospitalización* Unidades de hospitalización diferenciadas y flexibles	1. *Área de hospitalización* Unidades de hospitalización diferenciadas y flexibles
2. *Área quirúrgica* 2 Quirófanos polivalentes 1 Sala de reanimación 2 Paritorios, salas de dilatación y quirófano	2. *Área quirúrgica* 2 Quirófanos polivalentes 1 Sala de reanimación 2 Paritorios, salas de dilatación y quirófano	2. *Área quirúrgica* 2 Quirófanos de cirugía general y especialidades 1 Quirófano de traumatología 1 Sala de reanimación 2 Paritorios, salas de dilatación y quirófano
3. *Área de urgencias* 1 Quirófano séptico 1 Sala de curas 1 Zona de recepción de enfermos	3. *Área de urgencias* 1 Quirófano séptico 1 Sala de curas 1 Zona de recepción de enfermos	3. *Área de urgencias* 1 Quirófano séptico 1 Sala de curas 1 Sala de yesos 1 Zona de recepción de enfermos 1 Zona de observación
4. *Área de servicios de apoyo* Zona de atención a enfermos de alto riesgo Depósitos de sangre Unidad de medicamentos Central de esterilización Zona de laboratorio clínico y salud pública	4. *Área de servicios de apoyo* Zona de atención a enfermos de alto riesgo Banco de sangre Farmacia Central de esterilización Zona de laboratorio clínico y salud pública Zona de rehabilitación motora	4. *Área de servicios de apoyo* Cuidados intensivos Banco de sangre Farmacia Central de esterilización Zona de laboratorio y secciones especializadas Zona de rehabilitación: motora y respiratoria Zona de radiodiagnóstico: general y sección de digestivo
5. *Área de centro de salud* Unidades de consulta polivalentes	5. *Área de centro de salud* Unidades de consulta polivalentes	5. *Área de centro de salud* Unidades de consulta polivalentes
6. *Área de servicios generales, edificio Morgue*	6. *Área de servicios generales, edificio Morgue*	6. *Área de servicios generales, edificio Morgue*

El tipo A es el centro de menor complejidad técnica y menor dotación de camas.
El tipo B es el intermedio.
El tipo C es de mayor extensión en superficie, camas, gradientes técnicos y servicios espcializados.

Factores que hay que considerar al evaluar la creación de un hospital comarcal

Poblacionales
    Densidad de población. Distribución y concentración
    Diferenciación por grupos: edad, sexo y étnicos
    Familia: tamaño y composición
    Población protegida por la Seguridad Social. Índice de beneficiarios/titular
    Población protegida por entes locales y asociaciones
    Población con pólizas de seguros libres
    Número de personas con doble cobertura proteccional
    Movimientos naturales de la población. Migraciones temporales
Características geográficas
    Distancias de los núcleos de población al hospital comarcal. Isocronas o tiempos reales
    Redes viales y medios de transportes colectivos: autobuses, trenes
    Isocronas a hospitales provinciales y regionales
Recursos humanos existentes
    Número de médicos: de familia, pediatras, especialistas, con inclusión de los especialistas en salud pública
        y tocólogos
    Diplomados en enfermería
    Matronas
    Fisioterapeutas y terapeutas ocupacionales
    Asistentes sociales
    Educadores sanitarios
    Auxiliares de clínica
    Grado de especialización y formación continuada
Recursos institucionales existentes
    Hospitales
        Número de camas total de la provincia de la que forma parte la comarca
        Número de camas de la comarca y cualificación
    Servicios asistenciales a domicilio, programados y de urgencias
    Centros de salud, ambulatorios, consultorios, servicios de salud pública, etc.
    Medios de traslado de enfermos urgentes
Indicadores epidemiológicos
    Morbilidad: global y específica por afecciones patológicas/grupos de edades
    Mortalidad: general, específicas (quirúrgicas, anestesia, etc.), maternal e infantil
    Natalidad infantil
Índices hospitalarios de la región de la que forma parte la comarca
    Promedio de ocupación de los centros
    Promedio de estancias por enfermos
    Índice de frecuentación
    Índice de utilización adecuada de las camas, criterios médicos de hospitalización
Indicadores de actividades asistenciales
    Utilización de servicios de medicina familiar de adultos y niños
    Utilización de servicios especializados extrahospitalarios
    Utilización de servicios de urgencias y domiciliarios
    Acciones de salud pública realizadas
    Acciones de ayuda social realizadas
    Unidades de consumo de la población por grupos especiales: niños, ancianos, edades y globales
Índices sociolaborales
    Distribución de la población por sectores: industrial, agrícola y servicios
    Nivel cultural, social y condiciones sociales que prevalecen en la zona
    Niveles económicos
    Viviendas
    Número de miembros trabajadores en la familia
    Absentismo por incapacidad laboral
Política sanitaria
    Tipo de cobertura proteccional: integral, limitada
    Nivel de autosuficiencia comarcal fijado con determinación del nivel técnico y complejidad de las actuacio-
        nes de salud pública asistenciales, rehabilitación, promoción, educación sanitaria y sociales en el sector

Cuadro resumen de las superficies de un hospital comarcal

	Superficies (m²)	
	HC de 100 camas	HC de 150 camas
Enfermerías		
Unidad médica: 32 camas	650	800
Unidad quirúrgica: 32 camas	650	800
Unidad obstétrica + Pediatría	650	800
Suma	1.950	2.400
Servicios de apoyo clínico		
Consultas externas + centro de salud	1.500	1.500
Urgencias	170	300
Radiología y electrodiagnóstico	200	2
Bloque quirúrgico + Reanimación	500	600
Laboratorios	300	300
Rehabilitación	200	200
Farmacia	120	180
Morgue	80	120
Suma	2.990	3.500
Servicios administrativos		
Vestíbulo + admisión	200	200
Administración	80	120
Jefatura de enfermería	60	60
Dirección	80	100
Biblioteca. Sala de Juntas	50	80
Capilla	60	60
Aula de conferencias (50 personas)	60	60
Historias clínicas	120	150
Comunicaciones y correos	40	40
Suma	750	890
Servicios de personal		
Vestuarios	200	270
Cafetería	100	100
Sindical	40	40
Comedor	20	30
Suma	360	440
Servicios generales		
Central de esterilización	160	160
Cocina	350	400
Almacenes	250	350
Lavandería	200	250
Suma	960	1.160
Servicios técnicos		
Central térmica y talleres	250	300
Central de transformación y central térmica	150	150
Central de gases	40	40
Grupo electrógeno	60	60
Incinerador	40	40
Suma	540	590
Suma total	7.750	8.960
5% de las instalaciones	387	449
Suma	8.137	9.429
10% de las circulaciones	813	942
Total general	8.950	10.371

Algunos aspectos requeridos para que un hospital sea acreditado en Cataluña
(Orden de 10 de julio de 1991 por la cual se regula la acreditación de los centros hospitalarios).
Departament de Sanitat i Seguretat Social de la Generalitat de Catalunya

Bloque quirúrgico general
1. El hospital debe disponer de un bloque quirúrgico que tendrá la consideración de unidad funcional
2. El bloque quirúrgico dispondrá de espacios diferenciados que permitan realizar las siguientes funciones: *a)* control y supervisión; *b)* prequirófano para la inducción anestésica y un espacio diferenciado para la limpieza de las manos; *c)* intervención quirúrgica; *d)* recuperación posquirúrgica; *e)* descanso del personal; *f)* servicios y vestuarios; *g)* almacenamiento de material estéril, y *h)* almacenamiento de material sucio donde será necesario disponer de un contenedor
3. El bloque quirúrgico dispondrá de espacios, circulaciones e instalaciones técnicas adecuadas para garantizar las máximas condiciones de asepsia
4. Es necesario disponer de un sistema de esterilizción rápida independiente del general
5. El bloque quirúrgico debe tener normas escritas, aprobadas por la dirección médica y de enfermería del hospital referentes a funcionamiento y circulación, y protocolos de asepsia
6. Será necesario tener por escrito la programación diaria de las intervenciones a realizar en el bloque quirúrgico en la cual consten el nombre y los apellidos, la edad y el sexo del enfermo, el tipo de intervención y la especialidad, el nombre y apellidos del (de) los cirujano(s) y del (de) los anestesista(s), el quirófano y la hora de intervención
7. Los servicios centrales de soporte deben estar informados de la programación de las intervenciones el día anterior a su realización
8. Habrá una persona responsable del cumplimiento de las normas citadas en los dos puntos anteriores
9. Cualquier enfermo sometido a intervención quirúrgica programada debe ser visitado previamente en consulta preoperatoria según el protocolo establecido por el centro. En el informe de la revisión constará el nombre del médico que la realiza, que quedará incorporado a la historia clínica del enfermo
10. Se debe disponer de un informe de las incidencias de la actividad quirúrgica, que se incorporará a la historia clínica y donde constarán los siguientes datos: nombre y apellidos del cirujano, nombre y apellidos del cirujano ayudante, nombre y apellidos del anestesista, tipo de anestesia, nombre y apellidos del auxiliar técnico sanitario (ATS)/diplomado de enfermería (DE), identificación del quirófano, hora de entrada y de salida del quirófano, tipo de intervención
11. Cada equipo quirúrgico debe disponer del cirujano correspondiente, de un médico ayudante, de un anestesista y de un ATS/DE
12. Será necesario disponer de un quirófano para la realización de cirugía séptica

Obstetricia
1. El responsable de la unidad de obstetricia debe ser médico especialista en obstetricia y ginecología
2. La unidad debe disponer de los siguientes espacios diferenciados: *a)* área(s) de dilatación; *b)* sala(s) de partos; *c)* zona limpia con almacén de material estéril; *d)* zona de material sucio, y *e)* vestuario y servicios para el personal
3. La unidad debe tener acceso fácil y rápido a: *a)* material, equipamiento y medicación de reanimación cardiorrespiratoria y un monitor-desfibrilador, y *b)* quirófano
4. Para la atención de los partos el centro debe garantizar como mínimo: la presencia física permanente de una comadrona y la localización urgente de un tocólogo, de un ayudante quirúrgico, de un anestesista y de un pediatra
5. Las unidades de tocología tendrán establecido un protocolo de atención del embarazo normal y patológico, y dentro de éste, de atención de la hipertensión arterial, la diabetes y la hemorragia
6. Dispondrán también de un protocolo escrito de atención al parto, al puerperio y al recién nacido
7. Es necesario disponer de un equipo de reanimación para el recién nacido que incluya como mínimo instrumentación y material de intubación y aspiración, así como respirador manual
8. El centro tendrá como mínimo dos incubadoras, una de ellas portátil
9. La unidad de tocología debe estar conectada a la unidad de pediatría del centro o, en caso de que no haya, a la de otro hospital. En ese último caso la vinculación constará documentalmente
10. Todo recién nacido será sometido a revisión por el pediatra en un tiempo máximo de 24 h desde el nacimiento. El informe de esta revisión quedará reflejado en la historia clínica
11. El centro debe disponer de un sistema para la identificación inmediata de los recién nacidos
12. Se elaborará documentación clínica propia para el recién nacido que será incorporada a la historia clínica de la madre

(continúa)

Algunos aspectos requeridos para que un hospital sea acreditado en Cataluña
(Orden de 10 de julio de 1991 por la cual se regula la acreditación de los centros hospitalarios).
Departament de Sanitat i Seguretat Social de la Generalitat de Catalunya *(cont.)*

13. Deben practicarse las pruebas indicadas en el plan de detección precoz de enfermedades meetabólicas del Departament de Sanitat i Seguretat Social de la Generalitat de Catalunya a todos los recién nacidos
14. Todos los recién nacidos hijos de madres HBsAg⁺ serán inmunizados contra la hepatitis B de acuerdo con la Orden de 17 de junio de 1986 (DOGC n.° 749, de 6 de octubre de 1986)
15. En caso de muerte de la madre y/o muerte perinatal es necesario hacer la evaluación específica del hecho y se adjuntará un informe a las correspondientes historias clínicas
16. Habrá un registro de mortalidad materna en el parto y el puerperio, y también un registro de mortalidad perinatal
17. Es necesario disponer de un registro de recién nacidos donde consten tanto los datos de identificación de éstos como los asistenciales

---

Indicadores de calidad que se utilizan actualmente en el Hospital Clínic de Barcelona

Indicadores de calidad técnica
 Porcentaje de reingresos < 31 días
 Estancia media preoperatoria en cirugía programada
 Porcentaje de intervenciones pospuestas
 Índice de supresión de intervenciones quirúrgicas corregido
 Tasa de infección/colonización por microorganismos multirresistentes
 Porcentaje de infecciones quirúrgicas
 Porcentaje de mortalidad
 Tiempo de respuesta del diagnóstico de anatomía patológica
 Porcentaje de infecciones nosocomiales
 Porcentaje de pacientes con infección nosocomial
 Tasa de caídas en pacientes hospitalizados (‰)
 Porcentaje de úlceras por presión
Indicadores de calidad percibida
 Tasa de altas voluntarias
 Tasa de reclamaciones
 Valoración del usuario hospitalizado
 Valoración del usuario visitado en las consultas externas
 Reclamaciones
 Sugerencias
 Agradecimientos
 Consultas
 Mediana de respuestas/día

Fuente: Glosario terminológico de uso de los indicadores del programa de calidad asistencial del Hospital Clínic, Dirección Técnica, Hospital Clínic de Barcelona, 2005.

Distribución de los motivos de reclamación, Hospital Clínic, 1997-1999

Motivos	Año 1997 N.°	%	Año 1998 N.°	%	Año 1999 N.°	%
Asistenciales	136	16,08	144	17,69	177	21,61
Trato	85	10,05	77	9,46	62	7,57
Información	169	19,97	118	14,50	107	13,07
Organización y trámites	397	46,93	415	50,98	404	49,33
Habitabilidad	59	6,97	60	7,37	69	8,42
Total	846	100,00	814	100,00	819	100,00

Fuente: González M et al. *Rev Calidad Asistencial* 2001;16:700-4.

PERSONAL SANITARIO Y TIEMPOS ASISTENCIALES

Número de médicos/1.000 habitantes, 2003

Bélgica	3,9[a]
Canadá	2,1
Corea	1,6
España	3,2
Estados Unidos	2,3[a]
Francia	3,4
Irlanda	2,6
Italia	4,1
Japón	2,0[a]
México	1,5
Portugal	3,3
Reino Unido	2,2
Turquía	1,4

[a]Datos 2002.
Fuente: OCDE Health Data 2005, octubre 2005.

Personal sanitario hospitalario[a]. Cataluña (por categorías y médicos por servicio), 2003

	Barcelona	Girona	Lleida	Tarragona	Total
Personal sanitario por categorías	39.621	4.583	2.404	3.851	50.459
Médicos	12.187	1.340	668	1.197	15.392
Farmacéuticos	241	38	18	21	318
Otros titulados superiores	412	64	58	33	567
Enfermeros	14.637	1.589	917	1.347	18.490
Técnicos sanitarios	1.719	208	82	148	2.157
Auxiliares de clínica	10.425	1.344	661	1.105	13.535
Médicos por servicios	12.187	1.340	668	1.197	15.392
Medicina	3.689	415	236	363	4.703
Cirugía	3.006	367	207	356	3.936
Obstetricia-ginecología	1.087	118	57	92	1.354
Pediatría	664	98	35	68	865
Psiquiatría	301	5	27	2	335
Servicios centrales	2.166	165	57	225	2.613
Guardia	1.274	172	49	91	1.586
Médico interno residente	2.078	73	55	159	2.365

[a]Excluidos los hospitales psiquiátricos.
Fuente: Institut d'Estadística de Catalunya, AEC/045, Generalitat de Catalunya. Departament de Salut. Direcció General de Recursos Sanitaris.

Plazas de formación sanitaria especializada para el año 2006

Titulación	Plazas (n.º)
Médicos	5.663
Sistema residencia	5.512
Escuela profesional	151
Farmacéuticos	255
Sistema residencia	211
Escuela profesional	44
Químicos	24
Biólogos	33
Psicólogos	89
Radiofísicos hospitalarios	28

Fuente: Ministerio de Sanidad y Consumo, BOE de 22 de septiembre de 2005.

Personal en formación en hospitales por dependencia, 2002

	Médicos internos residentes	Otros residentes[a]
Públicos	12.787	672
Sistema Nacional de Salud	11.710	629
Otros públicos	1.077	43
No públicos	1.090	41
Privados sin ánimo de lucro	923	34
Privados con ánimo de lucro	167	7
Total	13.877	713

[a]Farmacéuticos, biólogos, químicos, físicos, etc.
Fuente: Estadística de establecimientos sanitarios con régimen de internado, Instituto de Información Sanitaria, Ministerio de Sanidad y Consumo, 2005.

Evolución del número de personal sanitario colegiado. España, 1993-2000

	1993	1994	1995	1996	1997	1998	1999	2000
Médicos								
Colegiados	159.291	162.089	162.650	165.560	168.240	171.494	174.886	179.033
Tasa por 100.000 habitantes	407,4	413,8	414,7	421,5	427,6	434,7	441,3	448,4
Enfermeros								
Colegiados	167.894	167.957	172.132	177.034	181.877	203.412	197.340	204.485
Tasa por 100.000 habitantes	429,4	428,8	438,9	450,7	462,2	515,6	498,0	512,1
Farmacéuticos								
Colegiados	39.608	40.323	41.387	45.021	44.990	46.761	48.717	50.759
Tasa por 100.000 habitantes	101,3	103,0	105,5	114,6	114,3	118,5	122,9	127,1
Veterinarios								
Colegiados	14,807	18.750	19.356	19.892	20.367	20.833	21.388	21.734
Tasa por 100.000 habitantes	37,9	47,9	49,3	50,6	51,8	52,8	53,8	54,4
Odontólogos y estomatólogos								
Colegiados	12.247	13.242	14.012	14.877	15.291	16.133	16.891	17.538
Tasa por 100.000 habitantes	31,3	33,8	35,7	37,9	38,9	40,9	42,6	43,9

Fuente: Datos básicos de la salud y los servicios sanitarios en España 2003, Instituto de Información Sanitaria, Ministerio de Sanidad y Consumo, 2004.

Cálculo del tiempo medio de dedicación a tareas asistenciales de un médico en un año

Número de días del año	365
No laborables	52 domingos
	52 sábados
	22 días de vacaciones
	14 festivos
Total no laborables	4,5
Días laborables	225
Horario diario	8 h
Horas/año	225 × 8 = 1.800 h
Porcentaje de actividad asistencial directa	68
Horas de médico asistencial/año	1.800 × 0,68 = 1.224
Médicos necesarios para la actividad asistencial directa	Tiempo necesario/1.224

Fuente: V Màster de Gestió Hospitalària i de Serveis Sanitaris, 2002-2004.

GASTO SANITARIO

Gasto sanitario en países de la Unión Europea, 2003

	Gasto sanitario sobre el PIB (%)	Gasto sanitario público sobre el gasto sanitario total (%)	Gasto per cápita en salud (PPP) (dólares)
Alemania	11,1	78,2	2.996
Austria	7,5	67,6	2.302
Bélgica	9,6	71,2[a]	2.827
Dinamarca	9,0	83,0	2.763
España	7,7	71,2	1.835
Finlandia	7,4	76,5	2.118
Francia	10,1	76,3	2.903
Grecia	9,9	51,3	2.011
Irlanda	7,4	78,0	2.451
Italia	8,4	75,1	2.258
Luxemburgo	6,9	89,9	3.705
Países Bajos	9,8	62,4	2.976
Portugal	9,6	69,7	1.797
Reino Unido	7,7[a]	83,4[a]	2.231[a]
Suecia	9,4	85,2	2.703

[a]Datos de 2002.
Fuente: OCDE Health Data 2005, octubre 2005.

Evolución del número de afiliados a la Seguridad Social en España

	Media anual en miles
1997	12.932
1998	13.591
1999	14.344
2000	15.062
2001	15.649
2002	16.126
2003	16.613
2004	17.081

Fuente: Instituto Nacional de Estadística, 2005.

Gasto de productos farmacéuticos por habitante y comunidad autónoma, 2001

	Gasto en euros
Andalucía	170,4
Aragón	189,4
Asturias	193,7
Canarias	155,6
Cantabria	167,0
Castilla y León	171,1
Castilla-La Mancha	187,0
Cataluña	185,4
Ceuta	104,7
Comunidad Valenciana	204,9
Extremadura	188,3
Galicia	199,6
Islas Baleares	132,3
La Rioja	170,0
Madrid	129,2
Melilla	83,9
Murcia	174,7
Navarra	166,0
País Vasco	170,4
Total nacional	173,4

Fuente: Anuario social de España, La Caixa, 2004.

Gasto hospitalario[a] en Cataluña (por tipo de gasto y provincia, en millones de euros), 2003

	Barcelona	Girona	Lleida	Tarragona	Total
Compras	1.020,56	92,52	50,32	89,55	1.252,95
Personal	1.733,53	183,38	96,95	160,80	2.174,66
Financiación	18,07	2,17	0,67	1,29	22,20
Suministros	222,65	18,71	10,76	15,06	267,18
Provisiones	107,44	9,02	5,00	8,30	129,76
Otros	57,82	3,32	1,09	3,33	65,56
Total gastos corrientes	3.160,07	309,12	164,79	278,33	3.912,31

[a]Excluidos los hospitales psiquiátricos.
Fuente: Institut d'Estadística de Catalunya, AEC/05. Generalitat de Catalunya. Departament de Salut. Direcció General de Recursos Sanitaris.

Análisis del coste en función de los años de vida ajustados por calidad (CUA = coste /AVAC)

Procesos	CUA
Implantación de marcapasos	1.850
Prótesis de cadera	1.992
Bypass aortocoronario	3.511
Trasplante de riñón	7.912
Trasplante de corazón	13.171
Hemodiálisis hospitalaria	36.909

Fuente: V Màster de Gestió Hospitalària i de Serveis Sanitaris, 2002-2004.

HISTORIA CLÍNICA Y ARCHIVO

Componentes de la historia clínica

Filiación
Anamnesis
Exploración física
Informe operatorio
Órdenes médicas
Curso clínico de enfermería
Gráficos constantes
Carpeta de exploraciones
Informe de alta

Aspectos sustanciales requeridos para que un hospital sea acreditado (Orden de 10 de julio de 1991 por la cual se regula la acreditación de los centros hospitalarios). Departament de Sanitat i Seguretat Social de la Generalitat de Catalunya

La historia clínica debe incluir como mínimo los siguientes apartados:
Número e identificación de la historia clínica
Nombre y apellidos del enfermo
Fecha de nacimiento
Sexo
Residencia habitual
Fecha de asistencia y/o ingreso y motivo (en caso de asistencia urgente es necesario consignar también la hora)
Unidad o servicio, habitación y cama donde se encuentra ingresado el enfermo
Facultativo responsable del enfermo
Procedencia del enfermo (domicilio, médico de cabecera, hospital, etc.)
Vía de ingreso (urgente o programado)
Antecedentes alérgicos y/o reacciones adversas
Transfusiones previas
Nombre, dirección y teléfono de la persona a quien se puede avisar en caso necesario
Indicación, si es preciso, de actuación judicial

Contenido mínimo de un informe de alta

Datos relativos al centro
Nombre, dirección y teléfono
Unidad asistencial y/o servicio de alta
Facultativo responsable del alta
Datos de identificación del paciente
Nombre y apellidos
Número de historia clínica
Fecha de nacimiento
Sexo
Residencia habitual
Datos referidos al proceso asistencial
Fecha de admisión
Fecha de alta
Motivo de ingreso
Estado en el momento del alta
Destinación
Diagnóstico principal
Otros diagnósticos, si procede
Procedimientos quirúrgicos y/o obstétricos
Otros procedimientos, si procede
Resumen clínico: antecedentes, exploración física, exploraciones complementarias, curso clínico y recomendaciones terapéuticas

Fuente: V Màster de Gestió Hospitalària i de Servels Sanitaris, 2002-2004.

ORGANIZACIÓN SANITARIA

Fundamentos de la organización sanitaria

Promocionar la salud
Prevenir la enfermedad
Evitar las secuelas
Enseñar. Docencia de los conocimientos
Investigación

Fuente: V Màster de Gestió Hospitalària i de Serveis Sanitaris, 2002-2004.

Objetivos de un área sanitaria

Generales
Incremento de la rentabilidad social
Modernización de la organización para servir: *a)* al usuario, y *b)* al acto asistencial
Ofrecer un proyecto colectivo motivador
Actuación en el área
Plan de salud para 3 años según necesidad y método de PPBS (planificar, programar, presupuestar y sistemático) que englobe: *a)* análisis sociodemográfico, *b)* diagnóstico de salud, y *c)* plan de salud
Plan estratégico de gestión que contenga: *a)* reforma de la atención primaria, *b)* reordenación de la atención de especialistas; *c)* necesidad de recursos humanos, y *d)* necesidad económico-financiera del plan
Establecer sistemática de control de gestión integral que contenga: *a)* cuadro de mando, y *b)* dirección por objetivos
Creación de sectores del área que englobe: *a)* recursos de la atención primaria; *b)* asistencia de especialistas, y *c)* prestación hospitalaria de primer y segundo nivel
Concienciar de la pertenencia al área y la interdependencia de los recursos. Boletín informativo periódico
Gestionar desde el área no desde el hospital con estructura suprahospitalaria
La primera prioridad debe ser la asistencia primaria. Formación en ella de los médicos de familia, no sólo en el hospital regional
Procurar la rentabilidad social de las prestaciones por encima del cumplimiento del presupuesto
Dirección por objetivos fomentando la participación de todos en la definición de su tarea diaria como elemento base de motivación
Hacer del usuario la obsesión
Actuación de la atención primaria
Integrar los diferentes niveles de atención
Desarrollar la reforma y evolución constante y continua
Integrar los recursos de especialistas y urgencias en el hospital
La reforma de la atención primaria es la reforma de la enfermería
Potenciar el sistema de información para detectar la necesidad y conocer la demanda
Modificar etiqueta ideológica por técnica sanitaria, basándose en la información
Profesionalizar la gestión en la atención primaria
Potenciar el entendimiento con entes locales: ayuntamientos y asociaciones
Mejorar la imagen de la atención primaria: institucional e individual
Desarrollar estructuras de gestión a nivel de área
Actuación hospitalaria
El hospital es un recurso más del área
Su rentabilidad social se mide por la combinación de eficacia-eficiencia
El principal activo de un hospital es el nivel de cualificación de sus trabajadores
Facilitar la profesionalización para la gestión de todos aquellos que tengan responsabilidades sobre activos o personas
Posibilitar la participación activa de todos en la vida diaria del hospital, para ello: dirección por objetivos y admisión de responsabilidades
La información es un derecho de los componentes de una organización

Fuente: V Màster de Gestió Hospitalària i de Serveis Sanitaris, 2002-2004.

Criterios de adecuación de la estancia (versión reducida)

Una estancia es adecuada cuando se da uno de los siguientes criterios:

Intervención quirúrgica el día del estudio o el día siguiente

Cateterización cardíaca, angiografía, biopsia interna, toraco-paracentesis o procedimiento invasivo del sistema nervioso central el día del estudio o el día siguiente

Transfusión 48 h antes del estudio

Fibrilación ventricular/electrocardiograma isquémico en las 48 h antes del estudio

Síndrome febril (> 38,5 °C) no relacionado con el ingreso en las 48 h antes del estudio

Coma o pérdida del conocimiento durante 1 h en las 48 h antes del estudio

Confusión o desorientación que se inicia 48 h antes del estudio

Alteraciones hematológicas agudas en las 48 h antes del estudio

Alteraciones neurológicas progresivas en las 48 h antes del estudio

Fuente: V Màster de Gestió Hospitalària i de Serveis Sanitaris, 2002-2004.

Esquema general del Sistema Sanitario Catalán

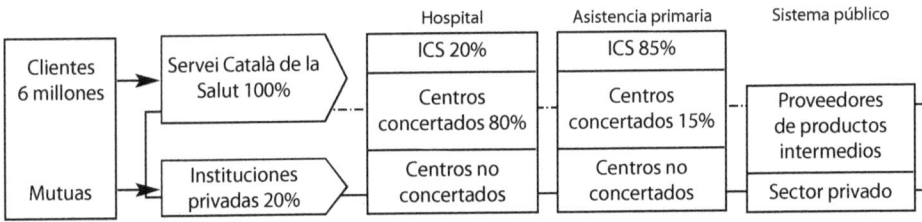

Fuente: V Màster de Gestió Hospitalaria i de Serveis Sanitaris, 2002-2004.

PÁGINAS WEB DE INTERÉS

Organización para la Cooperación y el Desarrollo Económico — http://www.oecd.org

Organización Mundial de la Salud — http://www.who.int

Ministerio de Sanidad y Consumo — http://www.msc.es

Institut d'Estadística de Catalunya — http://www.idescat.net

Unión Europea, estadísticas de los países miembros — http://www.europa.eu.int/comm/eurostat

Boletín Oficial del Estado Español — http://www.boe.es/g/es/

Organización Panamericana de Salud — http://www.paho.org

Instituto Nacional de Estadística — http://www.ine.es/

Consejo General de Colegios Oficiales de Farmacéuticos — http://www.portalfarma.com/

La Caixa — http://portal.lacaixa.es

Hospital Clínic de Barcelona — http://www.hospitalclinic.org/

Universidad de Barcelona — http://www.ub.es

Anexo II

Grupos relacionados con el diagnóstico. Peso relativo y estancia media

(Revisado por A. Conesa y M. A. Asenjo)

El sistema de clasificación de pacientes de los grupos relacionados con el diagnóstico (GRD) es un instrumento de gran utilidad en la gestión hospitalaria, ya que permite conocer la complejidad del caso a través de su peso y del número de días que permanecerá previsiblemente ingresado un paciente, por medio de su promedio de estancia (EM). Dicho EM permite comparar con el existente en el propio hospital y actuar en consecuencia.

En este anexo se presenta la descripción completa de los GRD en las dos versiones que se utilizan habitualmente en España. En algunas comunidades autónomas se utiliza la versión de los Centers for Medicare & Medicaid Services (CMS-DRG) norteamericanos (510 clases en la versión 20), mientras que en otras la versión utilizada es la de los All Patient-DRG (654 clases en la versión 18.0).

GRD:	grupo relacionado con el diagnóstico
CDM:	categoría diagnóstica mayor
CMS-DRG:	Centers for Medicare & Medicaid Services
Peso:	expresión del consumo medio de recursos asociado a cada GRD
EM:	duración media (en días) de la estancia hospitalaria
CC:	complicación y/o comorbilidad
AP:	All Patient-GRD
ACV:	accidente cerebrovascular
IAM:	infarto agudo de miocardio
ACTP:	angioplastia coronaria transluminal percutánea
AIT:	accidente isquémico transitorio
DAI:	desfibrilador automático implantable
VIH:	virus de la inmunodeficiencia humana

Grupos relacionados con el diagnóstico

GRD	CDM	Descripción	Peso CMS	EM CMS	Peso All Patient	EM All Patient
1	1	Craneotomía, edad > 17 años, con CC (AP: craneotomía, edad > 17 años, excepto por traumatismo)	3,7399	11	3,9557	14
2	1	Craneotomía, edad > 17 años, sin CC (AP: craneotomía por traumatismo, edad > 17 años)	1,9730	5	3,6928	14
3	1	Craneotomía, edad 0-17 años (AP: no válido)	1,9504	13		
4	1	Procedimientos espinales	2,3184	7	2,7550	8
5	1	Procedimientos vasculares extracraneales	1,3837	3	1,7650	6
6	1	Liberación de túnel carpiano	0,8242	3	0,6968	2
7	1	Procedimientos sobre nervios periféricos y craneales, y otras intervenciones sobre el sistema nervioso con CC	2,5807	10	2,7438	13
8	1	Procedimientos sobre nervios periféricos y craneales, y otras intervenciones sobre el sistema nervioso sin CC	1,4967	3	1,3812	4
9	1	Heridas y trastornos espinales	1,3769	7	1,5775	11
10	1	Neoplasias de sistema nervioso con CC	1,2598	7	2,1642	12
11	1	Neoplasias de sistema nervioso sin CC	0,8689	4	1,2479	7
12	1	Trastornos degenerativos de sistema nervioso	0,8918	6	1,5050	9
13	1	Esclerosis múltiple y ataxia cerebelosa	0,7968	5	1,1034	9
14	1	Hemorragia intracraneal e ictus con infarto cerebral (AP: trastornos específicos cerebrovasculares, excepto AIT y hemorragia intracraneal)	1,2943	6	2,0507	11
15	1	ACV inespecífico y oclusión precerebral sin infarto cerebral (AP: AIT y oclusiones precerebrales)	0,9858	5	0,8860	5
16	1	Trastornos cerebrovasculares inespecíficos con CC	1,2413	6	1,6847	11
17	1	Trastornos cerebrovasculares inespecíficos sin CC	0,6672	3	0,9531	6
18	1	Trastornos de los nervios periféricos y craneales con CC	0,9727	5	1,5029	8
19	1	Trastornos de los nervios periféricos y craneales sin CC	0,6944	4	0,9200	5
20	1	Infecciones de sistema nervioso, excepto meningitis virales	2,8156	11	2,2279	11
21	1	Meningitis virales	1,5369	7	0,8214	4
22	1	Encefalopatía hipertensiva	1,0343	5	1,0653	5
23	1	Coma y estupor de origen no traumático	0,8220	4	0,7991	5
24	1	Convulsiones y cefalea, edad > 17 años con CC	0,9978	5	1,0914	6
25	1	Convulsiones y cefalea, edad > 17 años sin CC	0,6085	3	0,7904	4
26	1	Convulsiones y cefalea, edad 0-17 años (AP: no válido)	0,7847	5		
27	1	Estupor y coma de origen traumático, coma > 1 h (AP: no válido)	1,3164	5		
28	1	Estupor y coma de origen traumático < 1 h, edad > 17 años con CC (AP: no válido)	1,3447	6		
29	1	Estupor y coma de origen traumático < 1 h, edad > 17 años sin CC (AP: no válido)	0,7086	4		
30	1	Estupor y coma de origen traumático < 1 h, edad 0-17 años (AP: no válido)	0,3299	2		
31	1	Conmoción cerebral, edad > 17 años con CC (AP: no válido)	0,8806	4		
32	1	Conmoción cerebral, edad > 17 años sin CC (AP: no válido)	0,5336	2		
33	1	Conmoción cerebral, edad 0-17 años (AP: no válido)	0,2072	2		

(Continúa)

Grupos relacionados con el diagnóstico *(cont.)*

GRD	CDM	Descripción	Peso CMS	EM CMS	Peso All Patient	EM All Patient
34	1	Otros trastornos de sistema nervioso con CC	0,9978	5	1,4491	7
35	1	Otros trastornos de sistema nervioso sin CC	0,6385	3	0,9519	5
36	2	Procedimientos sobre la retina	0,6830	2	0,9250	3
37	2	Procedimientos sobre la órbita	1,0568	4	1,5725	4
38	2	Procedimientos primarios sobre el iris	0,5418	3	0,6629	3
39	2	Procedimientos sobre el cristalino con o sin vitrectomía	0,5936	2	0,8301	2
40	2	Procedimientos extraoculares excepto órbita, edad > 17 años	0,8756	4	0,7279	2
41	2	Procedimientos extraoculares excepto órbita, edad 0-17 años	0,3358	2	0,6355	1
42	2	Procedimientos intraoculares, excepto retina, iris y cristalino	0,6593	2	1,0131	3
43	2	Hipema	0,4992	3	0,6119	4
44	2	Infecciones agudas mayores del ojo	0,6409	5	0,7109	4
45	2	Alteraciones neurológicas del ojo	0,7080	3	0,7196	4
46	2	Otros trastornos del ojo, edad > 17 años con CC	0,7832	5	1,0479	6
47	2	Otros trastornos del ojo, edad > 17 años sin CC	0,5209	3	0,7175	4
48	2	Otros trastornos del ojo, edad 0-17 años	0,2958	3	0,6538	4
49	3	Procedimientos mayores de cabeza y cuello (AP: proc. mayores de cabeza y cuello, excepto por neoplasia maligna)	1,7796	5	2,0213	4
50	3	Sialoadenectomía	0,8332	2	0,9154	2
51	3	Procedimientos sobre glándulas salivales, excepto sialoadenectomía	0,9461	3	0,8322	2
52	3	Reparación de hendidura labial y de paladar	0,7983	2	1,0972	3
53	3	Procedimientos sobre senos y mastoides, edad > 17 años	1,2005	3	0,7664	2
54	3	Procedimientos sobre senos y mastoides, edad 0-17 años	0,4795	3	0,9974	2
55	3	Procedimientos misceláneos sobre oído, nariz, boca y garganta	0,9595	3	0,6786	1
56	3	Rinoplastia	0,9666	3	0,7159	1
57	3	Procedimientos sobre amígdalas y adenoides excepto sólo extirpación, edad > 17 años	0,9927	4	0,5668	2
58	3	Procedimientos sobre amígdalas y adenoides excepto sólo extirpación, edad 0-17 años	0,2722	2	0,6384	2
59	3	Amigdalectomía y/o adenoidectomía únicamente, edad > 17 años	0,7528	3	0,4451	1
60	3	Amigdalectomía y/o adenoidectomía únicamente, edad 0-17 años	0,2073	2	0,5105	1
61	3	Miringotomía con inserción de drenaje, edad > 17 años	1,3065	5	0,7328	1
62	3	Miringotomía con inserción de drenaje, edad 0-17 años	0,2936	1	0,6024	1
63	3	Otros procedimientos sobre oído, nariz, boca y garganta	1,4363	5	1,6284	4
64	3	Neoplasias de oído, nariz, boca y garganta	1,3119	7	1,7849	9
65	3	Alteraciones del equilibrio	0,5484	3	0,5697	4

(Continúa)

Grupos relacionados con el diagnóstico *(cont.)*

GRD	CDM	Descripción	Peso CMS	EM CMS	Peso All Patient	EM All Patient
66	3	Epistaxis	0,5653	3	0,6509	4
67	3	Epiglotitis	0,7774	4	0,8140	4
68	3	Otitis media e infecciones del tracto respiratorio superior, edad > 17 años con CC	0,6696	4	0,6890	5
69	3	Otitis media e infecciones del tracto respiratorio superior, edad > 17 años sin CC	0,5025	3	0,4418	4
70	3	Otitis media e infecciones del tracto respiratorio superior, edad 0-17 años	0,4638	4	0,5726	3
71	3	Laringotraqueitis	0,6895	3	0,3863	2
72	3	Traumatismo nasal y deformidad	0,7185	4	0,4927	2
73	3	Otros diagnósticos de oído, nariz, boca y garganta, edad > 17 años	0,7961	4	0,6778	4
74	3	Otros diagnósticos de oído, nariz, boca y garganta, edad 0-17 años	0,3337	2	0,5188	3
75	4	Procedimientos torácicos mayores	3,1077	10	2,9297	11
76	4	Otras intervenciones del aparato respiratorio con CC	2,8647	12	3,3214	12
77	4	Otras intervenciones del aparato respiratorio sin CC	1,2097	5	1,7464	6
78	4	Embolismo pulmonar	1,3022	7	1,6830	10
79	4	Infecciones e inflamaciones respiratorias, edad > 17 años con CC	1,6193	9	1,9849	13
80	4	Infecciones e inflamaciones respiratorias, edad > 17 años sin CC	0,8757	6	1,2073	8
81	4	Infecciones e inflamaciones respiratorias, edad 0-17 años *(AP: no válido)*	1,5107	6		
82	4	Neoplasias respiratorias	1,3943	7	1,9133	9
83	4	Traumatismo torácico mayor con CC	0,9728	6	1,0405	7
84	4	Traumatismo torácico mayor sin CC	0,5125	3	0,6066	4
85	4	Derrame pleural con CC	1,2145	6	1,5634	8
86	4	Derrame pleural sin CC	0,6963	4	1,0276	6
87	4	Edema pulmonar e insuficiencia respiratoria	1,3658	6	1,5423	7
88	4	Enfermedad pulmonar obstructiva crónica	0,9028	5	1,1655	7
89	4	Neumonía simple y pleuritis, edad > 17 años con CC	1,0420	6	1,3692	8
90	4	Neumonía simple y pleuritis, edad > 17 años sin CC	0,6262	4	0,8301	6
91	4	Neumonía simple y pleuritis, edad 0-17 años *(AP: no válido)*	0,7034	4		
92	4	Neumopatía intersticial con CC	1,2273	6	1,4599	7
93	4	Neumopatía intersticial sin CC	0,7306	4	1,1063	5
94	4	Neumotórax con CC	1,1624	6	1,1821	8
95	4	Neumotórax sin CC	0,5940	4	0,7076	5
96	4	Bronquitis y asma, edad > 17 años con CC	0,7530	5	0,9254	7
97	4	Bronquitis y asma, edad > 17 años sin CC	0,5593	4	0,7030	5
98	4	Bronquitis y asma, edad 0-17 años *(AP: no válido)*	0,9540	5		

(Continúa)

Grupos relacionados con el diagnóstico *(cont.)*

GRD	CDM	Descripción	Peso CMS	EM CMS	Peso All Patient	EM All Patient
99	4	Signos y síntomas respiratorios con CC	0,7034	3	0,8910	4
100	4	Signos y síntomas respiratorios sin CC	0,5350	2	0,6074	3
101	4	Otros diagnósticos del aparato respiratorio con CC	0,8592	4	1,0020	6
102	4	Otros diagnósticos del aparato respiratorio sin CC	0,5467	3	0,6215	4
103	5	Trasplante cardiaco	20,5419	52	33,3504	33
104	5	Procedimientos sobre válvulas cardiacas y otras intervenciones cardiotorácicas con cateterismo *(AP: Procedimientos sobre válvulas cardiacas con cateterismo)*	7,9916	14	9,2851	19
105	5	Procedimientos sobre válvulas cardiacas y otras intervenciones cardiotorácicas sin cateterismo *(AP: Procedimientos sobre válvulas cardiacas sin cateterismo)*	5,8063	10	6,4370	12
106	5	Desviación coronaria con ACTP	7,4425	11	7,0303	11
107	5	Desviación coronaria con cateterismo cardiaco *(AP: desviación coronaria sin ACTP y con cateterismo cardiaco)*	5,3850	11	6,2275	14
108	5	Otras intervenciones cardiotorácicas	5,4758	10	4,6326	10
109	5	Desviación coronaria sin cateterismo o ACTP	3,9795	8	4,6289	9
110	5	Procedimientos cardiovasculares mayores con CC	4,1218	9	4,2269	13
111	5	Procedimientos cardiovasculares mayores sin CC	2,4580	4	2,7935	9
112	5	AP: procedimientos cardiovasculares percutáneos			1,6499	4
113	5	Amputación por trastorno circulatorio, excepto extremidad superior y dedos del pie	3,0261	13	6,0022	26
114	5	Amputación de extremidad superior y dedos del pie por trastorno circulatorio	1,6561	9	2,8465	15
115	5	Implantación de marcapasos cardiaco permanente con IAM, insuficiencia cardiaca o shock, o colocación derivación/generador DAI	3,4466	8	4,8666	15
116	5	Otra implantación de marcapasos cardiaco permanente *(AP: implantación de marcapasos cardiaco permanente sin IAM, insuficiencia cardiaca o shock, o colocación derivación/generador DAI) (AP: Implantación de marcapasos cardiaco permanente sin IAM, insuficiencia cardiaca o shock)*	2,3078	5	3,7176	7
117	5	Revisión de marcapasos cardiaco excepto sustitución de generador	1,3345	4	2,2358	7
118	5	Sustitución del generador de marcapasos cardiaco	1,5689	3	2,1526	4
119	5	Ligadura y extracción venosa	1,3045	5	0,8185	3
120	5	Otras intervenciones sobre el aparato circulatorio	2,2383	9	3,2357	15
121	5	Trastornos circulatorios con IAM y complicaciones cardiovasculares *(AP: complicaciones mayores), sin defunción*	1,6216	7	2,8179	11
122	5	Trastornos circulatorios con IAM, sin complicaciones cardiovasculares *(AP: sin complicaciones mayores), sin defunción*	1,0679	4	1,7389	9
123	5	Trastornos circulatorios con IAM y con defunción	1,5529	5	3,5437	8
124	5	Trastornos circulatorios excepto IAM con cateterismo y diagnóstico complejo	1,4415	4	1,4276	6
125	5	Trastornos circulatorios excepto IAM con cateterismo y sin diagnóstico complejo	1,0844	3	0,7357	2
126	5	Endocarditis aguda y subaguda	2,7280	12	4,1846	22

(Continúa)

Grupos relacionados con el diagnóstico *(cont.)*

GRD	CDM	Descripción	Peso CMS	EM CMS	Peso All Patient	EM All Patient
127	5	Insuficiencia cardíaca y shock	1,0039	5	1,4851	8
128	5	Tromboflebitis de venas profundas	0,7230	6	1,0425	9
129	5	Parada cardíaca de origen desconocido	1,0767	3	1,3307	2
130	5	Patología vascular periférica con CC	0,9439	6	1,4143	9
131	5	Patología vascular periférica sin CC	0,5706	4	0,9096	7
132	5	Arteriosclerosis con CC	0,6564	3	1,2491	5
133	5	Arteriosclerosis sin CC	0,5353	2	0,7887	4
134	5	Hipertensión	0,5877	3	0,9287	5
135	5	Cardiopatías congénitas y valvulopatías, edad > 17 años con CC	0,9011	5	1,4044	6
136	5	Cardiopatías congénitas y valvulopatías, edad > 17 años sin CC	0,5711	3	0,7755	4
137	5	Cardiopatías congénitas y valvulopatías, edad 0-17 años	0,8139	3	1,3307	5
138	5	Arritmia cardíaca y trastornos de la conducción con CC	0,8274	4	1,1713	5
139	5	Arritmia cardíaca y trastornos de la conducción sin CC	0,5126	3	0,7345	4
140	5	Angina de pecho	0,5382	3	0,8910	4
141	5	Síncope y colapso con CC	0,7296	4	1,0322	5
142	5	Síncope y colapso sin CC	0,5613	3	0,7221	4
143	5	Dolor torácico	0,5391	2	0,5830	3
144	5	Otros diagnósticos circulatorios con CC	1,1992	6	1,4276	8
145	5	Otros diagnósticos circulatorios sin CC	0,5899	3	0,8351	4
146	6	Resección rectal con CC	2,7203	10	3,0485	13
147	6	Resección rectal sin CC	1,5562	6	1,9774	10
148	6	Intervenciones mayores sobre intestino delgado y colon con CC	3,4503	12	3,0767	14
149	6	Intervenciones mayores sobre intestino delgado y colon sin CC	1,5251	7	1,9186	9
150	6	Liberación de adherencias peritoneales con CC	2,8484	11	2,3807	12
151	6	Liberación de adherencias peritoneales sin CC	1,3296	6	1,3452	7
152	6	Intervenciones menores sobre intestino delgado y colon con CC	1,9506	8	2,1099	9
153	6	Intervenciones menores sobre intestino delgado y colon sin CC	1,1770	5	1,4624	6
154	6	Intervenciones sobre esófago, estómago y duodeno, edad > 17 años con CC	4,1533	13	3,7396	13
155	6	Intervenciones sobre esófago, estómago y duodeno, edad > 17 años sin CC	1,3082	4	1,9758	8
156	6	Intervenciones sobre esófago, estómago y duodeno, edad 0-17 años	0,8382	6	1,4860	4
157	6	Intervenciones anales y sobre estomas con CC	1,2612	6	1,2533	5
158	6	Intervenciones anales y sobre estomas sin CC	0,6503	3	0,5809	3
159	6	Intervenciones por hernia, no inguinal y femoral, edad > 17 años, con CC	1,3612	5	1,4114	7

(Continúa)

Grupos relacionados con el diagnóstico (*cont.*)

GRD	CDM	Descripción	Peso CMS	EM CMS	Peso All Patient	EM All Patient
160	6	Intervenciones por hernia, no inguinal y femoral, edad > 17 años sin CC	0,8065	3	0,9071	4
161	6	Intervenciones por hernia inguinal y femoral, edad > 17 años con CC	1,1264	4	1,2206	4
162	6	Intervenciones por hernia inguinal y femoral, edad > 17 años sin CC	0,6325	2	0,6620	2
163	6	Intervenciones por hernia, edad 0-17 años	0,6877	2	0,6264	1
164	6	Apendicectomía con diagnóstico principal complicado y con CC	2,2962	8	2,0520	11
165	6	Apendicectomía con diagnóstico principal complicado y sin CC	1,2609	5	1,3427	7
166	6	Apendicectomía sin diagnóstico principal complicado y con CC	1,4690	5	1,2082	6
167	6	Apendicectomía sin diagnóstico principal complicado y sin CC	0,9088	3	0,8757	4
168	3	Procedimientos sobre la boca con CC	1,3038	5	1,3526	6
169	3	Procedimientos sobre la boca sin CC	0,7444	2	0,8148	3
170	6	Otras intervenciones del aparato digestivo con CC	2,8555	11	3,0001	15
171	6	Otras intervenciones del aparato digestivo sin CC	1,2025	4	1,2922	6
172	6	Neoplasias digestivas con CC	1,3624	7	2,1112	11
173	6	Neoplasias digestivas sin CC	0,7540	4	1,0980	6
174	6	Hemorragia digestiva con CC	0,9952	5	1,3622	6
175	6	Hemorragia digestiva sin CC	0,5551	3	0,8032	5
176	6	Úlcera péptica complicada	1,0826	5	1,0376	7
177	6	Úlcera péptica no complicada con CC	0,9170	5	0,8628	5
178	6	Úlcera péptica no complicada sin CC	0,6806	3	0,6190	4
179	6	Enfermedad inflamatoria intestinal	1,0786	6	1,0773	8
180	6	Obstrucción gastrointestinal con CC	0,9443	5	1,0430	7
181	6	Obstrucción gastrointestinal sin CC	0,5331	3	0,6111	5
182	6	Esofagitis, gastroenteritis y otras enfermedades digestivas, edad > 17 años con CC	0,7986	4	1,1200	6
183	6	Esofagitis, gastroenteritis y otras enfermedades digestivas, edad > 17 años sin CC	0,5723	3	0,7473	5
184	6	Esofagitis, gastroenteritis y otras enfermedades digestivas, edad 0-17 años (AP: no válido)	0,4836	3		
185	3	Enfermedades dentales y orales, excepto extracciones/reparaciones, edad > 17 años	0,8986	5	0,7092	4
186	3	Enfermedades dentales y orales, excepto extracciones/reparaciones, edad 0-17 años	0,3195	3	0,6235	3
187	3	Extracciones y reparaciones dentales	0,8665	4	0,7233	2
188	6	Otros diagnósticos del aparato digestivo, edad > 17 años con CC	1,0985	6	1,0243	6
189	6	Otros diagnósticos del aparato digestivo, edad > 17 años sin CC	0,5825	3	0,6289	4
190	6	Otros diagnósticos del aparato digestivo, edad 0-17 años (AP: no válido)	0,7006	5		
191	7	Intervenciones sobre hígado, páncreas y shunts con CC	4,3282	14	4,4111	18

(Continúa)

Grupos relacionados con el diagnóstico (cont.)

GRD	CDM	Descripción	Peso CMS	EM CMS	Peso All Patient	EM All Patient
192	7	Intervenciones sobre hígado, páncreas y shunts sin CC	1,7144	6	2,1853	12
193	7	Intervenciones sobre vías biliares excepto colecistectomía, con o sin exploración de vía biliar y con CC	3,4245	13	3,4555	16
194	7	Intervenciones sobre vías biliares excepto colecistectomía, con o sin exploración de vía biliar y sin CC	1,6033	7	1,8023	10
195	7	Colecistectomía con exploración de vía biliar y con CC	3,0071	10	2,4821	10
196	7	Colecistectomía con exploración de vía biliar y sin CC	1,6046	5	1,9588	8
197	7	Colecistectomía, excepto la laparoscópica, sin exploración de vía biliar y con CC (AP: Colecistectomía sin exploración vía biliar con CC)	2,4857	9	2,0764	8
198	7	Colecistectomía, excepto la laparoscópica, sin exploración de vía biliar y sin CC (AP: Colecistectomía sin exploración vía biliar sin CC)	1,2250	4	1,2968	5
199	7	Procedimientos diagnósticos por neoplasias hepatobiliares	2,4345	10	2,3074	14
200	7	Procedimientos diagnósticos por otras enfermedades hepatobiliares no neoplásicas	2,9740	11	2,2871	9
201	7	Otras intervenciones hepatobiliares o de páncreas	3,7858	15	2,9599	11
202	7	Cirrosis y hepatitis alcohólica	1,2941	6	1,4454	9
203	7	Neoplasias del sistema hepatobiliar o de páncreas	1,3555	7	1,7509	11
204	7	Alteraciones pancreáticas no neoplásicas	1,1858	6	1,0057	7
205	7	Hepatopatías, excepto cirrosis hepática, neoplasia o hepatitis alcohólica con CC	1,2003	6	1,6636	9
206	7	Hepatopatías, excepto cirrosis hepática, neoplasia o hepatitis alcohólica sin CC	0,7061	4	1,1046	6
207	7	Enfermedades de las vías biliares con CC	1,1405	5	1,1220	6
208	7	Enfermedades de las vías biliares sin CC	0,6531	3	0,6335	4
209	8	Intervenciones sobre articulaciones mayores y reinserción de extremidad inferior (AP: intervenciones sobre articulaciones mayores y reinserción de extremidad inferior, excepto cadera, sin complicaciones)	2,0782	5	3,4427	11
210	8	Intervenciones sobre cadera y fémur, excepto articulaciones mayores, edad > 17 años con CC	1,8622	7	3,3595	18
211	8	Intervenciones sobre cadera y fémur, excepto articulaciones mayores, edad > 17 años sin CC	1,2848	5	2,1658	11
212	8	Intervenciones sobre cadera y fémur, excepto articulaciones mayores, edad 0-17 años	0,8418	11	2,0105	9
213	8	Amputaciones por enfermedades musculoesqueléticas y del tejido conjuntivo	1,8694	9	2,9090	16
216	8	Biopsias del sistema musculoesquelético y del tejido conjuntivo	2,2225	10	2,5881	13
217	8	Desbridamiento de herida e injerto de piel (excepto herida abierta) por enfermedad musculoesquelética y del tejido conjuntivo, excepto en mano	3,0272	14	3,0034	13
218	8	Intervención sobre extremidad inferior y húmero, excepto cadera, pie y fémur, edad > 17 años con CC	1,5475	6	2,3683	11
219	8	Intervención sobre extremidad inferior y húmero, excepto cadera, pie y fémur, edad > 17 años sin CC	1,0266	3	1,2802	5
220	8	Intervención sobre extremidad inferior y húmero, excepto cadera, pie y fémur, edad 0-17 años	0,5807	5	1,3816	5
221	8	No válido (AP: procedimientos sobre la rodilla con CC)			1,6756	7
222	8	No válido (AP: procedimientos sobre la rodilla sin CC)			1,0769	3

(Continúa)

Grupos relacionados con el diagnóstico *(cont.)*

GRD	CDM	Descripción	Peso CMS	EM CMS	Peso All Patient	EM All Patient
223	8	Intervenciones mayores sobre hombro/codo y otras en extremidad superior con CC	1,0261	3	0,8902	3
224	8	Intervenciones sobre hombro, codo o antebrazo, excepto articulaciones mayores sin CC	0,7859	2	0,8417	2
225	8	Intervenciones del pie	1,1476	5	1,1299	4
226	8	Intervenciones de los tejidos blandos con CC	1,5730	7	1,7025	7
227	8	Intervenciones de los tejidos blandos sin CC	0,8152	3	0,9163	3
228	8	Intervenciones mayores sobre pulgar o articulación, u otras sobre mano o muñeca con CC	1,1379	4	0,9920	3
229	8	Intervenciones sobre mano o muñeca, excepto articulaciones mayores sin CC	0,7004	2	0,8115	2
230	8	Escisión local y retirada de fijación interna de cadera y fémur	1,2763	5	1,2934	4
231	8	Escisión local y retirada de fijación interna, excepto cadera y fémur	1,4007	5	1,3576	4
232	8	Artroscopia	1,0011	3	0,8115	2
233	8	Otros procedimientos del sistema musculoesquelético y tejido conjuntivo con CC	2,1159	8	2,6564	12
234	8	Otros procedimientos del sistema musculoesquelético y tejido conjuntivo sin CC	1,2428	3	1,4574	5
235	8	Fracturas de fémur	0,7692	5	2,1087	20
236	8	Fracturas de cadera y pelvis	0,7350	5	1,5154	12
237	8	Esguinces, desgarros y luxaciones de cadera, pelvis y muslo	0,5840	4	0,8239	7
238	8	Osteomielitis	1,4039	9	1,9455	13
239	8	Fracturas patológicas y neoplasias malignas del tejido conjuntivo y musculoesquelético	1,0065	6	1,9824	12
240	8	Trastornos del tejido conjuntivo con CC	1,3372	7	1,5427	9
241	8	Trastornos del tejido conjuntivo sin CC	0,6511	4	0,9138	6
242	8	Artritis sépticas	1,1281	7	1,2483	9
243	8	Problemas médicos de la espalda	0,7418	5	0,7697	6
244	8	Enfermedades óseas y artropatías específicas con CC	0,7072	5	1,1634	7
245	8	Enfermedades óseas y artropatías específicas sin CC	0,4698	3	0,6873	5
246	8	Artropatías inespecíficas	0,5658	4	0,8575	6
247	8	Signos y síntomas musculoesqueléticos y del tejido conjuntivo	0,5733	3	0,5850	4
248	8	Tendinitis, miositis y bursitis	0,8357	5	0,6885	4
249	8	Cuidados posteriores del sistema musculoesquelético y del tejido conjuntivo *(AP: malfuncionamiento, reacción o complicación de dispositivo ortopédico)*	0,6902	4	1,1990	8
250	8	Fractura, esguince, desgarro y luxación de antebrazo, mano o pie, edad > 17 años con CC	0,6904	4	0,8272	7
251	8	Fractura, esguince, desgarro y luxación de antebrazo, mano o pie, edad > 17 años sin CC	0,4623	3	0,4438	2
252	8	Fractura, esguince, desgarro y luxación de antebrazo, mano o pie, edad 0-17 años	0,2521	2	0,4484	1
253	8	Fractura, esguince, desgarro y luxación de brazo o pierna, excepto pie, edad > 17 años con CC	0,7394	5	1,3506	9

(Continúa)

Grupos relacionados con el diagnóstico *(cont.)*

GRD	CDM	Descripción	Peso CMS	EM CMS	Peso All Patient	EM All Patient
254	8	Fractura, esguince, desgarro y luxación de brazo o pierna, excepto pie, edad > 17 años sin CC	0,4440	3	0,6836	5
255	8	Fractura, esguince, desgarro y luxación de brazo o pierna, excepto pie, edad 0-17 años	0,2937	3	0,4703	3
256	8	Otros diagnósticos del sistema musculoesquelético y del tejido conjuntivo	0,8069	5	0,7991	4
257	9	Mastectomía total por neoplasia con CC	0,8994	3	1,4653	6
258	9	Mastectomía total por neoplasia sin CC	0,7101	2	1,2073	5
259	9	Mastectomía subtotal por neoplasia con CC	0,9155	3	1,3295	5
260	9	Mastectomía subtotal por neoplasia sin CC	0,6827	1	0,9390	3
261	9	Intervenciones de mama por enfermedad no maligna, excepto biopsia y escisión local	0,9817	2	0,9804	2
262	9	Biopsia de mama y escisiones locales en enfermedades no malignas	0,9301	4	0,6906	2
263	9	Injerto y/o desbridamiento por úlcera de piel o celulitis con CC	2,2854	13	3,0531	20
264	9	Injerto y/o desbridamiento por úlcera de piel o celulitis sin CC	1,1644	7	1,8569	11
265	9	Injerto y/o desbridamiento de piel, excepto por úlcera o celulitis con CC	1,6039	7	2,4184	7
266	9	Injerto y/o desbridamiento de piel, excepto por úlcera o celulitis sin CC	0,8590	3	1,3253	5
267	9	Procedimientos de región perianal y enfermedad pilonidal	0,9394	4	0,5333	2
268	9	Procedimientos plásticos sobre piel, tejido subcutáneo y mama	1,1026	4	0,8123	2
269	9	Otros procedimientos de piel, tejido subcutáneo y mama con CC	1,7172	8	1,6433	10
270	9	Otros procedimientos de piel, tejido subcutáneo y mama sin CC	0,7693	3	0,9266	4
271	9	Úlceras de piel	1,0303	7	1,5526	10
272	9	Alteraciones mayores de piel con CC	1,0050	6	1,7667	9
273	9	Alteraciones mayores de piel sin CC	0,5587	4	1,4201	6
274	9	Neoplasias de mama con CC	1,1927	7	2,3223	12
275	9	Neoplasias de mama sin CC	0,5526	3	1,1013	7
276	9	Enfermedades no malignas de mama	0,6805	5	0,6782	4
277	9	Celulitis, edad > 17 años con CC	0,8593	6	1,0458	7
278	9	Celulitis, edad > 17 años sin CC	0,5495	4	0,6397	5
279	9	Celulitis, edad 0-17 años	0,6601	4	0,5801	4
280	9	Traumatismos de piel, tejido subcutáneo y mama, edad > 17 años con CC	0,6981	4	0,6798	5
281	9	Traumatismos de piel, tejido subcutáneo y mama, edad > 17 años sin CC	0,4644	3	0,3772	2
282	9	Traumatismos de piel, tejido subcutáneo y mama, edad 0-17 años	0,2553	2	0,3735	2
283	9	Enfermedades menores de piel con CC	0,7221	5	0,8757	6
284	9	Enfermedades menores de piel sin CC	0,4311	3	0,5614	4
285	10	Amputación de extremidad inferior por enfermedades endocrinometabólicas y nutricionales	2,0499	11	3,9246	21
286	10	Intervenciones sobre glándulas suprarrenales e hipófisis	2,0937	6	2,5972	9

(Continúa)

Grupos relacionados con el diagnóstico *(cont.)*

GRD	CDM	Descripción	Peso CMS	EM CMS	Peso All Patient	EM All Patient
287	10	Injerto cutáneo y desbridamiento de heridas por enfermedades endocrinometabólicas y nutricionales	1,8722	11	2,1786	16
288	10	Intervenciones por obesidad	2,2239	5	1,2872	6
289	10	Intervenciones de paratiroides	0,9773	3	1,1552	4
290	10	Intervenciones de tiroides	0,8951	2	0,9332	3
291	10	Intervenciones sobre conducto tirogloso	0,6331	2	0,6836	2
292	10	Otros procedimientos sobre el sistema endocrinometabólico con CC	2,6826	11	3,8269	18
293	10	Otros procedimientos sobre el sistema endocrinometabólico sin CC	1,3164	5	1,3870	6
294	10	Diabetes, edad > 35 años	0,7571	5	0,9527	6
295	10	Diabetes, edad 0-35 años	0,7928	4	0,8330	5
296	10	Trastornos nutricionales y metabólicos (miscelánea), edad > 17 años con CC	0,8471	5	1,0715	8
297	10	Trastornos nutricionales y metabólicos (miscelánea), edad > 17 años sin CC	0,5043	3	0,5627	4
298	10	Trastornos nutricionales y metabólicos (miscelánea), edad 0-17 años	0,5814	4	0,5324	4
299	10	Errores congénitos del metabolismo	0,9420	5	0,8256	7
300	10	Alteraciones endocrinas con CC	1,0940	6	1,1999	8
301	10	Alteraciones endocrinas sin CC	0,6319	4	0,7415	5
302	11	Trasplante renal	3,3000	9	10,5073	20
303	11	Intervenciones de riñón, uréter y mayores sobre vejiga por neoplasia	2,4282	8	2,8353	11
304	11	Intervenciones de riñón, uréter y mayores sobre vejiga por enfermedades no neoplásicas con CC	2,3343	9	2,4080	11
305	11	Intervenciones de riñón, uréter y mayores sobre vejiga por enfermedades no neoplásicas sin CC	1,2016	4	1,5522	7
306	11	Prostatectomía con CC	1,2709	6	2,1397	7
307	11	Prostatectomía sin CC	0,6323	2	1,1796	7
308	11	Intervenciones menores de vejiga con CC	1,6387	6	2,4097	10
309	11	Intervenciones menores de vejiga sin CC	0,8959	2	1,4313	6
310	11	Intervenciones transuretrales con CC	1,1270	4	1,2843	6
311	11	Intervenciones transuretrales sin CC	0,6262	2	0,7345	3
312	11	Intervenciones uretrales, edad > 17 años con CC	1,0623	5	1,4537	6
313	11	Intervenciones uretrales, edad > 17 años sin CC	0,6703	2	0,6939	3
314	11	Intervenciones uretrales, edad 0-17 años	0,4921	2	1,0069	3
315	11	Otras intervenciones sobre riñón y vías urinarias	2,1046	7	2,8183	10
316	11	Insuficiencia renal	1,3284	7	1,4181	9
317	11	Admisión para diálisis renal	0,6629	3	0,3855	2
318	11	Neoplasias de riñón y vías urinarias con CC	1,1868	6	1,6984	12

(Continúa)

Grupos relacionados con el diagnóstico *(cont.)*

GRD	CDM	Descripción	Peso CMS	EM CMS	Peso All Patient	EM All Patient
319	11	Neoplasias de riñón y vías urinarias sin CC	0,6017	3	0,6890	3
320	11	Infecciones de riñón y vías urinarias, edad > 17 años con CC	0,8551	5	1,0591	7
321	11	Infecciones de riñón y vías urinarias, edad > 17 años sin CC	0,5638	4	0,6596	5
322	11	Infecciones de riñón y vías urinarias, edad 0-17 años	0,4987	4	0,8504	4
323	11	Litiasis urinaria con CC y/o litotricia	0,8041	3	0,6111	3
324	11	Litiasis urinaria sin CC	0,4638	2	0,3884	2
325	11	Signos y síntomas de riñón y vías urinarias, edad > 17 años con CC	0,6517	4	0,9312	6
326	11	Signos y síntomas de riñón y vías urinarias, edad > 17 años sin CC	0,4446	3	0,5411	4
327	11	Signos y síntomas de riñón y vías urinarias, edad 0-17 años	0,3680	3	0,4492	3
328	11	Estenosis uretral, edad > 17 años con CC	0,7321	4	0,9895	6
329	11	Estenosis uretral, edad > 17 años sin CC	0,4904	2	0,6024	4
330	11	Estenosis uretral, edad 0-17 años	0,3170	2	0,7150	4
331	11	Otros diagnósticos de riñón y vías urinarias, edad > 17 años con CC	1,0597	6	1,1800	8
332	11	Otros diagnósticos de riñón y vías urinarias, edad > 17 años sin CC	0,6023	3	0,6683	5
333	11	Otros diagnósticos de riñón y vías urinarias, edad 0-17 años	0,7795	5	0,8397	4
334	12	Intervenciones mayores sobre pelvis masculina con CC	1,5207	5	2,4867	11
335	12	Intervenciones mayores sobre pelvis masculina sin CC	1,1255	3	2,0350	9
336	12	Prostatectomía transuretral con CC	0,8707	3	1,4976	9
337	12	Prostatectomía transuretral sin CC	0,6033	2	0,9063	7
338	12	Intervenciones de testículo por neoplasia	1,2293	6	1,0479	5
339	12	Intervenciones de testículo, excepto por neoplasia, edad > 17 años	1,1074	5	0,7121	3
340	12	Intervenciones de testículo, excepto por neoplasia, edad 0-17 años	0,2817	2	0,5941	2
341	12	Intervenciones de pene	1,2142	3	1,5973	1
342	12	Circuncisión > 17 años	0,7922	3	0,6061	5
343	12	Circuncisión 0-17 años	0,1531	2	0,3171	1
344	12	Otras intervenciones del aparato genital masculino por neoplasia maligna	1,2658	2	1,5241	1
345	12	Otras intervenciones del aparato genital masculino, excepto por neoplasia maligna	1,1852	5	0,9473	8
346	12	Neoplasias del aparato genital masculino con CC	1,0468	6	2,0064	4
347	12	Neoplasias del aparato genital masculino sin CC	0,5649	3	0,9365	9
348	12	Hipertrofia prostática benigna con CC	0,7106	4	0,9465	5
349	12	Hipertrofia prostática benigna sin CC	0,3974	3	0,5449	4
350	12	Inflamaciones del aparato genital masculino	0,7182	5	0,6521	2
351	12	Esterilización masculina	0,2349	1	0,3867	5

(Continúa)

Grupos relacionados con el diagnóstico *(cont.)*

GRD	CDM	Descripción	Peso CMS	EM CMS	Peso All Patient	EM All Patient
352	12	Otros diagnósticos del aparato genital masculino	0,7283	4	0,4314	2
353	13	Evisceración de pelvis, histerectomía radical y vulvectomía radical	1,8769	7	3,0465	10
354	13	Intervenciones de útero y anejos por neoplasia maligna, excepto las de ovario y anejos con CC	1,5499	6	1,8934	7
355	13	Intervenciones de útero y anejos por neoplasia maligna, excepto las de ovario y anejos sin CC	0,9144	3	1,3245	6
356	13	Procedimientos reconstructivos del aparato genital femenino	0,7657	2	0,9295	5
357	13	Intervenciones de útero y anejos por neoplasia de ovario y anejos	2,3330	8	2,0942	9
358	13	Intervenciones de útero y anejos, excepto por neoplasia con CC (AP: intervenciones de útero y anejos por ca. in situ o proceso no maligno con CC)	1,2295	4	1,4288	6
359	13	Intervenciones de útero y anejos, excepto por neoplasia sin CC (AP: intervenciones de útero y anejos por ca. in situ o proceso no maligno sin CC)	0,8345	3	1,1034	5
360	13	Intervenciones de cérvix, vagina y vulva	0,8851	3	0,7780	2
361	13	Laparoscopia y ligadura tubárica incisional	1,1095	4	0,7486	2
362	13	Ligadura tubárica endoscópica	0,3003	1	0,4608	2
363	13	Dilatación/legrado, conización y radioimplante por neoplasia	0,8840	4	1,0554	3
364	13	Dilatación/legrado, conización y radioimplante, excepto por neoplasia	0,8391	4	0,6260	2
365	13	Otras intervenciones del aparato genital femenino	1,9491	8	1,3783	6
366	13	Neoplasias del aparato genital femenino con CC	1,2885	7	1,9095	12
367	13	Neoplasias del aparato genital femenino sin CC	0,5416	3	0,9531	5
368	13	Infecciones del aparato genital femenino	1,2032	7	0,7188	4
369	13	Trastornos menstruales y otros trastornos del aparato genital femenino	0,5950	3	0,3677	2
370	14	Cesárea con CC	0,9848	6	1,0525	5
371	14	Cesárea sin CC	0,6745	4	0,8330	5
372	14	Parto vaginal complicado	0,6259	4	0,7167	3
373	14	Parto vaginal no complicado	0,3934	2	0,5474	3
374	14	Parto vaginal con esterilización y/o dilatación y legrado	0,7727	3	0,7527	3
375	14	Parto vaginal con intervención, excepto esterilización y/o dilatación y legrado	0,5733	4	0,6032	3
376	14	Diagnósticos posparto y postaborto sin intervención	0,4851	4	0,5362	4
377	14	Diagnósticos posparto y postaborto con intervención	1,4354	4	1,0438	4
378	14	Embarazo ectópico	0,8368	3	1,0239	4
379	14	Amenaza de aborto	0,3916	3	0,3942	2
380	14	Aborto sin dilatación y legrado	0,3631	2	0,3147	2
381	14	Aborto con dilatación y legrado, aspiración o histerotomía	0,5896	2	0,4915	1

(Continúa)

Grupos relacionados con el diagnóstico *(cont.)*

GRD	CDM	Descripción	Peso CMS	EM CMS	Peso All Patient	EM All Patient
382	14	Falso trabajo de parto	0,1683	1	0,1346	1
383	14	Otros diagnósticos preparto con complicaciones médicas	0,5474	4	0,5353	4
384	14	Otros diagnósticos preparto sin complicaciones médicas	0,4204	3	0,3946	2
385	15	Recién nacidos fallecidos o trasladados a otra unidad de agudos *(AP: no válido)*	1,3680	2		
386	15	Recién nacidos con inmadurez extrema o distrés respiratorio *(AP: no válido)*	4,5111	18		
387	15	Prematuridad con problemas mayores *(AP: no válido)*	3,0810	13		
388	15	Prematuridad sin problemas mayores *(AP: no válido)*	1,8590	9		
389	15	Recién nacidos a término con problemas mayores *(AP: no válido)*	3,1648	5		
390	15	Recién nacidos con otros problemas significativos *(AP: no válido)*	1,1201	3		
391	15	Recién nacidos normales *(AP: no válido)*	0,1517	3		
392	16	Esplenectomía, edad > 17 años	3,1665	10	2,4018	9
393	16	Esplenectomía, edad 0-17 años	1,3400	9	1,6172	7
394	16	Otros procedimientos quirúrgicos en enfermedades hematológicas	1,8110	7	1,6826	6
395	16	Trastornos de la serie roja, edad > 17 años	0,8156	4	1,0591	6
396	16	Trastornos de la serie roja, edad 0-17 años *(AP: no válido)*	0,6591	4		
397	16	Trastornos de coagulación	1,2421	5	1,2301	6
398	16	Trastornos del sistema reticuloendotelial e inmunitario con CC	1,2700	6	1,3854	7
399	16	Trastornos del sistema reticuloendotelial e inmunitario sin CC	0,6890	4	0,8599	5
400	17	Linfoma o leucemia con intervención mayor	2,6787	9	2,6349	9
401	17	Linfoma o leucemia no aguda con otras intervenciones con CC	2,7850	11	3,5955	13
402	17	Linfoma o leucemia no aguda con otras intervenciones sin CC	1,1248	4	1,7282	6
403	17	Linfoma o leucemia no aguda con CC	1,7709	8	2,7388	13
404	17	Linfoma o leucemia no aguda sin CC	0,8587	4	1,4177	6
405	17	Leucemia aguda sin procedimiento quirúrgico, edad 0-17 años *(AP: no válido)*	1,8998	5		
406	17	Trastornos mieloproliferativos y neoplasias mal diferenciadas con intervención mayor y con CC	2,8059	10	3,3288	16
407	17	Trastornos mieloproliferativos y neoplasias mal diferenciadas con intervención mayor y sin CC	1,2905	4	1,8938	8
408	17	Trastornos mieloproliferativos y neoplasias mal diferenciadas con otras intervenciones	2,0623	8	1,7745	5
409	17	Radioterapia	1,2077	6	1,0777	7
410	17	Quimioterapia sin diagnóstico secundario de leucemia aguda *(AP: quimioterapia)*	1,0456	4	1,0682	4
411	17	Antecedentes de neoplasia sin endoscopia *(AP: no válido)*	0,3898	3		
412	17	Antecedentes de neoplasia con endoscopia *(AP: no válido)*	0,2792	2		
413	17	Otros trastornos mieloproliferativos y neoplasias mal diferenciadas con CC	1,3696	7	2,4055	11
414	17	Otros trastornos mieloproliferativos y neoplasias mal diferenciadas sin CC	0,6931	4	1,5845	9

(Continúa)

Grupos relacionados con el diagnóstico *(cont.)*

GRD	CDM	Descripción	Peso CMS	EM CMS	Peso All Patient	EM All Patient
415	18	Intervenciones por enfermedades infecciosas y parasitarias	3,6798	15	2,4026	12
416	18	Septicemia, edad > 17 años	1,5985	8	1,7323	10
417	18	Septicemia, edad 0-17 años	1,1847	6	0,9539	5
418	18	Infecciones postoperatorias y postraumáticas	1,0459	6	0,8421	6
419	18	Fiebre de origen desconocido, edad > 17 años con CC	0,8674	5	1,0309	6
420	18	Fiebre de origen desconocido, edad > 17 años sin CC	0,5908	3	0,7316	5
421	18	Virasis, edad > 17 años	0,7062	4	0,6430	4
422	18	Virasis y fiebre de origen desconocido, edad 0-17 años	0,4381	3	0,5656	3
423	18	Otras enfermedades infecciosas y parasitarias	1,7896	8	1,0409	7
424	19	Intervenciones con diagnóstico principal de enfermedad mental	2,3048	13	2,1509	19
425	19	Reacción aguda de desadaptación y disfunción psicosocial	0,6822	4	0,7084	5
426	19	Neurosis depresiva	0,5167	5	0,5465	6
427	19	Neurosis, excepto neurosis depresiva	0,5188	4	0,9808	5
428	19	Trastornos de la personalidad y del control de los impulsos	0,7408	7	0,5813	7
429	19	Retraso mental y trastornos orgánicos	0,8448	6	1,7716	15
430	19	Psicosis	0,7128	8	1,2703	13
431	19	Trastornos mentales de la infancia	0,5940	6	0,5933	7
432	19	Otros trastornos mentales	0,6348	5	1,0417	7
433	20	Abuso/dependencia de alcohol/drogas: alta voluntaria *(AP: no válido)*	0,2755	3		
439	21	Injerto de piel por lesión traumática	1,6965	9	1,9058	10
440	21	Desbridamiento de herida por lesión traumática *(AP: excepto herida abierta)*	1,9156	9	2,0809	10
441	21	Intervenciones de la mano por lesión traumática	0,9314	3	1,3787	4
442	21	Otras intervenciones por lesión traumática con CC	2,4136	9	2,0652	9
443	21	Otras intervenciones por lesión traumática sin CC	1,0679	4	0,8662	4
444	21	Lesión traumática, edad > 17 años con CC *(AP: Lesiones de localización no especificada o múltiple edad >17 años con CC)*	0,7614	4	0,7771	5
445	21	Lesión traumática, edad > 17 años sin CC *(AP: Lesiones de localización no especificada o múltiple edad >17 años sin CC)*	0,4881	3	0,5308	4
446	21	Lesión traumática, edad 0-17 años *(AP: Lesiones de localización no especificada o múltiple edad <18 años)*	0,2945	2	0,4405	2
447	21	Reacciones alérgicas, edad > 17 años	0,4992	2	0,4480	2
448	21	Reacciones alérgicas, edad 0-17 años	0,0969	3	0,3830	2
449	21	Efectos tóxicos de los fármacos, edad > 17 años con CC	0,8267	4	1,0380	6
450	21	Efectos tóxicos de los fármacos, edad > 17 años sin CC	0,4260	2	0,5213	3
451	21	Efectos tóxicos de los fármacos, edad 0-17 años	0,2615	2	0,4956	2

(Continúa)

Grupos relacionados con el diagnóstico *(cont.)*

GRD	CDM	Descripción	Peso CMS	EM CMS	Peso All Patient	EM All Patient
452	21	Complicaciones del tratamiento con CC	1,0433	5	0,9506	6
453	21	Complicaciones del tratamiento sin CC	0,5146	3	0,6003	4
454	21	Otras lesiones y efectos tóxicos con CC	0,8281	4	0,9469	7
455	21	Otras lesiones y efectos tóxicos sin CC	0,4582	2	0,3735	2
461	23	Intervención + diagnóstico de otros contactos con los servicios de salud	1,2060	4	0,6861	2
462	23	Rehabilitación	1,1298	12	1,3887	13
463	23	Signos y síntomas con CC	0,6957	4	1,2752	7
464	23	Signos y síntomas sin CC	0,4959	3	0,5995	4
465	23	Cuidados posteriores con antecedentes de neoplasia como diagnóstico secundario	0,6786	3	0,5755	2
466	23	Cuidados posteriores sin antecedentes de neoplasia como diagnóstico secundario	0,7500	4	0,4525	2
467	23	Otros factores que influyen en el estado de salud	0,6012	9	0,3867	2
468		Procedimiento quirúrgico mayor, no relacionado con el diagnóstico principal	3,7267	13	4,2116	14
469		Diagnóstico principal inválido como diagnóstico de alta	0,0000	0,00	0,0000	0
470		Historia clínica que no se adapta a ningún GRD (no agrupable)	0,0000	0,00	0,0000	0
471	8	Procedimientos bilaterales o sobre múltiples articulaciones mayores de la extremidad inferior	3,1053	6	6,6055	20
473	17	Leucemia aguda sin procedimiento quirúrgico, edad > 17 años (AP: No válido)	3,5411	13		
475	4	Diagnóstico de sistema respiratorio con ventilación asistida	3,6632	11	4,5846	15
476		Procedimiento quirúrgico prostático, no relacionado con el diagnóstico principal	2,2592	11	4,3279	18
477		Procedimiento quirúrgico menor, no relacionado con el diagnóstico principal	1,8618	8	1,8706	9
478	5	Otros procedimientos vasculares con CC	2,3725	7	2,7811	10
479	5	Otros procedimientos vasculares sin CC	1,4321	3	1,6673	7
480		Trasplante de hígado	10,3805	22	35,5382	41
481		Trasplante de médula ósea (AP: no válido)	7,1307	22		
482		Traqueostomía en enfermedad de boca, laringe o faringe	3,5614	13	5,4574	17
483		Traqueostomía, excepto por enfermedad de boca, laringe o faringe	17,0510	42	22,8232	57
484	24	Craneotomía en caso de politraumatismo grave (AP: no válido)	5,5768	13		
485	24	Procedimientos de cadera/fémur y reinserción de extremidad en politraumatismos graves (AP: no válido)	3,0493	10		
486	24	Otros procedimientos quirúrgicos en politraumatismos graves (AP: no válido)	4,8153	12		
487	24	Otros politraumatismos graves (AP: no válido)	2,0055	8		
488	25	Infección por VIH con procedimiento quirúrgico relevante (AP: no válido)	4,6556	17		
489	25	Infección por VIH con condición mayor relacionada (AP: no válido)	1,7997	9		
490	25	Infección por VIH con o sin otra condición relacionada (AP: no válido)	1,0261	5		
491	8	Intervención sobre articulaciones mayores y reinserción de extremidad superior	1,7037	4	2,3472	6

(Continúa)

Grupos relacionados con el diagnóstico *(cont.)*

GRD	CDM	Descripción	Peso CMS	EM CMS	Peso All Patient	EM All Patient
492	17	Quimioterapia con diagnóstico secundario de leucemia aguda *(AP: no válido)*	3,9528	15		
493	7	Colecistectomía laparoscópica sin exploración de vía biliar con CC	1,8152	6	1,6197	5
494	7	Colecistectomía laparoscópica sin exploración de vía biliar sin CC	1,0107	3	0,8620	2
495		Trasplante de pulmón *(AP: no válido)*	9,2016	17		
496	8	Fusión vertebral, combinada anteroposterior *(AP: no válido)*	5,7988	10		
497	8	Fusión vertebral con CC *(AP: no válido)*	3,3938	7		
498	8	Fusión vertebral sin CC *(AP: no válido)*	2,4738	4		
499	8	Procedimientos sobre espalda y cuello, excepto fusión vertebral con CC *(AP: no válido)*	1,4399	5		
500	8	Procedimientos sobre espalda y cuello, excepto fusión vertebral sin CC *(AP: no válido)*	0,9489	3		
501	8	Procedimientos sobre rodilla con diagnóstico principal de infección con CC *(AP: no válido)*	2,5922	11		
502	8	Procedimientos sobre rodilla con diagnóstico principal de infección sin CC *(AP: no válido)*	1,5368	6		
503	8	Procedimientos sobre rodilla sin diagnóstico principal de infección *(AP: no válido)*	1,2128	4		
504	22	Quemadura extensa de tercer grado con injerto cutáneo *(AP: no válido)*	14,6542	35		
505	22	Quemadura extensa de tercer grado sin injerto cutáneo *(AP: no válido)*	2,0178	4		
506	22	Quemadura de espesor total con injerto o lesión por inhalación con CC o traumatismo grave *(AP: no válido)*	4,6725	17		
507	22	Quemadura de espesor total con injerto o lesión por inhalación sin CC o traumatismo grave *(AP: no válido)*	1,7246	9		
508	22	Quemadura de espesor total sin injerto o lesión por inhalación con CC o traumatismo grave *(AP: no válido)*	1,4330	8		
509	22	Quemadura de espesor total sin injerto o lesión por inhalación sin CC o traumatismo grave *(AP: no válido)*	0,9691	6		
510	22	Quemaduras no extensas con CC o traumatismo grave *(AP: no válido)*	1,2301	7		
511	22	Quemaduras no extensas sin CC o traumatismo grave *(AP: no válido)*	0,7006	4		
512		Trasplante simultáneo de riñón y páncreas *(AP: no válido)*	5,8613	15		
513		Trasplante de páncreas *(AP: no válido)*	6,3271	11		
514	5	Implantación de desfibrilador cardiaco con cateterismo *(AP: no válido)*	6,3376	7		
515	5	Implantación de desfibrilador cardiaco sin cateterismo *(AP: no válido)*	5,0562	6		
516	5	Procedimiento cardiovascular percutáneo con IAM *(AP: no válido)*	2,7273	5		
517	5	Procedimiento cardiovascular percutáneo con stent no liberador de fármacos, sin IAM *(AP: no válido)*	2,1789	3		
518	5	Procedimiento cardiovascular percutáneo sin stent coronario o IAM *(AP: no válido)*	1,7297	3		
519	8	Fusión vertebral, columna cervical con CC *(AP: no válido)*	2,3551	5		
520	8	Fusión vertebral, columna cervical sin CC *(AP: no válido)*	1,5389	2		
521	20	Abuso/dependencia de alcohol/drogas con CC *(AP: no válido)*	0,7300	6		
522	20	Abuso/dependencia de alcohol/drogas con rehabilitación, sin CC *(AP: no válido)*	0,5818	10		
523	20	Abuso/dependencia de alcohol/drogas sin rehabilitación, sin CC *(AP: no válido)*	0,3999	4		

(Continúa)

Grupos relacionados con el diagnóstico *(cont.)*

GRD	CDM	Descripción	Peso CMS	EM CMS	Peso All Patient	EM All Patient
524	1	Isquemia transitoria *(AP: no válido)*	0,7238	3		
525	5	Implantación de sistema de asistencia cardiaca *(AP: no válido)*	11,6479	17		
526	5	Procedimiento cardiovascular percutáneo con stent liberador de fármacos, con IAM *(AP: no válido)*	3,1176	5		
527	5	Procedimiento cardiovascular percutáneo con stent liberador de fármacos, sin IAM *(AP: no válido)*	2,5342	3		
530	1	Craneotomía con CC mayor			10,8059	28
531	1	Procedimientos de sistema nervioso excepto craneotomía con CC mayor			7,6617	20
532	1	AIT, oclusiones precerebrales, convulsiones y cefalea con CC mayor			1,9729	7
533	1	Otros trastornos de sistema nervioso excepto AIT, convulsiones y cefalea, con CC mayor			4,6815	18
534	2	Procedimientos oculares con CC mayor			1,8615	10
535	2	Trastornos oculares con CC mayor			1,9978	8
536	3	Procedimientos ORL y bucales excepto procedimientos mayores de cabeza y cuello, con CC mayor			2,5161	8
538	4	Procedimientos torácicos mayores con CC mayor			5,7766	18
539	4	Procedimientos respiratorios excepto procedimientos torácicos mayores con CC mayor			6,6688	23
540	4	Infecciones e inflamaciones respiratorias con CC mayor			3,5462	18
541	4	Trastornos respiratorios excepto infecciones, bronquitis y asma con CC mayor			2,3654	12
542	4	Bronquitis y asma con CC mayor			1,4123	8
543	5	Trastornos circulatorios excepto IAM, endocarditis, insuficiencia cardiaca congestiva y arritmia con CC mayor			2,8142	10
544	5	Insuficiencia cardiaca congestiva y arritmia cardiaca con CC mayor			3,4787	13
545	5	Procedimiento valvular cardiaco con CC mayor			14,0366	18
546	5	Desviación coronaria con CC mayor			8,9055	14
547	5	Otros procedimientos cardiotorácicos con CC mayor			12,1378	16
548	5	Implantación o revisión de marcapasos cardiaco con CC mayor			7,4646	14
549	5	Procedimientos cardiovasculares mayores con CC mayor			9,9973	25
550	5	Otros procedimientos vasculares con CC mayor			5,7224	16
551	6	Esofagitis, gastroenteritis y úlcera no complicada con CC mayor			1,8876	8
552	6	Trastornos de aparato digestivo excepto esofagitis, gastroenteritis y úlcera no complicada con CC mayor			3,3284	14
553	6	Procedimientos sobre aparato digestivo excepto hernia y procedimiento mayor de estómago o intestino con CC mayor			4,3676	14
554	6	Procedimientos sobre hernia con CC mayor			2,5322	8
555	7	Procedimientos sobre páncreas, hígado y vía biliar excepto trasplante hepático con CC mayor			7,3988	25
556	7	Colecistectomía y otros procedimientos hepatobiliares con CC mayor			3,9764	14
557	7	Trastornos hepatobiliares y de páncreas con CC mayor			3,7031	14
558	8	Procedimiento musculoesquelético mayor excepto sobre articulación mayor bilateral o múltiple con CC mayor			6,6713	22
559	8	Procedimientos musculoesqueléticos no mayores con CC mayor			4,4405	17

(Continúa)

Grupos relacionados con el diagnóstico *(cont.)*

GRD	CDM	Descripción	Peso CMS	EM CMS	Peso All Patient	EM All Patient
560	8	Trastornos musculoesqueléticos excepto osteomielitis, artritis séptica y trastornos del tejido conjuntivo con CC mayor			2,5674	15
561	8	Osteomielitis, artritis séptica y trastornos del tejido conjuntivo con CC mayor			4,3747	19
562	9	Trastornos mayores de piel y mama con CC mayor			3,1922	16
563	9	Otros trastornos de piel con CC mayor			1,7708	9
564	9	Procedimientos sobre piel y mama con CC mayor			4,9080	20
565	10	Procedimientos sobre sistema endocrinometabólico excepto amputación extremidad inferior con CC mayor			5,3232	18
566	10	Trastornos endocrinometabólicos excepto los de la ingesta o fibrosis quística con CC mayor			2,5380	12
567	11	Procedimientos sobre riñón y vías urinarias excepto trasplante renal con CC mayor			6,7280	18
568	11	Insuficiencia renal con CC mayor			3,6567	18
569	11	Trastornos de riñón y vías urinarias excepto insuficiencia renal con CC mayor			1,6963	10
570	12	Trastornos de aparato genital masculino con CC mayor			1,6955	7
571	12	Procedimientos sobre aparato genital masculino con CC mayor			3,3201	12
572	13	Trastornos de aparato genital femenino con CC mayor			2,0693	12
573	13	Procedimientos no radicales aparato genital femenino con CC mayor			2,9463	9
574	16	Trastornos de sangre, órganos hemopoyéticos e inmunológicos con CC mayor			2,5778	11
575	16	Intervenciones en enfermedades hematológicas con CC mayor			6,2395	13
576	17	Leucemia aguda con CC mayor			11,3242	33
577	17	Trastornos mieloproliferativos y neoplasias mal diferenciadas con CC mayor			3,6398	16
578	17	Linfoma y leucemia no aguda con CC mayor			6,6854	21
579	17	Procedimientos para linfoma, leucemia y trastorno mieloproliferativo con CC mayor			8,8251	30
580	18	Infecciones y parasitosis sistémicas excepto septicemia con CC mayor			2,0842	10
581	18	Procedimientos por infecciones y parasitosis sistémicas con CC mayor			7,0030	26
582	21	Lesiones excepto traumatismo múltiple con CC mayor			2,0689	8
583	21	Procedimientos para lesiones excepto traumatismo múltiple con CC mayor			4,1515	19
584	18	Septicemia con CC mayor			3,8232	14
585	6	Procedimiento mayor sobre estómago, esófago, duodeno, intestino delgado y colon con CC mayor			5,8242	18
586	3	Trastornos ORL y bucales con CC mayor, edad > 17 años			1,8160	11
587	3	Trastornos ORL y bucales con CC mayor, edad < 18 años			1,0893	5
602	15	Recién nacido, peso al nacer < 750 g, alta con vida			33,9056	113
603	15	Recién nacido, peso al nacer < 750 g, fallecido			11,2336	25
604	15	Recién nacido, peso al nacer 750-999 g, alta con vida			25,1070	87
605	15	Recién nacido, peso al nacer 750-999 g, fallecido			15,3760	29

(Continúa)

Grupos relacionados con el diagnóstico *(cont.)*

GRD	CDM	Descripción	Peso CMS	EM CMS	Peso All Patient	EM All Patient
606	15	*Recién nacido, peso al nacer 1.000-1.499 g, con intervención significativa, alta con vida*			26,6290	81
607	15	*Recién nacido, peso al nacer 1.000-1.499 g, sin intervención significativa, alta con vida*			11,0642	44
608	15	*Recién nacido, peso al nacer 1.000-1.499 g, fallecido*			9,8995	24
609	15	*Recién nacido, peso al nacer 1.500-1.999 g, con intervención significativa y con múltiples problemas mayores*			15,3880	58
610	15	*Recién nacido, peso al nacer 1.500-1.999 g, con intervención significativa y sin múltiples problemas mayores*			3,0812	21
611	15	*Recién nacido, peso al nacer 1.500-1.999 g, sin intervención significativa y con múltiples problemas mayores*			6,6357	30
612	15	*Recién nacido, peso al nacer 1.500-1.999 g, sin intervención significativa y sin múltiples problemas mayores*			4,5560	23
613	15	*Recién nacido, peso al nacer 1.500-1.999 g, sin intervención significativa y con problemas menores*			3,0961	22
614	15	*Recién nacido, peso al nacer 1.500-1.999 g, sin intervención significativa y con otros problemas*			2,2296	13
615	15	*Recién nacido, peso al nacer 2.000-2.499 g, con intervención significativa y con múltiples problemas mayores*			15,4563	45
616	15	*Recién nacido, peso al nacer 2.000-2.499 g, con intervención significativa y sin múltiples problemas mayores*			3,0949	16
617	15	*Recién nacido, peso al nacer 2.000-2.499 g, sin intervención significativa y con múltiples problemas mayores*			3,5611	16
618	15	*Recién nacido, peso al nacer 2.000-2.499 g, con intervención significativa y con problema mayor*			1,9166	11
619	15	*Recién nacido, peso al nacer 2.000-2.499 g, sin intervención significativa y con problemas menores*			1,2661	9
620	15	*Recién nacido, peso al nacer 2.000-2.499 g, sin intervención significativa y diagnóstico del recién nacido normal*			0,4298	4
621	15	*Recién nacido, peso al nacer 2.000-2.499 g, sin intervención significativa y con otros problemas*			1,0657	7
622	15	*Recién nacido, peso al nacer > 2.499 g, con intervención significativa y con múltiples problemas mayores*			9,5273	23
623	15	*Recién nacido, peso al nacer > 2.499 g, con intervención significativa y sin múltiples problemas mayores*			2,1592	9
624	15	*Recién nacido, peso al nacer > 2.499 g, con procedimiento abdominal menor*			1,2674	4
626	15	*Recién nacido, peso al nacer > 2.499 g, sin intervención significativa y con múltiples problemas mayores*			2,5409	10
627	15	*Recién nacido, peso al nacer > 2.499 g, sin intervención significativa y con problema mayor*			1,0024	5
628	15	*Recién nacido, peso al nacer > 2.499 g, sin intervención significativa y con problemas menores*			0,6720	4
629	15	*Recién nacido, peso al nacer > 2.499 g, sin intervención significativa y diagnóstico de recién nacido normal*			0,2393	3
630	15	*Recién nacido, peso al nacer > 2.499 g, sin procedimiento significativo, con otros problemas*			0,7316	4
631	4	*Displasia broncopulmonar y otras enfermedades respiratorias crónicas con origen en el período perinatal*			1,4164	12
633	23	*Otras anomalías congénitas, múltiples y no especificadas, con CC*			2,4035	10
634	23	*Otras anomalías congénitas, múltiples y no especificadas, sin CC*			2,4035	10
635	15	*Cuidados posteriores neonatales para incremento de peso*			1,3895	5
636	23	*Cuidados posteriores de lactante para incremento de peso, edad > 28 días, < 1 año*			1,9671	5
637	15	*Recién nacido, fallecido durante el primer día, nacido en el centro*			0,5759	1
638	15	*Recién nacido, fallecido durante el primer día, no nacido en el centro*			0,9014	1
639	15	*Recién nacido, trasladado con < 5 días, nacido en el centro*			0,7465	2
640	15	*Recién nacido, trasladado con < 5 días, no nacido en el centro*			0,8893	2

(Continúa)

Grupos relacionados con el diagnóstico *(cont.)*

GRD	CDM	Descripción	Peso CMS	EM CMS	Peso All Patient	EM All Patient
641	15	*Recién nacido, peso al nacer > 2.499 g, con oxigenación extracorpórea de membrana*			13,0778	16
650	14	*Cesárea de alto riesgo con CC*			1,4992	6
651	14	*Cesárea de alto riesgo sin CC*			1,0475	5
652	14	*Parto vaginal de alto riesgo con esterilización y/o dilatación y legrado*			0,9187	4
700	24	*Traqueostomía por infección por VIH*			21,0826	52
701	24	*Infección por VIH con procedimiento quirúrgico y ventilación mecánica o soporte alimenticio*			11,1168	33
702	24	*Infección por VIH con procedimiento quirúrgico con múltiples infecciones mayores relacionadas*			9,9405	51
703	24	*Infección por VIH con procedimiento quirúrgico con diagnóstico relacionado mayor*			5,7207	29
704	24	*Infección por VIH con procedimiento quirúrgico sin diagnóstico relacionado mayor*			4,0257	20
705	24	*Infección por VIH con múltiples infecciones mayores relacionadas y con tuberculosis*			7,0907	29
706	24	*Infección por VIH con múltiples infecciones mayores relacionadas y sin tuberculosis*			6,6241	23
707	24	*Infección por VIH con ventilación mecánica o soporte alimenticio*			7,0845	21
708	24	*Infección por VIH con diagnóstico relacionado mayor, alta voluntaria*			2,3198	15
709	24	*Infección por VIH con diagnósticos mayores relacionados, con múltiples diagnósticos relacionados o significativos y con tuberculosis*			4,0849	23
710	24	*Infección por VIH con diagnósticos mayores relacionados, con múltiples diagnósticos relacionados o significativos y sin tuberculosis*			3,5139	22
711	24	*Infección por VIH con diagnósticos mayores relacionados, sin múltiples diagnósticos relacionados o significativos y con tuberculosis*			2,7028	18
712	24	*Infección por VIH con diagnósticos mayores relacionados, con múltiples diagnósticos relacionados o significativos y sin tuberculosis*			2,6246	15
713	24	*Infección por VIH con diagnóstico relacionado significativo, alta voluntaria*			1,5261	10
714	24	*Infección por VIH con diagnóstico relacionado significativo*			1,9720	13
715	24	*Infección por VIH con otros diagnósticos relacionados*			1,2785	9
716	24	*Infección por VIH sin otros diagnósticos relacionados*			0,5689	6
730	25	*Craneotomía por politraumatismo grave*			7,8613	26
731	25	*Intervenciones sobre columna, cadera, fémur o extremidades por politraumatismo grave*			6,1732	24
732	25	*Otros procedimientos quirúrgicos para politraumatismo grave*			4,1693	16
733	25	*Diagnósticos de politraumatismo grave de cabeza, tórax y extremidad inferior*			2,3563	13
734	25	*Otros diagnósticos de politraumatismo grave*			1,7133	10
737	1	*Revisión de derivación ventricular, edad < 18 años*			1,8603	5
738	1	*Craneotomía, edad < 18 años con CC*			4,6123	17
739	1	*Craneotomía, edad < 18 años sin CC*			2,4573	7
740	4	*Fibrosis quística*			2,0987	11
743	20	*Abuso o dependencia de opiáceos, alta voluntaria*			0,7821	5
744	20	*Abuso o dependencia de opiáceos con CC*			1,1113	8

(Continúa)

Grupos relacionados con el diagnóstico (cont.)

GRD	CDM	Descripción	Peso CMS	EM CMS	Peso All Patient	EM All Patient
745	20	Abuso o dependencia de opiáceos sin CC			0,9018	7
746	20	Abuso o dependencia de cocaína u otras drogas, alta voluntaria			0,6028	5
747	20	Abuso o dependencia de cocaína u otras drogas con CC			1,0028	8
748	20	Abuso o dependencia de cocaína u otras drogas sin CC			0,7999	6
749	20	Abuso o dependencia de alcohol, alta voluntaria			0,3871	3
750	20	Abuso o dependencia de alcohol, con CC			0,8691	6
751	20	Abuso o dependencia de alcohol, sin CC			0,5842	5
752	21	Envenenamiento por plomo			0,6612	5
753	10	Rehabilitación por trastorno compulsivo nutricional			3,4684	15
754	23	Cuidados posteriores de nivel terciario, edad ≥ 1 año			1,7133	10
755	8	Fusión vertebral con CC			3,2046	13
756	8	Fusión vertebral sin CC			1,9472	9
757	8	Procedimientos sobre espalda y cuello excepto fusión espinal con CC			1,8482	9
758	8	Procedimientos sobre espalda y cuello excepto fusión espinal sin CC			1,1510	6
759	3	Implantes cocleares multicanal			8,4960	3
760	16	Hemofilia, factores VIII y IX			1,5841	5
761	1	Estupor y coma traumáticos, coma > 1 h			1,8851	8
762	1	Conmoción, lesión intracraneal con coma < 1 h o sin coma, edad < 18 años			0,3047	2
763	1	Estupor y coma traumáticos, coma < 1 h, edad < 18 años			0,9088	4
764	1	Conmoción, lesión intracraneal con coma < 1 h o sin coma, edad >17 años con CC			0,8935	5
765	1	Conmoción, lesión intracraneal con coma < 1 h o sin coma, edad >17 años sin CC			0,3987	2
766	1	Estupor y coma traumáticos, coma < 1 h, edad > 17 años con CC			1,7493	12
767	1	Estupor y coma traumáticos, coma < 1 h, edad > 17 años sin CC			0,9378	6
768	1	Convulsiones y cefalea, edad < 18 años con CC			0,8533	5
769	1	Convulsiones y cefalea, edad < 18 años sin CC			0,7337	3
770	4	Infecciones e inflamaciones respiratorias, edad < 18 años con CC			1,7824	10
771	4	Infecciones e inflamaciones respiratorias, edad < 18 años sin CC			1,1146	5
772	4	Neumonía simple y pleuritis, edad < 18 años con CC			0,9022	5
773	4	Neumonía simple y pleuritis, edad < 18 años sin CC			0,6914	4
774	4	Bronquitis y asma, edad < 18 años con CC			0,7867	4
775	4	Bronquitis y asma, edad < 18 años sin CC			0,6157	3
776	6	Esofagitis, gastroenteritis y trastornos digestivos misceláneos, edad < 18 años con CC			1,2322	4
777	6	Esofagitis, gastroenteritis y trastornos digestivos misceláneos, edad < 18 años sin CC			0,5527	4

(Continúa)

Grupos relacionados con el diagnóstico *(cont.)*

GRD	CDM	Descripción	Peso CMS	EM CMS	Peso All Patient	EM All Patient
778	6	Otros diagnósticos de aparato digestivo, edad < 18 años con CC			1,0529	5
779	6	Otros diagnósticos de aparato digestivo, edad < 18 años sin CC			0,4207	2
780	17	Leucemia aguda sin procedimiento quirúrgico mayor, edad < 18 años con CC			5,1092	10
781	17	Leucemia aguda sin procedimiento quirúrgico mayor, edad < 18 años sin CC			1,7878	5
782	17	Leucemia aguda sin procedimiento quirúrgico mayor, edad > 17 años con CC			6,8870	30
783	17	Leucemia aguda sin procedimiento quirúrgico mayor, edad > 17 años sin CC			1,7584	12
784	16	Anemia hemolítica adquirida o crisis por enfermedad de células falciformes, edad < 18 años			0,9837	4
785	16	Otros trastornos de los hematíes, edad < 18 años			0,9088	5
786	3	Procedimientos mayores sobre cabeza y cuello por neoplasia maligna			4,0422	15
787	7	Colecistectomía laparoscópica con exploración vía biliar			1,7783	8
789	8	Intervenciones sobre articulaciones mayores excepto cadera y reinserción de extremidad inferior, con complicaciones			3,7023	10
790	8	Desbridamiento de herida e injerto de piel por herida abierta, enfermedad musculoesquelética y del tejido conjuntivo, excepto en mano			1,3373	4
791	21	Desbridamiento de herida por lesiones con herida abierta			1,3224	7
792	25	Craneotomía por politraumatismo grave con CC mayor no traumática			13,1211	40
793	25	Procedimiento por politraumatismo grave, excepto craneotomía, con CC mayor no traumática			9,9716	28
794	25	Diagnóstico de politraumatismo grave con CC mayor no traumática			6,2105	18
795		Trasplante de pulmón			36,3505	31
796	5	Revascularización extremidad inferior con CC			3,8990	13
797	5	Revascularización extremidad inferior sin CC			2,1136	8
798	4	Tuberculosis con procedimiento quirúrgico			4,5693	25
799	4	Tuberculosis, alta voluntaria			2,0536	13
800	4	Tuberculosis con CC			3,0651	11
801	4	Tuberculosis sin CC			2,3173	16
802	4	Infección por Pneumocystis carinii			2,3347	16
803	4	Trasplante de médula ósea alogénico			21,3658	33
804	4	Trasplante de médula ósea autólogo			15,7412	33
805		Trasplante simultáneo de riñón y páncreas			21,0147	21
806	8	Fusión vertebral anterior/posterior combinada con CC			6,5624	24
807	8	Fusión vertebral anterior/posterior combinada sin CC			3,8534	21
808	5	Procedimiento cardiovascular percutáneo con IAM, insuficiencia cardíaca o shock			3,0357	11
809	5	Otros procedimientos cardiotorácicos con diagnóstico principal de anomalía congénita			6,2548	11
810	1	Hemorragia intracraneal			2,7790	11

(Continúa)

Grupos relacionados con el diagnóstico (cont.)

GRD	CDM	Descripción	Peso CMS	EM CMS	Peso All Patient	EM All Patient
811	5	Implantación de desfibrilador cardíaco y sistema de asistencia cardíaca			11,6944	37
812	5	Malfuncionamiento, reacción o complicación de dispositivo o procedimiento cardíaco o vascular			1,5054	6
813	6	Gastroenteritis no bacteriana y dolor abdominal, edad > 17 años con CC			0,8599	5
814	6	Gastroenteritis no bacteriana y dolor abdominal, edad > 17 años sin CC			0,4302	3
815	6	Gastroenteritis no bacteriana y dolor abdominal, edad < 18 años con CC			0,7353	3
816	6	Gastroenteritis no bacteriana y dolor abdominal, edad < 18 años sin CC			0,4571	2
817	8	Sustitución de cadera por complicaciones			4,4649	13
818	8	Sustitución de cadera, excepto por complicaciones			3,7557	11
819	11	Creación, revisión o retirada de dispositivo de acceso renal			2,1236	8
820	11	Malfuncionamiento, reacción o complicación de dispositivo, injerto o trasplante genitourinario			1,3721	4
821	22	Quemaduras extensas de tercer grado con injerto cutáneo			19,8653	48
822	22	Quemaduras extensas de tercer grado sin injerto cutáneo			13,2909	16
823	22	Quemaduras de espesor total con injerto o lesiones por inhalación, con CC o traumatismo grave			9,7873	24
824	22	Quemaduras de espesor total con injerto o lesiones por inhalación, sin CC o traumatismo grave			4,4252	14
825	22	Quemaduras de espesor total sin injerto o lesiones por inhalación, con CC o traumatismo grave			3,2609	10
826	22	Quemaduras de espesor total sin injerto o lesiones por inhalación, sin CC o traumatismo grave			2,4250	8
827	22	Quemaduras no extensas con lesión por inhalación, CC o traumatismo grave			3,2257	9
828	22	Quemaduras no extensas sin lesión por inhalación, CC o traumatismo grave			1,7745	6

Anexo III

Protocolo de adecuación de ingresos y estancias (AEP)

(Revisado por A. Prat y M. A. Asenjo)

La aplicación de este protocolo es de una gran utilidad en la gestión hospitalaria ya que permite conocer si ingresan los enfermos que lo deben hacer y si están ingresados el número de días adecuado. Con ello se evalúa el índice de ocupación y la estancia media y, en consecuencia, la lista de espera e incluso el número de camas hospitalarias necesarias.

Su aplicación en el programa de gestión de la calidad puede ser prospectiva (durante la hospitalización) o retrospectiva (valoración de la historia clínica una vez el paciente ha sido dado de alta). Inicialmente es más aconsejable esta última, ya que evita potenciales sesgos de información (efecto Hawthorne) que modificarían la validez de los resultados, al tiempo que no genera la percepción de un excesivo control por parte de la dirección.

Hay que destacar la reciente introducción en nuestro entorno sanitario de un nuevo protocolo de adecuación hospitalaria, diseñado especialmente para su aplicación prospectiva durante el pase de visita por los clínicos y del que ya se han aportado resultados de su aplicación, lo que sin duda abre nuevas perspectivas en este campo al facilitar la importante, por necesaria, implicación de los clínicos.

Por otra parte, resulta conveniente que los facultativos asistenciales revisen periódicamente los criterios del protocolo AEP, añadiendo, suprimiendo o matizando aquellos aspectos que mejor puedan contribuir a mantener su vigencia con respecto a la práctica hospitalaria del momento.

Finalmente, la aplicación del protocolo AEP mediante la revisión de las historias clínicas puede representar una oportunidad adicional para objetivar otros parámetros del plan de calidad presente en las mismas.

PROTOCOLO DE ADECUACIÓN HOSPITALARIA

DATOS DE IDENTIFICACIÓN

N.º Orden: . . . .   N.º Historia Clínica: . . . .

Identificación: . . . .

Revisor:

1	2	3

DATOS GENERALES

Edad: . . . .   Sexo:

Hombre	Mujer

Cobertura:

Seguridad Social	Beneficencia	Mutua	Privada o particular

Residencia:

Barcelona ciudad	Barcelona provincia	Resto Cataluña	Resto España	Otros

Vía ingreso:

Urgente	Programa

Día ingreso:

Lunes	Martes	Miércoles	Jueves	Viernes	Sábado	Domingo

Día alta:

Lunes	Martes	Miércoles	Jueves	Viernes	Sábado	Domingo

Tipo alta:

Médica	Traslado	Defunción	Voluntaria

Estancia total: . . . .   Estancia evaluada: . . . .

CRITERIOS CLÍNICOS DE UTILIZACIÓN

- Dolor interno no filiado o refractario al tratamiento.
- Afectación destacada estado general con pérdida significativa de peso.
- Infección persistente por microorganismo multirresistente.

ADECUACIÓN DEL INGRESO

Servicios clínicos:

	1. Cirugía o técnica especial en 24 h que requiera:
	   a) Anestesia general o regional
	   b) Equipamiento o medios disponibles sólo en ingresos

	2. Telemetría o monitorización de constantes vitales cada 2 h
	3. Medicación intravenosa y/o reposición de fluidos (no se incluye alimentación por sonda)
	4. Observación de reacción secundaria no deseada a medicación
	5. Ventilación asistida continua o intermitente (al menos cada 8 h)

Situación clínica del paciente:

	6. Alteración electrolítica/ácido-base severa:
	   a) $Na^+ < 123$ mEq/l o > 156 mEq/l
	   b) $K^+ < 2,5$ mEq/l o > 6 mEq/l
	   c) $pCO_2 < 20$ mEq/l o > 36 mEq/l
	   d) H arterial $< 7,3$ o $> 7,45$

	7. Fiebre persistente > 38 °C durante más de 5 días
	8. Pérdida brusca de movilidad corporal (déficit motor)
	9. Pérdida brusca de visión o de audición
	10. Hemorragia activa
	11. Dehiscencia de herida quirúrgica o evisceración
	12. Frecuencia cardíaca < 50 o > 140 lat/min
	13. Estado confusional agudo, coma o falta de respuesta
	14. ECG compatible con isquemia aguda
	15. Criterios Clínic:

Ingreso:	Adecuado	Inadecuado	Criterios extraordinarios:	Sí	No

Motivo inadecuación del ingreso:	
	1. Ingreso prematuro
	2. Realización pruebas/tratamientos asumibles como paciente externo
	3. Atención sanitaria institucionalizada no hospitalaria aguda
	4. Ausencia de plan asistencial documentado
	5. Problemática social
	6. Otros: ....

ADECUACIÓN DE LOS DÍAS DE ESTANCIA

Totalidad de la estancia adecuada:

Sí	No

Criterios extraordinarios:

Sí	No

Días aplicados: . . . .

Días de estancia inadecuada: . . . .

Servicios médicos

	1. Intervención quirúrgica en ese mismo día
	2. Intervención quirúrgica en 24 h (necesaria evaluación preoperatoria)
	3. Cateterización cardíaca ese mismo día
	4. Angiografía ese mismo día
	5. Biopsia de órgano interno ese mismo día
	6. Procedimiento invasivo en SNC ese mismo día
	7. Cualquier prueba con control dietético estricto
	8. Tratamiento nuevo que requiera frecuentes ajustes de dosis
	9. Control monitorizado al menos 3 veces/día
	10. Procedimiento invasivo durante las últimas 24 h

Cuidados de enfermería

	11. Ventilación mecánica y/o terapia respiratoria por inhalación al menos 3 veces/día
	12. Terapia parenteral intermitente o continua
	13. Monitorización de constantes al menos cada 30 min (4 h mínimo)
	14. Control de balances
	15. Cuidado de heridas quirúrgicas mayores y drenajes
	16. Monitorización por una enfermera al menos 3 veces/día (con supervisión médica)

Situación clínica del paciente:

	Durante el mismo día o 24 h antes:
	17. Ausencia de motilidad intestinal o incapacidad para orinar
	Dentro de las 48 h anteriores:
	18. Transfusión debida a pérdida de sangre
	19. Fibrilación ventricular o ECG de isquemia aguda
	20. Fiebre de al menos 38 °C
	21. Coma-pérdida de conocimiento durante 1 h
	22. Estado confusional agudo (excluyendo síndrome de abstinencia alcohólica)
	23. Síntomas o signos debidos a perturbación hematológica aguda
	24. Dificultades neurológicas
	25. Criterios Clínic:

Motivos inadecuación estancia:

1. Ingreso prematuro

2. Cancelación procedimiento programado

3. Problemas de calendario en la realización de la actividad

4. Días inhábiles laboralmente

5. Pendiente resultados o interconsultas previas

6. Demoras en la gestión del alta

7. Ausencia de información documentada

8. Realización de pruebas diagnósticas/tratamientos asumibles como paciente externo

9. Problemas sociofamiliares

10. Procedencia o entorno social degradado

11. Ausencia de disponibilidad en instalación o servicio alternativo (a.d., crónicos)

12. Otros: ....

CIRUGÍA

Intervención quirúrgica: | Sí | No |

Días estancia preoperatorio: ....   Días inadecuados: ....

Días estancia postoperatorio: ....   Días inadecuados: ....

Consentimiento informado: | Sí | No |

INCIDENCIAS

Infección nosocomial: | Sí | No | Observaciones: ....
....

Caída: | Sí | No | Observaciones: ....
....

Úlcera de decúbito: | Sí | No | Observaciones: ....
....

Error medicación: | Sí | No | Observaciones: ....
....

COMENTARIOS

....
....
....
....
....
....
....
....
....

Anexo IV

Plantilla para la recogida de reclamaciones y sugerencias. Encuestas de opinión

(Revisado por M. González, M. Santiñá, A. Prat y M. A. Asenjo)

La opinión de los enfermos y sus familiares tiene mucha importancia, y cada vez la tendrá más ya que los servicios se organizan para mejorar la atención en función de las necesidades que expresan éstos.

En este anexo se exponen unos formatos de recogida y clasificación de las reclamaciones. Desde enero de 2005, el Servei Català de la Salut aplica la Instrucción 03/2004 para todos los hospitales proveedores de servicios asistenciales, por la que éstos deben integrar las reclamaciones recibidas en un registro informatizado e individual que debe remitirse mensualmente a la administración sanitaria. Los principales motivos de reclamación contemplados en la citada normativa son los relacionados con la asistencia, el trato, la información, la organización y trámite, la hostelería y el confort, así como la documentación. Contenidos relacionados con las voluntades anticipadas, la solicitud de segunda opinión, así como la presentación de observaciones por vía telemática, son sus aspectos más novedosos.

También se exponen dos modelos de encuesta de opinión, uno para pacientes ambulatorios y otro para pacientes hospitalizados.

HOJA INDIVIDUAL DE ATENCIÓN AL CLIENTE

Fecha de impresión (día/mes/año/hora)

Número: Tipo:

Fecha de presentación: Fecha de los hechos: Episodios previos:
                                                              Reclamaciones previas:

Datos personales: Número de historia clínica: Número de episodio:

| Nombre: |
| Edad: Sexo: |
| Dirección: |
| CP: Ciudad: Teléfono: |
| ¿Ingreso?:   Duración de la hospitalización: Sala: |

Datos de la persona que presenta la observación:

| ¿Quién presenta la información? |
| Nombre: Edad: Sexo: |

Características:

Descripción:

Observaciones:

Firma del cliente:

OBSERVACIONES PRESENTADAS EN LA UNIDAD DE ATENCIÓN AL CLIENTE				
	2006	Porcentaje frente al total	2005	Porcentaje frente al total
Asistenciales				
Accidente asistencial				
Cambio de médico				
Negativa de asistencia				
Posible diagnóstico incorrecto				
Desacuerdo con la asistencia				
Subtotal				
Información				
Conflicto lingüístico				
Déficit de información de los familiares sobre el proceso, el tratamiento, la intervención quirúrgica, las complicaciones, etc.				
Desacuerdo con el alta hospitalaria				
Desconocimiento del nombre del médico				
Falta de identificación del empleado				
Falta de información o desacuerdo con la información final escrita				
Retraso en dar la información en el servicio de urgencias				
Subtotal				
Trato				
Despersonalizado				
Exceso de familiaridad				
Falta de intimidad				
Subtotal				
Organización y trámites administrativos				
Espera excesiva en el momento de la asistencia				
Estancia demasiado larga				
Lista de espera para hospitalización				

(Continúa)

OBSERVACIONES PRESENTADAS EN LA UNIDAD DE ATENCIÓN AL CLIENTE *(cont.)*				
	2006	Porcentaje frente al total	2005	Porcentaje frente al total
Lista de espera para pruebas				
Lista de espera para la primera visita				
Lista de espera para las visitas sucesivas				
Caídas e indemnizaciones				
Deficiencias en el traslado interior/exterior				
Error al tomar los datos personales				
Errores en la factura				
Espera de ambulancias				
Espera de resultados				
Mala coordinación del equipo de dispensarios con urgencias				
Error de programación de la visita o dificultad en la tramitación del ingreso				
Normas excesivamente rígidas				
Percepción de un precio abusivo				
Pérdida de la historia clínica del enfermo				
Presencia excesiva de familiares				
Huelga				
Subtotal				
Pérdidas				
Subtotal				
Habitabilidad y hostelería				
Dificultad de acceso al edificio				
Insatisfacción con la alimentación				
Insatisfacción con la limpieza				
Falta de equipamiento o mobiliario en la habitación				
Falta de material sanitario en la habitación				
Falta de silencio				

(Continúa)

OBSERVACIONES PRESENTADAS EN LA UNIDAD DE ATENCIÓN AL CLIENTE *(cont.)*				
	2006	Porcentaje frente al total	2005	Porcentaje frente al total
Molestias derivadas de las obras				
No se respeta la prohibición de fumar				
Pago de la televisión				
Problemas de infraestructura: falta de espacio, deficiente conservación del edificio o del hábitat, falta de camas				
Vigilancia policial a enfermos detenidos				
Subtotal				
Instalaciones				
Aparatos de la habitación				
Comunicación telefónica				
Mantenimiento de la sala, el edificio o de las habitaciones				
Máquinas automáticas de bebidas				
Señalización adecuada				
Subtotal				
Consultas				
Sugerencias				
Agradecimientos				
Total				

Buzones

Cartas

Coordinadora de los usuarios de la sanidad

Entidades públicas

Hoja individual

Inspección Servei Català de la Salut

Juzgados

Libro de reclamaciones

Telefónicas

Verbales

Total

RESUMEN DE LOS RESULTADOS

1. Distribución del número de reclamaciones por áreas de asistencia:
    Hospitalización
    Consultas externas
    Urgencias
    Laboratorios/imagen
    Otros

2. Distribución del número de agradecimientos por áreas de asistencia:
    Hospitalización
    Consultas externas
    Urgencias
    Laboratorios/imagen
    Otros

3. Distribución del número de sugerencias por áreas de asistencia:
    Hospitalización
    Consultas externas
    Urgencias
    Laboratorios/imagen
    Otros

4. Distribución del número de consultas por áreas de asistencia:
    Hospitalización
    Consultas externas
    Urgencias
    Laboratorios/imagen
    Otros

Según las cartas, las hojas individuales y el libro de reclamaciones del mes de .... de 2006

ENCUESTA DE OPINIÓN AL USUARIO DEL HOSPITAL

*Marque con una **X** la casilla correspondiente

Para conocer la opinión sobre su estancia en este hospital, y así poder mejorar la calidad del servicio ofrecido por nuestro centro, le agradeceríamos que colaborase respondiendo este cuestionario y entregándolo al (la) encuestador(a) cuando pase a recogerlo. Si tiene alguna duda, consúltela antes de la entrega de la encuesta. Gracias por su comprensión y colaboración.

Datos de la persona que responde la encuesta:

1. Indique, por favor, la persona que contesta la encuesta:
   - Propio enfermo ❏
   - Cónyuge-pareja ❏
   - Padre-madre ❏
   - Hijo-hija ❏
   - Otros ❏

2. Edad de la persona que responde la encuesta: .... Años

3. Sexo de la persona que responde la encuesta: Hombre ❏ Mujer ❏

4. País de origen de la persona que responde la encuesta: ....

5. Lugar de residencia de la persona que responde la encuesta:
   - Barcelona ciudad ❏
   - Resto Provincia ❏
   - Resto Cataluña ❏
   - Otros ❏

6. Nivel de estudios de la persona que responde la encuesta:
   - Ninguno ❏
   - Primarios (EGB, ESO) ❏
   - Formación profesional ❏
   - Bachillerato superior ❏
   - Universitarios ❏

7. ¿Había estado ingresado(a) anteriormente en este hospital? Sí ❏ No ❏

8. ¿Cómo ingresó en el Hospital Clínic?
   - Después de una visita a Urgencias ❏
   - Tenía el ingreso programado ❏

9. ¿En qué Servicio/Especialidad ha estado ingresado(a)? ....

10. ¿La duración de su estancia en el hospital la considera?
    - Insuficiente ❏
    - Suficiente-Correcta ❏
    - Excesiva ❏

11. Tanto si ha ingresado por Urgencias o con una programación previa, cómo valora los siguientes aspectos en el proceso de la admisión hospitalaria:

	Muy buena	Buena	Regular	Mala	Muy mala
Trato recibido	❏	❏	❏	❏	❏
Información recibida	❏	❏	❏	❏	❏
Agilidad de los *trámites*	❏	❏	❏	❏	❏

12. Usted ha sido ingresado(a) en una habitación: Individual ❏ Doble ❏ Otras ❏

13. Al llegar a la habitación, ¿le explicaron las normas y el funcionamiento de la planta de hospitalización? Sí ❏ No ❏

(Continúa)

ENCUESTA DE OPINIÓN AL USUARIO DEL HOSPITAL *(cont.)*

14. ¿Cómo valora el trato que ha recibido por parte del personal?

	Muy bueno	Bueno	Regular	Malo	Muy malo
Médico	❏	❏	❏	❏	❏
Enfermería	❏	❏	❏	❏	❏
Camilleros	❏	❏	❏	❏	❏
Limpieza	❏	❏	❏	❏	❏

15. ¿Cómo considera la información que ha recibido en relación con los siguientes aspectos?

	Muy buena	Buena	Regular	Mala	Muy mala
Características de su enfermedad	❏	❏	❏	❏	❏
Pruebas complementarias realizadas	❏	❏	❏	❏	❏
Tratamientos y controles a seguir	❏	❏	❏	❏	❏

16. Su valoración de las instalaciones y servicios generales del centro es:

	Muy buena	Buena	Regular	Mala	Muy mala
Silencio en las dependencias del hospital	❏	❏	❏	❏	❏
Limpieza	❏	❏	❏	❏	❏
Comida	❏	❏	❏	❏	❏
El *confort* de la habitación	❏	❏	❏	❏	❏
Horario de visitas	❏	❏	❏	❏	❏

17. ¿Conoce el nombre del médico responsable de su asistencia?   Sí ❏   No ❏

18. ¿Conoce el nombre de la enfermera del turno?

Mañana	Tarde	Noche
Sí ❏ No ❏	Sí ❏ No ❏	Sí ❏ No ❏

19. ¿Los procedimientos informativos durante su estancia han sido suficientes?   Sí ❏   No ❏

20. ¿Ha podido explicar al personal asistencial todo lo que le ha querido decir?   Sí ❏   No ❏

21. ¿Considera que ha sido tratado, en todo momento, con respeto hacia su dignidad humana y su intimidad personal?   Sí ❏   No ❏

22. En caso necesario, ¿escogería nuestro hospital para ingresar otra vez?   Sí ❏   No ❏

23. ¿Cómo puntuaría globalmente el servicio sanitario que ha recibido durante su hospitalización?

Muy satisfactoria	Satisfactoria	Indiferente	Insatisfactoria	Muy insatisfactoria
10 9	8 7	6 5	4 3	2 1

24. Sugerencias y comentarios:

....
....
....
....
....

ENCUESTA CONSULTAS EXTERNAS

*Marque con una **X** la casilla correspondiente

La Corporació Sanitària Clínic desea ofrecer la mejor asistencia a sus clientes. Para nosotros es prioritario conocer su opinión en relación con el servicio dispensado durante su visita. Por este motivo, le entregamos este cuestionario.
Una vez finalizada la atención recibida, agradeceríamos su cumplimentación y posterior entrega en el vestíbulo de esta planta de Consultas Externas. Muchas gracias.

Fecha ...... / ...... / 2006   Edad del paciente ...... años   Sexo: Masculino ❏   Femenino ❏

1. ¿Acude por primera vez de visita a esta especialidad?   Sí ❏   No ❏

2. Si la respuesta anterior ha sido NO,
   ¿ha sido visitado(a) siempre por el mismo médico?   Sí ❏   No ❏

3. ¿Conoce el nombre del médico que le ha atendido?   Sí ❏   No ❏

4. ¿Ha sido visitado(a) puntualmente en relación con la hora prevista

   Sí (hasta 15 min) ❏   Demora 16-30 min ❏   Demora > 30 min ❏

5. Cómo calificaría el **TRATO** recibido por:

	☺ Muy bueno	☺ Bueno	☺ Regular	☹ Malo	☹ Muy malo
— El personal administrativo	❏	❏	❏	❏	❏
— El personal de enfermería	❏	❏	❏	❏	❏
— El personal médico	❏	❏	❏	❏	❏

6. Cómo considera la **INFORMACIÓN** recibida por:

	☺ Muy buena	☺ Buena	☺ Regular	☹ Mala	☹ Muy mala
— El personal administrativo	❏	❏	❏	❏	❏
— El personal de enfermería	❏	❏	❏	❏	❏
— El personal médico	❏	❏	❏	❏	❏

7. Los trámites administrativos para la concertación de una nueva visita y/o la realización de pruebas complementarias han sido:

☺ Muy buenos	☺ Buenos	☺ Regulares	☹ Malos	☹ Muy malos
❏	❏	❏	❏	❏

8. Su valoración de las instalaciones es:

	☺ Muy buena	☺ Buena	☺ Regular	☹ Mala	☹ Muy mala
— Limpieza y confort	❏	❏	❏	❏	❏
— Megafonía (altavoces)	❏	❏	❏	❏	❏
— Funcionamiento ascensores	❏	❏	❏	❏	❏

(Continúa)

ENCUESTA CONSULTAS EXTERNAS *(cont.)*

9. ¿Le han anulado alguna visita?   Sí ❑   No ❑

10. En caso de anulación de la visita, ¿considera que ha sido atendido(a) satisfactoriamente?

11. ¿Cómo puntuaría globalmente la atención recibida en Consultas Externas?

☺ Muy satisfactoria	☺ Satisfactoria	☺ Indiferente	☹ Insatisfactoria	☹ Muy insatisfactoria
10 9	8 7	6 5	4 3	2 1

12. Sugerencias y comentarios

....

....

....

....

Anexo V

Indicadores de gestión y evaluación

(Revisado por M. A. Asenjo y A. Prat)

Este documento consta de tres partes. En la primera, que corresponde a la plantilla-resumen para la evaluación del personal facultativo que debe contratarse, se recogen los aspectos fundamentales para una adecuada valoración de su currículum.

En la segunda se relacionan los criterios que hay que utilizar para su promoción profesional interna (categoría profesional) en la institución.

Finalmente, la tercera parte contiene los indicadores de gestión para jefes de servicio o sección (puestos de mando), que permite la evaluación de la actividad cuantitativa y cualitativa, y con ello la posibilidad de servirles de guía y evaluación de su trayectoria en el cargo de gestión a lo largo del tiempo.

PLANTILLA-RESUMEN PARA LA EVALUACIÓN DEL PERSONAL FACULTATIVO

Servicio:
Plaza convocada: Fecha:

Nombre: Edad:
    Títulos académicos
    Licenciado
    Especialista
    Doctor
    Otros

Formación posgraduado. Instituciones. Años
Cargos desempeñados hasta la actualidad
Labor desarrollada. Instituciones. Años
    Asistencia
    Docencia
    Investigación

Becas y ayudas a la investigación
    Investigador principal
    Investigador colaborador

Publicaciones
    Libros
    Capítulos de libro
    Artículos
        Nacionales   Primer firmante
        Internacionales   Primer firmante
        Otras

                    Factor de impacto:

Comunicaciones y ponencias en congresos:
    Nacionales
    Internacionales

Observaciones:

CRITERIOS PARA LA PROMOCIÓN PROFESIONAL

Méritos asistenciales: facultativo de referencia, cumplimiento horario, innovaciones y mejoras aportadas, seguimiento de protocolos, voluntad de actualización, implicación directa en formación asistencial.

Méritos de investigación: originales y notas clínicas, proyectos de investigación, título de doctor, premios a la investigación, comunicaciones a congresos.

Méritos docencia: organización de cursos, participación cursos, capítulos de libros, revisiones y editoriales, conferencias invitadas, profesor universitario, tesis dirigidas.

Méritos de formación: estancias otros centros, aprendizaje en cursos, repercusión hospitalaria de las estancias y los cursos, asistencia a congresos.

Méritos participativos: comités internos, comités externos, comités asistenciales.

Competencias personales: accesibilidad, disponibilidad, eficacia, creatividad, participación, empatía, liderazgo, actitud últimos años, nivel de dedicación.

INDICADORES DE GESTIÓN PARA JEFES DE SERVICIO O SECCIÓN

Ámbito	Área	Indicador	2005	Porcentaje	2010
Cantidad	Hospitalización	Número de ingresos			
		Número de camas a 31-12			
		Número de días de espera por enfermo			
		Número de estancias			
	Consultas externas	Número de primeras visitas			
		Número de visitas sucesivas			
		Número de días de espera			
		Número de visitas totales			
	Actividad quirúrgica	Intervenciones con anestesia general			
		Intervenciones con anestesia local			
	Urgencias	Total visitas urgencias			
		Media visitas/día			
Calidad	Hospitalización	Estancia media Porcentaje de ocupación			
		Peso relativo medio			
		Porcentaje de ingresos inadecuados			
		Porcentaje de estancias inadecuadas			
		Rotación enfermos/ cama			
	Consultas externas	Ratio sucesivas/ primeras			
	Mortalidad	Número de muertes			
		Porcentaje de muertes/ ingresos			
		Número de autopsias			

Tabla con encabezado: **Servicio de...........................:** indicadores de gestión (2005-2010)

(Continúa)

INDICADORES DE GESTIÓN PARA JEFES DE SERVICIO O SECCIÓN *(cont.)*

Servicio de...............................: indicadores de gestión (2005-2010)					
Ámbito	Área	Indicador	2005	Porcentaje	2010
Calidad *(cont.)*		Porcentaje de autopsias/ muertes			
		Número de muertes < 48 h			
		Porcentaje de muertes < 48 h/ total de muertes			
	Historias clínicas	Puntuación-evaluación de la historia clínica			
Calidad perci- bida	Reclamaciones	Número de reclamaciones			
		Número de reclamaciones × 1.000/ingresos + CCEE			
	Agradecimientos	Número de agradecimientos			
		Número de agradecimientos × 1.000/ingresos + CCEE			
	Altas voluntarias	Número de altas voluntarias			
		Porcentaje de altas voluntarias/ ingresos totales			
	Satisfacción	Número de cuestionarios			
		Porcentaje de pacientes satisfechos con.../...			
		El tiempo que han estado ingresados			
		El trato del personal administrativo			
		El trato del personal de enfermería			
		El trato del personal médico			

(Continúa)

INDICADORES DE GESTIÓN PARA JEFES DE SERVICIO O SECCIÓN *(cont.)*

Servicio de..............................: indicadores de gestión (2005-2010)					
Ámbito	Área	Indicador	2005	Porcentaje	2010
Calidad perci-bida (cont.)	Satisfacción *(cont.)*	El respeto hacia su dignidad e intimidad			
		Lo que han podido explicar			
		El tiempo para estar con sus familiares			
		Porcentaje de pacientes que conocen .../...			
		El nombre del médico responsable			
		El nombre de la enfermera			
		El tiempo para estar con sus familiares			
		Porcentaje de pacientes informado sobre .../...			
		Su enfermedad			
		Las pruebas que le han hecho			
		El tratamiento y los controles			
		Aspectos generales			
		Valoración general (0-10)			
Docencia e inves-tigación	Docencia	Media de números MIR			
		Libros			
		Capítulos en libros			
		Revisiones de conjunto y editoriales			
		Cursos			

(Continúa)

INDICADORES DE GESTIÓN PARA JEFES DE SERVICIO O SECCIÓN (cont.)

Servicio de.................................: indicadores de gestión (2005-2010)					
Ámbito	Área	Indicador	2005	Porcentaje	2010
Docencia e investigación (cont.)	Investigación (cont.)	Publicaciones Internacionales[1]			
		Publicaciones Nacionales[1]			
		Cartas al director			
		Tesis doctorales y tesinas			
		Ayudas a la investigación (euros)			
Gasto	Plan de equipamiento	Remanente frente a presupuesto a 31-12			
	Control presupuestario	Gasto directo real (1)			
		Gasto directo presupuestado (2)			
		UBA reales (3)			
		UBA presupuestadas (4)			
		Relación 1/3			
		Relación 2/4			
	Plan asistencial	Porcentaje de gasto personal frente a gasto total			
		Porcentaje de gasto consumos frente a gasto total			
		Porcentaje de gasto farmacia sobre consumos			
		Consumos de farmacia (euros)			
		Porcentaje de gasto total frente a presupuesto			

[1]Consignar también el valor total del factor de impacto (IF) de las poblaciones originales *(Science Citation Index)*. Consignar, asimismo, el valor del índice de citaciones *(Quotation number,* QN) de los tres artículos originales más citados *(Science Citation Index).*

Anexo VI

Protocolo de valoración de tareas y convenio colectivo

(Revisado por M. A. Asenjo y F. José María)

En este anexo se expone el Protocolo de valoración de tareas y las normas para la negociación de las condiciones de trabajo. El protocolo permite valorar todos los puestos de trabajo del hospital y otorgarles una puntuación. Para ello, se procederá de la siguiente manera:

1. Se nombra una comisión paritaria con igual número de representantes de la dirección del hospital y de los trabajadores.
2. Se describen todos los puestos de trabajo escribiendo sus funciones, su posición orgánica, dedicación y vínculo*.
3. Se reúne la comisión y se da lectura a las funciones del puesto que se evalúa citadas en el párrafo anterior.
4. Cada miembro de la comisión, una vez oídas las funciones y conocidos la definición de cada factor y sus cinco grados, otorga el grado que considera más adecuado.
5. El grado asignado será el resultante de la media aritmética de los otorgados por cada miembro de la comisión.

---

*Ejemplo del puesto de jefe de servicio médico (funciones, posición orgánica, dedicación y vínculo):

Funciones

1. Ser responsable del buen funcionamiento del servicio del que es jefe.
2. Dirigir personalmente el servicio que tenga encomendado y responder de las funciones asignadas a su personal colaborador.
3. Ser responsable de la organización del servicio del que es jefe.
4. Conocer, cumplir y hacer cumplir el reglamento y las normas de funcionamiento del hospital, instrucciones permanentes y órdenes generales y, en particular, las que afectan al servicio del que es jefe.
5. Atender las recomendaciones y observar el cumplimiento de las órdenes recibidas del jefe del departamento o director médico, según los casos.
6. Notificar al jefe del departamento o director médico, según los casos, las irregularidades, y transmitir las quejas que reciba en el desempeño de su misión.

6. El grado medio asignado se multiplica por el valor de los puntos de cada factor.
7. Se suman los puntos obtenidos en cada factor y se clasifican los puestos según la puntuación obtenida.
8. Se multiplica la puntuación por el valor en euros otorgado a cada punto y se obtiene el valor final del puesto.

Es una forma muy objetiva de valorar los puestos, por puntos según sus tareas, que podría representar la parte fija del salario. La variable podría ser según el rendimiento, productividad y objetivos alcanzados por la persona que ocupa el cargo y desarrolla la tarea. El protocolo descrito sólo valora la tarea, con independencia de la persona que la desempeña (no valora a la persona).

---

7. Ser responsable de los planes de investigación y organizar y dirigir las actividades científicas del servicio que dirige, celebrando reuniones clínicas, al menos dos veces al mes, en las que, además de recibir información de la marcha del servicio, dé las instrucciones y orientaciones necesarias al personal a sus órdenes.
8. Ser el responsable de la estadística del servicio.
9. Elaborar los estudios para la formación del presupuesto del servicio.
10. Supervisar el desarrollo del presupuesto.
11. Reunirse periódicamente con los médicos adjuntos o jefes de sección, si hubiera, de su servicio, con el objetivo de coordinar e informar, velando por la disciplina del servicio.
12. Velar directamente por la normalización, productividad y economía del personal y medios materiales del servicio.
13. Exigir al personal de su servicio que colabore con las solicitudes realizadas por los restantes departamentos o servicios del hospital en la asistencia a los enfermos, tanto en régimen de consulta externa como de hospitalización.
14. Autorizar con su firma las altas de los enfermos, cerciorándose de que el motivo de éstas consta con claridad, y de que los expedientes clínicos se encuentran completos y en orden.
15. Autorizar, en caso de fallecimiento de sus asistidos, y con el consentimiento de sus familiares o allegados, la realización de la autopsia y extender el certificado médico correspondiente.

Posición orgánica

Depende inmediatamente del puesto de jefe de departamento o del director médico cuando no esté adscrito a un departamento; le están inmediatamente subordinados los puestos de jefe de sección, si los hubiera, o de médico adjunto o especialista.

Dedicación

Plena o exclusiva.

Vínculo

El propio de su condición de funcionario del Estado, estatutario o contractual, según los casos.

FACTOR: CAPACIDAD MENTAL Y ESTUDIOS

Definición.   Pretende medir el nivel educativo, grado de formación o capacidad mental requerido para que una persona realice satisfactoriamente la tarea realizada.

1. *Grado 1*. Leer, escribir, sumar, restar, manejar máquinas sencillas, como electrodomésticos, realizar tareas sencillas que no requieran un período de aprendizaje muy apreciable, etc.
2. *Grado 2*. Cierta cultura general, manejar máquinas e instrumental o herramientas que requieren un período no muy amplio de aprendizaje, aritmética elemental, tareas rutinarias de tipo administrativo, oficios, etc.
3. *Grado 3*. Cultura general: bachiller superior, perito mercantil, maestría industrial o equivalentes. Realizar trabajos que varían según las circunstancias. Seleccionar y utilizar máquinas o herramientas variadas. Utilizar métodos convenientes. Realizar cálculos matemáticos algo complicados. Trabajos administrativos no muy rutinarios, etc.
4. *Grado 4*. Conocimiento profesional equivalente a título medio. Utilizar técnicas complicadas, realizar tareas específicas complejas.
5. *Grado 5*. Conocimiento profesional equivalente a título superior. Conocimientos profesionales amplios para realizar trabajos difíciles de análisis, organización o gestión. Tareas que requieran un adiestramiento previo muy grande.

Valor por grado: 20 puntos.

FACTOR: EXPERIENCIA

Definición.   Pretende valorar el tiempo que requiere una persona de tipo medio con la instrucción, los estudios y la capacidad adecuada para llegar a desempeñar satisfactoriamente su trabajo.

Grados:

1. De 0 a 2 semanas.
2. Más de 2 semanas a 2 meses.
3. Más de 2 meses a 6 meses.
4. Más de 6 meses a 1 año.
5. Más de 1 año.

Si existen períodos de instrucción que no están separados del tiempo de experiencia, consideraremos que el 50% del período de instrucción es experiencia, salvo en casos excepcionales.

Valor por grado: 8 puntos (máximo: 40 puntos).

FACTOR: SUPERVISIÓN EJERCIDA

Definición. Pretende medir la capacidad requerida por el puesto para dirigir y organizar los esfuerzos de otros, supervisando, desarrollando y seleccionando a los individuos, manteniéndolos en buena armonía y disciplina.

1. *Grado 1.* Supervisión nula.
2. *Grado 2.* Supervisión sobre una o dos personas que normalmente realizan las mismas tareas, no dedicando mucho tiempo a la tarea de mando. Cierta categoría que implique mando, aunque no se tenga.
3. *Grado 3.* Supervisión, en posición de mando intermedio, sobre un grupo no muy amplio de personas (de 2 a 12), dedicando parte del tiempo a asignar tareas, revisarlas y eliminar dificultades sencillas en un proceso normalizado. Supervisión sobre una o dos personas que forman un departamento.
4. *Grado 4.* Supervisión sobre un grupo amplio (más de 12), estando en una posición de mando intermedio, debiendo coordinar y dar normas de tareas, manteniendo el grupo en correcto funcionamiento. Supervisión sobre un grupo más reducido, pero ostentando la jefatura del departamento.
5. *Grado 5.* Supervisión sobre un grupo numeroso a través de mandos intermedios, organizando y coordinando para sacar el máximo rendimiento al factor trabajo, ostentando la jefatura de un departamento.

Valor por grado: 12 puntos (máximo: 60 puntos).

FACTOR: RESPONSABILIDAD POR MATERIALES Y VALORES

Definición. Pretende medir el daño que se puede producir al hospital por un error en el manejo de la maquinaria o herramienta, o bien por quebranto de la confianza depositada en el encargado de guardar el dinero, valores o materiales que el puesto exige.

1. *Grado 1.* No manejar maquinaria ni herramienta de valor apreciable, ni fácil de estropear. Ninguna custodia.
2. *Grado 2.* Utilizar material o herramienta de valor pequeño, o material o herramienta de valor no apreciable muy fácil de romper o estropear (jeringas, termómetros, tensiómetros) o de un valor pequeño, algo fáciles de averiar (vacuómetros, manurreductores), o utilizar esporádicamente electrodomésticos y máquinas de algún valor. Tener custodia de materiales de escaso valor.
3. *Grado 3.* Manejar con frecuencia máquinas no muy costosas como máquinas de escribir, sumar, electrodomésticos, etc. (..... euros como máximo) normalmente protegidas contra el mal uso. Custodia por valores o dinero no superiores a euros o materiales de un valor que no sea importante.
4. *Grado 4.* Usar máquinas costosas normalmente protegidas contra el mal uso. Custodia de valores o dinero entre ..... y ..... euros o usar maquinaria no tan costosa, pero muy delicada. Custodia de materiales de valor importante.

5. *Grado 5*. Utilizar maquinaria costosa y delicada. Custodia de valores o dinero superiores a ..... euros. Custodia de materiales de valor muy importante.

Valor por grado: 12 puntos (máximo: 60 puntos).

FACTOR: RESPONSABILIDAD DE TRATO ENTRE EL PERSONAL O EN EL GRUPO

Definición. Trata de medir una serie de responsabilidades que puede tener el puesto de trabajo analizado, relacionadas todas con el trato entre el personal; dichas responsabilidades están determinadas por el número y la calidad de los contratos, exigencias de cooperación, conocimiento de datos confidenciales que puedan afectar a las relaciones entre personas y departamento, cumplimiento de normas y reglas, etc.

1. *Grado 1*. Trabajo independiente o con muy escaso número de compañeros, no existiendo casi ninguna relación formal, a no ser las propias entre jefe y subordinado.
2. *Grado 2*. Trabajo en grupo con algunos contactos formales claramente definidos por normas o costumbres, o relaciones extradepartamentales no muy frecuentes en asuntos de trámite.
3. *Grado 3*. Trabajo en grupo con constantes contactos formales definidos por normas o costumbres, o bien relaciones interdepartamentales frecuentes, de trámite o con normas y reglas claramente admitidas.
4. *Grado 4*. Trabajo en equipo que requiere una intensa cooperación entre sus miembros o amplias relaciones interdepartamentales que requieren cierto tacto, pero dentro de unas normas, leyes o costumbres definidas, o conocimientos de datos confidenciales relacionados con el personal no muy importantes.
5. *Grado 5*. Trabajo con relaciones interdepartamentales muy frecuentes, contactos que, debiendo ser formales, son informales por falta de normas, leyes y organizaciones, por lo que se requiere gran tacto y habilidad, pudiendo producirse daños intra o extradepartamentales o conocimientos de datos confidenciales cuya revelación entorpecería el normal funcionamiento del centro.

Valor por grado: 12 puntos (máximo: 60 puntos).

FACTOR: RESPONSABILIDAD DE TRATO CON EL PÚBLICO Y ENFERMOS

Definición. Trata de medir la responsabilidad propia de los puestos de trabajo, teniendo en cuenta los contactos que ha de mantener el empleado con pacientes, familiares y público en general, debiendo velar por una imagen de prestigio del hospital. Tal responsabilidad viene condicionada por la clase de público y su estado, tipo e intensidad del contacto y por su frecuencia.

1. *Grado 1.* No hay ningún trato con el público.
2. *Grado 2.* Hay trato con el público ajustándose a normas fáciles y concretas, siendo difícil provocar descontentos, reclamaciones o imágenes desfavorables, tratándose por lo general con público normal, no muy excitado.
3. *Grado 3.* Hay frecuente trato con el público, familiares o enfermos de muy diversa índole, no ajustándose siempre a normas sencillas, por lo que se requiere una cierta iniciativa y tacto; pueden producirse imágenes desfavorables.
4. *Grado 4.* Hay trato frecuente con público impaciente y nervioso (familiares o enfermos), por lo que se requiere bastante iniciativa y tacto, estando en posesión de ciertos datos confidenciales relacionados con la marcha clínica de los pacientes.
5. *Grado 5.* Hay trato frecuente con público excitado o en guardia, poseyendo datos confidenciales importantes (delirios, circunstancias personales y datos de tipo socioeconómico), por lo que se requiere gran tacto, paciencia, habilidad y dedicación, siendo muy fácil producir mala imagen o descontento.

Valor por grado: 10 puntos (máximo: 50 puntos).

FACTOR: RESPONSABILIDAD POR PROCESO

Definición.   Mide los daños ocasionados por una posible perturbación en el ciclo de trabajo o un error en el proceso que repercute sobre el funcionamiento eficaz del hospital. No ha de tenerse en cuenta la maquinaria o las herramientas utilizadas consideradas en otro factor. Hay que considerar la probabilidad de error y su importancia. Así, la *importancia del daño* será:

1. *Grado 1.* Pérdidas de tiempo ligeras, valor del daño pequeño, sin repercusiones graves para ningún compañero ni enfermo y sin repercusión extradepartamental.
2. *Grado 2.* Pérdidas de tiempo considerables, repercusión en los compañeros y posibles repercusiones extradepartamentales. Daños a enfermos de tipo ligero u otro tipo de daños no muy importantes.
3. *Grado 3.* Pérdidas graves de tiempo, fuerte repercusión que puede llegar a salir de los límites del hospital. Daños graves a enfermos u otro tipo de daño muy importante.

Probabilidad de error:

1. *Grado 1.* Poca probabilidad de error.
2. *Grado 2.* Media probabilidad de error.
3. *Grado 3.* Alta probabilidad de error.

Grado de responsabilidad	Probabilidad de error		
	1	2	3
1	1.°	2.°	3.°
2	2.°	3.°	4.°
3	3.°	4.°	4.°

Valor por grado: 18 puntos (máximo: 90 puntos).

FACTOR: ESFUERZO FÍSICO

Definición.   Se pretende medir el esfuerzo muscular necesario para desempeñar el trabajo, teniendo en cuenta la intensidad, la continuidad y la posición del cuerpo.

1. *Grado 1.* Toda la jornada sentado. Ningún esfuerzo físico apreciable.
2. *Grado 2.* Trabajo ligero, permanecer de pie una parte de la jornada. Andar con frecuencia no elevada, manejar pesos ligeros.
3. *Grado 3.* Manejar con mucha frecuencia pesos ligeros o, con menor frecuencia, pesos medios. Permanecer de pie casi toda la jornada. Andar entre 2 y 5 km. Subir escaleras con alguna frecuencia.
4. *Grado 4.* Manejar con frecuencia pesos medios y esporádicamente pesos pesados o realizar esfuerzos importantes o utilizar herramientas de peso ligero o medio moviéndolas con precisión. Andar más de 5 km. Permanecer a menudo en posturas algo incómodas.
5. *Grado 5.* Manejar pesos medios constantemente o con frecuencia pesos pesados. Andar más de 8 km. Subir escaleras con mucha frecuencia. Permanecer en posiciones incómodas de trabajo con cierta continuidad.

Valor por grado: 5 puntos (máximo: 25 puntos).

FACTOR: AMBIENTE DE TRABAJO

Definición.   Trata de valorar la penosidad del trabajo producida por calor, frío, humedad, corrientes de aire, polvo, malos olores, ruidos, contactos con ácidos, materiales cáusticos, ambiente desagradable, triste o repulsivo, horario intempestivo, etc.

1. *Grado 1.* Buen ambiente material.
2. *Grado 2.* Buen ambiente con algún factor desagradable como frío, humedad, turnos de noche, trabajo en días festivos, etc.
3. *Grado 3.* Varios factores molestos. Ambiente material regular o buen ambiente material con trabajo triste o algo penoso motivado por el tipo de trabajo. Trabajo algo desagradable.

4. *Grado 4.* Mal ambiente material o instalaciones poco apropiadas. Trabajos a la intemperie. Trabajos desagradables, aunque sea con buen ambiente material. Ambiente penoso propio de unidad de enfermería.
5. *Grado 5.* Trabajo muy desagradable o ambiente muy penoso.

Valor por grado: 5 puntos (máximo: 25 puntos).

FACTOR: RIESGO

Definición.   Trata de estimar la probabilidad y gravedad de los accidentes o las enfermedades ocasionados por la permanencia en el puesto de trabajo.

1. *Grado 1.* Ningún riesgo.
2. *Grado 2.* Riesgos muy pequeños, ligeros cortes, quemaduras u otro tipo de lesiones no muy frecuentes. Muy pequeño riesgo de contagio.
3. *Grado 3.* Pequeños daños con cierta frecuencia. Pequeña probabilidad de contagio.
4. *Grado 4.* Lesiones medias no muy probables. Riesgo medio de contagio o de enfermedad profesional.
5. *Grado 5.* Lesiones medias bastante probables. Riesgo alto de contagio o de enfermedad profesional.

Valor por grado: 5 puntos (máximo: 25 puntos).

Aplicando el protocolo a todos los puestos de trabajo, se obtiene una puntuación para cada uno de ellos, cuyo mínimo será de 107 puntos si a todos los factores se otorgaran el grado 1, y 535 si a todos se les otorgara el grado 5. Todos los puestos estarán situados entre ambas puntuaciones. El salario base de los empleados será proporcional a la puntuación adjudicada al puesto que ocupa.

Según Maslow, la motivación de las personas se representa por una línea quebrada ascendente con 5 escalones: *a)* comer y reproducirse; *b)* seguridad; *c)* categoría; *d)* autodeterminación, y *e)* reconocimiento. Para los dos primeros grupos se aplica sólo el Protocolo de valoración de tareas y para los tres restantes, además, se añade la dirección participativa por objetivos e incentivo por objetivos.

LA NEGOCIACIÓN COLECTIVA DE LAS CONDICIONES DE TRABAJO: LOS CONVENIOS COLECTIVOS

Según la Organización Internacional del Trabajo (OIT), convenio colectivo de trabajo es «todo acuerdo escrito concluido entre representantes de los trabajadores y de los empleadores que tenga por objeto reglamentar o regular las condiciones de empleo y de trabajo» (art. 4 del Convenio 98 OIT).

Los convenios colectivos son una fuente del Derecho laboral, en ellos se concreta el poder regulador de los empresarios y trabajadores a través de sus asociaciones empresariales y sindicatos, respectivamente, cuando la legislación del Estado les ha reconocido una fuerza normativa a través de la negociación colectiva.

El convenio colectivo de trabajo es un acuerdo bilateral que se celebra entre asociaciones de empresarios y trabajadores que cumplan con determinados requisitos de representación que les legitima para negociar, según la legislación del Estado, y que tiene por objeto establecer las condiciones mínimas a las que se habrán de ceñir las relaciones individuales de trabajo fijadas por contrato.

La obligación de cumplimiento de los convenios colectivos de trabajo puede alcanzar no sólo a quienes sean miembros de las asociaciones pactantes, sino también a terceros no representados en la negociación, bien sea por la adhesión de los mismos, o bien por la extensión de sus efectos decretada por la legislación del Estado, lo que se denomina eficacia general o *erga omnes* de los convenios.

Se diferencian distintos tipos de convenios colectivos de trabajo según se clasifiquen por:

1. Su ámbito funcional (de empresa, de sector).
2. Su ámbito territorial (locales, regionales, estatales).
3. Su ámbito temporal de vigencia (de duración determinada o indefinida).
4. Su eficacia normativa (relativa, cuando sólo afecta a los miembros de las asociaciones pactantes, o general, cuando su eficacia se extiende a todos los miembros de una profesión o rama de la actividad).

Los convenios colectivos tienen una naturaleza dual: son contrato (acuerdo bilateral) y norma jurídica a la vez.

Contenido de los convenios de trabajo

En cuanto a su contenido, cabe diferenciar tres tipos de cláusulas:

1. Normativas. Son las que fijan las condiciones a las que habrán de ajustarse los contratos de trabajo celebrados entre entre empleadores y trabajadores incluidos en el ámbito subjetivo de aplicación del convenio. Incluyen: retribución, jornada, período de prueba, modalidades de contratación, clasificación profesional, salud laboral, derechos sindicales, conciliación de la vida familiar y laboral, medidas de previsión social, etc.
2. Obligacionales. Son las que tienen por destinatarios a los propios sujetos pactantes del convenio. Sus efectos son puramente contractuales, pues les obligan sólo a ellos. La expresión típica del contenido obligacional está constituida por la denominada «cláusula de paz laboral», que es el compromiso de las partes negociadoras de un convenio de no recurrir a medidas de conflicto para modificar su contenido durante la vigencia del mismo.
3. De garantía. Su finalidad consiste en garantizar el conocimiento, cumplimiento y eficacia de las anteriores: pactos sobre vigencia, entrada en vigor, publicidad, condiciones para el descuelgue de la aplicación del convenio, etc.

Un convenio colectivo no produce efectos hasta la fecha de su entrada en vigor (principio de irretroactividad) y concluyen a la finalización del plazo de vigencia pactado. No obstante, las partes negociadoras pueden establecer, si lo pactan expresamente, la retroactividad de determinadas cláusulas que, por lo general, suponen la concesión de determinados beneficios económicos desde una fecha anterior a la entrada en vigor de la totalidad del convenio.

Un convenio colectivo de trabajo puede seguir produciendo efectos en su parte normativa, una vez llegado su término final de vigencia y mientras se negocia uno nuevo si la legislación laboral así lo prevé. Es lo que se conoce como ultraactividad.

Publicidad de los convenios

La publicidad de los convenios constituye una garantía para los propios interesados y para los que sientan interés por éstos, ya sea porque les será aplicable por extensión o porque deseen adherirse al mismo. Los sistemas de publicidad pueden ser diversos:

1. El depósito del texto en lugar legalmente establecido, generalmente ante la autoridad laboral.
2. El registro del convenio mediante su inscripción por el órgano administrativo habilitado al efecto.
3. La publicación en diarios o boletines oficiales cuyo ámbito de difusión debe ser igual o superior al ámbito territorial del convenio.

Estos sistemas de publicidad pueden ser concurrentes y son mecanismos de notificación general de los convenios.

Regulación de la negociación colectiva en España

El artículo 37.1 de la Constitución española de 1978 reconoce el derecho fundamental a la negociación colectiva laboral entre los representantes de los trabajadores y empresarios y la fuerza vinculante de los convenios fruto de dicha negociación. Dicho artículo remite a la ley ordinaria para desarrollar y garantizar tales derechos.

La ley que básicamente regula la negociación colectiva en España es el Estatuto de los Trabajadores (ET) (Real Decreto Legislativo 1/1995, de 24 de marzo).

Dicho Estatuto configura el convenio colectivo como una fuente del derecho laboral (art. 3.1). El artículo 82 ET define el concepto, contenido general (condiciones de trabajo y de productividad, y paz laboral) y establece la eficacia *erga omnes* (obligan a todos los empresarios y trabajadores incluidos dentro de su ámbito de aplicación y durante toda su vigencia).

Un convenio colectivo en España puede disponer sobre los derechos reconocidos en su antecesor al que sustituye íntegramente, dicha idea se refleja en el apartado 4 del artículo 82 ET y se reitera en el apartado 4 del artículo 86: el convenio que sucede a uno anterior deroga en su integridad a este último. En su artículo 83 se regulan las unidades de negociación que se fijan libremente por las partes negociadoras.

Los conflictos derivados de la concurrencia de convenios son resueltos por el artículo 84 ET, mediante su prohibición: un convenio colectivo, durante su vigencia, no puede ser afectado por lo dispuesto en convenios de otros ámbitos, salvo pacto en contrario.

El apartado 1 del artículo 85 ET proclama la libertad de contenido negocial y el apartado 3c) del mismo artículo establece cuál debe ser el contenido mínimo de un convenio, a saber:

1. Determinación de las partes que lo conciertan.
2. Ámbito personal, funcional, territorial y temporal.
3. Condiciones y procedimientos para la no aplicación del régimen salarial que establezca el convenio, en los convenios de ámbito superior al de empresa.
4. Forma y condiciones de denuncia del convenio, y plazo de preaviso.
5. Designación de una comisión paritaria para entender de las cuestiones que le sean atribuidas, fundamentalmente su vigilancia e interpretación.

Los convenios colectivos, además del contenido mínimo referido, pueden regular materias de índole económica, laboral, sindical y cuantas afecten a las condiciones de empleo y al ámbito de las relaciones de los trabajadores y sus sindicatos o asociaciones profesionales con los empleadores y las asociaciones patronales.

Las partes legitimadas para negociar los convenios colectivos, es decir, para formar parte de su comisión negociadora, vienen determinadas por el artículo 87 ET:

En los convenios de empresa, la representación legal unitaria de los trabajadores (delegados de personal o comités de empresa), o las representaciones de los sindicatos, si las hay; y el empresario o a quien éste apodere.

En los convenios de ámbito superior:

— Los sindicatos que tienen la consideración de más representativos a nivel de Estado (convenios estatales) o de comunidad autónoma (convenios que no trasciendan el ámbito de una comunidad autónoma).
— Los sindicatos que acrediten un 10% de los miembros de las representaciones legales unitarias (delegados de personal o miembros de comités de empresa) en el ámbito geográfico y funcional del convenio en cuestión.
— Las asociaciones empresariales que en el ámbito geográfico u funcional del convenio ostenten la representación del 10% de los empresarios que, a su vez, ocupen a igual porcentaje de trabajadores. Ello no obstante, en un convenio de ámbito estatal también pueden participar en la comisión negociadora las asociaciones empresariales de comunidad autónoma que cuenten en su ámbito correspondiente con un 15% de los empresarios y trabajadores.

Anexo VII

Reformas sanitarias

I. Riesgo

TIPOLOGÍA DE LOS SISTEMAS SANITARIOS EN EL MUNDO

El Banco Mundial presenta la clasificación que se expone en la tabla 1 de los sistemas de salud mundiales, en función de los ingresos per cápita de cada país.

En los *países de ingreso bajo,* los desembolsos directos privados representan más de la mitad de los exiguos 2-40 $ por persona que se gastan anualmente en atención de salud. La mayor parte de esta cantidad se destina a honorarios de los médicos, pagos a curanderos tradicionales y medicamentos. Las ONG, en particular las vinculadas con instituciones religiosas, realizan importantes contribuciones a la prestación de servicios de salud en muchos países con ingreso bajo.

En Tanzania y Haití, las ONG administran casi la mitad de los hospitales, y en Camerún y Uganda esta cifra alcanza el 40% del total de los establecimientos sanitarios.

El gasto público proviene de ingresos fiscales generales, y representa menos de la mitad del 2 al 7% del PNB destinado a servicios de salud. El seguro es raro o inexistente.

En los *países de ingreso mediano* se distinguen dos tipos principales de sistemas de salud, según sea el gobierno o el sector privado el que provee el seguro de enfermedad:

1. En los países con *seguro privado* los gobiernos usan los ingresos generales para financiar la asistencia sanitaria de los grupos de ingresos bajos y medianos, mientras que los grupos más favorecidos (< 20% de la población) usan seguros particulares o pagos directos para sufragar los gastos de clínicas y médicos privados, o habitaciones privadas en hospitales públicos.
2. En los países que cuentan con *seguro social,* los aportes obligatorios de los empleados y los empleadores financian el seguro para una parte de la población. La atención de salud para los grupos pobres de la población se financia con cargo a los impuestos generales.

En los *países europeos antes socialistas* (Europa Oriental y la extinta Unión Soviética), la única forma oficialmente reconocida de atención de salud era hasta hace poco la prestada por el Estado, financiada con impuestos generales. Ac-

Tabla 1. Sistemas de salud en el mundo en función del ingreso per cápita y el gasto en salud

Grupos de países e ingreso per cápita en 1995 (dólares)	Gasto en salud, 1995		Características principales	Ejemplos
	Como proporción del PNB (%)	Dólares per cápita		
Ingreso bajo (100-600)	2-7	2-40	Elevado gasto privado en medicina tradicional y medicamentos. Servicios públicos (de mala calidad) financiados con cargo a impuestos generales. Escasos seguros	Bangladesh, India, Pakistán, la mayoría de los países subsaharianos
Ingreso mediano (600-7.900) Seguro privado	2-7	20-350	Servicios públicos (en general, de mala calidad) para grupos de ingresos medianos y bajos financiados con cargo a impuestos generales. Seguros privados y prestación privada de servicios para los grupos acomodados (< 10% de la población)	Sudáfrica, Zimbabue
Seguro social	3-7	20-400	Medidas de salud pública y servicios clínicos (en general, de mala calidad) para los grupos de ingresos bajos financiados por impuestos generales. Seguro social para la fuerza del trabajo asalariada, con prestaciones mixtas, financiados mediante cotizaciones	Costa Rica, Corea, Turquía
Países europeos antes socialistas (650-6.000)	4-8	30-200	Servicios médicos de baja calidad y en proceso de desintegración, financiados con cargo a los ingresos generales. Gran mercado clandestino de servicios privados	Polonia, Repúblicas Checa y Eslovaca, repúblicas de la antigua Unión Soviética
Países con economía de mercado consolidada, excluido Estados Unidos (5.000-34.000)	6-10	500-2.300	Cobertura universal o cuasi universal financiada con cargo a los impuestos o mediante cotizaciones sociales obligatorias. Uso de pagos a terceros con topes y presupuestos globales	Alemania, Francia, Países Bajos, Japón (seguro social); Noruega, Suecia, Reino Unido, España (impuestos generales)
Estados Unidos (24.000)	14	3.300	Combinación de seguros privados voluntarios y uso de ingresos generales del gobierno. Remuneraciones sin tope y no reguladas, basándose en honorarios por servicios prestados, o sobre la base de asistencia gestionada *(managed care)*. Elevados costos administrativos vinculados con la prestación de servicios de salud y los seguros de enfermedad	

tualmente están produciéndose fuertes presiones a favor de seguros públicos y privados.

En los *países con economía de mercado consolidada,* a excepción de Estados Unidos, se utiliza uno de los dos tipos de financiamiento público para pagar más de las tres cuartas partes de los gastos de salud, que oscilan entre 400 y 2.500 $ por persona y año.

En este tipo de países conviven los sistemas nacionales de salud y los sistemas de seguros sociales, que se desarrollarán en capítulos posteriores.

Estados Unidos tiene una combinación desconcertante de sistemas sanitarios, que incluye seguros voluntarios privados para empleados a través de las empresas; seguro obligatorio para los funcionarios del gobierno federal, pero con variadas opciones de aseguradores y planes, y prestación de servicios y financiamiento totalmente públicos para los antiguos miembros de las fuerzas armadas. Se utiliza el método de un único pagador financiado con cargo a los intereses generales para pagar la atención sanitaria de las personas mayores y discapacitados (Medicare), a nivel federal, y de los sectores pobres de la población (Medicaid), a través de los Estados.

El Dr. Elias Mossialos, director de la London School of Health Economics, llevó a cabo una encuesta sobre la satisfacción de los ciudadanos con los respectivos sistemas sanitarios en todas las naciones de la Unión Europea. Se entrevistaron unas 1.000 personas en cada país. Esta encuesta desveló que el grado de satisfacción de los ciudadanos de cada país con su sistema sanitario está directamente relacionado con el gasto per cápita en salud.

Como puede observarse, cuanto mayor sea el gasto per cápita en salud, mayor es, por regla general, el grado de satisfacción de los usuarios. Así, por ejemplo, en Francia (gasto per cápita en salud igual a 1.868 $ de 1994), hay un 87% de ciudadanos que están muy satisfechos o bastante satisfechos con el sistema sanitario, mientras que en Grecia (gasto per cápita igual a 634 $), el porcentaje se reduce al 18,5%.

ALGUNAS POSICIONES BÁSICAS SOBRE LOS SISTEMAS SANITARIOS

A continuación se exponen algunas características comunes a todos los sistemas sanitarios, públicos o privados.

En cualquier sistema de salud, el médico ocupa el lugar central

Fundamentalmente porque sobre él recae la facultad de decisión. Esta decisión afecta al tiempo de dedicación a cada paciente, qué pruebas diagnósticas realizará, qué tipo de tratamiento (farmacológico o quirúrgico) prestará al paciente, dónde prestará sus servicios (ingresado, atención domiciliaria, etc.), qué recursos empleará, etc.

De forma adicional, la relación médico-paciente es la clave de un funcionamiento humanizado del sistema.

La primera fuente de eficiencia del sistema es que el médico se sienta responsable ante el enfermo y el sistema, y apoyado por el sistema.

De ahí que una constante en las reformas sanitarias sea la de reenfocar el papel del médico, tratando de considerarlo no sólo como un «sanador», sino implicándolo en la gestión de recursos. Ésta es la filosofía que subyace a muchos planteamientos del *managed care* americano o, en nuestro medio, de la *gestión clínica*.

Los sistemas de salud tienen una capacidad limitada de producir salud

«La asistencia sanitaria puede contribuir con un 10% a mejorar el grado de salud; el 90% restante depende de la economía, del medio y de la conducta higiénica de cada persona».

La promoción de la salud no corresponde únicamente al sistema de salud

La promoción de la salud representa una actividad intersectorial (educación, vivienda, medio ambiente, defensa, sanidad, etc.) que ha de realizar acciones dirigidas a una población sana. Son los gobiernos los que deben ocuparse de la promoción de la salud; no el sistema sanitario, salvo en la parte alícuota que le corresponda.

Los sistemas de salud universales no han impedido el crecimiento de las desigualdades sociales en salud

Algunos sistemas sanitarios han conseguido la equidad en la asistencia, pero no la equidad en salud. Esto ocurre en Europa, donde existen servicios públicos de salud de acceso universal prácticamente desde la década de 1950, sin que esta equidad en el acceso haya supuesto la desaparición de las desigualdades en salud. La razón es obvia: los múltiples condicionantes del estado de salud, es decir, nivel de riqueza, vivienda, educación, defensa, estilos de vida, etc. El sistema sanitario es sólo un condicionante, y no el más relevante, en cuanto al nivel de salud.

El fin de la asistencia médica no es sólo salvar vidas

Posee otras valiosas funciones, como es reducir la incapacidad del enfermo, mitigar el dolor, hacer las enfermedades más soportables, resolver la incertidumbre, disminuir la inquietud física y emocional, proveer confort, etc. Los sistemas de salud no se legitiman en unos ideales sanitarios y políticos incapaces de crear salud o eliminar desigualdades, sino que se justifican socialmente por el cumplimiento de sus fines reales: cuidar, curar, prevenir, rehabilitar y tranquilizar.

Las diferencias de gasto sanitario entre naciones se corresponden con las diferencias en la renta

De esta manera se explican más del 90% de las variaciones de gasto sanitario. A más nivel de renta per cápita, mayor porcentaje de PIB destinado a sanidad.

En este sentido, puede decirse que la sanidad se comporta como un bien de lujo o, como dicen los economistas, con elasticidad mayor de 1. A medida que aumenta la renta, crece en mayor proporción el gasto sanitario.

CARACTERÍSTICAS COMUNES A LOS SISTEMAS PÚBLICOS DE SALUD

A modo de introducción, se podrían enumerar algunos rasgos comunes a todos los sistemas públicos de salud (los de todos los países industrializados, con la única excepción de Estados Unidos).

La incertidumbre ante el futuro de la salud está en el origen de los seguros de salud

La incertidumbre ante el futuro de la salud y la voluntad de evitar los cuantiosos gastos que eventualmente puede originar un tratamiento médico están en el origen de los seguros de salud, tanto públicos como privados. La preservación de la equidad y el evitar las llamadas externalidades (efectos sobre el conjunto de la sociedad de determinados comportamientos individuales) justifican los seguros públicos de salud. En los seguros de salud mediante el pago de una prima —en los privados—, o a través de impuestos o cotizaciones sociales —en los públicos—, se compran los servicios sanitarios que puedan ser necesarios para los colectivos cubiertos y cuyo pago pudiera ser imposible o extremadamente dificultoso para las economías individuales.

Lo importante a retener es que el fenómeno asegurador está absolutamente implantado en sanidad, si bien siempre quedan áreas o colectivos de pago directo de los servicios sanitarios.

Los sistemas de aseguramiento público de carácter universal son propios de los países industrializados, excepción hecha de Estados Unidos

En todos los países industrializados se han ido desarrollando sistemas de salud de cobertura universal. El origen de estos servicios de salud son los seguros sociales obligatorios que tuvieron su origen en Alemania en 1883, a partir de la iniciativa de *Bismarck* («la curación de los males sociales es una condición de garantía de la paz interior, que no puede ser asegurada por la simple represión de los levantamientos», mensaje imperial del 17 de noviembre de 1881).

El país industrializado que es una excepción y que carece de sistema de protección sanitaria de carácter universal es Estados Unidos. Han sido muchos los intentos de introducir reformas en el sistema sanitario americano. El presidente Clinton fue precedido por otros presidentes —Franklin D. Roosevelt, Harry Truman y John Kennedy— en su intento de reformar globalmente el sistema introduciendo la cobertura universal. Los proyectos de crear un sistema nacional de salud al estilo europeo, que formaba parte de la plataforma electoral de Clinton en su primera campaña presidencial, fueron archivados debido a la fuerte oposición de la sociedad americana, en general, y de las pequeñas y medianas empresas, en particular.

Los sistemas de salud se están enfrentando a un fuerte crecimiento de los gastos

Los gastos tienden con mucho a superar los crecimientos del PIB, por muy diversas circunstancias: *a)* el envejecimiento de la población, con aumento en estas sociedades del porcentaje de población por encima de 65 años, el segmento de edad más consumidor de recursos sanitarios; *b)* la incorporación de nuevas y costosas tecnologías, que permiten utilizar medios diagnósticos y terapéuticos en enfermedades hasta entonces no accesibles al tratamiento médico, y que son objeto de una demanda inmediata tanto por parte de los usuarios como de los profesionales, y *c)* nuevas demandas sociales.

Citando a Michael H. Cooper, «Originalmente la necesidad se consideraba como finita y dentro de los límites de lo abarcable. Pero el alcance de nuestra autopercepción como enfermos no tiene límites».

El efecto del *moral hazard* en los sistemas de seguros produce hiperconsumo

Es decir, se produce un aumento de los gastos consecuencia de un incremento de la demanda, típica de los seguros, públicos o privados. El *moral hazard* (riesgo moral) consiste en la tendencia, una vez que los individuos están asegurados, a consumir más asistencia médica de la que consumirían sin seguro y más de la que es socialmente óptima.

En los sistemas de salud públicos la eficiencia tiene corto alcance, como método de contención de costes

Naturalmente, al decir esto no se está patrocinando la ineficiencia, entendiendo que la eficiencia es la única justificación social y económica del creciente gasto sanitario y precondición de la equidad y calidad asistenciales.

No obstante, según Victor Fuchs, tal vez el economista de la salud vivo más famoso del mundo, «la idea de que es posible una gran reducción de los costes por medio de incrementos en la eficiencia es errónea». La conclusión de Fuchs es que, dado que es difícil actuar sobre el primer factor (cantidad de *inputs*), que en sanidad son fundamentalmente recursos personales; y sobre el segundo (precio de los *inputs*), consistente en la retribución de los recursos personales; es ilusorio tratar de modificar de manera decisiva el gasto sanitario sin actuar sobre el tercer factor (cantidad de servicios).

Esta reflexión es válida para ciertos políticos, que pretenden abordar determinados problemas de los sistemas sanitarios, como el aumento exponencial de los gastos, solamente con medidas de gestión («que los gestores gestionen mejor»), como si la mejor gestión pudiera evitar la adopción de medidas políticas, no siempre fáciles.

Naturalmente, lo anterior es válido en cuanto al sistema, pero no en cuanto a una institución concreta, en la que las modificaciones en el gasto pueden ser muy sensibles a mejoras en la eficiencia.

Las listas de espera son una característica de los sistemas públicos de acceso universal

Digamos que la asignación de bienes escasos puede regularse por dos vías: o por precios o por colas. Suprimidos los precios, se generan las colas.

Hay listas de espera en prácticamente todos los países con sistemas públicos de libre acceso universal (Canadá, Holanda, Irlanda, Italia, Noruega, Suecia, Nueva Zelanda, Reino Unido, Portugal, España). En cambio, no existen listas de espera en países como Estados Unidos —sin sistema público universal— o en algunos países europeos en los que la oferta está menos contenida o el copago actúa en la práctica como un precio (caso de Francia, Bélgica, Alemania, Suiza, Luxemburgo).

El hecho de que consideremos las listas de espera como casi consustanciales con los sistema públicos de acceso universal, no quiere decir que no sea mucho lo que pueda hacerse por mitigarlas. Muchas Administraciones están en esta línea (estableciendo tiempos máximos de espera, discriminando según patologías, fijando una especie de garantía de posibilidad de acudir al sector privado en caso de que el público no pueda responder, etc.).

El sistema de costes compartidos se ha mostrado muy eficaz en la reducción de la demanda y el gasto

Los grandes aumentos de la demanda a que conducen los sistemas públicos de acceso universal, así como la necesidad de corrección de los efectos del *moral hazard,* obligan a pensar en el copago y otras formas de participación del usuario en el coste, particularmente en España donde el «precio cero» en el momento del servicio (excepto para medicamentos obtenidos con receta) representa un estímulo sin frenos al consumo sanitario.

La participación del usuario en el coste *(cost sharing)* puede adoptar muchas formas, tanto las directas (copago, coseguro, deducibles, opción de bonus, etc.) como las indirectas (exclusiones de determinadas coberturas, revisión de la utilización, etc.). La forma concreta del copago consiste en el establecimiento de un pago fijo por servicio (p. ej., el paciente paga 5 € por visita al médico general).

Los objetivos del copago son varios: disuadir la demanda innecesaria, obtener recursos adicionales y orientar el consumo (modulando el copago en aquellos procedimientos más coste-efectivos). Por lo tanto, es un error considerar la simple recaudación como la única justificación del copago, lo cual debe tenerse en cuenta en su diseño.

El copago es aplicable a todos los sectores de la asistencia: atención primaria, consultas de especialistas, hospitalización, farmacia, etc. El copago suele ser menor o inexistente en aquellas actividades menos propensas al *moral hazard* (operaciones por enfermedades serias, pacientes crónicos, etc.), en cambio es mayor en aquellas que se prestan más al abuso (gafas, medicamentos, etc.). Si fuese la recaudación la única pretensión del copago, se utilizaría con más intensidad en aquellos tratamientos costosos por enfermedades serias, donde la demanda no es elástica, en vez de en aquellas actividades con demanda elástica.

El uso del copago está absolutamente generalizado en todos los países. España es de aquellos con menor nivel de copago, ya que sólo se utiliza en la medicación extrahospitalaria por vía de recetas, pero no en la atención primaria ni en las urgencias, ni en las actividades de hospitalización, etc.

La extensa difusión de la medida no ha quitado, sin embargo, el carácter controvertido a la medida. Todavía en informes recientes se extreman las cautelas ante la posibilidad de aumentar el copago en nuestro país.

Sin embargo, los efectos del copago han sido analizados en un largo estudio llevado a cabo en el período 1974-1979, financiado por el gobierno americano, realizado por la Rand Corporation y dirigido por el economista Joseph P. Newhouse. La muestra utilizada fueron 2.000 familias. Las preguntas a las que trataba de responder este estudio eran: ¿reduce el «copago» el uso de los servicios sanitarios?; en caso afirmativo, ¿determina tal reducción un menor gasto?; ¿tiene dicha reducción consecuencias sobre el estado de salud de los asegurados?; si las tiene, ¿es posible diseñar un copago inocuo y efectivo? De forma extremadamente simplificada, las respuestas fueron las siguientes: el copago es útil en la reducción de la demanda y el gasto; las consecuencias sobre el estado de salud son inexistentes o muy escasas, con la excepción del segmento más pobre de la muestra. Este último hecho contesta a la última pregunta: la exención del copago a determinadas capas sociales es lo que lo hace inocuo.

El resultado de otros experimentos «naturales», mucho más difíciles de interpretar por sus características, muestra una cierta concordancia con estas conclusiones.

El copago no es un tema fácil. No obstante, hacer énfasis exclusivamente en las dificultades de su implantación está en contradicción con una de las necesidades de la asistencia sanitaria pública: avivar la conciencia del coste del usuario e introducir medidas que responsabilicen a los ciudadanos con el mantenimiento de su estado de salud.

El debate de las prioridades está en el futuro

Los sistemas públicos de acceso universal se han comportado, en la práctica, sin límites en sus prestaciones. Cualquier nueva mejora tecnológica o asistencial era inmediatamente incorporada al inexistente «catálogo» de prestaciones, con la consiguiente repercusión sobre el gasto. La situación fue mantenible durante mucho tiempo, hasta que la gran disparidad entre el crecimiento de los gastos y los recursos disponibles obligó a plantearse esta situación.

Con ello entramos en el debate de las prioridades, que lo que pretenden es:

1. El establecimiento de una más clara definición de la función de asistencia sanitaria.
2. La delimitación de las responsabilidades o campo de acción.

3. La elaboración de principios para establecer prioridades (delimitación de prestaciones) en la asistencia pública.

En esta línea, se han creado comisiones de prioridades en diversos países (Noruega, Holanda, Suecia, etc.), que persiguen la ordenación de las prestaciones en dos grupos:

1. Las que serán financiadas por todos los ciudadanos.
2. Las que serán pagadas (total o parcialmente) por cada individuo de su bolsillo.

El racionamiento sanitario no es nuevo; todos los sistemas racionan, bien sea por precio (Estados Unidos) o por listas de espera (Canadá, España, Reino Unido). Se parte de la base de que es mejor el racionamiento explícito que el oculto.

Antes de establecer la limitación de las prestaciones hay que asegurar una serie de condiciones: considerar la equidad en primer lugar, es decir, estudiar las consecuencias del racionamiento en los distintos grupos sociales; fijar cuidadosamente los principios morales, económicos y médicos de la selección de las prestaciones; seleccionar las prestaciones de acuerdo con estos principios y con autoridad técnica; y, por último, desarrollar un proceso político y social de debate y explicación.

LA CRISIS DE LOS SISTEMAS DE SALUD

Los sistemas públicos de acceso universal están en crisis. Naturalmente, crisis no significa que vayan a desaparecer. Significa que todos se están planteando reformas en profundidad. El origen de la crisis está en deficiencias internas de los propios sistemas (ineficiencia, desinformación, politización, etc.); horizonte de mayor consumo (nuevas tecnologías, envejecimiento de la población, cambios epidemiológicos, etc.); transformación del paciente en consumidor activo, y cambio del papel del Estado en la sociedad libre y plural actual.

Todo lo anterior hace que sea raro el país industrializado con sistema sanitario universal que no se esté planteando una reforma de su sistema, o tenga una comisión de expertos trabajando, o esté introduciendo cambios legislativos, o esté introduciendo en el debate político el tema sanitario.

Por otra parte, el sistema sanitario en Estados Unidos tiene también una crisis profunda, derivada en ese caso de los problemas de la calidad, los altos costes administrativos, los problemas que tiene para incorporarse a la sociedad de la información y el hecho de que un porcentaje significativo y creciente de americanos no tenga cobertura sanitaria.

Esto hace que tanto en los sistemas públicos de acceso universal (todos los de los países industrializados, excepto Estados Unidos) y en el propio sistema norteamericano se estén planteando reformas.

Todas ellas tienen un elemento en común: la preservación de la calidad, la garantía de la accesibilidad y la sostenibilidad a largo plazo de los sistemas sanitarios.

—

RETOS COMUNES Y TENDENCIAS DE FUTURO EN LOS SISTEMAS DE SALUD DE LOS PAÍSES INDUSTRIALIZADOS

Criterios para el éxito en las reformas sanitarias

Los sistemas sanitarios de los países industrializados se están enfrentando a importantes retos: aumento de los costes asistenciales, envejecimiento de la población, mayores exigencias y aumento de las expectativas de los ciudadanos, incorporación de nuevas y costosas tecnologías, preocupación por la calidad, incorporación de técnicas de medición de la actividad sanitaria.

Estos retos están desembocando en importantes reformas sanitarias en muchos países industrializados, como por ejemplo Reino Unido, Israel, Nueva Zelanda, Francia, Holanda, Alemania, Suecia, Estados Unidos, etc. Previsiblemente, estos retos harán que otros países inicien a corto plazo procesos de reforma en sus sistemas sanitarios.

Las reformas acaecidas en diversos países se pueden clasificar en las siguientes modalidades (tabla 2). El éxito de estas reformas dependerá de una serie de factores o retos comunes a todas estas reformas:

1. *Temporización*. Es decir, que la reforma sea duradera en el tiempo con el fin de que se pueda disponer de *outputs* que permitan medir su bondad, así como establecer criterios comparativos con respecto a su situación anterior.
2. *Sostenibilidad financiera*. Cualquier reforma sanitaria que se lleve a cabo ha de tener un soporte económico-financiero que sostenga su propia viabilidad y que la fortalezca en el tiempo.
3. *Voluntad política y liderazgo*. El respaldo de las autoridades políticas y su liderazgo en la puesta en marcha y desarrollo de la propia reforma se convierten en un elemento clave para el éxito de la misma.
4. *Alianzas estratégicas*. Los sistemas sanitarios se componen de múltiples interacciones entre diversos sectores (profesionales, industria farmacéutica, gobierno, proveedores, etc.). Las reformas sanitarias han de crear alianzas o pac-

Tabla 2. Líneas de reforma de los sistemas sanitarios en los países de la OCDE

Tipo	Características	Ejemplo
Reforma tipo *big bang*	Reformas impulsadas por el gobierno central, desarrolladas en un breve período de tiempo	Reino Unido Israel Nueva Zelanda Francia (intento de Alain Juppé)
Reformas incrementales	Planteadas en un período temporal amplio	Holanda Alemania
Reformas de abajo arriba	Impulsadas desde gobiernos regionales u otras instituciones	Suecia
Reformas sin reforma	Cambios importantes, sin un planteamiento de reforma global	Estados Unidos

tos entre todos los agentes que interactúan en los sistemas sanitarios, con el fin de asegurar su completa aceptación y participación en todos los elementos que lo componen.

5. *Apoyo público.* Los gobiernos han de crear las acciones de marketing precisas orientadas a la consecución del apoyo social necesario que garantice el éxito de la propia reforma del sistema. Es decir, se han de conseguir sentimientos sociales favorables a la propia reforma.

6. *Gestión del proceso:*

   a) *Establecer los objetivos de la reforma.* La reforma ha de tener unos objetivos claramente identificados. Estos objetivos han de estar alineados con la estrategia global de la organización (sistema sanitario). Asimismo, a los objetivos de la reforma se les ha de asignar unos *factores críticos de éxito,* es decir, es una descripción cualitativa de un cierto elemento de la estrategia corporativa en el cual la organización debe sobresalir para ser exitosa con su reforma, así como unos *indicadores clave de actividad,* o lo que es lo mismo, unas unidades de medida usadas para cuantificar un factor crítico de éxito.

   b) *Asignar la responsabilidad gestora.* La responsabilidad de la gestión del cambio provocado tiene que tener nombre y apellidos, es decir, que esté claramente identificado un responsable de la misma.

   c) *Legislación facilitadora de la propia reforma.* El marco legal y jurídico de la reforma ha de quedar lo suficientemente preciso como para que todos sus aspectos queden suficiente y claramente legislados.

   d) *Incentivos financieros.* Cualquier reforma en cualquier sector provoca una situación de cambio que previsiblemente inquieta a los profesionales implicados. Esta incertidumbre puede ser paliada con los incentivos financieros y económicos adecuados.

   e) *El ritmo de la reforma: ¿big bang o incrementalismo?.*

7. *Infraestructura y capacidades técnicas.* Por último, el éxito de una reforma sanitaria dependerá en gran medida de la cantidad y calidad de los recursos que se le asignen.

Temas integradores de las reformas sanitarias

Los distintos países europeos han desarrollado diversas estrategias para la reforma de sus sistemas de salud. Tras esta diversidad de estrategias subyacen cuatro grandes temas *integradores* que pueden explicar parte del fenómeno de las reformas.

El nuevo papel del Estado y del mercado en el sistema sanitario

A finales de la década de 1980, varios países europeos empezaron a reconsiderar la estructura de gobierno de sus sistemas sanitarios. En algunos países de la Unión Europea (fundamentalmente aquellos con Sistemas Nacionales de Salud), el Estado ha sido el principal agente del sector sanitario, si bien esta primacía está siendo cuestionada. Algunas funciones estatales se han descentralizado dentro del sector público (Administraciones locales o regionales), y otras han sido encomendadas a la gestión privada. Por contra, en otros países, fundamentalmente con sistemas de seguro social, se ha intensificado la intervención reguladora del Estado en aras de lograr una mejor contención de costes y una mayor equidad.

El mercado privado sanitario está tomando un nuevo papel en el sector sanitario, en lo referente a la prestación de los servicios, e incluso a la financiación de los mismos.

En algunos sistemas sanitarios se combinan elementos propios del Estado con elementos propios del mercado, es decir, se introducen mecanismos de mercado (libertad de elección del consumidor, libertad de contratación del organismo financiador, etc.), pero se mantiene la propiedad y operación de los servicios en manos del sector público.

La descentralización del sistema sanitario

La descentralización se contempla como un medio para resolver los problemas que han planteado las grandes burocracias públicas centralizadas. En casi todos los países estas organizaciones han sido criticadas por su escasa eficiencia, resistencia al cambio y a la innovación, y su escasa respuesta a las necesidades y respuestas de los usuarios.

Las instituciones descentralizadas presentan una serie de ventajas sobre las centralizadas: pueden ser más flexibles, más innovadoras y responder con mayor rapidez a los cambios en el entorno y a las necesidades de los consumidores, si bien también presentan efectos negativos, como fragmentación de servicios, manipulación política o el debilitamiento de la posición del sector público.

El nuevo papel del ciudadano en términos de dotar poderes, de derechos y de capacidad de elección del proveedor

Los consumidores están reivindicando un mayor papel en cuestiones logísticas (elección del médico y hospital), clínicas (posibilidad de intervenir en la toma de decisiones médicas), así como una mayor participación en la formulación de prioridades para el sistema sanitario. Otro aspecto relacionado con el nuevo papel del ciudadano es la creación de mecanismos para proteger los derechos de los pacientes, constituyendo un intento de acercar la prestación de los servicios sanitarios a las expectativas de los ciudadanos sobre la calidad de la atención y la responsabilidad de los provisores.

Finlandia y Holanda son algunos países que han adoptado un enfoque global en cuanto a los derechos de los pacientes. (p. ej., la Ley sobre el Contrato Médico, que entró en vigor en Holanda en abril de 1995, define exhaustivamente los principales derechos de los pacientes).

La importancia creciente del papel de la salud pública

Las enfermedades cardiovasculares, el cáncer y las causas externas (accidentes) son las principales causas de muerte en Europa. Estos desafíos a la salud de la población revisten importantes implicaciones para la reforma del sector sanitario. Las políticas relativas a áreas como la educación, la política fiscal, el transporte y la agricultura con frecuencia tienen un efecto sobre los niveles de salud mayor que las políticas específicas del sector sanitario. Varios países europeos, influidos por la estrategia de «Salud para Todos», han puesto en marcha programas nacionales para la promoción de la salud basados en una actuación intersectorial.

Estrategias seguidas en las principales reformas sanitarias europeas

Las estrategias de reforma pueden clasificarse de acuerdo con diversos criterios, como los objetivos a perseguir (equidad, eficiencia, etc.), o los agentes del sector sanitario a influir preferentemente (pacientes, proveedores, aseguradoras, etc.).

La clasificación realizada aquí se ha establecido según una mezcla de los criterios mencionados, así se obtienen las siguientes estrategias.

Estrategias que abordan la escasez de recursos, principalmente mediante la contención del gasto sanitario agregado

Los sistemas sanitarios han hecho frente a la escasez de recursos de dos maneras:

1. Incrementando los recursos destinados a sanidad vía recaudación de impuestos o cotizaciones a los seguros sociales, o detrayendo recursos de otros sectores.
2. Mediante la implantación de sistemas que influyan sobre la demanda (sistemas de costes compartidos, incentivos para el gasto privado, o racionalizar el acceso a los servicios públicos) o sobre la oferta de servicios sanitarios (reducción del número de camas y nuevos médicos, presupuestos globales para los proveedores, optimización del uso de las tecnologías, control del coste de los recursos, etc.).

Estrategias que inciden en la financiación del sistema sanitario y buscan mantener la universalidad del acceso y la sostenibilidad financiera mediante la actuación centrada en los aseguradores

Uno de los dilemas fundamentales de los países en proceso de reforma de su sistema de financiación es equilibrar el principio de solidaridad con las nuevas tendencias a introducir mecanismos de competencia entre entidades aseguradoras (Alemania, Bélgica, Países Bajos, Israel y Suiza).

La competencia entre aseguradores (independientemente de si éstos son públicos o privados) suele perjudicar la solidaridad en la financiación de la asistencia sanitaria, ya que los aseguradores tratan de seleccionar riesgos favorables. Como consecuencia, todos estos países han adoptado mecanismos como la inscripción libre, o la introducción de un sistema de ajuste de primas en función del riesgo individual o colectivo, que permite redistribuir los ingresos obtenidos entre los aseguradores en régimen de competencia.

Estrategias destinadas a lograr una asignación más eficaz de los recursos de los financiadores a los proveedores de servicios, conforme a los objetivos y prioridades del sistema sanitario

Varios países europeos han iniciado la transición de los modelos integrados de financiación y prestación al régimen de separación entre los agentes financiadores o compradores y los agentes provisores de servicios sanitarios.

Entre las estrategias de reforma clave para una distribución más eficaz de los recursos deben citarse:

1. *Mecanismos de contratación.* Separación entre el comprador y el proveedor vinculando estos agentes con compromisos explícitos y generando una motivación económica para el cumplimiento de tales compromisos.
2. *Sistemas de pago a profesionales e instituciones.*
3. *Mecanismos de distribución del capital.*

Estrategias que actúan directamente sobre los proveedores de servicios para lograr una mayor calidad y eficiencia de la asistencia

Las reformas de asistencia sanitaria en Europa han prestado creciente atención a la organización y al comportamiento de los proveedores de servicios a escala microinstitucional.

Los cambios se han orientado a la mejora de la eficiencia y la calidad de los servicios. Las medidas adoptadas se han centrado en el desarrollo de:

1. Programas de calidad de la asistencia.
2. Descentralización de la gestión.
3. Reestructuración de la organización interna y externa de los hospitales.
4. Fortalecimiento de la atención primaria.
5. Sustitución entre los distintos niveles asistenciales.

EL RETO DE LA SOSTENIBILIDAD, LA PREOCUPACIÓN ACTUAL

En el año 2005, PricewaterhouseCoopers, que ya había hecho público dos informes previos sobre grandes tendencias en el sector sanitario, hace público su tercer informe, cuyo eje de reflexión fundamental es la sostenibilidad.

La globalización de la salud ofrece enormes oportunidades, pero se ve ensombrecida por amenazas comunes. Sobrecostes, calidad irregular y sistemas sanitarios mal gestionados o de acceso no equitativo son problemas comunes que ponen en riesgo la sostenibilidad de los sistemas sanitarios. Más aún, el gasto sanitario creciente y los consiguientes costes para las empresas igualmente en aumento, pueden debilitar la competitividad de las economías desarrolladas, amenazando con desestabilizarlas.

La encuesta del estudio *HealthCast 2020* de PricewaterhouseCoopers concluye que casi la mitad de los directivos sanitarios de 27 países consideran que los costes sanitarios crecerán a una tasa más alta que en el pasado. No es sorprendente que los directivos de Oriente Próximo, Asia —áreas con un crecimiento alto de población— y Australia sean los que más respaldan esta opinión, aunque el 51% de los directivos de Estados Unidos también creen que los costes superarán las tasas de crecimiento anteriores.

Las preocupaciones sobre la sostenibilidad aumentan a medida que los costes parecen estar fuera de control. En Estados Unidos se prevé que el Medicare Trust Fund quebrará en 2019. A pesar de ello, en 2006 ofrecerá una prestación farmacéutica nueva para la tercera edad que se espera genere un coste de 1,2 billones de dólares en la próxima década. Como dijo Alan Greenspan, presidente de la Reserva Federal de Estados Unidos, «Como nación, quizá ya hayamos hecho promesas a las generaciones venideras de jubilados que no podremos cumplir».

Mientras tanto, el sistema sanitario francés, considerado el mejor del mundo por la Organización Mundial de la Salud (OMS) en el año 2000, está al borde de la quiebra. Pierde 23.000 euros cada minuto, y se prevé que se colapsará totalmente en 2020. En Inglaterra, la creciente transparencia ha permitido descubrir déficit millonarios en algunos sistemas regionales, a pesar del aumento récord de la financiación sanitaria desde 2000. Una combinación negativa de factores (control del mercado por parte de los proveedores, que determinan la actividad, así como la calidad y el precio, y un desarrollo de la función de compra de los servicios sanitarios relativamente bajo) se traduce en que en algunas áreas la atención sanitaria se percibe como algo que ni se puede pagar ni funciona bien.

El análisis de PricewaterhouseCoopers de los datos de los países de la OCDE revela que los incrementos más importantes del gasto sanitario se iniciaron en 2000. En 2002, los 24 países de la organización estaban gastando 2,7 billones de dólares en sanidad. Según las estimaciones de PricewaterhouseCoopers, el gasto sanitario de esos países se multiplicará por más de tres en 2020, hasta llegar a los 10 billones de dólares. Como si fuera una marea, el gasto sanitario sube inundando las riberas de las economías de cada nación. Conforme se erosiona la orilla, a algunas naciones les preocupa que el creciente gasto sanitario se coma los salarios y el poder adquisitivo.

En 2020, se prevé que el gasto sanitario represente el 21% del PIB en Estados Unidos y una media del 16% del PIB en los demás países de la OCDE, según las estimaciones de PricewaterhouseCoopers. En el futuro, se espera que las tasas de crecimiento del gasto sanitario de los países de la OCDE converjan, aunque el gasto estadounidense permanecerá significativamente más alto que los demás. Para el año 2020, Estados Unidos, que en 2003 representaban un 55% del gasto sanitario de la OCDE, sólo representarán un 50% del mismo, una cantidad considerable a pesar de todo.

Hay varias tendencias que apoyan esta previsión. Tanto la convergencia de la Unión Europea como la convergencia global de la sanidad probablemente nos llevarán a una cierta uniformidad en las tasas de crecimiento entre los países de la OCDE. Aunque a veces el gasto sanitario estadounidense haya crecido a un ritmo que duplica o incluso triplica la tasa de los demás países de la OCDE, la diferencia se ha ido reduciendo. Se espera un mayor uso de los servicios sanitarios en la envejecida Europa Occidental y en Europa del Este, donde existe una demanda sanitaria contenida. A la vez, se prevé que el crecimiento del PIB global permanezca expresándose con un único dígito. Aunque la orientación al consumidor será un elemento de cambio importante para la sanidad, hay otro factor que tendrá un impacto aún más grande: China. El crecimiento de los salarios estadounidenses, europeos y japoneses ha sido débil en los últimos años, y se espera que la enorme reserva de mano de obra china mantenga la inflación mundial en niveles bajos. Sin embargo, no parece que nada vaya a impedir que los precios sanitarios aumenten más, lo cual incrementará a su vez el porcentaje del PIB que se dedica a los servicios y suministros sanitarios. De hecho, algunos economistas argumentan que a medida que los ingresos crecen, las personas gastan porcentualmente menos en bienes y servicios básicos, como la comida, la ropa y la vivienda, y utilizan los ingresos adicionales para comprar ocio, viajes y servicios sanitarios.

El crecimiento de la población y el envejecimiento de la misma se citan a menudo como las causas fundamentales de la insostenibilidad del modelo. Sin embargo, dichos problemas no son siempre los que provocan la insostenibilidad de los sistemas sanitarios. Por ejemplo, Italia, Japón y España, tres de los países que más rápidamente envejecen, gastan menos per cápita que Estados Unidos. Aunque se piense lo contrario, en Estados Unidos los envejecidos *baby boomers,* nacidos en los veinte años posteriores a la Segunda Guerra Mundial, contribuyen en un porcentaje pequeño al aumento del gasto sanitario, y no son el motor principal de la tasa general de inflación. Existe, no obstante, una preocupación sobre la proporción decreciente de los cotizantes en los sistemas sanitarios financiados públicamente. Pero en vez de culpar al envejecimiento y verlo como un problema, debería celebrarse como un éxito. Una vida más larga, de mejor calidad y más productiva es el objetivo de la mayoría de los sistemas sanitarios.

Por otra parte, un gasto más alto en servicios de salud no es necesariamente malo. A medida que las economías crecen, el gasto sanitario tiende a crecer y contribuye a forjar una sociedad más productiva. Sin embargo, los críticos señalan que, a partir de un cierto nivel, el aumento del gasto sanitario genera sólo beneficios modestos. Además, estudios recientes han demostrado que unos gastos más elevados no necesariamente permiten proporcionar mayor calidad. En este sentido, según datos de la OCDE, Estados Unidos es el país que más gasta per cápita en porcentaje del PIB, pero ocupa la posición número 22 de los países de la OCDE en cuanto a esperanza de vida.

Las cuestiones sobre el valor son tan preocupantes como universales. En muchos países europeos, los tiempos de espera y las tasas de infección hospitalaria salen frecuentemente en los titulares de los periódicos. «En Irlanda, el gasto sanitario público ha aumentado un 136% entre 1996 y 2004. Una gran parte del incremento ha sido dedicada a aumentos salariales, incluyendo la administración, y no tanto a la atención sanitaria en sí. Ello ha creado una insatisfacción general sobre la relación entre el dinero gastado y el valor obtenido», subraya G. A. Lynch, director de Finanzas del Hospital Adelaida and Meath de Dublín, que incluye el Hospital Nacional de la Infancia.

Los principales expertos en sanidad global están preocupados porque los gastos sanitarios aumentan demasiado rápido, especialmente en relación con otros costes. «¿Están funcionando nuestras técnicas de gestión de la demanda? No. Todo el gasto está concentrado en la atención a agudos y las situaciones crónicas. El actual enfoque de contención de costes necesita reorientarse hacia las soluciones a largo plazo», sostiene Antón Rijnen, consejero delegado de Medihelp, una aseguradora sanitaria de Sudáfrica. Gerrit Muller, director financiero del Departamento Nacional de Sanidad surafricano, añade: «En Sudáfrica, no pretendemos gestionar la demanda; aguantamos la demanda». Lo mismo ocurre en muchos otros países.

Aspectos que crean sostenibilidad

Dadas las previsiones actuales referentes al gasto y la sostenibilidad, PricewaterhouseCoopers realizó entrevistas con más de 120 directivos sanitarios y líderes de opinión, y llevó a cabo una encuesta de más de 580 directivos del sector, políticos, personal clínico y otros responsables del sector público y privado. A partir de la encuesta y de las entrevistas, PricewaterhouseCoopers ha identificado siete elementos fundamentales para la creación de sistemas sanitarios que sean sostenibles y que tengan capacidad para gestionar los costes y proporcionar un acceso justo a una atención de calidad. Los sistemas sanitarios sostenibles poseerán al menos alguna de las siete características. A continuación se enuncian los siete aspectos clave, que serán desarrollados en las páginas siguientes:

1. *Búsqueda de un espacio compartido.* Es necesaria una visión estratégica para equilibrar los intereses públicos y privados en la construcción de una infraestructura y para proporcionar prestaciones sanitarias básicas en un contexto de prioridades sociales.
2. *Vertebración digital.* El uso de la tecnología y la interoperabilidad de redes electrónicas aceleran la integración, la estandarización y la transferencia de información clínica y administrativa en un contexto de transformación digital de la sanidad.
3. *Realineamiento de incentivos.* Los sistemas de incentivos aseguran y gestionan el acceso a la sanidad, además de reforzar la transparencia y la toma responsable de decisiones.
4. *Estandarización de la calidad y la seguridad.* La definición e implantación de estándares clínicos establece mecanismos de control responsable, aumenta la transparencia y genera confianza.
5. *Despliegue estratégico de los recursos.* Una adecuada distribución de los recursos satisface las exigencias, con frecuencia contrapuestas, de controlar los costes, a la vez que se proporciona la máxima atención al mayor número de personas posible.
6. *Clima de innovación.* La innovación, la tecnología y la mejora de los procesos son la fórmula de avance continuo en la mejora de la calidad asistencial, la eficiencia y los resultados.
7. *Adaptabilidad de profesionales y estructuras organizativas.* La flexibilidad en las organizaciones sanitarias y en los roles de los profesionales abren puertas a una organización centrada en el paciente.

Los restantes apartados de este informe describen el papel que desempeña cada aspecto en la creación de sistemas sanitarios sostenibles y subrayan las estrategias que los responsables sanitarios de todo el mundo están empezando a poner en marcha para responder a dichos retos.

Búsqueda de un espacio compartido

Hace falta visión y estrategia para equilibrar los intereses públicos y privados en compartir riesgos y responsabilidades, construir una infraestructura sanitaria, utilizar conjuntamente plataformas de información y proporcionar prestaciones sanitarias básicas en un contexto de prioridades sociales.

La sostenibilidad empieza con la búsqueda de un espacio compartido sobre el que plantear los objetivos comunes que debe tener un sistema sostenible. La experiencia de otros sectores nos enseña que compartir los estándares y la infraestructura ayuda a eliminar los silos. Conseguir un espacio compartido requiere una evaluación pragmática de lo que cada parte puede aportar a un futuro sostenible. A medida que los sistemas sanitarios buscan un contexto común (ya sea a nivel nacional, global o local) deben hacer un análisis introspectivo sobre sus propias debilidades, ventajas y recursos.

Y ahora vienen las buenas noticias: todo ello está en nuestras manos. Más de la mitad de los encuestados en el estudio *HealthCast 2020* consideran que son los gobiernos, médicos y hospitales los que mayor capacidad tienen de control y contención del gasto, evitando el despilfarro. Los pacientes alcanzan la cuarta posición, inmediatamente detrás de los hospitales.

Por ejemplo, los gobiernos tienen un papel clave en la configuración del espacio común y en el uso de la regulación como mecanismo para introducir en el sistema sanitario elementos de mercado.

La encuesta del estudio *HealthCast 2020* proporciona una panorámica de hacia dónde se debe apuntar para lograr un campo de juego común. A la hora de definir un sistema sanitario sostenible, los encuestados de *HealthCast 2020* agrupan los ingredientes necesarios para la puesta en marcha de un sistema sostenible en dos grupos. De este modo, en el primer grupo, señalan como los dos elementos más importantes la transparencia y el acceso. En este sentido, más del 80% de los encuestados coincidieron en que ambos son importantes o muy importantes en el diseño de sistemas sostenibles. Pero no hubo acuerdo total en cuanto a la preponderancia de uno de los dos elementos. Así, los consultados de Estados Unidos opinaron que lo más importante es el acceso, mientras que los demás países valoraron sobre todo la transparencia. Estos temas, sobre todo la necesaria labor de definición que requieren los conceptos de acceso y transparencia, constituyen una importante cuestión que debe debatirse a escala nacional acerca de la ya citada búsqueda de un espacio compartido.

El segundo grupo de factores centra su atención en la financiación de la atención sanitaria. Más del 50% de los participantes en *HealthCast 2020* responden que son importantes aspectos tales como: la competencia, la financiación vía impuestos de parte o de toda la sanidad, la contención del gasto mediante controles regulatorios y la contribución a los costes por parte de los pacientes. Evidentemente, el impulso de la competencia y los controles a través de la regulación de costes se sitúan en puntos opuestos del espectro de soluciones, pero el sector sanitario puede necesitar ambas medidas, siempre que exista un acuerdo sobre los objetivos. Equilibrar las necesidades divergentes requerirá regulación, colaboración y planificación.

Estas diferentes visiones se hacen claras en los resultados de la encuesta del *HealthCast 2020,* los que se ve que la valoración de la competencia depende del contexto social. Se valora más en Estados Unidos que en los países con sistemas públicos universales, como Europa y Canadá.

Otro componente de la creación de un espacio compartido es equilibrar la financiación pública y privada de los sistemas sanitarios. En este ámbito se advierte una tendencia a la convergencia de ambos modelos a nivel global. En Estados Unidos, un país tradicionalmente considerado proclive a un modelo de financiación privada, la expansión de los programas gubernamentales significa que la mitad de toda la sanidad será financiada con impuestos antes del 2020. Mientras tanto, las reformas basadas en las reglas de mercado están cambiando los sistemas estatales de Alemania, Holanda, Inglaterra y Francia, liberalizando los mercados de los proveedores. El nuevo enfoque, que prima las contribuciones de los usuarios y el seguro sanitario, empieza a erosionar los sistemas universales «gratuitos» del pasado.

En muchos casos, los gobiernos ven las obligaciones futuras de financiación fiscal como una carga insostenible. Edward Oh, director del desarrollo empresarial corporativo de una gran compañía sanitaria de Singapur, explica: «La mayor dificultad es conocer cuánto dinero estará dispuesto el gobierno a destinar a financiar la sanidad. Singapur pretende proporcionar una sanidad de primera clase en un contexto de financiación tercermundista. No existe financiación suficiente para satisfacer las expectativas de los pacientes». En última instancia, los consumidores son siempre los que pagan todos los costes sanitarios. Lo único que cambia es la vía: impuestos, donaciones, contribuciones del copago o primas de seguros. Hallar la mejor manera de mezclar dichas aportaciones depende del contrato social vigente en cada país. En Inglaterra, el Comité sobre Actitudes Públicas sostiene que la hostilidad del público hacia el aumento de la presión fiscal se reduce espectacularmente si se informa en qué se gastará el dinero. Cuando se pregunta a los ciudadanos ingleses si están a favor de un incremento de un céntimo en sus impuestos para aportar más a la reserva general de ingresos estatales, sólo el 40% está de acuerdo. Cuando la pregunta es si son partidarios de ese aumento para financiar el National Health Service (NHS), el sistema público de salud, el 80% expresa su conformidad. Algunos países, como Holanda, exigen que sus ciudadanos sufraguen algún nivel de la cobertura sanitaria. Los trabajadores alemanes y franceses pagan la sanidad a través de retenciones obligatorias de sus nóminas. En Estados Unidos, que pone más énfasis en la decisión individual, sólo existe una imposición fiscal directa a los trabajadores para prestar cobertura médica a la tercera edad a través de Medicare. Estados Unidos está también entre los países desarrollados con la fiscalidad más baja. Sin embargo, esa situación podría cambiar ante las crecientes demandas de financiación de Medicare.

Encontrar un espacio compartido no será fácil ya que implica enfrentarse a los siguientes desafíos:

1. No existe acuerdo mayoritario sobre una visión a largo plazo acerca de cuál sería el éxito del sistema.

2. Los incentivos no están bien diseñados en sistemas fragmentados, de manera que los incentivos financieros eliminan los costes de un área, pero pueden aumentarlos en otra o tener consecuencias no deseadas sobre la calidad o el acceso a la atención sanitaria.

3. Aunque los políticos y gestores puedan llegar a estar de acuerdo sobre los objetivos comunes, es difícil unificar opiniones sobre la financiación y la gestión.

Vertebración digital

Un mejor uso de la tecnología y la existencia de redes electrónicas interconectadas aceleran la integración, la estandarización y la transferencia de conocimientos clínicos y administrativos.

El 73% de los encuestados para *HealthCast 2020* consideraron que las tecnologías de la información (TI) son importantes o muy importantes para una asistencia sanitaria integrada. Ofrecer un servicio fluido puede resultar difícil cuando los historiales médicos y otras fuentes de información sobre el paciente están almacenados en distintos sitios y no hay modo de reunir la información. Patricia Kolling, oficial jefe de cumplimiento de BEI, una de las mayores cadenas de residencias de la tercera edad en Estados Unidos, ilustra este problema: «Realizamos evaluaciones de los nuevos residentes cuando llegan a nuestras instalaciones. Aunque recibimos sus peticiones médicas en ese momento, los historiales completos tardan entre 24 y 48 horas en llegar. Es un colectivo frágil que se beneficiaría enormemente si las redes de información estuvieran conectadas electrónicamente».

La asistencia sanitaria tiene un exceso de datos y necesita un medio de intercambio de conocimientos. Los sistemas de clasificación de casos, desarrollados inicialmente en Estados Unidos, han sido modificados y están en uso, o se están actualizando para su utilización en Australia, Alemania, Reino Unido, Bélgica, España, Portugal, Noruega, Suecia, Austria, Francia y Países Bajos. Cuando se introducen, estos sistemas crean bases de datos financieros, demográficos y clínicos que pueden usarse como ayuda para la toma de decisiones y la gestión del desempeño. Países en desarrollo, como India, están buscando ese tipo de datos y mejores prácticas mientras se enfrentan a problemas sanitarios que están a caballo entre el Primer y el Tercer Mundo. «Por un lado, hay una creciente población urbana afectada por enfermedades relacionadas con el estilo de vida, como la hipertensión, los problemas cardíacos y la diabetes. Por otro lado, la mayor parte de la población rural no tiene acceso a los sistemas de asistencia sanitaria y es propensa a las enfermedades contagiosas», comenta Sangita Reddy, directora ejecutiva de los hospitales indios Apollo, el mayor grupo de centros privados de Asia.

Aprovechar la velocidad de la tecnología y de la comunicación para mejorar la asistencia depende de la construcción de infraestructuras tecnológicas compartidas para poder usar estas fuentes de datos. Por ejemplo, el Departamento de Asuntos de Veteranos de Estados Unidos puede seguir desde 1994 la información de sus pacientes con un sistema de informatización de historiales que incluye su red de 157 hospitales y 869 centros ambulatorios. Sin embargo, fuera del sistema gubernamental, este intercambio de información no se da tan fácilmente.

La construcción de una robusta estructura sanitaria digital implica múltiples retos:

1. Inicialmente, el impulso de la tecnología requiere fondos adicionales.
2. La ausencia de estándares hace que la interoperabilidad y la interconexión sean prácticamente imposibles.
3. La integración de la tecnología puede llevar meses, o incluso años.
4. A menudo, el personal sanitario debe enfrentarse a la informática sin tener una formación previa adecuada.

Realineamiento de incentivos

Realineamiento de los sistemas de incentivos, como garantía de acceso, así como de refuerzo de la transparencia y responsabilidad en la toma de decisiones.

Más del 80% de los encuestados del estudio *HealthCast 2020* opinan que la equidad en el acceso es un factor importante o muy importante de la sostenibilidad, y las entrevistas indican que la gestión de la demanda y los incentivos son esenciales para ampliar y asegurar el acceso.

Responsables sanitarios en Europa, América del Norte, África, Oriente Próximo, Australia y Asia expresan su preocupación sobre la necesidad de modificar los incentivos. Las organizaciones sanitarias de Estados Unidos y Europa conocen bien la insatisfacción de los usuarios y su pérdida de confianza en fórmulas poco sofisticadas de gestión de la demanda, como son restringir el acceso a los especialistas en la asistencia gestionada *(managed care)* en Estados Unidos o las listas de espera en los sistemas públicos. Sólo el 25% de los encuestados del estudio *HealthCast 2020* creen que las listas de espera son una forma eficaz de gestionar la demanda. Los gobiernos están dando respuesta a estas preocupaciones. En los últimos dos años, las listas de espera se han reducido sustancialmente en países como Inglaterra o Irlanda; Canadá está haciendo un esfuerzo muy importante para lograr lo mismo. Los países han aprendido que las listas de espera perjudican la productividad. Recientemente, la Unión Europea informó pérdidas de 600 millones de jornadas laborales anualmente, debido al absentismo relacionado con problemas de salud, con un impacto en el PIB de entre un 2,6 y un 3,8%. Las estrategias más eficaces de gestión de la demanda, según los consultados del estudio *HealthCast 2020,* son: la promoción del bienestar, la inmunización y los programas de gestión de enfermedades crónicas.

Alinear incentivos significa revisar los mecanismos de motivación tanto de clínicos como de pacientes. Por ejemplo, algunas organizaciones contemplan las tecnologías de la información como una herramienta para obtener resultados más coste-efectivos, pero se enfrentan a problemas a la hora de su implantación. «Hemos participado en un proyecto piloto para que los médicos utilicen dispositivos PDA, y estábamos dispuestos a costearlos», explica el Dr. Aran Ron, presidente de la aseguradora norteamericana GHI HMO, al describir sus esfuerzos por implantar nuevas tecnologías. «Sin embargo, los médicos se mostraron reacios, porque implicaba cambios en los procesos en sus consultas. El problema radicaba en que ellos no obtenían ningún beneficio. Para que hubieran aceptado el cambio, tendríamos que haberles proporcionado incentivos.»

En lo que se refiere al diseño de políticas de incentivos, los financiadores encuentran que deben enfrentarse a los siguientes retos:

1. Las demandas de los pacientes son ilimitadas.
2. Por parte de los clínicos, existen incentivos que actúan como inductores de mayor asistencia, más allá de las necesidades.
3. Los gobiernos deben desempeñar un papel más importante en la prevención y la salud pública, aunque a veces interfieren intereses contrapuestos.

Estandarización de la calidad y la seguridad

La definición e implantación de estándares clínicos establece mecanismos de control responsable, aumenta la transparencia y genera confianza.

Más del 80% de los participantes en el *HealthCast 2020* cree que la transparencia en cuanto a la calidad y los precios conduce a la sostenibilidad del sistema. El interés por la calidad y la seguridad del servicio ha crecido notablemente en el ámbito mundial. «Proporcionar una sanidad de alta calidad es, de hecho, un compromiso contractual de cada Estado con sus ciudadanos, y no puede haber lugar para la complacencia o soluciones de segundo nivel. Los gobiernos deberían explorar estrategias innovadoras e integradoras para facilitar el objetivo de "Salud para Todos"», sostiene Sangita Reddy, director ejecutivo de operaciones de los Hospitales Apollo, de India. Sin embargo, no sólo los gobiernos pueden hacer algo para mejorar la calidad y la seguridad. También desde el sector privado se están impulsando iniciativas como los programas de pago ligados a resultados, o de farmacovigilancia, que pone el énfasis en la seguridad de la utilización de los medicamentos.

Pero ¿qué es lo que realmente funciona en términos de calidad? Según la encuesta del *HealthCast 2020,* los clínicos y los hospitales son los más valorados como impulsores de avances en la mejora de la calidad asistencial. A pesar del esfuerzo de la atención recibida por parte de asociaciones empresariales, como Leapfrog en Estados Unidos, la encuesta sitúa a las empresas en último lugar. Helen Darling, presidenta del Grupo Nacional de Empresarios Sanitarios, declara que los empresarios han implantado programas nuevos, como el de pago por desempeño, en un intento desesperado por controlar los costes y mejorar el rendimiento con incentivos a la calidad. Sin embargo, Darling añade: «Los proveedores necesitan recuperar la calidad para su agenda».

¿Cómo deberían hacerlo? Los proveedores pueden beneficiarse de las fórmulas de asociación. Por ejemplo, la encuesta del estudio *HealthCast 2020* muestra cómo otros agentes han progresado en la mejora de la calidad. En Estados Unidos, los grupos de defensa del paciente son los mejor puntuados, mientras que en Europa y Canadá son los médicos los que están en primer lugar. En Oriente Próximo, Australia y Asia se considera que son los gobiernos los que han realizado un mayor esfuerzo. Llevado a la práctica, esto significa que proveedores de salud, empresas farmacéuticas y aseguradoras podrían aunar esfuerzos para enfrentarse al mayor asesino conocido —la enfermedad coronaria—, asociándose con los grupos a los que se considera que han hecho más progresos hacia la calidad en su región.

Resulta interesante observar que cada grupo de interés en la encuesta, excepto los empresarios, considera que su propio colectivo es el que más progresos ha hecho en cuanto a la calidad. Los empresarios puntuaron mejor a los hospitales.

La seguridad del paciente es un elemento importante en este enfoque. En Estados Unidos se estima que los errores médicos representan entre 48.000 y 96.000 muertes cada año. En los hospitales del Reino Unido se registran unos 800.000 errores médicos anualmente, alrededor del 11,7%. En Australia es algo superior, un 16,6%, aunque los investigadores de allí utilizan una definición más amplia de lo que constituye un error. En Canadá, los expertos sitúan la tasa de error médico en el 7,5%, aproximadamente. Sin embargo nadie sabe de verdad cuántos errores o acontecimientos adversos ocurren debido a las lagunas en la comunicación de estos casos y las diferencias en las definiciones.

Una atención sanitaria segura es también una atención sanitaria eficiente. Un grupo hospitalario de Massachussets implantó un sistema de código de barras para dispensar medicación en sus hospitales, consiguiendo reducir los errores de Farmacia en más del 50%, evitando más de 20 incidentes adversos al día. Aunque el objetivo del proyecto es aumentar la seguridad del paciente, también se ahorran costes. A la hora de diseñar sus programas de calidad y seguridad, las organizaciones sanitarias y los gobiernos deberían abordar los siguientes retos:

1. Existe poca información sobre la calidad y a veces resulta contradictoria.
2. La información sobre errores y acontecimientos adversos es deficiente.
3. Las definiciones de la calidad varían.
4. El pago vinculado al desempeño puede tener resultados inesperados.

Despliegue estratégico de los recursos

Una adecuada distribución de los recursos satisface las exigencias, con frecuencia contrapuestas, de controlar los costes a la vez que se proporciona la máxima atención al mayor número de personas posible.

El paciente vive la enfermedad como un acontecimiento continuo en el que pueden ser necesarios diferentes servicios asistenciales. El episodio de enfermedad del paciente constituye un reto para las organizaciones sanitarias para no generar discontinuidades bruscas, facilitando referencias fáciles e información entre proveedores, entre los que dan la asistencia en consultas externas, hospitales, atención domiciliaria, etc. La separación de flujos de financiación ha reforzado el que la asistencia se distribuya por distintas organizaciones, lo cual se opone a la necesidad del paciente de disponer de una continuidad sin fisuras de la atención sanitaria. La integración de la asistencia a través de toda la cadena de proveedores puede producir mejoras de la calidad y generará más eficiencias.

Los métodos de integración de la asistencia han de ser coherentes con el contexto social y político en el que se implantan. Encontrar el equilibrio entre la opción individual y la solidaridad es clave. Por ejemplo, es muy significativo que los participantes en la encuesta del *HealthCast 2020* de Estados Unidos crean que la mejor manera de coordinar la asistencia es responsabilizar a los pacientes para que reciban información sobre los tratamientos y sus proveedores. En cambio, los encuestados de sistemas públicos en Europa y Canadá son claramente partidarios de la integración de organizaciones, la cual es más fácil a través de sistemas de financiación unitarios, como los que están vigentes en sus países, que en los sistemas de financiación fragmentada. Esta diferente filosofía se traduce en distintos grados de implicación financiera del usuario.

La correcta reasignación de los recursos de los sistemas sanitarios se enfrenta a los siguientes retos:

1. Los sistemas sanitarios giran en torno a las necesidades de los clínicos.
2. El capital necesario para renovar o reconstruir es escaso.
3. Las inversiones se concentran en hospitales y asistencia a agudos.

Clima de innovación

La innovación, la tecnología y la mejora de los procesos son la fórmula de avance continuo en la mejora de la calidad asistencial, la eficiencia y los resultados.

Todas las organizaciones sanitarias, desde el proveedor más pequeño hasta la universidad de mayor renombre mundial, tienen la responsabilidad y la oportunidad de fomentar la innovación. La innovación puede influir en las políticas sanitarias y esto es necesario para que las políticas respondan a las necesidades de los consumidores, para que los sistemas sanitarios sean sostenibles y, en última instancia, para la mejora de la salud. Según J. David Liss, vicepresidente del Sistema de Hospitales Presbiterianos de Nueva York, «Todo centro hospitalario, a cualquier nivel de cuidados y en cualquier comunidad, debe identificarse a sí mismo como un núcleo de innovación, como un líder, más como un motor que como una víctima de las políticas sanitarias. Los hospitales tienen la responsabilidad de maximizar el impacto de los servicios sanitarios que proporcionan mediante el fomento de la sanidad como prioridad en la agenda nacional».

Por ejemplo, las organizaciones sanitarias sostenibles deben ser innovadoras a la hora de adoptar sistemas de información médica y biotecnología. A menudo, la tecnología se considera negativamente como un coste que incrementa el gasto médico y sanitario. La tecnología médica es ampliamente percibida como el factor crítico en los incrementos de gastos sanitarios, a pesar de lo cual, según la encuesta del *HealthCast 2020,* sólo una minoría cree que el control o el racionamiento del uso de la tecnología médica es un factor importante o decisivo en la sostenibilidad. Claramente, son pocos los que quieren frenar el ritmo de innovación tecnológica. Quizá sepan que esa innovación les puede beneficiar el día de mañana. Según un informe recién publicado de la Comisión Europea, Europa está por detrás de Estados Unidos en innovación en la industria farmacéutica y necesita impulsar sus sistemas de investigación y de asistencia sanitaria para invertir esta tendencia.

En cualquier caso, el uso inadecuado de las tecnologías y una gestión inadecuada del cambio genera aún más costes. «Las aseguradoras no hemos conseguido que la tecnología trabaje para nosotras; al contrario, trabaja en contra nuestra.

La tecnología aumenta nuestros costes, cuando, según la mayoría de las teorías económicas, debería reducirlos», sostiene Russell Schneider, consejero de la Asociación Australiana de Seguros Sanitarios. Ciertamente, el uso de la tecnología médica varía ampliamente.

Según la encuesta del informe *HealthCast 2020,* las tecnologías de la información son contempladas como una herramienta que ayuda a resolver problemas sanitarios y no una solución en sí misma. Una gran mayoría de los encuestados consideran las tecnologías de la información importantes o muy importantes para lograr una asistencia integrada (73%) y para mejorar el intercambio de información (78%). Un porcentaje más pequeño igualmente percibe la tecnología como importante o muy importante para incrementar la seguridad de los pacientes (54%) o su confianza (35%).

La innovación debe ser incorporada de forma global en el conjunto de la cadena de valor. La innovación no es sólo tecnología. Se trata de resolver necesidades por satisfacer, fomentar el cambio y las mejoras, y adoptar experiencias extrapolables. A medida que los sistemas sanitarios progresen hacia la sostenibilidad a través de una innovación apropiada, deberán superar los siguientes desafíos:

1. Las organizaciones tienden a ser reticentes al cambio.
2. La innovación en la tecnología médica genera diagnósticos en fase más temprana, lo que puede elevar los costes globales del tratamiento.
3. El desarrollo tecnológico y su implantación requiere de inversiones significativas que se encuentran fuera del alcance para muchas organizaciones sanitarias.

Funciones y estructuras de servicio flexibles

Adaptabilidad de profesionales y estructuras organizativas. La flexibilidad en la organización y en los roles de los profesionales abre puertas a una organización centrada en el paciente.

La asistencia sanitaria es una actividad basada en las personas y los centros sanitarios. La rigidez en los roles clínicos, culturas y centros sanitarios es perjudicial para conseguir sistemas sanitarios sostenibles. La tecnología está eliminando algunos puestos de trabajo y creando otros nuevos, sobre todo en informática y farmacogenómica. Pero está también abriendo nuevas posibilidades encaminadas a una mejor asistencia sanitaria fuera de los hospitales: en centros ambulatorios, consultas o incluso los hogares.

Tradicionalmente, los hospitales han requerido que fueran los pacientes y el personal sanitario los que se desplazaran. La mayoría de centros se construían pensando solamente en la hospitalización con ingreso, y su expansión y remodelación los convertían en incómodos laberintos, muy poco amigables para los consumidores. Este modelo está cambiando. Los pacientes y el personal clínico han descubierto otros entornos asistenciales más cómodos, y la tecnología permite a los profesionales sanitarios estar en permanente contacto con los mejores clínicos a nivel mundial.

Concentrarse en la atención hospitalaria ha impedido en muchos países el desarrollo de un sistema de salud orientado a la tercera edad. Así, por ejemplo, en

Irlanda la falta de establecimientos para la asistencia prolongada supone que las estancias en hospitales se alarguen, incrementando los costes globales. Por otro lado, el gobierno australiano limita el número de nuevas residencias para la tercera edad, creando cuellos de botella similares.

Según la encuesta *HealthCast 2020,* los centros sanitarios tienen numerosos problemas. Al solicitar a los encuestados que los clasificaran, dos de ellos destacaron por encima de los demás: la escasez de personal y de formación, y la falta de atención integrada a lo largo de la cadena de proveedores y clínicos. Sólo el 20% o menos de los encuestados no consideraron estas cuestiones como problemáticas.

Los sistemas sanitarios sostenibles se enfrentan a numerosos retos a la hora de desarrollar roles y estructuras flexibles:

1. Las asociaciones profesionales, los organismos reguladores e incluso los consumidores pueden ser corporativos e inflexibles respecto a los roles del personal sanitario.
2. La escasez de personal empeora con los cambios poblacionales y el «robo» de talentos, lo cual produce una mala distribución del personal clínico.
3. Los programas de formación con frecuencia van por detrás de las demandas del mercado.
4. El personal sanitario está cada vez más dispuesto a traspasar fronteras profesionales, creando conflictos acerca de las titulaciones, la calidad y la seguridad.

LA GLOBALIZACIÓN EN EL SECTOR SANITARIO

La globalización ha cambiado radicalmente el modelo de negocio de los sectores industrial y de servicios. La salud, tradicionalmente considerada una actividad local, también se está globalizando. Está cambiando la forma de pensar de los chinos sobre la financiación de los hospitales, el modo en que los estadounidenses contratan a sus médicos, los sistemas que emplean los australianos para pagar a sus proveedores sanitarios, el punto de vista de los europeos sobre la competencia o el modo en que los gobiernos de Oriente Próximo diseñan la política sanitaria de cara a las generaciones futuras.

Ningún país tiene todas las respuestas sanitarias. Aunque los distintos sistemas de salud reflejan inevitablemente las realidades sociales y políticas locales, existen lecciones valiosas de las que se puede sacar provecho observando «cómo se hacen las cosas en otros sitios». En Inglaterra, por ejemplo, hemos aprendido la lección de que aquellas organizaciones sanitarias que premian a los proveedores por su calidad y por su productividad desarrollan más y mejor ambos conceptos. «Eso es lo que el Nacional Health Service pretende hacer ahora, tanto para la atención primaria como para los servicios hospitalarios», declara Simon Stevens, presidente de United Health Europe, profesor de políticas de salud en la London School of Economics y asesor sanitario del gobierno británico entre 1997 y 2004.

Cada vez más, los expertos se preguntan: *¿cómo se puede crear un sistema sanitario mejor y más sostenible?*

Un buen ejemplo es el proceso de colaboración global puesto en práctica cada año por la OMS para lanzar una vacuna antigripal. La red de la OMS, que incluye 112 centros nacionales de estudio y vigilancia del virus de la gripe en 83 países, monitoriza los virus, identifica las nuevas cepas y fija como objetivos las tres más virulentas. Éste es sólo un ejemplo, pero permite imaginar cómo la transferencia de conocimientos global puede facilitar la identificación de las mejores prácticas en los procesos sanitarios, los tratamientos y los mecanismos de financiación.

Anexo VIII

Estancias formativas de ciudadanos extranjeros en centros españoles acreditados para la docencia

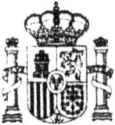

MINISTERIO DE SANIDAD Y CONSUMO

SUBSECRETARIA

DIRECCION GENERAL DE RECURSOS HUMANOS Y SERVICIOS ECONÓMICO-PRESUPUESTARIOS

SUBDIRECCION GENERAL DE ORDENACION PROFESIONAL

ESTANCIAS FORMATIVAS DE CIUDADANOS EXTRANJEROS EN CENTROS ESPAÑOLES ACREDITADOS PARA LA DOCENCIA

1.- Información General

El Ministerio de Sanidad y Consumo podrá autorizar estancias formativas para ciudadanos extranjeros, en Centros acreditados para la formación, si existe excedente docente y si los interesados reúnen una serie de requisitos. A continuación se exponen dichos requisitos exigidos, así como la documentación a presentar, dependiendo de si la persona interesada es ciudadano de un país de la Unión Europea o de un país distinto.

2. Ciudadanos de países de la Unión Europea

Los requisitos básicos están establecidos en la Directiva 93/16/CEE del Consejo y en las modificaciones posteriores establecidas en las Directivas 2001/19/CE, 98/63/CE y 99/46/CE, así como en los Reales Decretos de transposición al ordenamiento interno español. Los requisitos y documentación específica que debe presentar el solicitante son los siguientes:

- **Fotocopia cotejada y visada con el original del Título de Especialista o Certificación original de las autoridades de su país competentes en la formación sanitaria especializada**, que permiten la obtención de un título con el que se puede ejercer en su país y homologable en el resto de la Unión Europea, en la que se especifique expresamente que dicha formación es conforme a las Directivas 93/16/CEE del Consejo y en las modificaciones posteriores establecidas en las Directivas 2001/19/CE, 98/63/CE y 99/46/CE de la Comisión. Estas Directivas, **deberán citarlas al expedirles el Certificado**.

- **Reconocimiento del título de Licenciado correspondiente** (Licenciado en Medicina y Cirugía o Licenciado en Farmacia) emitido por el Ministerio de Educación y Ciencia (Paseo del Prado nº 28, 28071 Madrid) o fotocopia **cotejada y visada con el original** del título de Licenciado (en este caso solamente se permitirá la estancia como observador).
- **Fotocopia cotejada y visada con el original del Pasaporte o del D.N.I..**
- **Aceptación del Presidente de la Comisión de Docencia del Centro** dónde desea realizar la estancia con especificación de la actividad a realizar y tiempo de duración de la misma.
- **Seguro de responsabilidad civil y penal**. Este documento lo deberá presentar en la Comisión de Docencia del Centro de destino, si finalmente es autorizada su estancia.
- **Cualquier otro requisito adicional que pueda determinar el hospital**.

Las solicitudes deberán dirigirse por correo ordinario, al menos con dos meses de antelación a la realización de la estancia, al Ministerio de Sanidad y Consumo, Subdirección General de Ordenación Profesional, Paseo del Prado 18-20. 28014 Madrid.

Una vez analizada la documentación anteriormente reseñada, se otorgará, por el citado Ministerio la oportuna autorización si procede, indicando a partir de que fecha podría iniciarse la formación solicitada, siendo su duración máxima de hasta seis meses en un curso y hasta doce meses durante todo el periodo formativo.

3.- Ciudadanos de países no pertenecientes a la Unión Europea

Los Licenciados en Medicina o en Farmacia cuya nacionalidad sea la de países no pertenecientes a la Unión Europea que mantengan Convenios de Cooperación con España, interesados en realizar estudios de postgrado en algún área de una especialidad, sin pretender la obtención de título de especialista, podrán realizar estancias de corta duración en Centros acreditados para la Formación Sanitaria Especializada españoles, según lo establecido en el Art. 4 del Real Decreto 139/2003, de 7 de febrero (B.O.E. del 14.07.03).

La duración de estas estancias será por un periodo máximo de doce meses, siendo necesario aportar la siguiente documentación:

- **Fotocopia cotejada y visada con el original del Título de Especialista o Certificación original de las autoridades académicas de su país del periodo de formación en que se encuentra, duración total de la especialidad y denominación de la misma**.
- **Fotocopia cotejada y visada con el original del pasaporte**.
- **Fotocopia cotejada y visada con el original de la homologación del título de Licenciado en Medicina o en Farmacia emitido** por el Ministerio de Educación y Ciencia (Paseo del Prado nº 28, 28071 Madrid) o fotocopia del título de Licenciado expedido por el país que corresponda, en este caso solamente se permitirá la estancia como observador.

- **Aceptación del Presidente de la Comisión de Docencia del Centro** dónde desea realizar la estancia con especificación de la actividad a realizar y tiempo de duración de la misma.

- **Seguro de responsabilidad civil y penal**. Este documento lo deberá presentar en la Comisión de Docencia del Centro de destino, si finalmente es autorizada su estancia.
- **Cualquier otro requisito adicional que pueda determinar el hospital.**

Las solicitudes deberán dirigirse por correo ordinario, al menos con dos meses de antelación a la realización de la estancia, al Ministerio de Sanidad y Consumo, Subdirección General de Ordenación Profesional, Paseo del Prado 18-20. 28014 Madrid.

Una vez analizada la documentación anteriormente reseñada, se otorgará, por el citado Ministerio la oportuna autorización, si procede, indicando a partir de que fecha podría iniciarse la formación solicitada, que será de un máximo de doce meses.

En casos excepcionales, si los interesados cuentan con el título de especialista en su país, las estancias podrán ser prorrogadas hasta un periodo máximo de doce meses más.

La estancia formativa, durante la que no existirá vinculación laboral con el centro sanitario, no podrá ser tomada en consideración para la obtención del título español de Médico Especialista o para la homologación de títulos extranjeros al citado título español.

Índice alfabético

www.ingramcontent.com/pod-product-compliance
Lightning Source LLC
Chambersburg PA
CBHW081238220326

41597CB00023BA/4034